《实用临床药物治疗学》丛书

主任委员　吴永佩　金有豫
总主译　金有豫　韩英

国家卫生健康委医院管理研究所药事管理研究部　组织翻译

APPLIED THERAPEUTICS
The Clinical Use of Drugs

实用临床药物治疗学
感染性疾病

第11版

主　　　编　Caroline S. Zeind　Michael G. Carvalho
分 册 主 译　夏培元　吕晓菊　杨帆
分 册 译 者　（按姓氏笔画排序）

王　强　叶　慧　曲俊彦　吕晓菊　刘　耀
刘职瑞　刘焱斌　孙凤军　李　薇　李玉良
李廷波　杨　帆　杨　波　杨玉洁　邱学文
何治尧　汪　林　张　亮　枉　前　林佳媛
郑　波　钟册俊　夏培元　唐　敏　詹世鹏

分册负责单位　陆军军医大学西南医院
　　　　　　　复旦大学附属华山医院

人民卫生出版社
·北京·

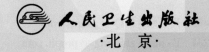

版权所有，侵权必究！

图书在版编目（CIP）数据

实用临床药物治疗学. 感染性疾病/（美）卡罗琳·
S. 扎冈得（Caroline S. Zeind）主编；夏培元，吕晓
菊，杨帆主译. —北京：人民卫生出版社，2020.9（2024.5重印）
ISBN 978-7-117-29733-2

Ⅰ.①实… Ⅱ.①卡…②夏…③吕…④杨… Ⅲ.
①感染-疾病-药物疗法 Ⅳ.①R453

中国版本图书馆 CIP 数据核字（2020）第 179478 号

人卫智网	www.ipmph.com	医学教育、学术、考试、健康，
		购书智慧智能综合服务平台
人卫官网	www.pmph.com	人卫官方资讯发布平台

图字：01-2018-6491 号

实用临床药物治疗学　感染性疾病
Shiyong Linchuang Yaowu Zhiliaoxue
Ganranxing Jibing

分册主译：夏培元　吕晓菊　杨帆
出版发行：人民卫生出版社（中继线 010-59780011）
地　　址：北京市朝阳区潘家园南里 19 号
邮　　编：100021
E - mail：pmph @ pmph.com
购书热线：010-59787592　010-59787584　010-65264830
印　　刷：北京顶佳世纪印刷有限公司
经　　销：新华书店
开　　本：889×1194　1/16　印张：30
字　　数：1224 千字
版　　次：2020 年 9 月第 1 版
印　　次：2024 年 5 月第 2 版印刷
标准书号：ISBN 978-7-117-29733-2
定　　价：168.00 元

打击盗版举报电话：010-59787491　E-mail：WQ @ pmph.com
质量问题联系电话：010-59787234　E-mail：zhiliang @ pmph.com

《实用临床药物治疗学》（第11版）译委会

主 任 委 员 吴永佩 金有豫

副主任委员 颜 青

总 主 译 金有豫 韩 英

副 总 主 译 缪丽燕 吕迁洲 樊德厚 蒋学华

分册（篇）主译

第一篇	总论		蒋学华	杜晓冬
第二篇	心血管系统疾病		牟 燕	周聊生
第三篇	呼吸系统疾病		杨秀岭	蔡志刚
第四篇	消化系统疾病			韩 英
第五篇	肾脏疾病		缪丽燕	卢国元
第六篇	免疫失调		张雅敏	徐彦贵
第七篇	营养支持			吕迁洲
第八篇	皮肤疾病		鲁 严	孟 玲
第九篇	骨关节疾病		伍沪生	毛 璐
第十篇	妇女保健		张伶俐	赵 霞
第十一篇	内分泌系统疾病		梅 丹	邢小平
第十二篇	眼科疾病			王家伟
第十三篇	神经系统疾病		王长连	吴 钢
第十四篇	感染性疾病	夏培元	吕晓菊	杨 帆
第十五篇	精神疾病和物质滥用		姚贵忠	孙路路
第十六篇	肿瘤		杜 光	桂 玲
第十七篇	儿科疾病		徐 虹	李智平
第十八篇	老年疾病		封宇飞	胡 欣

译者的话

《实用临床药物治疗学》为 *APPLIED THERA-PEUTICS：the Clinical Use of Drugs* 第 11 版的中译本。其第 8 版中译本曾以《临床药物治疗学》之名于 2007 年出版。

APPLIED THERAPEUTICS：the Clinical Use of Drugs 一书为临床药学的经典教材和参考书。其第 1 版由美国被誉为"药师对患者监护开拓者"（Pioneering the Pharmacists' Role in Patients Care）、2010 年美国 Remington 荣誉奖获得者的著名药学家 Marry Anne Koda-Kimble 主编，于 1975 年作为教材面世，至今出版已 44 载，虽经多版修订，但始终未离其编写初衷：采用基于"案例"和"问题"进行教育的特点和方法，帮助学生掌握药物治疗学的基本知识；学生可从中学习到常见疾病的基本知识；培养学生解决问题的能力，以制定和实施合理的药物治疗方案；每个案例均融入各章的治疗关键概念和原则等。

为了表彰作者的贡献，其第 10 版书名首次被冠名为"*Koda-Kimble & Young's Applied Therapeutics*"，以资纪念。

本版与第 8 版相比，其参加编写和每篇负责人的著名药学院校专家分别增为 214 人和 26 人。

本书第 11 版的章节数经调整后共 18 篇 110 章。与第 8 版的 101 章相比，增改了 9 章。各章内容均有所更新，特别是具有本书特点的"案例"和"问题"的数量，分别增至约 900 例和 2 800 多题，个别案例竟多达 12 题，甚至 18 题，从病情到治疗，由繁到简，环环相扣，最终解释得清清楚楚。原版全书正文总面数达 2 288 面，堪称与时俱进的经典巨著。

当前，我国正处于深化医疗改革的阶段，医疗、医保和医药联动的改革工作任务甚重。特别是在开展"以患者为中心"的药学监护（Pharmaceutical Care）工作方面，我国药师无论是在数量还是质量方面，都有相当大的差距，任重而道远。因此本书的翻译出版，定将为药师学习提高专业实践技能，促进药师在医改进展中的服务能力起到重要作用。

为此，简略地回顾一下药师的发展历史，可能有助于读者更深刻地体会本书的特点、意义和价值。

第二次世界大战后，欧美各国家制药工业迅速发展，新药大量开发应用于临床。随着药品品种和使用的增加，药物不良反应也频繁发生，不合理用药加重，药物的不合理使用导致药源性疾病的增加，患者用药风险增大。同时，人类面临的疾病负担严峻，慢性病及其他疾病的药物应用问题也愈加复杂，医疗费用迅速增加，促进合理用药成为共同关注的问题，因而要求医院药学部门工作的转型、药师观念与职责的转变，要求药师能参与临床药物治疗管理，要求高等医药院校培养应用型临床药学专业人才，这就导致药学教育的改革。美国于1957 年首先提出高等医药院校设置 6 年制临床药学专业 Pharm D. 培养计划，培养临床型药学专业技术人才。至今美国 135 所高等医药院校的药学教育总规模 90% 以上为 Pharm D. 专业教育；规定Pharm D. 专业学位是在医院和社会药店上岗药师的唯一资格。并在医院建立学员毕业后以提高临床用药实践能力为主的住院药师规范化培训制度。

在此背景下，美国加州旧金山大学药学院临床药学系主任、著名的药学家 Marry Anne Koda-Kimble 主编了本书的第 1 版，作为培养新型药师的教材于 1975 年问世。本书第 1 版前言中指出"正是药师——受过高级培训、成为药物治疗专家，掌握药物的最新知识及了解发展动态、为患者和医师提供咨询，在合理使用药物、防止药物不良反应等方面——将起到关键作用"。美国的一些药学院校在课程设置方面增加了相应的内容,使药师能够胜任"以患者为中心"参与临床药物治疗管理的工作职责。其后 40 年来,药师的教育和实践任务随着医疗保健工作的发展,在"以患者为中心"的基础上,不断地向临床药学、实践规范化和系统管理方面进行改革和提高。其中比较突出的有 3 位美国学者 Robert J. Cipolle(药师和教育学家)、Linda M. Strand(药师和教育学家)和 Peter C. Morley(医学人类学家和教育学家),作为一个团队,通过调查、研究、试点、总结而提出"药学监护"(Pharmaceutical Care)的理念(philosophy)、实践和规范(practice),指南(guide)以至"药物治疗管理"(Medication Therapy Management,MTM)系统。4 位专家的"革命"性变革,提高了药师在医疗保健中的地位及对其重要性的认识,促进了药师专业作用的发挥。因此 Robert J. Cipolle、Linda M. Strand 两人和 Koda-Kimble 分别于 1997 年和 2010 年获得美国药师协会颁发的代表药学专业领域最高荣誉的 Remington 奖章,对他们在药学专业领域所作的巨大贡献予以肯定和鼓励。

迄今,世界各国的药学教育和药师的工作重点和作用,也都先后向这方面转变。在我国也正在加速药学教育改革和医院药师职责的转变。本版第 1 章"药物治疗管理和治疗评估"(Medication Therapy Management and Assessment of Therapy)的内容,很适合我国药师的现状和需要。

有鉴于此,我们组织了本书的翻译,以飨读者。

本书的翻译工作由金有豫教授和吴永佩教授牵头,韩英、缪丽燕、吕迁洲、樊德厚、蒋学华等教授出任总译校审阅工作。23 家三级医院和药学院校有丰富理论和实际经验的药学、医学专家教授及部分临床药师近 200 人分别承担了 18 篇共 110 章的翻译、校译和审译工作,我们对各篇章译校专家所付出的辛勤劳动深表感谢。由于专业知识、翻译水平与经验的不足,难免有疏漏或不当之处,恳请专家和读者提出宝贵意见。

译委会

2019 年 10 月

原著前言

距 *APPLIED THERAPEUTICS*：*the Clinical Use of Drugs* 第 1 版出版已经 40 多年了，这期间健康卫生的蓝图发生了巨大的变革。虽然科技的巨大进步改变了个体化医疗，但我们也意识到在日益复杂的医疗保健服务系统中所面临的重大挑战。我们比以往任何时候都更需要具有批判性思维和可以运用解决问题技能来改善患者预后的卫生专业技术人员。

大约 40 年后，这本教科书的基本原则——以患者为中心，以案例为基础的学习方法——仍然是卫生专业教育的基石。我们的编者们列出了约 900 个案例来帮助读者在特定的临床环境中综合应用治疗学原则。我们也给卫生专业学生和实践者提供了简要的有关临床医师批判性的思维、解决问题的技能评估和解决治疗问题的思维方式。卫生专业的学生和实践者通过初步了解临床医师评估和解决治疗问题的思维来提升自身批判性思维和解决问题的能力。

熟悉本书过去版本的读者会注意到本书的整体设计与第 10 版一致，每章开头都包含了核心原则部分，提供了本章最重要的概括性信息。每个核心原则都定位于每章将被详细讨论的特定案例，关键性的参考文献和网站在每章结尾列出，每章所有的参考文献都可在网上看到。

基于过去版本中提供的基于案例学习的良好基础，第 11 版做了一些改变，以满足全球卫生专业教育工作者和学生不断变化的教育需求。主编们和编者们将美国医学研究所（Institute of Medicine，IOM）的 5 个核心能力，即以患者为中心的监护能力、跨学科团队的协作能力、基于循证证据的实践能力、质量改进技术的应用能力和信息技术的应用能力作为在书中提出案例研究和问题的主要框架。

此外，2016 年药学教育认证委员会（the Accreditation Council for Pharmacy Education，ACPE）认证标准，药学教育促进中心（the Center for the Advancement of Pharmacy Education，CAPE）教育成果和北美药剂师执照考试（the North American Pharmacist Licensure Examination，NAPLEX）修订版的能力声明作为编写团队和编者们设计编撰第 11 版的指导方针。

本版的特点在于 200 多位经验丰富的临床医师做出了积极的贡献，每一章都经过修订和更新，以反映我们不断变化的药物知识以及这些知识在患者个体化治疗中的应用。几部分内容已经过广泛的重组，引入了新的章节来扩展重要主题，其中包括总论、免疫失调、类风湿性疾病、骨关节疾病、神经系统疾病、精神疾病和物质滥用及肿瘤部分。特别值得注意的是总论部分关于药物相互作用、药物基因组学和个体化用药及职业教育与实践的新章节。此外，还重新设计了 1 章，重点关注重症患者的监护，现在还补充了关于儿童危重症监护的章节。

鉴于将跨专业教育（interprofessional education，IPE）纳入教学、实践和临床环境的重要性，我们添加了一系列由本书各个部分编者们的代表编写的 IPE 案例研究。

由于我们正在计划下一个版本，因此我们欢迎您的反馈。作者从文献、现行标准、临床经验中提取信息，从而分享合理的、深思熟虑的治疗策略。然而，每个实践者都有责任去评估书中实际临床环境中某些观点的适用性，我们支持任何在此领域的发展。我们强烈要求学生和实践者在需要使用新的和不熟悉的药物时参考适当的信息来源。

我们十分感激那些致力于完成 *APPLIED THERAPEUTICS：the Clinical Use of Drugs* 第 11 版的所有编者。我们感谢所有编者在平衡承担教育工作者、临床医师和研究人员众多责任的同时，不懈地提供最高质量的编写工作。我们感谢 26 位分册（篇）主编的出色工作，他们在本书的组织结构和章节的个性化编写中提供了必要的关键性的反馈意见，没有他们的奉献和支持，这个版本也是不可能出版的。另外，我们特别希望感谢那些已退休的主编们——Jean M. Nappi、Timothy J. Ives、Marcia L. Buck、Judith L. Beizer 和 Myrna Y. Munar，因为他们是第 11 版的指导力量。我们衷心感谢本书之前版本的编写团队，特别感谢 Brian K. Alldredge 博士和 B. Joseph Guglielmo 博士对第 11 版的指导和支持。我们还要感谢"Facts and Comparisons"允许我们使用他们的数据来构建本书的一些表格。

来自 Wolters Kluwer、Matt Hauber、Andrea Vosburgh 和 Annette Ferran 的团队应该得到特别的认可。他们非凡的耐心、对细节的关注和指导对于这个项目的成功至关重要。我们衷心感谢 Tara Slagle（项目管理）和 Samson Premkumar（制作）协助我们完成这个版本。最重要的是，我们要感谢我们的配偶和家人对我们的爱、理解和坚定的支持。他们无私地给予我们编写本书时所需要的一个个清晨、深夜、周末和假期。

与过去的版本一致，我们继续将我们的工作奉献给激励我们的学生以及教会了我们宝贵经验的患者。我们还将第 11 版献给那些临床医师和教育工作者，他们在应用基于团队的方法提供以患者为中心的监护服务方面发挥了先锋领袖和行为榜样作用。

分册主编

Michael C. Angelini, PharmD, MA, BCPP
Associate Professor of Pharmacy Practice
School of Pharmacy–Boston
MCPHS University
Boston, Massachusetts

Judith L. Beizer, PharmD, CGP, FASCP
Clinical Professor
Department of Clinical Pharmacy Practice
College of Pharmacy & Allied Health Professions
St. John's University
Jamaica, New York

Marcia L. Buck, PharmD, FCCP, FPPAG
Professor
Department of Pediatrics
School of Medicine
Clinical Coordinator, Pediatrics
Department of Pharmacy
University of Virginia
Charlottesville, Virginia

Michael G. Carvalho, PharmD, BCPP
Assistant Dean of Interprofessional Education
Professor and Chair
Department of Pharmacy Practice
School of Pharmacy–Boston
MCPHS University
Boston, Massachusetts

Judy W. Cheng, PharmD, MPH, BCPS, FCCP
Professor of Pharmacy Practice
School of Pharmacy–Boston
MCPHS University
Boston, Massachusetts

R. Rebecca Couris, PhD, RPh
Professor of Nutrition Science and Pharmacy Practice
Department of Pharmacy Practice, School of Pharmacy–Boston
MCPHS University
Boston, Massachusetts

Steven Gabardi, PharmD, BCPS, FAST, FCCP
Abdominal Organ Transplant Clinical Specialist & Program Director
PGY-2 Organ Transplant Pharmacology Residency
Brigham and Women's Hospital
Departments of Transplant Surgery/Pharmacy/Renal Division
Assistant Professor of Medicine
Harvard Medical School
Boston, Massachusetts

Jennifer D. Goldman, BS, PharmD, CDE, BC-ADM, FCCP
Professor of Pharmacy Practice
School of Pharmacy–Boston
MCPHS University
Boston, Massachusetts

Christy S. Harris, PharmD, BCPS, BCOP
Associate Professor of Pharmacy Practice
School of Pharmacy–Boston
MCPHS University
Boston, Massachusetts

Timothy R. Hudd, PharmD, AE-C
Associate Professor of Pharmacy Practice
School of Pharmacy–Boston
MCPHS University
Boston, Massachusetts

Timothy J. Ives, PharmD, MPH, FCCP, BCPS
Professor
Eshelman School of Pharmacy
The University of North Carolina at Chapel Hill
Chapel Hill, North Carolina

Susan Jacobson, MS, EdD, RPh
Associate Professor of Pharmacy Practice
School of Pharmacy–Boston
MCPHS University
Boston, Massachusetts

Maria D. Kostka-Rokosz, PharmD
Assistant Dean of Academic Affairs
Professor of Pharmacy Practice
School of Pharmacy–Boston
MCPHS University
Boston, Massachusetts

Trisha LaPointe, PharmD, BCPS
Associate Professor of Pharmacy Practice
School of Pharmacy–Boston
MCPHS University
Boston, Massachusetts

Michele Matthews, PharmD, CPE, BCACP
Associate Professor of Pharmacy Practice
School of Pharmacy–Boston
MCPHS University
Boston, Massachusetts

Susan L. Mayhew, PharmD, BCNSP, FASHP
Professor and Dean
Appalachian College of Pharmacy
Oakwood, Virginia

William W. McCloskey, BA, BS, PharmD
Professor and Vice-Chair
Department of Pharmacy Practice
School of Pharmacy–Boston
MCPHS University
Boston, Massachusetts

Myrna Y. Munar, PharmD
Associate Professor
Department of Pharmacy Practice
College of Pharmacy
Oregon State University
Oregon Health and Science University
Portland, Oregon

Jean M. Nappi, PharmD, FCCP, BCPS AQ-Cardiology
Professor
Clinical Pharmacy and Outcome Sciences
South Carolina College of Pharmacy
Medical University of South Carolina
Charleston, South Carolina

Kamala Nola, PharmD, MS
Professor and Vice-Chair
Department of Pharmacy Practice
Lipscomb University College of Pharmacy
Nashville, Tennessee

Dorothea C. Rudorf, PharmD, MS
Professor of Pharmacy Practice
School of Pharmacy–Boston
MCPHS University
Boston, Massachusetts

Carrie A. Sincak, PharmD, BCPS, FASHP
Assistant Dean for Clinical Affairs and Professor
Department of Pharmacy Practice
Midwestern University Chicago College of Pharmacy
Downers Grove, Illinois

Timothy E. Welty, PharmD, FCCP
Professor
Department of Pharmacy Practice
University of Kansas School of Pharmacy
Lawrence, Kansas

G. Christopher Wood, PharmD, FCCP, FCCM, BCPS
Associate Professor of Clinical Pharmacy
University of Tennessee Health Science Center
College of Pharmacy
Memphis, Tennessee

Kathy Zaiken, PharmD
Professor of Pharmacy Practice
School of Pharmacy–Boston
MCPHS University
Boston, Massachusetts

Caroline S. Zeind, PharmD
Associate Provost for Academic and International Affairs
Chief Academic Officer
Worcester, Massachusetts and Manchester, New Hampshire Campuses
Professor of Pharmacy Practice
Academic Affairs
MCPHS University
Boston, Massachusetts

编者名单

Steven R. Abel, PharmD, FASHP
Professor of Pharmacy Practice
Associate Provost for Engagement
Purdue University
West Lafayette, Indiana

Jessica L. Adams, PharmD, BCPS, AAHIVP
Assistant Professor of Clinical Pharmacy
HIV and Infectious Diseases Specialist
Department of Pharmacy Practice and Pharmacy Administration
Philadelphia College of Pharmacy
University of the Sciences
Philadelphia, Pennsylvania

Brian K. Alldredge, PharmD
Professor and Vice Provost
University of California–San Francisco
San Francisco, California

Mary G. Amato, PharmD, MPH, BCPS
Professor of Pharmacy Practice
School of Pharmacy–Boston
MCPHS University
Boston, Massachusetts

Jaime E. Anderson, PharmD, BCOP
Oncology Clinical Pharmacy Specialist
MD Anderson Medical Center
University of Texas
Houston, Texas

Michael C. Angelini, PharmD, MA, BCPP
Associate Professor of Pharmacy Practice
School of Pharmacy–Boston
MCPHS University
Boston, Massachusetts

Albert T. Bach, PharmD
Assistant Professor of Pharmacy Practice
School of Pharmacy
Chapman University
Irvine, California

Jennifer H. Baggs, PharmD, BCPS, BCNSP
Clinical Assistant Professor
University of Arizona
Tucson, Arizona

David T. Bearden, PharmD
Clinical Professor and Chair
Department of Pharmacy Practice
Clinical Assistant Director

Department of Pharmacy Services
College of Pharmacy
Oregon State University
Oregon Health and Science University
Portland, Oregon

Sandra Benavides, PharmD, FCCP, FPPAG
Professor
Assistant Dean for Programmatic Assessment and Accreditation
Interim Chair
Department of Clinical and Administrative Sciences
Larkin Health Sciences Institute College of Pharmacy

Paul M. Beringer, PharmD, FASHP, FCCP
Associate Professor
Department of Clinical Pharmacy
University of Southern California
Los Angeles, California

Snehal H. Bhatt, PharmD, BCPS
Associate Professor of Pharmacy Practice
School of Pharmacy–Boston
MCPHS University
Clinical Pharmacist
Beth Israel Deaconess Medical Center
Boston, Massachusetts

Jeff F. Binkley, PharmD, BCNSP, FASHP
Administrative Director of Pharmacy
Maury Regional Medical Center and Affiliates
Columbia, Tennessee

Marlo Blazer, PharmD, BCOP
Assistant Director
Xcenda, an AmerisourceBergen Company
Columbus, Ohio

KarenBeth H. Bohan, PharmD, BCPS
Professor and Founding Chair
Department of Pharmacy Practice
School of Pharmacy and Pharmaceutical Sciences
Binghamton University
Binghamton, New York

Suzanne G. Bollmeier, PharmD, BCPS, AE-C
Professor of Pharmacy Practice
School of Pharmacy–Boston
St. Louis College of Pharmacy
St. Louis, Missouri

Laura M. Borgelt, PharmD, BCPS
Associate Dean of Administration and Operations
Professor
Departments of Clinical Pharmacy and Family Medicine
University of Colorado Anschutz Medical Campus
Skaggs School of Pharmacy
Aurora, Colorado

Jolene R. Bostwick, PharmD, BCPS, BCPP
Clinical Associate Professor
Department of Clinical, Social, and Administrative Sciences
University of Michigan College of Pharmacy
Ann Arbor, Michigan

Nicole J. Brandt, PharmD, MBA, CGP, BCPP, FASCP
Executive Director
Peter Lamy Center on Drug Therapy and Aging
Professor
University of Maryland School of Pharmacy
Baltimore, Maryland

Marcia L. Buck, PharmD, FCCP, FPPAG
Professor
Department of Pediatrics
School of Medicine
Clinical Coordinator, Pediatrics
Department of Pharmacy
University of Virginia
Charlottesville, Virginia

Deanna Buehrle, PharmD
Infectious Diseases Clinical Specialist
University of Pittsburgh Medical Center Presbyterian
Pittsburgh, Pennsylvania

Sara K. Butler, PharmD, BCPS, BOCP
Clinical Pharmacy Specialist, Medical Oncology
Barnes-Jewish Hospital
Saint Louis, Missouri

Beth Buyea, MHS, PA-C
Assistant Professor
Tufts University, School of Medicine
Boston, Massachusetts

Charles F. Caley, PharmD, BCCP
Clinical Professor
School of Pharmacy
University of Connecticut
Storrs, Connecticut

Joseph Todd Carter, PharmD
Assistant Professor of Pharmacy Practice
Appalachian College of Pharmacy
Oakwood, Virginia
Primary Care Centers of Eastern Kentucky
Hazard, Kentucky

Michael G. Carvalho, PharmD, BCPP
Assistant Dean of Interprofessional Education
Professor and Chair
Department of Pharmacy Practice
School of Pharmacy–Boston
MCPHS University
Boston, Massachusetts

Jamie J. Cavanaugh, PharmD, CPP, BCPS
Assistant Professor of Clinical Education, Pharmacy
Assistant Professor of Medicine
University of North Carolina at Chapel Hill
Chapel Hill, North Carolina

Michelle L. Ceresia, PharmD, FACVP
Associate Professor of Pharmacy Practice
School of Pharmacy–Boston
MCPHS University
Boston, Massachusetts
Adjunct Associate Professor
Department of Clinical Sciences
Cummings Veterinary School of Medicine at Tufts University
North Grafton, Massachusetts

Laura Chadwick, PharmD
Clinical Specialist in Pharmacogenomics
Boston Children's Hospital
Boston, Massachusetts

Michelle L. Chan, PharmD, BCPS
Clinical Pharmacy Specialist
Infectious Diseases
Methodist Hospital of Southern California
Arcadia, California

Lin H. Chen, MD, FACP, FASTMH
Associate Professor of Medicine
Harvard Medical School
Boston, Massachusetts
Director of the Travel Medicine Center
Mount Auburn Hospital
Cambridge, Massachusetts

Steven W. Chen, PharmD, FASHP, FNAP
Associate Professor and Chair
Titus Family Department of Clinical Pharmacy
William A. Heeres and Josephine A. Heeres Endowed Chair in Community Pharmacy
University of Southern California School of Pharmacy
Los Angeles, California

Judy W. Cheng, PharmD, MPH, BCPS, FCCP
Professor of Pharmacy Practice
School of Pharmacy–Boston
MCPHS University
Boston, Massachusetts

Michael F. Chicella, PharmD, FPPAG
Pharmacy Clinical Manager
Children's Hospital of The King's Daughters
Norfolk, Virginia

Jennifer W. Chow, PharmD
Director of Professional Development and Education
Pediatric Pharmacy Advocacy Group
Memphis, Tennessee

Cary R. Chrisman, PharmD
Assistant Professor
Department of Clinical Pharmacy
University of Tennessee College of Pharmacy
Clinical Pharmacist, Department of Pharmacy
Methodist Medical Center
Memphis and Oak Ridge, Tennessee

Edith Claros, PhD, MSN, RN, APHN-BC
Assistant Dean and Associate Professor
School of Nursing
MCPHS University
Worcester, Massachusetts

John D. Cleary, PharmD, FCCP, BCPS
Director of Pharmacy
St. Dominic-Jackson Memorial Hospital
Schools of Medicine and Pharmacy
University of Mississippi Medical Center
Jackson, Mississippi

Michelle Condren, PharmD, BCPPS, AE-C, CDE, FPPAG
Professor and Department Chair
University of Oklahoma College of Pharmacy
University of Oklahoma School of Community Medicine
Tulsa, Oklahoma

Amanda H. Corbett, PharmD, BCPS, FCCP
Clinical Associate Professor
Eshelman School of Pharmacy and School of Medicine
Global Pharmacology Coordinator
Institute for Global Health and Infectious Diseases
University of North Carolina
Chapel Hill, North Carolina

Mackenzie L. Cottrell, PharmD, MS, BCPS, AAHIVP
Research Assistant Professor
UNC Eshelman School of Pharmacy
University of North Carolina at Chapel Hill
Chapel Hill, North Carolina

R. Rebecca Couris, PhD, RPh
Professor of Nutrition Science and Pharmacy Practice
Department of Pharmacy Practice, School of Pharmacy–Boston
MCPHS University
Boston, Massachusetts

Steven J. Crosby, MA, BSP, RPh, FASCP
Assistant Professor of Pharmacy Practice
School of Pharmacy–Boston
MCPHS University
Boston, Massachusetts

Jason Cross, PharmD
Associate Professor Pharmacy Practice
School of Pharmacy–Worcester/Manchester
MCPHS University
Worcester, Massachusetts

Sandeep Devabhakthuni, PharmD, BCPS–AQ Cardiology
Assistant Professor of Cardiology/Critical Care
University of Maryland School of Pharmacy
Baltimore, Maryland

Andrea S. Dickens, PharmD, BCOP
Clinical Pharmacy Specialist
MD Anderson Cancer Center
University of Texas
Houston, Texas

Lisa M. DiGrazia, PharmD, BCPS, BCOP
Director, Medical Affairs
Amneal Biosciences Bridgewater, New Jersey

Suzanne Dinsmore, BSP, PharmD, CGP
Assistant Professor of Pharmacy Practice
School of Pharmacy–Boston
MCPHS University
Boston, Massachusetts

Betty J. Dong, PharmD, FASHP, FAPHA, FCCP, AAHIVP
Professor of Clinical Pharmacy and Family and Community Medicine
Department of Clinical Pharmacy
Schools of Pharmacy and Medicine
University of California, San Francisco
San Francisco, California

Richard H. Drew, PharmD, MS, FCCP
Professor and Vice-Chair of Research and Scholarship
Campbell University College of Pharmacy and Health Sciences
Buies Creek, North Carolina
Associate Professor of Medicine (Infectious Diseases)
Duke University School of Medicine
Durham, North Carolina

Robert L. Dufresne, PhD, PhD, BCPS, BCPP
INBRE Behavioral Science Coordinator and Professor
College of Pharmacy
University of Rhode Island
Kingston, Rhode Island
Psychiatric Pharmacotherapy Specialist
PGY-2 Psychiatric Pharmacy Residency Program Director
Providence VA Medical Center
Providence, Rhode Island

Kaelen C. Dunican, PharmD
Professor of Pharmacy Practice
School of Pharmacy–Worcester/Manchester
MCPHS University
Worcester, Massachusetts

Brianne L. Dunn, PharmD
Associate Dean for Outcomes Assessment & Accreditation
Clinical Associate Professor
Department of Clinical Pharmacy and Outcomes Sciences
University of South Carolina College of Pharmacy
Columbia, South Carolina

Robert E. Dupuis, PharmD, FCCP
Clinical Professor of Pharmacy
Eshelman School of Pharmacy
University of North Carolina at Chapel Hill
Chapel Hill, North Carolina

Cheryl R. Durand, PharmD
Associate Professor of Pharmacy Practice
School of Pharmacy–Worcester/Manchester
MCPHS University
Manchester, New Hampshire

Megan J. Ehret, PharmD, MS, BCPP
Behavior Health Clinical Pharmacy Specialist
United States Department of Defense
Fort Belvoir Community Hospital
Fort Belvoir, Virginia

Carol Eliadi, EdD, JD, NP-BC
Professor and Dean of Nursing
MCPHS University
School of Nursing–Worcester, Massachusetts and Manchester,
New Hampshire Campuses

Shareen Y. El-Ibiary, PharmD, FCCP, BCPS
Professor of Pharmacy Practice
Department of Pharmacy Practice
Midwestern University College of Pharmacy–Glendale
Glendale, Arizona

Katie Dillinger Ellis, PharmD
Clinical Specialist
Neonatal/Infant Intensive Care
Department of Pharmacy
The Children's Hospital of Philadelphia
Philadelphia, Pennsylvania

Justin C. Ellison, PharmD, BCPP
Clinical Pharmacy Specialist–Mental Health
Providence Veterans Affairs Medical Center
Providence, Rhode Island

Rachel Elsey, PharmD, BCOP
Clinical Pharmacist
Avera Cancer Institute
South Dakota State University
Sioux Falls, South Dakota

Gregory A. Eschenauer, PharmD, BCPS (AQ-ID)
Clinical Assistant Professor
University of Michigan
Ann Arbor, Michigan

John Fanikos, MBA, RPh
Executive Director of Pharmacy
Brigham and Women's Hospital
Adjunct Associate Professor of Pharmacy Practice
MCPHS University
Department of Pharmacy Practice, School of Pharmacy–Boston
Boston, Massachusetts

Elizabeth Farrington, PharmD, FCCP, FCCM, FPPAG, BCPS
Pharmacist III–Pediatrics
Department of Pharmacy
New Hanover Regional Medical Center
Wilmington, North Carolina

Erika Felix-Getzik, PharmD
Associate Professor of Pharmacy Practice
School of Pharmacy–Boston
MCPHS University
Boston, Massachusetts

Jonathan D. Ference, PharmD
Assistant Dean of Assessment and Alumni Affairs
Associate Professor of Pharmacy Practice
Director of Pharmacy Care Labs
Nesbitt School of Pharmacy
Wilkes University
Wilkes-Barre, Pennsylvania

Kimberly Ference, PharmD
Associate Professor
Department of Pharmacy Practice
Nesbitt College of Pharmacy and Nursing

Wilkes University
Wilkes-Barre, Pennsylvania

Victoria F. Ferraresi, PharmD, FASHP, FCSHP
Director of Pharmacy Services
Pathways Home Health and Hospice
Sunnyvale, California

Joseph W. Ferullo, PharmD
Associate Professor of Pharmacy Practice
School of Pharmacy–Boston
MCPHS University
Boston, Massachusetts

Christopher K. Finch, PharmD, BCPS, FCCM, FCCP
Director of Pharmacy
Methodist University Hospital
Associate Professor
College of Pharmacy
University of Tennessee
Memphis, Tennessee

Douglas N. Fish, PharmD, BCPS–AQ ID
Professor and Chair
Department of Clinical Pharmacy
Skaggs School of Pharmacy and Pharmaceutical Science
University of Colorado
Clinical Specialist in Critical Care/Infectious Diseases
University of Colorado Hospital
Aurora, Colorado

Jeffrey J. Fong, PharmD, BCPS
Associate Professor of Pharmacy Practice
School of Pharmacy–Worcester/Manchester
MCPHS University
Worcester, Massachusetts

Andrea S. Franks, PharmD, BCPS
Associate Professor, Clinical Pharmacy and Family Medicine
College of Pharmacy and Graduate School Medicine
University of Tennessee Health Science Center
Knoxville, Tennessee

Kristen N. Gardner, PharmD
Clinical Pharmacy Specialist–Behavioral Health
Highline Behavioral Clinic
Kaiser Permanente Colorado
Denver, Colorado

Virginia L. Ghafoor, PharmD
Pharmacy Specialist–Pain Management
University of Minnesota Medical Center
Minneapolis, Minnesota

Brooke Gildon, PharmD, BCPPS, BCPS, AE-C
Associate Professor of Pharmacy Practice
Southwestern Oklahoma State University College of Pharmacy
Weatherford, Oklahoma

Ashley Glode, PharmD, BCOP
Assistant Professor
Department of Clinical Pharmacy
Skaggs School of Pharmacy and Pharmaceutical Sciences
University of Colorado Anschutz Medical Campus
Aurora, Colorado

编者名单

Jeffery A. Goad, PharmD, MPH, FAPhA, PCPhA, FCSHP
Professor and Chair
Department of Pharmacy Practice
School of Pharmacy
Chapman University
Irvine, California

Jennifer D. Goldman, BS, PharmD, CDE, BC-ADM, FCCP
Professor of Pharmacy Practice
School of Pharmacy–Boston
MCPHS University
Boston, Massachusetts

Joel Goldstein, MD
Assistant Clinical Professor
Harvard Medical School
Division of Child/Adolescent Psychology
Cambridge Health Alliance
Cambridge, Massachusetts

Luis S. Gonzalez, III, PharmD, BCPS
Manager
Clinical Pharmacy Services
PGY1 Pharmacy Residency Program Director
Conemaugh Memorial Medical Center
Johnstown, Pennsylvania

Larry Goodyer, PhD, MRPharmS, BCPS
Professor, School of Pharmacy
De Montfort University
Leicester, United Kingdom
Medical Director
Nomad Travel Stores and Clinic
Bishop's Stortford, United Kingdom

Mary-Kathleen Grams, PharmD, BCGP
Assistant Professor of Pharmacy Practice
School of Pharmacy–Boston
MCPHS University
Boston, Massachusetts

Philip Grgurich, PharmD, BCPS
Associate Professor of Pharmacy Practice
School of Pharmacy–Boston
MCPHS University
Boston, Massachusetts

B. Joseph Guglielmo, PharmD
Professor and Dean
School of Pharmacy
University of California, San Francisco
San Francisco, California

Karen M. Gunning, PharmD, BCPS, BCACP, FCCP
Professor (Clinical) and Interim Chair of Pharmacotherapy
Adjunct Professor of Family and Preventive Medicine
PGY2 Ambulatory Care Residency Director
Clinical Pharmacist–University of Utah Family Medicine Residency/
    Sugarhouse Clinic
University of Utah College of Pharmacy and School of Medicine
Salt Lake City, Utah

Mary A. Gutierrez, PharmD, BCPP
Professor of Pharmacy Practice
Chapman University School of Pharmacy
Irvine, California

Justinne Guyton, PharmD, BCACP
Associate Professor of Pharmacy Practice
Site Coordinator
PGY2 Ambulatory Care Residency Program
St. Louis College of Pharmacy
St. Louis, Missouri

Matthew Hafermann, PharmD, BCPS
Medical ICU/Cardiology Clinical Pharmacist
Harborview Medical Center
PGY1 Pharmacy Residency Coordinator
Medicine Clinical Instructor
University of Washington School of Pharmacy
Seattle, Washington

Jason S. Haney, PharmD, BCPS, BCCCP
Assistant Professor
Department of Clinical Pharmacy and Outcome Sciences
South Carolina College of Pharmacy
Medical University of South Carolina
Charleston, South Carolina

Christy S. Harris, PharmD, BCPS, BCOP
Associate Professor of Pharmacy Practice
School of Pharmacy–Boston
MCPHS University
Boston, Massachusetts

Mary F. Hebert, PharmD, FCCP
Professor
Department of Pharmacy
Adjunct Professor of Obstetrics and Gynecology
University of Washington
Seattle, Washington

Emily L. Heil, PharmD, BCPS-AQ ID
Assistant Professor
Infectious Diseases
University of Maryland School of Pharmacy
Baltimore, Maryland

Erika L. Hellenbart, PharmD, BCPS
Clinical Assistant Professor
University of Illinois at Chicago College of Pharmacy
Chicago, Illinois

David W. Henry, PharmD, MS, BCOP, FASHP
Associate Professor and Chair
Pharmacy Practice
University of Kansas School of Pharmacy
Lawrence, Kansas

Christopher M. Herndon, PharmD, BCPS, CPE
Associate Professor
Department of Pharmacy Practice
School of Pharmacy
Southern University Illinois Edwardsville
Edwardsville, Illinois

Richard N. Herrier, PharmD, FAPhA
Clinical Professor
Department of Pharmacy Practice and Science
College of Pharmacy
University of Arizona
Tucson, Arizona

Karl M. Hess, PharmD, CTH, FCPhA
Vice Chair of Clinical and Administrative Sciences
Associate Professor
Certificate Coordinator for Medication Therapy Outcomes
Keck Graduate Institute Claremont, California

Curtis D. Holt, PharmD
Clinical Professor
Department of Surgery
University of California, Los Angeles
Los Angeles, California

Evan R. Horton, PharmD
Associate Professor of Pharmacy Practice
School of Pharmacy–Worcester/Manchester
MCPHS University
Worcester, Massachusetts

Priscilla P. How, PharmD, BCPS
Assistant Professor
Director of PharmD Program
Department of Pharmacy
Faculty of Science
National University of Singapore
Principal Clinical Pharmacist
Department of Medicine
Division of Nephrology
National University Hospital
Singapore, Republic of Singapore

Molly E. Howard, PharmD, BCPS
Clinical Pharmacy Specialist
Central Alabama Veterans Health Care System
Montgomery, Alabama

Timothy R. Hudd, PharmD, AE-C
Associate Professor of Pharmacy Practice
School of Pharmacy–Boston
MCPHS University
Boston, Massachusetts

Bethany Ibach, PharmD, BCPPS
Assistant Professor of Pharmacy Practice
School of Pharmacy, Pediatrics Division
Texas Tech University Health Sciences Center
Abilene, Texas

Gail S. Itokazu, PharmD
Clinical Associate Professor
Department of Pharmacy Practice
University of Illinois, Chicago
Clinical Pharmacist
Division of Infectious Diseases
John H. Stroger Jr. Hospital of Cook County
Chicago, Illinois

Timothy J. Ives, PharmD, MPH, FCCP, CPP
Professor of Pharmacy
Adjunct Professor of Medicine
Eshelman School of Pharmacy
University of North Carolina at Chapel Hill
Chapel Hill, North Carolina

Nicole A. Kaiser, RPh, BCOP
Oncology Clinical Pharmacy Specialist
Children's Hospital Colorado
Aurora, Colorado

James S. Kalus, PharmD, FASHP
Director of Pharmacy
Henry Ford Health System
Henry Ford Hospital
Detroit, Michigan

Marina D. Kaymakcalan, PharmD
Clinical Pharmacy Specialist
Dana Farber Cancer Institute
Boston, Massachusetts

Michael B. Kays, PharmD, FCCP
Associate Professor
Department of Pharmacy Practice
Purdue University College of Pharmacy
West Lafayette and Indianapolis, Indiana

Jacob K. Kettle, PharmD, BCOP
Oncology Clinical Pharmacy Specialist
University of Missouri Health Care
Columbia, Missouri

Rory E. Kim, PharmD
Assistant Professor of Clinical Pharmacy
University of Southern California School of Pharmacy
Los Angeles, California

Lee A. Kral, PharmD, BCPS, CPE
Clinical Pharmacy Specialist, Pain Management
Department of Pharmaceutical Care
The University of Iowa Hospitals and Clinics
Iowa City, Iowa

Donna M. Kraus, PharmD, FAPhA, FPPAG, FCCP
Pediatric Clinical Pharmacist/Associate Professor of Pharmacy
   Practice
Departments of Pharmacy Practice and Pediatrics
Colleges of Pharmacy and Medicine
University of Illinois at Chicago
Chicago, Illinois

Susan A. Krikorian, MS, PharmD
Professor of Pharmacy Practice
School of Pharmacy–Boston
MCPHS University
Boston, Massachusetts

Andy Kurtzweil, PharmD, BCOP
Pharmacy Supervisor–Adult Hematology and Oncology/BMT
University of Minnesota Health
Minneapolis, Minnesota

Benjamin Laliberte, PharmD, BCPS
Clinical Pharmacy Specialist, Cardiology
Massachusetts General Hospital
Boston, Massachusetts

Jerika T. Lam, PharmD, AAHIVP
Assistant Professor of Pharmacy Practice
School of Pharmacy
Chapman University
Irvine, California

Trisha LaPointe, PharmD, BCPS
Associate Professor of Pharmacy Practice
School of Pharmacy–Boston

16 MCPHS University
Boston, Massachusetts

Alan H. Lau, PharmD
Professor
Director, International Clinical Pharmacy Education
College of Pharmacy
University of Illinois at Chicago
Chicago, Illinois

Elaine J. Law, PharmD, BCPS
Assistant Clinical Professor of Pharmacy Practice
Thomas J. Long School of Pharmacy and Health Sciences
University of the Pacific
Stockton, California

Kimberly Lenz, PharmD
Clinical Pharmacy Manager
Office of Clinical Affairs
University of Massachusetts Medical School
Quincy, Massachusetts

Russell E. Lewis, PharmD, FCCP
Associate Professor of Medicine, Infectious Diseases
Department of Medical and Surgical Services
Infectious Diseases Unit, Policlinico S. Orsola-Malpighi
University of Bologna
Bologna, Italy

Rachel C. Long, PharmD, BCPS
Clinical Staff Pharmacist
Carolinas HealthCare System
Charlotte, North Carolina

Ann M. Lynch, BSP, PharmD, AE-C
Professor of Pharmacy Practice
School of Pharmacy–Worcester/Manchester
MCPHS University
Worcester, Massachusetts

Matthew R. Machado, PharmD
Associate Professor of Pharmacy Practice
School of Pharmacy–Boston
MCPHS University
Boston, Massachusetts

Emily Mackler, PharmD, BCOP
Clinical Pharmacist and Project Manager
Michigan Oncology Quality Consortium
University of Michigan
Ann Arbor, Michigan

Daniel R. Malcolm, PharmD, BCPS, BCCCP
Associate Professor and Vice-Chair
Clinical and Administrative Services
Sullivan University College of Pharmacy
Louisville, Kentucky

Shannon F. Manzi, PharmD, NREMT, FPPAG
Director, Clinical Pharmacogenomics Service
Manager, Emergency and ICU Pharmacy Services
Boston Children's Hospital
Boston, Massachusetts

Joel C. Marrs, PharmD, FCCP, FASHP, FNLA, BCPS-AQ Cardiology, BCACP, CLS, ASH-CHC
Associate Professor
Department of Clinical Pharmacy
University of Colorado Anschutz Medical Campus
Skaggs School of Pharmacy and Pharmaceutical Sciences
Clinical Pharmacy Specialist
Department of Pharmacy
Denver Health and Hospital Authority
Aurora, Colorado

John Marshall, PharmD, BCPS, BCCCP, FCCM
Clinical Pharmacy Coordinator–Critical Care
Beth Israel Deaconess Medical Center
Boston, Massachusetts

Darius L. Mason, PharmD, BCPS, FACN
Clinical Pharmacist
Methodist South Hospital
Memphis, Tennessee

Susan L. Mayhew, PharmD, BCNSP, FASHP
Professor and Dean
Appalachian College of Pharmacy
Oakwood, Virginia

James W. McAuley, RPh, PhD, FAPhA
Associate Dean for Academic Affairs and Professor
Departments of Pharmacy Practice and Neurology
The Ohio State University College of Pharmacy
Columbus, Ohio

Sarah E. McBane, PharmD, CDE, BCPS, FCCP, FCPhA, APh
Professor and Chair
Department of Pharmacy Practice
West Coast University
Los Angeles, California

William W. McCloskey, BA, BS, PharmD
Professor of Pharmacy Practice
School of Pharmacy–Boston
MCPHS University
Boston, Massachusetts

Chephra McKee, PharmD
Assistant Professor of Pharmacy Practice
School of Pharmacy
Pediatrics Division
Texas Tech University Health Sciences Center
Abilene, Texas

Molly G. Minze, PharmD, BCACP
Associate Professor of Pharmacy Practice
Ambulatory Care Division
School of Pharmacy
Texas Tech University Health Sciences Center
Abilene, Texas

Amee D. Mistry, PharmD
Associate Professor Pharmacy Practice
School of Pharmacy–Boston
MCPHS University
Boston, Massachusetts

编者名单

Katherine G. Moore, PharmD, BCPS, BCACP
Executive Director of Experiential Education
Associate Professor of Pharmacy Practice
Presbyterian College School of Pharmacy
Clinton, South Carolina

Jill A. Morgan, PharmD, BCPS, BCPPS
Associate Professor and Chair
Department of Pharmacy Practice and Science
University of Maryland School of Pharmacy
Baltimore, Maryland

Anna K. Morin, PharmD
Professor of Pharmacy Practice and Dean
School of Pharmacy–Worcester/Manchester
MCPHS University
Worcester, Massachusetts

Pamela B. Morris, MD, FACC, FAHA, FASPC, FNLA
Director, Seinsheimer Cardiovascular Health Program
Co-Director, Women's Heart Care
Medical University of South Carolina
Charleston, South Carolina

Oussayma Moukhachen, PharmD, BCPS
Assistant Professor Pharmacy Practice
School of Pharmacy–Boston
MCPHS University
Boston, Massachusetts
Clinical Care Specialist
Mount Auburn Hospital
Cambridge, Massachusetts

Kelly A. Mullican, PharmD
Primary Care Clinical Pharmacy Specialist
Kaiser Permanente–Mid-Atlantic States
Washington, District of Columbia

Myrna Y. Munar, PharmD
Associate Professor of Pharmacy
College of Pharmacy
Oregon State University
Oregon Health and Science University
Portland, Oregon

Yulia A. Murray, PharmD, BCPS
Assistant Professor of Pharmacy Practice
School of Pharmacy–Boston
MCPHS University
Boston, Massachusetts

Milap C. Nahata, MS, PharmD, FCCP, FAPhA, FASHP
Director, Institute of Therapeutic Innovations and Outcomes
Professor Emeritus of Pharmacy, Pediatrics, and Internal Medicine
Colleges of Pharmacy and Medicine
The Ohio State University
Columbus, Ohio

Richard S. Nicholas, PharmD, ND, CDE, BCPS, BCACP
Assistant Professor of Pharmacy Practice
Appalachian College of Pharmacy
Oakwood, Virginia

Stefanie C. Nigro, PharmD, BCACP, BC-ADM
Assistant Professor of Pharmacy Practice
School of Pharmacy–Boston

MCPHS University
Boston, Massachusetts

Cindy L. O'Bryant, PharmD, BCOP, FCCP, FHOPA
Professor
Department of Clinical Pharmacy
Skaggs School of Pharmacy and Pharmaceutical Sciences
Clinical Pharmacy Specialist in Oncology
University of Colorado Cancer Center
Aurora, Colorado

Kirsten H. Ohler, PharmD, BCPS, BCPPS
Clinical Assistant Professor of Pharmacy Practice
College of Pharmacy
University of Illinois at Chicago
Clinical Pharmacy Specialist–Neonatal ICU
University of Illinois at Chicago Hospital and Health Sciences System
Chicago, Illinois

Julie L. Olenak, PharmD
Assistant Dean of Student Affairs
Associate Professor
Department of Pharmacy Practice
Nesbitt College of Pharmacy and Nursing
Wilkes University
Wilkes-Barre, Pennsylvania

Jacqueline L. Olin, MS, PharmD, BCPS, CDE, FASHP, FCCP
Professor of Pharmacy
School of Pharmacy
Wingate University
Wingate, North Carolina

Neeta Bahal O'Mara, PharmD, BCPS
Clinical Pharmacist
Dialysis Clinic, Inc.
North Brunswick, New Jersey

Robert L. Page, II, PharmD, MSPH, FHFSA, FCCP, FASHP, FASCP, CGP, BCPS (AQ-Cards)
Professor
Departments of Clinical Pharmacy and Physical Medicine
School of Pharmacy and Pharmaceutical Sciences
University of Colorado
Aurora, Colorado

Louise Parent-Stevens, PharmD, BCPS
Assistant Director of Introductory Pharmacy Practice Experiences
Clinical Assistant Professor
Department of Pharmacy Practice
University of Illinois at Chicago College of Pharmacy
Chicago, Illinois

Dhiren K. Patel, PharmD, CDE, BC-ADM, BCACP
Associate Professor of Pharmacy Practice
School of Pharmacy–Boston
MCPHS University
Boston, Massachusetts

Katherine Tipton Patel, PharmD, BCOP
Clinical Pharmacy Specialist
The University of Texas
MD Anderson Cancer Center
Houston, Texas

Jennifer T. Pham, PharmD, BCPS, BCPPS
Clinical Assistant Professor, Department of Pharmacy Practice
University of Illinois at Chicago College of Pharmacy
Clinical Pharmacy Specialist, Neonatal Clinical Pharmacist
University of Illinois Hospital and Health Sciences System
Chicago, Illinois

Jonathan D. Picker, MBChB, PhD
Assistant Professor
Harvard Medical School
Clinical Geneticist
Boston Children's Hospital
Boston, Massachusetts

Brian A. Potoski, PharmD, BCPS
Associate Professor
Departments of Pharmacy and Therapeutics
University of Pittsburgh School of Pharmacy
Associate Director, Antibiotic Management Program
University of Pittsburgh Medical Center
Presbyterian University Hospital
Pittsburgh, Pennsylvania

David J. Quan, PharmD, BCPS
Health Sciences Clinical Professor of Pharmacy
Department of Clinical Pharmacy
School of Pharmacy
University of California, San Francisco
Pharmacist Specialist–Solid Organ Transplant
University of California, San Francisco Medical Center
San Francisco, California

Erin C. Raney, PharmD, BCPS, BC-ADM
Professor of Pharmacy Practice
Midwestern University College of Pharmacy–Glendale
Glendale, Arizona

Valerie Relias, PharmD, BCOP
Clinical Pharmacy Specialist
Division of Hematology/Oncology
Tufts Medical Center
Boston, Massachusetts

Lee A. Robinson, MD
Instructor
Department of Psychiatry
Harvard Medical School
Boston, Massachusetts
Associate Training Director
Child and Adolescent Psychiatry Fellowship
Primary Care Mental Health Integrated Psychiatrist
Cambridge Health Alliance
Cambridge, Massachusetts

Charmaine Rochester-Eyeguokan, PharmD, BCPS, BCACP, CDE
Associate Professor of Pharmacy Practice and Science
University of Maryland School of Pharmacy
Baltimore, Maryland

Carol J. Rollins, PharmD, MS, RD, CNSC, BCNSP
Clinical Associate Professor
Department of Pharmacy Practice and Science
College of Pharmacy
The University of Arizona
Tucson, Arizona

Melody Ryan, PharmD, MPH, GCP, BCPS
Professor
Department of Pharmacy Practice and Science
College of Pharmacy
University of Kentucky
Lexington, Kentucky

David Schnee, PharmD, BCACP
Associate Professor of Pharmacy Practice
School of Pharmacy–Boston
MCPHS University
Boston, Massachusetts

Eric F. Schneider, BS Pharm, PharmD
Assistant Dean for Academics
Professor
School of Pharmacy
Wingate University
Wingate, North Carolina

Sheila Seed, PharmD, MPH
Professor of Pharmacy Practice
School of Pharmacy–Worcester/Manchester
MCPHS University
Worcester, Massachusetts

Timothy H. Self, PharmD
Professor of Clinical Pharmacy
College of Pharmacy
University of Tennessee Health Science Center
Memphis, Tennessee

Amy Hatfield Seung, PharmD, BCOP
Senior Director of Clinical Development
Physician Resource Management/Caret
Cary, North Carolina

Nancy L. Shapiro, PharmD, FCCP, BCPS
Operations Coordinator
University of Illinois Hospital and Health Sciences System
Clinical Associate Professor of Pharmacy Practice
Director, PGY2 Ambulatory Care Residency
College of Pharmacy
University of Illinois at Chicago
Chicago, Illinois

Iris Sheinhait, PharmD, MA, RPh
Certified Poison Information Specialist
Adjunct Assistant Professor
Regional Center for Poison Control Serving Massachusetts and Rhode Island
Boston Children's Hospital and MCPHS University
Boston, Massachusetts

Greene Shepherd, PharmD, DABAT
Clinical Professor and Vice-Chair
Division of Practice Advancement and Clinical Education
Director of Professional Education, Asheville Campus
Eshelman School of Pharmacy
University of North Carolina at Chapel Hill
Asheville, North Carolina

Devon A. Sherwood, PharmD, BCPP
Assistant Professor
Psychopharmacology
College of Pharmacy
University of New England
Portland, Maine

Richard J. Silvia, PharmD, BCCP
Associate Professor of Pharmacy Practice
School of Pharmacy–Boston
MCPHS University
Boston, Massachusetts

Carrie A. Sincak, PharmD, BCPS, FASHP
Assistant Dean for Clinical Affairs and Professor
Department of Pharmacy Practice
Midwestern University Chicago College of Pharmacy
Downers Grove, Illinois

Harleen Singh, PharmD, BCPS-AQ Cardiology, BCACP
Clinical Associate Professor of Pharmacy Practice
Oregon State University
Oregon Health and Science University
Portland, Oregon

Jessica C. Song, MA, PharmD
Clinical Pharmacy Supervisor
PGY1 Pharmacy Residency Coordinator
Department of Pharmacy Services
Santa Clara Valley Medical Center
San Jose, California

Suellyn J. Sorensen, PharmD, BCPS, FASHP
Director
Clinical Pharmacy Services
St. Vincent Indianapolis
Indianapolis, Indiana

Linda M. Spooner, PharmD, BCPS (AQ-ID), FASHP
Professor of Pharmacy Practice
School of Pharmacy–Worcester/Manchester
MCPHS University
Clinical Pharmacy Specialist in Infectious Diseases
Saint Vincent Hospital
Worcester, Massachusetts

Karyn M. Sullivan, PharmD, MPH
Professor of Pharmacy Practice
School of Pharmacy–Worcester/Manchester
MCPHS University
Worcester, Massachusetts

David J. Taber, PharmD, MS, BCPS
Associate Professor
Division of Transplant Surgery
College of Medicine
Medical University of South Carolina
Charleston, South Carolina

Candace Tan, PharmD, BCACP
Clinical Pharmacist
Kaiser Permanente
Los Angeles, California

Yasar O. Tasnif, PharmD, BCPS, FAST
Associate Professor
Cooperative Pharmacy Program
University of Texas at Austin and University of Texas, Rio Grande
    Valley
Clinical Pharmacist Specialist
Doctor's Hospital at Renaissance–Renaissance Transplant Institute
Edinburg, Texas

Daniel J. G. Thirion, BPharm, MSc, PharmD, FCSHP
Professeur Titulaire de Clinique
Faculté de Pharmacie
Université de Montréal
Pharmacien
Centre Universitaire de Santé McGill
Montréal, Québec, Canada

Angela M. Thompson, PharmD, BCPS
Assistant Professor
Department of Clinical Pharmacy
Skaggs School of Pharmacy and Pharmaceutical Sciences
University of Colorado
Aurora, Colorado

Lisa A. Thompson, PharmD, BCOP
Clinical Pharmacy Specialist in Oncology
Kaiser Permanente Colorado
Lafayette, Colorado

Toyin Tofade, MS, PharmD, BCPS, CPCC
Dean and Professor
Howard University College of Pharmacy
Washington, District of Columbia

Tran H. Tran, PharmD, BCPS
Associate Professor
Midwestern University, Chicago College of Pharmacy
Downers Grove, Illinois

Dominick P. Trombetta, PharmD, BCPS, CGP, FASCP
Associate Professor
Department of Pharmacy Practice
Nesbitt School of Pharmacy
Wilkes University
Wilkes-Barre, Pennsylvania

Toby C. Trujillo, PharmD, FCCP, FAHAH, BCPS-AQ Cardiology
Associate Professor
Department of Clinical Pharmacy
Skaggs School of Pharmacy and Pharmaceutical Sciences
University of Colorado
Aurora, Colorado

Sheila K. Wang, PharmD, BCPS (AQ–ID)
Associate Professor of Pharmacy Practice
Chicago College of Pharmacy
Midwestern University
Downers Grove, Illinois
Clinical Pharmacist, Infectious Disease
Program Director, Rush University Medical Center
Chicago, Illinois

Brian Watson, PharmD, BCPS
Pharmacist
University of Maryland Medical System
St. Joseph's Medical Center
Baltimore, Maryland

Kristin Watson, PharmD, BCPS-AQ Cardiology
Associate Professor, Vice-Chair of Clinical Services
University of Maryland School of Pharmacy
Baltimore, Maryland

Lynn Weber, PharmD, BCOP
Clinical Pharmacy Specialist, Oncology/Hematology
Pharmacy Residency Coordinator and PGY-1 Residency Director
Hennepin County Medical Center
Minneapolis, Minnesota

Kellie Jones Weddle, PharmD, BCOP, FCCP, FHOPA
Clinical Professor of Pharmacy Practice
College of Pharmacy
Purdue University
Indianapolis, Indiana

C. Michael White, PharmD, FCP, FCCP
Professor and Head
Department of Pharmacy Practice
School of Pharmacy
University of Connecticut
Storrs, Connecticut

Natalie Whitmire, PharmD, BCPS, BCGP
Pharmacist Specialist
University of California, San Diego Health

Barbara S. Wiggins, PharmD, BCPS, CLS, AACC, FAHA, FCCP, FNLA
Clinical Pharmacy Specialist–Cardiology
Medical University of South Carolina
Charleston, South Carolina

Kristine C. Willett, PharmD, FASHP
Associate Professor of Pharmacy Practice
School of Pharmacy–Worcester/Manchester
MCPHS University
Manchester, New Hampshire

Bradley R. Williams, PharmD, CGP
Professor of Clinical Pharmacy and Clinical Gerontology
School of Pharmacy
University of Southern California
Los Angeles, California

Casey B. Williams, PharmD, BCOP, FHOPA
Director, Center for Precision Oncology
Director, Department of Molecular and Experimental Medicine
Avera Cancer Institute
Sioux Falls, South Dakota

Dennis M. Williams, PharmD, BCPS, AE-C
Associate Professor and Vice-Chair for Professional Education and
    Practice
Division of Pharmacotherapy and Experimental Therapeutics
Eshelman School of Pharmacy
University of North Carolina at Chapel Hill
Chapel Hill, North Carolina

Katie A. Won, PharmD, BCOP
Clinical Pharmacist
Hennepin County Medical Center
Minneapolis, Minnesota

Annie Wong-Beringer, PharmD, FIDSA
Professor of Pharmacy
School of Pharmacy
University of Southern California
Los Angeles, California

Dinesh Yogaratnam, PharmD, BCPS, BCCCP
Assistant Professor of Pharmacy Practice
School of Pharmacy–Worcester/Manchester
MCPHS University
Worcester, Massachusetts

Kathy Zaiken, PharmD
Professor of Pharmacy Practice
School of Pharmacy–Boston
MCPHS University
Boston, Massachusetts

Caroline S. Zeind, PharmD
Associate Provost for Academic and International Affairs
Chief Academic Officer
Worcester, Massachusetts and Manchester, New Hampshire,
    Campuses
Professor of Pharmacy Practice
MCPHS University
Boston, Massachusetts

Sara Zhou, PharmD
Certified Poison Information Specialist
Adjunct Assistant Professor
Regional Center for Poison Control Serving Massachusetts and Rhode
    Island
Boston Children's Hospital and MCPHS University
Boston, Massachusetts

Kristin M. Zimmerman, PharmD, CGP, BCACP
Associate Professor
Department of Pharmacotherapy & Outcomes Science
Virginia Commonwealth University
Richmond, Virginia

目　　录

第十四篇 感染性疾病

Dorothea C. Rudorf,G. Christopher Wood,and Caroline S. Zeind

第 62 章 感染性疾病的治疗原则

B. Joseph Guglielmo

核心原则

		章节案例
1	急性感染一般都伴随有白细胞计数增加、发热及局部体征,但少数重症患者可能会缺乏上述症状。多数重症感染(如脓毒症)尚可发生低血压、弥散性血管内凝血及终末器官功能障碍。	案例 62-1(问题 1 和 2) 图 62-1
2	其他的疾病,尤其是自身免疫性疾病、恶性肿瘤等,其临床表现可能与感染性疾病非常相似。对于药物诱导的发热,尤其是那些缺乏典型的感染症状和体征的患者应考虑为排除诊断进行排除。	案例 62-1(问题 3)
3	感染部位的特异体征、临床症状及宿主因素常常可以提示可能的病原体,经验性抗感染治疗应针对这些病原体选择相应的药物。快速检测试验可较好地改善病原学检测的效率,但较传统检测方法更为昂贵。	案例 62-1(问题 4 和 5) 表 62-1 和表 62-2
4	标本中分离出病原体常常可以反映感染,但一定要排除定植或污染以减少不必要的抗菌药物暴露。一旦确定病原菌,应进行药敏试验(特别是采用琼脂平板法或肉汤稀释法)以确定最有效的抗菌药物。	案例 62-1(问题 6 和 7) 表 62-3~表 62-7
5	一旦明确了感染的部位及可能的病原体,在确定治疗方案之前必须对药物在感染部位的分布、剂量、给药途径、药物的毒性、副作用及费用等进行综合考虑。	案例 62-1(问题 8~10) 表 62-8
6	根据感染部位、清除途径及药动学/药效学参数确定抗菌药物给药剂量。	案例 62-1(问题 11~13) 表 62-9
7	抗感染治疗失败可能与药物因素(剂量不足、感染部位浓度不够及疗程不足等)有关,也可能与宿主因素(假体植入、感染灶引流不畅及免疫状态异常等)有关。辅助治疗包括血管活性药物的使用及容量管理等可改善重症患者的预后。	案例 62-1(问题 14~17)

提出问题

抗感染治疗过程中,合适的药物选择、剂量及疗程等是基于多因素考虑的。在启动治疗之前,首先应明确区分感染与非感染,一旦感染诊断成立,必须明确最可能的感染部位,患者的症状及体征(如蜂窝组织炎的红斑)有助于提示医师可能的感染源。因为某些病原体与特定部位的感染具有一定的关联性,据此可以经验性地选择相应的药物进行治疗。此外细菌革兰氏染色、血清学分析及药敏试验等实验室检查可大致明确主要的病原菌及敏感药物。在选择治疗方案时,应充分考虑药物的抗菌谱、已确定的临床疗效、不良反应、药代动力学特征性及药物经济学等多方面因素。确定了抗菌药物之后,其相应的剂量与疗程取决于患者体重、感染部位、清除途径及其他因素。

是否存在感染的确定

案例 62-1

问题 1:R. G.,63 岁,男性,70kg,行急诊结肠切除术后转入 ICU,术后采用气管插管,机械通气。住院第 20 日,R. G. 突然意识模糊,血压下降到 70/30mmHg,心率 130 次/min,肢端湿冷,口唇苍白。体温升至 40℃(腋下),呼吸频率 24 次/min,从气管导管中抽吸出大量黄绿色分泌物。

查体:窦性心动过速,各瓣膜区听诊杂音,无心包摩擦音。肺部听诊可闻及呼吸音减低及干啰音。腹胀明显,且 R.G. 主诉有新发腹痛,肠鸣音消失。大便隐血试验阳性,最近两小时的尿量为 10ml/h。中心静脉插管处见环形红斑。

胸片提示双肺下叶炎性渗出,尿分析示尿比重1.015,少量管型,白细胞>50 个/高倍视野。血、尿及气道分泌物细菌学培养正在进行中,其他有价值的实验室检查结果如下:

Na⁺:131mmol/L(正常值,135~147)

K⁺:4.1mmol/L(正常值,3.5~5)

Cl⁻:110mmol/L(正常值,95~105)

CO_2:16mEq/L(正常值,20~29)

BUN:58mg/dl(正常值,8~18)

SCr:3.8mg/dl(入院时,0.9;正常值,0.6~1.2)

血糖:320mg/dl(正常值,70~110)

血清白蛋白:2.1g/dl(正常值,4~6)

血红蛋白:10.3g/dl

红细胞比容:33%(正常值,39%~49%,男性)

白细胞计数:15 600/μl(正常值,4 500~10 000/μl)

血小板:40 000/μl(正常值,130 000~400 000/μl)

凝血酶原时间(PT):18 秒(正常值,10~12)

血沉(ESR):65mm/h(正常值,0~20)

降钙素原:1μg/L(正常值,<0.25μg/L)

R.G. 的哪些症状及体征支持感染存在?

R.G 的多项症状与体征支持感染存在。他的白细胞计数增高(15 600/μl),且在分类计数中出现"核左移"(早幼粒细胞)。白细胞计数增高常见于感染,尤其是细菌感染,此类患者由于骨髓对感染的反应,常表现为核左移(出现幼稚粒细胞)。尽管感染常常伴有白细胞计数增高,但暴发性脓毒血症却常伴有白细胞计数的显著下降。少数急性感染

(例如非复杂性尿路感染、局限性脓肿等)由于骨髓对感染的反应较小,白细胞计数可仍在正常范围内。

R.G. 的腋下温度达到了 40℃。发热是感染常见的临床表现之一,口腔温度通常高于 38℃。口腔及腋下温度比直肠温度低 0.4℃ 左右,因此 R.G. 的直肠温度大约为40.4℃。一般来说,直肠温度是发热更可靠的测定指标。然而,某些暴发性感染的患者可能表现为低于 36℃ 的低体温,而且局部感染(例如非复杂性尿路感染、慢性脓肿)的患者可以不发热。

胸片提示 R.G. 双肺下叶炎性渗出,从气管导管中抽吸出大量黄绿色分泌物,且中心静脉插管处见环形红斑等也都支持一处或多处感染灶的存在。而且,我们还将在后文中讨论 R.G. 与脓毒症相关的症状与体征。

评估感染的严重性

案例 62-1,问题 2:R.G. 的哪些症状与体征支持严重的系统性感染?

术语"脓毒症(sepsis)"用以描述一组定义不明确的临床综合征;总体而言,脓毒症意指血液中存在病原微生物和/或其毒素的系统性感染。目前虽已制定了脓毒症相关的功能障碍的统一标准,但对脓毒症本身还是难以精确定义[1]。

脓毒症的发病机制非常复杂(图 62-1),目前所知有限[2,3]。需氧革兰氏阴性菌产生的内毒素导致机体级联释放内源性炎症介质,包括肿瘤坏死因子(tumor necrosis factor,TNF)、白细胞介素(interleukin,IL)-1、IL-6、血小板活化因子(platelet-activating factor,PAF)及单核巨噬细胞和其他细胞释放的大量活性物质。虽然炎症因子的释放一般由革

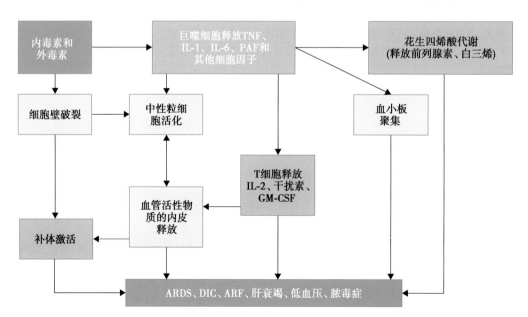

图 62-1 脓毒症的级联反应。ARDS,急性呼吸窘迫综合征;ARF,急性肾衰竭;DIC,弥散性血管内凝血;GM-CSF,中性粒细胞集落刺激因子;IL-1,白细胞介素-1;IL-2,白细胞介素-2;IL-6,白细胞介素-6;PAF,血小板激活因子;TNF,肿瘤坏死因子

兰氏阴性菌内毒素启动,但包括革兰氏阳性菌的外毒素、真菌细胞壁成分等其他物质也可导致细胞因子的释放。TNF、IL-1 及 PAF 等因子释放后,花生四烯酸代谢为白三烯、血栓素 A$_2$ 及前列腺素等,特别是前列腺素 E$_2$ 及前列腺素 I$_2$。IL-1 与 IL-6 可激活 T 细胞产生干扰素、IL-2、IL-4 及粒细胞-单核巨噬细胞集落刺激因子(granulocyte-macrophage colony-stimulating factor,GM-CSF)。这些介质可导致内皮细胞通透性增加,随后内皮细胞释放两种血管活性物质——内皮细胞血管舒张因子(endothelium-derived relaxing factor,EDRF)及内皮素-1,接着补体系统(C3a、C5a)被级联激活,并出现血管功能的异常及中性粒细胞的激活,炎症介质级联效应中参与的其他重要因子还包括黏附分子、激肽、凝血酶、心肌抑制因子、内啡肽及热休克蛋白等,最终结果是导致一系列的血流动力学异常、肾功能障碍、酸碱失衡及其他功能紊乱。其中,失控性炎症反应及弥散性凝血是脓毒症级联反应中非常重要的环节[3]。

血流动力学改变

危重症患者常需要中心静脉(central intravenous,IV)置管以测定心输出量及外周血管阻力(systemic vascular resistance,SVR),这些管道常放置于肺动脉以便精确地测量血流动力学。SVR 正常值一般在 800~1 200dyne·s·cm^{-5},但在脓毒性休克时由于广泛血管扩张,可降至 500~600dyne·s·cm^{-5},从而导致心脏代偿性增加心输出量,可从 4~6L/min 增加至 11~12L/min。这种反应性的心输出量增加主要依靠增加心率来实现,但每搏输出量不变甚至降低。尽管心率增快是由于反射性心动过速所致,但应激诱导的儿茶酚胺(去甲肾上腺素、肾上腺素)释放也是导致心率增快的因素之一。虽然心输出量的增加最初是因为对动脉血管扩张的代偿反应,但这种代偿反应并不足以完全克服血管扩张状态,因而导致低血压的发生。败血性休克由于心肌抑制可导致心输出量降低,低心输出量及低 SVR 共同导致的低血压常常对血管升压药物及液体复苏无反应。R.G. 具有切实的证据证明其患有脓毒性休克:低血压(70/30mmHg),心动过速(130 次/min),而这应该是由于血管扩张和儿茶酚胺释放所致。

脓毒症通常会发生血管扩张,而且这种扩张既不规则又混乱,血管床收缩和扩张并存,从而导致血流分布不均。在脓毒症患者,肾脏、肠系膜和肢端末梢等处的血流常被分流。

当脓毒症进展为脓毒性休克时,体内大多数重要器官的血流供应会下降。正常尿量约为 0.5~1.0ml/(kg·h)(70kg 体重的人约为 30~70ml/h),但脓毒症患者尿量可降低到<20ml/h。R.G. 的尿量为 10ml/h,这与脓毒症导致的肾脏灌注障碍表现一致。肾脏血流减少及炎症介质诱导的微循环衰竭可致急性肾小管坏死(acute-tubular necrosis,ATN)。R.G. 的尿毒症(BUN 58mg/dl)及血清肌酐浓度升高(3.858mg/dl)是继发于脓毒症的肾脏灌注不足。而肝脏的灌注不足可出现"休克肝",肝脏功能检查指标如血清谷丙转氨酶(alanine aminotransferase,ALT)、谷草转氨酶(aspartate aminotransferase,AST)和碱性磷酸酶等均可异常

升高。R.G. 的肝功能检测结果未提供,但他的血清白蛋白浓度降低(2.1g/dl),凝血酶原时间延长为 18 秒。肢端湿冷是肌肉组织血流减少的典型表现,而脑组织血流减少可导致意识状态的降低。R.G. 意识不清,肢端末梢湿冷、口唇苍白,这些症状和体征均强烈支持脓毒性休克的诊断。

细胞学变化

脓毒症综合征具有明显的细胞代谢异常,脓毒症患者常见有糖耐量异常,既往血糖正常的患者常突然表现为高血糖,并且是一些患者感染进展的首发症状之一。R.G. 的血糖升高(320mg/dl)肯定与感染相关。与脓毒症炎症反应相关的其他敏感指标还包括血沉(erythrocyte sedimentation rate,ESR)、C 反应蛋白及降钙素原等,这些指标在包括感染在内的大多数炎症反应中均会升高,可用以跟踪感染进展。R.G. 目前 ESR 升高到 65mm/h,如果感染得到有效控制,ESR 应该会随之下降,反之,ESR 及 C 反应蛋白会持续升高。降钙素原作为感染标志物较 ESR、C 反应蛋白特异性高,并且被用作于非感染性炎症患者停用抗菌药物的鉴别工具之一[4]。目前 R.G. 的降钙素原为 1.0μg/L,提示为感染相关性炎症。

呼吸改变

脓毒症患者体内乳酸等有机酸的产生增加,糖原酵解增加,氧摄取降低,传递依赖的氧消耗异常[5]。该过程导致代谢性酸中毒,并伴有血清碳酸氢根水平的下降。此时,肺会代偿性地增加呼吸频率(呼吸急促)以增加动脉血二氧化碳排出。R.G. 的酸碱状态符合脓毒症相关的代谢性酸中毒(二氧化碳为 16mEq/L)及代偿性呼吸性碱中毒(呼吸频率为 24 次/min)。

急性呼吸窘迫综合征(acute respiratory distress syndrome,ARDS)是脓毒症级联反应的一个晚期并发症。ARDS 最初被描述为一种伴有严重低氧血症的非心源性肺水肿,这主要是肺内右向左分流(源于肺不张及肺泡水肿)所致。ARDS 发病的病理生理学基础是肺泡毛细血管网的完整性遭到破坏[5]。在 ARDS 初期阶段,患者即有严重肺泡水肿,并发生大量炎症细胞尤其是中性粒细胞浸润,在后期(ARDS 症状发生 10~14 日后),出现严重的肺损害,肺气肿、肺血管阻塞及肺纤维化都比较常见。严重 ARDS 的动脉血氧分压与吸入氧浓度的比值(PaO$_2$/FiO$_2$)小于 100,肺顺应性降低,需要使用较高的呼气末正压(positive end-expiratory pressure,PEEP)或其他呼吸支持。目前对 ARDS 主要是支持治疗,包括机械通气、高浓度吸氧及 PEEP。如果患者肺换气功能在 7 日内未能得到有效改善,病死率将会非常高(>80%)[6]。虽然目前 R.G. 还未出现 ARDS,但鉴于其脓毒症严重,强烈预示在随后几日里很可能会发生 ARDS。

凝血功能改变

弥散性血管内凝血(disseminated intravascular coagulation,DIC)是脓毒症一个公认的并发症。DIC 时,循环系统

广泛发生凝血和炎症从而大量消耗凝血因子和血小板[3]，导致脓毒症患者凝血酶原时间(prothrombin time，PT)与凝血酶原国际标准化比值(international normalized ration，INR)和活化的部分凝血酶原时间(activated partial thromboplastin time，aPTT)延长、血小板计数下降。纤维蛋白原水平的下降和纤维蛋白降解产物的增加是 DIC 诊断指征。R. G. 的 PT 延长(18 秒)和血小板计数下降(40 000/μl)提示其存在脓毒症相关性 DIC。

神经系统改变

脓毒症患者常见的中枢神经系统改变包括嗜睡、定向力障碍、意识障碍及神智错乱等。精神状态的改变一般是中枢神经系统感染，例如脑膜炎、脑脓肿等公认的临床症状之一，但在其他部位感染中也经常观察到。R. G. 的意识障碍也符合脓毒性休克的表现。

感染性疾病诊断的问题

案例 62-1，问题 3：R. G. 既往史包括有颞动脉炎及癫痫，长期接受激素类药物及苯妥英钠治疗。近期由于需行外科手术而在围术期给予了氢化可的松冲击治疗。哪些疾病或药物因素可能影响感染的诊断呢？

致白细胞升高的非感染因素

大型手术、急性心肌梗死及糖皮质激素治疗等多种因素都可以导致白细胞计数的增高，但是却不会像感染那样导致核左移。对于 R. G. 来说，氢化可的松(hydrocortisone)的冲击剂量及近期的外科手术可能是其白细胞升高的部分原因，但核左移却强烈支持感染存在(骨髓反应所致)。

药物效应因素

糖皮质激素可以引起一些类似感染的表现，甚至掩盖感染。糖皮质激素治疗初期或增加剂量时，常伴发白细胞计数升高或糖耐量异常。部分患者甚至可出现激素诱导的精神状态的变化，非常类似于脓毒症相关性的精神状态改变。糖皮质激素不仅可引起这些类似于感染的临床表现，它也具有掩盖感染的作用。例如溃疡性结肠炎患者的肠穿孔可导致严重的腹腔感染，此时使用糖皮质激素虽然有强大的抗炎效应，但也可以减弱腹膜炎的典型临床表现，甚至还可以减轻或消除发热反应。因此，正在使用激素的脓毒症患者可能缺乏相应的临床症状，但却面临发生革兰氏阴性菌脓毒性休克的极大风险。

糖皮质激素影响感染诊断另一个例子与神经外科手术有关。某些神经外科手术常伴随有脑膜的明显损伤，常使用地塞米松以减轻神经外科手术后的炎症反应及水肿，但接受高剂量地塞米松治疗的患者，则常常缺乏相应的临床表现，当激素减量时，患者才出现典型的脑膜刺激征象，包括颈强直、畏光、头痛等。腰穿可发现脑脊液(cerebrospinal fluid，CSF)混浊，脑脊液生化显示白细胞计数增高、蛋白增高及低糖。尽管上述症状与体征和感染性脑膜炎相吻合，但如果脑脊液标本中未发现病原微生物生长，这实际是一种无菌性脑膜炎(非病原微生物引发的脑膜炎症)[7]。有些药物可诱发无菌性脑膜炎，如非甾体抗炎药、磺胺类药物及某些抗癫痫药[8]。

发热

发热是自身免疫性疾病一个常见症状，如系统性红斑狼疮(systemic lupus erythematosus，SLE)、颞动脉炎、结节病、慢性肝病及恶性地中海热综合征等[9,10]。急性心肌梗死、肺栓塞、术后肺不张及某些癌症等也常伴随发热。在部分患者还需考虑自身诱导的或人为导致的发热。近期大量不明原因发热的评估结果显示发热的病原学诊断很难获得，在多数情况下，发热也无需使用抗菌药物进行治疗[10]。排除感染、自身免疫性疾病及肿瘤后，药物热也应考虑，包括某些抗菌药物及抗癫痫药物等在内的部分药物均可引起药物热，一般在药物治疗后 7~10 日出现，停药后 48 小时内常降至正常[11]。一些临床医师表示药物热患者通常自我感觉"正常"，几乎未感到自己在发热。再次应用致热药物，数小时之内就会再次激发发热。药物热必须是在除外其他引起发热的疾病状态之后方能确定，且应作为感染的排除诊断之一。

综上，R. G. 虽患有自身免疫性疾病和颞动脉炎可以引起发热，而且正在使用的糖皮质激素、苯妥英钠(phenytoin)等也可干扰感染的诊断，但是他的其他症状与体征均强烈提示 R. G. 目前的主要问题是感染导致。

感染部位的确定

案例 62-1，问题 4：R. G. 最可能的感染源是什么？

无论可能的感染部位是什么，脓毒症患者均应及时抽取一系列血样标本进行培养检测以明确是否有菌血症存在。血培养标本送检之后，详细的体格检查也有助于寻找感染源。尿源性脓毒血症是最常见的院内感染，可表现为排尿困难、腰腹痛和尿分析异常等[12]。而呼吸急促、痰液增加、胸部影像学改变及低氧血症等常提示肺部感染。静脉输液管道感染的证据常包括局部疼痛、插管处的环形红斑及脓性分泌物等。其他潜在的感染灶还包括腹膜、盆腔、骨骼和中枢神经系统等。

R. G. 可能存在多个部位感染，大量黄绿色痰液、呼吸急促、胸部影像学改变提示肺炎可能，腹痛、肠鸣音消失以及近期手术史则提示腹腔感染可能[13]。最后，尿分析异常(>50 白细胞/高倍视野)、中心静脉导管周围的环形红斑也分别提示泌尿道及导管源性的感染。

确定可能的病原菌

案例 62-1，问题 5：R. G. 感染最可能的病原体是什么？

R. G. 有多处可能的感染灶及病原体，表 62-1 将感染病原体进行了分类（革兰氏阴性菌、革兰氏阳性菌、需氧菌和厌氧菌等），表 62-2 列出了各部位感染最可能的病原体。细菌性肺炎可以由多种病原菌引起，包括肺炎链球菌、肠杆菌及非典型病原体（如嗜肺军团菌）等[14]。然而对患者经验性抗菌治疗时没有必要完全覆盖表中所列病原体，正常人群的社区获得性肺炎常见感染菌为肺炎链球菌、流感嗜血杆菌和非典型病原菌等[15]，而医院获得性（医院、疗养院等）肺炎则常见革兰氏阴性杆菌（大肠埃希菌、肺炎克雷伯菌属、肠杆菌属及铜绿假单胞菌）和金黄色葡萄球菌。如果肺炎是由胃内容物吸入所致，尽管这种吸入性肺炎真正的病原菌并不明确，但仍可经验性选用针对口腔厌氧菌的抗菌药物。经验性治疗医院相关性肺炎

或呼吸机相关性肺炎时，了解所在医院内细菌流行病学情况是非常必要的，如果铜绿假单胞菌或阴沟肠杆菌占主导地位，则可针对其选择有效的广谱抗菌药物。同理，患者既往已应用或正在应用的抗菌治疗对经验性治疗的选药也有着显著的影响。患者年龄也是影响感染流行病学的重要因素，例如新生儿脑膜炎常由 B 组链球菌、大肠埃希菌和单核细胞增生性李斯特菌导致，而这些细菌并不是成人脑膜炎的常见致病菌。基础疾病如慢性阻塞性肺病（chronic obstructive pulmonary COPD）、酗酒或静脉药瘾者等均有其特定的感染菌，例如 COPD 患者的肺炎常由肺炎链球菌或流感嗜血杆菌等引起，而慢性酗酒者的肺炎则常见克雷伯菌属感染。

表 62-1

感染病原体分类

1. 细菌	杆菌
需氧菌	梭状芽孢杆菌（产气荚膜梭菌、破伤风梭菌、难辨梭状芽孢杆菌）
革兰氏阳性菌	痤疮丙酸杆菌
球菌	革兰氏阴性菌
链球菌：肺炎链球菌、草绿色链球菌；A 组链球菌	球菌
	无
肠球菌	杆菌
葡萄球菌：金黄色葡萄球菌、表皮葡萄球菌	拟杆菌（脆弱拟杆菌、产黑色素拟杆菌）
杆菌	梭菌属
棒状杆菌	普氏菌
李斯特菌	2. 真菌
革兰氏阴性菌	曲霉菌、念珠菌、粗球孢子菌、隐球菌、组织胞浆菌、毛霉菌、皮肤癣菌、毛癣菌）
球菌	3. 病毒
卡他莫拉菌	流感病毒，肝炎病毒 A、B、C、D、E，人免疫缺陷病毒，风疹病毒，疱疹病毒，巨细胞病毒，呼吸道合胞病毒，E-B 病毒，严重急性呼吸综合征（SARS）病毒
奈瑟菌属（脑膜炎奈瑟菌、淋病奈瑟菌）	
杆菌	4. 衣原体
肠杆菌科（大肠埃希菌、肺炎克雷伯菌、阴沟肠杆菌、枸橼酸杆菌、变形杆菌、黏质沙雷菌、沙门菌、志贺菌、摩根菌、普罗威登斯菌）	沙眼衣原体、鹦鹉热衣原体、肺炎衣原体、性病淋巴肉芽肿（LGV）
	5. 立克次体
	落基山斑疹热、Q 热、脲原体属
空肠弯曲菌	6. 支原体
铜绿假单胞菌	肺炎支原体、人型支原体
幽门螺杆菌	7. 螺旋体
流感嗜血杆菌（球杆菌形态学）	梅毒螺旋体、博氏疏螺旋体（莱姆病）
军团菌	8. 分枝杆菌
厌氧菌	结核分枝杆菌
革兰氏阳性菌	鸟型细胞内分枝杆菌
球菌	
消化球菌	
消化链球菌	

表 62-2

感染部位：可能的致病菌

感染部位/类型	可能的致病菌
1. 呼吸道	
咽炎	病毒, A 组链球菌
中耳炎	病毒, 流感嗜血杆菌、肺炎链球菌、卡他莫拉菌
急性鼻窦炎	病毒, 肺炎链球菌、流感嗜血杆菌、卡他莫拉菌
慢性鼻窦炎	厌氧菌、金黄色葡萄球菌（以及急性鼻窦炎可能的致病菌）
会厌炎	病毒, 流感嗜血杆菌
肺炎	
社区获得性	
正常宿主	肺炎链球菌、病毒、支原体
吸入性（误吸）肺炎	口腔正常菌群（需氧、厌氧）
儿童	肺炎链球菌、流感嗜血杆菌
COPD	肺炎链球菌、流感嗜血杆菌, 军团菌, 衣原体, 支原体
酗酒（酒精依赖）	肺炎链球菌、克雷伯菌属
医院获得性	
吸入性（误吸）	口腔厌氧菌、需氧革兰氏阴性杆菌、金黄色葡萄球菌
中性粒细胞减少症	真菌、需氧革兰氏阴性杆菌、金黄色葡萄球菌
HIV	真菌、卡氏肺孢子虫、军团菌、诺卡菌属、肺炎链球菌、铜绿假单胞菌
2. 泌尿道	
社区获得性	大肠埃希菌、其他革兰氏阴性杆菌、金黄色葡萄球菌、表皮葡萄球菌、肠球菌
医院获得性	耐药需氧革兰氏阴性杆菌、肠球菌
3. 皮肤和软组织	
蜂窝织炎	A 组链球菌、金黄色葡萄球菌
静脉导管感染	金黄色葡萄球菌、表皮葡萄球菌
外科伤口	金黄色葡萄球菌、革兰氏阴性杆菌
糖尿病溃疡	金黄色葡萄球菌、需氧革兰氏阴性杆菌、厌氧菌
疖	金黄色葡萄球菌
（1）腹腔感染	脆弱拟杆菌、大肠埃希菌、其他需氧革兰氏阴性杆菌、肠球菌
（2）胃肠炎	沙门菌、志贺菌、幽门螺杆菌、空肠弯曲菌、难辨梭状芽孢杆菌、阿米巴、贾第鞭毛虫、病毒、产肠毒素大肠埃希菌
4. 感染性心内膜炎	
先天性心脏瓣膜病	草绿色链球菌
静脉药瘾者	金黄色葡萄球菌、需氧革兰氏阴性杆菌、肠球菌、真菌
人工瓣膜	表皮葡萄球菌、金黄色葡萄球菌
5. 骨髓炎及化脓性关节炎	金黄色葡萄球菌、需氧革兰氏阴性杆菌
6. 脑膜炎	
<2 个月	大肠埃希菌、B 组链球菌、李斯特菌
2 个月~12 岁	肺炎链球菌、脑膜炎奈瑟菌、流感嗜血杆菌
成人	肺炎链球菌、脑膜炎奈瑟菌
医院获得性	肺炎链球菌、脑膜炎奈瑟菌、需氧革兰氏阴性杆菌
神经外科术后	金黄色葡萄球菌、需氧革兰氏阴性杆菌

COPD, 慢性阻塞性肺部疾病

机体免疫状态也有助于预判可能的感染病原体,HIV/AIDS 患者或正在接受免疫抑制剂如抗胸腺细胞丙种球蛋白、环孢素(或他克莫司)、西罗莫司、糖皮质激素等治疗者容易发生淋巴细胞缺乏或功能障碍相关性感染,致病原包括巨细胞病毒、卡氏肺孢子虫、非典型分枝杆菌和新型隐球菌等。白血病或中性粒细胞减少症患者除上述致病原感染外,还易患包括铜绿假单胞菌在内的需氧革兰氏阴性杆菌、念珠菌属和曲霉菌属感染。

R.G. 的腹部、呼吸道、泌尿道及静脉置管部位等都是可疑的感染部位。腹腔感染致病菌主要是需氧革兰氏阴性肠道杆菌和脆弱拟杆菌,肠球菌也有可能;医院获得性的尿路感染则通常由需氧革兰氏阳性菌所致。R.G. 的肺炎可能是由需氧革兰氏阴性菌、葡萄球菌或其他病原体引起。而且,由于长期使用糖皮质激素,使他可能发生军团菌、卡氏肺孢子虫及真菌等机会性感染。最后,其静脉插管处感染的致病菌可能为葡萄球菌属,包括表皮葡萄球菌及金黄色葡萄球菌。

病原微生物学检验及药敏试验

案例 62-1,问题 6:R.G. 气管分泌物的革兰氏染色显示为革兰氏阴性菌,哪些检测有助于明确病原菌?

一旦明确了感染部位,并正确评估了宿主的防御能力及细菌流行病学因素后,就需要进行相关实验室检测以确定病原菌。革兰氏染色是采用结晶紫溶液及碘液染色细菌,显示其为革兰氏阴性还是阳性,不过有些细菌并无确定的革兰显色。而且,革兰氏染色还可以清晰地显示细菌的形态(球菌、杆菌)。链球菌及葡萄球菌为革兰氏阳性球菌,而大肠埃希菌、阴沟肠杆菌及铜绿假单胞菌为革兰氏阴性杆菌(见表 62-1)[16]。如果气管分泌物革兰氏染色显示为阳性球菌占优势,则可采用抗葡萄球菌的经验性治疗;反之,如果革兰氏染色提示为革兰氏阴性杆菌,则应该采用抗革兰氏阴性杆菌的药物治疗。

与细菌的革兰氏染色相似,印度墨汁染色及氢氧化钾(KOH)染色有助于部分真菌的鉴别。抗酸杆菌(acid-fast bacilli,AFB)染色特异性用于诊断结核分枝杆菌或非典型分枝杆菌感染。

R.G. 的革兰氏染色结果提示应该采取抗革兰氏阴性杆菌的的治疗。表 62-3 列举了各类抗菌药物(如不同代头孢菌素),表 62-4~表 62-6 分别列举了需氧革兰氏阳性菌、需氧革兰氏阴性菌及厌氧菌的体外药物敏感性。

细菌培养及药敏试验

细菌培养及药敏试验可以最终确定病原微生物,并为抗感染治疗提供有效的用药指导,而且也比革兰氏染色提供的病原微生物信息更多,但通常需要 18~24 小时才能获得结果。确定病原菌后,可以根据表 62-7 并结合所在医疗机构的具体药敏试验结果选择最合适的抗菌药物。

纸片扩散法

目前细菌药敏试验最常用的方法是纸片扩散法及肉汤稀释法,纸片扩散法(Kirby-Bauer 法)是在琼脂平板上预先接种病原微生物,然后在平板上放置载有不同抗菌药物的纸片,18~24 小时后观察病原菌的生长情况,如果纸片中的抗菌药物对该病原菌有效,环绕纸片周围可出现一个抑菌圈。根据临床微生物实验室标准(Clinical and Laboratory Standards Institute,CLSI)提供的指导意见,测量抑菌圈的直径以判断细菌对药物是敏感、中介或耐药。CLSI 的抑菌圈判定标准主要是考虑抗菌药物在体内可达到的浓度而制定的,然而肉汤稀释法测定的 MIC 值(见下文)与抗菌药物在体内可达到的浓度相关性更好。

肉汤稀释法

肉汤稀释法是将细菌接种于多个装有肉汤的试管或多孔培养板中,然后将抗菌药物加入其中以形成系列梯度浓度(如萘夫西林 0.5、1.0 和 2.0μg/ml),培养孵育 18~24 小时,检查细菌生长情况。培养液浑浊则显示细菌生长,提示细菌对该浓度抗菌药物耐药。例如,金葡菌在萘夫西林 0.5μg/ml 浓度下可以生长,在 1.0μg/ml 浓度时无生长,1.0μg/ml 的浓度可被认为是萘夫西林(nafcillin)抗金葡菌的最低抑菌浓度(minimum inhibitory concentration,MIC)。

与纸片法相类似,CLSI 在充分考虑了抗菌药物的药代动力学特征后,也为肉汤稀释法测得的病原微生物与对应的抗菌药物 MIC 结果报告为敏感、中介或耐药提供了相应的指导意见[17]。关于 MIC 值的解读都是将病原微生物与抗菌药物各自独立界定的。例如环丙沙星(ciprofloxacin)可达到的血清浓度仅为 1~4μg/ml,而第四代头孢菌素头孢吡肟(cefepime)的血清峰浓度可达到 75~100μg/ml,对于两种药物的 MIC 值均为 4μg/ml 的铜绿假单胞菌,根据 CLSI 意见则该菌对环丙沙星耐药,但对头孢吡肟敏感。

尽管上述检测方法对抗菌药物的体外药敏提供了准确的评估,但培养时间的滞后性(18~24 小时)可能会妨碍临床治疗的连续性。另一个可替代 MIC 检测的更有效、但也更昂贵的是 E 检验。该方法利用装载好特定抗菌药物的板条,药物浓度从一端到另一端梯度递增,检测时将板条置于有病原菌生长的琼脂平板内,对应的 MIC 的浓度处可观察到病原菌生长受抑制。大量研究证明 E 检验与传统的药敏检测方法同等有效。目前美国已开发研制出多个自动化抗菌药物敏感性检测系统,包括 Phoenix(Becton Dickinson,Franklin Lakes,NJ)、Vitek(bioMerieux,Durham,NC)、Microscan WalkAway(Siemens Helthcare Diagnostics,Tarrytown,NJ)、Sensititre(Trek Diagnostics,Cleveland,OH)。这些检测系统均运用计算机数字化分析结果,采用专业决策技术确定抗菌药物针对特定病原菌的 MIC 值。自动化的药物敏感性检测具有两个突出的优势,一是节省人力,二是报告快速,并且可能尽早启动正确的抗菌药物治疗。尽管优点明显,但也有不足(尤其是针对囊性纤维化感染分离株)。目前大多数临床微生物实验室已采用自动化药敏检测系统。尽管这些自动化药敏检测系统较传统的肉汤稀释法及纸片

表 62-3

抗菌药物分类

β-内酰胺类抗生素

头孢菌素类
　第一代
　　头孢羟氨苄(Duricef)
　　头孢唑林(Ancef)
　　头孢氨苄(Keflex)
　第二代
　　头孢克洛(Ceclor)
　　头孢孟多(Mandol)
　　头孢尼西(Monocid)
　　头孢雷特(Precef)
　　头孢替坦(Cefotan)
　　头孢西丁(Mefoxin)
　　头孢丙烯(Cefzil)
　　头孢呋辛(Zinacef)
　　头孢呋辛酯(Ceftin)
　第三代
　　头孢地尼(Omnicef)
　　头孢妥仑(Spetracef)
　　头孢克肟(Suprax)
　　头孢噻肟(Claforan)
　　头孢泊肟(Vantin)
　　头孢他啶(Fortaz)
　　头孢布烯(Cedax)
　　头孢唑肟(Cefizox)
　　头孢曲松(Rocephin)
　第四代
　　头孢吡肟(Maxipime)
　第五代
　　头孢罗膦(Teflaro)
碳头孢烯类
　洛拉卡比(Lorabid)
单环 β-内酰胺类
　氨曲南(Azactam)
青霉烯类
　多立培南(Doribax)
　厄他培南(Invanz)
　亚胺培南(Primaxin)
　美罗培南(Merem)
青霉素类
　天然青霉素
　　青霉素 G
　　青霉素 V
　氨基青霉素
　　氨苄西林(Omnipen)
　　阿莫西林(Amoxil)
　　巴氨西林(Spectrobid)
　耐青霉素酶青霉素

苯唑西林(dicloxacillin)
萘夫西林(Unipen)
β-内酰胺酶抑制剂复合制剂
　奥格门汀(阿莫西林/克拉维酸)
　Avycaz(头孢他啶/阿维巴坦)
　泰美汀(替卡西林/克拉维酸)
　舒他西林(氨苄西林/舒巴坦)
　Zerbaxa(头孢噻嗪/他唑巴坦)
氨基糖苷类
　阿米卡星(Amikacin)
　庆大霉素(Gentamicin)
　新霉素(Neomycin)
　奈替米星(Netilmicin)
　链霉素(Streptomycin)
　妥布霉素(Tobramycin)
蛋白合成抑制剂
　阿奇霉素(Azithromycin)
　克拉霉素(Clarithromycin)
　克林霉素(Clindamycin)
　氯霉素(Chloramphenicol)
　达福普汀(Dalfopristin)
　地红霉素(Dirithromycin)
　红霉素(Erythromycin)
　非达霉素(Fidaxomicin)
　利奈唑胺(Linezolid)
　泰地唑胺(Tedizolid)
　泰利霉素(Telithromycin)
　四环素类(Tetracyclines)(多西环素、米诺环素、四环素、替加环素)
叶酸抑制剂
　磺胺嘧啶(Sulfadiazine)
　磺胺多辛(Sulfadoxine)
　甲氧苄啶(Terimethoprim)
　甲氧苄啶-磺胺甲噁唑(Terimethoprim-sulfamethoxazole)
喹诺酮类
　环丙沙星(Ciprofloxacin)
　吉米沙星(Gemifloxacin)
　左氧氟沙星(Levofloxacin)
　莫西沙星(Moxifloxacin)
　诺氟沙星(Norfloxacin)
　氧氟沙星(Ofloxacin)
达巴万星(Dalbavancin)
达托霉素(Daptomycin)
奥利万星(Oritavancin)
泰拉万星(Televancin)
万古霉素(Vancomycin)
甲硝唑(Metronidazole)

表 62-4

体外药敏试验:需氧革兰氏阳性球菌

药物	金葡菌	金葡菌(MR)	表葡菌	表葡菌(MR)	链球菌[a]	肠球菌[b]	肺炎球菌
氨苄西林	+		+		++++	++	+++
奥格门汀	++++	+	++++		++++	++	++++
氨曲南							
头孢唑林	++++		++++		++++		++
头孢吡肟	++++		++++		++++		+++
头孢西丁/头孢替坦	++		++		++		+
头孢罗膦	++++	++++	++++	++++	++++	+	++++
头孢呋辛	++++		++++		++++		+++
环丙沙星[c]	+++	++	+++	++	+	+	++
克林霉素	++++	++	++++		+++		+++
磺胺甲噁唑	++++	+++	++	+	++	+	+
达巴万星	++++	++++	++++	++++	++++	++	++++
达托霉素[f]	++++	++++	++++	++++	++++	++++	++++
红霉素(阿奇霉素、克拉霉素)	++		+		+++		++
亚胺培南(多利培南、厄他培南、美罗培南)	++++		++++		++++	++	+++
左氧氟沙星(基米沙星、莫西沙星)	++++	++	+++	++	+++	++	++++
利奈唑胺[f](泰地唑胺)	++++	++++	++++	++++	++++	++++	++++
萘夫西林(苯唑西林)	++++		++++		++++		++
奥利万星[f]	++++	++++	++++	++++	++++	++++	++++
青霉素	+		+		++++	++	+++
奎奴普丁/达福普丁[d,f]	++++	++++	++++	++++	++++	++++	++++
第三代头孢菌素(TGC)[e]	+++		++		++++		+++
泰拉万星	++++	++++	++++	++++	++++	++++	++++
替加环素[f]	++++	++++	++++	++++	++++	++++	++++
特美汀	++++		++++		++++	+	+
舒他西林	++++		++++		++++	++	+++
万古霉素	++++	++++	++++	++++	++++	++++	++++
Zosyn	++++		++++		++++	++	+++

[a] 非肺炎链球菌。

[b] 对于严重感染常需联合治疗(如氨苄西林联合氨基糖苷)。

[c] 对于葡萄球菌和链球菌,左氧氟沙星(加替沙星、吉米沙星、莫西沙星)较环丙沙星抗菌活性更强。

[d] 对屎肠球菌有效,但对粪肠球菌疗效不确定。

[e] TGC(第三代头孢菌素)包括头孢噻肟、头孢唑肟、头孢曲松、头孢哌酮等。头孢他啶抗葡萄球菌和肺炎链球菌活性相对较弱;头孢噻肟和头孢曲松抗肺炎链球菌活性是头孢菌素类中最强的。

[f] 对万古霉素耐药的屎肠球菌有效。

MR,甲氧西林耐药

表 62-5

体外药敏试验:需氧革兰氏阴性菌

药物	大肠埃希菌	肺炎克雷伯菌	阴沟肠杆菌	奇异变形杆菌	黏质沙雷菌	铜绿假单胞菌	流感嗜血杆菌	流感嗜血杆菌[a]
氨苄西林	++			+++			++++	
阿米卡星	++++	++++	++++	++++	++++	++++	++	++
奥格门汀	+++	++		++++			++++	++++
氨曲南	++++	++++	+	++++	++++	++++	++++	++++
头孢唑林	+++	+++		++++			+	
头孢吡肟	++++	++++	+++	++++	++++	++++	++++	++++
头孢他啶	+++	+++	+	++++	++++	+++	++++	++++
头孢他啶/阿维巴坦	++++	++++	++++	++++	++++	++++	++++	++++
头孢噻嗪/他唑巴坦	++++	++++	++++	++++	++++	++++	++++	++++
头孢罗膦	++++	++++	+	++++	++	+++	++++	++++
头孢呋辛	+++	+++		++++	+		++++	++++
磺胺甲噁唑	++	+++	+++	++++	+++		++++	++++
厄他培南	++++	++++	++++	++++	++++	+	++++	++++
庆大霉素	++++	++++	++++	++++	++++	+++	++	++
亚胺培南/美罗培南/多立培南	++++	++++	++++	+++	++++	++++	++++	++++
喹诺酮类	+++	++++	+++	++++	++++	++	++++	++++
TGC[b]	++++	++++	+	++++	++++	+	++++	++++
替加环素	++++	++++	++++	++	++++	−	++++	++++
泰门汀	+++	++	+	++++	+++	+++	++++	++++
妥布霉素	++++	++++	++++	++++	+++	++++	++	++
舒他西林	+++	+++		++++	++		++++	++++
Zosyn	++++	++++	++	++++	++++	++++	++++	++++

[a] 产 β-内酰胺酶。
[b] 头孢噻肟、头孢唑肟、头孢曲松。
TGC,第三代头孢菌素

表 62-6

药物对厌氧菌的敏感性

药物	脆弱类拟杆菌	消化球菌	消化链球菌	梭状芽孢杆菌
氨苄西林	+	++++	++++	+++
氨曲南				
头孢唑林		+++	+++	
头孢吡肟	+	+++	+++	+
头孢噻肟	++	+++	+++	+
头孢西丁(头孢替坦)	+++	+++	++++	+

表 62-6

药物对厌氧菌的敏感性(续)

药物	脆弱类拟杆菌	消化球菌	消化链球菌	梭状芽孢杆菌
头孢他啶		+	+	+
头孢唑肟	+++	+++	+++	+
环丙沙星	+	+	+	+
克林霉素	+++	++++	++++	++
莫西沙星	+++	+++	+++	++
亚胺培南(多立培南/厄他培南/美罗培南)	++++	++++	++++	++
甲硝唑	++++	+++	++	+++
青霉素	+	++++	++++	++++
哌拉西林-他唑巴坦(阿莫西林-克拉维酸、替卡西林-克拉维酸)	++++	+++	+++	+++
舒他西林	++++	++++	++++	++++
万古霉素		+++	+++	+++

表 62-7

细菌感染时抗菌药物的选择

病原菌	选用药物	替代选择	备注
需氧菌			
革兰氏阳性球菌			
化脓性链球菌(A 组链球菌)	青霉素	克林霉素,大环内酯类,头孢菌素类	青霉素过敏患者首选克林霉素
肺炎链球菌	头孢曲松,氨苄西林,阿莫西林(口服)	大环内酯类,头孢菌素类,多西环素	虽然青霉素耐药肺炎球菌约占 20%~30%,但大剂量青霉素或阿莫西林对大多数菌株仍然有效
			青霉素耐药肺炎球菌一般对红霉素、四环素类和头孢菌素类等也耐药
			对青霉素高水平耐药菌株可选择抗肺炎球菌喹诺酮类(吉米沙星、左氧氟沙星、莫西沙星)、头孢曲松及头孢噻肟等
粪肠球菌	氨苄西林±庆大霉素	哌拉西林-他唑巴坦;万古霉素±庆大霉素,达托霉素,利奈唑胺,替加环素	最常见的肠球菌(80%~85%),抗肠球菌最有效的有氨苄西林(青霉素,哌拉西林-他唑巴坦)、万古霉素及利奈唑胺;单药治疗通常可抑制肠球菌生长,但不能杀灭细菌;达托霉素对肠球菌有独特的杀菌活性;氨基糖苷类必须与氨苄西林或万古霉素联用方表现出杀菌活性;感染性心内膜炎应明确是否为氨基糖苷高水平耐药的肠球菌感染

表 62-7

细菌感染时抗菌药物的选择(续)

病原菌	选用药物	替代选择	备注
屎肠球菌	万古霉素±庆大霉素	利奈唑胺,达托霉素,达福普丁/奎奴普丁(D/Q),奥利万星,替加环素	第二常见的肠球菌(10%~20%),且比粪肠球菌更易发生多重耐药;最可靠的药物有达托霉素、D/Q 及利奈唑胺;单药治疗通常可抑制肠球菌生长,但不能杀灭细菌,氨基糖苷、替加环素必须联用抗细菌细胞壁活性抗菌药物才表现出杀菌活性;氨苄西林及万古霉素耐药较为常见,万古霉素耐药菌株可选择达托霉素、D/Q 及利奈唑胺
金黄色葡萄球菌(甲氧西林耐药)	萘夫西林,苯唑西林	头孢唑林,万古霉素,克林霉素,达巴万星,利奈唑胺,奥利万星	10%~15%的分离菌株可被青霉素抑制;大多数菌株对萘夫西林、头孢菌素类、复方磺胺甲噁唑及克林霉素敏感
	万古霉素	复方磺胺甲噁唑,米诺环素,达托霉素,替加环素,特拉万星,头孢罗膦	第一代头孢菌素抗菌活性与萘夫西林相当,大多数第二代与第三代头孢菌素足以治疗金葡菌感染(除外头孢他啶和头孢尼西)。耐甲氧西林金葡菌需用万古霉素治疗,也可选用复方磺胺甲噁唑、达托霉素、D/Q、利奈唑胺、脂糖肽类、多西环素及米诺环素等
表皮葡萄球菌(萘夫西林耐药)	萘夫西林,苯唑西林	头孢唑林,万古霉素,克林霉素	大部分菌株对 β 内酰胺类、克林霉素及复方磺胺甲噁唑耐药,最可靠的药物有万古霉素、达托霉素、D/Q 及利奈唑胺。利福平对表皮葡萄球菌有活性,可与其他药物联合使用,单用利福平易产生耐药
	万古霉素	达托霉素,利奈唑胺,D/Q	
革兰氏阳性杆菌			
白喉杆菌	青霉素	头孢菌素类	
杰氏棒状杆菌	万古霉素	红霉素,喹诺酮类	
单核细胞增生李斯特菌	氨苄西林(±庆大霉素)	复方磺胺甲噁唑	
革兰氏阴性球菌			
卡他莫拉菌	复方磺胺甲噁唑	阿莫西林克拉维酸,红霉素,多西环素,第二代或第三代头孢菌素	
淋病奈瑟菌	头孢曲松		
脑膜炎奈瑟菌	青霉素	第三代头孢菌素	
革兰氏阴性杆菌			
胎儿弯曲杆菌	亚胺培南	庆大霉素	
空肠弯曲杆菌	阿奇霉素	四环素类,阿莫西林克拉维酸,喹诺酮类	
阴沟肠杆菌	复方磺胺甲噁唑	喹诺酮类,碳青霉烯类,氨基糖苷类	不可预见是否能被第三代头孢菌素抑制;碳青霉烯类、喹诺酮类、复方磺胺甲噁唑、头孢吡肟及氨基糖苷类是最有活性的药物

表 62-7

细菌感染时抗菌药物的选择(续)

病原菌	选用药物	替代选择	备注
大肠埃希菌	第三代头孢菌素	第一代或第二代头孢菌素,庆大霉素	产超广谱 β 内酰胺酶(ESBL)菌株宜选择碳青霉烯类
流感嗜血杆菌	第三代头孢菌素	β 内酰胺酶抑制剂复合制剂,第二代头孢菌素,复方磺胺甲噁唑	
幽门螺杆菌	PPI,克拉霉素,阿莫西林或甲硝唑	PPI,铋剂,四环素及硝基咪唑类	
肺炎克雷伯菌	第三代头孢菌素	第一代或第二代头孢菌素,庆大霉素,复方磺胺甲噁唑	产超广谱 β 内酰胺酶(ESBL)菌株宜选择碳青霉烯类
军团菌	氟喹诺酮类	红霉素 ± 利福平,多西环素	
奇异变形杆菌	氨苄西林	第一代头孢菌素,复方磺胺甲噁唑	
其他变形杆菌	第三代头孢菌素	β 内酰胺酶抑制剂复合制剂,氨基糖苷类,复方磺胺甲噁唑	
铜绿假单胞菌	抗铜绿假单胞菌青霉素类(或头孢菌素类)±氨基糖苷(或喹诺酮类)	喹诺酮类或亚胺培南±氨基糖苷	对铜绿假单胞菌最有活性的药物有氨基糖苷类、多立培南、亚胺培南、美罗培南、头孢吡啶、头孢他啶-阿维巴坦、头孢吡肟、头孢噻嗪-他唑巴坦、氨曲南及广谱青霉素类;对多数铜绿假单胞菌感染,单药治疗即已足够
伤寒沙门菌	喹诺酮类	头孢曲松	
黏质沙雷菌	第三代头孢菌素	复方磺胺甲噁唑,氨基糖苷类	
志贺菌	喹诺酮类	复方磺胺甲噁唑,氨苄西林	
嗜麦芽窄食单胞菌	复方磺胺甲噁唑	头孢他啶,米诺环素,β 内酰胺酶抑制剂复合制剂(泰门汀)	
厌氧菌			
脆弱类拟杆菌	甲硝唑	β 内酰胺酶抑制剂复合制剂,青霉素类	对绝大多数(95%~100%)脆弱拟杆菌有良好抗菌活性的药物包括:甲硝唑、β 内酰胺酶抑制剂复合制剂(氨苄西林-舒巴坦、哌拉西林-他唑巴坦、替卡西林-克拉维酸)和碳青霉烯类。克林霉素、头孢西丁、头孢替坦、头孢美唑、头孢唑肟也有较好抗菌活性,但不及甲硝唑。氨基糖苷类及氨曲南无效
难辨梭状芽孢杆菌	甲硝唑	万古霉素,非达霉素	对严重感染可选择口服万古霉素 非达霉素预防复发较其他药物更优
梭菌属	青霉素	甲硝唑,克林霉素	

表 62-7

细菌感染时抗菌药物的选择（续）

病原菌	选用药物	替代选择	备注
其他口咽部细菌			
普氏菌	β 内酰胺酶抑制剂复合制剂	甲硝唑,克林霉素	
消化链球菌	青霉素	克林霉素,头孢菌素类	大多数 β 内酰胺类药物有效（除外氨曲南、萘夫西林、头孢他啶）
其他			
以氏放线菌	青霉素	四环素类	
诺卡菌	复方磺胺甲噁唑	阿米卡星,米诺环素,亚胺培南	
沙眼衣原体	多西环素	阿奇霉素	
肺炎衣原体	多西环素	阿奇霉素,克拉霉素	
肺炎支原体	多西环素	阿奇霉素,克拉霉素	
伯氏疏螺旋体	多西环素	氨苄西林,第二代或第三代头孢菌素	
梅毒螺旋体	青霉素	多西环素	

扩散法更为先进,但一些新兴的技术包括 PCR 及其他"新一代"检测系统可能会更为快速检出致病微生物及其相关的敏感药物。

针对需氧革兰氏阴性菌或阳性菌的药物敏感性试验目前已相对标准化,但对厌氧菌[18]和真菌[19]仍有待规范。事实上,姑且不论厌氧菌检测标准化如何,医疗机构目前并未常规开展针对厌氧菌的药敏试验,反而是念珠菌属的药敏试验开展较好,所获体外药敏数据已被用于指导患者临床抗感染治疗。

CLSI 及部分专家一致认为,从血液、骨组织及关节腔液、脑脓肿、胸腔积液及其他一些无菌性体液中分离培养出的厌氧菌应该进行药敏试验,但临床仍少有开展[18]。真菌的药敏试验标准化已有进步,目前重点在治疗念珠菌病时强调念珠菌属对唑类药物的敏感性检测[19]。虽然 CLSI 及其他组织已经建立了关于真菌的药敏试验标准,但其检测结果与临床疗效之间的相关性并不稳定,目前真菌药敏检测与临床疗效之间相关性最好的是采用唑类药物治疗播散性曲霉病[20]。

确定分离菌株的致病性

案例 62-1,问题 7：R. G. 的气道分泌物培养出黏质沙雷菌,如何确定所分离的菌株究竟是致病菌、定植菌还是污染菌？

细菌培养阳性既可能是定植、污染,也可能是感染的致病菌。定植表示细菌确实存在于人体某部位,但并不引起感染。不规范的标本采样和不恰当的标本处理都可能导致污染。污染与定植存在本质的区别,污染菌事实上并不存在于采样部位。R. G. 分泌物标本中培养出的黏质沙雷菌可能是感染致病菌,也可能是污染或定植菌。如果该气道分泌物是用吸引管深部采样,则培养出的菌株可能是致病菌,当然,其他的非致病性菌株也可能出现在培养基中（定植）。而且,如果临床医师或微生物实验室人员在标本处理或送检中未进行严格的无菌操作,就可能发生污染。

总之,仅仅依靠细菌培养并不能确定真正的致病菌,R. G. 病例中培养出的黏质沙雷菌既可能是致病菌,也可能是定植或污染菌。然而,考虑到 R. G. 病情的严重程度及其相关的呼吸道症状,针对黏质沙雷菌的抗菌治疗是必要的。

抗菌药物的毒性

案例 62-1,问题 8：根据培养获得的黏质沙雷菌,增多的气道分泌物及胸部影像学的进行性恶化,R. G. 被拟诊为呼吸机相关性肺炎（ventilator-associated pneumonia,VAP）。在等待药敏结果期间,医师对 R. G. 经验性采用了亚胺培南与庆大霉素的联合抗菌治疗。回顾其既往史,R. G. 并没有明确的过敏史。对于此患者,有无其他同样有效,毒副作用又相对较低的抗菌治疗选择？

不良反应与毒性反应

在启动抗菌药物治疗之前,详细询问患者既往的药物治疗史及过敏史是至关重要的,当患者自述有"过敏史"时,应明确其究竟是不耐受、毒性反应,还是真正的过敏。例如口服多西环素(doxycycline)引起胃肠不适是较普遍的,但这并不是过敏的表现。虽然 R.G. 自述既往无过敏史,但无论亚胺培南还是庆大霉素都并非最佳选择。亚胺培南可引起癫痫发作,尤其是肾衰以及剂量超过 50mg/(kg·d)的患者。考虑到 R.G. 已经发生了急性肾衰竭,既往又有癫痫发作史,宜选择美罗培南、多立培南或是其他类的抗菌药物。同样庆大霉素也不是一个好的选择,R.G. 年龄较大且肾功能进行性衰退使其更易发生氨基糖苷类药物的肾毒性及耳毒性(耳蜗与前庭)[21]。因此建议停用亚胺培南与庆大霉素,换用美罗培南或多立培南单用或同时联用氟喹诺酮类进行经验治疗。表 62-8 列出了抗菌药物常见的不良反应。

表 62-8

抗菌药物的不良反应

抗菌药物	不良反应	备注
β 内酰胺类(青霉素类,头孢菌素类,单环 β-内酰胺类,碳青霉烯类)	过敏性:过敏反应,荨麻疹,血清病,皮疹,发热	多数患者可有"氨苄西林皮疹"或"β 内酰胺类皮疹",与其他青霉素类及 β 内酰胺类无交叉过敏性,常见于伴有 E-B 病毒感染的患者。IgE 介导的青霉素类及头孢菌素类交叉过敏反应约为 5%~10%。最新数据表明青霉素类与亚胺培南/美罗培南之间极少发生 IgE 介导的交叉过敏反应。青霉素类与氨曲南之间没有 IgE 交叉过敏性
	腹泻	氨苄西林、奥格门汀、头孢曲松等尤为常见;抗生素相关性肠炎在大多数抗菌药物中均可出现
	血液系统:贫血、血小板减少、抗血小板活性、低凝血酶血症	溶血性贫血在大剂量时更常见;抗血小板活性(抑制血小板聚集)在抗铜绿假单胞菌青霉素类和其他血浆药物浓度高的 β 内酰胺类较为常见
		低凝血酶血症在具有甲硫四氮唑侧链的头孢菌素类(头孢孟多,头孢替坦)较常见,此反应可用维生素 K 预防或逆转
	肝脏损伤及胆汁淤积	肝脏损伤最常见于苯唑西林,胆汁淤积及胆道结石较多见于头孢曲松
	静脉炎	
	癫痫发作	见于高剂量 β 内酰胺类,尤其是青霉素类及亚胺培南
	高钾血症	青霉素 G(钾)常见
	肾功能损伤	对多数 β 内酰胺类仅偶有报道
	中性粒细胞减少	见于萘夫西林
	双硫仑样反应	具有甲硫四氮唑侧链的头孢菌素类较常见(头孢孟多、头孢替坦)
	低血压,恶心	亚胺培南快速输注时易发生
氨基糖苷类(庆大霉素、妥布霉素、阿米卡星、奈替米星)	肾毒性	平均发生率为 10%~15%,通常可逆,常发生于用药后 5~7 日;危险因素包括:脱水、高龄、高剂量、长疗程、并发肾脏疾病、肝脏疾病
	耳毒性	1%~5% 的发生率,常不可逆,耳蜗及前庭毒性均可发生
	神经肌肉麻痹	少见,大剂量腹腔内滴注或重症肌无力患者较易发生
大环内酯类(红霉素、阿奇霉素、克拉霉素)	恶心、呕吐,胃烧灼感胆汁淤积性黄疸耳毒性,QT 间期延长	口服较常见,阿奇霉素与克拉霉素恶心反应较红霉素轻胆汁淤积性黄疸在所有红霉素盐中均有报道,特别常见于丙酸酯月桂硫酸酯(依托红霉素)耳毒性多见于大剂量应用于有肝脏或肾脏功能障碍的患者QT 间期延长可导致尖端扭转型室速及心脏猝死风险增加
泰利霉素	肝毒性、上消化道反应	有严重的、有时甚至是致命性的肝毒性报道
克林霉素	腹泻	最常见的不良反应,与抗生素相关性肠炎高度相关

表 62-8

抗菌药物的不良反应（续）

抗菌药物	不良反应	备注
四环素（包括替加环素）	过敏性	
	光敏性	
	药物相互作用	降低多价阳离子类药物的口服生物利用度（与喹诺酮类相似）
	牙齿与骨骼沉积及变色	禁用于儿童（<8 岁）、孕妇和哺乳妇女
	消化道症状	上消化道症状为主
	肝损伤	主要好发于孕妇及老年人
	肾损伤（氮质血症）	四环素有抗同化效应，肾功能下降的患者避免使用；多西环素此方面的副作用相对较小
	前庭功能障碍	常见于米诺环素，尤其是大剂量使用时
万古霉素	"红人综合征"：低血压、脸红	与快速输注万古霉素相关，尤其是大剂量使用时
	肾毒性	大剂量使用或与其他肾毒性药物联用时易发生可逆性肾损伤
	耳毒性	仅在同时使用其他耳毒性的药物如氨基糖苷类或大环内酯类时常见
	静脉炎	需足够液体稀释
达福普丁/奎奴普丁（D/Q）	静脉炎	通常需要中心静脉给药
	肌痛	多数患者表现为中到重度疼痛
	胆红素增加	
达托霉素	肌痛	主要见于大剂量使用时，可逆
利奈唑胺（泰地唑胺）	血小板减少、中性粒细胞减少、贫血、单胺氧化酶（MAO）抑制、神经病变	利奈唑胺的骨髓抑制及神经病变不良反应为疗程和剂量依赖；泰地唑胺骨髓抑制及神经病变相对少见
达巴万星、奥利万星、特拉万星	肾毒性、QT 间期延长	
磺胺类	消化道症状	恶心、腹泻
	肝功能损伤	胆汁淤积性肝炎，HIV 感染患者更易发生
	皮疹	剥脱性皮炎、史约综合征，常见于 HIV 感染患者
	高钾血症	仅见于甲氧苄啶（复方磺胺甲噁唑的成分之一）
	骨髓抑制	中性粒细胞减少、血小板减少，常见于 HIV 感染患者
	核黄疸	新生儿体内未发育成熟的肝脏不能有效结合胆红素，磺胺类药物竞争性抑制胆红素与蛋白的结合，导致大量游离胆红素及核黄疸
氯霉素	贫血	特异性的不可逆性再生障碍性贫血（少见），可逆性的剂量依赖性贫血
	灰婴综合征	新生儿不能有效结合氯霉素所致
喹诺酮类	消化道症状	恶心、呕吐、腹泻
	QT 间期延长	莫西沙星常见；几乎所有喹诺酮类均可发生
	药物相互作用	降低多价阳离子类药物口服生物利用度
	中枢神经系统	神志改变、昏迷、癫痫发作

表 62-8

抗菌药物的不良反应(续)

抗菌药物	不良反应	备注
喹诺酮类	软骨毒性	动物模型中有发生;除外此毒性,在儿童中相对较安全(包括囊性纤维化患者)
	肌腱炎、肌腱断裂	常见于老年、肾衰及同时使用糖皮质激素患者
抗真菌药		
两性霉素 B	肾毒性	常见,取决于患者的钠负荷;同时联用其他肾毒性药物(如氨基糖苷类及环孢素等)应谨慎
	低钾血症	可预见,可能由肾小管排钾所致;同时联用哌拉西林-他唑巴坦的患者常见
	低镁血症	较低钾血症少见
	贫血	长期使用后的副作用,与慢性疾病性贫血相类似
卡泊芬净,米卡芬净,阿尼芬净	与环孢素联用可引起肝功能实验检测值轻度升高	阿尼芬净使用前需用含酒精液体助溶(相当于一杯啤酒)
氟胞嘧啶	中性粒细胞减少,血小板减少	继发于氟胞嘧啶在体内的代谢物氟尿嘧啶,常见于氟胞嘧啶浓度>100mg/ml 及 HIV 感染患者
	肝损伤	常见肝功能实验室指标轻中度升高,极少见有临床意义的肝功能损伤
酮康唑(氟康唑、艾沙康唑、伊曲康唑、泊沙康唑、伏立康唑)	药物相互作用	升高胃内 pH 可降低酮康唑片剂及伊曲康唑胶囊的口服生物利用度,唑类药物既是 CYP450 酶系的底物,同时也是 CYP3A4 及其他 CYP 酶系的抑制剂,伏立康唑更易发生 CYP 相关的药物相互作用
	肝损伤	从肝功能实验室指标轻度升高到致命性严重肝损伤均可发生
	男性乳房发育症,性欲降低	大剂量酮康唑(>400mg/d)时常见;其他唑类药物较少见
	视力障碍	仅见于伏立康唑,尤其是治疗的第一周内
抗病毒药(包括抗逆转录病毒药及抗肝炎病毒药)		
阿昔洛韦	静脉炎	静脉给药时药物溶解不充分所致;报道发生率为 1%~20%
	肾衰竭	肾衰竭多与药物使用时溶解不充分有关,脱水、快速输注患者较易发生
	中枢神经系统不良反应	AIDS 患者发生率约为 1%;剂量>10mg/(kg·d)的患者发生率增加
膦甲酸钠	肾毒性	发生率大于 60%;给药前使用生理盐水水化可能预防肾损伤;用药期间必须严密监测肾功能
	矿物质和电解质异常	可发生钙、磷异常;低钙血症、低磷或高磷血症、低镁血症、低钾血症;心肌损伤及癫痫发作风险增加
	贫血	33%的发生率;可采用输血或停用膦甲酸钠加以处理
	恶心、呕吐	
更昔洛韦	中性粒细胞减少,血小板减少	AIDS 患者中发生率增加;剂量>10mg/(kg·d)的患者发生率增加
	肝损伤	肝功能检查指标常为轻度到中度异常
奥司他韦	恶心	

AIDS,获得性免疫缺陷综合征;HIV,人类免疫缺陷病毒

伴随疾病状态

在选择治疗方案时,应考虑到患者的伴随疾病状态,如前讨论,老年且伴有听力障碍的患者不适宜选择耳毒性明显的氨基糖苷类药物。糖尿病或肾移植患者的念珠菌血症选择氟康唑或伊曲康唑较具有肾毒性的两性霉素 B 制剂更好。既往有癫痫史的患者,不宜选择亚胺培南,而应该选用其他毒性更低的药物。总之,选择抗菌药物时均应充分考虑药物的毒副作用及患者的基础疾病等因素。

抗菌治疗费用

案例 62-1,问题 9:在计算 R.G. 抗菌药物治疗的花费时,应包含哪些因素?

抗菌药物治疗的费用是很难准确计算的[22],传统上认为药品购买成本是总费用的主要因素,实施药物治疗的人工费用(如护士和药师)、静脉给药装置及输液控制设备也应纳入总费用分析。如果一个药物需每日多次给药(如静注青霉素),与每日 1 次给药的药物(如头孢曲松)相比,其使用成本会增加。

某些药物如氨基糖苷类,还会增加一些实验室检查费用(氨基糖苷类血浆药物浓度检测、血肌酐检测及听力检测等),这在其他抗菌药物则不需要[23],如第三代头孢菌素及喹诺酮类。同样,一些容易滥用或毒性较高的药物在使用过程中也会增加一些监测费用(如药物使用评估、药代动力学监测等)。如果 R.G. 选择的是美罗培南(meropenem)单用或联用环丙沙星的治疗方案,其实验室检查费用相对较少。但是,上述药物均是广谱抗菌药物[24],存在滥用及诱导耐药的可能,因此其监测费用及社会总成本会增加。

抗菌药物治疗费用计算困难的原因还包括治疗失败及抗菌药物毒副作用相关的费用。无效治疗及药物毒副作用可能会延长患者的住院时间以及施行一些昂贵的干预治疗措施,如血液透析[23]、机械通气及入住重症监护病房等,而这些费用比起药物购买及实施抗菌治疗的花费要高出许多。

总之,确定抗菌药物治疗的费用非常复杂,包括购药费、静脉输液袋、输液控制设备及人力费用等都应计算在内,而抗菌药物治疗失败及药物毒副作用的相关费用等尽管难以估计,但也应包括在内。

给药途径

案例 62-1,问题 10:黏质沙雷菌对环丙沙星敏感,可考虑给予 R.G. 口服环丙沙星治疗可能的黏质沙雷菌肺炎,但医师却采用了静脉给药的途径,为什么对于 R.G. 来说,口服环丙沙星是合理的(或是不合理的)?

抗菌药物的给药途径是否适当取决于多种因素,包括感染的严重程度、药物的口服生物利用度及患者因素等。

有脓毒症表现的患者,血液从肠系膜及肢端末梢分流,以致药物经消化道或肌内给药后的生物利用度不稳定,因此血流动力学不稳定的患者应该使用静脉给药以确保抗菌药物的有效治疗浓度。而且由于与其他口服药物之间的相互作用,可能导致某些抗菌药物的血浆浓度低于有效浓度,例如同时应用喹诺酮类抗菌药物与抗酸剂可降低药物的生物利用度;伊曲康唑(itraconazole)与质子泵抑制剂(proton-pump inhibitor,PPI)同时使用,可降低伊曲康唑的吸收。

R.G. 有脓毒症的临床表现,并且可能有黏质沙雷菌肺炎,考虑其血流动力学不稳定,口服环丙沙星无法保证其生物利用度,采用静脉给药途径是恰当的。

抗菌药物的给药剂量

案例 62-1,问题 11:对于 R.G.,环丙沙星静脉给药的剂量应该是多少? 在确定抗菌药物的适宜给药剂量时,应该考虑哪些因素?

确定抗菌药物给药剂量取决于多个因素,表 62-9 列出了常用抗菌药物的推荐剂量。适宜剂量的选择是基于该剂量治疗某特定感染已被证明有效的证据,患者个体的因素包括体重、感染部位,以及药物的清除途径等都必须加以考虑。患者体重是重要的因素,尤其是对于治疗指数低的抗菌药物(如氨基糖苷类、亚胺培南、氟胞嘧啶等),剂量应以 $mg/(kg \cdot d)$ 计算。但对不良反应较少的药物(如头孢菌素类),在多数疾病状态下并不太依赖体重计算给药剂量。

感染部位

不同的感染部位需要的抗菌药物剂量不同。使用主要经肾排泄的抗菌药物治疗非复杂性尿路感染时,由于尿药浓度较高只需低剂量即可;而对于严重的上尿路感染(如肾盂肾炎),则需要较高的给药剂量以确保组织或血浆中有足够浓度的药物。

解剖和生理屏障

在确定抗菌药物剂量时,解剖及生理屏障也应充分考虑。例如,为穿透脑脊液并确保足够的治疗浓度需要给予大剂量抗菌药物[25]。玻璃体[26]及前列腺[27]等部位的感染,抗菌药物同样也很难达到有效治疗浓度。

清除途径

计算抗菌药物给药剂量时必须考虑药物的清除途径。一般抗菌药物主要有肾清除和非肾清除途径(代谢或胆汁)。肾功能可通过收集 24 小时尿量或方程式估算,如 Cockcroft and Gault 方程[28]:

$$肌酐清除率 = [(140 - 年龄) \times 体重(kg)] / (72 \times SCr)$$

(公式 62-1)

部分经肾清除的抗感染药物如表 62-9 所列。大多数 β 内酰胺类药物经肾脏清除,而头孢曲松(cefatriaxone)及大多数抗葡萄球菌青霉素(如萘夫西林、苯唑西林、双氯西林)

表 62-9

成人住院患者抗菌药物剂量指南（部分药物）

药物	CrCl>50ml/min	CrCl 10~50ml/min		CrCl<10ml/min ESRD 未透析	透析（HD 或 CRRT）
阿昔洛韦	单纯疱疹病毒感染 5mg/kg，q8h，IV	5mg/kg，IV，q12~24h		2.5mg/kg，IV，q24h	HD：2.5mg/kg 1 次，然后 每晚 2.5mg/kg（透析日于透析后给予）CRRT：5mg/kg，q24h
	单纯疱疹病毒脑膜炎/带状疱疹 10mg/kg q8h，IV	10mg/kg，IV，q12~24h		5mg/kg，IV，q24h	HD：5mg/kg 1 次，然后每晚 5mg/kg（透析日于透析后给予）CRRT：5~10mg/kg，q12~24h
氨苄西林	脑膜炎或心内膜炎 1~2g IV，q4h 非复杂性感染 1~2g IV，q6h	2g，IV，q6h		1g，IV，q8~12h	HD：1~2g，IV，q12h CRRT：1~2g，IV，q6h
氨苄西林/舒巴坦	3g IV，q6h	1.5g，IV，q6h		1.5g，IV，q12h	HD：1.5~3g，IV，q12h CRRT：1.5g，IV，q6h
氨曲南	2g IV，q8h	2g，IV，q12h		1g，IV，q12h	HD：1g IV，1 次，然后 1g 晚（透析日于透析后给予）CRRT：2g，IV，q12h
头孢唑林	革兰氏阴性菌或复杂性革兰氏阳性菌感染：2g IV，q8h 非复杂性革兰氏阳性菌感染：1~2g IV，q8h	1~2g，IV，q12h		1g，IV，q24h	HD：血液透析后给予 2g CRRT：2g，IV，q12h
卡泊芬净 严重肝功能障碍：负荷剂量 70mg，然后 35mg/d 维持	负荷剂量：70mg，然后 50mg，q24h 维持，如同时联用苯妥英，利福平，卡马西平，地塞米松，奈韦拉平，依法韦仑等药物时，维持剂量应增至 70mg	剂量不变		剂量不变	剂量不变
头孢吡肟 不太严重的感染，粒缺伴发热，脑膜炎，铜绿假单胞菌感染，重症患者	>60ml/min 2g，IV，q12h 2g，IV，q8h	30~60ml/min 2g，IV，q24h 2g，IV，q12h	10~30ml/min 1g，IV，q24h 2g，IV，q24h	<10ml/min 500mg，IV，q24h 1g，IV，q24h	HD：血液透析后给予 2g 2g，IV，q24h CRRT：2g，IV，q24h
头孢他啶	2g，IV，q8h	2g，IV，q12~24h		0.5g，IV，q24h	HD：血液透析后给予 1g CRRT：2g，IV，q12h

表62-9

成人住院患者抗菌药物剂量指南（部分药物）（续）

药物	CrCl>50ml/min	CrCl 10~50ml/min	CrCl<10ml/min ESRD 未透析	透析（HD 或 CRRT）
头孢曲松 脑膜炎:2g IV,q12h 感染性心内膜炎及骨髓炎:2g IV,q24h	1g,IV,q24h	剂量不变	剂量不变	剂量不变
环丙沙星 [IV-PO] 铜绿假单胞菌感染	400mg,IV,q12h 500~750mg,PO,q12h 400mg,IV,q8h 750mg,PO,q12h	30~50ml/min IV 剂量不变 PO 剂量不变 10~30ml/min 200~400mg,IV,q12h 250~500mg,PO,q12h	<10ml/min 200mg,IV,q12h 250mg,PO,q12h	HD:400mg,IV,q24h 或500mg,PO,q24h （透析日于透析后给予） CRRT:400mg,IV,q12h
克林霉素	600~900mg,IV,q8h	剂量不变	剂量不变	剂量不变
达托霉素 治疗肺炎无效	4~10mg/kg,IV,q24h 具体剂量遵医嘱	<30ml/min 4~10mg/kg IV q48h		4~10mg/kg,IV,q48h CRRT:4~10mg/kg,IV,q48h
多西环素 [IV-PO]	100mg,IV/PO,q12h	剂量不变	剂量不变	剂量不变
厄他培南	1g,IV,q24h	<30ml/min 500mg,IV q24h		HD:500mg,IV,q24h CRRT:500mg,IV,q24h
乙胺丁醇	15~20mg/kg,PO,q24h	<30ml/min 15~25mg/kg,PO 每周 3 次		HD:15~25mg/kg,PO 每周 3 次 （透析后给予） CRRT:15~25mg/kg,PO 每周 3 次
氟康唑 [IV-PO]	口咽念珠病:100mg,q24h 食管念珠菌病:200mg,q24h 严重感染：负荷剂量 800mg,然后 400mg,q24h 维持	50~200mg,IV/PO q24h	50~100mg,IV/PO,q24h	HD:透析后给予 400mg CRRT:400~800mg q24h
氟胞嘧啶 5-FC	脑膜炎 25mg/kg,PO,q6h	25~50ml/min 25mg/kg,PO,q12h 10~25ml/min 25mg/kg PO,q24h	12.5mg/kg,PO,q24h	HD:12.5~25mg/kg,PO,q24h CRRT: 12.5~37.5mg/kg,PO,q12~24h
更昔洛韦	>70ml/min 每剂 5mg/kg IV q12h	50~69ml/min 2.5mg/kg IV,q12h 25~49ml/min 2.5mg/kg,IV,q24h	10~24ml/min 1.25（mg·kg）/剂 IV,q24h	HD:透析后给予 1.25mg/kg CRRT:2.5~5mg/kg,q24h

表 62-9　成人住院患者抗菌药物剂量指南（部分药物）（续）

药物	CrCl>50ml/min	CrCl 10~50ml/min		CrCl<10ml/min ESRD 未透析	透析（HD 或 CRRT）
庆大霉素	见妥布霉素	见妥布霉素	见妥布霉素		见妥布霉素
亚胺培南	500mg,IV,q6~8h 最大 50mg/(kg·d)	500mg,IV,q8h		<20ml/min 250~500mg,IV,q12h	HD:250mg,IV,q12h CRRT:500mg,IV,q8h
异烟肼	300mg PO q24h	剂量不变		剂量不变	剂量不变
左氧氟沙星[IV-PO] 尿路感染 肺炎 铜绿假单胞菌感染	250~500mg,IV/PO,q24h 750mg,IV/PO,q24h	500mg,1 次,然后 250mg IV/PO,q24h; 750mg,1 次,然后 750mg,IV/PO,q48h		500mg,1 次,然后 250mg IV/PO,q48h 750mg,1 次,然后 500mg,IV/PO,q48h	HD:500mg,1 次,然后 250mg,q48h CRRT:500mg,1 次,然后 250~500mg,q24h
利奈唑胺[IV-PO]	600mg,IV/PO,q12h	剂量不变		剂量不变	剂量不变
美罗培南 脑膜炎,确诊或拟诊铜绿假单胞菌感染或重症患者	0.5~1g,IV,q8h 2g,IV,q8h	25~50ml/min 0.5~1g,IV,q12h 2g,IV,q12h	10~25ml/min 0.5g,IV,q12h 1g,IV,q12h	0.5g,IV,q24h 1g,IV,q24h	HD:500mg,1 次,然后 500mg/晚（透析日于透析后给予） CRRT:1g,IV,q12h
甲硝唑[IV-PO]	500mg,IV/PO,q8h	500mg,IV/PO,q8h		500mg IV/PO q12h 终末期肾病未透析者	500mg,IV/PO,q8h
莫西沙星[IV-PO]	400mg,IV/PO,q24h	剂量不变		剂量不变	剂量不变
萘夫西林 脑膜炎,骨髓炎,感染性心内膜炎	1~2g,IV,q4~6h 2g,IV,q4h	剂量不变		剂量不变	剂量不变
青霉素 G 脑膜炎,感染性心内膜炎	2~3MIU,IV q4~6h 3~4MIU,IV q4~6h	1~2MIU,IV q4~6h		1MIU,IV q6h	HD:1MIU,IV,q6h CRRT:2MIU,IV,q4~6h
哌拉西林/他唑巴坦 确诊或拟诊铜绿假单胞菌感染	3.375~4.5g,IV q6~8h 4.5g,q6h(CrCl>20ml/min 患者)	3.375~4.5g,q6~8h		2.25g,q8h	HD:2.25g,IV,q8h CRRT:4.5g,IV,q8h 或 3.375g,IV,q6h

表 62-9 成人住院患者抗菌药物剂量指南（部分药物）（续）

药物	CrCl>50ml/min	CrCl 10~50ml/min	CrCl<10ml/min ESRD 未透析	透析（HD 或 CRRT）
泊沙康唑 必须同时给予高脂肪饮食或营养奶昔； 中性粒细胞减少预防用药	400mg，PO，q12h 或 200mg，PO，q6h 200mg，PO，q8h	剂量不变	剂量不变	剂量不变
吡嗪酰胺	20~25mg/（kg·d），PO，q24h	<30ml/min 25~35mg/kg，每周 3 次	剂量不变	HD：25~35mg/kg，每周 3 次（透析后给予） CRRT：25~35mg/kg，每周 3 次
利福平 分枝杆菌感染 心内膜炎 假体感染	600mg，PO，q24h 300mg，PO，q8h 450mg，PO，q12h	剂量不变	剂量不变	剂量不变
替加环素 严重肝病：100mg IV 1 次，然后 25mg q12h	100mg，IV，1 次， 然后 50mg，q12h	剂量不变	剂量不变	
妥布霉素（及庆大霉素） 革兰氏阴性菌感染，除了肥胖或低于理想体重的患者，剂量应依据理想体重（IBW）计算。低于 IBW 的患者依据实际体重计算具体剂量；肥胖患者则依据校正体重（ABW）计算剂量	对于>60ml/min，非病态肥胖或液体负荷过多的患者，推荐每日单次给药方案： 7mg/k，IV，q24h； 对于不适用每日单次给药方案的患者，见下述传统给药方案			
采用传统给药方案时，应监测峰浓度及谷浓度	>60ml/min 1.6mg/kg，IV，q8h	40~60ml/min 1.2~1.5mg/kg，q12~24h	<20ml/min 2mg/kg 负荷剂量，然后依据血浆药物浓度进行调整	HD：2mg/kg，IV，1 次，然后 1mg/kg，IV（透析后给予） CRRT：2mg/kg，IV，1 次，然后 1.5mg/kg，IV，q24h

表62-9　成人住院患者抗菌药物剂量指南（部分药物）（续）

药物	CrCl>50ml/min	CrCl 10~50ml/min	CrCl<10ml/min ESRD 未透析	透析（HD 或 CRRT）
TMP/SMX[IV-PO] 转口服治疗时，可视情况选择含 TMP 80mg 的单效片或增含 TMP 160mg 的增效片	全身性 G-杆菌感染 10mg TMP/(kg·d)，IV，q6~12h 卡氏肺孢子虫肺炎 15~20mg TMP/(kg·d)，IV，q6~8h	5~7.5mg TMP/(kg·d)IV，q12~24h 10~15mg TMP/(kg·d)IV，q12~24h	2.5~5mg TMP/kg，IV，q24h 5~10mg TMP/kg，IV，q24h	HD：2.5~5mg TMP/(kg·d)，q24h CRRT：5~7.5mg TMP/(kg·d)，q12~24h
万古霉素 非复杂性感染	>60ml/min 10~15mg/kg，IV，q12h[1]	40~60ml/min 10~15mg/kg，IV，q12~24h 20~40ml/min 5~10mg/kg，IV，q24h	10~20ml/min 5~10mg/kg，IV，q24~48h <10ml/min 10~15mg/kg，IV 负荷剂量；维持剂量视血药浓度定	HD：15~20mg/kg 负荷剂量，透析后再给予 500mg CRRT：10~15mg/kg，IV q24h
严重感染	15~20mg/kg，IV，q8~12h[2]			

单次给药剂量可分别为 250mg，500mg，750mg，1g，1.25g，1.5g，1.75g 和 2g（最大为 2g/次）。万古霉素谷浓度应在连续给药后第 4 次给药前 30 分钟采集血样测定。对于预期用药疗程≤3 日的患者，谷浓度水平没有推荐

[1] 适用于需要万古霉素治疗的非复杂性感染患者，谷浓度推荐为 10~15μg/ml
[2] 适用于 MRSA 所致严重感染（中枢神经系统感染，感染性心内膜炎，菌血症，骨髓炎，呼吸机相关性肺炎），谷浓度推荐为 15~20μg/ml

药物	CrCl>50ml/min	CrCl 10~50ml/min	CrCl<10ml/min ESRD 未透析	透析（HD 或 CRRT）
伏立康唑[IV-PO]	负荷剂量 = 400mg，q12h，1 日，然后 200mg，q12h（PO）	剂量不变	剂量不变*	剂量不变*

本药口服生物利用度>95%，条件允许采用口服给药。静脉给药剂量：负荷剂量=每次 6mg/kg，q12h，给药 1 天；然后每次 4mg/kg，q12h 维持
* 由于静脉制剂中的赋形剂可能蓄积，对于 CrCl<50ml/min 的患者应避免使用静脉制剂，并且对于终末期肾病及血液透析的患者也禁总使用。肝功能障碍得调整剂量

此表中推荐剂量适用于住院患者中重度系统性感染的治疗，摘自 UCSF/Mt. Zion 医疗中心成人抗菌药物剂量指南（更新于 6/2015）。对于多数轻度感染，使用剂量应在此基础上相应下调。本剂量推荐与其他医疗机构可能有差异。

采用 Cockcroft and Gault 公式估算肾功能：
CLcr(mL/min) = [（140-年龄）×体重（kg）]/（72×SCr），女性应×0.85
理想体重计算公式：男性 IBW = 50kg+2.3kg（超出 1.524m，每 2.54cm 增加 2.3kg）
女性 IBW = 45.5kg+2.3kg（超出 1.524m，每 2.54cm 增加 2.3kg）

校正体重计算公式：ABW=IBW+0.4（实际体重-IBW）

CrCl，肌酐清除率；CRRT，连续性肾替代治疗（超滤速度 2L/h 的连续性静脉-静脉血液透析滤过（超滤速度 1L/h，透析液流速 1L/h 的连续性静脉-静脉血液滤过，自身残余肾小球滤过速率<10ml/min；

ESRD，终末期肾病；HD，间断性；HD，间断性（高通量）血液透析；药物应在每日透析后的间隙给予）；IV，静脉给药；IV-PO，口服生物利用度高（当患者耐受口服给药方式时，应启动或尽快改为口服给

药）；MRSA，耐甲氧西林金黄色葡萄球菌；PO，口服

则是经肾及非肾双途径清除。氨基糖苷类、万古霉素（vancomycin）、阿昔洛韦（acyclovir）及更昔洛韦（ganciclovir）主要依赖肾清除，因此对于肾衰竭的患者，这些药物应调整剂量（见表62-9）。阿奇霉素（azithromycin）、克林霉素（clindamycin）及甲硝唑（metronidazole）等药物主要经肝脏清除，肾衰竭患者应用则无需减少剂量。应用 Cockcroft and Gault 方程计算 R. G. 的肾功能：年龄 63 岁，体重 70kg，目前血肌酐值为 3.8mg/dl，计算肌酐清除率为 14ml/min。正常情况下 R. G. 应静脉给予环丙沙星 400mg/次，每 12 小时 1 次；但由于其肌酐升高，建议其剂量降为 200~300mg/次，每 12 小时 1 次。

肾功能可以用 Cockcroft and Gault 方程式（或其他类似公式）大致估算，但肝功能很难评估，目前没有标准的肝功能检验（包括 ALT、AST 及碱性磷酸酶等）可准确反映肝脏对药物的清除能力。某些检验指标如 PT、INR 及白蛋白等虽然是反映肝脏功能的指标，但也不能准确反映药物清除能力。接受血液透析及连续血液滤过的患者其剂量调整更为复杂，表 62-9 也列出了血液透析或连续血液滤过患者的药物剂量推荐。

患者年龄

值得注意的是，大部分药物剂量资料来源于年轻的、相对健康的患者人群，而儿童或老年患者的药物清除能力较年轻人降低，因此多数药物在应用于新生儿、儿童或老年人时，应适当降低剂量。

发热和接种效应

选择抗菌药物给药剂量的其他影响因素目前还不是很明确。发热时，流向肠系膜、肝脏、肾脏等器官组织的血流可能增加也可能减少[29]，相应的药物的清除能力可能增加也可能降低。而细菌菌落浓度过高时，可能发生接种效应从而导致 MIC 值升高[30]。例如，当菌落计数为 10^5 CFU/ml 时，哌拉西林（piperacillin）对铜绿假单胞菌的 MIC 值为 8.0μg/ml；然而，当菌落计数为 10^9 CFU/ml 时，MIC 值会升至 32~64μg/ml。这种现象已经被人们充分认识到，特别是使用 β 内酰胺类药物治疗产 β 内酰胺酶的细菌时，如果药物对 β 内酰胺酶越稳定，接种效应的影响就越小。氨基糖苷类、喹诺酮类及亚胺培南等受接种效应的影响比 β 内酰胺类药物小。在治疗细菌性脓肿时，接种效应的影响最明显，由于脓肿内细菌的浓度非常高，因此如果使用对接种效应敏感的抗菌药物治疗脓肿，需要增加剂量才能取得较好的治疗效果。

药代动力学和药效动力学

案例 62-1，问题 12：由于 R. G. 的呼吸功能没有改善，因此停用环丙沙星而经验性使用头孢吡肟与庆大霉素，并且考虑将头孢吡肟延长静脉滴注时间 3 小时，而庆大霉素也拟采用每日 1 次的给药方案。上述措施哪些是合理的并对 R. G. 有利？

β 内酰胺类（如头孢吡肟）的杀菌效应并不随着药物浓度的增加而增加，其抗菌效应与药物浓度高于 MIC 值的持续时间相关[31]。动物实验表明，β 内酰胺类药物的血浆浓度超过病原菌的 MIC 值以上的时间越长越好[31]，这一结论在中性粒细胞减少动物模型中得到验证，实验中将此类药物采用连续静脉输注的给药方式，相较于传统的间歇式给药方式能更好地抑制细菌生长。β 内酰胺类药物连续静脉输注的另一个益处是可以使用较少的日剂量而获得与较大日剂量间断给药相同的治疗效果。但就临床而言，β 内酰胺类药物连续输注与传统给药方式相比，其优点与缺点并不十分明显。喹诺酮类药物的抗菌效应和其血浆峰浓度与 MIC 值的比值相关或/和曲线下面积（area under the curve，AUC）与 MIC 值的比值相关[31]。基于此药效学原则，此患者前期治疗失败的原因可能是环丙沙星给药剂量不足，尤其是当细菌 MIC 值处于抗菌药物敏感性的上限时。

氨基糖苷类药物如庆大霉素传统的给药方式是每 8~12 小时给药 1 次，使峰浓度达到 5~8μg/ml，以确保治疗严重革兰氏阴性菌感染的有效性[32,33]。庆大霉素谷浓度超过 2μg/ml，会增加其肾毒性风险[33,34]。一些试图通过血药浓度调整以获得更好疗效和降低毒性，以及将峰谷浓度与临床结局联系起来的研究仍存在问题[21]。万古霉素谷浓度既往建议其为 5~10μg/ml[35,36]，但新近对于某特殊病原菌、某些特殊部位的感染或重症患者，推荐已提高至 10~20μg/ml[37]。

某些抗菌药物（如氨基糖苷类）具有抗生素后效应（postantibiotic effect，PAE）的药效学特性。PAE 是指细菌在暴露于抗生素之后的延迟生长现象[31,38]（如应用抗生素之后，即使抗生素浓度已经降低到细菌 MIC 值以下，细菌的正常生长也被持续抑制）。例如将铜绿假单胞菌培养于肉汤中扩增至 10^9 CFU/ml，如加入高于细菌 MIC 浓度的哌拉西林，则可见细菌浓度明显下降。如前所述，β 内酰胺类药物浓度必须维持在 MIC 以上才可优化其时间依赖性的杀菌效应，当从肉汤中去除哌拉西林后，细菌立刻重新开始繁殖。但如果用庆大霉素重复上面的实验，撤药后仍可见到细菌菌落计数减少。不同于 β 内酰胺类，庆大霉素从肉汤中去除后，作用仍可维持 2~6 小时后才又可见到明显的细菌生长，这段滞后时间被定义为 PAE。喹诺酮类、亚胺培南（imipenem）对革兰氏阴性菌也有 PAE。虽然大多数 β 内酰胺类药物（包括抗铜绿假单胞菌的青霉素类或头孢菌素类）对革兰氏阴性菌都没有 PAE，但对于革兰氏阳性菌如金葡菌却存在 PAE。

氨基糖苷类每日 1 次的给药方案

由于 PAE 及其他一些药代动力学的因素，一些抗菌药物无需每日多次给药，最好的临床验证就是应用氨基糖苷类治疗革兰氏阴性菌感染[39,40]。早期的资料显示，氨基糖苷类的血药峰浓度与细菌 MIC 的比值越大，临床疗效越好，两者存在较好的相关性，峰浓度越高，可能会获得更好的临床疗效。因此氨基糖苷类大剂量、低频次给药方案至少与低剂量、高频次给药同样有效。在治疗革兰氏阴性菌感染时，氨基糖苷类每日 1 次的给药方案与传统的每日多次给药方案临床疗效相似[21]。

氨基糖苷类每日 1 次的给药方案的研究主要是在肾功能正常患者中进行，缺乏在重症患者采用此非传统给药方案的研究资料，因此脓毒症休克患者是否合适采用此方案并不清楚。对于氨基糖苷类每日 1 次的给药方案，其血药浓度测定的时机及所测浓度与临床疗效之间的相关性存在争议。

总之，对于 R. G. 采用延长静脉滴注头孢吡肟的方法是可行的，但这种给药方式所带来的益处目前并不明确，考虑到 R. G. 感染的严重性及其升高的血肌酐值，他并不适用氨基糖苷类每日 1 次的给药方案(5~6mg/kg，每 24 小时 1 次)。不考虑氨基糖苷类的 PAE，就 R. G. 目前的肾功能情况，需要减少庆大霉素的给药剂量。

抗菌药物的蛋白结合率

案例 62-1，问题 13：对于 R. G. ，考虑使用头孢曲松而不是头孢吡肟治疗感染，头孢曲松的蛋白结合率高于头孢吡肟，为什么抗菌药物的蛋白结合率在治疗方案的选择中非常重要？

游离的(非结合)药物浓度与总药物浓度相比，前者与抗菌效应的相关性更好[41]，在某些患者中，药物与蛋白结合的程度常对临床结局产生至关重要的影响。Chambers 等[42]曾报道采用高蛋白结合率的头孢尼西(cefonicid)(98%的蛋白结合率)治疗金葡菌心内膜炎失败的病例，尽管药物的血浆浓度远高于细菌的 MIC，但仍有四分之三的患者暴发了菌血症。原因是血中药物总浓度虽已远超细菌 MIC 值，但游离药物浓度却持续低于抑制细菌生长所必需的浓度。达托霉素(daptomycin)(90%~93%的蛋白结合率)也有类似报道[43]。因此，只有当抗菌药物的游离药物浓度超过感染菌的 MIC 时，才能取得良好的临床治疗效应。虽然头孢曲松的蛋白结合率为 85%~90%，但其游离药物浓度却远高于黏质沙雷菌的 MIC 值，因此在治疗 R. G. 的感染中，药物的蛋白结合率并不一定是选择抗菌药物的重要因素。

抗菌治疗失败

抗菌药物因素

案例 62-1，问题 14：尽管给予了"适当的"治疗，R. G. 的病情并没有明显的好转，对于"抗菌治疗失败"，抗菌药物方面的因素有哪些？

抗菌治疗失败有多种原因，包括宿主因素、药物或给药方案选择错误以及基础疾病状态等等。其中最常见的原因之一就是细菌产生耐药[44-46]。在过去的十年间，临床几种重要的致病菌都出现了耐药性，包括结核分枝杆菌[47]、肠球菌[48]、革兰氏阴性杆菌[44]、金葡菌[49]、肺炎链球菌[50]及其他。特别值得关注的是目前已经分离到糖肽类耐药的金葡菌[49]、多药耐药的鲍曼不动杆菌及铜绿假单胞菌[51]。

在治疗过程中，细菌也可以产生耐药性，这种情况较原本就是耐药菌的感染少见，但仍可导致抗菌治疗失败。细菌产超广谱 β 内酰胺酶(extended-spectrum β-lactam，ESBL)或 AmpC β 内酰胺酶，β 内酰胺类药物治疗将无效，即使体外药敏试验显示敏感。

多重感染在治疗失败中也扮演了重要的角色。如果分离到了对目前抗菌治疗方案耐药的新的病原菌，则发生了多重感染。R. G. 采用头孢曲松治疗黏质沙雷菌肺炎，如果其肺炎症状持续恶化，或是气道分泌物培养出铜绿假单胞菌，那他可能发生了多重感染。

联合治疗

大多数感染采用单药治疗即可(例如大肠埃希菌伤口感染可用头孢菌素类药物治疗)。然而某些感染却需要两种药物联合治疗，包括大多数的肠球菌性心内膜炎以及部分铜绿假单胞菌感染。Hilf 等[53]持续跟踪了 200 例铜绿假单胞菌血症的患者，其中接受单药治疗(抗铜绿假单胞菌 β 内酰胺类或氨基糖苷类)患者的死亡率为 47%，而接受两药联合治疗的死亡率为 27%。在此项研究中，单药治疗是治疗失败的原因。

与上述研究相反，多项最新的研究结果并不支持采用两药联合治疗严重的革兰氏阴性菌感染，包括铜绿假单胞菌感染[54-56]，但是对中性粒细胞减少症患者的铜绿假单胞菌菌血症除外。

如果采用两种抗菌药物联合治疗，会得到以下 3 种结果：无关、协同或拮抗[57]。无关是指联用药物 A 与药物 B 得到的治疗效应是两药效应之和；协同是指联用药物 A 与药物 B 所得到的抗菌效应大于两药效应之和；而拮抗是指联用药物 A 与药物 B 所得到的抗菌效应小于两药效应之和。能说明拮抗的一个例子是亚胺培南与对 β 内酰胺酶不稳定的 β 内酰胺类药物如哌拉西林联用[58]。如果铜绿假单胞菌同时暴露于亚胺培南与哌拉西林，亚胺培南可诱导细菌产生大量的 β 内酰胺酶。众所周知，亚胺培南对 β 内酰胺酶非常稳定，不会被酶水解，而哌拉西林却非常容易被这种酶水解，因此亚胺培南拮抗了哌拉西林的抗菌效应。拮抗效应不仅发生在抗细菌药物，在治疗某些真菌感染时，伊曲康唑也可以拮抗两性霉素 B 的效应[59]。

药理学因素

案例 62-1，问题 15：哪些药理学或药剂学方面的因素可能与药物治疗失败有关？

亚治疗剂量的给药方案在临床上比较常见，尤其是如氨基糖苷类等药物治疗指数低的，例如庆大霉素血清峰浓度只有 3~4μg/ml 时，采用氨基糖苷类治疗严重的革兰氏阴性菌肺炎，很难有效[21,32]。这是因为氨基糖苷类仅有 20%~30%的药物可以从血浆渗入支气管分泌物，即在感染部位的浓度仅达 0.5~1.0μg/ml[60]，远低于治疗肺炎所需要的浓度。剂量不足导致治疗失败的另一个例子是负荷剂量的使用。氨基糖苷类或万古霉素在启动治疗时需要给予负荷剂量，尤其是肾衰竭患者。如果医师没有给予负荷剂量,则药物需要几日的时间才能达到治疗浓度。此外,亚治疗剂量还可能是由于药物相互作用影响了抗菌药物的口服吸收(例如同时口服环丙沙星与抗酸剂或铁剂)。

与应用万古霉素治疗严重的耐甲氧西林金葡菌(methicillin-resistant *S. aureus*,MRSA)感染有关的一个问题正逐渐显现,依照 CLSI 的标准,MRSA 分离株的 MIC 为 $2\mu g/ml$ 时可认为对万古霉素敏感。目前的万古霉素给药方案要求 AUC/MIC 的比值需 ≥400 方可达到最佳疗效。然而一项关于金葡菌血症患者的 meta 分析显示,万古霉素高 MIC 值(≥1.5mg/L)与低 MIC 值(<1.5mg/L)的金葡菌感染患者相比较,两组患者死亡风险无显著差异[61]。感染部位的因素也可导致治疗失败。大多数抗菌药物最终汇集于尿液中,因此低剂量即可达到治疗浓度。但某些感染如脑膜炎、前列腺炎和眼内炎等,抗菌药物穿透到达这些感染部位的剂量不足,只有当药物良好的穿透到达这些部位时,才能取得良好的治疗效应。

另一个导致治疗失败的潜在因素是疗程不足。3 日的抗菌治疗疗程对初发非复杂性膀胱炎的女性患者是足够的,但这种短程治疗对于复发性尿路感染患者却不合适,而且几乎可以确定治疗会失败。

宿主因素

案例 62-1,问题 16:可能导致抗菌治疗失败的宿主因素有哪些?

一些宿主因素可能会影响抗生素的治疗效应。体内植入物感染(例如静脉置管、矫形假体、人工心脏瓣膜、移植的血管等)如果不去除植入物是很难治愈的,大多数病例都需要外科干预。为有效治疗 R.G. 的静脉导管源性感染,最好是拔除其中心静脉导管。与去除假体相类似,未引流的大脓肿仅靠抗菌药物治疗是很难奏效的,这类感染通常需要外科充分引流方能有较好的结果。

糖尿病足溃疡周围的蜂窝织炎对于抗菌药物治疗的反应也不佳。这类患者治疗失败的原因可能是伤口的愈合能力降低,以及病变使到达患处的抗菌药物较少。

免疫功能的状态,尤其是中性粒细胞减少或淋巴细胞减少,也可以影响感染的治疗效果。患有播散性曲霉感染的中性粒细胞减少症患者,即使给予最合适的抗真菌治疗也很难有反应。同样的,具有低水平 CD4 细胞计数的 AIDS 患者发生的多种感染都很难清除,包括巨细胞病毒、非典型分枝杆菌及隐球菌等。

一旦将这些导致治疗失败的原因去除后,非感染性的因素也应一并排除,如恶性肿瘤、自身免疫性疾病、药物热及其他疾病等。

案例 62-1,问题 17:除了给予充分的抗菌治疗,对于脓毒症休克的患者还有哪些辅助措施可以考虑?

2013 年发起的"拯救脓毒症运动":修订严重脓毒症及脓毒症休克管理措施的国际指南顾问委员会对于脓毒症患者早期复苏目标提出了一系列关键性建议[62]。这些建议就包括实施"脓毒症集束治疗",也就是同时开展多种干预措施。推荐的关键性辅助措施包括在诊断脓毒症后 1 小时内给予广谱抗菌药物;给予晶体液或胶体液进行液体复苏;给予去甲肾上腺素或多巴胺维持平均动脉压于 65mmHg;对于经积极液体复苏及血管升压药治疗后,血压仍然较低的患者可以使用冲击剂量的类固醇激素等。理论上如严格遵循上述指南,患者的存活率预期将有较大改善,但临床结果却喜忧参半。一项大型 meta 分析研究评估了实施改良计划(采用脓毒症集束治疗)后的临床影响。结果显示这些改良计划可改善脓毒症集束治疗管理与复苏之间的联系,还可降低脓毒症、严重脓毒症及脓毒症休克患者的死亡率[63];但另一方面,对于早期确诊脓毒症休克的患者,即使给予静脉抗菌药物治疗、充足的液体复苏、严格遵循目标导向的血流动力学管理等,仍然无法改善临床结局[64]。

(唐敏 译,孙凤军 校,夏培元 审)

参考文献

1. Vincent JL et al. Evolving concepts in sepsis definitions. *Crit Care Clin.* 2009;25(4):665, vii.
2. Lee WL, Slutsky AS. Sepsis and endothelial permeability. *N Engl J Med.* 2010;363(7):689.
3. Angus DC, van der Poll T. Severe sepsis and septic shock. *N Engl J Med.* 2013;369(9):840.
4. Wacker C et al. Procalcitonin as a diagnostic marker for sepsis: a systematic review and meta-analysis. *Lancet Infect Dis.* 2013;13(5):426.
5. Phua J et al. Has mortality from acute respiratory distress syndrome decreased over time? A systematic review. *Am J Respir Crit Care Med.* 2009;179(3):220.
6. Zambon M, Vincent JL. Mortality rates for patients with acute lung injury/ARDS have decreased over time. *Chest.* 2008;133(5):1120.
7. Zarrouk V et al. Evaluation of the management of postoperative aseptic meningitis. *Clin Infect Dis.* 2007;44(12):1555.
8. Lee BE, Davies HD. Aseptic meningitis. *Curr Opin Infect Dis.* 2007;20(3):272.
9. Kayoko H et al. Fever of unknown origin: an evidence-based review. *Am J Med Sci.* 2012;344(4):307.
10. Horowitz HW. Fever of unknown origin or fever of too many origins? *N Engl J Med.* 2013;368(3):197.
11. Patel RA, Gallagher JC. Drug fever. *Pharmacotherapy.* 2010;30(1):57.
12. Hooton TM et al. Diagnosis, prevention, and treatment of catheter-associated urinary tract infection in adults: 2009 International Clinical Practice Guidelines from the Infectious Diseases Society of America. *Clin Infect Dis.* 2010;50(5):625.
13. Solomkin JS et al. Diagnosis and management of complicated intra-abdominal infection in adults and children: guidelines by the Surgical Infection Society and the Infectious Diseases Society of America [published correction appears in Clin Infect Dis. 2010;50(12):1695]. *Clin Infect Dis.* 2010;50(2):133.
14. Chalmers JD et al. Healthcare-associated pneumonia does not accurately identify potentially resistant pathogens: a systematic review and meta-analysis. *Clin Infect Dis.* 2014;58(3):330.
15. Mandell LA et al. Infectious Diseases Society of America/American Thoracic Society consensus guidelines on the management of community-acquired pneumonia in adults. *Clin Infect Dis.* 2007;44(Suppl 2):S27.
16. Bennett JE et al, eds. *Mandell, Douglas, and Bennett's Principles and Practice of Infectious Diseases.* 8th ed. Philadelphia, PA: Elsevier Saunders; 2015.
17. Clinical and Laboratory Standards Institute (CLSI). *Performance Standards for Antimicrobial Susceptibility Testing; Twenty-fifth Informational Supplement.* CLSI Document M100-S25. Wayne, PA: CLSI; 2015.
18. Scheutz AN. Antimicrobial resistance and susceptibility testing of anaerobic bacteria. *Clin Infect Dis.* 2014;59(5):698.
19. Cantón E et al. Trends in antifungal susceptibility testing using CLSI reference and commercial methods. *Expert Rev Anti Infect Ther.* 2009;7(1):107.
20. Pfaller MA et al. Wild-type MIC distribution and epidemiological cutoff values for Aspergillus fumigatus and three triazoles as determined by the Clinical and Laboratory Standards Institute broth microdilution methods. *J Clin Microbiol.* 2009;47(10):3142.

21. Drusano GL et al. Back to the future: using aminoglycosides again and how to dose them optimally. *Clin Infect Dis*. 2007;45(6):753.

22. Cosgrove SE. The relationship between antimicrobial resistance and patient outcomes: mortality, length of hospital stay, and health care costs. *Clin Infect Dis*. 2006;42(Suppl 2): S82.

23. Bhavnani SM et al. Cost-effectiveness of daptomycin versus vancomycin and gentamicin for patients with methicillin resistant Staphylococcus aureus bacteremia and/or endocarditis. *Clin Infect Dis*. 2009;49(5):691.

24. Spellberg B et al. The epidemic of antibiotic-resistant infections: a call to action for the medical community from the Infectious Diseases Society of America. *Clin Infect Dis*. 2008;46(2):155.

25. Weisfelt M et al. Bacterial meningitis: a review of effective pharmacotherapy. *Expert Opin Pharmacother*. 2007;8(10):1493.

26. López-Cabezas C et al. Antibiotics in endophthalmitis: microbiological and pharmacokinetic considerations. *Curr Clin Pharmacol*. 2010;5(1):47.

27. Lipsky BA et al. Treatment of bacterial prostatitis. *Clin Infect Dis*. 2010;50(12):1641.

28. Cockcroft DW, Gault MH. Prediction of creatinine clearance from serum creatinine. *Nephron*. 1976;16(1):31.

29. Mackowiak PA. Influence of fever on pharmacokinetics. *Rev Infect Dis*. 1989;11(5):804.

30. Brook I. Inoculum effect. *Rev Infect Dis*. 1989;11(3):361.

31. Czock D et al. Pharmacokinetics and pharmacodynamics of antimicrobial drugs. *Expert Opin Drug Metab Toxicol*. 2009;5(5):475.

32. Moore RD et al. Association of aminoglycoside levels with therapeutic outcome in gram-negative pneumonia. *Am J Med*. 1984;77(4):657.

33. Mattie H et al. Determinants of efficacy and toxicity of aminoglycosides. *J Antimicrob Chemother*. 1989;24(3):281.

34. Matske GR et al. Controlled comparison of gentamicin and tobramycin nephrotoxicity. *Am J Nephrol*. 1983;3(1):11.

35. Begg EG et al. The therapeutic monitoring of antimicrobial agents. *Br J Clin Pharmacol*. 2001;52(Suppl 1):35S.

36. MacGowan AP. Pharmacodynamics, pharmacokinetics, and therapeutic drug monitoring of glycopeptides. *Ther Drug Monit*. 1998;20(5):473.

37. Rybak MJ et al. Vancomycin therapeutic guidelines: a summary of consensus recommendations from the infectious diseases Society of America, the American Society of Health-System Pharmacists, and the Society of Infectious Diseases Pharmacists. *Clin Infect Dis*. 2009;49(3):325.

38. Pea F, Viale P. The antimicrobial therapy puzzle: could pharmacokinetic-pharmacodynamic relationships be helpful in addressing the issue of appropriate pneumonia treatment in critically ill patients? *Clin Infect Dis*. 2006;42(12):1764.

39. Hatala R, Dinh TT, Cook DJ. Single daily dosing of aminoglycosides in immunocompromised adults: a systematic review. *Clin Infect Dis*. 1997;24(5):810.

40. Ferriols-Lisart R, Alos-Alminana M. Effectiveness and safety of once-daily aminoglycosides: a meta-analysis. *Am J Health Syst Pharm*. 1996;53(10):1141.

41. Schmidt S et al. Effect of protein binding on the pharmacological activity of highly bound antibiotics. *Antimicrob Agents Chemother*. 2008;52(11):3994.

42. Chambers HF et al. Failure of a once-daily regimen of cefonicid for treatment of endocarditis due to Staphylococcus aureus. *Rev Infect Dis*. 1984;6(Suppl 4):S870.

43. Schwartz BS et al. Daptomycin treatment failure for vancomycin-resistant Enterococcus faecium infective endocarditis: impact of protein binding? *Ann Pharmacother*. 2008;42(2):289.

44. Boucher HW et al. Bad bugs, no drugs: No ESKAPE! An update from the Infectious Diseases Society of America. *Clin Infect Dis*. 2009;48(1):1.

45. Giamarellou H, Poulakou G. Multidrug-resistant gram negative infections: what are the treatment options? *Drugs*. 2009;69(14):1879.

46. Qureshi ZA et al. Colistin-resistant Acinetobacter baumanii: beyond carbapenem resistance. *Clin Infect Dis*. 2015;60(9):1295.

47. Jassal M, Bishai WR. Extensively drug-resistant tuberculosis. *Lancet Infect Dis*. 2009;9(1):19.

48. Reik R et al. The burden of vancomycin-resistant enterococcal infections in US hospitals, 2003 to 2004. *Diagn Microbiol Infect Dis*. 2008;62(1):81.

49. Sievert DM et al. Vancomycin-resistant Staphylococcus aureus in the United States, 2002–2006. *Clin Infect Dis*. 2008;46(5):668.

50. Richter SS et al. Changing epidemiology of antimicrobial resistant Streptococcus pneumoniae in the United States, 2004–2005. *Clin Infect Dis*. 2009;48(3):e23.

51. Zavascki AP et al. Multidrug-resistant Pseudomonas aeruginosa and Acinetobacter baumannii: resistance mechanisms and implications for therapy. *Expert Rev Anti Infect Ther*. 2010;8(1):71.

52. Yang K, Guglielmo BJ. Diagnosis and treatment of extended-spectrum and AmpC ß-lactamase-producing organisms. *Ann Pharmacother*. 2007;41(9):1427.

53. Hilf M et al. Antibiotic therapy for Pseudomonas aeruginosa bacteremia: outcome correlations in a prospective study of 200 patients. *Am J Med*. 1989;87(5):540.

54. Paul M, Leibovici L. Combination antimicrobial treatment versus monotherapy: the contribution of meta-analyses. *Infect Dis Clin North Am*. 2009;23(2):277.

55. Leibovici L et al. Aminoglycoside drugs in clinical practice: an evidence-based approach. *J Antimicrob Chemother*. 2009;63(2):246.

56. Garnacho-Montero J et al. Optimal management therapy for Pseudomonas aeruginosa ventilator-associated pneumonia: an observational, multicenter study comparing monotherapy with combination antibiotic therapy. *Crit Care Med*. 2007;35(8):1888.

57. Fantin B, Carbon C. In vivo antibiotic synergism: contribution of animal models. *Antimicrob Agents Chemother*. 1992;36(5):907.

58. Bertram MA, Young LS. Imipenem antagonism of the in vitro activity of piperacillin against Pseudomonas aeruginosa. *Antimicrob Agents Chemother*. 1984;26(2):272.

59. Sugar AM, Liu XP. Interactions of itraconazole with amphotericin B in the treatment of murine invasive candidiasis. *J Infect Dis*. 1998;177(6):1660.

60. Bergogne-Berezin E. New concepts in the pulmonary disposition of antibiotics. *Pulm Pharmacol*. 1995;8(2–3):65.

61. Kalil AC et al. Association between vancomycin minimum inhibitory concentration and mortality among patients with Staphylococcus aureus bloodstream infections: a systematic review and meta-analysis. *JAMA*. 2014;312(15):1552.

62. Dellinger RP et al. Surviving sepsis campaign: international guidelines for management of severe sepsis and septic shock. *Intensive Care Med*. 2013;39(2):165.

63. Damiani E et al. Effect of performance improvement programs on compliance with sepsis bundles and mortality: a systematic review and meta-analysis of observational studies. *PLoS One*. 2015;10(5):e0125827. doi: 10.1371/journal.pone.0125827.

64. Mouncey ER et al. Trial of early, goal-directed resuscitation for septic shock. *N Engl J Med*. 2015;372(14):1301.

63 第 63 章　外科围术期抗菌药物预防性使用

Daniel J. G. Thirion

核心原则

		章节案例
①	根据手术操作特点和患者特征等危险因素,对术后发生手术部位感染危险性进行评估。	案例 63-1(问题 1)
②	外科手术抗菌药物预防使用适用于感染高危患者及术后感染易引起并发症的高危患者。	案例 63-2(问题 1) 案例 63-4(问题 1)
③	药物品种选择针对最可能引起手术部位感染的病原菌。医疗机构病原菌分布及耐药情况以及药品费用会影响品种选择。	案例 63-2(问题 2) 案例 63-6(问题 1 和 2) 案例 63-7(问题 1) 案例 63-8(问题 1)
④	为使抗菌药物预防用药获得最佳效果,应当在切皮前 1 小时内完成给药,以使手术部位达到足够的血药浓度。	案例 63-2(问题 3) 案例 63-5(问题 1)
⑤	最常用的给药途径为静脉给药。在结直肠手术中建议静脉联合口服给药。	
⑥	在手术持续时间较长的情况下,半衰期较短的抗菌药物需要在术中额外追加 1 剂。	案例 63-2(问题 4)
⑦	对于大部分外科手术,术前给予单剂抗菌药物预防即可。	案例 63-3(问题 1 和 2) 案例 63-5(问题 1)
⑧	一些专业组织建议心脏外科手术后抗菌药物预防使用可持续至术后 24 小时。	案例 63-4(问题 1)
⑨	超过预防用药疗程而继续用药并不会带来更多益处,反而会增加发生二重感染的风险、出现耐药性、出现不良反应及增加花费。	案例 63-8(问题 2)
⑩	外科手术部位感染分为浅表感染和深部感染,通常发生在术后 30 日内。深部脏器或腔隙感染则可能发生在术后几个月,而假体材料植入 1 年后,仍可能发生感染。	案例 63-5(问题 2)
⑪	持续性的质量改进在预防外科术后感染中非常重要,需要多学科团队的共同监督。	案例 63-9(问题 1)

　　手术部位感染(surgical site infection,SSI)是病原菌在外科切口繁殖引起局部、有时是全身的症状及体征。对于不同手术及患者,SSI 的发生率约在 2%~5%,但也可高达 20%[1-3]。SSI 是最常见的医疗相关感染[2]。感染会增加患者的死亡风险、患病率和延长住院时间[4],在美国每年与 SSI 相关的花费可达 35~100 亿美元[5,6]。

　　抗菌药物预防用药在外科手术中被广泛应用,在许多医院中预防用药占抗菌药物使用的很大比重[7]。其目的是降低术后切口感染的发生率。在许多外科手术中正确预防用药可以降低患病率和住院费用[8]。然而对于低风险感染的外科手术,预防用药的价值还值得怀疑(例如无菌尿患者进行泌尿系手术)[9]。不正确或任意的预防用药使患者有发生药物毒性反应和二重感染的风险,促进耐药菌筛选,并增加费用[10-12]。

感染危险因素

案例 63-1

问题1：C. P. ,78 岁,女,患退行性骨关节病,入院择期行髋部手术。身高 165cm,体重 90kg,不吸烟。C. P. 的手术预计持续时间与此类型手术的通常时间一样,约为 1~2 小时。C. P. 术后发生感染的危险因素有哪些?

术后发生手术部位感染的可能性与手术中细菌污染程度、病原菌毒力和患者抵抗力有关。根据手术操作特点和患者特征,对感染危险因素进行分类[13-15]。细菌污染可能是外源性的(如术者、器械和空气中的微生物),或者是内源性的(如患者皮肤、呼吸系统、泌尿生殖系统和胃肠道系统中定植的微生物菌落)[16]。手术过程中的特定因素对 SSI 的发生率有重要影响,这些因素包括术者的经验与技巧、手术持续时间和手术室环境。美国疾病预防控制中心(Centers for Disease Control and Prevention, CDC)的预防手术部位感染指南指出,控制感染就是尽可能减少各种来源的细菌污染,包括患者和术者的准备、手术技术的提高和切口的管理[17]。

与患者相关的危险因素有:年龄两极、肥胖、吸烟、营养不良、存在基础疾病或状况如糖尿病、糖尿病患者血糖控制不佳、远端感染、缺血、手术过程中氧合与体温、微生物定植、免疫状态以及接受免疫抑制治疗等[9]。

应对感染危险因素进行评估,以决定哪些患者应当接受抗菌药物预防性应用。CDC 在院感控制效果研究(Study on the Efficacy of Nosocomial Infection Control, SENIC)中建立了一套危险因素评估标准,包括切口污染程度以及 3 个与

手术操作和患者相关的其他因素[18]。美国院感监测系统(National Nosocomial Infection Surveillance, NNIS)对这套标准进行了修订,增加了患者围术期评估(美国麻醉医师协会评估)[19]、手术操作污染分级评估、手术持续时间长度评估和是否使用了腹腔镜的评估[13]。使用腹腔镜手术能够降低术后感染发生率。这套评估标准特别适合各机构之间术后感染发生率的比较和公开报告。

对特定患者进行危险因素评估后,可以决定是否给予围术期抗菌药物预防用药。以下 3 种情况应当预防用药:(a)感染发生率高(如清洁-污染手术或污染手术);(b)有假体植入物;(c)一旦发生感染将导致灾难性后果[9]。后文将介绍可以帮助医生决策的广泛应用的外科手术切口分类标准。

C. P. 发生术后感染的危险性很小。由于她将接受正常持续时间的清洁手术,因此 NNIS 评分为 1 分。由于她有轻度的系统性基础疾病(肥胖、风湿性关节炎和年龄大于 60 岁),因此美国麻醉医师协会评分为 2 分。

手术部位感染的分类

美国国家科学院国家研究委员会于 1960 年至 1964 年开展了一项关于手术部位感染里程碑式的研究,制订了被广泛使用的以手术过程中细菌污染危险因素划分的手术切口分类标准(表 63-1)[20]。目前建议预防使用抗菌药物的外科手术有:清洁手术合并有高危并发症或有假体植入、清洁-污染手术和部分污染手术。在污秽手术中由于已经存在感染,因此抗菌药物使用目的是治疗而非预防,不在本章讨论范围之内。表 63-2 列出了不同手术部位可能的病原菌和推荐的预防用药方案,支持上述推荐方案的文献在另文详细分析[9]。

表 63-1

美国国家研究委员会手术切口分类

分类	标准	无抗菌药物预防时的感染率/%	有抗菌药物预防时的感染率/%
清洁切口	无急性炎症,不涉及消化道、呼吸道、泌尿生殖道或胆道;无菌操作过程完整;伤口一期愈合	>5	0.8
清洁-污染切口	择期手术,可控状态下打开消化道、呼吸道、胆道或泌尿生殖道且无明显液体外溢;清洁切口无菌操作过程有较大失误	>10	1.3
污染切口	贯通伤(<4 小时);有较大手术操作失误或者消化道有大量液体溢出;急性非化脓性炎症	15~20	10.2
污秽切口	贯通伤(>4 小时);流脓或有脓肿形成(活动性感染);术前内脏穿孔	30~100	抗菌药物治疗性应用

来源：Berard F, Gandon J. Postoperative wound infections: the influence of ultraviolet irradiation of the operating room and of various otherfactors. *Ann Surg.* 1964;160(Suppl 2):1.

表 63-2

外科手术抗菌药物预防用药方案推荐

手术名称	可能污染菌	推荐药物[a,b]	可选药物[a,b]
清洁切口			
神经外科手术	金黄色葡萄球菌,表皮葡萄球菌	头孢唑林	克林霉素,万古霉素
心脏手术(包括所有胸骨切开术、心肺旁路术、起搏器和自动除颤器植入术)	金黄色葡萄球菌,表皮葡萄球菌	头孢唑林	头孢呋辛,克林霉素,万古霉素
胸外科手术	金黄色葡萄球菌,表皮葡萄球菌,肠道革兰氏阴性菌	头孢唑林	氨苄西林/舒巴坦,克林霉素,万古霉素
血管手术(主动脉切除术、经腹股沟切口的血管手术、有异物植入的血管手术)	金黄色葡萄球菌,表皮葡萄球菌,肠道革兰氏阴性菌	头孢唑林	克林霉素,万古霉素
关节手术(所有的关节置换术、骨折内固定术)	金黄色葡萄球菌,表皮葡萄球菌	头孢唑林	克林霉素,万古霉素
清洁-污染切口			
头颈部手术(经过黏膜的切口)	金黄色葡萄球菌,口腔厌氧菌,链球菌	头孢唑林+甲硝唑	氨苄西林/舒巴坦,克林霉素
胃十二指肠手术(仅限于进入胃的手术)	肠道革兰氏阴性菌,金黄色葡萄球菌,口腔菌群	头孢唑林	克林霉素或万古霉素+氨基糖苷类
阑尾切除术(非复杂)	肠道革兰氏阴性菌,厌氧菌(脆弱拟杆菌),肠球菌	头孢西丁	头孢唑林+甲硝唑,甲硝唑+氨基糖苷类
胆道手术(仅针对高风险情况)	革兰氏阴性菌,粪肠球菌,梭状芽胞杆菌	头孢唑林	头孢西丁,氨苄西林/舒巴坦,克林霉素+氨基糖苷类
结肠直肠手术	肠道革兰氏阴性菌,厌氧菌(脆弱拟杆菌),肠球菌	头孢唑林+甲硝唑	氨苄西林/舒巴坦,甲硝唑+氨基糖苷类
剖宫产术	B 族链球菌,肠球菌,厌氧菌,肠道革兰氏阴性菌	头孢唑林	克林霉素+氨基糖苷类
子宫切除术	B 族链球菌,肠球菌,厌氧菌,肠道革兰氏阴性菌	头孢唑林	克林霉素或万古霉素+氨基糖苷类
泌尿生殖道手术(仅针对高风险情况)	肠道革兰氏阴性菌,肠球菌	氟喹诺酮类	氨基糖苷类+克林霉素

[a] 抗菌药物剂量:氨苄西林/舒巴坦 3g,头孢唑林 2g(如体重超过 120kg 给予 3g),头孢呋辛 1.5g,头孢西丁 2g,环丙沙星 400mg,克林霉素 900mg,庆大霉素 5mg/kg 按照理想体重单剂给药,左氧氟沙星 500mg,甲硝唑 500mg,万古霉素 15mg/kg。

[b] 万古霉素和环丙沙星需要更长的滴注时间因此需要在术前 2 小时内给药

外科手术抗菌药物预防用药原则

抗菌药物预防用药的决策

案例 63-2

问题 1:M. R. ,72 岁,女,因严重腹痛、恶心、呕吐和体温 39.3℃ 入院。诊断为急性胆囊炎,拟行胆道手术(胆囊切除术)。该患者为何可以预防使用抗菌药物?

胆道手术为清洁-污染手术,发生手术部位感染的可能性约为 10%(见表 63-1 和表 63-2)。胆道手术预防使用抗菌药物限于有高危因素的情况,包括肥胖、年龄超过 70 岁、糖尿病、急性胆囊炎、梗阻性黄疸、胆总管结石、急诊手术、怀孕、使用免疫抑制剂、无功能胆囊,或假体植入[9]。对于发生术后感染危险性较低的情况,如择期腹腔镜胆囊切除术,不推荐预防使用抗菌药物。因为 M. R. 至少存在 2 个高危因素(年龄超过 70 岁和急性胆囊炎),因此可以预防使用抗菌药物。

案例 63-2,问题 2:医生下达头孢唑林 2g 静脉给药待执行医嘱,待患者去手术室的时候执行。M. R. 的药物品种选择是否恰当?

预防用药品种应当对可能的感染病原菌有直接抗菌作用（见表63-2），而无需清除每一种潜在的病原菌。一般而言，与感染相关的病原菌来源于皮肤或是手术过程涉及的区域及其邻近组织。头孢唑林已被证明对包括胆道手术在内的绝大部分手术有效。抗菌药物预防使用的目的是将细菌量降低到可引起感染的临界值以下。预防用药应当避免选择第三代头孢菌素等广谱抗菌药物，因为一方面其效果并不优于头孢唑林，另一方面可能会改变菌群环境，增加对这些重要品种的耐药性。对于体重不超过120kg的成人，头孢唑林2g是合适剂量，但对于体重大于120kg成人应当给予3g的剂量。

预防用抗菌药物的给药时机

案例63-2，问题3：M. R. 预防用药给药时机是否正确？

Burke[21]和其他研究者[22]进行的经典动物实验清楚表明，应在切口污染发生时抗菌药物已在血中和易感染组织中达到治疗浓度。在切开皮肤之时细菌开始进入组织，并且在整个手术过程中持续进入，直至切口闭合；在切口被细菌污染3小时之后再给予抗菌药物，对降低术后感染发生率无效[21,22]。切开皮肤后2~3小时被认为是抗菌药物作用"有效"期或"决定"期，抗菌药物在这个期间对动物伤口最有效。抗菌药物预防用药决定期在人体中也得到证实，与切皮前更早时间给药或切皮后给药相比，在切皮前2小时内给药是最有效的[23-26]。获得最佳疗效的更加精确的时间窗还在研究中[27]。

为保证获得最大疗效，抗菌药物应当尽早在"决定"期之前在切口部位达到并维持有效治疗浓度直至切口闭合。术后给药将无法在"决定"期获得足够的治疗浓度，因此无法预防术后手术部位感染，术后给药患者感染发生率与未给药患者相似[28]。

综上所述，应当在手术室中，术前给予抗菌药物进行预防[9]。最有效的给药时间在切开皮肤前1小时；如果在皮肤切开前大于1小时给药或术后给药，则感染发生率将显著增加[25,26]。万古霉素与氟喹诺酮类药物由于需要较长输注时间，因此应当在切皮前2小时内给药。针对在术中采用止血带限制肢体血流的情况，由于目前的证据尚不够充分，因此无法建议是在止血带充气前还是充气后给药[16]。

在下达外科手术预防用药医嘱时，不要如同M. R. 一样下达待执行医嘱。因为这可能使抗菌药物给药时间与实际切开皮肤时间的间隔超过1个小时，从而使得"决定"期抗菌药物浓度低于治疗浓度[9,29]。M. R. 的头孢唑林应当在术前下达医嘱，并且在手术室切皮前1小时内给予。

案例63-2，问题4：M. R. 在手术过程中是否需要第2剂头孢唑林？

术中是否需要额外给予抗菌药物应根据手术持续时间和所选择抗菌药物半衰期决定。持续时间越长的外科手术，尤其在使用半衰期短的抗菌药物时，发生术后感染的风险就越大[24,30,31]。头孢唑林半衰期为1.8小时，对于大部分手术术前给予1剂即可。对于手术持续时间延长，或者伴有大量出血的患者[32,33]，需要在术中每2个半衰期额外给予1剂抗菌药物[9]。当M. R. 的手术持续时间超过4小时的时候，需要在术中增加1剂头孢唑林。

给药途径

案例63-3

问题1：G. B. ，55岁，女，近期诊断为大肠癌，拟择期行直肠癌切除术入院，手术持续时间预计5小时。体格检查显示该患者恶病质，前3个月体重减轻9kg（目前体重60kg）。存在肠蠕动增加和慢性疲劳，其他系统检查无殊。实验室检查数据如下：

血红蛋白（Hgb）：10.4g/dl（正常值，12.1~15.3g/dl；国际标准单位，104g/L）

红细胞压积（Hct）：29.7%（正常值，36%~45%；国际标准单位，0.297）

凝血酶原时间（PT）：15秒（正常值，10~13秒）

大便隐血试验阳性。生命体征正常。G. B. 目前未服用药物，也无药物过敏史。G. B. 术前1天在家执行的医嘱如下：(a) 清洁流质饮食；(b) 服用聚乙二醇电解质溶液（CoLYTE，GoLYTELY）进行肠道清洁；(c) 在下午1点、下午2点和晚上11点口服硫酸新霉素1g和红霉素1g。请对G. B. 采用口服方法预防应用抗菌药物的正确性进行评价。

一般而言，外科手术抗菌药物预防应用不推荐口服方法，因为麻醉期间肠道吸收差且不可靠。然而口服不吸收性药物在管腔内能达到很高的药物浓度，在肠道发挥去定植作用，能有效降低细菌数量[34]。结肠中细菌浓度可达$10^{16}/\mu l$，类似G. B. 这样的结肠手术发生术后感染的风险很高。所使用的抗菌药物应当对肠道菌群中的需氧菌和厌氧菌（包括大肠埃希菌、其他肠杆菌科细菌和脆弱拟杆菌）均有效，以有效预防手术部位发生感染[34]。

G. B. 的预防方案是目前广泛使用的口服抗菌药物方案，在术前1日口服1g硫酸新霉素（针对革兰氏阴性需氧菌）和1g红霉素（针对厌氧菌）[35]。口服抗菌药物前服用聚乙二醇电解质溶液或磷酸钠灌洗溶液进行肠道清洁，尽可能排出肠道内容物以减少肠道菌落数量。另外可选择的口服抗菌药物方案有：单独口服甲硝唑；甲硝唑联合新霉素或卡那霉素；卡那霉素联合红霉素[36,37]。目前新霉素联合红霉素口服已经得到临床证实，而其他替代给药方案尚无临床证据支持。因此G. B. 的口服抗菌药物预防应用方案相当正确。

案例63-3，问题2：外科医生取消了新霉素-红霉素口服给药方案，给予头孢西丁（Mefoxin）1g术前静脉注射给药。对于G. B. 而言，这样的医嘱改变是否合理？

在结肠手术中，大部分的静脉给药方案，尤其是对需氧菌和厌氧菌均有效的抗菌药物方案,都能够有效预防术后感染。对厌氧菌有效的头霉素类如头孢西丁优于对厌氧菌无效的第一代头孢菌素[38]。与仅仅口服或仅仅静脉使用抗菌药物相比,肠道清洁准备联合口服联合静脉使用抗菌药物是最有效的方案[35]。

此外,如果手术持续时间超过 3.5 小时,头孢西丁就不合适,因为该药半衰期很短,无法维持足够的抗菌效果从而使 G. B. 处于感染的危险之中[39]。由于 G. B. 的手术预期会超过 3 个小时,因此应当选择半衰期更长的药物如厄他培南,或者考虑在手术过程中给予第 2 剂头孢西丁。已有研究证明在结肠手术中,厄他培南预防术后感染的效果优于头孢替坦[40],可能是由于前者具有更长的半衰期和更广的抗菌谱[41]。尽管厄他培南作为手术预防用药效果更好,但是绝大多数临床医生都不主张将其作为预防用药[9]。虽然未得到证实,但是一直存在厄他培南广泛使用引发碳青霉烯类药物耐药性的忧虑[42]。此外使用厄他培南的费用也更加昂贵。对于 G. B. 而言,最重要的是在长程手术中使用短半衰期药物时,外科医生一定要重视静脉用抗菌药物追加的问题。

案例 63-3,问题 3:外科医生重新考虑后,决定给予 G. B. 口服和静脉联合预防用药。上述联合用药与静脉或口服单用相比,是否会显著降低术后手术部位感染的发生率?

口服联合静脉的抗菌药物预防用药方案与单独使用口服或单独使用静脉预防相比,前者优于后两者或与之等效[35,43]。口服抗菌药物应与肠道清洁准备一起使用。在结直肠手术中,最佳预防用药方案还需要充分的论证。目前推荐方案是肠道清洁准备联合口服联合静脉使用抗菌药物[9]。

给药疗程

案例 63-4

问题 1:L. G. ,28 岁,男,既往有风湿性心脏病史,有 12 年心脏杂音伴轻度二尖瓣狭窄和二尖瓣反流病史。过去 4 个月中心脏杂音越发显著。此外,在轻度运动后会有严重的呼吸困难,双下肢凹陷性水肿 3+。体格检查有明显的粗湿啰音和第三心音奔马律。过去 6 周持续服用地高辛和利尿剂,但气促情况没有明显缓解。心脏外科医生建议行二尖瓣置换术,并且给予以下抗菌药物预防:术前静脉给予头孢唑林 1g,在接下来的 24 小时中每 8 小时再给予 1g 头孢唑林。头孢唑林对 L. G. 来说是否是最合适的品种? 为什么预防用药疗程只需要 24 小时?

尽管心脏手术后手术部位感染的发生率低(<5%),但是一旦换瓣术后发生感染性心内膜炎或者胸骨切开术后发生纵隔炎或胸骨骨髓炎,其后果是灾难性的,因此应当预防使用抗菌药物[44-46]。与心脏手术相关的常见病原菌包括金

黄色葡萄球菌和表皮葡萄球菌(特别是有异物植入的情况)(见表 63-2),相应的有效预防用药包括头孢唑林和头孢呋辛。有研究将头孢唑林与头孢呋辛或头孢孟多相比,统计学结果支持使用第二代头孢菌素,因为其手术部位感染率比头孢唑林组稍低一些[47-49]。然而另一项开胸手术预防用药的研究给出了相反结果,与头孢唑林组相比,胸骨部位感染和纵隔炎的发生率在头孢呋辛组明显更高[50]。其他一些研究则并未发现在预防用药中头孢呋辛优于头孢唑林[51,52]。综上所述,头孢唑林的作用至少与第二代头孢菌素相当,最终选择哪个药物取决于各家医疗机构的细菌药敏和药品费用。医疗机构的细菌耐药情况对 MRSA 或 MRSE 引起的手术部位感染发生率有很大影响。尽管万古霉素在预防用药中的作用并不优于头孢唑林,但是在 MRSA 定植患者中需要选用万古霉素作为预防用药[9,53]。有以下情况的这些患者是 MRSA 高风险携带者,包括:经常住院或长时间住院,曾使用广谱抗菌药物,有已知并发症,或有严重基础疾病。对 MRSA 携带者进行筛查并用莫匹罗星去定植,目前对这种做法依然存在争议,不过这种做法主要在骨科手术和心脏外科手术的患者中使用。如果采用莫匹罗星去定植,医疗机构就必须对 SSI 患者中分离得到的金黄色葡萄球菌的药敏情况进行监测[54]。

Meta 分析显示,第一代与第二代头孢菌素之间、β-内酰胺类与糖肽类抗菌药物之间,预防手术部位感染作用没有显著性差别[55,56]。L. G. 先前的检查中并没有提示 MRSA 或 MRSE 定植,因此选择头孢唑林作为其心脏手术预防用药是可行的。如果考虑到当地的流行病学或术后感染的相关危险因素,如手术前住院超过 48 小时、糖尿病和机械通气等情况,预防用药方案需要增加覆盖革兰氏阴性菌时,可以经验性选择的药物有氨基糖苷类、氟喹诺酮类或氨曲南[9,57]。

对于用药疗程,应当选择最短的有效预防用药时间,对于大部分手术来说仅需要术前 1 次给药或术后给药不超过 24 小时[58]。通常情况下手术切口缝合后无需给药,若继续给药可能增加细菌耐药性。术前 1 次给药在多数外科手术中是可行的(见案例 63-5,问题 1),但在心脏手术中仍需要进行评估[9]。在临床实践中,如 L. G. 一般,心胸外科术后预防用药疗程一般到 24 小时。超过 24 小时用药未见到额外益处,这种做法不应该鼓励。L. G. 的预防用药疗程是合理的。

案例 63-5

问题 1:G. J. ,27 岁,女,首次怀孕入住产科病房,由于胎儿臀位拟行剖宫产术。在脐带夹紧后静脉给予头孢唑林 1g,在接下来的 24 小时中每 8 小时再给予 1g。抗菌药物预防用药方案是否正确?

如前所述,预防用药的维持时间应当选择最短有效时间。过去在剖宫产术中抗菌药物预防用药经常使用到术后 1~5 日,然而已经证明术前 1 次预防用药与这些长时间的给药方案效果相当[59]。Faro 等[59]研究表明头孢唑林 2g 单剂给药优于 1g 单剂给药或每次 1g 3 次给药方案。其他一

些研究得出相似结论(如剖宫产术中在脐带夹紧后给予单剂头孢唑林预防术后感染有效)[60-63]。单剂预防用药方案花费更少,引起细菌耐药更少[12]。抗菌药物预防使用传统上是在脐带夹紧后给予,可以使婴儿避免暴露于药物。理论上过早暴露于抗菌药物可能会掩盖新生儿脓毒血症的症状和获得耐药菌。但是有研究发现,在切皮前和脐带夹紧前给药可以降低产妇感染的发生率,且未对婴儿产生不利影响[63-65]。因此,G.J. 应当在切皮前单剂给予头孢唑林2g,无需另外3剂。

单剂预防用药方案在许多消化道、骨科、妇产科手术中都有效[30]。然而要注意在手术时间较长的时候,半衰期较短的抗菌药物可能无法有效覆盖整个手术过程,此时应当在术中追加给药或者选择半衰期较长的抗菌药物,从而保证在整个手术过程中,相应的组织中能够维持足够的血药浓度[9,31]。

手术部位感染体征

案例 63-5,问题 2:G.J.,第 5 日出院回家,医生嘱咐她仔细观察切口部位是否有感染体征。手术部位感染的典型体征是什么?手术部位发生感染后出现的体征随时间是如何变化的?

大部分手术部位感染涉及手术切口,可以分为浅表切口感染(包括表皮和皮下脂肪)和深部切口感染(包括筋膜和肌肉)。典型的手术切口部位感染症状为发红、发热和流脓,有时候还伴有肿胀、触痛和疼痛。切口愈合不佳或裂开(切口早期张开)提示非常有可能发生感染。除了切口外,SSI 可以涉及手术过程中的任何部位(器官或腔隙),可以是开放部位,也可以是操作部位[16]。应当将引流的脓液送培养以确定病原菌和指导抗菌治疗。在等待培养和药敏结果时针对大部分可能的病原菌进行经验性用药。大部分切口感染在术后较短时间(一般 30 日)内就可诊断,而一些深部感染则发展较慢可能要数周到数月才能诊断(如形成脓肿)[16]。如果在手术中植入假体等异物,则感染甚至可能在术后 1 年才发生[16]。

药物选择

案例 63-6

问题 1:L. T.,46 岁,女,近期出现异常子宫出血和阴道白带。子宫内膜活检结果显示鳞状细胞癌阳性,但无证据显示发生浸润性病变。诊断为原位癌,准备行经阴道子宫切除术。对于 L. T. 而言,应当采用怎样的手术预防用药方案?

预防用药方案的选择应当基于抗菌药物的抗菌谱、手术中最可能污染的病原菌(见表 63-2)、抗菌药物药动学特点(如半衰期)、药物不良反应、可能病原菌的耐药性及费用等。

在经阴道子宫切除术中预防使用抗菌药物的有效性已经得到证明,所选药物应当针对阴道菌群包括革兰氏阳性

菌、革兰氏阴性菌和厌氧菌(见表 63-2)[66]。考虑到预防用药的目的并不是清除每种病原菌而是抑制细菌生长使其计数下降到引起感染的临界点以下,因此应当选择最有效且最窄谱的抗菌药物。已经证明经阴道子宫切除术中预防使用头孢唑林与头孢曲松同样有效[67]。该结果表明在预防用药中使用更加广谱的抗菌药物(例如第三代头孢菌素)是没有依据的。

与经阴道子宫切除术类似,使用头孢唑林或其他抗菌药物(头孢替坦、头孢西丁、氨苄西林/舒巴坦等)进行预防用药可以降低腹部手术后感染的发生率[66,68]。同样,绝大部分的研究也未显示出第一代头孢菌素与第二代头孢菌素之间在降低术后感染发生率上存在差异[68]。仅有 Hemsell[69] 的研究发现,使用第一代头孢菌素头孢唑林的患者发生术后感染的风险明显高于使用第二代头孢菌素头孢替坦的患者。头孢唑林低毒,有相对较长的半衰期(约 1.8 小时),术前单剂使用证明对预防术后感染有效[67]。与其他广谱抗菌药物相比更加经济,因此目前已被美国产科和妇科协会推荐使用[70]。对于 L. T. 而言,头孢西丁尽管与头孢唑林相比抗菌谱更广,但是选择该药也是合适的。

案例 63-6,问题 2:由于头孢西丁增加了对厌氧菌脆弱拟杆菌的抗菌作用,因此对于 L. T. 而言,可以代替头孢唑林作为手术预防用药。请评价该方案调整的合理性。

第二、第三代头孢菌素或氨苄西林/舒巴坦与第一代头孢菌素相比,在预防经阴道子宫切除术、胃十二指肠手术、胆道手术以及清洁手术后感染中并未显示出更好的效果[9]。但以上结论并不适用于结直肠手术,可能也不适用于子宫切除术。一些研究显示在结直肠手术中使用第一代头孢菌素不能有效预防术后感染,可能原因是第一代头孢菌素对厌氧菌效果差[71]。虽然第二、第三代头孢菌素或氨苄西林/舒巴坦在绝大多数手术中并不比第一代头孢菌素效果更好,然而在结直肠手术或子宫切除术中选择头孢西丁是合理的。因此对于 L. T. 而言,头孢唑林或头孢西丁都是合适的选择。

案例 63-7

问题 1:S. N.,57 岁,女,有风湿性关节炎和退行性关节病变,入院预备行全髋关节置换术。患者主诉有青霉素即刻过敏反应史。对于 S. N. 而言,过敏史对预防用药选择有何影响?

头孢唑林适用于包括心脏、血管和骨科等大部分清洁手术的预防用药(见表 63-2)。尽管头孢唑林与青霉素的交叉过敏反应发生率很低,但是考虑到 S. N. 经历的是严重速发型过敏反应(荨麻疹、气促),因此不应再次使用头孢唑林。全髋关节置换术后最可能引起感染的病原菌是金黄色葡萄球菌和表皮葡萄球菌(见表 63-2)。萘夫西林、头孢唑林和万古霉素都对金黄色葡萄球菌显示很好的抗菌活性;然而 β-内酰胺类抗生素对表皮葡萄球菌作用一般。由

于 S. N. 青霉素过敏,因此不能选择萘夫西林或头孢唑林,最佳的选择是万古霉素。

术前缓慢静脉滴注万古霉素 15mg/kg,滴注持续时间至少 60 分钟。慢速滴注可以有效降低输注相关的低血压风险[72]。

案例 63-8

问题 1:B. K. ,18 岁,女性,主诉严重的腹部疼痛及恶心,疼痛位于脐周。体温 39.5℃。在儿科医生初步检查后,诊断为疑似阑尾炎收治入院,拟行开腹探查术。B. K. 应当选择何种抗菌药物作预防用药?

与结直肠手术类似,在阑尾切除术中最可能感染的细菌是脆弱拟杆菌和革兰氏阴性菌(见表 63-2)。从手术视野观察,如果阑尾正常(没有发炎、未穿孔),并无必要使用抗菌药物预防[73]。如果阑尾存在炎症但未穿孔,则应当术前给予单剂抗菌药物。如果阑尾已穿孔或坏疽则为复杂性阑尾炎,属于已经感染需要术后治疗性用药。然而事实上术前是无法判断阑尾处于哪种状况,因此所有的患者都必须在术前至少接受 1 剂合适的抗菌药物[74]。通过手术观察阑尾状况后,再决定术后是否需要用抗菌药物。

根据可能的病原菌,抗菌药物应当覆盖需氧菌及厌氧菌。因此,头孢西丁是合适的选择[75]。

任意使用抗菌药物的危害

案例 63-8,问题 2:在剖腹探查过程中发现,B. K. 是未穿孔无坏疽的非复杂性阑尾炎,但还是持续使用了 3 日头孢西丁。任意预防使用抗菌药物的危害何在?

任意使用抗菌药物危害包括可能导致不良反应及二重感染。使用 β-内酰胺类药物有发生过敏反应的风险,而许多药物包括 B. K. 使用的头孢西丁则使得患者有发生艰难梭菌相关感染的风险。艰难梭菌二重感染的发生与药物使用持续时间呈正相关[11]。尽量避免使用或缩短抗菌药物使用时间可以降低二重感染发生率[76]。此外长时间使用抗菌药物会增加特定患者对耐药菌的选择,并且可能在院内发生传播[77]。

优化手术抗菌药物预防应用

案例 63-9

问题 1:作为医疗机构一名新的感染专业药师,当被抗菌药物管理小组告知外科医生开具的抗菌药物预防用药方案未遵照本机构指南时,应当对照指南中哪些条款对用药方案进行评价?应当采取哪些措施以提高抗菌药物预防用药水平?

抗菌药物管理策略已经显著提高了外科手术抗菌药物预防应用的正确性。个人的知识态度、理念及实践、团队的

沟通及责任的分配、医疗机构的支持和监测等许多因素在其中发挥作用[78]。提高抗菌药物预防用药正确性的干预措施主要集中在对医生进行宣教,使医嘱、处方传递、给药的过程标准化,对感染发生率、改进措施依从性等干预效果进行反馈等。外科治疗改进计划(Surgical Care Improvement Project,SCIP)是一个全国性多学科计划,由美国联邦医疗保险与医疗补助服务中心发起,旨在提高外科治疗水平。降低外科手术部位感染发生率也是该计划的目标之一[79]。为促成这一目标从以下 3 方面推进:在切皮前 1 小时给药,抗菌药物预防使用符合现有的指南,预防用抗菌药物应当在术后 24 小时内停药。前两项内容,正确的用药时机和正确的药物选择已经使 SSI 的发生率下降[8]。

一些小规模的改进计划在提高抗菌药物预防用药水平和降低感染发生率方面也显示出成效。有一项研究是关于多学科治疗团队开发快速电子医嘱系统,从而增强计算机对医生处方决策的辅助;同时制定抗菌药物使用协议。抗菌药物品种选择正确率从 78% 上升到 94%,预防用药时机正确率从 51% 上升到 98%,清洁切口感染发生率从 2.7% 下降到 1.4%[80]。

在另外一项研究中,药师与其他医护人员共同合作,对预防用药的时机、抗菌药物品种的选择和术后抗菌药物使用疗程负责。药师推动了医院政策的改变,在院内政策支持下药师对外科医生、麻醉医师和护士进行宣教,使得预防用药时机正确率从 68% 上升到 97%,并且显著降低了费用[81]。此外出院后的监护对于降低手术部位感染也发挥非常重要的作用[82]。

(张亮 译,杨帆 校,杨帆 审)

参考文献

1. Mu Y et al. Improving risk-adjusted measures of surgical site infection for the national healthcare safety network. *Infect Control Hosp Epidemiol.* 2011;32(10):970–986.

2. Magill SS et al. Multistate point-prevalence survey of health-care-associated infections. *N Engl J Med.* 2014;370(13):1198–1208.

3. Schweizer ML et al. Costs associated with surgical site infections in veterans affairs hospitals. *JAMA Surg.* 2014;149(6):575–581.

4. Awad SS. Adherence to surgical care improvement project measures and post-operative surgical site infections. *Surg Infect (Larchmt).* 2012;13(4):234–237.

5. Scott RD. The direct medical costs of healthcare-associated infecitons in U.S. hospitals and the benefits of prevention. Centers for Disease Control and Prevention. 2009. https://www.cdc.gov/hai/pdfs/hai/scott_costpaper.pdf. Accessed April 27, 2017.

6. de Lissovoy G et al. Surgical site infection: incidence and impact on hospital utilization and treatment costs. *Am J Infect Control.* 2009;37(5):387–397.

7. Kelesidis T et al. Indications and types of antibiotic agents used in 6 acute care hospitals, 2009–2010: a pragmatic retrospective observational study. *Infect Control Hosp Epidemiol.* 2011;37(1):70–79.

8. Cataife G et al. The effect of Surgical Care Improvement Project (SCIP) compliance on surgical site infections (SSI). *Med Care.* 2014;52(2, suppl 1):S66–S73.

9. Bratzler DW et al. Clinical practice guidelines for antimicrobial prophylaxis in surgery. *Am J Health Syst Pharm.* 2013;70(3):195–283.

10. Poeran J et al. Antibiotic prophylaxis and risk of Clostridium difficile infection after coronary artery bypass graft surgery. *J Thorac Cardiovasc Surg.* 2016;151(2):589–597.e2.

11. Carignan A et al. Risk of Clostridium difficile infection after perioperative antibacterial prophylaxis before and during an outbreak of infection due to a hypervirulent strain. *Clin Infect Dis.* 2008;46(12):1838–1843.

12. Harbarth S et al. Prolonged antibiotic prophylaxis after cardiovascular surgery and its effect on surgical site infections and antimicrobial resistance.

Circulation. 2000;101(25):2916–2921.

13. Culver DH et al. Surgical wound infection rates by wound class, operative procedure, and patient risk index. National Nosocomial Infections Surveillance System. *Am J Med.* 1991;91(3B):152S–157S.

14. Haridas M, Malangoni MA. Predictive factors for surgical site infection in general surgery. *Surgery.* 2008;144(4):496–501; discussion 501–503.

15. Korol E et al. A systematic review of risk factors associated with surgical site infections among surgical patients. *PLoS One.* 2013;8(12):e83743.

16. Berríos-Torres SI et al. Centers for Disease Control and Prevention Guideline for the Prevention of Surgical Site Infection, 2017. *JAMA Surg.* 2017 May 3 [Epub ahead of print].

17. Anderson DJ et al. Strategies to prevent surgical site infections in acute care hospitals. *Infect Control Hosp Epidemiol.* 2008;29(Suppl 1):S51–S61.

18. Haley RW et al. Identifying patients at high risk of surgical wound infection. A simple multivariate index of patient susceptibility and wound contamination. *Am J Epidemiol.* 1985;121(2):206–215.

19. Owens WD et al. ASA physical status classifications: a study of consistency of ratings. *Anesthesiology.* 1978;49(4):239–243.

20. Berard F, Gandon J. Postoperative wound infections: the influence of ultraviolet irradiation of the operating room and of various other factors. *Ann Surg.* 1964;160(Suppl 2):1–192.

21. Burke JF. The effective period of preventive antibiotic action in experimental incisions and dermal lesions. *Surgery.* 1961;50:161–168.

22. Miles AA et al. The value and duration of defence reactions of the skin to the primary lodgement of bacteria. *Br J Exp Pathol.* 1957;38(1):79–96.

23. van Kasteren ME et al. Antibiotic prophylaxis and the risk of surgical site infections following total hip arthroplasty: timely administration is the most important factor. *Clin Infect Dis.* 2007;44(7):921–927.

24. Steinberg JP et al. Timing of antimicrobial prophylaxis and the risk of surgical site infections: results from the Trial to Reduce Antimicrobial Prophylaxis Errors. *Ann Surg.* 2009;250(1):10–16.

25. Garey KW et al. Timing of vancomycin prophylaxis for cardiac surgery patients and the risk of surgical site infections. *J Antimicrob Chemother.* 2006;58(3):645–650.

26. Classen DC et al. The timing of prophylactic administration of antibiotics and the risk of surgical-wound infection. *N Engl J Med.* 1992;326(5):281–286.

27. Mujagic E et al. Evaluating the optimal timing of surgical antimicrobial prophylaxis: study protocol for a randomized controlled trial. *Trials.* 2014;15:188.

28. Stone HH et al. Antibiotic prophylaxis in gastric, biliary and colonic surgery. *Ann Surg.* 1976;184(4):443–452.

29. Wong-Beringer A et al. Influence of timing of antibiotic administration on tissue concentrations during surgery. *Am J Surg.* 1995;169(4):379–381.

30. Scher KS. Studies on the duration of antibiotic administration for surgical prophylaxis. *Am Surg.* 1997;63(1):59–62.

31. Zelenitsky SA et al. Antibiotic pharmacodynamics in surgical prophylaxis: an association between intraoperative antibiotic concentrations and efficacy. *Antimicrob Agents Chemother.* 2002;46(9):3026–3030.

32. Markantonis SL et al. Effects of blood loss and fluid volume replacement on serum and tissue gentamicin concentrations during colorectal surgery. *Clin Ther.* 2004;26(2):271–281.

33. Swoboda SM et al. Does intraoperative blood loss affect antibiotic serum and tissue concentrations? *Arch Surg.* 1996;131(11):1165–1171; discussion 71–72.

34. Bartlett JG et al. Veterans administration cooperative study on bowel preparation for elective colorectal operations: impact of oral antibiotic regimen on colonic flora, wound irrigation cultures and bacteriology of septic complications. *Ann Surg.* 1978;188(2):249–254.

35. Nelson RL et al. Antimicrobial prophylaxis for colorectal surgery. *Cochrane Database Syst Rev.* 2014;5:CD001181.

36. Lewis RT. Oral versus systemic antibiotic prophylaxis in elective colon surgery: a randomized study and meta-analysis send a message from the 1990s. *Can J Surg.* 2002;45(3):173–180.

37. Goldring J et al. Prophylactic oral antimicrobial agents in elective colonic surgery. A controlled trial. *Lancet.* 1975;2(7943):997–1000.

38. Jones RN et al. Antibiotic prophylaxis of 1,036 patients undergoing elective surgical procedures. A prospective, randomized comparative trial of cefazolin, cefoxitin, and cefotaxime in a prepaid medical practice. *Am J Surg.* 1987;153(4):341–346.

39. Morita S et al. The significance of the intraoperative repeated dosing of antimicrobials for preventing surgical wound infection in colorectal surgery. *Surg Today.* 2005;35(9):732–738.

40. Itani KM et al. Ertapenem versus cefotetan prophylaxis in elective colorectal surgery. *N Engl J Med.* 2006;355(25):2640–2651.

41. Goldstein EJ et al. Infection after elective colorectal surgery: bacteriological analysis of failures in a randomized trial of cefotetan vs. ertapenem prophylaxis. *Surg Infect (Larchmt).* 2009;10(2):111–118.

42. Sexton DJ. Carbapenems for surgical prophylaxis? *N Engl J Med.* 2006;355(25):2693–2695.

43. Chen M et al. Comparing mechanical bowel preparation with both oral and systemic antibiotics versus mechanical bowel preparation and systemic antibiotics alone for the prevention of surgical site infection after elective colorectal surgery: a meta-analysis of randomized controlled clinical trials. *Dis Colon Rectum.* 2016;59(1):70–78.

44. Gardlund B et al. Postoperative mediastinitis in cardiac surgery – microbiology and pathogenesis. *Eur J Cardiothorac Surg.* 2002;21(5):825–830.

45. Wang A et al. Contemporary clinical profile and outcome of prosthetic valve endocarditis. *JAMA.* 2007;297(12):1354–1361.

46. Filsoufi F et al. Epidemiology of deep sternal wound infection in cardiac surgery. *J Cardiothorac Vasc Anesth.* 2009;23(4):488–494.

47. Slama TG et al. Randomized comparison of cefamandole, cefazolin, and cefuroxime prophylaxis in open-heart surgery. *Antimicrob Agents Chemother.* 1986;29(5):744–747.

48. Kaiser AB et al. Efficacy of cefazolin, cefamandole, and gentamicin as prophylactic agents in cardiac surgery. Results of a prospective, randomized, double-blind trial in 1030 patients. *Ann Surg.* 1987;206(6):791–797.

49. Geroulanos S et al. Antimicrobial prophylaxis in cardiovascular surgery. *Thorac Cardiovasc Surg.* 1987;35(4):199–205.

50. Doebbeling BN et al. Cardiovascular surgery prophylaxis. A randomized, controlled comparison of cefazolin and cefuroxime. *J Thorac Cardiovasc Surg.* 1990;99(6):981–989.

51. Wellens F et al. Prophylaxis in cardiac surgery. A controlled randomized comparison between cefazolin and cefuroxime. *Eur J Cardiothorac Surg.* 1995;9(6):325–329.

52. Curtis JJ et al. Randomized, prospective comparison of first- and second-generation cephalosporins as infection prophylaxis for cardiac surgery. *Am J Surg.* 1993;166(6):734–737.

53. Finkelstein R et al. Vancomycin versus cefazolin prophylaxis for cardiac surgery in the setting of a high prevalence of methicillin-resistant staphylococcal infections. *J Thorac Cardiovasc Surg.* 2002;123(2):326–332.

54. Calfee DP et al. Strategies to prevent methicillin-resistant *Staphylococcus aureus* transmission and infection in acute care hospitals: 2014 update. *Infect Control Hosp Epidemiol.* 2014;35:S108–S132.

55. Bolon MK et al. Glycopeptides are no more effective than beta-lactam agents for prevention of surgical site infection after cardiac surgery: a meta-analysis. *Clin Infect Dis.* 2004;38(10):1357–1363.

56. Kriaras I et al. Evolution of antimicrobial prophylaxis in cardiovascular surgery. *Eur J Cardiothorac Surg.* 2000;18(4):440–446.

57. Frenette C et al. Influence of a 5-year serial infection control and antibiotic stewardship intervention on cardiac surgical site infections. *Am J Infect Control.* 2016;44:977–982.

58. Bucknell SJ et al. Single-versus multiple-dose antibiotics prophylaxis for cardiac surgery. *Aust N Z J Surg.* 2000;70(6):409–411.

59. Faro S et al. Antibiotic prophylaxis: is there a difference? *Am J Obstet Gynecol.* 1990;162(4):900–907; discussion 7–9.

60. Jakobi P et al. Single-dose cefazolin prophylaxis for cesarean section. *Am J Obstet Gynecol.* 1988;158(5):1049–1052.

61. Chelmow D et al. Prophylactic use of antibiotics for nonlaboring patients undergoing cesarean delivery with intact membranes: a meta-analysis. *Am J Obstet Gynecol.* 2001;184(4):656–661.

62. Witte W et al. Changing pattern of antibiotic resistance in methicillin-resistant Staphylococcus aureus from German hospitals. *Infect Control Hosp Epidemiol.* 2001;22(11):683–686.

63. Sullivan SA et al. Administration of cefazolin prior to skin incision is superior to cefazolin at cord clamping in preventing postcesarean infectious morbidity: a randomized, controlled trial. *Am J Obstet Gynecol.* 2007;196(5):455.e1–e5.

64. Costantine MM et al. Timing of perioperative antibiotics for cesarean delivery: a metaanalysis. *Am J Obstet Gynecol.* 2008;199(3):301.e1–e6.

65. Kaimal AJ et al. Effect of a change in policy regarding the timing of prophylactic antibiotics on the rate of postcesarean delivery surgical-site infections. *Am J Obstet Gynecol.* 2008;199(3):310.e1–e5.

66. Mittendorf R et al. Avoiding serious infections associated with abdominal hysterectomy: a meta-analysis of antibiotic prophylaxis. *Am J Obstet Gynecol.* 1993;169(5):1119–1124.

67. Hemsell DL et al. Ceftriaxone or cefazolin prophylaxis for the prevention of infection after vaginal hysterectomy. *Am J Surg.* 1984;148(4A):22–26.

68. Kamat AA et al. Wound infection in gynecologic surgery. *Infect Dis Obstet Gynecol.* 2000;8(5–6):230–234.

69. Hemsell DL et al. Cefazolin is inferior to cefotetan as single-dose prophylaxis for women undergoing elective total abdominal hysterectomy. *Clin Infect Dis.* 1995;20(3):677–684.

70. Bulletins – Gynecology ACoP. ACOG practice bulletin No. 104: antibiotic prophylaxis for gynecologic procedures. *Obstet Gynecol.* 2009;113(5):1180–1189.

71. Condon RE et al. Preoperative prophylactic cephalothin fails to control septic complications of colorectal operations: results of controlled clinical trial. A Veterans Administration cooperative study. *Am J Surg.* 1979;137(1):68–74.

72. Dajee H et al. Profound hypotension from rapid vancomycin administration during cardiac operation. *J Thorac Cardiovasc Surg.* 1984;87(1):145–146.

73. Gorecki WJ, Grochowski JA. Are antibiotics necessary in nonperforated appendicitis in children? A double blind randomized controlled trial. *Med Sci Monit.* 2001;7(2):289–292.

74. Andersen BR et al. Antibiotics versus placebo for prevention of postoperative infection after appendectomy. *Cochrane Database Syst Rev.* 2001(3):CD001439.

75. Liberman MA et al. Single-dose cefotetan or cefoxitin versus multiple-dose cefoxitin as prophylaxis in patients undergoing appendectomy for acute nonperforated appendicitis. *J Am Coll Surg.* 1995;180(1):77–80.

76. Loo VG et al. A predominantly clonal multi-institutional outbreak of Clostridium difficile-associated diarrhea with high morbidity and mortality. *N Engl J Med.* 2005;353(23):2442–2449.

77. Guillemot D et al. Low dosage and long treatment duration of beta-lactam: risk factors for carriage of penicillin-resistant Streptococcus pneumoniae. *JAMA.* 1998;279(5):365–370.

78. Gagliardi AR et al. Factors influencing antibiotic prophylaxis for surgical site infection prevention in general surgery: a review of the literature. *Can J Surg.* 2009;52(6):481–489.

79. Bratzler DW, Hunt DR. The surgical infection prevention and surgical care improvement projects: national initiatives to improve outcomes for patients having surgery. *Clin Infect Dis.* 2006;43(3):322–330.

80. Webb AL et al. Reducing surgical site infections through a multidisciplinary computerized process for preoperative prophylactic antibiotic administration. *Am J Surg.* 2006;192(5):663–668.

81. Frighetto L et al. Economic impact of standardized orders for antimicrobial prophylaxis program. *Ann Pharmacother.* 2000;34(2):154–160.

82. Brandt C et al. Reduction of surgical site infection rates associated with active surveillance. *Infect Control Hosp Epidemiol.* 2006;27(12):1347–1351.

第 64 章　免疫接种

Molly G. Minze and Katherine Dillinger Ellis

核心原则	章节案例

疫苗一般原则

① 不良反应：免疫不良反应在一定程度上与所使用疫苗制剂的种类相关。减毒活疫苗的不良反应与疾病症状相像，但没有那么严重，常在疫苗接种后的7~10日发生。灭活（杀死全部病毒）疫苗的不良反应包括接种疫苗后24小时内接种部位的疼痛。疫苗接种的不良反应明显要比疾病本身轻微得多。

案例64-1（问题1）

② 免疫计划：按推荐的免疫计划表来优化免疫应答，规范免疫流程和提高免疫效率。18岁以前及成人的免疫计划表每年都要接受检查和更新。

案例64-2（问题1）

③ 追赶免疫计划：为了在系列免疫中追赶接种，没有必要从计划中的首剂重新开始。延迟接种随后剂量并不影响疫苗的最终免疫效果。

案例64-3（问题1）

灭活疫苗

① 乙型肝炎：乙型肝炎疫苗对于病毒接触前和接触后的预防都是有效的。为防止疾病从乙肝阳性的母体垂直传播到婴儿，推荐在分娩12小时以内给予疫苗和乙肝免疫球蛋白。

案例64-4（问题1）

② 乙型肝炎：青壮年的乙肝感染率最高。推荐参与高风险行为以及与乙肝患者密切接触的成人接种乙肝疫苗。

案例64-4（问题2）

③ 甲型肝炎：针对幼儿进行甲型肝炎免疫，防止向青少年和成人传播。

案例64-5（问题1）

④ 白喉、破伤风和百日咳：对百日咳的免疫力减弱已导致美国百日咳疾病的暴发。青少年和成人，尤其是与婴儿亲密接触的人，应该接种单一剂量的百日咳加强疫苗。

案例64-6（问题1）

⑤ 乙型流感嗜血杆菌：对乙型流感嗜血杆菌推荐依据年龄段进行免疫接种。婴儿的年龄越大，引发免疫应答所需剂量越少。具有潜在基础疾病有易感风险的儿童和成人应该接种单剂量疫苗。

案例64-7（问题1）

⑥ 脊髓灰质炎：在美国，相比于口服减毒疫苗，更推荐使用灭活脊髓灰质炎疫苗来进行疫苗接种，因为灭活疫苗能够降低与疫苗相关的麻痹性脊髓灰质炎的发生概率。

案例64-8（问题1）

⑦ 脊髓灰质炎：除了计划去疾病流行地区的成人之外，不推荐在成人常规使用灭活的脊髓灰质炎疫苗来预防脊髓灰质炎。口服的脊髓灰质炎疫苗仅在特殊情况下考虑使用。

案例64-9（问题1）

⑧ 脑膜炎球菌：疫苗接种推荐用于奈瑟氏菌脑膜炎高感染率的人群，包括到疾病流行地区旅行的人、具有特定免疫缺陷病的患者、功能上或是解剖上无脾患者以及与脑膜炎球菌密切接触的实验室工作人员和大学生。

案例64-10（问题1）

⑨ 人乳头瘤病毒：这种3种效价系列的疫苗推荐青春期女性接种，用于预防宫颈与生殖器癌症、湿疣和复发性呼吸道乳头状瘤。同时也推荐男性接种以预防生殖器疣。

案例64-11（问题1）

⑩	肺炎球菌:链球菌肺炎主要影响儿童和老年人。联合疫苗可在小于 6 岁的儿童中防御 80% 的 PCV7 和 90% 的 PCV13 致病传染菌株。	案例 64-12(问题 1)
⑪	肺炎球菌:在两岁以下的儿童中,这种多糖疫苗并不引发免疫应答,但能阻止常引起成人疾病的 23 种肺炎链球菌菌株。	案例 64-12(问题 2)
⑫	流行性感冒:该疫苗接种适用于任何年龄大于 6 个月且没有禁忌证的人群。灭活疫苗通过肌内或皮内注射进行给药,而减毒活疫苗通过鼻腔喷雾剂进行给药。	案例 64-13(问题 1)

减毒活疫苗

①	轮状病毒:接种轮状病毒疫苗的婴幼儿可通过粪便排出病毒,适当的预防措施可使免疫功能不全的接触者的感染风险降低。	案例 64-14(问题 1)
②	麻疹、腮腺炎、风疹(measles,mumps,rubella,MMR):由于误以为自闭症与麻风腮疫苗有关,父母往往会担心孩子接种 MMR。药师必须提供咨询消除父母的这种担心并确保小儿接种疫苗以预防麻疹。	案例 64-15(问题 1)
③	水痘:推荐未接种或没有接种第 2 剂疫苗的人接触水痘病毒后 5 日以内接种。	案例 64-16(问题 1)
④	水痘:推荐大于 60 岁的成人接种带状疱疹疫苗,以预防先前获得的野生型带状疱疹感染的再次活化。但不推荐曾接种过水痘疱疹疫苗的人接种。	案例 64-16(问题 2)

免疫实践

①	疫苗接种:肌注接种是使用 2.54cm 的针以 90° 插入肌肉。皮下接种是捏住皮下组织,以 45° 插入皮下,以防止注射到肌肉内。同一部位多次给予注射时,每个注射点间应间隔 2.54cm。	案例 64-17(问题 1)
②	宣传和建立服务:药师作为免疫倡导者在积极提高免疫接种率中具有重要作用。药师免疫接种培训在美国各地普遍存在,但是给患者免疫接种时,药师必须依照其所在州制定的药学实践法案的指南和原则操作。	案例 64-18(问题 1)

利用免疫接种来控制常见传染病是一项重要的公共健康成就。目前,儿童、青少年和成人可通过常规接种来预防 17 种传染疾病的疫苗[1]。免疫率在美国居于高位并保持稳定,超过 80% 的 3 岁以下儿童接种了所有推荐的疫苗[2]。因此,疫苗可预防的疾病的发生率较低。成人预防流感和肺炎球菌的疫苗接种率为 20%~43%,年龄大于 65 岁的人群覆盖更高[3]。然而,尽管参与接种的整体覆盖率很高,但因贫穷或种族歧视等,疫苗接种覆盖不全的问题依然存在[2]。显然,对于卫生专业技术人员来讲,还有施加影响去改进的空间和机会。

及时接种疫苗是预防疾病重新复苏的关键[4]。由于接种疫苗使疾病的发生率持续下降,患者对可预防疾病的意义和严重程度的警惕性越来越低[5-8]。加之父母对疫苗安全性的担心,可能会损害疫苗接种已取得的成就[7]。医护人员在消除误解和教育父母上起着至关重要的作用,其他卫生专业技术人员也应阐明正确和完整的免疫接种的重要性[7]。与患者的每一次接触都是促进免疫接种的机会,应询问每名患者的用药史(包括免疫接种状况),以发现任何不足之处[8]。

疫苗原则

一般原则

疫苗接种预防的原理是,引入少量病原体到体内以产生保护性的免疫记忆(主动免疫),如果病原体之后再次入侵机体,机体将产生更强大的免疫应答以消灭病原体而不引发疾病[9]。理想的疫苗是病原体的无毒力形式,并且一旦进入体内就能在体内引起强烈的免疫应答[10]。

目前的疫苗类型包括减毒活疫苗、灭活病原体、病原体亚细胞/亚单位和基于 DNA 的疫苗[10](常见疫苗和它们的制剂类型清单见表 64-1)。减毒活疫苗含有弱化或失活形式的病原体,这会导致其在宿主体内的复制,并最终通过 B 细胞和 T 细胞在体内产生抗体介导免疫应答[10,11]。减毒活疫苗接种时会产生温和、通常无症状的感染,单次免疫即可具有长效作用[12,13]。

灭活病原体和亚细胞/亚单位疫苗在宿主体内不能复制,也不能恢复致病性,但经常需要佐剂或多个剂量以增加

表 64-1

疫苗概述

	疫苗	推荐的方案	注释
白喉、破伤风、百日咳(灭活;肌内注射)	DTaP、DT Tdap Td	2、4、6、15~18 个月;4~6 岁加强针 11~12 岁 每十年	最小年龄 6 周;如果距第 3 剂至少有 6 个月,第 4 剂可以在 12 月龄时接种 最低年龄 10 岁(Boostrix)和 11 岁(Adacel)
乙型流感嗜血杆菌(灭活;肌内注射)	Hib	2、4、6、12~15 个月	最小年龄 6 周;如果在 2 和 4 月龄接种了 PRP-OMP,则第 6 个月无需接种;Hiberix 只能用于最后一剂(12 月龄~4 岁)
乙型肝炎(灭活;肌内注射)	HepB	出生,1~2 个月,6~15 个月	任何剂量的单价疫苗需在 6 周前给药;如果母亲是 HBsAG+,应在出生 12 小时内给予;最后一次给药不应在 6 月龄前
甲型肝炎(灭活;肌内注射)	HepA	两剂相隔 6 个月 第 1 剂在 23 月龄	最小年龄 12 月龄
人乳头瘤病毒疫苗(灭活;肌内注射)	HPV2 HPV9	3 剂 9~26 岁 第 2 剂在第 1 剂 1~2 个月之后,第 3 剂在第 1 剂 6 个月之后	女性接种应在首次性生活前 男性可接种以减少生殖器湿疣的可能性
流感疫苗(IIV = 灭活;肌内注射)(LAIV4 = 减毒活;鼻内)	IIV、LAIV4	每年 第 1 年两剂相隔 4 周	IIV 最小年龄 6 月龄 LAIV4 最小年龄 2 岁 2~8 岁患者第 1 年接种需要两剂
麻疹、腮腺炎、风疹(减毒活;皮下注射)	MMR	12~15 个月;4~6 岁重复给予	最小年龄 12 月龄;第 2 剂可以在 4 岁给予,距第 1 剂应长达 4 周
脑膜炎球菌(MCV = 灭活;肌内注射)(MPSV = 皮下注射)	MCV4 MPSV4	两剂相隔 8 周,2~10 岁 1 剂 11~55 岁或 56 岁以上	最小年龄 2 岁 有免疫缺陷的患者给予两剂 高风险患者给予 1 剂
肺炎球菌病(灭活多糖;通常肌内注射,但皮下也可接受)	PCV13 PPSV23	2、4、6、12~15 个月;1 剂 PCV 13 1 剂≥65 岁 2 剂,首剂<65 岁	PCV 最小年龄 6 周;PPSV 最小年龄 2 岁;接种 PCV13 应在 PPSV23 之前 接种 PPSV 第 2 剂应在首剂 5 年后
脊髓灰质炎(灭活;通常肌内注射,但皮下注射也可接受)	IPV	2、4、6~18 个月	IPV 最小年龄 6 周 如果在 4 岁之前给予 4 剂以上,在 4~6 岁重复加强针 最后一剂应该在 4 岁之后,至少在上一剂的 6 个月以后
轮状病毒(减毒活;口服)	RV1 RV5	2、4 个月 2、4、6 个月	首剂:最小年龄 6 周,最大年龄 14 周 6 日 最后一剂:最大年龄 8 月龄 Rotarix(RV1):6 个月剂量没有指征
水痘(减毒活;皮下注射)	VZV	12~15 个月;4~6 岁重复给药	最小年龄 12 月龄;第 2 剂可以在 4 岁给予,距第 1 剂给药应有 3 个月间隔
带状疱疹(减毒活;皮下注射)	ZV	50 岁(通常>60)	1 剂

HBsAG+,乙型肝炎表面抗原阳性;PRP-OMP,Pedvax HIB 或 Comvax(乙肝型流感嗜血杆菌)。

来源:National Center for Immunization and Respiratory Diseases. General recommendations on immunizations—recommendations of the Advisory Committee on Immunization Practices(ACIP). *MMWR Recomm Rep*. 2011;60:1;Strikas RA;Advisory Committee on Immunization Practices(ACIP); ACIP Child/Adolescent Immunization Work Group. Advisory Committee on Immunization Practices recommended immunization schedules for persons aged 0 through 18 years—United States,2015. *MMWR Morb Mortality Wkly Rep*. 2015;64;93-94;Kim DK et al;Advisory Committee on Immunization Practices(ACIP),ACIP Adult Immunization Work Group. Advisory Committee on Immunization Practices Recommended Immunization Schedule for Adults aged 19 years or older—Unites States,2015. *MMWR Morb Mortality Wkly Rep*. 2015;64;91-92;Kim et al;Advisory Committee on Immunization Practices(ACIP). Advisory Committee on Immunization Practices recommended immunization schedule for adults aged 19 years or older: United States,2015. *Ann Intern Med*. 2015;162(3);214-223.

免疫应答的持续时间[9,10]。由于整个病原体疫苗被灭活（杀死），其有效性可能通过循环抗体、母体抗体（在婴儿）或伴随感染而被削弱。类毒素是一种特定类型的灭活疫苗，通过与甲醛混合而对生物毒素（如白喉和破伤风）进行修饰而形成。

亚单位疫苗包含一种蛋白质或多糖抗原，引起的反应比全抗原疫苗的小，因而免疫应答较弱，与灭活疫苗类似，需要多次免疫[9]。共价结合的亚单位疫苗，由多糖-蛋白质-结合物组成，其中由多糖组分活化 B 细胞，蛋白质组分作为抗原性毒素活化 T 细胞而诱导更强的免疫应答。可及的重组疫苗包括乙型肝炎、人乳头瘤病毒（HPV）、重组流感及活伤寒疫苗[14]。

不良反应

案例 64-1

问题 1：H. P 是一个 38 岁的女性，担心接种流感疫苗的不良反应，可为 H. P 提供什么相关的不良反应信息？

灭活疫苗的不良反应包括接种后 48～72 小时注射部位疼痛和发热[15-17]。与此相反，减毒活疫苗的不良反应常发生在免疫后 7～10 日，即病毒完成复制且免疫系统已经响应之后。减毒活疫苗的不良反应与疾病的症状类似。接受麻疹、腮腺炎、风疹（measles，mumps，rubella，MMR）免疫接种的 5%患者发生短暂皮疹，不足 5%患者接种水痘疫苗发生轻度水痘样疹（5 个病变的中位数）。晕厥，通常发生在免疫接种 30 分钟内，据报道，70%的晕厥在接种后 15 分钟内发生，更常发生于女性和青少年。

虽然疫苗的过敏反应罕见，但过敏性反应可能由疫苗本身或疫苗中微量成分（如防腐剂或抗生素）引起的[18]。鸡蛋过敏的患者可以接受小鸡胚胎成纤维细胞组织培养生产的疫苗（如 MMR），因为对鸡蛋过敏的个体接种这些疫苗发生严重反应的风险非常低[19-21]。MMR 应用于有明胶过敏史的个体时应当非常谨慎，因为 MMR 疫苗使用明胶作为稳定剂。口服脊髓灰质炎病毒疫苗、灭活脊髓灰质炎疫苗和 MMR 中含有微量链霉素、杆菌肽、新霉素，因此，有这些抗生素过敏史的个体不应该接种这些疫苗[22]。

接种疫苗总体来讲是安全的，尤其是与这些疫苗所预防的疾病的风险相比，并且免疫接种的安全性被持续监测[22-24]。为响应对疫苗安全性的关注，国家疫苗伤害赔偿法案要求对疫苗可能的不良反应证据进行持续审查，并为某些疫苗建立了无过错损害赔偿程序。

禁忌证

对免疫禁忌证和预防措施的错误概念往往会导致错失免疫接种时机[1,25]。急性、严重的发热疾病、对疫苗或疫苗成分有过敏反应史、对免疫接种有严重的反应史，这些都是明确的免疫接种禁忌。然而对于患有小病（如上呼吸道感染、中耳炎、腹泻）的患者，即使存在低烧，也不应该推迟免疫接种。有癫痫家族史、过敏和婴儿猝死综合征不是免疫接种的绝对禁忌证。对疫苗或疫苗成分有过敏史的患者应

该暂停接种疫苗直到患者进行脱敏。虽然乙肝系列疫苗应该在 1 月龄时开始接种，但是早产儿应该依据其实际年龄接种所有的常规疫苗。

既往对疫苗成分发生过敏反应、免疫抑制（如免疫抑制治疗或免疫缺陷）、脑病、近期注射血液制品和妊娠（虽然对妊娠的风险主要是理论上的）是使用减毒活病毒或活细菌疫苗的禁忌。合并血液制品（如免疫球蛋白、浓缩红细胞和血小板输注）会削弱对活疫苗的免疫应答，因为这些产品包含的抗体，会阻止接种者的免疫系统对疫苗产生足够的免疫应答[1]。免疫应答的减弱随输注血液制品的类型和用量而变化，如果最近输注合并血液制品，免疫接种可能需要被推迟长达 12 个月[1]。如果对免疫应答有任何疑问，可以通过评价抗体滴度来判断患者是否需要被再次免疫。

指导方针

免疫接种计划

案例 64-2

问题 1：K. C. ，2 月龄的女婴，被带到诊所进行预定的健康婴儿访视。K. C. 的母亲咨询有关女儿免疫接种的问题。目前对小儿患者免疫接种建议是什么？应什么时候给 K. C. 接种疫苗？

免疫的目的是预防特定传染性疾病及其后遗症。为了达到最大的效果，疫苗必须在易感人群接触病原体之前接种。特定个体免疫接种的年龄取决于若干因素（例如，特定年龄的疾病风险、并发症的风险、是否存在母源抗体胎盘转移、免疫系统成熟度）。通常在儿童能够产生适当抗体反应的最小年龄进行免疫接种。

在美国，推荐的儿童和青少年免疫计划表每年由免疫实践咨询委员会（Advisory Committee on Immunization Practice，ACIP）和美国儿科学会（American Academy of Pediatrics，AAP）修订，并得到美国家庭医师学会（American Academy of Family Physicians，AAFP）及美国妇产科医师学会（American College of Obstetricians and Gynecologists，ACOG）的支持，发表在 *Morbidity and Mortality Weekly Report* 杂志[26,27]，并可以在线访问（http://www.cdc.gov/schedules）。部分疫苗接种时间表见表 64-1，读者也可参考网上出版的免疫计划表，可以看到更完整的最新推荐。各州对进入公立学校和日托中心的最低免疫要求不同，各个州的卫生部门需要参照这些准则。免疫实践咨询委员会每年修订成人免疫计划表，得到美国医师学会（ACP）、美国家庭医师学会（AAFP）及美国护理助产士学会（ACNM）的支持，发表在 *Annals of Internal Medicine* 和 *Morbidity and Mortality Weekly Report* 杂志上[28-30]（可在线访问 http://www.cdc.gov/schedules）。儿童和成人各自的计划表应每年修订，政策及程序修订确保符合规定。

回顾儿童免疫计划表，2 月龄推荐的疫苗包括白喉、破伤风和百日咳（diphtheria，tetanus and acellular pertussis，

DTaP)、灭活脊髓灰质炎(inactivated polio，IPV)、乙型流感嗜血杆菌(*Haemophilus influenzae* type b，Hib)、结合肺炎球菌疫苗(pneumococcal vaccine，PCV 13)和轮状病毒疫苗。如果出生时已接种乙肝疫苗则应该再接种第2剂。如果K.C 出生时没有接种乙肝疫苗，今日给予首剂，1~2个月后第2剂，在6个月再给第3剂(见案例64-4)。

案例64-3

问题1：K.C. 的母亲还提到，她自己接受了两剂HPV疫苗。她的医生让她在12月时接受第3剂，而现在是3月。K.C. 的母亲需要重新开始接种HPV疫苗系列吗？

免疫接种计划可以为满足个别需要而调整，并可以在1年中的任何时间开始。不应该在短于推荐的时间间隔内接种疫苗，以便在随后的剂量给药之前产生最大的免疫应答。对于免疫接种开始晚或是晚于计划表超过1个月的儿童和青少年，有一种"追赶"计划，即推荐他们采用不同疫苗所能实施的最短接种时间间隔进行接种[1,26,27]。对于推迟接种的成人没有必要重新启动疫苗接种。推荐的计划表被中断或延迟不干扰最终免疫力的获得。

替代的免疫接种推荐适用于免疫功能改变的患者，以确保相关疾病疫苗的保护作用，避免疫苗本身带来的不良反应或获得性疾病，特别是减毒活疫苗[1,27,30,31]。K.C. 的母亲应尽快接受HPV疫苗的第3剂，但并不需要重新启动整个系列。

灭活疫苗

乙型肝炎

案例64-4

问题1：A.G. 是一个婴儿(重2.1kg)，她母亲乙肝表面抗原(HBsAg)状态未知。应该如何对A.G. 进行免疫接种？

乙型肝炎病毒(hepatitis B virus，HBV)可通过接触已被感染的血液(如血制品或医疗仪器、未消毒的静脉吸毒或文身针)、体液(如性交)及HBsAg阳性母亲垂直传播感染。防止乙肝孕妇将病毒传染给婴儿是必要的，因为急性疾病可进展为慢性携带状态，从而导致慢性肝病和原发性肝癌。儿童在5岁之前感染HBV，发展为慢性感染的危险特别高[32]。所有孕妇应进行HBsAg测试，乙肝表面抗原阳性母亲的婴儿在出生12小时内应该接种首剂疫苗并联合乙肝免疫球蛋白(Hepatitis B immunoglobulin，HBIG)以防止垂直传播[33]。对母亲为HBsAg阳性的婴儿，联合使用乙肝免疫球蛋白加上HBV疫苗预防急性和慢性感染的有效率为99%[33]。如果母亲的HBsAg状态未知，无论其出生体重多少，婴儿也应该在出生后12小时内接种。对于体重低于2 000g的婴儿，HBIG需要在出生后12小时内接种。母亲的HBsAg状态需要尽快确定，如果母亲确定为HBsAg阳

性、体重高于2 000g的婴儿应尽快接种HBIG，不应超过出生后7日[33]。母亲为HBsAg阴性、体重高于2 000g的婴儿应在出生后24小时内开始免疫接种。其他母亲为HBsAg阴性的婴儿需要在出院前开始免疫接种。在所有的情况下，后续的疫苗剂量应在1~2月龄给予，并在6月龄时再次接种。一旦发现未接受免疫接种的儿童，均应尽快为他们接种HBV疫苗[33]。

AG 应该出生后12小时内接种乙肝疫苗，并确认她母亲的情况。如果她的母亲为HBsAg阳性，还应在出生7日内接种HBIG。A.G. 可根据儿童免疫计划表接种后续乙肝疫苗。有两种乙肝疫苗目前在美国使用。Recombivax-HB和Engerix-B是酵母重组疫苗，推荐接种3剂[33,34]。任何一种制剂都可以使用，使用不同疫苗接种获得的系列免疫应答与完整系列单种疫苗是不相上下[1,35]。

案例64-4,问题2：A.G. 的母亲一直未接受乙型肝炎的免疫接种，她是否应该开始接种乙肝系列疫苗呢？

尽管在美国儿童普遍免疫接种后，乙型肝炎感染下降，但有超过100万成人患慢性乙肝。在美国，急性乙型肝炎最常发生在25~45岁成人，其中大部分发生在高风险人群，包括多个性伴侣、肛交和注射吸毒[34]。与感染乙肝的患者密切接触的人也具有感染的风险，包括医护人员[34]。婴儿期未接种的儿童和青少年应该肌内注射3剂系列免疫疫苗。同样，推荐19~59岁2型糖尿病患者接种3剂系列免疫疫苗[36]。其他有风险应该接种乙型肝炎疫苗的成人群体包括：非长期一夫一妻关系的性活跃人群、性传播感染的治疗人群或男男性行为者、终末期肾病的患者、HIV患者、接受血液透析、或有慢性肝病、家庭接触和性伴侣为乙型肝炎表面抗原阳性者、发育性残疾人机构的工作人员、到乙型肝炎高发地区的国际旅行者，以及性病治疗机构成员、艾滋病毒检测和治疗工作人员或照顾有乙型肝炎风险患者的成人[28-30,34]。接种之后的抗体筛查仅推荐用于高危人群，这些人的后续临床管理可能依赖于对免疫状态的认知(如医护人员)。可以获得此类情况下血清学检测以及再次接种和接种后预防的推荐意见[34]。在透析治疗和其他免疫缺陷患者中，如果患者抗-HBs水平在第3剂的2个月后低于10MIU/ml，可能需要第4剂[34]。

A.G. 的母亲应该接种3剂系列乙肝疫苗。单价疫苗优选用于初始接种；然而联合疫苗也可以使用[1,35](见表64-2)。联合疫苗不应用于年龄小于6周的婴儿；因此，只有单一的抗原可用于出生接种[33]。

甲型肝炎

案例64-5

问题1：一位母亲和她2岁的女儿拜访儿科医生，进行健康儿童访视。她的儿科医生鼓励她让她的孩子接种甲型肝炎疫苗。乙型肝炎与甲型肝炎之间的区别是什么，以及应该给予什么样的免疫接种建议？

甲型肝炎病毒感染可呈现为急性或慢性疾病,但在婴幼儿和小儿经常是无症状的。然而年龄较大的儿童和成人感染典型的症状有发热、不适、厌食、恶心、上腹不适和黄疸[37]。临床疾病通常持续 1~2 个月,但可能复发并可以持续长达 6 个月。大约三分之一的甲肝病例发生在 15 岁以下的儿童[38]。在所有报告病例中,最常见的感染源是家庭或性接触,其次是日托所或工作场所、国际旅行、食物或水源性暴发。无症状的儿童,尤其是对家人或其他密切接触者来讲,可作为传染源[38]。

针对幼儿和儿童的疫苗接种计划非常重要,因为儿童往往无症状并且病毒会在不知不觉中传染给青少年和成人。除此之外,数据表明当儿童广泛接种疫苗后,出现了"羊群效应"(即庞大的人口免疫接种计划间接保护了没有接受防疫接种的人,因为接触感染个体的风险被减小)[39]。一个专门针对流行地区的幼儿接种计划使得甲型肝炎的流行率不仅仅在 2~4 岁的疫苗接种者,而是在所有年龄段减少 90% 以上[39]。

目前有两种甲型肝炎疫苗上市销售,Havrix 和 Vaqta 均有成人和儿童制剂。该疫苗的儿童制剂适用于年龄超过 12 月龄的婴儿,含有成人制剂的一半抗原[37]。接种包括两剂,第 2 剂应在初始接种 6~18 个月后给予,具体接种方案取决于疫苗制剂(见表 64-1)。接种两剂的甲型肝炎疫苗需要至少与生活在针对年龄较大的儿童疫苗接种计划或感染风险增加的地区未接种疫苗的人员分隔 6 个月[27]。推荐接种甲肝疫苗的成人包括:有高风险行为的成人,与甲型肝炎病毒感染的灵长类动物接触或甲型肝炎研究实验室工作的个体,慢性肝病患者或需要使用凝血因子浓缩物的个人,以及前往甲肝疾病流行地区的个人[28-30,37]。针对年龄超过 18 岁的个体推荐 3 剂甲肝和乙肝疫苗的联合疫苗(见表 64-2)。

表 64-2

联合疫苗

联合疫苗[a]	抗原[b]	适用年龄	方案
Kinrix	DTaP-IPV	4~6 岁	仅用于 IPV 系列免疫第 4 剂和 DTaP 第 5 剂
Quadracel	DTaP-IPV	4~6 岁	用于 IPV 系列免疫第 4 剂或第 5 剂,DTaP 第 5 剂
Pediarix[c]	DTaP-HepB-IPV	6 周~6 岁	2、4、6 个月
Pentacel	DTaP-IPV-Hib	6 周~4 岁	2、4、6、15~18 个月 推荐在 4~6 岁给予一次额外单价 IPV 接种(总共 5 剂)
ProQuad[d]	MMR-V	12 月龄~12 岁	12~15 个月,4~6 岁
Twinrix	HepA-HepB	18 岁+	0、1、6 个月

[a] 疫苗的可交换性:如果组合和单一抗原疫苗用于完成免疫接种系列,优选使用同一制造商的产品。不同制造商之间的疫苗抗原的免疫原性是未知的。

[b] 额外的抗原:应避免由于使用联合疫苗而产生额外抗原。应提供可用性单价疫苗,以避免产生额外抗原和增加不良反应的风险,特别是对具有反应原性的灭活疫苗(如 DTaP 疫苗)。

[c] 乙型肝炎:不推荐新生婴儿(<6 周)使用乙型肝炎联合疫苗。

[d] ProQuad:在年龄 12~47 月龄使用时,MMRV 可能与高热惊厥的风险增加相关。这段时间优选接种 MMR。DTaP,白喉、破伤风和百日咳;HepA,甲型肝炎;HepB,乙型肝炎;Hib,乙型嗜血杆菌;IPV,脊髓灰质炎灭活疫苗;MMR,麻疹、腮腺炎和风疹疫苗;V,水痘疫苗。

来源:National Center for Immunization and Respiratory Diseases. General recommendations on immunizations—recommendations of the Advisory Committee on Immunization Practices(ACIP). *MMWR Recomm Rep.* 2011;60;1;CDC. Combination vaccines for childhood immunization:recommendations of the Advisory Committee on Immunization Practices(ACIP), the American Academy of Pediatrics(AAP), and the American Academy of Family Practice(AAFP). *Pediatrics.* 1999;103;1064;Marin M et al. Use of combination measles,mumps,rubella and varicella vaccine:recommendations of the Advisory Committee on Immunization Practices(ACIP). *MMWR Recomm Rep.* 2010;59(RR-3):1.

白喉/破伤风/百日咳疫苗

案例 64-6

问题 1:N. R. 是一名在医院照顾儿童的护士。她就是否需要接受"百日咳加强针"而感到迷茫。她指出,她在童年时期接种了推荐的 DTaP 免疫计划并且她的最后一次破伤风接种是在 3 年前。请问 N. R. 是否应该接受百日咳加强针(Tdap)?

百日咳,是一种由百日咳杆菌(*Bordetella pertussis*)导致的感染性疾病,以阵发性咳嗽(类似哮喘、高亢的吸气声音)、呕吐并伴有淋巴细胞增多为特征。它是一种具有高度传染性的疾病,在未接受免疫接种的家庭中可以累及 90% 婴儿和幼儿,有严重的后遗症,尤其是在小婴儿中。估计 0.3%~14% 的患者有百日咳脑病,0.6%~2% 的患者有永久性神经损害,约 0.1%~4% 的患者死亡[40]。随着脱细胞百日咳疫苗(acellular pertussis vaccine,aP)的推广,这种严重的儿童感染已经得到缓解。这一疫苗通常是联合白喉(diphtheria,D)和破伤风(tetanus,T)的联合疫苗(DTaP)。推荐在出生后 2、4、6 和 15~18 个月行 4 剂 DTaP 接种方案,随后在入学或 4~6 岁给予加强针[27,41]。该 DTaP 疫苗针对百日咳的保护功效在基础免疫后(3 剂)超过 80%[38]。完成最后一次强化(年龄 4~6 岁)后,保护提高到 90%,随后在接下来的 12 年逐渐降低,在此之后的保护作用几乎为零[42,43]。

历史上的 DTaP 疫苗包含全细胞百日咳抗原。然而,考虑到它的不良反应,目前的产品为无细胞百日咳抗原(见表 64-1)。然而,尽管不良反应较少,对于接受 DTaP 免疫治疗 7 日内出现任何过敏反应或脑病且这些症状不能归咎于其他原因的人,禁忌使用 DTaP[41]。此外,对于给药(百日咳疫苗)48 小时内,体温为 40.6℃(非其他原因引起)或持续性严重哭泣超过 3 个小时的婴儿,应慎重考虑是否给予后面的剂次[41]。对于任何发生虚脱或低渗-低反应性状况的儿童,DTaP 疫苗的百日咳成分应被消除(如继续用 DT 接种)。如果出现了不断进展的神经系统紊乱,百日咳的免疫计划应该推迟,直到神经系统的问题已经得到了充分的评估。之前存在的、稳定的神经系统疾病(如良好控制的癫痫发作)不属于禁忌证,因为百日咳免疫接种的利大于弊。家族性癫痫或其他中枢神经系统(病症对于疫苗接种来说也不是禁忌证[42]。

两种 DTaP 疫苗(Infanrix 和 Daptacel)被批准用于初次接种疫苗系列。联合疫苗也可以使用,然而它们用于初次疫苗接种具有产品依赖性(见表 64-2)[35]。如果可能的话,五剂应使用相同的 DTaP 产品,因为中途调换不同 DTaP 疫苗引起的免疫力、安全性和功效改变是未知的[1,27]。然而,如果已接种疫苗产品信息未知或无法获得,可使用任何经许可的 DTaP 疫苗完成接下来的疫苗接种[1,27]。

尽管有效疫苗的可获得性好和疫苗覆盖率高,但美国百日咳的控制仍然很差[44]。青少年和成人免疫力下降被认为是造成这个问题的原因。咳嗽持续 2 周以上的成年患者约 12% 患有百日咳[45]。虽然百日咳在成人和青少年中是温和的,但他们作为病源会传染给未受保护的婴儿。因此推荐对青少年和成人使用破伤风和白喉类毒素和脱细胞百日咳疫苗(Tdap)进行强化免疫[1,27,44](注意与初级疫苗的 DaP 相比,其命名为 dap)。对于 11～18 岁的青少年、19～64 岁的成人、妊娠期间的孕妇及可能与小于 12 月龄婴儿接触的 65 岁以上的老人,推荐常规使用单剂百日咳加强针(Tdap)[27-30,44,46]。接种百日咳加强针(Tdap)无需考虑接种破伤风加强针(tetanus booster,Td)的时间。两个 Tdap 疫苗制剂(BOOSTRIX 和 ADACEL)获得美国食品药品管理局(FDA)批准用作 11～18 岁儿童的加强针[44]。推荐未接种或疫苗接种不足的个体使用 DTaP/Tdap 进行追赶免疫接种[1,27-30]。N. R. 应接种 Tdap 疫苗,特别是因为她和儿童一起工作,并且自从她童年接种 DTaP 疫苗系列后没有接种过加强针。她可接受一剂,无需考虑曾经接种过破伤风加强针。

自 20 世纪 40 年代,在美国白喉和破伤风类毒素已被批准与百日咳疫苗一起作为联合疫苗接种。在美国,普及的儿童免疫接种使得白喉和破伤风成为罕见疾病。一旦发生,它主要发生于老年人群或接种疫苗不足的人中[47]。这两种严重疾病是由产毒素菌(产毒白喉棒状杆菌和破伤风梭菌)导致的,因此,该疫苗抗原针对的是它们生产的类毒素。成人的白喉类毒素疫苗制剂的浓度(命名为 d,与初次疫苗接种 D 相区别)相较儿童有所降低,这是由于成人经

反复接种后免疫反应增强以及对低剂量抗原应答增强[47]。DTaP 及白喉和破伤风类毒素(DT)适用于年龄未超过 7 岁的儿童初次接种,而破伤风和白喉类毒素(Td)适用于 7 岁以上儿童和成人。破伤风加强剂(Td)为每 10 年接种一次[47]。

乙型流感嗜血杆菌

在常规免疫接种计划中纳入有效的疫苗之前,乙型流感嗜血杆菌(*Haemophilus influenzae* type b,Hib)是引起细菌性脑膜炎的最常见病因,也是 5 岁以下儿童一系列严重的全身细菌性疾病的首要病因[48-50]。与乙型流感嗜血杆菌脑膜炎相关的死亡率约为 5%,幸存者中有神经后遗症的占 25%～35%[51,52]。会厌炎、蜂窝组织炎、化脓性关节炎、骨髓炎、心包炎、肺炎也常由流感嗜血杆菌引起。虽然流感嗜血杆菌与中耳炎和呼吸道感染相关,但乙型菌株只占这些感染的 5%～10%[53,54]。

问题 1:P. M. 是一名 12 月龄的孩子,并且一直没有接种乙型流感嗜血杆菌疫苗。他的父母希望他进入托管班,并在努力增强他的免疫力。那么他应接受多少剂的乙型流感嗜血杆菌疫苗?

乙型流感嗜血杆菌疫苗是一种多糖结合疫苗,它可使年龄小于 5 岁的儿童的乙型流感发生率降低 95%[54]。目前可用 3 种的乙型流感嗜血杆菌多糖联合疫苗如下:乙型流感嗜血杆菌脑膜炎球菌蛋白质联合疫苗或 PRP-OMP(Pedvax-HIB),乙型流感嗜血杆菌破伤风类毒素联合疫苗或 PRP-T(ActHIB 和 Hiberix)[56]。联合疫苗的免疫原性具有年龄依赖性(即年龄较大的儿童免疫反应更强)[51,55]。这 3 种联合疫苗均获准用于婴幼儿,婴幼儿被流感嗜血杆菌感染的风险最大;然而,其给药方案有所不同。HbCV 免疫需要一个初始免疫系列,随后在 12～15 个月给予加强剂。PRP-OMP 的初次免疫系列的给药方案是在 2 月和 4 月龄,而其他疫苗则是 2 月、4 月和 6 月龄接种[1,27,56]。理想的是,初次免疫系列应该给予相同的 HbCV;然而,数据表明在初始免疫和强化免疫时疫苗制品是可交换的[27,56]。如果 PRP-OMP 与另一 HbCV 合并使用,则应完成另一疫苗制品的免疫计划中所有应给予的剂次[56]。联合疫苗也可按照每种成分的适应证给药[27,56](见表 64-2)。

在未接受免疫接种的年龄较大的婴儿和儿童中,HbCV 疫苗需要的给药次数取决于他们当前的年龄。7～11 月龄儿童接种 HbCV 应该接受一个两剂的初始疫苗,包含 PRP-T,或 PRP-OMP,并在 12～18 月龄接种加强剂,与首剂至少间隔 2 个月[27,56]。12～15 月龄儿童应接受一个单剂初始疫苗,随后在 2 个月后给予加强剂。对年满 15 月龄而没有接种过 HbCV 疫苗的儿童,仅需要单剂接种[27,56]。对于年龄小于 5 岁的儿童或成人,不推荐常规接种 HbCV。然而,解剖或功能性无脾或镰状细胞病或即将接受选择性脾切除术的成年人,如果以前没有接种过 Hib,应该接种一个单剂 Hib 疫苗[24,26,51,52]。无论是否接种过 Hib,造血干细胞移植

(HSCT)的成人应该在移植后 6~12 个月接种 3 剂 Hib,间隔至少 4 周以上。不推荐人体免疫缺陷病毒感染的成人常规接种 Hib,因为他们感染乙型流感嗜血杆菌的风险较低。

脊髓灰质炎

脊髓灰质炎是一种感染性疾病,由具有高度传染性的肠道病毒引起的,可以发生在任何年龄,但主要发生在年龄小于 3 岁的儿童中(> 50%的案例)。3 种确定的血清型脊髓灰质炎病毒在人与人之间直接通过口-粪传播或间接通过感染者的唾液、粪便或受污染的水传播[57,58]。家庭传播后,90%的易感人群会被感染[57]。脊髓灰质炎病毒通过口腔进入,然后在咽喉和肠道增殖。一旦在肠道内增殖,脊髓灰质炎病毒可进入血液并侵入中枢神经系统,并可能导致瘫痪[57-59]。

对于脊髓灰质炎的免疫力可以通过自然感染脊髓灰质炎病毒获得;然而,感染一种血清型的脊髓灰质炎病毒不能保护个体免受其他两种血清型病毒的感染[57]。免疫力的获得也可以通过免疫接种来实现,开发预防麻痹性脊髓灰质炎的有效疫苗是 20 世纪以来医学上的重大突破之一。自从三价口服脊髓灰质炎疫苗(oral polio vaccine,OPV)和灭活脊髓灰质炎疫苗(inactivated polio vaccine,IPV)的出现,麻痹型脊髓灰质炎的发病率已大大减少[59]。

案例 64-8

问题 1: H. G. 是 2 月龄婴儿的母亲,当护士拿来脊髓灰质炎疫苗注射剂时她感到非常惊讶,她记得,她儿童时期接受的是口服疫苗。为什么 H. G. 的孩子接受与她不同形式的脊髓灰质炎疫苗?

从历史上看,口服减毒活脊髓灰质炎疫苗(OPV 或沙宾疫苗)是在美国的一个制剂。其优势包括成本低、便于给药并且是终身免疫[57]。此外,口服脊髓灰质炎疫苗提供了较高的胃肠道免疫力,从而防止带菌状态。减毒脊髓灰质炎疫苗口服后,病毒通过粪便脱落也是一种免疫和增强密切接触者固有免疫的有效途径[57,59]。尽管有这些好处,OPV 存在着与疫苗相关的麻痹型脊髓灰质炎(vaccine-associated paralytic polio,VAPP)的风险,尤其是免疫功能低下的患者首次给药后易发生,如 B 淋巴细胞疾病(如丙种球蛋白血症、低丙球蛋白血症)[58]。与 OPV 相比,肌注使用强化的 IPV(IPOL,POLIOVAX)不会发生 VAPP 或其他相关反应[58,60]。虽然 IPV 提供了与 OPV 类似的全身免疫,但它在胃肠道中获得的免疫较少[57,59]。尽管 OPV 疗效高,但它的 VAPP 风险使 IPV 成为儿童免疫接种的首选推荐[1,27,60]。

ACIP 和 AAP 指南推荐所有的儿童都应该在 2 月龄、4 月龄、6~18 月龄和 4~6 岁的时候接种四剂的 IPV。第 1 剂疫苗应在出生 6 周后接种[56]。四剂系列的最后一剂应在 4 岁后接种,并与前一剂至少间隔 6 个月[27,60]。含有 IPV 的联合疫苗已上市,可用于初始 IPV 四剂接种。然而,为了确保足够的免疫力,推荐在 4-6 岁时额外接种一次 IPV 强化剂疫苗,总共 5 剂[55](见表 64-2)。

案例 64-9

问题 1: L. G. 是一个 28 岁的研究生,计划到非洲大陆旅行,由于儿童时期没有接种过相关疫苗,所以她担心染上脊髓灰质炎。如果她即将前往一个脊髓灰质炎流行地区,那么对于她来说什么是最谨慎的免疫接种方案?

在美国,年龄 18 岁以上成人常规接种脊髓灰质炎病毒疫苗是没有必要的,因为美国居民与病毒接触的风险是很小的。但是,与脊髓灰质炎病毒密切接触(如前往一个脊髓灰质炎流行地区、与还未接受 OPV 的儿童密切接触、与分泌脊髓灰质炎野生型病毒的患者密切接触或从事处理脊髓灰质炎病毒标本的工作)的成人应该考虑接种疫苗[59,60]。应选择 IPV 疫苗,因为成人因 OPV 而患 VAPP 的概率比儿童高。理想的情况下,L. G. 应接受两剂 IPV,间隔 4~8 周,并在 6~12 个月后接受第 3 剂。如果暴露时间不足 8 周内,可予两剂 IPV,应至少间隔 4 周给药[59]。如果 L. G. 的旅行必须在短时间内(<4 周)进行,她应接种 1 剂 IPV 再根据方案在稍后的日期接种剩余剂量的 IPV[59]。即使 L. G. 小的时候已免疫,可考虑接种 1 剂 IPV 作为强化免疫[59]。

目前 OPV 只在特殊情况下推荐使用,例如接种疫苗来控制麻痹型脊髓灰质炎的暴发、未接种疫苗的婴儿到疾病流行区域旅行且时间不足 4 周,以及父母拒绝疫苗注射的儿童[59,60]。关心注射次数的父母,在前两剂用 IPV 获得系统保护后,第 3 次和第 4 次接种时可以考虑口服脊髓灰质炎疫苗[59]。对于那些免疫缺陷的患者、接受免疫抑制化疗或与已知或疑似上述情况的患者一起生活的人来说,IPV 是唯一可用的脊髓灰质炎病毒疫苗[59,60]。

脑膜炎球菌

案例 64-10

问题 1: J. C. 是一个 12 岁的女孩,来儿科作常规访视。在讨论中,发现她的表姐进入一所最近暴发脑膜炎球菌病的大学就读。那她是否应该接种脑膜炎球菌疫苗?

在肺炎链球菌和乙型流感嗜血杆菌联合疫苗明显减少脑膜炎的发生后,脑膜炎奈瑟菌已成为一个引起细菌性脑膜炎较为突出的原因。ACIP 推荐青少年常规接种该疫苗,11~12 岁接种首剂,16 岁接种加强针;同时大于 2 月龄的人群因其患脑膜炎球菌病的风险增加以及高危人群也应接种疫苗,以防止疾病的大面积暴发[61]。脑膜炎球菌病的高危人群,包括持续性补体缺乏、功能上或解剖上无脾的人群、到疾病暴发或流行地区的旅客或疾病大暴发期间的人群。2 月龄~55 岁未接种过疫苗且有持续性补体缺乏、功能性或解剖性无脾、有 HIV、第 1 年住校的大学生、到疾病流行地区旅行者、疾病暴发期间有风险的人或者经常接触脑膜炎双球菌的微生物学家需要接种该疫苗[61]。

可选用的脑膜炎球菌疫苗包括两种囊括血清型脑膜炎奈瑟球菌 A、C、Y 和 W-135 的不同的联合疫苗(MCV)。这两种可用的联合疫苗(Menactra 和 Menveo)均为 MCV4 联合疫苗,适用于 11~55 岁的人[61]。ACIP 推荐所有 11~12 周岁的人或没有接种史的高中新生以及未接种过的住宿大学新生接种这种疫苗。另外,如前所述,ACIP 推荐在 16 岁的时候给予加强针,对单剂接种免疫减弱的患者初始免疫应接种两剂次。

两种疫苗的不良反应(如发热、头痛、畏寒、全身乏力和关节痛)相似,且相对罕见;然而,美国疾病预防控制中心(Centers for Disease Control and Prevention,CDC)和 FDA 发布警告,接种 Menactra 联合疫苗的患者患吉兰-巴雷综合征的风险增加[62]。从 2005 年 6 月开始的 16 个月内,在 11~19 岁年龄组中出现 15 例报道,年龄超过 20 岁的人中有 2 例。所有患者均痊愈。尽管患吉兰-巴雷综合征风险略微增加,目前推荐的接种计划保持不变,但监测仍将继续。值得注意的是,使用 Menveo 疫苗并没有发生格林巴利综合征的报道;然而,监测仍在继续。此时,J. C. 应接种两种 MCV4 疫苗中的一个,并推荐在 16 岁的时候接种一个加强针。

人乳头瘤病毒

案例 64-11

问题 1:J. S. 是一个 12 岁,目前没有性生活的健康女孩。她的母亲和她想知道人乳头瘤病毒(Human papillomavirus,HPV)疫苗的背景信息,包括其作用以及对 J. S. 的疫苗推荐。

HPV 通常感染生殖道,主要通过性接触传播。HPV 感染与宫颈癌以及其他肛门-生殖器肿瘤(女性外阴和阴道癌、男性阴茎癌)、肛门-生殖器疣和复发性呼吸道乳头状瘤病相关,并且估计是美国最常见的性传播疾病[63-65]。HPV 对男女皆可累及,感染率相似,且通常无症状或临床症状不明显[63,66]。急性 HPV 感染通常 1 年内缓解,没有临床并发症;然而,10%~15% 的感染持续并造成宫颈浸润癌和其他肛门-生殖器癌症的风险[67]。虽然不是所有的 HPV 感染都导致宫颈癌,但几乎所有(99%)宫颈癌与先前的 HPV 感染相关[64,67]。大多数 HPV 相关疾病由 HPV 6 型、11 型、16 型和 18 型菌株引起,HPV 16 型和 18 型菌株感染约占 HPV 相关癌症的 64%[65] 和宫颈癌癌前病变的 50%[69,70]。相反,HPV 菌株 6 型和 11 型为 90% 的生殖疣和大多数复发性呼吸道乳头状瘤的病因[68,71]。感染 HPV 的一型菌株不能阻止感染其他菌株;因此,一个人的一生可反复感染[67],而以往有 HPV 感染的人也能受益于免疫接种。

有三种疫苗可用于预防 HPV 感染:一个四价疫苗制品(Gardasil)、一个九价疫苗制品(Gardasil 9)和一个二价疫苗制品(Cervarix)。四价疫苗制品可以有效对抗 HPV 菌株 6、11、16 和 18;九价疫苗制品可以增加对抗 HPV 菌株 31、33、45、52 和 58。这两个疫苗制品可以用于 9~26 岁的男性和女性[65]。二价疫苗制品仅对抗 HPV 菌株 16 和 18,只适用于年龄 10~25 岁的女性[71]。Gardasil 用于男性可预防生殖器疣和肛门癌[72]。

推荐 11~12 岁的女性常规接种任一 HPV 疫苗,可从 9 岁时开始接种[65]。在这个年龄接种疫苗旨在第一次性生活前完成免疫应答[63],15 岁前开始 0 和 6~12 个月两剂系列接种[65]。免疫预防 HPV 对减少持续的 HPV 感染有效率 90%,对预防 HPV 相关的疾病如生殖器疣或病变 100% 有效[68,71]。四价和九价疫苗制品推荐用于 13~26 岁的女性及 13~21 岁的男性,亦可用于 22~26 岁未接种过该疫苗的男男性行为者或者免疫力低下的男性[65]。二价疫苗推荐用于 13~26 岁的女性[65]。

尽管有各种策略来提高接种率并减轻 HPV 引起的疾病和癌症负担,HPV 疫苗接种率仍低于 2020 年健康人群目标[64]。无论目前的性行为如何,为减少宫颈癌的终生风险以及预防性行为时发生感染,CDC 推荐青春期少女参加免疫接种[71]。根据当前推荐,J. S. 应该接种 HPV 疫苗。

肺炎球菌

案例 64-12

问题 1:M. T. 是一个有哮喘史的 5 岁男孩。他的儿科医生推荐他接受肺炎疫苗。这推荐背后有什么依据呢?

肺炎链球菌(肺炎球菌)感染可引起脑膜炎、肺炎、鼻窦炎、中耳炎,是引起儿童和成人死亡的主要疾病之一[73-75]。婴儿、年幼的儿童和老年患者是肺炎球菌感染的高风险人群[73]。基础疾病(心力衰竭、慢性阻塞性肺疾病)、慢性肝病(如肝硬化)、功能性或解剖性无脾(如镰状细胞病、脾切除)和获得性或遗传性免疫抑制疾病(如艾滋病、癌症、免疫抑制治疗)可增加肺炎球菌感染的风险。

有两种肺炎球菌疫苗可供选择:原始多糖疫苗(Pneumovax,PPSV 23)和肺炎球菌联合疫苗(Prevnar,PCV 13)[73,74]。Pneumovax 包含 23 种肺炎链球菌最高发的或最具侵入性的纯化荚膜多糖抗原类型。Pneumovax 的抗体反应在年龄小于 2 岁的儿童表现不一致,部分原因是 Pneumovax 包含通常导致成人疾病,而不是儿童疾病的菌株的抗原。相比之下,肺炎链球菌联合疫苗(Prevnar 13)可以提高婴幼儿中的免疫原性和有效性[74]。在年龄小于 6 岁的儿童中,PCV 13 可预防 13 种传染性血清型菌株,这些菌株引起肺炎球菌侵袭性疾病的 90%[76]。ACIP 推荐给 2 岁~59 月龄的所有儿童以及 60~71 月龄具有潜在发生肺炎球菌疾病或并发症的高风险儿童使用 PCV 13[74]。由于 M. T. 已经过了接种疫苗的推荐年龄但患有哮喘,他现在应该接种 PCV 13 疫苗。

免疫功能低下患者对疫苗的反应通常不确定,但由于肺炎球菌疫苗可能带来的益处,所以应该使用。推荐 6~18 岁的儿童,以及患有免疫功能低下、功能性或解剖性的无脾、脑脊液漏或人工耳蜗植入的 19 岁以上成人接种 PCV 13 和 PPSV23[75,77]。儿童应先接种 PCV 13,8 周后再接种 PPSV 23,5 年后接种第 2 剂 PPSV 23[77]。同样,19~64 岁免疫功能低下的成人应首先接种 PCV 13,8 周后再接种 PPSV 23,5 年后接种第 2 剂 PPSV 23。另外,在 65 岁之前接种 PPSV 23 的成人,如果距最后一次接种 PPSV 23 已经超过 5 年,应该在 65 岁或以后再次接种 PPSV 23[75]。

案例 64-12,问题 2:M. T. 的祖父是 68 岁的老人,以前是吸烟者并且有心血管疾病。M. T. 的祖父应该接种肺炎球菌疫苗吗?

大于 65 岁的患者推荐使用 PCV 13 和 PPSV 23[78]。由于肺炎在老年人群中发病率和死亡率很高,研发 PCV 13 疫苗为了预防肺炎球菌引起的社区获得性肺炎、非细菌性侵袭性社区获得性肺炎和侵袭性肺炎球菌疾病[79]。PCV 13 疫苗可预防肺炎球菌性、细菌性和非细菌性社区获得性肺炎,但对任何原因引起的社区获得性肺炎的预防无效。疾病控制和预防中心推荐大于 65 岁未接种过肺炎球菌疫苗成人接种 1 剂 PCV 13,并在 6~12 个月后接种 PPSV 23[78]。两者疫苗不能同时接种,且两种疫苗接种时间最小间隔应至少为 8 周。对于大于 65 岁已经接受过 PPSV 23 疫苗的患者,也应在最近一次 PPSV 23 接种的 1 年以后接种 PCV 13 疫苗。如果需要接种第 2 剂 PPSV 23,那么 PPSV 23 应在 PCV 13 给药后 6~12 个月再给予或距上次接种 PPSV 23 大于 5 年。推荐 19~64 岁患有特定基础疾病的成人接种 PPSV 23(Pneumovax)[73]。这些基础疾病包括具有慢性心脏病、慢性肺病、糖尿病、脑脊液漏、人工耳蜗植入、酒精中毒、慢性肝病、吸烟或定居养老院或接受长期护理照料的免疫健全的患者[28-30,73]。具体而言,成人哮喘患者和吸烟者被证明受益于接种肺炎球菌疫苗[73]。对于功能性或解剖上无脾以及免疫功能低下的 19~64 岁成年患者在 65 岁前接受首剂肺炎疫苗,5 年后应接种第 2 剂[73]。如果患者不确定他们接种疫苗的类别或时间,他们不应该再次接种,因为缺乏有关再次接种安全和效益的临床证据[73]。M. T. 的祖父(以前未接种疫苗的 68 岁男性)应接种 1 剂 PCV 13,6~12 个月再接种一剂 PPSV 23。

流感

每年接种流感疫苗是最有效预防流感病毒感染及其并发症和后遗症的方法[80]。推荐所有没有禁忌证的 6 月龄以上的人接种流感疫苗[81]。流感疫苗常规接种从 2010 年起获得支持,临床证据证实,每年接种流感疫苗是一种使所有年龄段人群获益的安全有效的卫生防疫措施[81]。疫苗接种应在社区内流感病毒发病前进行,患者也应尽快接种流感疫苗。

每年,流感疫苗由预测在美国流感季期间传播的 3 种或 4 种灭活流感病毒株(通常为 2 个甲型和 1 个或 2 个乙型)配制而成[81]。该疫苗可用于肌内注射的制剂包括:三价和四价标准剂量制剂的灭活疫苗(inactivated vaccine,IIV)、三价重组血凝素疫苗(trivalent recombinant hemagglutinin influenza vaccine,RIV 3)、三价细胞培养的灭活疫苗(trivalent cell-cultured based inactivated vaccine,ccIIV 3),以及高剂量三价灭活疫苗。还有皮内注射标准剂量三价灭活疫苗和鼻内四价流感减毒活疫苗(quadrivalent intranasal live attenuated influenza vaccine,LAIV 4)[81]。每个季节都要评估疫

苗的组分,三价制剂含有两种 A 型流感病毒和一种 B 型菌株,而四价制剂含有两种 A 型菌株和两种 B 型菌株[80]。

可注射的 IIV 适用于成人及 6 月龄以上的儿童及成人,包括高风险疾病的人群[81]。LAIV4(鼻内)适用于 2~49 岁健康非妊娠患者[81]。有鸡蛋过敏史的 18 岁以上患者,使用 RIV3 和 ccIIV3 都是安全的[81]。

为得到充分的保护,应该每年接种流感疫苗。年龄不满 9 岁的儿童需要使用两剂疫苗,时间间隔一个月,以保证在他们接种疫苗的第一个季度能获得足够的抗体应答[81]。流感疫苗含有少量卵蛋白,以前曾被禁用于有严重鸡蛋过敏史的患者[81]。然而,有证据表明,即使患有严重鸡蛋过敏症的患者,包括荨麻疹,或者可以吃清淡煮熟鸡蛋的人,也可以在配备有抗过敏治疗卫生医疗专业技术人员的情况下安全地接种流感疫苗。RIV3 和 ccIIV3 是鸡蛋过敏患者的替代品。

对于 18~64 岁患者,推荐通过显微注射系统将皮内剂型 IIV 注入真皮。与肌内注射途径相比,该制剂会增加注射部位反应[81]。

案例 64-13

问题 1:H. N. 是一个 72 岁的男性老人,咨询一种新的高剂量的流感疫苗。这是应该推荐给 H. N. 的疫苗吗?他可以替换为接种 LAIV 吗?

高剂量 IIV(高剂量流感疫苗)适用于 65 岁及以上的患者。标准剂量灭活三价流感疫苗共包含 45μg(每株 15μg)/0.5ml 剂量的流感病毒血凝素抗原。相比之下,高剂量疫苗有 4 倍的活性,其配方包含总共 180μg(每株 60μg)/0.5ml 剂量的流感病毒血凝素抗原。65 岁以上的人群可针对性地接种高剂量制剂,因为老年患者对常规 IIV 的抗体滴度较低[82]。在患者接受高剂量的疫苗后测定抗体滴度,3 种流感病毒株的抗体滴度均显著增加[83-85]。一项研究表明高剂量流感 IIV 可提高对实验室确诊疾病的保护作用,与标准剂量 IIV 相比,高剂量 IIV 产生更高的抗体反应并提供更好的保护[86]。高剂量流感疫苗接种者的肺炎发病率、心肺功能状况、住院率、非常规就诊和药物使用均低于标准剂量接种者,由此可推断,高剂量 IIV 比标准剂量 IIV 的相对疗效更高。

LAIV4(FluMist)可用于 2~49 岁健康非妊娠患者。给药后,接种者感染减毒病毒株,刺激机体内局部 IgA 和循环 IgG 抗体产生[87-90]。由于 LAIV4 疫苗含有减毒活流感病毒颗粒,接种者可能会有轻微的流感感染症状,如流鼻涕、鼻塞、发热或喉咙痛[91]。LAIV4 适用于没有易患流感病毒并发症的 2~49 岁的非妊娠患者。但是,目前不推荐将 LIAV 优先于 IIV3 使用[81]。符合下列情况的个体不应或不能接种活疫苗[92]:

- 严重鸡蛋过敏,或非活性成分谷氨酸钠、明胶、精氨酸、蔗糖、磷酸氢二钾、磷酸二氢钾或庆大霉素等过敏
- 曾因接种流感疫苗而导致危及生命的反应
- 目前有哮喘或 5 岁以下既往曾患哮喘
- 正在服用阿司匹林的儿童和青少年

- 已知或疑似免疫缺陷
- 吉兰-巴雷综合征病史
- 心脏病、肾病或肺病或糖尿病病史
- 妊娠或哺乳期妇女

　　鉴于 H. N. 的年龄情况，他不应给予鼻内疫苗，但可以接受标准或高剂量的灭活疫苗。

减毒活疫苗

　　除了此前讨论的减毒活流感疫苗，目前还有其他几种减毒活疫苗可使用(见表64-1)。

轮状病毒

　　轮状病毒在美国是肠胃炎和继发脱水的主要病因。美国几乎所有儿童在出生五年内都会得轮状病毒胃肠炎，高达50%的由于肠胃炎而住院的儿童是由轮状病毒感染引起[93,94]。美国儿童科学会和疾病预防控制中心目前推荐婴幼儿常规进行轮状病毒疫苗的免疫接种[27]。目前市售有两种口服减毒活轮状病毒疫苗：五价疫苗 Rotateq(RV5)和一价疫苗 Rotarix 疫苗(RV1)[95]。这两种疫苗虽然缺少对比试验，但被认为具有相同的疗效。RV5 疫苗分 3 剂接种，分别在 2、4 和 6 个月接种，而 RV1 疫苗则是分两剂在 2 和 4 个月接种[95]。初始的疫苗接种开始最小年龄为 6 周，最后一剂接种最大年龄为 8 月龄[95]。每次接种最好选同一产品，但是，如果 RV5 和 RV1 联合使用时，需接种 3 剂[95]。虽然轮状病毒免疫接种并不能预防所有轮状病毒感染，但它可以显著降低感染的严重程度并降低住院率。

案例 64-14

　　问题 1：J. M. 是一个 24 岁的母亲，想让她 2 月龄婴儿接种疫苗。她很在意轮状病毒疫苗接种，因为婴儿的奶奶正处于乳腺癌化疗期，她担心该疫苗可能给她母亲带来感染风险，以及导致她的孩子出现"肠道问题"。

　　由于轮状病毒疫苗是减毒活疫苗，给药后婴儿可排出病毒，免疫缺陷者(奶奶)应避免与婴儿的粪便接触，并坚持良好的洗手方式，尤其是在疫苗接种后的第 1 周[93-95]。虽然婴幼儿免疫接种可以传播轮状病毒给免疫缺陷的人，但相对于免疫缺陷者的益处而言，风险较小。例如，如果婴儿没有接种疫苗，婴儿可能被感染轮状病毒，在他们的粪便中将含有更多病毒，并有更大可能将疾病传播给别人。因此，在这种情况下，强烈鼓励婴儿仍然进行轮状病毒疫苗接种[93]。

　　本身免疫缺陷婴儿的免疫接种有更多的争议。在这种情况下，医生需要与婴儿的父母讨论轮状病毒疫苗接种的利弊。

　　尽管是减毒活疫苗，轮状病毒疫苗可以与血液注射制品和含抗体产品的同时使用[95]。与疫苗同时使用这些产品不会干扰抗体反应，因为疫苗的大部分免疫应答发生在胃肠道以预防肠胃炎。

麻疹/腮腺炎/风疹

案例 64-15

　　问题 1：J. C. 是一个 15 月龄的计划接种 MMR 疫苗的女孩。J. C. 的母亲关注自闭症的风险以及疫苗的不良反应。应该如何建议这位母亲呢？

　　麻疹，历史上是高度传染性且常见的儿童疾病，经常伴随发高热、皮疹、咳嗽、鼻炎和结膜炎症状。

　　并发症较虽然较少见，但是包括肺炎和脑炎。麻疹减毒活病毒疫苗产生的良性感染被认为会获得终身免疫。麻疹、腮腺炎或风疹感染在美国并不常见，麻疹发病率显著下降得益于美国儿童在入学前必须接种疫苗[96,97]。在1985—1988 年流行期间，大多数麻疹传播发生在免疫接种率达95%的地区，表明有些儿童在初始免疫后未充分应答[98]。此外，报告显示美国有高达47%的麻疹病例是从国际引入的；其余的病例暴发在没有接种第 2 剂疫苗的学龄儿童[97,99]。不幸的是，很多家长都拒绝为婴幼儿接种 MMR 疫苗，因媒体报道该疫苗会(现已证明毫无根据)增加自闭症的风险。

　　关于人们对于接种 MMR 疫苗后导致自闭症风险的担忧，来自 1998 年出版的 Wakefeld 等人的报告。该报告认定12 个儿童在 MMR 疫苗接种后发展为自闭症存在因果关系[100]。该报告的结果被大力宣传，引发全球各地家长的恐惧。进一步调查显示 Wakefeld 博士从无数学术不端行为中得到财政收益，这导致其 12 个调查人员中的 10 个人撤回他们的研究结果。疾病预防控制中心已经做了大量调查来揭示疫苗和自闭症之间的关系，尽管进行了多年的研究但一直无法找到任何关联。很遗憾，还没有成功逆转对麻腮风疫苗负面宣传。

　　应劝说 J. C. 的母亲，自闭症与 MMR 疫苗之间缺乏关联性。如果她仍然决定拒绝接种疫苗，可以通过各州的卫生主管部门获得相应的表格并进行记录。

　　12~15 月龄儿童应接种 MMR 疫苗的第 1 剂，然后在进入小学(4~6 岁)给予第 2 剂[1,27,97]。研究表明，接种疫苗的婴儿可能在接种 2 周内出现病毒复制高峰，从而有发生热性惊厥的风险[101]。使用联合疫苗 ProQuad 风险更高。正是出于这一点，CDC 建议对 12~47 月龄儿童优先选用MMR 疫苗。尽管研究没有证实使用退烧药对预防疫苗导致的高热惊厥发作有无益处，但推荐对护理人员就发热症状提供咨询。在 4~6 岁接种第 2 剂疫苗时，高热惊厥的风险没有增加，因此建议在这个年龄使用联合疫苗，减少接种次数，提高依从性[97]。

　　成人接种 MMR 疫苗对于防止疾病流行也是非常重要的。1963 年和 1967 年间出生、接种过灭活麻疹疫苗、目前为高等院校的学生、卫生医疗机构工作者、出国旅行者，或近期暴露于麻疹暴发的成人应接种第 2 剂的 MMR[97]。1957 年后出生的人需接种一剂包含麻疹的疫苗[28-30,97]。医护人员必须出示其已经接种合适剂量疫苗的文件或免疫性的实验室证据，以遵守感染控制政策[102]。

在美国,MMR 疫苗中结合了流行性腮腺炎和风疹抗原与麻疹抗原。儿童流行性腮腺炎很少发生并发症。脑膜脑炎一般是一种良性的脑膜炎,感染后脑炎是一种严重的并发症,但极为罕见的(1∶6 000)。耳聋,通常被认为是腮腺炎的风险因素,罕见发生(1∶15 000)并且通常是单侧。睾丸炎,是另一个并发症,在疫苗接种年代之后约 3%~10%青春期后的男性会发生该并发症,但极少导致不育。风疹感染的最严重的后果发生在孕妇(如自然流产、流产、死胎、胎儿畸形),特别当感染发生在前 3 个月时[97]。

水痘

案例 64-16

问题 1:J. T. 是一个 6 岁的女孩,从学校带回家一张字条,学校护士表示她幼儿园班里的一个孩子已被确诊为水痘。J. T. 的母亲十分担心,因为 J. T. 尚未接种水痘疫苗。她想知道现在使用疫苗能否保护 J. T. 免受感染。

水痘疫苗,一个针对水痘-带状疱疹(水痘)的减毒活疫苗,是在健康和高风险的儿童和成人中广泛测试的第一种疱疹病毒疫苗[103-105]。水痘具有高度传染性,在健康儿童中是较轻的儿童疾病,但它可以很严重,甚至致命,特别是在免疫功能不全的患者中。

免疫接种计划使不常见的并发症(如严重的细菌二重感染、Reye 综合征、脑病)显著减少[103]。在疫苗可用之前,每年大约有 400 万例水痘的报道,其中有 4 000~9 000人住院和 100 人死亡[103]。历史上,55%的水痘相关死亡发生在成年人身上,其中许多人因接触未接种疫苗的学龄前儿童而感染水痘典型病例[106]。

尽管疫苗的高接种率和以往单剂疫苗接种能达到85%疫苗效能,但美国水痘疫情暴发持续发生[107]。因此,目前的指南推荐所有儿童、青少年和免疫力低下的成人接种两剂疫苗[1,27,107]。第 1 剂水痘疫苗应在 12~15 月龄接种,第 2 剂应在 4~6 岁接种。对于没有接种水痘疫苗的 7~12 岁儿童,两剂水痘疫苗应至少相隔 3 个月。对于大于 13 岁的儿童,两剂水痘疫苗应至少相隔 4 周[107]。

J. T. 应考虑暴露后水痘疫苗接种。如果在接触后 3 日内接种水痘疫苗,可以预防水痘感染或减轻症状,在 5 日内接种也可提供一些保护[105,107]。如果 J. T. 还需要接种 MMR 疫苗,可以考虑四价联合疫苗 ProQuad,其包含麻疹、腮腺炎、风疹、水痘抗原。推荐在 3 个月后进行第 2 剂水痘疫苗接种,以获得长期保护。

与水痘疫苗接种相关的最常见的不良反应是皮疹。记录显示,1 500 万次免疫接种中只有 3 次免疫后病毒传播,这 3 例都存在接种后囊泡皮疹[103]。当患者接种后出现皮疹时应注意避免与免疫缺陷者接触,直到皮疹消失[107]。

即使水痘疫苗无法完全防止免疫缺陷的患者感染水痘,但它可以缓解病情。与美国国家卫生研究院合作的水痘疫苗研究发现成人单剂接种后血清转换率只有 85%,而

健康儿童为 95%,白血病儿童为 90%[108]。水痘疫苗一般不推荐给有细胞免疫缺陷的儿童使用,但它可以在体液免疫受损的患者中使用[107]。疫苗应避免在有症状的 HIV 儿童患者使用,但可以考虑用于无症状或轻度症状的患者[103,107]。

案例 64-16,问题 2:如果现在普遍推荐水痘疫苗,那么带状疱疹疫苗的作用是什么?

在水痘初次感染后,15%~30%的人群都会有感觉神经节的潜伏感染,其再活化可引起带状疱疹(herpes zoster,HZ)[107,109]。带状疱疹通常发生在初次感染水痘后数十年。这种再活化可导致带状疱疹后神经痛或播散,这种播散可导致皮疹("带状疱疹")和潜在的中枢神经系统、肺或肝的并发症[107,109]。尽管一些理论表明,普遍接种水痘疫苗应减少 HZ 的发病率,因为它可以预防初次感染,但其他人则认为减毒病毒具有更大的潜伏并再活化的可能性[107,109]。还有人认为,随着社区中野生型病毒的消除,个体接触潜伏野生型水痘来促进免疫力提高并预防带状疱疹的机会减少。在这种情况下,带状疱疹的风险可能增加[107,109]。常规水痘免疫接种开始于 1995 年,只有对接种的个体的长期研究才能回答关于水痘疫苗接种对带状疱疹的发病率影响的问题。然而,目前大多数成人都没有接种过水痘疫苗(除非作为医务工作者需要),且之前感染过野生型水痘。因此,美国大多数和 J. T. 年纪相仿的成人有感染带状疱疹的风险。

带状疱疹疫苗(Zostavax)是一个减毒活水痘带状疱疹疫苗,使用与水痘疫苗相同的病毒株和抗原(Varivax 和 ProQuad);但是,其强度是水痘疫苗的 14 倍,包含更多的抗原成分。它最初推荐用于 60 岁以上的人群,以单次皮下注射来预防带状疱疹[28-30,109,110]。在 2011 年,FDA 批准带状疱疹疫苗用于 50 岁及以上的老年人,但 ACIP 推荐意见还是 60 岁及以上的老年人[110]。适用于有带状疱疹病史的患者,但并不能用于治疗急性带状疱疹或防止急性发作期进一步的并发症[109]。不推荐已经接种过水痘疫苗者的进行常规免疫接种。在带状疱疹预防研究中显示,带状疱疹疫苗能减少带状疱疹的发病率超过 50%,以及减少疾病的严重程度和疼痛的持续时间,另外还能防止带状疱疹后遗神经痛的发生[111]。

接种技术

疫苗或其他生物制剂通常肌内或皮下注射。

因为正确给药途径和技术是特定疫苗起效的关键,对患者使用的特定疫苗必须查阅处方及给药信息(见表 64-1)。疫苗接种技术,无论哪一种接种途径都应包括消毒皮肤表面,使用无菌技术将疫苗从小瓶中吸取到注射器中,保护患者和医护人员避免生物危害,对生物危害/锐器材料(针和血液产品)妥善处置,接种后观察不良反应,接种疫苗后安慰患者。表 64-3 包括安全和有效的接种用药的一般准则。

表 64-3
皮下和肌内疫苗接种技术

患者年龄	部位	注射区域	典型针长	针规格
出生到 12 月龄	皮下	前外侧大腿肌肉脂肪组织	1.59cm	23~25
12 月龄以上	皮下	前外侧大腿或肱三头肌脂肪组织	1.59cm	23~25
新生儿(0~28 日龄)	肌内	前外侧大腿肌肉	1.59cm	22~25
婴儿(1~12 月龄)	肌内	前外侧大腿肌肉	2.54cm	22~25
幼儿(1~3 岁)	肌内	前外侧大腿肌肉或 手臂三角肌(如果肌肉质量足够)	2.54~3.17cm 1.59~2.54cm	22~25
儿童(3~18 岁)	肌内	三角肌或 前外侧大腿肌肉	1.59~2.54cm 2.54~3.17cm	22~25
成人(≥19 岁)	肌内	三角肌或 前外侧大腿肌肉	2.54~3.81cm	22~25

来源:National Center for Immunization and Respiratory Diseases. General recommendations on immunizations-recommendations of the Advisory Committee on Immunization Practices(ACIP). *MMWR Recomm Rep*. 2011;60:1-61;Immunization Action Coalition. How to Administer Intramuscular (IM) Vaccine Injections. http://www.immunize.org/catg.d/p2020.pdf. Accessed May 27 2015;Immunization Action Coalition. Administering Vaccines:Dose,route,site,and needle size. http://www.immunize.org/catg.d/p3085.pdf. Accessed May 27 2015.

案例 64-17

问题 1:B.D.,一个家庭医疗诊所护士,疯狂地打电话给你,因为她错误地将肺炎疫苗皮下注射。你怎么回应 B.D. 的电话?

大多数疫苗,包括肺炎疫苗,指定肌内注射给药。这项技术要求以 90 度角注射入适当的肌肉。关于肌内注射疫苗接种的图解,请访问 http://www.immunize.org/catg.d/p2020.pdf。肌内注射的部位包括:婴幼儿大腿前外侧肌肉,以及儿童和成人三角肌(上臂)肌肉[1,112]。典型用于肌内注射的是 22~25 号的 2.54cm 长注射针。较短的针(如 1.59cm)可用于新生儿,而 3.81cm 针可用于体重大于 90kg 的女性和 118kg 的男性[112,113]。同一时间同一部位多次肌内注射,应至少相距 2.54cm[1]。虽然大多数疫苗有指定的注射途径,但是肺炎疫苗既可以肌内注射,也可以皮下注射[114]。因此,B.D 应该可以放心,她已经正确给予肺炎疫苗,因为该疫苗两种途径注射均可。

皮下注射疫苗即注射在皮肤层和肌肉层之间的皮下脂肪组织[1,112]。皮下注射使用长 1.59cm 的 23~25 号注射针,以 45°刺入,且应捏起皮下组织以免注射入肌肉层。关于皮下注射疫苗接种的图解,请访问 http://www.immunize.org/catg.d/p2020.pdf。皮下注射的部位包括:新生儿~1 岁,大腿前外侧肌肉外脂肪组织;1 岁~成人,三角肌外脂肪组织;同一时间同一部位多次皮下注射需间隔 2.54cm。

疫苗的其他给药途径包括口服给药、鼻腔给药和皮内注射等。在美国,只有轮状病毒与伤寒疫苗可经口服给药[1]。灭活流感病毒疫苗是唯一的鼻内给药疫苗,通过带有剂量分配器的鼻喷雾器给药。皮内注射流感疫苗是唯一一种皮内注射的疫苗,它在三角肌区以 90°进入皮肤[113]。

法定需求

案例 64-18

问题 1:成为一名预防接种的药师需要什么资质? 药师应如何致力于提高人群免疫率?

在美国,基于各州《药学实践法案》的不同,药师可拥有不同的疫苗接种权限。药师向公众提供免疫接种的合理性,包括每个社区及总体疫苗接种率较低人群的药师可及性[116]。通过一封来自助理总外科医生的信,美国健康与人类服务部(Department of Health & Human Services)和 CDC 意识到药师在促进与影响不同人群预防接种的独特作用[116]。这封信也对药师们过去几年中在增加公众疫苗接种意识上所做出的贡献表示感谢,同时也为其继续提供协助提出以下几点建议:

■ 提高成人与青少年的疫苗接种意识
■ 在患者去药房时,评估患者的疫苗需求
■ 对特定疾病患者(或高危人群)主动提供疫苗接种
■ 尽可能对成人的免疫接种进行登记注册
■ 同地方卫生部门、免疫接种组织、医疗机构及其他免疫接种相关项目进行合作

美国药师联合会(American Pharmacist's Association)为药师设立了一项全国性药师资质认定培训计划,同时国内大部分药学院都包含或提供免疫接种相关知识的课程[117]。这些课程包括理论教学、实践教学和让学员成为疫苗接种的公共卫生教育者,以促进社区的预防接种和在实践地点预防接种。

在美国,虽然每个州对必要的培训、草案和公示制度的要求可能有所不同,有一些规范要求从事免疫接种药师必

须遵守。当前,获得心肺复苏术证书是对药师从事接种工作的普遍要求。免疫接种课程通常包含相关疫苗接种的基本与特殊的信息、实践应用、法律和监管问题和接种技术[117]。各州明确制定了可以由药师接种疫苗的患者年龄表,药师可接种疫苗的类型,以及内科医生授权药师接种疫苗的机制,如通过处方、协同药物治疗管理协议、草案或委托书进行规定[118]。有些州要求从事这个专业的药师能持续获得继续教育学分;一些州对药师免疫接种的要求是非常具体的,另外一些州则比较宽泛。重要的是与州许可委员会核实有关药师免疫接种实践的具体法规和规定。此外,越来越多的州已通过立法,允许药学实习生接受必要的培训以进行免疫接种。目前,44 个州和地区已通过立法,允许药学实习生接种疫苗,但是这些学生必须获得免疫接种课程证书,并在一个从事免疫接种的药师的监督下进行[118]。

免疫接种的患者同意书和疫苗信息表是患者安全的重要方面,药师被要求使用它们作为批准的免疫计划的一部分。知情同意书应包括每个疫苗特定的筛选问卷,应在疫苗接种之前签署,且在患者在场的前提下由药师进行审查。疫苗信息表为患者信息,由 CDC 研制,提供特定的个人疫苗信息的益处和风险,并且依据 1986 年儿童疫苗伤害法案(National Childhood Vaccine Injury Act)要求将每个疫苗分发给患者。更多信息可通过 CDC、免疫行动联合会(Immunization Action Coalition)及美国药师学会获取[119-121]。

(杨玉洁 译,何治尧 校,汪林 审)

参考文献

1. National Center for Immunization and Respiratory Diseases. General recommendations on immunizations-recommendations of the Advisory Committee on Immunization Practices (ACIP). *MMWR Recomm Rep*. 2011;60:1–61.

2. Elam-Evans LD et al. National, state, and selected local area vaccination coverage among children aged 19–35 months – United States, 2013. *MMWR*. 2014;63:741–748.

3. Williams WW et al. Surveillance of Vaccination Coverage Among Adult Populations: United States, 2014. *MMWR Surveill Summ* 2016;65(No. SS-1):1–36

4. Luman ET et al. Timliness of childhood vaccinations in the United States: days undervaccinated and number of vaccines delayed. *JAMA*. 2005;293:1204–1211.

5. Constable C et al. Rising rates of vaccine exemptions: problems with current policy and more promising remedies. *Vaccine*. 2014;32:1793–1797.

6. Siddiqui M et al. Epidemiology of vaccine hesitancy in the United States. *Hum Vaccin Immunother*. 2013;9:2643–2648.

7. Omer SB et al. Vaccine refusal, mandatory immunization, and the risks of vaccine-preventable diseases. *N Engl J Med*. 2009;360:1981–1988.

8. Keeton VF, Chen AK. Immunization updates and challenges. *Curr Opin Pediatr*. 2010;22:234–240.

9. Zepp F. Principles of vaccine design—lessons from nature. *Vaccine*. 2010;28S:C14–C24.

10. Moser M, Leo O. Key concepts in immunology. *Vaccine*. 2010;28S:C2–C13.

11. Lee S, Nguyen MT. Recent advances of vaccine adjuvants for infectious diseases. *Immune Netw*. 2015;15:51–57.

12. Jennings GT, Bachmann MF. Designing recombinant vaccines with viral properties: a rational approach to more effective vaccines. *Curr Mol Med*. 2007;7:143–145.

13. Coffman RL et al. Vaccine adjuvants: putting innate immunity to work. *Immunity*. 2010;33:492–503.

14. Centers for Disease Control and Prevention. Principles of vaccinations. In: Hamborsky J et al, eds. *Epidemiology and Prevention of Vaccine-Preventable Diseases*. 13th ed. Washington D.C.: Public Health Foundation; 2015:1–8.

15. Braun MM et al. Syncope after immunization. *Arch Pediatr Adolesc Med*. 1997;151:255.

16. Centers for Disease Control and Prevention. Syncope after vaccination—United States, January 2005–July 2007. *MMWR Morb Mortal Wkly Rep*. 2008;57:457.

17. Babl FE et al. Vaccination-related adverse events. *Pediatr Emerg Care*. 2006;22:514.

18. Bohlke K et al. Risk of anaphylaxis after vaccination of children and adolescents. *Pediatrics*. 2003;112:815.

19. Kemp A et al. Measles immunization in children with clinical reactions to egg protein. *Am J Dis Child*. 1990;144:33.

20. Fasano MB et al. Egg hypersensitivity and adverse reactions to measles, mumps, and rubella vaccine. *J Pediatr*. 1992;120:878.

21. James JM et al. Safe administration of the measles vaccine to children allergic to eggs. *N Engl J Med*. 1995;332:1262.

22. Advisory Committee on Immunization Practices (ACIP). Update: vaccine side effects, adverse reactions, contraindications, and precautions. Recommendations of the Advisory Committee on Immunization Practices (ACIP) [published correction appears in *MMWR Morb Mortal Wkly Rep*. 1997;46:227]. *MMWR Recomm Rep*. 1996;45(RR-12):1.

23. Centers for Disease Control and Prevention. From the Centers for Disease Control and Prevention. Progress toward elimination of Haemophilus influenzae type b disease among infants and children—United States, 1987–1995. *JAMA*. 1996;276:1542.

24. Smith M. National childhood vaccine injury compensation act. *Pediatrics*. 1988;82:264.

25. Saari TN; American Academy of Pediatrics Committee on Infectious Disease. Immunization of preterm and low birth weight infants. *Pediatrics*. 2003;112:193.

26. Strikas RA; Advisory Committee on Immunization Practices (ACIP), ACIP Child/Adolescent Immunization Work Group. Advisory Committee on Immunization Practices recommended immunization schedules for persons aged 0 through 18 years—United States, 2015. *MMWR Morb Mortality Wkly Rep*. 2015;64:93–94.

27. Centers for Disease Control and Prevention. Immunization schedules: birth-18 years & "catch-up" immunizations schedules, United States, 2017. http://www.cdc.gov/vaccines/schedules/hcp/child-adolescent.html. Accessed June 5, 2017.

28. Kim DK et al; Advisory Committee on Immunization Practices (ACIP). Advisory Committee on Immunization Practices recommended immunization schedule for adults aged 19 years or older: United States, 2017. *MMWR Morb Mortal Wkly Rep*. 2017;66(5):136–138.

29. Kim DK et al; Advisory Committee on Immunization Practices (ACIP), ACIP Adult Immunization Work Group. Advisory Committee on Immunization Practices Recommended Immunization Schedule for Adults aged 19 years or older – Unites States, 2015. *MMWR Morb Mortality Wkly Rep*. 2015;64:91–92.

30. Centers for Disease Control and Prevention. Immunization schedules: adult immunization schedules, United States, 2017. http://www.cdc.gov/vaccines/schedules/hcp/adult.html. Accessed June 5, 2017.

31. Foster SL et al. Vaccination of patients with altered immunocompetence. *J Am Pharm Assoc*. 2013;53:438–440.

32. Margolis HS et al. Hepatitis B: evolving epidemiology and implications for control. *Semin Liver Dis*. 1991;11:84.

33. Schillie S et al. Update: shortened interval for postvaccination serologic testing of infants born to hepatitis b-infected mothers. *MMWR Morb Mortal Wkly Rep*. 2015;64(39):1118–1120.

34. Mast EE et al. A comprehensive immunization strategy to eliminate the transmission of hepatitis B virus infection in the United States: recommendations of the Advisory Committee on Immunization Practices (ACIP) part II: immunization of adults [published correction appears in *MMWR Morb Mortal Wkly Rep*. 2007;56:1114]. *MMWR Recomm Rep*. 2006;55(RR-16):1.

35. Advisory Committee on Immunization Practices (ACIP), the American Academy of Pediatrics (AAP), and the American Academy of Family Practice (AAFP). Combination vaccines for childhood immunization: recommendations of the Advisory Committee on Immunization Practices (ACIP), the American Academy of Pediatrics (AAP), and the American Academy of Family Practice (AAFP). *Pediatrics*. 1999;103:1064.

36. Centers for Disease Control and Prevention. Use of hepatitis B vaccination for adults with diabetes mellitus: recommendations of the Advisory Committee on Immunization Practices (ACIP). *MMWR Morb Mortal Wkly Rep*. 2011;60:1709–1711.

37. Advisory Committee on Immunization Practices (ACIP). Prevention of hepatitis A through active or passive immunization: recommendations of the Advisory Committee on Immunization Practices (ACIP). *MMWR Recomm Rep*. 2006;55(RR-7):1.

38. National Immunization Program, Department of Health and Human Services. Hepatitis A. In: *Epidemiology and Revention of Accine Preventable Diseases*. 9th ed. Atlanta, GA: Centers for Disease Control and Prevention; 2006:101.

39. Dagan R et al. Incidence of hepatitis A in Israel following universal immunization of toddlers. *JAMA*. 2005;294:202–210.

40. Katz SL. Controversies in immunization. *Pediatr Infect Dis J*. 1987;6:607.

41. Advisory Committee on Immunizations Practices (ACIP). Pertussis vaccination: use of acellular pertussis vaccines among infants and young children. Recommendations of the Advisory Committee on Immunizations Practices (ACIP) [published correction appears in *MMWR Morb Mortal Wkly Rep*. 1997;46:706]. *MMWR Recomm Rep*. 1997;46(RR-7):1.

42. Broder KR et al. Preventing tetanus, diphtheria, and pertussis among adolescents: use of tetanus toxoid, reduced diphtheria toxoid and acellular pertussis vaccines: recommendations of the Advisory Committee on Immunization Practices (ACIP). *MMWR Recomm Rep*. 2006;55(RR-3):1.

43. Kretsinger K et al. Preventing tetanus, diphtheria, and pertussis among adults: use of tetanus toxoid, reduced diphtheria toxoid and acellular pertussis vaccines: recommendations of the Advisory Committee on Immunization Practices (ACIP). *MMWR Recomm Rep*. 2006;55(RR-17):1.

44. Centers for Disease Control and Prevention. Updated recommendations for use of tetanus toxoid, reduced diphtheria toxoid, and acellular pertussis vaccine (Tdap) vaccine from the Advisory Committee on Immunization Practices (ACIP), 2010. *MMWR Morb Mortal Wkly Rep*. 2011; 60:13–15.

45. Nennig ME et al. Prevalence and incidence of adult pertussis in an urban population. *JAMA*. 1996;275:1772.

46. Centers for Disease Control and Prevention. Updated recommendations for use of tetanus toxoid, reduced diphtheria toxoid, and acellular pertussis vaccine (Tdap) in pregnant women: Advisory Committee on Immunization Practices (ACIP). *MMWR Morb Mortal Wkly Rep*. 2013; 62:131–135.

47. Advisory Committee on Immunization Practices (ACIP). Diphtheria, tetanus, and pertussis: recommendations for vaccine use and other preventive measures: recommendations of the Advisory Committee on Immunization Practices (ACIP). *MMWR Recomm Rep*. 1991;40(RR-10):1.

48. Fraser DW. Haemophilus influenzae in the community and the home. In: Sell SH, Wright PF, eds. *Haemophilus Influenzae: Epidemiology, Immunology, and Prevention of Disease*. New York, NY: Elsevier Science; 1982:11.

49. Schlech W III et al. Bacterial meningitis in the United States, 1978 through 1981. The National Bacterial Meningitis Surveillance Study. *JAMA*. 1985;253:1749.

50. Dajani AS et al. Systemic Haemophilus influenzae disease: an overview. *J Pediatr*. 1979;98:355.

51. Taylor HG et al. Intellectual, neuropsychological, and achievement outcomes in children six to eight years after recovery from Haemophilus influenzae meningitis. *Pediatrics*. 1984;74:198.

52. Peltola H et al. Prevention of Haemophilus influenzae type b bacteremic infections with the capsular polysaccharide vaccine. *N Engl J Med*. 1984;310:1561.

53. [No authors listed]. Polysaccharide vaccine for prevention of Haemophilus influenzae type b disease. *JAMA*. 1985;253:2630.

54. [No authors listed]. Progress toward elimination of Haemophilus influenzae type b disease among infants and children—United States, 1987–1995. *JAMA*. 1996;276:1542.

55. Lepow ML et al. Safety and immunogenicity of Haemophilus influenzae type b diphtheria toxoid conjugate vaccine (PRP-D) in infants. *J Infect Dis*. 1987;156:591.

56. Briere EC et al. Prevention and control of Haemophilus influenzae Type B disease: recommendations of the Advisory Committee on Immunization Practices (ACIP). *MMWR Morb Mortal Wkly Rep*. 2014;63(RR-01):1–14.

57. National Immunization Program, Department of Health and Human Services. Poliomyelitis. In: *Epidemiology and Prevention of Vaccine Preventable Diseases*. 9th ed. Atlanta, GA: Centers for Disease Control and Prevention; 2006:249.

58. Sutter RW, Prevots DR. Vaccine-associated paralytic poliomyelitis among immunodeficient persons. *Infect Med*. 1994;11:426.

59. Prevots DR et al. Poliomyelitis prevention in the United States. Updated recommendations of the Advisory Committee on Immunization Practices (ACIP). *MMWR Recomm Rep*. 2000;49(RR-5):1.

60. Centers for Disease Control and Prevention. Updated recommendations of the Advisory Committee on Immunization Practices (ACIP) regarding routine poliovirus vaccination. *MMWR Morb Mortal Wkly Rep*. 2009;58:829

61. Centers for Disease Control and Prevention. Prevention and control of meningococcal disease: recommendations of the Advisory Committee of Immunization Practices (ACIP). *MMWR Morb Mortal Wkly Rep*. 2017; 66(19):509–513.

62. Centers for Disease Control and Prevention. Update: Guillain-Barre syndrome among recipients of Menactra meningococcal conjugate vaccine—United States, June 2005–September 2006. *MMWR Morb Mortal Wkly Rep*. 2006;55:1120.

63. Workowski KA, Berman S. Sexually transmitted diseases treatment guidelines, 2010 [published correction appears in *MMWR Recomm Rep*. 2011;60:18]. *MMWR Recomm Rep*. 2010;59(RR-12):1.

64. Dunne EF et al. CDC Grand Rounds: reducing the burden of HPV-associated cancer and disease. *MMWR Morb Mortal Wkly Rep*. 2014;63;69–72.

65. Meites E, Kempe A, Markowitz LE. Use of a 2-Dose Schedule for Human Papillomavirus Vaccination: Updated Recommendations of the Advisory Committee on Immunization Practices. *MMWR Morb Mortal Wkly Rep*. 2016;65:1405–1408.

66. Guiliano AR et al. Efficacy of quadrivalent HPV vaccine against HPV infection and disease in males [published correction appears in *N Engl J Med*. 2011;364:1481]. *N Engl J Med*. 2011;364:401.

67. Saslow D et al. American Cancer Society Guideline for human papillomavirus (HPV) vaccine use to prevent cervical cancer and its precursors. *CA Cancer J Clin*. 2007; 57:7.

68. Garland SM et al. Quadrivalent vaccine against human papillomavirus to prevent anogenital diseases. *N Engl J Med*. 2007;356:1928.

69. Kahn JA. HPV vaccination for the prevention of cervical intraepithelial neoplasia. *N Engl J Med*. 2009;361:271.

70. FUTURE II Study Group. Quadrivalent vaccine against human papillomavirus to prevent high-grade cervical lesions. *N Engl J Med*. 2007;356:1915.

71. Centers for Disease Control and Prevention (CDC). FDA licensure of bivalent human papillomavirus vaccine (HPV2, Cervarix) for use in females and updated HPV vaccination recommendations from the Advisory Committee on Immunization Practices (ACIP) [published correction appears in *MMWR Morb Mortal Wkly Rep*. 2010;59:1184]. *MMWR Morb Mortal Wkly Rep*. 2010; 59:626.

72. *Gardasil 9 [package insert]*. Whitehouse Station, NJ: Merck & Co; 2015.

73. Centers for Disease Control and Prevention. Updated recommendations for prevention of invasive pneumococcal disease among adults using the 23-valent pneumococcal polysaccharide vaccine (PPSV23). *MMWR Morb Mortal Wkly Rep*. 2010;59:1102–1106.

74. Nuorti JP et al. Prevention of pneumococcal disease among infants and children—use of 13-valent pneumococcal conjugate vaccine and 23-valent pneumococcal polysaccharide vaccine. Recommendations of the Advisory Committee on Immunization Practices (ACIP). *MMWR Recomm Rep*. 2010;59(RR-11):1–22.

75. Centers for Disease Control and Prevention. Use of 12-valent pneumococcal conjugate vaccine and 23-valent pneumococcal polysaccharide vaccine for adults with immunocompromising conditions: recommendations of the Advisory Committee on Immunization Practices (ACIP). *MMWR Morb Mortal Wkly Rep*. 2012;61:816–819.

76. Esposito S et al. Safety and immunogenicity of a 13-valent pneumococcal conjugate vaccine compared to those of a 7-valent pneumococcal conjugate vaccine given as a three-dose series with routine vaccines in healthy infants and toddlers. *Clin Vaccine Immunol*. 2010;17:1017.

77. Centers for Disease Control and Prevention. Use of 13-valent pneumococcal conjugate vaccine and 23-valent pneumococcal polysaccharide vaccine among children aged 6–18 years with immunocompromising conditions: recommendations of the Advisory Committee on Immunization Practices (ACIP). *MMWR Morb Mortal Wkly Rep*. 2013;62:521–524.

78. Tomczyk S et al. Use of 13-valent pneumococcal conjugate vaccine and 23-valent pneumococcal polysaccharide vaccine among adults aged >65 years: recommendations of the Advisory Committee on Immunization Practices (ACIP). *MMWR Morb Mortal Wkly Rep*. 2014;63:822–826.

79. Bonten MJM et al. Polysaccharide conjugate vaccine against pneumococcal pneumonia in adults. *N Engl J Med*. 2015;372:1114–1125.

80. Centers for Disease Control and Prevention. Prevention and control of seasonal influenza with vaccines: recommendations of the Advisory Committee on Immunization Practices—United States, 2013–2014. *MMWR Recomm Rep*. 2013;62(R-07):1–46.

81. Grohskopf LA et al. Prevention and control of seasonal influenza with vaccines: recommendations of the Advisory Committee on Immunization Practices (ACIP)-United States, 2016-2017 influenza season. *MMWR*. 2016;65:1–54.

82. Centers for Disease Control and Prevention. Licensure of a high-dose inactivated influenza vaccine for persons aged >65 years (Fluzone High-Dose) and guidance for use—United States, 2010. *MMWR Morb Mortal Wkly Rep*. 2010;59:485–486.

83. Couch RB et al. Safety and immunogenicity of a high dosage trivalent influenza vaccine among elderly subjects. *Vaccine*. 2007;25:7656–7663.

84. Falsey AR et al. Randomized, double-blind controlled phase 3 trial comparing the immunogenicity of high-dose and standard-dose influenza vaccine in adults 65 years of age and older. *J Infect Dis*. 2009;200:172–180.

85. Keitel WA et al. Safety of high doses of influenza vaccine and effect on antibody responses in elderly persons. *Arch Intern Med*. 2006;1121–1127.

86. DiazGranados CA et al. Efficacy of high-dose versus standard-dose influenza vaccine in older adults. *N Engl J Med*. 2014;371:635–645.

87. Belshe RB et al. The efficacy of live attenuated, cold-adapted, trivalent, intranasal influenza virus vaccine in children. *N Engl J Med*. 1998;338:1405.

88. Edwards KM et al. A randomized controlled trial of cold-adapted and inactivated vaccines for the prevention of influenza A disease. *J Infect Dis*. 1994;169:68.

89. Nichol KL et al. Effectiveness of live, attenuated intranasal influenza virus vaccine in healthy, working adults. *JAMA*. 1999;282:137.

90. Belshe RB et al. Efficacy of accination with live attenuated, cold-adapted, trivalent, intranasal influenza virus vaccine against a variant (A/Sydney) not contained in the vaccine. *J Pediatr*. 2000;136:168.

91. Centers for Disease Control and Prevention. Prevention and control of influenza with vaccines: recommendations of the Advisory Committee on Immunization Practices (ACIP), 2010 [published corrections appear in *MMWR Recomm Rep*. 2010;59:1147; *MMWR Recomm Rep*. 2010;59:993]. *MMWR Recomm Rep*. 2010;59(RR-8):1–62.

92. *Flumist (Influenza Vaccine Live, Intranasal) [package insert]*. Gaithersburg, MD: MedImmune, LLC; 2014.

93. American Academy of Pediatrics Committee on Infectious Diseases. Prevention of rotavirus disease: Updated guidelines for the use of rotavirus vaccine. *Pediatrics*. 2009;123(5):e764–e769.

94. Parashar UD et al. Prevention of rotavirus gastroenteritis among infants and children: recommendations of the Advisory Committee on Immunization Practices. *MMWR Recomm Rep*. 2006;55(RR-12):1.

95. Cortese MM et al. Prevention of rotavirus gastroenteritis among infants and children: recommendations of the Advisory Committee on Immunization Practices (ACIP) [published correction appears in *MMWR Recomm Rep*. 2010;59:1074]. *MMWR Recomm Rep*. 2009;58(RR-2):1.

96. Robbins KB et al. Low measles incidence: association with enforcement of school immunization laws. *Am J Public Health*. 1981;71:270.

97. Centers for Disease Control and Prevention. Prevention of measles, rubella, congenital rubella syndrome, and mumps, 2013: summary recommendations of the Advisory Committee on Immunization Practices (ACIP). *MMWR Recomm Rep*. 2013;62(R-4):1–34.

98. Gustafson TL et al. Measles outbreak in a fully immunized secondary-school population. *N Engl J Med*. 1987;316:771.

99. Centers for Disease Control. Measles outbreak among internationally adopted children arriving in the United States, February–March 2001. *MMWR Morb Mortal Wkly Rep*. 2002;51:1115.

100. Wakefield AJ et al. Ileal-lymphoid-nodular hyperplasia, nonspecific colitis, and pervasive developmental disorder in children [retraction appears in *Lancet*. 2010;375:445]. *Lancet*. 1998;351:637.

101. Marin M et al. Use of combination measles, mumps, rubella and varicella vaccine: recommendations of the Advisory Committee on Immunization Practices (ACIP). *MMWR Recomm Rep*. 2010;59(RR-3):1.

102. Centers for Disease Control and Prevention. Immunization of health-care personnel: recommendations of the Advisory Council on Immunization Practices (ACIP). *MMWR*. 2011;60(R-07):1–45.

103. Advisory Committee on Immunization Practices. Prevention of varicella: recommendations of the Advisory Committee on Immunization Practices. *MMWR Recomm Rep*. 1996;45(RR-11):1.

104. Gershon AA. Live attenuated varicella vaccine. *Pediatr Ann*. 1984;13:653.

105. Arbeter AM et al. Immunization of children with acute lymphoblastic leu-

kemia with live attenuated varicella vaccine without complete suspension of chemotherapy. *Pediatrics*. 1990;85:338.

106. Centers for Disease Control. Varicella-related deaths among adults—United States 1997. *MMWR Morb Mortal Wkly Rep*. 1997:46:409.

107. Marin M et al. Prevention of varicella: recommendations of the Advisory Committee on Immunization Practices (ACIP). *MMWR Recomm Rep*. 2007;56(RR-4):1.

108. Gershon A et al. NIAID Varicella Vaccine Collaborative Study Group: live attenuated varicella vaccine in immuno-compromised children and healthy adults. *Pediatrics*. 1986; 78:757.

109. Harpaz R et al. Prevention of herpes zoster: recommendations of the Advisory Committee on Immunization Practices (ACIP). *MMWR Recomm Rep*. 2008;57(RR-5):1.

110. Hales CM et al. Update on recommendations for use of Herpes Zoster vaccine. *MMWR Morb Mortal Wkly Rep*. 2014;63:729–731.

111. Oxman MN et al. A vaccine to prevent herpes zoster and postherpetic neuralgia in older adults. *N Engl J Med*. 2005;352:2271.

112. Immunization Action Coalition. How to Administer Intramuscular (IM) Vaccine Injections. http://www.immunize.org/catg.d/p2020.pdf. Accessed May 27, 2015.

113. Immunization Action Coalition. Administering Vaccines: Dose, route, site, and needle size. http://www.immunize.org/catg.d/p3085.pdf. Accessed May 27, 2015.

114. *Pneumovax (Pneumococcal Vaccine Polyvalent) [package insert]*. White Station, JN: Merk & Co; Revised May 2015.

115. Centers for Disease Control and Prevention. Adult immunization programs in nontraditional setting: quality standards and guidance for program evaluation-a report of the National Vaccine Advisory Committee and Use of standing orders programs to increase adult vaccination rates: recommendations of the Advisory Committee on Immunization Practices. *MMWR*. 2000;49(No. RR-1):4–22.

116. National Association of Boards of Pharmacy. http://www.nabp.net/news/assets/CDC_Letter_June_26_2012.pdf. Accessed September 21, 2015.

117. APhA Immunization Delivery. http://www.pharmacist.com/pharmacy-based-immunization-delivery-2015. Accessed May 27, 2015.

118. APhA authority to immunize website. http://www.pharmacist.com/sites/default/files/files/Pharmacist_IZ_Authority_1_31_15.pdf. Accessed June 1, 2015.

119. Centers for Disease Control. Vaccine information statements. http://www.cdc.gov/vaccines/hcp/vis/index.html. Published April 27, 2015. Accessed June 1 2015.

120. Immunization Action Coalition. Handouts: clinic resources. http://www.immunize.org/handouts/screening-vaccines.asp. Reviewed March 27, 2015. Accessed June 1, 2015.

121. American Pharmacists Association. Immunization Center. http://www.pharmacist.com/immunization-center. Accessed June 1, 2015.

第 65 章 中枢神经系统感染

Gregory A. Eschenauer，Deanna Buehrle，and Brian A. Potoski

核心原则	章节案例
① 脑脊髓膜炎最常见的症状包括发热、颈项强直、神志改变三联征。在新生儿和婴儿，易激惹和喂养困难与发热会同时出现。而老年人的症状可能缺如或更隐匿。	案例 65-1(问题 1)
② 对疑似细菌性脑脊髓膜炎患者的治疗，推荐在给予首剂抗菌药物之前或同时使用地塞米松辅助治疗。	案例 65-1(问题 4)
③ 对安置有脑室外引流装置的脑膜炎患者建议进行脑室内抗生素注射。局部治疗与全身系统用药应联合。	案例 65-4(问题 4)
④ 脑脊液(cerebrospinal fluid，CSF)对确认脑膜炎诊断至关重要。CSF 中通常含有较多以中性粒细胞为主的白细胞(white blood cells，WBCs)。此外，CSF 蛋白通常升高至大于 100mg/dl，CSF 葡萄糖浓度降低(<50mg/dl 或低于同期血清葡萄糖浓度的 50%~60%)。	案例 65-1(问题 2)
⑤ 治疗中应监测体温、神志及颈阻变化。故需建立神志状态的基线水平用以评估变化。理论上认为经过 18~24 小时抗菌治疗后 CSF 通常转为无菌，如治疗不理想则需要重复腰椎穿刺复查 CSF 培养。在开始抗菌治疗 24~48 小时之间应观察到临床治疗初步反应。	案例 65-1(问题 6)
⑥ 脑膜炎患者经验性治疗的初始选择需考虑患者年龄和发病诱因(如神经外科术后、脑外伤及免疫缺陷)。	案例 65-1(问题 3)
⑦ 脑脓肿与不同病原菌谱有关，包括口腔厌氧菌、葡萄球菌、需氧革兰氏阴性杆菌等，取决于患者基础状况。血液与脑实质之间的屏障不同于血液和脑脊液之间的屏障。因此，脑脓肿的抗菌药物选择有别于脑膜炎。	案例 65-5(问题 1~3)

中枢神经系统(central nervous system，CNS)感染的药物治疗面临诸多挑战，抗菌药物的渗透性常常有限，宿主的防御能力缺失或不足。因此，尽管有一些强效杀菌剂可选，中枢神经系统感染的发病率和病死率依然很高。一篇总结 1998 年至 2007 年共 3 155 例细菌性脑膜炎患者的回顾性分析显示病死率达 15%[1]。虽然细菌的清除至关重要，但这并非是影响 CNS 感染病死率的唯一因素。为了减少 CNS 感染的发病率和病死率，相关的病理生理机制仍在继续深入研究中[2]。

在 CNS 内可以发生多种感染(如脑膜炎、脑炎、脑膜脑炎、脑脓肿、硬膜下积脓、硬膜外脓肿)。另外，一些 CNS 植入装置(如治疗脑积水的脑脊液分流装置等)常易并发感染。许多病原体都可致中枢神经系统感染，包括细菌、病毒、真菌和一些寄生虫。本章主要关注 CNS 的细菌感染，重点是细菌性脑膜炎和脑脓肿的药物治疗(另见第 76 章和

第 77 章，介绍这些人群 CNS 感染相关表现)。

中枢神经系统回顾

解剖与生理

脑膜

对于中枢神经系统解剖和生理的深入了解是对本系统感染制订正确治疗方案的基础。大脑和脊髓为脑脊膜覆盖并悬浮于脑脊液中，这些结构可对外界创伤起到减震作用。脑膜由三层纤维组织层组成：软脑膜、蛛网膜、硬脑膜。软脑膜在最内层，是一层薄而柔软紧贴于脑组织表面的膜状组织。在软脑膜和较为疏松的蛛网膜之间有宽大间隙称为蛛网膜下腔，其间充盈脑脊液。软脑膜和蛛网膜也合称为

柔脑膜(leptomeninges),共同位于硬脑膜内侧。硬脑膜是一层致密组织,紧紧附于颅骨内侧和脊柱。脑脊膜炎定义为蛛网膜下腔的炎症(通常由感染引起)。脓肿也可在硬膜外(硬脑膜外脓肿)形成,易致严重后果[3]。

脑脊液

脑脊液由脉络丛生成并分泌至侧脑室,但也有少部分可由三脑室或四脑室的脉络丛生成。脑脊液呈单向流动,由侧脑室经三脑室和四脑室的小孔流入蛛网膜下腔,然后在大脑半球向下流入椎管。脑脊液主要通过绒毛状突起(蛛网膜绒毛)的重吸收,主要通过脑静脉窦回流入静脉系统。脑脊液每分钟约被吸收 0.35~0.5ml,每 5~6 小时就会有 50%的脑脊液被更新[4]。脑脊液由脑室单向流向腰大池。因此,即便有可能,鞘内注射抗菌药物也只有极少量可到达脑室内[3]。因此这种脑脊液单向流动在治疗由细菌性脑脊髓膜炎常常伴发的脑室炎时可能使得局部抗菌药物使用成为一个值得探讨的问题。而直接通过脑室内注入药物,利用蓄水池的原理,更适合脑室炎的治疗(见案例 65-4,问题 4)[5]。

成人、儿童及婴儿的脑脊液容量分别为 150ml、60~100ml 和 40~60ml[4,6]。了解相应脑脊液容量估计值有助于在鞘内用药后估算脑脊液药物浓度。例如:成人鞘内注射 5mg(5 000μg)庆大霉素,可以粗略估算注射后短期内脑脊液药物浓度约为 33μg/ml。

脑脊液的组成成分有别于其他体液。脑脊液的 pH 呈弱碱性(通常 pH 7.3),除氯离子外,其他电解质浓度稍低于血清[5]。正常情况下,脑脊液中蛋白含量为 15~45mg/dl,葡萄糖浓度 50~80mg/dl(为血浆葡萄糖浓度的 60%),其中一般不含白细胞(<5/μl)[3]。当脑脊膜发生炎症(如脑脊髓膜炎)时,脑脊液的组分则发生改变,尤其是蛋白含量将会增加,葡萄糖浓度通常会降低。因此仔细评估脑脊液的生化检查结果对脑脊髓膜炎的诊断十分重要。

血-脑屏障

血-脑屏障在保护大脑、维持脑脊液内环境稳定方面发挥很重要的作用[3,4]。事实上,颅内同时存在两个不同的屏障:血-脑脊液屏障和血-脑屏障。血-脑脊液屏障的结构基础是有窗孔的内皮细胞组成的毛细血管(图 65-1),这些结构允许蛋白和其他分子(包括一些抗菌药物)自由通过而进入其中。但由于脑室脉络丛上附的室管膜细胞之间存在紧密连接,也阻止了一些物质进入脑脊液(见图 65-1)。血-脑屏障是由大脑毛细血管内皮细胞组成,它将血液和脑组织液分开。与身体其他部位毛细血管不同,脑内毛细血管内皮细胞之间接合紧密,形成致密连接,构成类似脂质双层生理结构的屏障。血-脑屏障的覆盖面积是血-脑脊液屏障的 5 000 余倍,因此在保护脑组织及维护其正常化学组分的过程中,血-脑屏障显得更为重要[7]。许多抗菌药物都较难透过血-脑屏障(见后文抗菌药物脑脊液渗透性)。

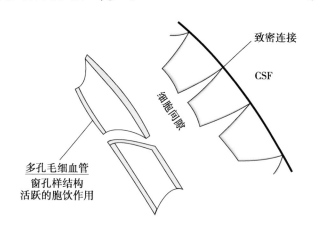

A. 毛细血管覆盖的表面面积=1

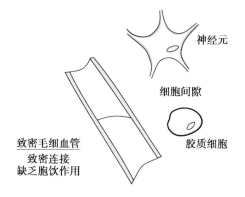

B. 毛细血管覆盖的表面面积=5 000

图 65-1 中枢神经系统的两种屏障系统:血-脑脊液屏障(左图)和血-脑屏障

脑脊髓膜炎

脑脊髓膜炎是中枢神经系统最常见的感染类型。细菌性脑脊髓膜炎的症状体征通常急性发作,数小时内进展明显。早期诊断和尽早治疗是保证治愈率的关键[8]。相比而言,其他不同种类的感染(如病毒、真菌、分枝杆菌等)和非感染性因素(如化学刺激)造成的脑膜炎常较少表现急性进展,而主要呈慢性特征[9,10]。药物也可引起无菌性脑膜炎,其中包括复方新诺明(TMP-SMX)、静脉丙种球蛋白、OKT3 抗体,以及诸如布洛芬、萘普生和苏林酸等非甾体抗炎药[9]。

微生物学

通常,脑膜炎常见于年龄极低或极高人群:大多数情况下发生于 2 岁以内的儿童和老年人[1]。脑膜炎致病菌种类与年龄和如下基础疾病有关(表 65-1)[11]。

新生儿(婴儿< 1 个月)患脑膜炎的风险特别高。早产儿脑膜炎常见于大肠埃希菌感染,而足月新生儿脑膜炎病原体则更常见为 B 群链球菌(无乳链球菌)。这些高度致命的病原体主要是由婴儿在通过产道或医院环境中获得,常导致尤其在早产儿人群中异常增高的发病率和病死

率[1,12]。故而推荐针对围产期妇女使用青霉素去除引导 B 群链球菌定植，可减少 80% 由该病原菌所导致的早期感染[13]。单核李斯特菌是新生儿患者中另一个重要且易被忽视的病原菌[1]。由于单核李斯特菌对包括第三代头孢素在内的许多抗菌药物天然耐药，临床治疗新生儿患者时，初始（经验）治疗方案选择必须考虑这一病原体[11]。

表 65-1

细菌性脑膜炎病原体

年龄或诱因	可能病原体[a]
新生儿（<1 月龄）	B 群链球菌（无乳链球菌），大肠埃希菌，克雷伯菌属，单核李斯特菌
婴幼儿（1~23 月龄）	肺炎链球菌，脑膜炎奈瑟菌，无乳链球菌，流感嗜血杆菌[b]，大肠埃希菌
儿童和成人（2~50 岁）	脑膜炎奈瑟菌，肺炎链球菌
成人（>50 岁）	肺炎链球菌，脑膜炎奈瑟菌，单核李斯特菌，大肠埃希菌，克雷伯菌属，其他需氧革兰氏阴性杆菌
神经外科术后	金黄色葡萄球菌，需氧革兰氏阴性杆菌（如大肠埃希菌，克雷伯菌属，铜绿假单胞菌），表皮葡萄球菌[c]
闭合性脑损伤	肺炎链球菌，流感嗜血杆菌，A 群 β 溶血链球菌
开放性脑损伤	金黄色葡萄球菌，表皮葡萄球菌，需氧革兰氏阴性杆菌（如大肠埃希菌，克雷伯菌属，铜绿假单胞菌）
脑脊液分流术后	凝固酶阴性葡萄球菌（尤其是表皮葡萄球菌），金黄色葡萄球菌，需氧革兰氏阴性杆菌（包括铜绿假单胞菌），痤疮丙酸杆菌
其他危险因素（酗酒和免疫异常）	肺炎链球菌，单核李斯特菌，流感嗜血杆菌，脑膜炎奈瑟菌

[a] 病原体以常见频率高低顺序排列。
[b] 在未接种流感嗜血杆菌菌苗的儿童中需要予以考虑。
[c] 在安置引流装置患者中较为常见（例如脑脊液分流术后）

2 月龄以上的婴儿和 23 个月以下的幼儿罹患脑膜炎的风险很高。从历史数据来看，在该年龄组中，脑膜炎主要的三种病原菌是：流感嗜血杆菌、肺炎链球菌和脑膜炎奈瑟菌。1985 年之前，美国高达 45% 的脑膜炎病例由 B 型流感嗜血杆菌（*H. influenzae* type b，Hib）引起[14]。然而，从 1991 年到 1996 年，5 岁以下儿童罹患 Hib 脑膜炎病例减少了 99%。这与预防流感嗜血杆菌相关疾病而广泛给儿童接种 Hib 多糖-蛋白质结合菌苗相关[15]。

在那些接受过 Hib 菌苗的成人和儿童中，罹患社区获得性脑膜炎的常见病原体已变为肺炎链球菌（肺炎球菌）和脑膜炎奈瑟菌（脑膜炎球菌）。脑膜炎球菌通常感染 2~

34 岁的人群，而肺炎链球菌感染是 34 岁以上成年人的主要病原体[1]。从 1998 年到 2006—2007 年，因引进肺炎球菌联合菌苗，肺炎球菌脑膜炎的发病率下降了 26%。如果仅仅考虑七价菌苗中所含的细菌血清型，则发病率能减少 92%[16]。但不尽如人意的是，使用十三价肺炎球菌菌苗并没有使儿童脑膜炎病例进一步减少，非菌苗血清型细菌取代了菌苗所含血清型的细菌[17]。从 1996 年到 2011 年，脑膜炎奈瑟菌相关疾病的发病率下降了 73%。有趣的是，这种发病率的下降大部分发生在常规使用脑膜炎奈瑟菌结合菌苗之前[18]。

高年龄组及神经外科术后或有颅脑损伤史的人群也易罹患脑膜炎。这些人群脑膜炎的常见致病菌详见表 65-1。

发病机制和病理生理学

通常，脑膜炎可源于病原体血源播散、邻近部位感染灶（如鼻窦炎、中耳炎）扩散、或细菌借颅脑外伤、神经外科手术直接侵袭。就扩散机制而言，黏膜表面的定植是病原体引发脑膜炎的第一步。紧接着脑膜炎病原菌黏附并进一步穿透上皮细胞，进入血管腔内。最后，病原菌繁殖到一定数量即可入侵血-脑屏障[2,19,20]。

一旦细菌进入脑脊液中，宿主防御系统无法使感染局限，细菌得以快速繁殖。脑脊液本就缺乏体液免疫（包括补体和免疫球蛋白），且其中调理素的活性也很低。虽然伴随细菌入侵，脑脊液中白细胞的数量开始增多，但其吞噬作用效应极低。因此，这种相对免疫缺陷状态必须使用药物行杀菌治疗[2,19,20]。

脑膜的炎症由细菌细胞壁内的物质所引发。这些成分（革兰氏阴性细菌的脂多糖和革兰氏阳性菌细胞的磷壁酸）的释放诱发炎性细胞因子的产生和分泌，诱导白细胞黏附脑毛细血管内皮细胞，并促进白细胞迁移至脑脊液中。结果导致脑脊液中白细胞增多，同时血-脑屏障通透性增加[2,19,20]。

血-脑屏障炎症可引发脑水肿，再加上脑脊液流出道的阻塞，使得颅内压增高，从而改变脑血流量。若脑血流量过度灌注或缺乏灌注会致神经元损伤、脑缺血，以及不可逆的脑损伤。某些抗菌药也可造成脑膜炎的炎症反应加重，特别是青霉素类及头孢菌素类[19]。当 β-内酰胺类抗生素造成细菌细胞壁溶解时，大量细菌胞壁成分释放出来，造成炎症反应加剧。但 β-内酰胺类抗生素治疗所带来的长期益处远大于这种短暂的不利影响，如果辅助使用糖皮质激素可以大大减轻炎症并减少随之出现的神经后遗症[2,19,20]。

在围绕神经系统后遗症大约 30 年数据的系统回顾研究显示，发生至少一个主要或次要后遗症的中位风险数为 19.9%（12.3%~35.3%）[21]。神经系统并发症的类型和轻重可随所感染病原体，感染严重程度，以及患者的易感性而不同。一项对 185 名患有急性细菌性脑膜炎儿童长期前瞻性的研究表明，永久性听力损失的发生概率在感染流感嗜血杆菌、脑膜炎奈瑟菌和肺炎链球菌的人群中分别为 6%、10.5% 和 31%。癫痫虽然在疾病早期相当常见，但长期癫痫发生率仅约 7%。其他重要的长期并发症还包括痉挛性截瘫、行为障碍和学习能力缺陷[22]。

诊断和临床表现

细菌性脑膜炎的临床和实验室表现

案例 65-1

问题1：S. C. ,5 岁,男孩,母亲将他送至急诊。诉其发热至39℃,易激惹,嗜睡,并伴有皮疹。S. C. 平素健康,直到昨晚哭醒。当其母前来查看时,已发现其身体变得僵硬,并在床上翻来覆去。因为当时已呼之不应,母亲立即送医。S. C. 的病史中除了对阿莫西林过敏(表现为皮疹)外,没有其他异常。S. C. 和他父母及 7 岁的哥哥最近才搬到美国居住。他的疫苗接种历史不详。目前S. C. 及哥哥受托于社区日托中心。

体格检查中,S. C. 的体温为 40℃,血压 90/60mmHg,呼吸 32 次/min,入院体重 20kg。神经系统检查颈项强直,嗜睡,呼之不应,巴宾斯基征(Brudzinski sign)和凯尔尼格征(Kernig sign)(+)。在头、眼、耳、鼻和喉检查中,发现有畏光症状(当检查医生将灯光照射眼睛时,他眯起了双眼),但尚无视乳头水肿表现。四肢末端有瘀斑。其余体格检查基本正常。

血液检测实验室结果如下:

Na：128mmol/L

K：3. 2mmol/L

Cl：100mmol/L

HCO$_3$：25mmol/L

BUN：16mg/dl

SCr：0. 6mg/dl

GLU：80mg/dl

白细胞计数为 18 000/μl,中性粒细胞占 95%;血红蛋白(Hgb)、红细胞比容(Hct)和血小板计数均在正常范围之内。哪些临床和实验室证据提示脑膜炎呢？

表 65-2

急性细菌性脑膜炎的症状和体征

发热	厌食
颈项强直	头痛
精神状态改变	畏光
癫痫	恶心呕吐
巴宾斯基征[a]	局灶性神经缺陷
凯尔尼格征[a]	脓毒性休克
易激惹[b]	

[a] 见正文对相应体征的描述。

[b] 见于婴儿脑膜炎患者

细菌性脑膜炎的临床特点归纳见表 65-2。最常见的三联征为发热、颈项强直(脖子僵硬)和意识改变。S. C. 具有 3 个症状表现同时存在,应强烈疑诊脑膜炎。其他相对不常见的症状体征包括头痛、畏光(异常不耐受光),以及包

括脑神经麻痹在内的局灶性神经缺陷[23]。巴宾斯基征阳性(仰卧位时屈曲患者颈部,双髋与膝关节同时不自主屈曲反射)和凯尔尼格征阳性(仰卧位大腿垂直于躯干时,伸腿牵拉疼痛)都是脑膜受到刺激的证据[24]。而 S. C. 的巴宾斯基征和凯尔尼格征恰恰都呈阳性。多至 60%的患者发病初期可出现局灶性或全身性的癫痫[23]。癫痫或严重脑功能障碍(比如思维迟钝或昏迷)通常预示着疾病预后较差[25]。根据最近的细菌性脑膜炎指南,对一些诸如免疫功能不全状态、有中枢神经系统疾病史、新发癫痫、视神经盘水肿、意识障碍,以及局灶性神经缺陷等特殊病患腰椎穿刺前应进行颅脑 CT。这样做虽然也有争议,但这些患者进行腰椎穿刺时也确有出现颅腔内压力变化导致脑疝的可能[11]。

S. C. 有许多急性细菌性脑膜炎的相关临床特征。此外,较低的血压(低血压)和呼吸频率增快,都出现于严重的、危及生命的细菌性感染(如脓毒性休克、脑膜炎),而且多半与细菌内毒素释放相关。

年龄极小或极大的患者,其脑膜炎的症状和体征有别于那些年龄较大的儿童或成年人。在新生儿中,脑膜刺激征可能缺如;发热、易激惹和喂养困难往往是仅有的表现[23]。因为 S. C. 仅有 5 岁,准确评估他的精神状态的确不易。S. C. 存在易激惹(哭闹)是判断其神志障碍的一个重要标志。

在老年患者中,许多典型的脑膜刺激征也可同样缺如,疾病的表现可以出乎意料[23]。因此,鉴于漏诊的严重后果,医生在接诊婴儿和老年患者时,尤其对脑膜炎要高度警惕。

脑膜炎的实验室检查中应该包括血生化和血常规,以及详细的脑脊液检查[23]。在急性细菌性脑膜炎患者中,外周血白细胞计数通常明显升高,甚至有核左移现象。然而,这一现象并不特异,在许多急性炎症和感染性疾病中均可出现。S. C. 就出现外周血白细胞明显增多现象,分类以中性多核粒细胞为主。

S. C. 突然起病的临床特点与急性细菌感染进程一致,而非真菌或病毒感染。考虑到他的年龄(5 岁),以及社区获得性感染的特点,最可能的脑膜炎病原体为流感嗜血杆菌、脑膜炎奈瑟菌和肺炎链球菌。瘀斑的症状更支持脑膜炎奈瑟菌的感染可能,这在脑膜炎球菌败血症和脑膜炎球菌性脑膜炎中是常见症状[20]。若要做出准确的临床和微生物学诊断,就需要对 S. C. 进行必要的脑脊液分析。因此,腰椎穿刺需要尽快进行。

脑脊液检查

案例 65-1,问题 2：急诊室住院医师进行了腰椎穿刺,获取了以下数据:

脑脊液初压：300mmH$_2$O(正常< 20)

脑脊液葡萄糖：20mg/dl(正常为血浆葡萄糖的 60%)

脑脊液蛋白：250mg/dl(正常< 50mg/dl)

脑脊液白细胞：1 200cell/μl,其中中性粒细胞 90%,淋巴细胞 6%

脑脊液红细胞：50/μl

革兰氏染色后脑脊液显示有大量的白细胞,但未见病原体。脑脊液、血液和尿液培养正在进行。S. C. 的脑脊液检查结果是否符合细菌性脑膜炎的诊断呢？

详细的脑脊液检查对确认脑膜炎的诊断至关重要[6]。表65-3比较了急性细菌性、真菌性和病毒性脑膜炎的脑脊液特点[11,26,27]。在急性细菌性脑膜炎中，脑脊液呈现脓性，含有大量的白细胞，并以中性粒细胞为主，且常为浑浊。脑脊液蛋白常升高，而脑脊液的葡萄糖浓度很低[11]。相比之下，真菌或病毒性脑膜炎的脑脊液通常较为澄清，白细胞计数较低，且以单核细胞或淋巴细胞为主。虽然脑脊液蛋白浓度常有升高，但也可在正常的范围内。而其脑脊液葡萄糖浓度也呈多变性[11,26,27]。

表65-3

各类脑膜炎的脑脊液检查鉴别

病原	WBC 计数	主要白细胞类型	蛋白	葡萄糖
细菌	>500/μl	多核细胞	升高	降低
真菌	10~500/μl	单核细胞	升高	不定
病毒	10~200/μl	多核或单核细胞	不定	正常

微生物学的评价

微生物学检查应包括脑脊液及其他潜在感染的部位（如血液、唾液、尿液）标本的涂片革兰氏染色和培养。病原学涂片的阳性提示细菌感染量大（菌量>10⁵ cfu/ml），这会导致疾病起病更多地呈现暴发性表现[22]。涂片如阴性亦不能排除感染的可能，但这确实让经验性选择抗菌药物更加困难。另外，虽然阳性的革兰氏染色涂片结果可以促进对经验性治疗方案进行调整以保证对可能病原体产生足够的覆盖，但不能仅凭涂片结果经验性选择过于窄谱的抗菌药物[8]。

S. C. 的脑脊液涂片为阴性，这可能与早先曾使用过抗生素或在疾病的较早期检测有关。鉴于脑脊液涂片为阴性结果，直到培养结果回报（通常在24~48小时内）之前，S. C. 必须接受涵盖本年龄组脑膜炎所有可能病原体的广谱抗菌方案。化脓性脑膜炎的脑脊液培养常常为阳性，但在极少情况下，特别是早先接受过抗菌治疗，一些明确的脑膜炎患者却可能脑脊液培养阴性[6]。当然，从血液、尿液和痰液（如能获得）等身体其他部位的培养结果也可以提供非常重要的微生物学证据。

S. C. 的脑脊液检查结果强烈支持细菌性脑膜炎的诊断，如脑脊液压力升高、白细胞增多（中性粒细胞为主）、蛋白浓度升高和葡萄糖浓度下降。脑脊液中出现的几个红细胞，这可能是腰椎穿刺时外周血通过局部损伤进入脑脊液所造成的结果。只有脑脊液培养阳性才能对所感染的病原体做精确的鉴定。

治疗原则

及时选择适当的抗菌药物对脑膜炎的治疗至关重要。延迟抗生素使用与发病率和病死率的增加有关[8]。当选择治疗药物时，必须考虑多种因素。首先，抗菌药物必须能充分渗透到脑脊液中；此外，已知或疑似的病原体必须对所选

药物敏感，能起到杀菌效果[28]。

抗菌药物对脑脊液渗透性

抗菌药物对脑脊液的渗透能力取决于其脂溶性、电离度、分子量、蛋白结合力，以及脉络丛内主动转运系统的敏感性。通常脑膜在炎症情况下会增加多数抗菌药物对其的穿透性。抗菌药物对脑脊液的渗透性通常使用脑脊液/血清药物浓度比来表示。表65-4总结了多种抗菌药在急性细菌性脑膜炎时脑脊液的渗透能力[28,29]。甲硝唑、磺胺甲噁唑和甲氧苄啶分子量小，有高度亲脂性，对脑脊液的渗透性非常好，即使脑膜无炎症的情况下也会达到足够的浓度。利福平是脂溶性药物，为蛋白结合率较高的大分子化合物。其脑脊液穿透性也较好，可联合万古霉素用来治疗凝固酶阴性葡萄球菌中枢神经系统感染。因为β-内酰胺类和氨基糖苷类在生理性pH环境下通常为离子状态，极性较强而较难穿透脑脊液。β-内酰胺类在脑膜完整时穿透性差，但当脑膜炎症时，大多数青霉素类和第三、第四代头孢菌素也可穿透脑脊液，使得脑脊液药物浓度足以治疗脑膜炎（约是同期血清浓度的10%~30%）。而第一或第二代头孢菌素

表65-4

各种抗菌药物脑脊液透过性

非常好[a]
一般建议：甲硝唑（脑脓肿），TMP-SMX（经验性覆盖李斯特菌，相对氨苄西林为二线选择）
较少使用（特殊情况下使用[b]）：利奈唑胺，利福平，氟喹诺酮（环丙沙星，莫西沙星，左氧氟沙星）
好[c]
青霉素类：青霉素 G，氨苄西林，哌拉西林，萘夫西林
其他 β 内酰胺类：氨曲南，克拉维酸，亚胺培南，美罗培南，舒巴坦，他唑巴坦
三代和四代头孢类[d]：头孢噻肟，头孢他啶，头孢曲松，头孢吡肟
其他：万古霉素，多西环素
较差[e]
氨基糖苷类：阿米卡星，庆大霉素，妥布霉素 多黏菌素类：多黏菌素 E，多黏菌素 B
一代头孢：头孢唑林 其他：大环内酯类（阿奇霉素，克拉霉素，红霉素），克林霉素，达托霉素

[a] 浓度一般可达≥20%血清药物浓度，即使无脑膜炎症脑脊液渗透性也很好。

[b] 详见正文。

[c] 浓度一般可达10%~20%血清药物浓度，如脑膜有炎症，透过脑脊液也可达有效浓度。

[d] 头孢呋辛具有相似脑脊液穿透性，但由于临床疗效较差不被推荐。

[e] 即使脑膜有炎症，脑脊液透过性也不好。

TMP-SMX，复方新诺明

由于透过血-脑屏障能力较低,疗效较差,不推荐用于治疗脑膜炎。[30,31]头孢曲松尽管蛋白结合率较高,但在脑脊液中却能达成持续可靠的杀菌效果,故而被成功用于治疗儿童及成人脑膜炎。另外,脉络丛的主动转运系统会将诸如β-内酰胺类等有机酸类泵出脑脊液,这一因素可能会使得其在脑脊液中治疗浓度不能维持。美罗培南脑脊液中浓度可达血清浓度水平的 10%~40%[28,29]。目前由于数据有限,尚无法得出新的 β 内酰胺类药物头孢洛林(ceftaroline)、头孢洛扎/他唑巴坦(ceftolozane/tazobactam)、多立培南(doripenem)治疗中枢神经系统感染的疗效结论。

氨基糖苷类的治疗窗口窄,静脉使用使其达到有效脑脊液治疗浓度并同时避免其毒性较难实现。因此,如欲使用氨基糖苷类药物治疗成人中枢神经系统感染时,就必须使用鞘内注射。同样,多黏菌素为伴有潜在的毒性大分子化合物,因此治疗颅内感染时也建议首选鞘内注射[13,52]。

万古霉素是具有中等蛋白结合率(50%)的大分子亲水化合物,因此透过血-脑脊液屏障的能力较差。但当脑膜出现炎症时,全身性使用万古霉素也可使其脑脊液浓度达到治疗水平(最高可达血清浓度的 30%)。也有研究发现万古霉素的脑膜穿透性还要更低,因此,在一些特殊情况下,也可能需要进行脑室注射增加疗效[28,29]。共识指南建议治疗脑膜炎时应使用更高的剂量(血清谷浓度 15~20μg/ml)[32]。

氟喹诺酮类具有适度脂溶性,分子量约 300Da,蛋白结合率较低。故而,其穿透至脑脊液的能力很好(约为血药浓度的 40%~60%或更高)[28,29]。尽管理论上如此,但使用氟喹诺酮类药物治疗细菌性脑膜炎仍缺乏临床数据。首先,莫西沙星虽然具有抗肺炎链球菌的效果,但仅是在出现青霉素和头孢曲松耐药株感染时才被选择[33]。其次,在感染较高 MIC 细菌(≥0.125~0.5μg/ml,取决于相应病原体和药物)时,药物脑脊液浓度可能会相对不足[34]。而这一点尤其重要,由于担心其中枢神经系统相关毒性,非标准、加量使用氟喹诺酮类药物治疗细菌性中枢神经系统感染的研究和实践常常受限[28,29]。最后,考虑到革兰氏阴性菌对氟喹诺酮类的耐药率较高,故而认为在治疗存在该类细菌感染可能的患者时,经验性选择此类药物存在风险[35]。综上,氟喹诺酮类药物很少用于治疗中枢神经系统细菌性感染。

大环内酯类抗生素(红霉素和克拉霉素等)具有相对较大的分子量,并且是血-脑屏障上富含的转运蛋白(P 蛋白)的底物。因此,该类药物在脑膜炎症反应较轻时无法达到有效浓度,并且其缺乏杀菌效能也限制其在细菌性脑膜

炎中的使用。四环素和替加环素仅有抑菌效果也限制其用于治疗肺炎链球菌感染。克林霉素透过脑脊液的能力较差也不推荐治疗脑膜炎。利奈唑胺也是抑菌剂,但其对耐药革兰氏阳性细菌具有抗菌活性,而且脑脊液药物浓度接近血药浓度,故可用于治疗耐药或难治性革兰氏阳性细菌感染。达托霉素虽为杀菌剂,且对耐药革兰氏阳性细菌有效,但其分子量较大、蛋白结合率高,因此脑脊液穿透性很差(≤血药浓度的 10%)。将其提高剂量使用或联合鞘内注射正在积极探索中,但目前显示效果有限[28,29]。

针对儿童脑膜炎的经验性治疗选择

案例 65-1,问题 3:详细的既往病史及疫苗接种史询问发现 S.C. 及其哥哥在 2 月龄时已接种过 Hib 菌苗。那么,儿童脑膜炎该如何选择合理的经验性治疗方案呢?何种抗菌药物对 S.C. 更为合适?剂量和用药方式如何制定?

24 小时内脑脊液培养和药敏结果无法获得,但经验性治疗必须立即开始。治疗方案必须考虑患者年龄、发病因素、脑脊液革兰氏染色涂片、过敏史,以及器官功能不全的可能情况。表 65-5 显示经验性治疗急性细菌性脑膜炎的药物选择推荐[11,36]。

S.C. 仅有 5 岁,脑脊液涂片阴性。因此,治疗选择三代头孢菌素类药物,如头孢曲松或头孢噻肟。两种药物均可很好地覆盖此年龄阶段患者最常见感染的病原体(肺炎链球菌和脑膜炎奈瑟菌)[11,36]。而在这两种病原体中,由于 S.C. 有皮疹,更提示脑膜炎奈瑟菌的感染可能性最大[37]。流感嗜血杆菌由于患者曾接种过 Hib 菌苗,所以可能性不大。因此,在此时选择头孢曲松联合万古霉素治疗将是最好的选择。

在此案例中,尽管其有阿莫西林过敏史(表现为皮疹),头孢菌素的使用也为合适。有记录表明,那些有青霉素过敏史的患者在使用头孢菌素时,只有 5%~11% 可能对头孢菌素存在交叉过敏风险。在此背景下,就需要重点关注青霉素类过敏反应的表现形式。如果患者对青霉素存在急性超敏反应的过敏史(比如荨麻疹、呼吸困难,或全身性过敏反应),则大多数情况下不建议再使用头孢菌素类。相反,仅出现良性的皮疹并非头孢菌素使用的反指征[38]。若 S.C. 对青霉素有超敏反应史的话,则万古霉素联合氨曲南或者美罗培南都是较好的选择(表 65-5)[11]。

表 65-5

细菌性脑膜炎的经验性治疗选择

年龄或诱因	建议治疗方案	可选治疗方案
新生儿(<1 月龄)	氨苄西林+头孢噻肟	氨苄西林+庆大霉素
婴幼儿(1~23 月龄)	头孢噻肟或头孢曲松+万古霉素	万古霉素+氨曲南/美罗培南
儿童和成人(2~50 岁)	头孢噻肟或头孢曲松+万古霉素	万古霉素+氨曲南/美罗培南
老年(>50 岁)	氨苄西林,头孢噻肟,或头孢曲松+万古霉素	万古霉素+复方新诺明+氨曲南,或万古霉素+美罗培南

表 65-5
细菌性脑膜炎的经验性治疗选择(续)

年龄或诱因	建议治疗方案	可选治疗方案
神经外科术后	万古霉素+头孢他啶/头孢吡肟	万古霉素+美罗培南
闭合性脑损伤	头孢噻肟或头孢曲松+万古霉素	万古霉素+氨曲南/美罗培南
开放性脑损伤	万古霉素+头孢他啶/头孢吡肟	万古霉素+美罗培南
其他危险因素(酗酒和免疫异常)	万古霉素+头孢吡肟+氨苄西林	万古霉素+复方新诺明+氨曲南,或万古霉素+美罗培南

药物剂量建议

通常,抗感染药物治疗脑膜炎需要较大剂量并静脉使用。表 65-6 列出了治疗中枢神经系统感染所需抗生素推荐剂量方案。S.C. 的头孢曲松剂量应为100mg/(kg·d),每日 1 次或分 2 次使用。所以,他的头孢曲松治疗方案可选择 1 000mg,每 12 小时 1 次即可。

表 65-6
治疗中枢神经系统感染时抗感染药物的建议剂量

抗菌药物	日剂量(组间间隔小时数)[a]			
	新生儿		婴儿和儿童	成人
	0~7 日龄	8~28 日龄		
氨苄西林	150mg/kg(8)	200mg/kg(6~8)	300mg/kg(6)	12g(4)
氨曲南				8g(6)
萘夫西林	75mg/kg(8~12)	100~150mg/kg(6~8)	200mg/kg(6)	12g(4)
青霉素 G	0.15mU/kg(8~12)	0.2mU/kg(6~8)	0.3mU/kg(4~6)	24mU(4)
美罗培南			120mg/kg(8)	6g(8)
头孢菌素类				
头孢噻肟	100~150mg/kg(8~12)	150~200mg/kg(6~8)	225~300mg/kg(6~8)	12g(4)
头孢曲松			80~100mg/kg(12~24)	4g(12)
头孢他啶	100~150mg/kg(8~12)	150mg/kg(8)	150mg/kg(8)	6g(8)
头孢吡肟			150mg/kg(8)	6g(8)
氨基糖苷类[b,c]				
庆大霉素	5mg/kg(12)	7.5mg/kg(8)	7.5mg/kg(8)	5~7mg/kg(8~24)
妥布霉素	5mg/kg(12)	7.5mg/kg(8)	7.5mg/kg(8)	5~7mg/kg(8~24)
阿米卡星	15~20mg/kg(12)	30mg/kg(8)	20~30mg/kg(8)	15mg/kg(8~24)
其他				
莫西沙星				400mg(24)
利奈唑胺				1 200mg(12)
利福平		10~20mg/kg(12)	10~20mg/kg(12~24)	600mg(24)
复方新诺明[d]			10~20mg/kg(6~12)	10~20mg/kg(6~12)
万古霉素[c,e]	20~30mg/kg(8~12)	30~45mg/kg(6~8)	60mg/kg(6)	30~45mg/kg(8~12)

[a] 仅为肝肾功能正常时的日推荐剂量。
[b] 治疗革兰氏阴性杆菌性脑膜炎时可同时进行脑室内注射,可用 5~10mg 庆大霉素或妥布霉素,或者 20mg 阿米卡星。
[c] 可根据血清药物浓度监测个体化调整用量。
[d] 推荐剂量是根据甲氧苄啶单药计算所得。
[e] 如静脉治疗效果较差推荐同时行脑室内注射,剂量 5~20mg

糖皮质激素的辅助治疗

案例 65-1,问题 4:糖皮质激素辅助治疗急性细菌性脑膜炎的原理是什么?可以给 S. C. 使用吗?该如何使用和监测地塞米松?

糖皮质激素,尤其是地塞米松,可以减轻脑水肿,降低颅内压[39]。此外,糖皮质激素可减少单核细胞和星形胶质细胞中 INF-α 和 IL-1β 等促炎因子的合成释放。两种细胞因子在促进炎症瀑布级联反应中发挥核心作用,导致神经组织损伤和神经系统后遗症[40]。从理论上讲,糖皮质激素抑制脑膜炎中细胞因子合成会降低听力损失及其他神经系统后遗症的风险。事实上,一项前瞻性随机双盲多中心地塞米松治疗成年急性细菌性脑膜炎的试验结果也支持这一理论[41]。共有 301 名患者被随机分配接受地塞米松或安慰剂组,药物在给抗菌药物 15~20 分钟之前或同时使用,每 6 小时 1 次,共 4 日。地塞米松可减少定义为 8 周内 Glasgow 评分 1~4 分的不良结局(相对危险度 RR 0.59;P=0.03),并降低死亡风险(RR 0.48;P=0.04)。基于培养结果对预后进行分析发现,肺炎球菌脑膜炎患者中使用地塞米松治疗降低了病死率(14% vs 34%)以及不良结局发生率(26% vs 52%)。而非肺炎链球菌所致脑膜炎患者的预后与是否使用地塞米松无关。另外,地塞米松治疗组也没发现消化道出血或其他不良反应增加的现象。

在儿童人群中,一些研究也评价了在治疗细菌性脑膜炎中辅助使用地塞米松的作用。一些前瞻性的安慰剂对照随机试验发现在 2 月龄以上的儿童中使用地塞米松可以明显减少听力和其他神经性损害。然而,在这些研究病例中大多数的病原体是流感嗜血杆菌,链球菌和脑膜炎球菌所致脑膜炎者较少[2,42-46]。由于前面所涉原因,现在流感嗜血杆菌病例迅速减少,使得这一研究的数据较难用于当今的情况。最近,一项比较地塞米松与安慰剂的试验纳入了 166 例患者,其中分别有 35 例肺炎链球菌感染和 26 例脑膜炎球菌感染患者进入治疗组。与安慰剂组相比,地塞米松治疗组较少出现听力和神经损害,但差异仍未达到显著性统计学意义[47]。

最近,2013 年 Cochrane 一篇 meta 分析纳入 25 个随机试验,其中涉及 4 000 儿童和成人的数据。整体人群分析未见到糖皮质激素可以明显减少病死率。但是糖皮质激素确实减少了由肺炎链球菌所致脑膜亚组人群的死亡(RR 0.84;95%CI 0.72~0.98)。在高收入国家患者中,糖皮质激素可降低严重听力丧失(RR 0.51;95%CI 0.35~0.73)和减少听力损失(RR 0.58;95%CI 0.45~0.73),以及避免短期神经后遗症(RR 0.64;95%CI 0.48~0.85)。在超过 2 000 例儿童的亚组分析中,地塞米松的使用并未对死亡率产生影响,但确实减少了严重听力丧失的风险,特别是在那些由流感嗜血杆菌所致病例中[48]。

2004 年美国感染病学会((Infectious Disease Society of America,IDSA)的指南在疑似或证实肺炎球菌脑膜炎成人患者的治疗中,推荐在抗菌药物前(或与首剂同时)使用地塞米松[11]。关于是否应该在病原体可能并非肺炎链球菌的成人脑膜炎中继续使用地塞米松仍需要进一步讨论,因为在这些研究中,由其他微生物引起的脑膜炎病例数量很少[49]。但是,指南仍建议如果确定病原体不是肺炎链球菌,则停止使用地塞米松[11]。在儿童领域,美国儿科学会(American Academy of Pediatrics,AAP)感染病委员会建议针对流感嗜血杆菌脑膜炎患儿,在抗感染治疗前或与首剂抗感染药物同时使用地塞米松可能是有利的[50]。AAP 感染病委员会同时建议对 6 周龄以上患有肺炎球菌性脑膜炎的婴儿和儿童应个体化选择辅助使用地塞米松[51]。这时,如果发现病原体不是流感嗜血杆菌或肺炎链球菌,那么在儿童身上是否应该继续使用类固醇,目前还没有明确的建议。

因此,S. C. 应该接受地塞米松治疗,剂量 0.15mg/kg,每 6 小时注射 1 次,疗程 2~4 日。S. C. 体重有 20kg,地塞米松可在头孢曲松治疗开始前 15 分钟输入,每 6 小时使用 3mg。

地塞米松的潜在不良反应包括胃肠道出血、精神状态改变(如欣快感或脑病等)、血糖增加和血压升高。在 S. C. 接受地塞米松治疗期间应每日监测血常规、生化和大便隐血。还应询问有无肠胃不适,评估精神状态变化(如精神错乱或躁狂)。鉴于皮质醇的使用时间短,地塞米松可不必逐渐减量而直接停药。

抗菌药物对中枢神经系统的渗透性

另一个需要考虑的重要问题是,地塞米松作为一种有效的抗感染药,是否会减弱抗菌药物穿透血-脑屏障进入脑脊液的能力。因为当脑膜发炎时,会增加青霉素、头孢菌素和万古霉素的脑脊液渗透性。故可以假设,当地塞米松减轻脑膜炎症的同时,会减少药物脑脊液渗透性,导致其脑脊液浓度降低而降低疗效。在早期的动物模型中我们观察到,相对于未使用组,使用地塞米松组动物的万古霉素脑脊液渗透性有所降低[52]。在家兔脑膜炎模型的实验中,同时使用地塞米松和万古霉素会导致万古霉素对脑脊液渗透率降低 29%。然而通过增加每日万古霉素剂量,脑脊液抗菌药物治疗浓度就可达标[53]。此外,现有的人体数据显示,万古霉素或头孢曲松的脑脊液穿透性并未由于使用地塞米松而降低[54-57]。由于有这些令人鼓舞的结果,我们可以将地塞米松推荐用于所有的脑膜炎患者[11]。

脑膜炎奈瑟菌脑膜炎

病因治疗

案例 65-1,问题 5:24 小时后,S. C. 的血液和脑脊液培养结果回报。脑脊液培养生长出脑膜炎奈瑟菌(青霉素 MIC 为 0.06mg/L),双瓶血培养也均报脑膜炎奈瑟菌生长。此时,S. C. 的抗菌药物是否有必要调整?

一旦培养和药敏明确,目标治疗即可建立,此时通常可选择单药治疗(表 65-7)[11,36]。正如我们推测,S. C. 的脑脊液培养脑膜炎奈瑟菌。作为第二代头孢菌素,头孢呋辛依然对脑膜炎球菌敏感;然而,相比第三代头孢菌素它的有效性较低，一般已不选用[58,59]。头孢呋辛治疗效果弱于头孢曲松的原因很可能与效价降低有关[58]。

因为脑膜炎奈瑟菌目前仍对青霉素和氨苄西林敏感，故而青霉素也可选择使用。然而，S.C. 既往对阿莫西林有皮疹的可疑过敏史使得选择头孢曲松更为合理（剂量选择见表 65-6）。

表 65-7
细菌性脑膜炎病原学治疗推荐

病原体	推荐治疗方案	备选方案
流感嗜血杆菌		
β 内酰胺酶(-)	氨苄西林	头孢噻肟或头孢曲松；氨曲南
β 内酰胺酶(+)	头孢噻肟或头孢曲松	氨曲南
脑膜炎奈瑟菌	青霉素 MIC<0.1μg/ml：青霉素 G 或氨苄西林	头孢噻肟或头孢曲松；美罗培南
	青霉素 MIC 0.1~1.0μg/ml：头孢噻肟或头孢曲松	
肺炎链球菌	青霉素 MIC ≤0.06μg/ml：青霉素 G 或氨苄西林	头孢噻肟或头孢曲松
	青霉素 MIC ≥0.12μg/ml：如敏感可选头孢噻肟或头孢曲松	万古霉素或美罗培南
	青霉素和头孢噻肟/头孢曲松耐药：万古霉素+头孢噻肟/头孢曲松±利福平	万古霉素+莫西沙星
无乳链球菌	青霉素 G 或氨苄西林+庆大霉素	头孢噻肟或头孢曲松
单核李斯特菌	青霉素 G 或氨苄西林±庆大霉素	复方新诺明或美罗培南
肠杆菌科细菌[a]		
大肠埃希菌,克雷伯菌属	头孢他啶或头孢曲松	头孢吡肟；氨曲南；美罗培南
肠杆菌,沙雷菌	头孢吡肟；美罗培南	复方新诺明；氨曲南
铜绿假单胞菌	头孢吡肟或头孢他啶；美罗培南	氨曲南
金黄色葡萄球菌[a]		
甲氧西林敏感(MSSA)	萘夫西林或苯唑西林	万古霉素±利福平；美罗培南
甲氧西林耐药(MRSA)	万古霉素±利福平	复方新诺明；利奈唑胺
表皮葡萄球菌[a]	万古霉素±利福平	复方新诺明；利奈唑胺

[a] 联合鞘内注射临床效果可能更好（革兰氏阴性杆菌感染常可鞘内注射氨基糖苷类，革兰氏阳性细菌感染可鞘内注射万古霉素）。
MIC，最小抑菌浓度；TMP-SMX，复方新诺明

治疗监测

案例 65-1,问题 6：哪些主观和客观数据可作为监测脑膜炎患者疗效和不良反应的指标？S.C. 需要监测哪些指标呢？

那些与疾病相关的临床症状和体征，如发热、神志改变、颈项强直等，每日应定时监测并处理。S.C. 的体温和精神状态应该经常进行评估。但由于 S.C. 年龄较小，准确评估他的精神状态较为困难。因此，应该评估精神状态的基本情况（如是否清醒和警觉，或嗜睡难以唤醒昏昏欲睡）。如果 S.C. 处于清醒和警觉的状态，极可能会观察到烦躁，这往往是精神状态改变的唯一特征。一些问题可以用来评估他的定向力：他知道自己在哪儿吗？他知道自己

的名字叫什么？能认出他的母亲或者其他家庭成员吗？通常，对于大多单纯急性细菌性脑膜炎患者，临床改善的迹象应明显出现在治疗 24~48 小时内，而且 S.C. 接受皮质类固醇会加快临床反应好转[60]。

实验室检查结果也需要监测。血常规及分类计数、血清电解质（如 Na、K、Cl、HCO_3）、血糖和肾功能（如 BUN 和 Scr）都需每日复查。如电解质异常则需要增加监测频率。如白细胞增多和低钠血症等实验室检查异常情况恢复，可能需要的时间比临床症状缓解更长。脑脊液生化检查通常会在治疗 48 小时后改善，但脑脊液的细胞数和蛋白复常可能需要 1 周或更长时间[61,62]。有效的治疗可使脑脊液在 18~24 小时内清除细菌[58,60]。脑脊液细菌清除延缓可能会增加神经系统并发症[58]。如果 S.C. 治疗反应明确有效则不需重复腰椎穿刺，但如效果不明显（如持续发烧或精神状态恶化）则必须重复腰穿监测脑脊液指标[11]。

除了监测治疗效果,抗菌药物的不良反应也需经常评估。脑膜炎需要大剂量药物的治疗,其不良反应可能更大。目前,S.C. 正在接受头孢曲松这种头孢菌素的治疗。与头孢曲松相关的不良反应常见过敏、注射部位轻微疼痛和静脉炎及胃肠道不适[63]。我们应该注意抗生素相关皮疹或急性过敏反应表现(如荨麻疹、哮喘);静脉穿刺部位应每日观察是否有发红、疼痛或静脉压痛的现象;另外应密切观察可能出现稀便或腹泻。尽管轻微腹泻是大多数抗菌药物的常见不良反应,但如果出现持续严重的腹泻,伴有发热、无法解释的白细胞增高,或者腹部绞痛,我们必须检测其大便中的难辨梭状芽孢杆菌毒素[59,64]。

头孢曲松钠相关假性胆囊结石

案例 65-1,问题 7:治疗 5 天后,护理 S.C. 的护士发现他的食欲明显下降,并诉腹泻。S.C. 无发热、易激惹和定向力障碍。腹部检查时发现右上腹痛伴肌卫。此时实验室检查结果如下:

　　白细胞计数:6 000/μl

　　血红蛋白:12.5g/dl

　　红细胞比容:34%

　　血小板:120 000/μl

　　Na:135mmol/L

　　K:3.6mmol/L

　　Cl:98mmol/L

　　天冬氨酸氨基转氨酶(AST):35U/L

　　丙氨酸氨基转氨酶(ALT):33U/L

　　碱性磷酸酶:110U/L

　　总胆红素:1.2mg/dl

　　淀粉酶:70U/L

　　大便隐血阴性。造成 S.C. 腹部不适的原因可能是什么?

引起 S.C. 腹部不适有诸多可能原因。皮质类固醇的治疗有可能会引起急性胃肠道出血,然而当时地塞米松已于 3 日前停止使用,S.C. 的血红蛋白和红细胞比容都在正常低限范围内。而大便隐血阴性的结果更不支持胃肠道出血诊断。因为淀粉酶正常而排除急性胰腺炎。病毒或药物性肝炎可能性也不大,因为 AST、ALT 以及胆红素结果均正常。由于患者并无发热,白细胞计数正常,腹腔感染虽有可能,但可能性也不大。其他原因如急性胆囊炎、阑尾炎等,则需要进一步诊断评估。

案例 65-1,问题 8:腹部超声发现胆囊内泥沙样沉积。对于 S.C. 来说这个发现有何意义?需要怎样处理?

S.C. 异常的腹部超声结果解释了右上腹疼痛的原因。S.C. 可能出现假性胆囊结石(胆囊胆盐沉积),这常是由于胆囊运动功能障碍形成(如近期手术、烧伤、全静脉营养),某些情况下也可由药物引起。S.C. 在使用头孢曲松治疗脑膜炎,而这种药物就会引起胆囊假性结石[65]。

抗生素相关胆囊假性结石几乎仅见于头孢曲松。头孢曲松相关的胆盐分泌会导致胆汁中药物浓度明显增高。在特定情况下,头孢曲松的胆汁浓度可能超过溶解度极限,导致形成细小的颗粒状沉淀(即胆泥),其与真正的胆结石在组成成分和超声形态方面均有不同。这种沉淀物由头孢曲松钙盐组成,其形成与头孢曲松剂量相关。而脑膜炎治疗需要大剂量的头孢曲松,所以不难预料在 S.C. 身上会出现这种不良反应[65]。既往头孢曲松钠和头孢呋辛的随机对照试验中,发现在头孢曲松组 35 例中通过腹部超声 16 例(46%)发现有胆囊假性结石,而头孢呋辛组 35 例中却无 1 例出现[58]。胆囊假性结石通常出现在头孢曲松疗程 3~10 日时,大多情况下并无明显临床症状。少数病例可出现类似急性胆囊炎的症状,包括恶心、可伴呕吐和右上腹痛[65]。

为了尽早识别头孢曲松治疗的不良反应并及时停药,我们需要对胆囊假性结石进行有效地监测。在大家认识到有这一并发症之前,确实有极少数患者为此接受胆囊切除。而这种处理完全没有必要,因为假性胆囊结石几乎都可自愈。一旦 S.C. 停止使用头孢曲松,这一并发症将在数周甚至数月内逐渐缓解;而临床症状可在几日内消失[65]。而头孢噻肟由于不会引发胆囊相关并发症,且与头孢曲松疗效相近,可用以代替头孢曲松[63]。如给 S.C. 使用头孢噻肟,则剂量为每 6 小时 1 000mg(见表 65-6)。

疗程

案例 65-1,问题 9:治疗 S.C. 时抗感染药物的推荐疗程为多久?

治疗脑膜炎的最佳疗程很难确定,因为几乎没有相关的临床试验来解决这个问题[66]。尽管存在通用的指南,但疗程仍应根据治疗反应、合并情况(如是否存在免疫低下)及特定病原体等因素进行个体化判断。表 65-8 列出了针对特定病原体所引起的单纯性细菌性脑膜炎推荐的抗感染疗程。诸如 S.C. 由奈瑟菌所致脑膜炎的患者疗程为 7 日[11]。假使病情复杂,如存在脑脊液灭菌能力低下的情况,则需要治疗更长时间(2 周或以上)。

表 65-8

细菌性脑膜炎的疗程

病原	疗程/d
流感嗜血杆菌	7
脑膜炎奈瑟菌	7
肺炎链球菌	10~14
B 群链球菌(无乳链球菌)	14~21
单核李斯特菌	≥21
革兰氏阴性杆菌	21

预防奈瑟菌脑膜炎

案例 65-1,问题 10：S.C. 准备出院回家。对于与 S.C. 接触的人群,如何预防脑膜炎球菌的潜在传播可能?

尽管 S.C. 对治疗反应非常良好,但脑膜炎奈瑟菌仍可能通过定植于 S.C. 的鼻咽部,传播给与他有密切接触的人群[18,67,68]。而药物预防可减少奈瑟菌鼻咽部的定植,因此适用于 S.C. 及其密切接触者。在这里,与症状出现前 7 日到有效抗感染治疗 24 小时后之内的先发病例密切接触者包括如下:同寝室的室友和年轻人等在内的日常家庭成员,儿童看护中心接触者和任何直接暴露于患者口腔分泌物的人员(如接吻,口对口的人工呼吸,或气管插管操作者)[67,69]。卫生保健人员和任何与呼吸道分泌物有直接接触的乘客,或者是在长时间飞行(持续≥8 小时)过程中患者旁边的任何人,都应该接受化学预防[69]。

S.C. 的 7 岁哥哥,在同一托儿所的密切接触儿童,以及在医院一直照顾 S.C. 的人员都有脑膜炎奈瑟菌侵入性疾病的风险,应该接受相应的预防。先发病例一旦发病,被传染者发病的概率非常高,在 24 小时内应尽快制定预防方案[67]。先发病例发病 14 日或更久后再启动预防则毫无意义。鼻咽部脑膜炎奈瑟菌去定植的药物包括利福平、环丙沙星及头孢曲松。最常用来减少 1 月龄以上儿童脑膜炎奈瑟菌感染的方案是使用利福平每次 10mg/kg,每日 2 次,连续 2 日。成人预防常使用利福平 600mg,每日 2 次,连续 2 日。如果先发病例使用除第三代头孢菌素外的抗生素进行治疗,只要他/她能接受口服药物,在出院之前也需要进行预防[69]。

因为 S.C. 使用的是头孢曲松治疗,所以他不需要进行预防。S.C. 的哥哥、父母、日托机构接触者应尽快用适当剂量的利福平口服预防。对于孕妇,因为利福平有禁忌,可替换为头孢曲松。

肺炎链球菌脑膜炎

肺炎链球菌脑膜炎的临床表现、诱发因素和诊断

案例 65-2

问题 1：A.L.,58 岁,男性,长期酗酒,由于发热和意识不清收入急诊。在过去的几日内,A.L. 出现间断发热、寒战、气紧,进行性加重的咳嗽。一个朋友发现他失去知觉,无法唤醒而通知急救。A.L. 的医疗记录表明,他有高血压、糖尿病、消化性溃疡和慢性阻塞性肺部疾病(chronic obstructive pulmonary disease, COPD)。10 年前由于腹部外伤进行过脾切除术。A.L. 离婚后独自生活在一个低收入人群公寓内。他没有已知的药物过敏史。吸烟史超过 30 年。目前用药包括:氢氯噻嗪片 50mg,隔日 1 次;格列吡嗪 5mg,每日 2 次;法莫替丁 20mg,每晚 1 次。由于咳嗽咯痰而每日 2 次口服多西环素。

入急诊时,A.L. 发热 40℃,血压 90/50mmHg,脉搏 115 次/min,呼吸 25 次/min,体重 59kg。A.L. 呼之不应,但对疼痛有反应。双侧瞳孔等大,光反射迟钝;视盘水肿,脑膜炎刺激征阳性。双肺满布哮鸣音和湿啰音,左下肺明显实变体征。余查体无明显异常。

实验室检测数据显示如下:

WBC:18 000/μl,其中多核粒 80%,杆状核 15%,淋巴细胞 3%,嗜碱性 2%

血红蛋白:10.5g/dl

红细胞比积:34%

血小板计数:250 000/μl

钾:3.0mmol/L

葡萄糖:250mg/dl

AST:190U/L

ALT:140U/L

BUN:35mg/dl

SCr:2.4mg/dl

凝血酶原时间正常高限,白蛋白 3.1mg/dl。血液中酒精浓度为 100mg/dl,尿液毒理学检查阴性。A.L. 的血清茶碱浓度是 18mg/dl。大便隐血阳性。

颅脑 CT 未发现占位性病变或脑血肿。腰椎穿刺后脑脊液结果如下:

脑脊液初压:200mmHg

蛋白质:120mg/dl

葡萄糖:100mg/dl

白细胞计数:8 500/μl,其中多核 92%,单核 4%

红细胞计数:400/μl

脑脊液涂片可见革兰氏阳性双球菌。此外,痰液涂片可见大量白细胞,极少上皮细胞和大量呈双或短链状排列的革兰氏阳性球菌。血、脑脊液、尿和痰液培养结果未回。

肺炎球菌性脑膜炎的临床和实验室特点是什么?肺炎球菌脑膜炎在 A.L. 身上有哪些特点存在?

在急诊,A.L. 表现出诸多与肺炎球菌脑膜炎相类似的症状和体征。患者年龄为 58 岁,而肺炎链球菌是引起 30 岁以上成人细菌性脑膜炎最常见的病原体(见表 65-1)。就如 A.L. 的临床表现一样,肺炎链球菌侵袭性感染仍表现为很高的发病率和病死率[1]。不过在美国,可能由于共价菌苗的引入推广,肺炎链球菌脑膜炎的发生率显著下降,已从 1997 年的 0.8/100 000 降到 2010 年的 0.3/100 000[70]。肺炎链球菌感染的诱因包括高龄、抽烟、酗酒、糖尿病、慢性肺部疾病和功能性(镰状细胞病)或结构性(脾切除)无脾等。此外,感染人类免疫缺陷病毒(HIV)或其他免疫缺陷情况(如实体器官或骨髓移植)也高度易感。而由头部外伤或神经外科手术所造成的脑脊液耳漏或鼻漏则更易罹患肺炎球菌脑膜炎[71]。

A.L. 存在有很多肺炎球菌脑膜炎的易感因素。他吸烟、长期酗酒,既往行脾切除术,并有糖尿病和慢性阻塞性肺病基础。诊断 A.L. 患有肺炎球菌脑膜炎的依据包括高热、颈阻(脑膜刺激征)和神志改变,而发生昏迷将提示疾

病预后较差[72]。脑脊液生化学和微生物学检查结果均高度提示肺炎球菌脑膜炎。A. L. 的脑脊液压力高,脑脊液蛋白及白细胞计数明显增加,白细胞分类也主要为多核细胞。由于 A. L. 患有糖尿病,脑脊液葡萄糖正常值(100g/dl)不具参考价值,而 A. L. 的脑脊液/血清葡萄糖比率小于50%,完全符合急性细菌性脑膜炎的表现(见表65-3)。脑脊液涂片查见柳叶刀状的革兰氏阳性双球菌,这是肺炎球菌感染最有力的诊断证据。肺炎的症状和体征(咳嗽、气紧、痰量增多和肺实变)及痰涂片革兰氏染色结果均支持肺炎链球菌侵入性感染的诊断。

成人经验性治疗

案例 65-2,问题 2: 此时对于 A. L. 合适的经验性治疗方案是哪些?

表65-7列出了基于青霉素和头孢曲松/头孢噻肟敏感性的肺炎链球菌脑膜炎的治疗药物建议。肺炎球菌对青霉素的耐药性(MIC≥0.12μg/ml)是全球均非常关注的问题。2006 年至 2007 年的监测性研究发现,脑膜炎病例 27.5% 的肺炎链球菌分离株对青霉素耐药[73]。脑脊液中的肺炎链球菌对头孢噻肟的 MIC>0.5μg/ml,而对头孢曲松中敏(MIC=1μg/ml)或耐药(MIC≥2μg/ml)。头孢曲松和头孢噻肟对青霉素肺炎链球菌的抗菌活性下降,影响脑脊液中药物的疗效而导致临床治疗失败。对于耐青霉素肺炎球菌脑膜炎的治疗,首选方案应包括万古霉素。万古霉素联合头孢曲松在治疗耐青霉素肺炎球菌脑膜炎家兔模型的实验中优于单药。头孢曲松或万古霉素联合利福平也优于单药治疗[74]。莫西沙星由于其强大的抗肺炎球菌活性和脑脊液穿透性,也是青霉素或头孢曲松耐药肺炎球菌脑膜炎的首选方案[33]。不过目前相关临床数据比较缺乏。因此,在目前没有更多证据的情况下,头孢曲松或头孢噻肟联合万古霉素是治疗可能的耐青霉素肺炎球菌脑膜炎最优选的经验治疗方案。

在细菌培养和药敏试验未回的情况下,推荐使用头孢曲松 2g,静脉注射,每 12 小时 1 次,联合万古霉素每日 30~45mg/kg,静脉注射,分 2~3 次使用。A. L. 体重为 59kg,由于肾功能不正常(Scr 2.4mg/dl;肌酐清除率 30ml/min),必须依此调整剂量。

成人脑膜炎皮质类固醇的使用

案例 65-2,问题 3: A. L. 除抗感染外是否需同时接受皮质类固醇治疗?

A. L. 出现了严重的神志改变,且症状和体征均反映疾病进行性加重的趋势。成年人罹患此病、基础疾病较多、肺炎球菌脑膜炎可能、进行性加重的临床表现均提示不良预后,支持使用地塞米松辅助治疗。但是,A. L. 患有糖尿病且目前血糖明显升高,加之消化性溃疡使得其贫血和大便隐血阳性,大剂量地塞米松也有精神兴奋副作用,这些却又使得加用地塞米松的决定变得比较困难。然而尽管存

在这些问题,但均不是使用皮质激素的绝对禁忌。因此,确定肺炎链球菌脑膜炎诊断后,可在使用头孢曲松前加用地塞米松 10mg,静脉注射,每 6 小时 1 次,疗程持续 4 日即可。如若证实肺炎链球菌并非病原菌时可停止使用地塞米松[1]。患者的血糖可通过规律使用胰岛素(剂量随血糖调整)控制。消化性溃疡需要密切监测,如有必要则同时治疗。

青霉素敏感肺炎链球菌脑膜炎的治疗

案例 65-2,问题 4: A. L 的脑脊液、血液、痰液的培养结果回报,各部位均提示肺炎链球菌生长。脑脊液培养结果药敏试验显示青霉素 MIC 为 0.06μg/ml、头孢噻肟和头孢曲松 MIC 均为 0.25μg/ml、万古霉素 MIC 为 0.25μg/ml。A. L. 药物的治疗选择是什么?

A. L. 感染的是青霉素敏感肺炎链球菌菌株(见表65-7)[75]。对于肾功能正常的成人,青霉素 G 的剂量通常为 2 400 万 U/d(见表65-6)。但 A. L. 有肾功能不全,因此青霉素需减量使用。A. L. 的肌酐清除率约为 28ml/min(根据 Cockcroft 和 Gault 公式计算),所以日剂量应为 1 200~1 600 万 U(300 万~400 万 U,每 6 小时 1 次)。这样调整方案可使得在目前肌酐清除率条件下青霉素的血药浓度与肾功能正常时一致。如不调整剂量则相当于过量使用青霉素,可能造成癫性发作等不良反应[76]。

如患者不能耐受青霉素 G,可使用头孢曲松和头孢噻肟替代(见表65-7)[11,36]。

革兰氏阴性杆菌脑膜炎

案例 65-3

问题 1: R. R. ,40 岁,男,体重 80kg,为行颈椎椎板切除及椎骨融合术入院。术中并发硬脑膜撕裂。术后第 3 日出现手术部位液体渗出,伴有发热,体温 38.2℃。渗出物革兰氏染色发现极少革兰氏阳性球菌和较多革兰氏阴性杆菌。立即使用头孢唑林(1g,每 8 小时 1 次)抗感染治疗。次晨 R. R. 出现反应迟钝,体温达 40℃,但人物时间地点定向力尚正常。颈阻查体由于近期手术无法进行。头颈部磁共振成像(MRI)和腰椎穿刺脑脊液结果如下:

白细胞计数:3 000/μl,其中多核细胞 95%

葡萄糖:20mg/dl

蛋白质:280mg/dl

脑脊液染色见大量革兰氏阴性杆菌。革兰氏阴性杆菌脑膜炎有哪些重要的临床和实验室特征呢?

流行病学

革兰氏阴性杆菌脑膜炎是 R. R. 近期神经外科手术的并发症。革兰氏阴性杆菌是如开颅术等神经外科术后重要的感染病原体[70]。既往革兰氏阴性杆菌脑膜炎病死率极高,可达 40%~70%。随着第三代头孢菌素的有效应用,病

死率已下降到40%以内；不过，最近的一项涉及40例自发性革兰氏阴性杆菌脑膜炎的文献报道病死率达53%[77]。致病菌中诸如肠杆菌科和铜绿假单胞菌等某些耐药革兰氏阴性杆菌的增多，使得治疗药物选择不足而病死率有所增加[32,33]。

易感因素

新生儿、老年人、如下情况患者（糖尿病或恶性肿瘤、开放性颅脑损伤或类似 R. R. 这样的神经外科手术后患者）均是革兰氏阴性杆菌脑膜炎的高风险人群[78]。虽然脑膜炎属于清洁切口神经外科术后（如颅骨切开术，椎板切除术）少见并发症，但一旦发生，其结果可能是灾难性的[77]。

微生物学

大肠埃希菌和肺炎克雷伯菌是引发脑膜炎最常见的革兰氏阴性杆菌；但假单胞菌性脑膜炎的发病率也呈上升趋势[77,79]。其中大肠埃希菌是新生儿革兰氏阴性杆菌脑膜炎最常见病原体，而肺炎克雷伯菌更常见于成人[80,81]。另外三分之一革兰氏阴性杆菌病原体还包括变形杆菌、沙雷菌、肠杆菌、沙门菌、铜绿假单胞菌，以及其他少见菌种[77]。

临床表现

一般来说，革兰氏阴性杆菌脑膜炎的实验室检查结果与其他细菌性脑膜炎相似[1,11]。由于革兰氏阴性杆菌常有较高毒性，所致脑膜炎通常起病快、进展迅速。但如系神经外科术后出现该种脑膜炎则表现可能不太典型[81]。就如 R. R. 的临床表现一样，神经外科术后革兰氏阴性杆菌脑膜炎的表现更为特殊。在这类患者中，许多脑膜炎典型症状常会被既有神经系统疾病症状（如精神状态改变，颈强直）所掩盖。因此，术后密切监测提高警惕十分必要。除革兰氏阴性杆菌外，葡萄球菌也是术后脑膜炎的常见病原体[82]。对于 R. R. 手术部位的渗出液也需注意有无葡萄球菌感染可能，但由于其脑脊液涂片发现大量革兰氏阴性杆菌，故而支持后者最有可能为感染病原体。

革兰氏阴性杆菌脑膜炎的治疗

案例 65-3，问题 2：对于 R. R. 的革兰氏阴性杆菌脑膜炎的恰当治疗是什么？

与其他细菌性脑膜炎相比革兰氏阴性杆菌脑膜炎的治疗方法选择更少。氨苄西林仅对敏感大肠埃希菌、奇异变形杆菌和沙门菌属有效，但耐药性的增加限制了它的应用。氨基糖苷类由于在脑脊液中很难达到有效治疗浓度，并且脓性脑脊液的酸性环境同时也会降低其杀菌作用，故而在脑膜炎治疗中受到限制[83]。由于缺乏足够数据支持，脑室内注射仅在治疗难以根除的分流器感染时与静脉注射联合使用，为的是使脑脊液药物达到治疗浓度[21,43]。与脑室内注射用药不同，腰椎穿刺鞘内注射却不能达到有效治疗浓度[43]。

由于开放性颅脑损伤、脑脊液分流装置术，或频繁接受

神经外科手术的患者常见铜绿假单胞菌感染，经验性治疗方案必须包括对铜绿假单胞菌有效的抗生素。因为 R. R. 近期接受过神经外科手术，针对他的经验治疗应选择能覆盖假单胞菌属细菌的头孢吡肟、头孢他啶或美罗培南（见表 65-5）[11]。头孢吡肟除对大肠埃希菌和肺炎克雷伯菌具有极好抗菌活性外，也可治疗其他肠道革兰氏阴性杆菌感染（见表 65-7）[31]。而且目前三代头孢菌素耐药的肠杆菌、枸橼酸杆菌、沙雷菌较为普遍，无法依靠其治疗相应病原体所引起的脑膜炎[84]。基于这一点，在治疗耐第三代头孢菌素革兰氏阴性杆菌所致脑膜炎时（如院内获得性或神经外科术后脑膜炎）常需选择头孢吡肟或美罗培南。如果分离到病原体，治疗应根据培养和药敏结果调整，并考虑药物脑脊液穿透性。例如，头孢噻肟和头孢曲松对于常见的大肠埃希菌和肺炎克雷伯菌所致脑膜炎的治愈率可达80%以上[85,86]。而针对本案例，在细菌培养及药敏试验结果获得之前，考虑患者肾功能不全情况，应该立即停用头孢唑林而改为头孢吡肟（2g，静脉注射，每 8 小时 1次）。

肠杆菌脑膜炎的治疗

案例 65-3，问题 3：R. R. 的伤口引流液和脑脊液培养均为阴沟肠杆菌。药物敏感结果显示头孢曲松、头孢吡肟、头孢他啶、哌拉西林/他唑巴坦和氨曲南均耐药。敏感药物包括亚胺培南、美罗培南、TMP-SMX、庆大霉素、妥布霉素和环丙沙星。此时，R. R. 使用何种抗菌药物治疗最为合适？

肠杆菌和相关菌属（如沙雷菌、枸橼酸杆菌等）等病原体对脑膜炎的治疗提出了巨大的挑战[31,87]。而且，一些本对第三代头孢菌素敏感的菌株也可在治疗过程由于药物选择性突变压力的作用下导致耐药[88]。因此，与大肠埃希菌和肺炎克雷伯菌不同，对于肠杆菌、沙雷菌、枸橼酸杆菌和假单胞菌属所致脑膜炎的治疗需考虑替代治疗方案。亚胺培南对病原菌敏感，但存在比其他 β-内酰胺类（包括青霉素 G）更多见的致癫痫副作用，所以亦不适用 R. R. [87]。美罗培南无此作用，相比亚胺培南更适合治疗脑膜炎[89]。有临床试验评价美罗培南与头孢噻肟治疗儿童脑膜炎的安全性和有效性。随机纳入两组病例的临床疗效和癫痫不良反应的发生率均相似[90,91]。因此，考虑上述原因后，美罗培南是治疗 R. R. 的最佳选择，而且美国 FDA 也批准其脑膜炎的适应证。另外，TMP-SMX 虽然未被 FDA 批准这一适应证，但也可作为备选方案[92]。故而结合病原菌药物敏感试验结果，此时应停用头孢吡肟而改为美罗培南。结合患者肾功能，美罗培南用法为每 8 小时 2g，静脉滴注。

治疗疗程

革兰氏阴性杆菌脑膜炎的最佳疗程尚未明确。因为该病发病率和病死率较高，病原菌耐药率较高，所以目前推荐疗程为21 日（见表 65-8），适用于 R. R. [11]。

表皮葡萄球菌脑膜炎或脑室炎

脑脊液分流装置相关感染的临床表现

案例 65-4

问题1：T. A.，21 岁，女性，有先天性脑积水病史，因为精神状态恶化伴发热入院。既往为控制脑积水多次进行过脑室分流术。1 个月前，她进行了 VP 分流器的安置，引流通畅。在入院前几日里出现病情恶化，发热伴颈阻，体温为 39.5℃。入院 CT 显示脑室扩大，提示急性脑积水。

既往史中除癫痫病史外并无其他与本病相关的特殊疾病。为此需每日睡前服用苯妥英 400mg 用以控制癫痫。另外她还在口服乙炔雌二醇和甲基炔诺酮用以避孕。T. A. 对磺胺类药物过敏（严重皮疹）。目前体重是 60kg。

实验室数据如下：

外周血白细胞计数：14 000/μl，其中中性粒细胞 85%，淋巴细胞 10%

BUN：19mg/dl

SCr：0.9mg/dl

T. A. 的 VP 分流器被安置了分流阀门，留取脑室引流液进行检查，结果如下：

总蛋白：150mg/dl

葡萄糖：40mg/dl

白细胞计数：200/μl，多核粒细胞 85%，淋巴细胞 10%

脑室引流液涂片革兰氏染色可见大量成簇革兰氏阳性球菌。导致脑脊液分流器感染的主客观原因有哪些？此类感染在 T. A. 身上有哪些表现呢？

T. A. 所患脑膜炎中脑室炎极有可能是继发于 VP 分流装置的感染。针对脑积水最重要的治疗方式就包括使用装置将脑室内的脑脊液分流到身体其他部位，如腹腔（脑室腹腔分流术，VP 分流）或心房（脑室心房分流术）[93]。这种方法能够减轻增高的脑脊液压力，大幅降低脑积水的发病率和病死率[94]。然而，就如同 T. A. 的表现一样，感染是分流装置故障的常见原因。近期的文献报道脑脊液分流器相关感染儿童的发病率约为 11%，而成人为 2.5%～15%，其发病率取决于患者基础因素，手术技术因素，手术类型和安置时间（比如是初次还是多次安置分流器）[95-97]。T. A. 自出生以来一直患有脑积水，并且多次安置分流器，是发生感染的高风险人群。

脑脊液分流器感染可为无症状定植，也可表现为发病急重的脑室炎，其临床症状多变。发热最为常见，甚至在多数情况下是唯一症状。而与急性脑膜炎相比，分流器感染时脑脊液异常可能十分轻微：白细胞计数通常升高不明显，葡萄糖无显著的降低，蛋白质可能正常或略有升高。但大多数患者的脑脊液培养应该为阳性[98]。T. A. 的临床表现、脑脊液检查和脑积水影像学发现均强烈提示其存在 VP

分流器相关感染。她的临床表现为发热和精神状态的改变。颈阻阳性也强烈提示脑膜存在炎症累及。脑室引流液的检查发现白细胞计数轻度升高，而且以多核粒细胞为主，蛋白升高，葡萄糖略低于正常值。

皮肤来源微生物是脑脊液分流器感染的最常见病原。据统计所有病例分离的感染病原体中接近二分之一都是凝固酶阴性葡萄球菌（表皮葡萄球菌最为常见），另有四分之一是金黄色葡萄球菌。其他不常见病原体包括类白喉杆菌、肠球菌及痤疮丙酸杆菌。另外肠道革兰氏阴性杆菌也可在少部分病例中被分离出来，这通常发生于分流器远端并未在腹腔中正确安置的情况下[98,99]。脑脊液涂片中成簇出现的革兰氏阳性球菌强烈提示了 T. A. 出现了分流器的葡萄球菌感染。菌株的凝固酶检测可区分是金黄色葡萄球菌感染还是表皮葡萄球菌等凝固酶阴性葡萄球菌。

脑脊液分流器感染的治疗

案例 65-4，问题 2：T. A. 脑室引流液的培养和药敏试验结果已回。培养结果为表皮葡萄球菌，该菌对萘夫西林耐药，但对万古霉素、利福平和 TMP-SMX 敏感。如何对其脑脊液分流器感染进行治疗？

联合内科药物治疗和外科手术处理是治疗 T. A. 脑脊液分流器感染的最佳方案。研究表明仅仅进行系统性抗感染的疗效明显差于同时去除分流器的预后[100]。不过，因为许多患者无法承受长时间停止分流，所以在全身抗感染治疗期间将分流器远端外置引流或单独安置外引流装置显得非常必要。而且这种外引流装置的安置同时也对脑脊液的监测和抗感染药物脑室内的注射均提供了方便（详见下文"万古霉素脑室内给药"）。

多糖-蛋白质复合物

尽管表皮葡萄球菌与金黄色葡萄球菌相比毒力不强，但想从脑脊液分流器上完全清除这种细菌也十分困难。这是因为大多数表皮葡萄球菌菌株可产生黏液膜或黏液层，使之紧密附着于分流器表面，保护其免受宿主的免疫吞噬作用[101]。可想而知，抗生素对这种表皮葡萄球菌菌株的清除能力是非常有限的。

万古霉素可治疗类似表皮葡萄球菌所致的分流器相关感染，故可用于 T. A. 的治疗[11,102]。因为凝固酶阴性葡萄球菌有非常高的比例（>60%）对甲氧西林耐药（如耐甲氧西林表皮葡萄球菌，MRSE）。另外，如同大多 MRSE（或 MRSA）一样，T. A. 所感染的表皮葡萄球菌也对 TMP-SMX 敏感，但由于患者对这种复方制剂有过敏史而无法使用。利奈唑胺虽然不被认为是一线治疗，但一些病例报道已经证明其对万古霉素过敏患者分流器相关感染的治疗有效[103,104]。尽管许多葡萄球菌（包括表皮葡萄球菌和金黄色葡萄球菌）菌株对利福平敏感，不过单药治疗极易出现耐药，所以一般不推荐单独使用利福平治疗。不过，利福平可被联合用于治疗葡萄球菌感染以增强杀菌活性，特别是在假体必须保留的情况下[102]。

万古霉素治疗

案例 65-4,问题 3:该使用何种剂量的万古霉素治疗 T. A.?哪些主观或客观监控指标可用来评价万古霉素的治疗有效性和安全性?

在治疗如 T. A. 这样脑脊液分流器感染患者时,万古霉素使用剂量与治疗脑膜炎时相近。在成人,万古霉素的剂量为 $30 \sim 45\text{mg}/(\text{kg} \cdot \text{d})$[11],而治疗儿童脑膜炎或分流器感染患者的万古霉素推荐剂量 $40 \sim 60\text{mg}/(\text{kg} \cdot \text{d})$,分两到四次静脉使用(表 65-6)[105]。万古霉素血清浓度浓度应该达到 $15 \sim 20\mu\text{g}/\text{ml}$[11,32]。

患者体重 60kg,因为肾功能正常,初始万古霉素剂量 1g,静脉注射,每 8 ~ 12 小时 1 次,约 $30\text{mg}/(\text{kg} \cdot \text{d})$。无论何种情况,初始剂量是否足够,药物稳态浓度都必须达到目标血清浓度。另外,对于本例患者需考虑是否需要在万古霉素的基础上联合利福平。利福平具有很好的葡萄球菌抗菌活性,适度的脑脊液穿透性,并且与万古霉素存在潜在的协同作用[106]。但利福平联合万古霉素是否优于单用万古霉素尚缺乏证据支持。不过本例患者却最好不要使用利福平,因为支持使用的依据不足,而且她目前正在服用苯妥英和避孕药。而利福平是一种强效肝药酶诱导剂,能降低血清苯妥英的药物浓度(可能导致癫痫活跃),并增加意外怀孕的可能性(因会降低避孕药的效果)。

万古霉素脑室内给药

案例 65-4,问题 4:T. A. 是否需脑室内使用万古霉素?如果使用则合适剂量为多少?

T. A. 应该给予万古霉素静脉治疗。另外,患者脑积水病史较长,当摘除分流器后需要安置外引流装置进行减压。通过外引流装置也可立即开始脑室内使用万古霉素抗感染。万古霉素一般建议用量 5 ~ 20mg/d,但大多数可用至 20mg/d。对于 T. A. 我们建议以最大剂量使用,并且推荐每日脑脊液相关检查进行疗效评估。治疗疗程在脑室引流液无菌后还要持续至少 10 日,到时方能重新安置新的 VP 分流器[11]。

与本例患者情况相反,对于非脑脊液装置或脑室导管相关的 MRSA 脑膜炎患者,万古霉素的治疗则存在更多问题。2011 年最新的 MRSA 临床治疗指南建议使用万古霉素 15 ~ 20mg/kg 静脉注射,每 8 或 12 小时 1 次,可以联合利福平 600mg,每日 1 次,或 300 ~ 450mg,每 12 小时 1 次,疗程 2 周。如果为重症患者(包括合并脑膜炎)应根据实际体重推荐使用负荷剂量万古霉素 25 ~ 30mg/kg[32]。如存在药物过敏、不能耐受或不良反应,备选方案包括利奈唑胺 600mg,口服或静脉注射,每 12 小时 1 次,或者 TMP-SMX 5mg/kg,每 8 或 12 小时 1 次[107]。

脑脓肿

流行病学

虽然不如脑膜炎那么常见,位于脑实质的脓肿(脑脓肿)也是中枢神经系统感染的一个重要类型。据报道由各种病原体所致的脑脓肿发病率约为 $0.4 \sim 0.9/100\,000$[108,109]。在常规的神经外科治疗中心,一般每年可诊断 4 ~ 10 例典型病例[110,111]。男性患者较女性更常见,但原因不明[109,110]。脑脓肿可发生于任何年龄,但年龄中位数为 30 ~ 40 岁,另大约有 25% 的病例发生在儿童群体中[112]。

尽管过去几十年间抗菌治疗取得长足进展,但截至目前脑脓肿的病死率仍高于 40%。各类影像技术的发展(如 CT 和 MRI)使得脓肿的早期诊断和病情治疗监测成为可能,也对减少脑脓肿发病率和病死率有着深远的影响[119,120,123]。最近一个涉及 123 项研究的系统分析发现从 1970 年到 2013 年的几十年间,病死率从 40% 下降到 10%,而痊愈的比率从 33% 上升到 70%。而如今推荐内外科联合治疗方式后,该病的平均病死率已能进一步维持于 10% 以下[112]。

易感因素

脑脓肿最常来源于邻近化脓性感染病灶(如鼻窦炎、中耳炎、乳突炎或口腔感染)的蔓延[112]。邻近感染的蔓延所致脑脓肿通常为单发,且脓肿病灶一般非常靠近原发病灶(表 65-9)。例如,继发于鼻窦炎的脑脓肿常常累及额叶,而中耳炎往往会导致颞叶脓肿形成[113]。脑脓肿也可由其他感染部位(如肺脓肿、感染性心内膜炎、骨髓炎、盆腔炎、腹腔感染等)的病原体全身播散所引起。另外,多灶性脑脓肿还提示存在血行感染播散过程。相比脑膜炎,脑脓肿并非颅脑外伤或神经外科术后的常见并发症[112]。无明确感染来源的脑脓肿(隐源性脑脓肿)大约占所有病例的 30%[113]。

分期

颅内感染一旦发生,脑脓肿的发展可分为两个不同的阶段:脑炎期和脓腔形成期。脑炎阶段是指疾病最初 9 ~ 10 日内感染逐渐发展的过程,以病变区域出现明显炎性浸润、局部中心区域坏死伴周围脑实质水肿为其影像学特征。脓腔形成阶段大约发生在病程 10 ~ 14 日,一旦形成脓腔,脓腔壁将在此后的数周内持续增厚。脓腔的形成阶段对脑脓肿的治疗有非常重要的提示意义。任何类型的手术干预都最好等到脓肿完全成形后进行,而脑脓肿如能在早期脑炎阶段就被发现,则单独抗感染治疗就可能足够[114]。

微生物学

脑脓肿的致病病原与脑膜炎截然不同。链球菌属细菌可见于 50% ~ 70% 的病例,其中除需氧菌外还包括厌氧菌和类似米勒链球菌等微需氧菌种[112]。其他厌氧菌,特别是拟杆菌属(包括脆弱拟杆菌)和普氏菌属,是次常见的脑脓肿致病菌,常与需氧菌形成混合感染[110,112]。再其次常见的是葡萄球菌和革兰氏阴性杆菌[112]。虽然数据不十分精确,却也合理反映了不同致病原与对应诱因之间的联系(表 65-9)[113]。

在免疫功能不全的患者中,一些不常见的微生物也可引发脑脓肿。刚地弓形虫是导致获得性免疫缺陷综合征患者局灶性脑部感染性病变最常见的致病原体[115]。而移植受者和接受免疫抑制治疗的患者更易感染奴卡菌和真菌

表 65-9

对不同诱因和病原体的细菌性脑脓肿推荐治疗方案

发病诱因	脓肿常见部位	常见细菌	建议方案
邻近部位来源			
耳源性感染	颞叶或小脑	链球菌(厌氧和需氧),脆弱拟杆菌,革兰氏阴性杆菌	头孢曲松+甲硝唑
鼻窦炎	额叶	链球菌(最常见),拟杆菌属,革兰氏阴性杆菌,金黄色葡萄球菌,嗜血杆菌属	万古霉素+头孢曲松+甲硝唑
牙源性感染	额叶	梭菌属,拟杆菌属,链球菌属	头孢曲松+甲硝唑
原发感染			
脑外伤或神经外科	损伤部位	革兰氏阴性杆菌,葡萄球菌,链球菌,类白喉杆菌	万古霉素+头孢吡肟+甲硝唑

(例如曲霉或念珠菌)[116]。在墨西哥和一些中美洲国家,囊尾蚴仍是颅内感染一个常见的原因[117]。

临床和影像学特征

案例 65-5

问题 1:L. Y. ,40 岁,男,因严重头痛、发热、左侧肢体无力,逐渐加重的嗜睡被朋友送入急诊。在过去的 1 周内,L. Y. 出现头痛并逐渐加重,伴有间断发热。尽管睡眠充足,但他近几日仍一直感觉头昏欲睡。当注意到左臂已经出现运动障碍时,他打电话给朋友送其到医院诊治。

L. Y. 有慢性鼻窦炎的病史,并进行过多种口服抗生素治疗。最近一次鼻窦炎发作治疗是在大约 1 个月前,进行了为期 10 日头孢氨苄的治疗。他否认恶心呕吐,且既往未有癫痫发作。6 个月前曾筛查 HIV 抗体,结果为阴性。目前未服用药物,亦否认吸烟和吸毒历史,每月只偶尔几次因社交而饮酒。没有已知的药物过敏史。

体检显示患者轻度痛苦面容,体温 38.2℃。轻度嗜睡,人物地点定向力可,时间定向力差。患者左上肢肌力 3/5 级,左下肢肌力 4/5 级。其余神经系统查体正常。患者自述额窦区中度触痛,并可见脓性分泌物。

实验室检查结果如下:

WBC 计数:8 000/μL,其中中性粒细胞 70%,淋巴细胞 25%,单核细胞 5%

BUN:16mg/dl

SCr:1. 2mg/dl

血沉(ESR):40mm/h

血红蛋白、红细胞比容、血小板和血清生化正常。

增强 CT 发现右额叶有一环形强化病灶,周围伴有轻度脑水肿。因此 L. Y. 被收入神经外科进一步诊断治疗。L. Y. 有哪些临床症状和体征支持诊断细菌性脑脓肿吗? 如何诊断?

L. Y. 收入急诊时有许多症状和体征提示细菌性脑脓肿。40 岁、男性,是脑脓肿的好发年龄和性别。与脑膜炎呈现扩散性病变表现相反,脑脓肿常表现为局灶性神经损害。患者突出的症状表现是左侧肢体(手臂和腿)的无力。脑脓肿可缓慢起病,亦可急骤发病,但在大多数患者中,症状发展一般需要 2 周左右[113]。头痛是脑脓肿最常见的症状,约有 70% 的病例可出现该症状。L. Y. 的临床症状在过去 1 周逐渐加重:头痛恶化、嗜睡时间延长和注意力难以集中,所有这些高度提示细菌性脑脓肿。

患者出现经典三联征:发热、头痛和局灶性神经损害。虽然此三联征对诊断十分重要,但临床上也只有不到一半的细菌性脑脓肿确诊患者能同时符合以上三联征[112]。

由于只有不到五成的脑脓肿患者可伴发热,因此体温正常也不能排除本病[110,113]。多种形式的局灶性神经损害可在大约 50% 的患者中出现,严重程度取决于病变部位以及脓肿和周围水肿带的大小。尽管 L. Y. 之前并无癫痫史,但数据表明大约 25% 的患者会表现出癫痫部分性发作,甚至可演进为广泛性发作。邻近部位感染的相关症状需重点关注,在某些情况下可能成为患者最主要的临床表现[112]。L. Y. 有鼻窦炎病史,并且鼻窦触痛和脓性分泌物同时存在,高度提示该部位有活动性感染。

从 L. Y. 的检查结果中可以发现,实验室检查有时对脑脓肿诊断的帮助并不大。L. Y. 没有出现外周血白细胞增多,但血沉(ESR)确有升高。而在颅内化脓性疾病的患者中,外周白细胞计数正常并非不常见。脑脓肿患者的血沉通常升高,但此项检查并无特异性,对诊断仅有间接支持作用。

对 L. Y. 没有进行腰椎穿刺,因为这项操作对脑脓肿患者属于禁忌。而且脑脊液对脑脓肿的诊断价值较低,因为脑脓肿患者脑脊液的生化检查(如蛋白质、葡萄糖、白细胞等)常常很少异常,并且脑脊液培养也不太可能分离出致病病原体。更重要的是,给一位颅内占位性病变的患者进行腰椎穿刺术可能因为操作时造成颅内压力梯度改变而导致脑疝[118]。

最重要的诊断依据是在 L. Y. 的颅脑 CT 扫描中发现的异常。使用增强剂后进行 CT 扫描，脑脓肿病灶会出现"环状强化"影。此外，脑水肿影像表现可为脓腔周围随即出现的相对低密度区域。如前所述，CT 和 MRI 等影像学技术对脑脓肿的诊治发挥重要的作用[112,119]。总的来说，在细菌性脑脓肿的治疗过程中，临床表现和影像学结果均有良好的对应关系。

治疗

案例 65-5，问题 2：如何治疗 L. Y. 的脑脓肿？

外科治疗

内科药物和外科手术结合是对 L. Y. 所患脑脓肿最好的治疗方式。单纯内科抗感染治疗疗效十分有限，除极少数情况外，外科手术都是确保最优疗效的必要干预方式。现代立体定向神经外科技术几乎可以使任何不管其位置如何，直径≥1cm 的脑脓肿通过立体定向进行引流。但如果影像学显示没有脓腔或因其他原因（如身体情况较差）无法进行手术时，内科治疗才被推荐[113]。

外科治疗脑脓肿的两种手术类型包括：(a)立体定向脓肿穿刺引流术；(b)颅内超声波定位钻孔术或开颅脓肿引流术[123]。立体定向穿刺可在局麻下操作，与开颅手术相比出现并发症的概率和死亡风险都较低[120]。现代医学的进步使完全开颅脓肿切除术的作用非常有限，除非脓肿处于表浅位置或高度怀疑真菌或结核性感染[113]。

抗感染药物对脑脓肿病灶的穿透性

内科抗感染是脑脓肿治疗的重要组成部分。而药物进入脓腔内的渗透机制目前并不如药物进入脑脊液的渗透机制那样研究得较为清楚。正如前面所讨论的，两者涉及的屏障机制是不同的（见图 65-1）[7]。青霉素及头孢菌素类药物能充分渗入到脓肿液体中，但某些药物（如青霉素 G）可能会在脓液环境中被其中所含的酶类降解而受到影响[110]。第三代头孢菌素（如头孢噻肟、头孢曲松）能充分渗入到脓肿中，目前也是治疗革兰氏阴性细菌脑脓肿较好的选择[110,121]。甲硝唑在脓液中的药物浓度可达到甚至超过血清药物浓度，并且对专性厌氧菌有很好的杀菌效果。其独特的作用机制使之特别适用于清除位于脓腔坏死中心，由于氧化还原电位较低而复制缓慢至休眠的细菌。基于以上原因，甲硝唑成为治疗厌氧革兰氏阴性杆菌脑脓肿的药物选择[110]。此外，万古霉素和碳青霉烯类抗生素也可充分渗入到脑脓肿的脓液中[110,122]。另外一些药物尽管没有特定的脓肿渗透实验数据，但诸如 TMP-SMX 能成功治疗脑奴卡菌病，克林霉素可治疗脑弓形体病等临床表现，侧面证实这些抗菌药物也能充分渗入脑脓肿脓腔中[123,124]。

抗感染治疗

抗感染治疗时机取决于患者的状态和脓肿的发展阶段。如伴有典型症状，病变正处于完整脓腔形成之前的脑炎阶段，应暂缓外科手术而立即采取内科抗感染治疗[110,121]。但如脓肿已然形成而患者情况许可，且手术将立即进行，则最好延迟到术后再启动抗感染治疗，这可保证手术组织或脓液标本微生物培养的阳性率。不过若是脑脓肿急进性发展，抗感染治疗必须立即实施并同时尽快进行手术干预[113]。

L. Y. 的临床表现提示其已处于脑脓肿形成阶段。CT 上表现的环状强化病灶以及超过 2 周以上的病史支持这一结论。因为目前他并非病情危重，抗感染治疗可延迟到外科手术后。术中所获标本应同时送需氧及厌氧培养和常规涂片革兰氏染色。

初始抗感染治疗应选择广谱抗生素以覆盖所有最可能的致病病原体（表 65-9）。当脓肿涉及的来源是邻近部位，如口腔、耳源或鼻窦，推荐甲硝唑联合头孢曲松（如鼻窦来源可同时加上万古霉素）治疗[110,113]。甲硝唑可覆盖专性厌氧菌，包括拟杆菌和普氏菌。如若脓肿来源与颅骨骨折或神经外科手术相关的头部创伤有关时，经验治疗应包括万古霉素、甲硝唑和第三代或第四代头孢菌素。而对于血源性来源脑脓肿，推荐使用第三代头孢菌素、甲硝唑和万古霉素[113]。加用万古霉素可覆盖葡萄球菌相关感染。

针对 L. Y. 的治疗方案为静脉使用头孢曲松 2g，每 12 小时 1 次，联合万古霉素 1g，每 8 小时 1 次，术后可同时静脉使用甲硝唑 500mg，每 8 小时 1 次（见表 65-9）。

皮质类固醇辅助治疗

是否能使用皮质类固醇治疗细菌性脑脓肿目前仍存争议。类固醇可能会干扰抗生素渗入脓肿，并影响 CT 扫描对疗效的评估。因此，类固醇仅推荐用于存在显著脑水肿，尤其是伴有神经功能进行性恶化的患者[110,121]。由于 L. Y. 仅有轻度抑郁且 CT 未发现较大范围的脑水肿，不建议给其使用地塞米松。

辅助抗癫痫治疗

因为 L. Y. 迄今为止没有癫痫发作迹象，所以不需要抗痫治疗。然而一旦出现癫痫急性发作就应立即使用抗癫痫药物[110,121]。一些可抗癫痫部分性发作和复杂性发作的药物可做首选（如苯妥英、卡马西平和左乙拉西坦）。这些药物是否长期使用取决于癫痫活动是否持续。因此，此类药物是否停药需个体化确定。

治疗细菌性脑脓肿的最佳疗程尚无指南可参考。参考感染的严重程度以及抗生素的脓肿穿透能力，大剂量静脉输入治疗至少要维持 6~8 周[110,113]。具体疗程需基于个案进行评估。为了确保完全根除感染，只要药物具有良好的口服吸收性和抗菌活性，一些专家甚至建议在静脉治疗后继续长疗程(2~6 个月)口服抗感染治疗[110]。

治疗监测

案例 65-5，问题 3：应如何监测 L. Y. 的治疗效果和不良反应？

在 L. Y. 进行抗感染治疗同时，需要每周或每两周进行

CT 扫描评估脓肿变化，并且每日评估临床表现变化。如果治疗有效，则 L. Y. 的精神状态应在数日内得到缓解（变得更清醒且定向力恢复）。L. Y. 的头痛和偏瘫（上下肢无力）也会最终恢复。可能需要 1 周或更长的时间，症状就会最后完全消失[110]。一般来说，影像学好转（如脓肿范围缩小）会伴随临床症状缓解出现，但也有例外。如果症状持续、脓肿不缩小，甚或出现新的化脓病灶则说明现有抗感染治疗无效或者需要更多外科手术介入[110,121]。在某些优化治疗病例中，患者甚至需要多次手术并重复进行相关培养。

治疗 L. Y. 所使用的青霉素 G 相关不良反应也见于其他 β-内酰胺类抗生素。在治疗颅内大范围感染病灶而使用高剂量青霉素时极易出现癫痫不良反应[125]。因此，应该对 L. Y. 进行密切观察护理，定时了解有无癫痫活动的迹象。甲硝唑一般耐受性较好，但有时也可导致神经毒性，其中最常见的是周围神经病。所以，需监测 L. Y. 手足有可能出现的麻木或刺痛。虽然少见，但癫痫也可偶尔由甲硝唑所引发。因此，如果 L. Y. 出现周围神经病或癫痫发作，药物更换为美罗培南可能更好。其他与甲硝唑相关的副作用包括轻度恶心、尿液变红棕色，以及饮酒后诱发双硫仑样反应等[126]。应该提醒 L. Y. 在使用甲硝唑时可能会出现胃部不适和尿液变色，并且强烈警告其不可饮用含酒精的饮品。患者较为年轻，无严重基础疾病，脑脓肿还处于早期，我们完全有理由期待他的治疗能获得满意的结果，最终脑脓肿完全治愈。

（刘焱斌 译，钟册俊 校，吕晓菊 审）

参考文献

1. Thigpen MC et al. Bacterial meningitis in the United States, 1998–2007. *N Engl J Med*. 2011;364:2016.
2. Scheld WM et al. Pathophysiology of bacterial meningitis: mechanism(s) of neuronal injury. *J Infect Dis*. 2002;186(Suppl 2):S225.
3. Kurrus TA, Tauber MG. Meningitis. In: Jong EC, Stevens DL, eds. *Netter's Infectious Diseases*. Philadelphia, PA: Elsevier/Saunders; 2012;37:202–213.
4. Mancall EL. Ventricular system and cerebrospinal fluid. *Gray's Clinical Neuroanatomy: The Anatomic Basis for Clinical Neuroscience*. Philadelphia, PA: Elsevier/Sauders; 2010;5:83–91.
5. Cook AM et al. Intracerebroventricular administration of drugs. *Pharmacotherapy*. 2009;29:832–845.
6. Bonadio WA. The cerebrospinal fluid: physiologic aspects and alterations associated with bacterial meningitis. *Pediatr Infect Dis J*. 1992;11:423.
7. Pardridge WM et al. Blood-brain barrier: interface between internal medicine and the brain. *Ann Intern Med*. 1985;105:82.
8. Van de Beek D et al. Community-acquired bacterial meningitis in adults. *N Engl J Med*. 2006;354:44–53.
9. Moris G, Garcia-Monco JC. The challenge of drug-induced aseptic meningitis. *Arch Intern Med*. 1999;159:1185.
10. Thwaites GE et al. Diagnosis of adult tuberculous meningitis by use of clinical and laboratory features. *Lancet*. 2002;360:1287–1292.
11. Tunkel AR et al. Practice guidelines for the management of bacterial meningitis. *Clin Infect Dis*. 2004;39:1267.
12. Basmaci R et al. *Escherichia coli* meningitis features in 325 children from 2001 to 2013 in France. *Clin Infect Dis*. 2015;61:779–786.
13. Phares CR et al. Epidemiology of invasive group B streptococcal disease in the United States, 1999–2005. *JAMA*. 2008;299:2056–2065.
14. Wenger JD et al. Bacterial meningitis in the United States, 1986: report of a multistate surveillance study. The Bacterial Meningitis Study Group. *J Infect Dis*. 1990;162:1316.
15. Centers for Disease Control and Prevention (CDC). Progress toward elimination of *Haemophilus influenzae* type b invasive disease among infants and children—United States, 1998–2000. *MMWR Morb Mortal Wkly Rep*. 2002;51:234.
16. McIntyre PB et al. Effect of vaccines on bacterial meningitis worldwide. *Lancet*. 2012;380:1703–1711.
17. Olarte L et al. Impact of the 13-valent pneumococcal conjugate vaccine on pneumococcal meningitis in US children. *Clin Infect Dis*. 2015;61:767–775.
18. Centers for Disease Control and Prevention (CDC). Prevention and control of meningococcal disease. *MMWR Morb Mortal Wkly Rep*. 2013;62:1–32.
19. Quagliarello VJ, Scheld WM. New perspectives on bacterial meningitis. *Clin Infect Dis*. 1993;17:603.
20. Quagliarello VJ, Scheld WM. Bacterial meningitis: pathogenesis, pathophysiology, and progress. *N Engl J Med*. 1992;327:864.
21. Edmond K et al. Global and regional risk of disabling sequelae from bacterial meningitis: a systematic review and metaanalysis. *Lancet Infect Dis*. 2010;10:317.
22. Pomeroy SL et al. Seizures and other neurologic sequelae of bacterial meningitis in children. *N Engl J Med*. 1990;323:1651.
23. Brouwer MC et al. Epidemiology, diagnosis, and antimicrobial treatment of acute bacterial meningitis. *Clin Microbiol Rev*. 2010;23:467–492.
24. Verghese A, Gallemore G. Kerning's and Brudzinski's signs revisited. *Rev Infect Dis*. 1987;9:1187.
25. Aronin SI et al. Community-acquired bacterial meningitis: risk stratification for adverse clinical outcomes and effect of antibiotic timing. *Ann Intern Med*. 1998;129:862.
26. Studahl M et al. Acute viral infections of the central nervous system in immunocompetent adults: diagnosis and management. *Drugs*. 2013;73:131–158.
27. Black KE, Baden LR. Fungal infections of the CNS. Treatment strategies for the immunocompromised patient. *CNS Drugs*. 2007;21:292–318.
28. Di Paolo A et al. Clinical pharmacokinetics of antibacterials in cerebrospinal fluid. *Clin Pharmacokinet*. 2013;52:511–542.
29. Nau R et al. Penetration of Drugs through the Blood-Cerebrospinal Fluid/Blood-Brain Barrier for Treatment of Central Nervous System Infections. *Clin Microbiol Rev*. 2010;23:858.
30. Lutsar I, Friedland IR. Pharmacokinetics and pharmacodynamics of cephalosporins in cerebrospinal fluid. *Clin Pharmacokinet*. 2000;39:335.
31. Cherubin CE et al. Treatment of gram-negative bacillary meningitis: role of the new cephalosporin antibiotics. *Rev Infect Dis*. 1982;4(Suppl):S453.
32. Rybak M et al. Therapeutic monitoring of vancomycin in adult patients: a consensus review of the American Society of Health-System Pharmacists, the Infectious Diseases Society of America, and the Society of Infectious Diseases Pharmacists. *Am J Health Syst Pharm*. 2009;66:82.
33. Kanellakopoulou K et al. Pharmacokinetics of moxifloxacin in non-inflamed cerebrospinal fluid of humans: implication for a bactericidal effect. *J Antimicrob Chemother*. 2008;61:1328.
34. Frei CR et al. Antimicrobial breakpoints for Gram-negative aerobic bacteria based on pharmacokinetic–pharmacodynamic models with Monte Carlo simulation. *J Antimicrob Chemother*. 2008;61:621.
35. Eagye KJ et al. In vitro activity and pharmacodynamics of commonly used antibiotics against adult systemic isolates of *Escherichia coli* and Pseudomonas aeruginosa at Forty US Hospitals. *Clin Ther*. 2009;31:2678.
36. van de Beek D et al. Advances in treatment of bacterial meningitis. *Lancet*. 2012;380:1693.
37. Stephens DS et al. Epidemic meningitis, meningococcaemia, and Neisseria meningitis. *Lancet*. 2007;369:2196.
38. Romano A et al. Cross-reactivity and tolerability of cephalosporins in patients with immediate hypersensitivity to penicillins. *Ann Intern Med*. 2004;141:16.
39. Fishman R. Steroids in the treatment of brain edema. *N Engl J Med*. 1982;306:359.
40. Mook-Kanamori BB et al. Pathogenesis and pathophysiology of pneumococcal meningitis. *Clin Microbiol Rev*. 2011;24:557–591.
41. de Gans J et al. Dexamethasone in adults with bacterial meningitis. *N Engl J Med*. 2002;347:1549.
42. Syrogiannopoulos GA et al. Dexamethasone therapy for bacterial meningitis in children: 2-versus 4-day regimen. *J Infect Dis*. 1994;169:853.
43. Odio CM et al. The beneficial effects of early dexamethasone administration in infants and children with bacterial meningitis. *N Engl J Med*. 1991;324:1525.
44. Schaad UB et al. Dexamethasone therapy for bacterial meningitis in children. Swiss Meningitis Study Group. *Lancet*. 1993;342:457.
45. Girgis NI et al. Dexamethasone treatment for bacterial meningitis in children and adults. *Pediatr Infect Dis J*. 1989;8:848.
46. Saez-Lloren X, McCracken GH, Jr. Antimicrobial and antiinflammatory treatment of bacterial meningitis. *Infect Dis Clin North Am*. 1999;13:619.
47. Peltola H et al. Adjuvant glycerol and or dexamethasone to improve the outcomes of childhood bacterial meningitis: a prospective, randomized, double-blind, placebo-controlled trial. *Clin Infect Dis*. 2007;45:1277.
48. Brouwer MC et al. Corticosteroids for acute bacterial meningitis. *Cochrane Database Syst Rev*. 2013;6:CD004405.
49. Nudelman Y, Tunkel AR. Bacterial meningitis: epidemiology, pathogenesis,

and management update. *Drugs*. 2009;69:2577.

50. American Academy of Pediatrics. *Haemophilus influenzae* infections. In: Pickering LK, ed. *Red Book: 2012 Report of the Committee on Infectious Diseases*. 29th eds. Elk Grove Village, IL: American Academy of Pediatrics; 2012:345.

51. American Academy of Pediatrics. Pneumococcal infections. In: Pickering LK et al, eds. *Red Book: 2012 Report of the Committee on Infectious Diseases*. 29th eds. Elk Grove Village, IL: American Academy of Pediatrics; 2012:571.

52. Martinez-Lacasa J et al. Experimental study of the efficacy of vancomycin, rifampicin and dexamethasone in the therapy of pneumococcal meningitis. *J Antimicrob Chemother*. 2002;49:507.

53. Ahmed A et al. Pharmacodynamics of vancomycin for the treatment of experimental penicillin-and cephalosporin-resistant pneumococcal meningitis. *Antimicrob Agents Chemother*. 1999;43:876.

54. Ricard JD et al. Levels of vancomycin in cerebrospinal fluid of adult patients receiving adjunctive corticosteroids to treat pneumococcal meningitis: a prospective multicenter observational study. *Clin Infect Dis*. 2007;44(2):250–255.

55. Gaillard JL et al. Concentrations of ceftriaxone in cerebrospinal fluid of children with meningitis receiving dexamethasone therapy. *Antimicrob Agents Chemother*. 1994;38(5):1209–1210.

56. Buke AC et al. Does dexamethasone affect ceftriaxone (corrected) penetration into cerebrospinal fluid in adult bacterial meningitis. *Int J Antimicrob Agents*. 2003;21(5):5.

57. Klugman KP et al. Bactericidal activity against cephalosporin-resistant *Streptococcus pneumoniae* in cerebrospinal fluid of children with acute bacterial meningitis. *Antimicrob Agents Chemother*. 1995;39:1988.

58. Schaad UB et al. A comparison of ceftriaxone and cefuroxime for the treatment of bacterial meningitis in children. *N Engl J Med*. 1990;322:141.

59. Lebel MH et al. Comparative efficacy of ceftriaxone and cefuroxime for treatment of bacterial meningitis. *J Pediatr*. 1989;114:1049.

60. Odio CM et al. Cefotaxime vs. conventional therapy for the treatment of bacterial meningitis of infants and children. *Pediatr Infect Dis*. 1986;5:402.

61. Valmari P et al. Cerebrospinal fluid white cell, glucose and protein changes during the treatment of *Haemophilus influenzae* meningitis. *Scand J Infect Dis*. 1986;18:39.

62. Bonadio WA, Smith D. Cerebrospinal fluid changes after 48 hours of effective therapy for Hemophilus Influenzae Type B meningitis. *Am J Clin Pathol*. 1990;94:426.

63. Neu HC. Third-generation cephalosporins: safety profiles after 10 years of clinical use. *J Clin Pharmacol*. 1990;30:396.

64. Cohen SH et al. Clinical practice guidelines for clostridium difficile infection in adults: 2010 update by the Society for Healthcare Epidemiology of America (SHEA) and the Infectious Diseases Society of America (IDSA). *Infect Control Hosp Epidemiol*. 2010;31:431.

65. Bickford CL, Spencer AP. Biliary Sludge and Hyperbilirubinemia Associated with Ceftriaxone in an Adult: Case Report and Review of the Literature. *Pharmacotherapy*. 2005;25:1389.

66. Radetsky M. Duration of treatment in bacterial meningitis: a historical inquiry. *Pediatr Infect Dis J*. 1990;9:2.

67. Peltola H. Prophylaxis of bacterial meningitis. *Infect Dis Clin North Am*. 1999;13:685.

68. Gardner P. Clinical practice. Prevention of meningococcal disease. *N Engl J Med*. 2006;355:1466.

69. Bilukha OO et al. Prevention and control of meningococcal disease: recommendations of the Advisory Committee on Immunization Practices (ACIP). *MMWR Recomm Rep*. 2005;54(RR-7):1.

70. Castelblanco RL et al. Epidemiology of bacterial meningitis in the USA from 1997 to 2010: a population-based observational study. *Lancet Infect Dis*. 2014;14:813.

71. Centers for Disease Control and Prevention (CDC); Advisory Committee on Immunization Practices. Updated recommendations for prevention of invasive pneumococcal disease among adults using the 23-valent pneumococcal polysaccharide vaccine (PPSV23). *MMWR Morb Mortal Wkly Rep*. 2010;59:1102.

72. van de Beek D et al. Clinical features and prognostic factors in adults with bacterial meningitis [published correction appears in *N Engl J Med*. 2005;352:950]. *N Engl J Med*. 2004;351:1849.

73. Centers for Disease Control and Prevention (CDC). Effects of New Penicillin Susceptibility Breakpoints for *Streptococcus pneumoniae*—United States, 2006–2007. *MMWR Morb Mortal Wkly Rep*. 2008;57:1353.

74. Kaplan SL, Mason EO, Jr. Management of infections due to antibiotic-resistant *Streptococcus pneumoniae*. *Clin Micro Rev*. 1998;11:628.

75. Musher DM et al. A fresh look at the definition of susceptibility of *Streptococcus pneumoniae* to β-lactam antibiotics. *Arch Intern Med*. 2001;161:2538.

76. Barrons RW et al. Populations at risk for penicillin-induced seizures. *Ann Pharmacother*. 1992;26:26.

77. Pomar V et al. Spontaneous gram-negative bacillary meningitis in adult patients: characteristics and outcome. *BMC Infect Dis*. 2013;13(1):451.

78. Lu CH et al. The prognostic factors of adult gram-negative bacillary meningitis. *J Hosp Infect*. 1998;40(1):27.

79. Cherubin CE et al. Listeria and gram-negative bacilliary meningitis in New York City, 1972–1979. Frequent cases of meningitis in adults. *Am J Med*. 1981;71(2):199.

80. Domingo P et al. The spectrum of acute bacterial meningitis in elderly patients. *BMC Infect Dis*. 2013;13:108.

81. Gaschignard J et al. Neonatal Bacterial Meningitis: 444 cases in 7 years. *Pediatr Infect Dis J*. 2011;30:212–217.

82. Tenney JH. Bacterial infections of the central nervous system in neurosurgery. *Neurol Clin*. 1986;4:91.

83. Kaiser AB, McGee ZA. Aminoglycoside therapy of gram-negative bacillary meningitis. *N Engl J Med*. 1975;293:1215.

84. Wong VK et al. Imipenem/cilastatin treatment of bacterial meningitis in children. *Pediatr Infect Dis J*. 1991;10:122.

85. Wolff MA et al. Antibiotic therapy for Enterobacter meningitis: a retrospective review of 13 episodes and review of the literature. *Clin Infect Dis*. 1993;16:772.

86. Calandra G et al. Factors predisposing to seizures in seriously ill infected patients receiving antibiotics: experience with imipenem/cilastatin. *Am J Med*. 1988;84:911.

87. Eng RH et al. Seizure propensity with imipenem. *Arch Intern Med*. 1989;149:1881.

88. Ralph ED, Behme RJ. Enterobacter meningitis-treatment complicated by emergence of mutants resistant to cefotaxime. *Scand J Infect Dis*. 1987;19:577–579.

89. Miller AD et al. Epileptogenic potential of carbapenem agents: mechanism of action, seizure rates, and clinical considerations. *Pharmacotherapy*. 2011;31:408.

90. Klugman K, Dagan R. Randomized comparison of meropenem with cefotaxime for treatment of bacterial meningitis. Meropenem Meningitis Study Group. *Antimicrob Agents Chemother*. 1995;39:1140.

91. Odio CM et al. Prospective, randomized, investigator-blinded study of the efficacy and safety of meropenem vs. cefotaxime therapy in bacterial meningitis in children. Meropenem Meningitis Study Group. *Pediatric Infect Dis J*. 1999;18:581.

92. Foster DR, Rhoney DH. Enterobacter meningitis: organism susceptibility, antimicrobial therapy and related outcomes. *Surg Neurol*. 2005;63:533–537.

93. Bhimraj A. Cerebrospinal fluid shunt and drain infections. In: Mandell GL et al, eds. *Mandell, Douglas, and Bennett's Principles and Practice of Infectious Diseases*. 8th ed. New York, NY: Churchill Livingstone; 2015;94:1186–1192.

94. Casey AT. The long-term outlook for hydrocephalus in childhood. A ten-year cohort study of 155 patients. *Pediatr Neurosurg*. 1997;27(2):63.

95. Simon TD et al. Infection rates following initial cerebrospinal fluid shunt placement across pediatric hospitals in the United States. *J Neurosurg Pediatr*. 2009;4:156–165.

96. Lam CH, Villemure JG. Comparison between ventriculoatrial and ventriculoperitoneal shunting in the adult population. *Br J Neurosurg*. 1997;11(1):43.

97. Lishner M et al. Complications associated with Ommaya reservoirs in patients with cancer. The Princess Margaret Hospital experience and a review of the literature. *Arch Intern Med*. 1990;150(1):173.

98. Conen A et al. Characteristics and treatment outcome of cerebrospinal fluid shunt-associated infections in adults: a retrospective analysis over an 11-year period. *Clin Infect Dis*. 2008;47:73.

99. Arnell K et al. Cerebrospinal fluid shunt infections in children over a 13-year period: anaerobic cultures and comparison of clinical signs of infection with Propionibacterium acnes and with other bacteria. *J Neurosurg Pediatr*. 2008;5:366–372.

100. Tamber MS et al. Pediatric hydrocephalus: systematic literature review and evidence-based guidelines. Part 8: management of cerebrospinal fluid shunt infection. *J Neurosurg Pediatr*. 2014;14(Suppl 1):60–71.

101. Rupp ME, Archer GL. Coagulase-negative Staphylococci: pathogens associated with medical progress. *Clin Infect Dis*. 1994;19:231–245.

102. Gombert ME et al. Vancomycin and rifampin therapy for Staphylococcus epidermidis meningitis associated with CSF shunts: report of three cases. *J Neurosurg*. 1981;55:633–636.

103. Yilmaz A et al. Linezolid treatment of shunt-related cerebrospinal fluid infections in children. *J Neurosurg Pediatr*. 2010;5:443–448.

104. Gill CJ et al. Treatment of Staphylococcus epidermidis ventriculo-peritoneal shunt infection with linezolid. *J Infect*. 2002;45:129–132.

105. Thompson JB et al. Vancomycin for treating cerebrospinal fluid shunt infections in pediatric patients. *J Pediatr Pharmacol Ther*. 2005;10:14–25.

106. Morris A, Low DE. Nosocomial bacterial meningitis, including central nervous system shunt infections. *Infect Dis Clin North Am*. 1999;13:735–750.

107. Liu c et al. Clinical practice guidelines by the infectious diseases society of america for the treatment of methicillin-resistant Staphylococcus aureus infections in adults and children. *Clin Infect Dis*. 2011;52:e18–e55.

108. Nicolosi A et al. Incidence and prognosis of brain abscess in a defined population: Olmsted County, Minnesota, 1935–1981. *Neuroepidemiology*. 1991;10:122–131.

109. Helweg-Larsen J et al. Pyogenic brain abscess, a 15 year survey. *BMC Infect Dis*. 2012;12:332.

110. Mathisen GE, Johnson JP. Brain abscess. *Clin Infect Dis*. 1997;25:763.

111. Mampalam TJ, Rosenblum ML. Trends in the management of bacterial brain abscesses: a review of 102 cases over 17 years. *Neurosurgery*. 1988;23:451.

112. Brouwer MC et al. Clinical characteristics and outcome of brain abscess: systematic review and meta-analysis. *Neurology*. 2014;82:806–813.

113. Brouwer MC et al. Brain Abscess. *N Engl J Med*. 2014;371:447–456.

114. Britt RH et al. Neuropathological and computerized tomographic findings in experimental brain abscess. *J Neurosurg*. 1981;55:590–603.

115. Tan IL et al. HIV-associated opportunistic infections of the CNS. *Lancet Neurol*. 2012;11:605–617.

116. Baddley JW et al. Fungal brain abscess in transplant recipients: epidemiologic, microbiologic, and clinical features. *Clin Transplant*. 2002;16:419–424.

117. Del Brutto OH et al. Therapy for neurocysticercosis: a reappraisal. *Clin Infect Dis*. 1993;17:730.

118. Heilpern KL, Lorber BS. Focal intracranial infections. *Infect Dis Clin North Am*. 1996;10(4):879.

119. Reddy JS et al. The role of diffusion-weighted imaging in the differential diagnosis of intracranial cystic mass lesions: a report of 147 lesions. *Surg Neurol*. 2006;66:246–250.

120. Fitch MT, van de Beek D. Emergency diagnosis and treatment of adult meningitis. *Lancet Infect Dis*. 2007;7:191.

121. Rosenblum ML et al. Controversies in the management of brain abscesses. *Clin Neurosurg*. 1986;33:603.

122. Levy RM et al. Vancomycin penetration of a brain abscess: case report and review of the literature. *Neurosurgery*. 1986;18:632.

123. Dedicoat M, Livesley N. Management of toxoplasmic encephalitis in HIV-infected adults (with an emphasis on resource-poor settings). *Cochrane Database Syst Rev*. 2006;3:CD005420.

124. Simpson GL et al. Nocardial infections in the immunocompromised host: a detailed study in a defined population. *Rev Infect Dis*. 1981;3:492.

125. Snavely SR, Hodges GR. The neurotoxicity of antibacterial agents. *Ann Intern Med*. 1984;101:92.

126. Carroll MW et al. Efficacy and safety of metronidazole for pulmonary multidrug resistant tuberculosis. *Antimicrob Agents Chemother*. 2013;57:3903–3909.

第 66 章　心内膜炎

Michelle L. Chan and Annie Wong-Beringer

核心原则

		章节案例
1	感染性心内膜炎（infective endocarditis，IE）是由于病原微生物感染心脏瓣膜或者其他心内膜组织所致，多数发生在原有心脏疾病的患者。近年来，该疾病的发生率始终保持稳定，每年大约新增 1.5 万~2 万名感染性心内膜炎患者。草绿色链球菌、金黄色葡萄球菌和肠球菌属是 IE 的 3 种主要致病病原菌。其他侵犯特定人群的病原菌有表皮葡萄球菌、铜绿假单胞菌和念珠菌属。	案例 66-1（问题 1） 案例 66-2（问题 1） 案例 66-3（问题 1） 案例 66-4（问题 1） 案例 66-5（问题 1、4 和 6）
2	IE 的临床表现非常多样，常见发热、消瘦、乏力、盗汗及关节疼痛等非特异性症状。外周表现主要是结膜瘀斑、Janeway 病变和条纹状出血等。约三分之一的案例可发生累及其他脏器的血栓栓子脱落或梗死。充血性心力衰竭（congestive heart failure，CHF）是感染性心内膜炎最常见的死亡原因，也是最常见的手术指征。	案例 66-1（问题 1） 案例 66-2（问题 2） 图 66-1~图 66-3
3	美国心脏病学会（American Heart Association，AHA）推荐使用改良 Duke 标准作为评估患者是否患有 IE 的主要诊断依据。诊断 IE 的最重要依据是血培养结果阳性。经食管超声心动图（transesophageal echocardiogram，TEE）是明确诊断、确定患者并发症发生风险和是否需外科手术干预的重要工具。	案例 66-1（问题 2） 表 66-1，表 66-2
4	清除病原菌的常规治疗方案包括静脉给予高剂量抗菌药物和持续 4~6 周的长疗程。对部分病原菌联合治疗以达到协同杀菌作用。治疗方案的选择通常取决于病原菌的敏感性、组织渗透性以及患者对抗菌药物的耐受性。应当遵循 AHA 的感染性心内膜炎治疗指南。	案例 66-1（问题 3 和 4） 案例 66-2（问题 3） 案例 66-3（问题 2~4） 案例 66-4（问题 1~5） 案例 66-5（问题 2、3、5 和 7） 表 66-3~表 66-5
5	随着对标准疗法万古霉素耐药的发生，耐甲氧西林金黄色葡萄球菌（methicillin-resistant *Staphylococcus aureus*，MRSA）和肠球菌 IE 的治疗将面临巨大挑战。建议给予大剂量万古霉素治疗 MRSA 所致 IE，使血药谷浓度达到 15~20µg/ml，但肾功能损害发生率也随之增加。治疗万古霉素耐药肠球菌所致 IE 的替代药物取得临床治疗成功的经验有限或缺乏临床证据。	案例 66-3（问题 3 和 4） 案例 66-4（问题 5）
6	真菌性心内膜炎罕见但是预后差。易感人群包括静脉药瘾者、人工瓣膜置换者、置入静脉导管者及免疫缺陷患者。通常需要早期瓣膜置换联合抗真菌治疗。	案例 66-5（问题 1~3）
7	AHA 推荐，在某些可能发生心内膜炎的心脏疾病患者，在进行可能导致菌血症的牙科手术或者呼吸系统的操作时，预防使用抗菌药物。抗菌药物的预防应当针对草绿色链球菌。	案例 66-6（问题 1 和 2） 表 66-6，表 66-7

感染性心内膜炎

感染性心内膜炎(infective endocarditis,IE)是一种由病原微生物感染心脏瓣膜或者其他心内膜组织引起的感染性疾病,常发生于有心脏疾病的患者。IE 根据致病病原体进行分类,可提供关于起病原因、疾病病程(急性或亚急性)、可能罹患的心脏基础疾病和合理的抗感染治疗方案的相关信息[1]。

发病机制

IE 的发病机制包括一系列复杂过程最终导致瓣膜表面形成带菌的血小板-β-纤维蛋白血栓[1,2]。这种血栓称为赘生物。

赘生物形成的第一步是对心内膜表面进行修饰,而这种修饰往往都是非血栓性的。

由主动脉瓣狭窄、室间隔缺损引发的瓣膜关闭不全可引起血液回流、高压力梯度或瓣口狭窄,最终导致湍流和心内膜损伤[1,2]。对于风湿性心脏病患者,心内膜损伤(如二尖瓣狭窄)是由免疫复合物沉积或血流动力学紊乱所致。

一旦瓣膜表面创伤形成,由血小板和纤维蛋白构成的微小无菌血栓就会附着在创面,这种病变称之为非细菌性血栓性心内膜炎(nonbacterial thrombotic endocarditis,NBTE)[1,2]。绝大多数生于二尖瓣、三尖瓣的心房面或主动脉瓣的心室面。

当口腔黏膜、呼吸道、消化道穿孔或皮肤感染继发菌血症时,血流中的病原菌就会定植在 NBTE 病变处。草绿色链球菌、肠球菌属、金黄色葡萄球菌、表皮葡萄球菌、铜绿假单胞菌及白色念珠菌具有黏附因子,可强化其致病力。值得一提的是,在链球菌心内膜炎模型中已证实血小板聚集是 IE 的重要毒力因子,可致赘生物增大和多灶性栓子播散[3]。当 NBTE 病变处被病原菌定植后,表面很快会被纤维蛋白和血小板覆盖。无血管的覆盖层可保护病原菌免受宿主清除,并有利于其进一步的复制和繁殖生长[2]。每克瓣膜赘生物的细菌菌落计数可以达到 $10^4 \sim 10^5$。

IE 可引发致命的血流动力学紊乱和血栓栓塞事件,影响众多脏器。如果未及时进行抗感染治疗和外科手术干预,IE 几乎 100% 是致命的。由于病原菌在可逃避宿主免疫的高密度纤维蛋白网中繁殖,因此 IE 抗感染治疗疗程需要延长至 4~6 周,即使如此复发亦非少见。

流行病学

2009 年有 38 976 人次因感染性心内膜炎入院,院内死亡率为 14%~20%[4,5]。总体发病率稳定,但随着侵袭性医疗设备和操作使用增加,如静脉导管、全静脉营养、血透管和动静脉瘘、心脏植入物和中心静脉压力监测等,医疗保健相关性 IE 增多[1]。除外静脉药瘾者,IE 平均患病年龄从 20 世纪 20 年代的小于 30 岁增加至今天的大于 55 岁[4,6]。年龄增长可能有以下原因:(a)急性风湿热和风湿性心脏病发病率下降,相反是不断增加的老年人群中的退行性瓣膜病;(b)人类的寿命在不断延长;(c)无论是在总体还是老年人群中医疗操作增加,很多为侵袭性操作。男性比女性更易得病(大约是 2∶1),本病在儿童仍不常见,多数发生在伴有先天性心脏病和医院获得性导管相关菌血症者[1]。

易患因素

通常任何可能导致血液湍流的结构性心脏缺陷均为 IE 易患因素。风湿性心脏病一度是最常见的与心内膜炎相关的基础性心脏病;然而目前在发达国家,与风湿性心脏病相关的心内膜炎的比例已经下降至 25%,甚至更少,不过在发展中国家仍然是主要因素[4,5]。二尖瓣脱垂伴小叶增厚和冗余是已经证实的 IE 易患因素,与之相关病例约占 10%。临床上与二尖瓣相关的 IE 死亡率与其他类型的左心 IE 相比略低。对于不存在基础心脏瓣膜缺陷的老年人而言,继发于动脉粥样硬化性心脏病的二尖瓣环钙化、心梗后血栓等退行性心脏病变可能是重要的高危因素。有静脉药瘾史的 IE 患者非常具有特点,复发和感染多种病原菌的危险性最高[4]。

一项研究中 IE 患者常见人群特征为:8% 为血透依赖患者,16% 为糖尿病患者,12% 为先天性心脏病患者[7]。将近 25% 的 IE 在卫生保健相关场所获得。值得一提的是,在美国更倾向于将卫生保健相关 IE 与社区获得 IE 进行比较。

病原学

由链球菌和葡萄球菌引起的 IE 占总数的 80%~90%。从过去数十年流行病学研究资料可知,葡萄球菌引起的 IE 越来越普遍。但在仅有二尖瓣缺陷危险因素的儿童和年轻女性中,草绿色链球菌仍然是引起 IE 的主要原因[1]。

金黄色葡萄球菌是 IE 的主要病原菌[7,8]。由于该菌引起的 IE 一半以上是卫生保健相关 IE,因此一旦患者在医疗机构中感染金黄色葡萄球菌菌血症之后需要密切评估潜在 IE 的可能性。更加重要的是,其中耐甲氧西林菌株占到 40%[4,6]。

有静脉药瘾史 IE 患者的病原体通常是金黄色葡萄球菌,而人工瓣膜心内膜炎(prosthetic valve endocarditis,PVE)通常由表皮葡萄球菌等凝固酶阴性葡萄球菌引起。仅有不到 10% 的 IE 是由革兰氏阴性杆菌和真菌引起,一般与静脉药瘾、瓣膜置换或院内静脉输液有关。由厌氧菌或者其他微生物引起的 IE 非常罕见。在普通 IE 患者中,由 2 种及以上的多种病原菌引起的感染并不常见,多出现在静脉药瘾者和此类人群术后患者中。其中念珠菌属、金黄色葡萄球菌、铜绿假单胞菌、黏质沙雷菌和非 β-溶血 D 群链球菌是最常见病原体。

累及部位

心脏瓣膜累及部位由基础心脏缺陷和感染病原体所决定[2,4,6,7]。超过 85% 由草绿色链球菌引起的二尖瓣 IE 患者有基础风湿性心脏病。由葡萄球菌引起三尖瓣 IE 常见于静脉药瘾者。总体而言 IE 分布如下:累及二尖瓣 28%~45%,累及主动脉瓣 5%~36%,累及三尖瓣 0~6%,累及肺动脉瓣非常罕见[9]。也可能出现同时累及多个部位的情况。一些研究表明,累及主动脉瓣的 IE 发生率呈上升趋势,其发病率和死亡率更高。

草绿色链球菌心内膜炎

临床表现

案例 66-1

问题 1:A. G. ,57 岁,男,体重 60kg,主诉疲劳、持续低热、夜间盗汗、关节痛,患病以来体重下降 7kg,收治入院待查。患者呈恶病质体貌,无急性痛苦病容。体格检查提示Ⅲ/Ⅳ级舒张期杂音伴二尖瓣关闭不全,且二尖瓣功能不全的情况不断加重。患者体温 38.1℃。可见皮肤瘀斑,指甲下裂片状出血,双足底 Janeway 损害(图 66-1、图 66-2 和图 66-3)。未见杵状指、Roth 斑或 Osler 结节。其他未见异常。A. G. 既往有明确的二尖瓣脱垂病史,最近接受过牙科操作拔除 4 颗智齿。本次发病大约在入院前 2 个月开始,值得注意的是当时是在接受牙科操作 2 周后。入院前仅服用布洛芬 600mg,每日 4 次。

相关实验室检查结果如下:

血红蛋白(Hgb):11.4g/dl[国际单位,114g/L(正常值,140~180)]

红细胞积压(Hct):34%[国际单位,0.34(正常值,0.39~0.49)]

网状红细胞计数:0.5%[国际单位,0.005(正常值,0.001~0.024)]

白细胞计数(WBC):35 000/μl,其中 65% 多形核粒细胞和 1% 杆状核粒细胞[国际单位,35×10/L,其中 0.65 多形核粒细胞和 0.01 杆状核粒细胞(正常值,3.2~9.8,其中 0.54~0.62 多形核粒细胞和 0.03~0.05 杆状核粒细胞)]

血尿素氮(BUN):21mg/dl[国际单位,7.5mmol/L尿素(正常值,2.9~8.9)]

血肌酐(SCr):1.8mg/dl[国际单位,159μmol/L(正常值,53~133)]

尿常规提示蛋白 2+,高倍镜下每视野红细胞 10~20 个。红细胞沉降率(ESR)66mm/h(正常值,≤30mm/h),类风湿因子(RF)阳性。经胸壁超声心动图(TTE)未见异常。

入院当日送检 3 份血培养,24 小时结果回报均为成对或成串出现的革兰氏阳性球菌,疑似为 α-溶血链球菌。明确病原菌后,A. G. 初始治疗方案为:青霉素 G 200 万单位静脉给药每 4 小时 1 次(每日 1 200 万单位)联合庆大霉素静脉给药首剂负荷剂量 120mg,维持剂量每 12 小时 60mg。药敏结果尚未回报。A. G. 哪些临床表现和实验室检查结果符合 IE 诊断?

IE 临床表现多种多样,可累及全身各个器官[1]。A. G. 面色苍白呈慢性病容,是草绿色链球菌等病原体引起的亚急性 IE 的典型临床表现。A. G. 的非特异性主诉还包括疲劳、体重下降、发热、夜间盗汗及关节痛等。90% 的心内膜炎患者都会出现发热症状。特征为低热、弛张热,热峰一般出现在下午和夜间。在伴有充血性心力衰竭、慢性肾功能不全、肝功能不全、之前使用过抗菌药物的 IE 患者中,以及由较低致病力的病原菌引起的 IE 患者中,可能不会出现或者很少出现发热症状[1]。关节痛、肌痛和背痛等骨骼肌相关症状的主诉也很常见,这些症状与风湿性疾病非常相似。其他症状还包括嗜睡、厌食、乏力、恶心和呕吐[1]。由于这些症状和体征是非特异性的且难以察觉,因此 IE 的诊断通常很困难。此外,从患者发生菌血症到诊断出 IE 往往间隔很长时间,是因为症状的发展具有隐匿性[1]。尤其在老年患者中,延迟诊断多有发生。30%~40% 年龄大于 60 岁的 IE 患者未出现发热,而在年龄小于 40 岁的患者中则有超过 90% 会出现发热症状。老年患者较少出现新的心脏杂音或原有心脏杂音改变。老年 IE 患者最常见主诉为意识混乱、厌食、疲劳和虚弱等,而这些症状也可能由中风、心衰或晕厥所引起。

A. G. 在接受牙科操作之后出现了相关症状,这一时间联系提示患者可能发生菌血症随后导致 IE。尽管患者在牙科操作之前很可能已接受抗菌药物预防性应用,然而还是有可能会发生 IE[1,7,9]。

A. G. 一直存在伴二尖瓣功能不全的舒张期杂音,且病情不断加重,与 IE 诊断一致。超过 85% 的 IE 患者存在心脏杂音。在葡萄球菌心内膜炎等急性起病的 IE、静脉药瘾者发生的右心 IE 或者心脏壁感染的 IE 中,通常不出现心脏杂音[1]。

A. G. 有几项 IE 的外周表现,包括结膜出血、Janeway 损害及指甲下裂片状出血。总体而言,在 10%~50% 的患者中可见到 IE 外周表现,但这些都不能成为 IE 的特征性诊断依据[1]。这些外周表现通常与感染性赘生物栓子远端脱落或免疫复合物沉积有关。20%~40% 的患者在结膜、口腔或咽喉等黏膜皮肤部位可见瘀斑病变,在长病程患者中尤其多见[1]。这些病变通常微小无痛表现为出血,是由于血管炎或外周栓塞所致。Janeway 损害大部分发生在手掌或脚底,是无痛的出血性瘀斑(图 66-1)。指甲下裂片状出血也是非特异性症状,表现为手指或脚趾的近心端上的红褐色的线性条纹(图 66-2)。其他还包括 Roth 斑和 Osler 结节,前者是在视神经附近出现的中心白点的微小火焰状视网膜出血,后者是手指、脚趾、手掌或脚掌肉质部位出现的紫红色、非出血性伴压痛的结节。在长病程 IE 患者中可见杵状指,表现为手指末端增粗增厚。也可见皮肤瘀斑(图 66-3)。

A. G. 的几项实验室检查结果也与 IE 诊断相符。低 Hgb、低 Hct 同时红细胞计数正常提示患者有慢性贫血。在亚急性 IE 患者中,有 70%~90% 会出现血色素正常、红细胞正常的贫血。A. G. 虽然没有出现白细胞增多伴核左移,但是在急性暴发性案例如葡萄球菌 IE 中为常见症状。IE 患者 ESR 通常是升高的,但该指标不具有特异性,其他疾病也可导致。在大多数长病程患者中可以检测到风湿因子(RF,一种 IgM 抗球蛋白)或循环免疫复合物,但也不是特异性指标[1]。

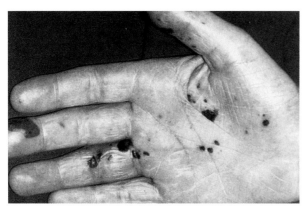

图 66-1 Janeway 损害急性细菌性心内膜炎患者广泛的瘀斑栓塞损害

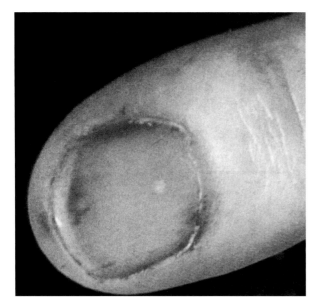

图 66-2 指甲下裂片状出血

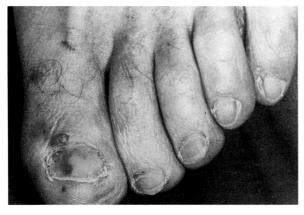

图 66-3 急性葡萄球菌心内膜炎患者皮肤损害

约有 1/3 的病例会出现肾脏、脾脏、肺部或脑部的大栓子脱落并造成梗死,从而继发其他并发症[1]。A.G. 出现轻度血尿和蛋白尿,提示存在一定程度的肾损伤。尿中也可能出现红细胞和白细胞管型。A.G. 的 BUN 和血肌酐升高,其肾功能改变可能是免疫复合物沉积导致的弥漫性肾小球肾炎或者肾栓塞引发的局灶性肾小球肾炎所致。在给予有效的抗菌药物治疗后,肾损伤通常是可逆的[1,10]。

心脏的并发症是最常见的。感染导致心脏瓣膜损伤继发的充血性心力衰竭(congestive heart failure,CHF)是 IE 最常见的死亡原因,也是最常见的外科手术指征[1,10]。有将近 2/3 的心内膜炎患者会发展为 CHF。主动脉瓣感染比二尖瓣感染更容易导致 CHF。其他临床表现包括瓣膜周围脓肿、肺水肿及心包炎[10]。草绿色链球菌引起的二尖瓣损伤与葡萄球菌引起的主动脉瓣损伤相比,前者对血流动力学的影响小。尽管 A.G. 未出现明显心衰表现,但仍需要密切监测血流动力学方面的变化。

神经系统并发症继心脏并发症之后占第二位,但可能是引起 IE 患者死亡的最主要原因,其中中风是最常见的[10]。当有基础瓣膜疾病的患者出现中风症状,医生应当进行鉴别诊断排除 IE。其他临床表现包括头痛、精神状态改变、中风、短暂性脑缺血性发作、癫痫、脑脓肿或颅内感染性动脉瘤[1,10]。在非静脉药瘾的金黄色葡萄球菌 IE 患者中,有 35% 患者出现神经系统症状,这部分患者死亡率更高[11]。

几乎任何器官都可能发生继发于全身感染性栓塞的转移性脓肿。最常累及脾脏、肾脏、肝脏、髂动脉和肠系膜动脉[10]。虽然 A.G. 未见脾脏肿大,但该症状在 20%~60% 的 IE 患者中出现,尤其在亚急性案例中多见。

诊断

案例 66-1,问题 2:如何确诊 A.G. 罹患 IE?

血培养

虽然 A.G. 的既往史(二尖瓣脱垂,近期接受牙科操作)和临床表现高度提示 IE 可能,但是血培养阳性才是最重要的单一诊断指标[1]。当有继发于心内膜炎的菌血症出现,血中细菌是持续存在但细菌浓度较低;超过 50% 以上的血培养显示含菌量仅有 1~30 个细菌/ml。尽管细菌浓度低,但在 95% 的 IE 病例中最初 2 次血培养中至少有 1 次阳性结果[1]。为提高结果阳性率,在开始诊断的 24 小时内应从不同的静脉穿刺点至少获取 3 套血培养标本[1]。但如果在前 2 周使用过抗菌药物,则阳性率会显著降低[12]。

在开始抗菌药物治疗前获得确切的病原学证据是非常重要的。对于急性起病患者,在获得标本后应立即给予经验性抗菌药物治疗,以避免瓣膜进一步损害和其他并发症的发生[1]。

超声心动图

超声心动图对于判断赘生物是否存在及其大小是有价值的早期诊断工具,可以鉴别有并发症的高危患者,可以通过检查和监测瓣膜脓肿等相关病理改变来优化外科手术的时机和方式[1,13,14]。传感器放置在胸部为经胸超声心动图(transthoracic echocardiogram,TTE),或者放置在食管内为经食管超声心动图(transesophageal echocardiogram，TEE)[14]。TTE 是快速无创操作，对赘生物的诊断特异性可达 98%。但是对于肥胖的成年患者、因肺气肿引起的过度膨胀的肺或者人工瓣膜诊断敏感性仅有不到 60%~70%。TEE 价格较高是有创操作，但在赘生物检测特异性高的同时敏感性有显著提高。对所有疑似 IE 的患者在入院时都应该进行超声心动图检查，并在治疗过程中进行复查，以帮助确定下一步医疗干预措施及时机[14]。与 TTE 相比，TEE 在诊断起搏器相关 IE 和老年人 IE 时更有优势。入院时 A.G. 的 TTE 检查结果阴性。考虑到该患者的临床表现高度怀疑 IE，建议进行 TEE 检查以排除 TTE 检查假阴性的可能。

总之，任何有发热、伴有心脏杂音且有上文所述菌血症风险的患者都应考虑 IE 的可能。基础心脏疾病、外周表现、脾大、多项实验室检查结果异常及超声心动图检查阳性都增加 IE 诊断的可能性，但是微生物学结果是确诊 IE 的最重要指标。对于其他具有相似临床表现和实验室异常结果的疑似疾病应当用恰当方法逐一排除[1]。

表 66-1 和表 66-2 中列出了 IE 诊断标准，结合了临床、实验室检查、病原学检查及超声心动图的结果[7,15]。基于已发表的包含近 2 000 名患者的文献的支持，2015 年美国心脏协会(American heart association，AHA)指南推荐采用改良 Duke 标准作为评估疑似 IE 患者的主要诊断工具[7]。

表 66-1
基于改良 Duke 标准的 IE 定义

确诊 IE[a]
病理学标准
病原学：培养证实或有赘生物病史、已发生赘生物栓塞，或者存在心内脓肿；或者
病理损害：呈现为赘生物或心内脓肿，根据病史确认为活动性心内膜炎
临床标准
对照表 66-2 中所列定义。2 项主要标准；或者 1 项主要标准和 3 项次要标准；或者 5 项次要标准
疑似 IE
1 项主要标准和 1 项次要标准；或者 3 项次要标准
排除
有其他的明确诊断可以解释心内膜炎的临床表现；或者
抗菌药物治疗<4 日，心内膜炎征象完全消失；或者
在抗菌药物治疗<4 日后手术或尸解未发现有 IE 证据；或者不符合疑似 IE 的诊断标准

[a] 粗体为修订的内容。
IE，感染性心内膜炎。
来源：Li JS et al. Proposed modifications to the Duke criteria for the diagnosis of infective endocarditis. *Clin Infect Dis*. 2000；30：633.

表 66-2
改良 Duke 标准诊断 IE 的术语定义

主要标准[a]
阳性血培养结果

- 自 2 次分别留取的血培养标本中持续分离到下列任一种典型病原体
  1. 草绿色链球菌、牛链球菌、HACEK 组细菌
  2. 在无原发灶情况下分离到金黄色葡萄球菌或社区获得性肠球菌，或者
- 可致感染性心内膜炎的微生物持续血培养阳性
  1. ≥2 次血培养阳性，采血间隔时间>12 小时，或者
  2. 3 次血培养的全部或 4 次血培养的大多数血培养阳性，首次及末次采血时间间隔至少 1 小时
- 贝纳柯克斯体单次血培养阳性或 I 相 IgG 抗体滴度> 1：800

累及心内膜的依据

- 心内膜炎的超声心动图阳性(**人工心瓣膜患者**，按临床标准至少分级为"疑似"患者或瓣膜周围脓肿的复杂性 IE 患者推荐行 TEE；其他患者首先行 TTE)。阳性发现包括：
  1. 在心瓣膜上、或支持结构、或瓣膜反流路径、或医用装置上出现心内可摆动的块状物，而缺乏其他解剖方面的解释；或者
  2. 脓肿，或者
  3. 人工瓣膜新出现的部分裂开
- 新出现的瓣膜反流(原有杂音增强或改变并非充分依据)

次要标准

- 易感因素：以往心脏病史或静脉药瘾者
- 发热：体温>38℃
- 血管表现：大动脉栓塞、脓毒性肺梗死、感染性动脉瘤、颅内出血、结膜出血和 Janeway 损害
- 免疫表现：肾小球肾炎、Osler 结节、Roth 斑和类风湿因子
- 病原学证据：血培养阳性，但不符合上述主要标准[b] 或感染性心内膜炎病原菌血清学改变
- **删除"超声心动图"，不再作为次要标准中的 1 项**

[a] 粗体为修订的内容。
[b] 排除凝固酶阴性葡萄球菌单次血培养阳性以及不会引起 IE 的微生物的血培养阳性。
HACEK，嗜血杆菌、放线共生放线杆菌、人心杆菌、侵袭埃肯菌和金氏杆菌；TEE，经食管超声心动图；IE，感染性心内膜炎。
来源：Li JS et al. Proposed modifications to the Duke criteria for the diagnosis of infective endocarditis. *Clin Infect Dis*. 2000；30：633.

A.G. 具有 1 项主要诊断标准(血培养阳性)和 3 项次要标准(发热、易感染的基础心脏情况、血管和免疫的表现)，因此可确诊为 IE[15]。

抗菌治疗

一般原则

案例 66-1,问题 3: A. G. 的抗菌治疗疗程应当多久? 治疗 IE 时何时测定最低杀菌浓度(minimal bactericidal concentration, MBC)是有意义的?

由于赘生物无血管因此可逃避吞噬细胞和补体等正常宿主防御机制;使细菌无阻碍地生长[2]。因此,为根除致病微生物需要大剂量静脉给药持续 4~6 周[1,7]。对于某些感染,可能需要 2 种抗菌药物联合使用以发挥协同杀菌的作用。当体外培养获得病原体后,可以测定最低抑菌浓度(minimum inhibitory concentration, MIC)以获知各种抗菌药物对病原体的敏感性。治疗 IE 选择抗菌药物时,标准化的 KB 方法由于无法提供定量的 MIC 数值,因此信息不够充分[1]。MBC 一般在检出耐药菌株时,尤其是在无法解释的治疗反应缓慢或治疗失败才进行测定。不推荐进行常规 MBC 测定[1]。治疗 IE 需要杀菌性抗菌药物;因此,抗菌药物的血药浓度必须远远高于病原菌的 MBC。社区获得性草绿色链球菌 IE 通常治疗难度不大,因为绝大多数菌株对青霉素敏感,其 MIC 值小于 $0.125\mu g/ml$[7];相应的 MBC 最多为 $0.25\mu g/ml$ 或 $0.5\mu g/ml$[9]。对青霉素及头孢曲松等

β-内酰胺类抗生素耐药菌株的出现已经成为一个严重问题,尤其在医院获得血流感染患者和癌症粒缺患者中多见[9,16,17]。随着 β-内酰胺类抗生素耐药菌株日益增加,测定 MIC 并且对草绿色链球菌药物敏感性进行持续监测显得日益重要。万古霉素对耐甲氧西林金黄色葡萄球菌(methicillin-resistant S. aureus, MRSA)引起的侵袭性感染治疗效果降低的报道越来越多,其 MIC 临界值为 $2\mu g/ml$[18,19]。有报道中将 MBC/MIC $\geq$ 32 定义为 MRSA 对万古霉素耐药[20]。因此需要测定 MBC,尤其在仅能选择万古霉素治疗金黄色葡萄球菌 IE 且效果不佳时[20]。

选择治疗方案

案例 66-1,问题 4: 制定 A. G. 的治疗方案时必须考虑哪些因素? 应当为其选择何种方案?

根据 2015 年 AHA 治疗指南推荐,可以使用以下 3 种方案中任意 1 种治疗青霉素敏感草绿色链球菌和 D 群链球菌(例如牛链球菌,MIC<$0.1\mu g/ml$)引起的 IE[7]。推荐治疗方案具体见表 66-3,3 种治愈率均可达 98%以上:(a)大剂量青霉素静脉治疗 4 周;(b)大剂量头孢曲松静脉治疗 4 周;(c)大剂量青霉素联合氨基糖苷类静脉治疗 2 周[7,21-27]。头孢曲松联合氨基糖苷类治疗 2 周疗效与之相当[28,29]。

表 66-3

草绿色链球菌组和解没食子酸链球菌自体瓣膜心内膜炎推荐治疗方案

抗菌药物	用法[a,b] 和用量	疗程
青霉素敏感(MIC≤0.12μg/ml)		
青霉素 G[c]	成人:每日 1 200 万~1 800 万单位 24h 持续 IV 或分 4~6 次 IV 儿童:每日 20 万单位/kg(最大日剂量:2 000 万单位)24h 持续 IV 或分 4~6 次 IV	4 周
头孢曲松[c]	成人:每日 2g qd IV 或 IM 儿童:每日 100mg/kg qd IV 或 IM	4 周
青霉素 G	参见上述治疗青霉素敏感菌时青霉素方案	2 周
头孢曲松	参见上述治疗青霉素敏感菌时头孢曲松方案	2 周
联合庆大霉素[d]	成人:每日 3mg/kg qd IV 或 IM 儿童:每日 3mg/kg 分 3 次 IV 或 IM	2 周
青霉素耐药(MIC>0.12μg/ml 且<0.5μg/ml)		
青霉素 G	成人:每日 2 400 万单位 24h 持续 IV 或分 4~6 次 IV 儿童:每日 20 万~30 万单位/kg(最大日剂量:2 000 万单位)24h 持续 IV 或分 4~6 次 IV	4 周
联合庆大霉素[d]	成人:每日 3mg/kg qd IV 或 IM 儿童:每日 3mg/kg 分 3 次 IV 或 IM	2 周
头孢曲松	成人:每日 2g qd IV 或 IM 儿童:每日 100mg/kg qd IV 或 IM	4 周

表 66-3

草绿色链球菌组和解没食子酸链球菌自体瓣膜心内膜炎推荐治疗方案（续）

抗菌药物	用法[a,b] 和用量	疗程
β-内酰胺类药物过敏患者		
万古霉素[c]	成人：每日 30mg/kg 分 2 次 IV（无血药浓度监测时最大日剂量 2g） 儿童：每日 40mg/kg 分 2~3 次 IV（无血药浓度监测时最大日剂量 2g）	4 周

[a] 儿童剂量不应当超过普通成人剂量。

[b] 肾功能不全患者抗菌药物使用剂量应相应调整。

[c] 年龄>65 岁患者、肾功能和第八对脑神经损伤患者首选。

[d] 2 周方案不适用于以下患者：有心外并发症和心内脓肿、肌酐清除率<20ml/min、有第八对脑神经损伤和感染营养缺陷菌属、颗粒链球菌属或孪生球菌属。庆大霉素每日 1 次给药时可根据诺模图确定剂量；每日 3 次给药时必须根据血药浓度调整剂量，峰浓度 3~4μg/ml 谷浓度<1μg/ml。使用庆大霉素时应谨慎使用其他具有潜在肾毒性的药物。

[e] 肾功能损伤患者万古霉素应减量。当按照千克体重给药时，肥胖者与瘦者相比血药浓度更高。因此，肥胖者应当根据理想体重给药。万古霉素每次给药持续 IV 时间应大于 1 小时，以避免组胺释放引起的红人综合征的不良反应。在下次输注前半小时采血测定谷浓度，其范围为 10~15μg/ml。

IM，肌内注射；IV，静脉注射；qd，每日 1 次。

来源：Baddour LM et al. Infective endocarditis in adults：diagnosis，antimicrobial therapy，and management of complications：A Scientific statement for healthcare professionals from the American Heart Association（AHA）；on behalf of the AHA Committee on Rheumatic Fever，Endocarditis，and Kawasaki Disease of the Council on Cardiovascular Disease in the Young，Council on Clinical Cardiology，Council on Cardiovascular Surgery and Anesthesia，and Stroke Council；Endorsed by the Infectious Diseases Society of America. *Circulation*. 2015；132；1435-1486.

大剂量青霉素治疗 4 周

有报道 66 名链球菌 IE 患者每日静脉给予 1 000 万~2 000 万单位青霉素 G 4 周，治愈率达 100%[23]。另一项研究报道 49 名单药青霉素治疗患者中仅有 2 名复发，且这 2 名患者均未满 4 周疗程[24]。青霉素推荐给药剂量范围很宽，根据患者肾功能和疾病严重程度，可以选择每日给药 1 200 万~1 800 万单位。氨苄西林每 4 小时给予 2g 是可行的替代方案。

每日 1 次头孢曲松治疗 4 周

头孢曲松对从 IE 患者分离得到的草绿色链球菌有杀菌活性。在一项体外试验中，当头孢曲松浓度小于 0.125μg/ml 时，所有 49 株草绿色链球菌和 11 株牛链球菌生长均受到抑制；1 株血液链球菌 MIC 为 0.25μg/ml[30]。尽管没有研究直接比较头孢曲松与大剂量青霉素在治疗链球菌 IE 时的作用，但在 4 周疗程中两者疗效相当[31,32]。70 名患者接受每日 1 次头孢曲松 2g 治疗 4 周，全部治愈，其中 1 名患者在完成治疗 3 个月后疑似复发。在 2 项研究中，头孢曲松对草绿色链球菌 MIC 均为 0.25μg/ml。尽管每日 1 次头孢曲松治疗给药方便，对门诊患者使用尤其具有吸引力，但是应当综合患者的病原学、临床情况和宿主因素进行仔细评估，这对成功治疗和正确及时控制并发症非常重要（关于门诊患者治疗详见案例 66-6，问题 1）。

大剂量青霉素或头孢曲松联合氨基糖苷类治疗 2 周

对大部分链球菌包括肠球菌而言，2 周链霉素或庆大霉素联合 4 周青霉素可发挥协同杀菌作用（见案例 66-4，问题 4）[27,33]。体外协同作用在家兔模型中得到证实，联合用药可以更快根治心脏赘生物中的草绿色链球菌[25]。缩短疗程采用大剂量青霉素联合链霉素 2 周与之前方案相比疗效相当。在 Mayo 诊所中 104 位患者接受短疗程治疗，治愈率达 99%[26,27]。

尽管联合用药最初临床经验来自于青霉素联合链霉素，但体外实验和动物实验均支持链霉素和庆大霉素可以互换。联合青霉素治疗草绿色链球菌心内膜炎时，庆大霉素每日 1 次给药与每日 3 次给药相比疗效相当[21]。

有研究对头孢曲松联合氨基糖苷类治疗 2 周的方案进行评估[24,28]。对于青霉素敏感链球菌感染的 IE 患者，头孢曲松 2g 每日 1 次联合奈替米星 3mg/kg 或联合庆大霉素 3mg/kg，临床治愈率分别为 87% 和 96%。该研究排除疑似或确认患有心内或心外脓肿的患者以及人工瓣膜心内膜炎患者。尽管在研究中，奈替米星和庆大霉素都是每日 1 次给药，但还是可以测得所有患者的血药谷浓度。因此，在短程联合治疗方案中氨基糖苷类采用延长给药间隔的方案是否有效，在该项研究中尚不能得到确认，因为延长给药间隔的方案是指药物谷浓度无法检测到从而存在无药间期。

基于已有的数据，青霉素或头孢曲松联合氨基糖苷类 2 周方案对于非复杂性青霉素敏感草绿色链球菌心内膜炎有较好疗效。但不推荐用于有心外并发症和心内脓肿的患者。短疗程也不适用于感染营养缺陷菌属（曾用名：营养要求变异草绿色链球菌）的患者、草绿色链球菌对青霉素 MIC 大于 0.1μg/ml 的患者及人工瓣膜心内膜炎的患者[7]。

特殊情况

出现症状 3 个月之后才开始治疗的 IE 患者复发可能性更高[1,7,31]。此类患者应当接受青霉素 4~6 周并且前 2 周联合氨基糖苷类的治疗方案[1,7,31]。

营养要求变异链球菌（NVS）已被划入一新菌属即营养缺陷菌属（Abiotrophia），包括软弱链球菌（Abiotrophia defectiva）、毗邻链球菌[Abiotrophia adiacens，又被更名为毗邻贫养菌（Granulicatella adiacens）]和挑剔乏养菌（Abiotrophia elegans）。该类细菌生长缓慢、营养要求高，由其引起的 IE 占总数的大约 5%[34]。由于实验室培养 NVS 需要在培养基

中额外添加维生素 B_6（盐酸吡哆醛），因此过去大部分"培养阴性"的 IE 是由其引起。目前实验室培养和鉴别技术使得检出 NVS 不再成为重大问题[9]。

与其他链球菌相比 NVS 对青霉素敏感性降低。一些菌株对青霉素 MIC 值升高达 0.2~2.0μg/ml，一些菌株对青霉素高度耐药其 MIC>4μg/ml[9]。此外许多菌株对青霉素耐受性提高[9]。心内膜炎动物模型实验表明联合使用青霉素与氨基糖苷类（链霉素或庆大霉素）与单用青霉素相比，前者能更多降低细菌荷载量[35]。感染青霉素高度敏感 NVS 菌株患者即使接受完整疗程后，其细菌学失败和复发的比率还是很高[9]。因此，所有感染 NVS 或营养缺陷菌属的患者都应当接受 4~6 周高剂量青霉素或氨苄西林联合庆大霉素的治疗[7]。对于 NVS 引起症状超过 3 个月或人工瓣膜心内膜炎患者，推荐青霉素联合庆大霉素 6 周治疗方案[7,9]。对于青霉素耐药草绿色链球菌（MIC>0.5μg/ml）或肠球菌引起的 IE，推荐参照上述方案进行治疗[7]。

对于青霉素过敏患者，应该采用万古霉素每日 30mg/kg 分 2 次给药治疗 4~6 周的方案。尽管体外研究显示万古霉素联合氨基糖苷类可以增强杀菌效果，但目前尚不清楚增加氨基糖苷类是否可以带来额外的临床益处[7]。假设 A.G. 是青霉素敏感草绿色链球菌感染且没有其他复杂因素，则可以选择任何一种推荐治疗方案。由于 A.G. 并没有必须使用 4 周疗程的强制性理由，因此青霉素联合氨基糖苷类 2 周的治疗方案可能是最佳选择。A.G. 虽然存在轻度肾功能不全，但极可能是继发于心内膜炎，一旦接受充分抗菌药物治疗后，肾功能将会得到改善。A.G. 使用青霉素起始剂量为每日 1 200 万单位，该剂量符合年龄和轻度肾功能损害的实际情况。如果肾毒性是 A.G. 的重点考虑因素，青霉素或头孢曲松单药 4 周的治疗方案也是合理选择。如果 A.G. 使用庆大霉素应当监测肾功能，如果不是使用每日 1 次的方案则应当正确调整剂量。氨基糖苷类每日多次给药方案需要密切关注毒性反应，定期监测氨基糖苷类药物的峰浓度和谷浓度。

表皮葡萄球菌：人工瓣膜心内膜炎

病原学

案例 66-2

问题 1：F.T.，65 岁，男性，主诉厌食、发热、寒战和体重下降。1 个月前因风湿性心脏病引起的主动脉瓣狭窄、二尖瓣反流和二尖瓣狭窄接受了主动脉瓣、二尖瓣置换术，均使用猪源生物瓣膜。2 周后因发热、右侧胸腔积液、听诊有心包摩擦音和心包炎再次入院。当时印象为心包切开术后综合征或心肌梗死后综合征。给予抗炎药后，F.T. 出院回家，但情况并未改善。仍有厌食、恶心、寒战和发热，体温达 38.3℃，F.T. 再次回到医院。这次体格检查结果引起了注意，胸骨左缘有喷射性收缩期杂音以及足部水肿 3+。进行了血培养和常规实验室检查。F.T. 病史及临床表现提示高度怀疑人工瓣膜心内膜炎（prosthetic valve endocarditis，PVE）。最可能的病原菌是什么？

PVE 是人工瓣膜置换术后发生的危及生命的感染并发症，在发达国家中占全部 IE 的 7%~25%[36,37]。高达 20%~40%PVE 患者最终死亡[37]。术后 12 个月内 PVE 发生率约 1%，60 个月内发生率为 2%~3%。根据心脏手术后出现临床症状的时间，将 PVE 分为早发型和迟发型[36,37]。早发型 PVE 多发生在术后 2 个月内，通常认为感染是由于手术操作过程所引起。在手术中皮肤表面微生物定植于心脏瓣膜环（瓣膜接合于心肌的部位）[36,37]。类似于 F.T. 的早发型 PVE 患者最常见病原菌是凝固酶阴性葡萄球菌（其中最常见为表皮葡萄球菌，比例超过 30%，且绝大多数对甲氧西林耐药），其次是金黄色葡萄球菌（20%）和革兰氏阴性杆菌（10%~15%）。剩下是其他各种病原菌，如类白喉菌和真菌。相比之下，迟发型 PVE（术后>2 个月发生）最主要是由链球菌引起[36,37]。

人工瓣膜置换者发生院内获得性菌血症和真菌血症是引起 PVE 的高危因素。有一项研究表明葡萄球菌和革兰氏阴性杆菌菌血症的患者中，分别有 55% 和 33% 发生 PVE[38]。另一项研究中 44 名院内获得性念珠菌血症患者中有 25%（11 名）发生 PVE[39]。

预防

案例 66-2，问题 2：如何预防早发型 PVE？

尽管术前已经预防性使用抗菌药物，早发型 PVE 发生率仍然在 1%~4%[40]。PVE 并发症非常严重，包括瓣膜开裂、急性心衰、心律失常和流出道梗阻等。瓣膜置换术是清洁手术，尽管没有证据表明术前使用抗菌药物可以降低早发型 PVE 的发生率，但是考虑到一旦感染会引起灾难性后果，因此术前应当预防使用抗菌药物。心脏外科手术中最常用的预防用药品种（见第 63 章）是对葡萄球菌有抗菌活性的头孢菌素类抗生素，如头孢唑林，在手术室中麻醉诱导开始或切皮前 60 分钟内使用。在心血管系统手术中可以考虑万古霉素作预防药，包括人工瓣膜置换术和人工血管植入术，以及出现下列情况时：（a）青霉素过敏；（b）近期曾有广谱抗菌药物使用或高度怀疑有头孢菌素耐药葡萄球菌、肠球菌定植；（c）拟行手术的外科中心曾有耐甲氧西林葡萄球菌暴发史或此种细菌的术后感染发生率高[41]。

抗菌治疗

案例 66-2，问题 3：可以为 F.T. 选择何种治疗方案？

如前所述，F.T. 最可能感染的是凝固酶阴性葡萄球菌。对于较少见的 β-内酰胺类敏感凝固酶阴性葡萄球菌（<20%），可选奈夫西林或苯唑西林等耐酶青霉素（表 66-4）[42]。治疗耐甲氧西林凝固酶阴性葡萄球菌（MRSE）引起的 PVE 应当使用万古霉素[42]。大多数葡萄球菌对万古霉素敏感，MIC 值≤2μg/ml；但是对万古霉素中度敏感的菌株已经出现[43,44]。可以参考 IDSA 指南确定万古霉素剂量和进行血药浓度监测[19]。

表 66-4

葡萄球菌心内膜炎治疗

抗菌药物	用法和用量	疗程
无假体材料[a]		
苯唑西林/甲氧西林敏感葡萄球菌		
非青霉素过敏患者		
萘夫西林或苯唑西林	成人:2g q4h IV 儿童:每日 150~200mg/kg(最大日剂量:12g)分 4~6 次 IV	6 周
青霉素过敏患者		
头孢唑林[b]	成人:2g q8h IV 儿童:每日 100mg/kg 分 3 次给药 IV(最大日剂量:6g)	6 周
万古霉素[c,d,e]	成人:每日 30mg/kg 分 2 或 4 次 IV(未做血药浓度监测时最大日剂量 2g) 儿童:每日 40mg/kg 分 2 或 4 次 IV(未做血药浓度监测时最大日剂量 2g)	6 周
苯唑西林/甲氧西林耐药葡萄球菌		
万古霉素[c,d,e]	成人:每日 30mg/kg 分 2 或 4 次 IV(未做血药浓度监测时最大日剂量 2g) 儿童:每日 40mg/kg 分 2 或 4 次 IV(未做血药浓度监测时最大日剂量 2g)	6 周
有人工瓣膜或其他假体材料[e]		
苯唑西林/甲氧西林耐药葡萄球菌		
万古霉素[c,d,e]	成人:每日 30mg/kg 分 2 或 4 次 IV(未做血药浓度监测时最大日剂量 2g) 儿童:每日 40mg/kg 分 2 或 4 次 IV(未做血药浓度监测时最大日剂量 2g)	≥6 周
联合利福平[f]	成人:300mg q8h IV 或 PO 儿童:每日 20mg/kg(最大日剂量:900mg)分 3 次 PO	≥6 周
联合庆大霉素[c,g,h,i]	成人:每日 3mg/kg 分 2~3 次 IV 或 IM 儿童:每日 3mg/kg 分 3 次 IV 或 IM	2 周
苯唑西林/甲氧西林敏感葡萄球菌		
萘夫西林或苯唑西林[j]	成人:2g q4h IV 儿童:每日 150~200mg/kg(最大日剂量:12g)分 4~6 次 IV	≥6 周
联合利福平[f]	成人:300mg q8h IV 或 PO 儿童:每日 20mg/kg(最大日剂量:900mg)分 3 次 PO	≥6 周
联合庆大霉素[c,g,h,i]	成人:每日 3mg/kg 分 2~3 次 IV 或 IM 儿童:每日 3mg/kg 分 3 次 IV 或 IM	2 周

[a] 肾功能损伤患者应调整抗菌药物使用剂量。某些金黄色葡萄球菌右心心内膜炎的静脉药瘾者中,缩短抗菌药物疗程也可获得疗效(参见达托霉素和利福平使用建议的相关内容)。

[b] 青霉素与头孢菌素之间存在交叉过敏反应。有青霉素即刻过敏反应史的患者应避免使用头孢菌素类抗生素。

[c] 氨基糖苷类药物和万古霉素按照公斤体重给药时,肥胖者与瘦者相比血药浓度更高。

[d] 万古霉素在下次输注前半小时采血测定谷浓度,其范围应为 10~15μg/ml(对于万古霉素敏感性降低的菌株需要提高谷浓度至 15~20μg/ml,参见文中相关内容。万古霉素每次给药持续 IV 时间应大于 1 小时)。

[e] 肾功能损伤患者必须调整万古霉素和庆大霉素的使用剂量。

[f] 由凝固酶阴性葡萄球菌引起的感染建议加用利福平。对凝固酶阳性葡萄球菌是否需要使用仍然存在争议。在华法林抗凝治疗患者中,与利福平合用时需要增加华法林的剂量。

[g] 加用氨基糖苷类的益处尚未获得证实。年龄>65 岁,肾功能和第八对脑神经损伤患者使用该类药物发生毒性反应的危险性增加。

[h] 庆大霉素应当进行血药浓度监测并调整给药剂量,峰浓度应维持在约 3μg/ml。

[i] 在最初 2 周合用(对庆大霉素耐药时氨基糖苷类替代品种的选择参见文中相关内容)。

[j] 青霉素过敏患者应使用第一代头孢菌素或万古霉素。有青霉素即刻过敏反应史的患者和感染耐甲氧西林葡萄球菌的患者避免使用头孢菌素。

IM,肌内注射;IV,静脉注射;PO,口服。

来源:Baddour LM et al. Infective endocarditis in adults:diagnosis,antimicrobial therapy,and management of complications:A Scientific statement for healthcare professionals from the American Heart Association(AHA):on behalf of the AHA Committee on Rheumatic Fever,Endocarditis,and Kawasaki Disease of the Council on Cardiovascular Disease in the Young,Council on Clinical Cardiology,Council on Cardiovascular Surgery and Anesthesia,and Stroke Council:Endorsed by the Infectious Diseases Society of America. *Circulation*. 2015;132:1435-1486.

AHA 目前推荐万古霉素、庆大霉素和利福平三联方案治疗 MRSE 引起的 PVE[7]。如果分离的 MRSE 对所有可获得的氨基糖苷类耐药,则方案中无需加入。在三联方案中可以考虑用有抗菌活性的氟喹诺酮类代替氨基糖苷类。除进行药物治疗外,大部分患者需要接受心脏瓣膜置换手术[36,37,42]。

尽管其他可替代药物如奎奴普丁-达福普汀、利奈唑胺、达托霉素、特拉万星、头孢洛林、达巴万星(dalbavancin)和奥利万星(oritavancin)对凝固酶阴性葡萄球菌有很好的体外抗菌活性,但缺乏使用这些药物治疗 IE 的临床经验[42,45,46]。

金黄色葡萄球菌心内膜炎

静脉药瘾者与非静脉药瘾者

案例 66-3

问题1:T.J.,36 岁,男性,HIV 血清检测阳性,有长期静脉药瘾史,入院时刚从州监狱释放 4 个月。主诉有发热、盗汗、胸膜炎性胸痛、气促、劳力性呼吸困难以及疲劳。体格检查:体温 38.4℃,脾大,胸骨左缘有喷射性收缩期杂音吸气时明显。胸片示弥漫性浸润。TTE 检查示三尖瓣瓣膜可见小赘生物。重要的实验室检查结果如下:

白细胞计数(WBC):14 000/μl,其中 65% 多形核粒细胞和 5% 杆状核粒细胞[国际单位,14×10/L,其中 0.65 多形核粒细胞和 0.05 杆状核粒细胞(正常值,3.2~9.8,其中 0.54~0.62 多形核粒细胞和 0.03~0.05 杆状核粒细胞)]

CD4 细胞计数:350/μl

血红蛋白(Hgb):13.1g/dl[国际单位,131g/L(正常值,140~180)]

红细胞积压(Hct):39%[国际单位,0.39(正常值,0.39~0.49)]

血沉(ESR):55mm/h(魏氏国际标准法)(正常值≤30mm/h)

疑似 IE。6 个血培养结果均为凝固酶阳性革兰氏阳性球菌,随后鉴定为甲氧西林敏感金黄色葡萄球菌(methicillin-sensitive S. aureus,MSSA)。静脉药瘾者与非静脉药瘾者相比其临床表现和预后有何区别?HIV 感染会对静脉药瘾 IE 患者带来怎样的风险,并对治疗结果造成怎样的影响?

静脉药瘾者心内膜炎年发生率 1%~5%;静脉注射可卡因者发生率更高[47]。静脉药瘾者与非静脉药瘾者感染心内膜炎后的临床表现、病理生理学以及预后都不相同[1,47,48]。在静脉药瘾人群中,感染金黄色葡萄球菌的概率是其他病原菌的 10 倍[7]。金黄色葡萄球菌是皮肤表面正常菌群,在注射违禁药品时随之带入体内。静脉药瘾者与非静脉药瘾者相比,感染金葡菌心内膜炎特点如下:年龄

明显更小;很少有基础疾病,多为右心三尖瓣受累(相比非静脉药瘾者更多为左心心内膜炎);多不会出现心衰或中枢神经系统并发症;外周症状较少,死亡率低[48]。424 名非静脉药瘾的金葡菌 IE 患者中,有三分之一是 MRSA。MRSA 引起的 IE 有如下临床特点:持续性菌血症、接受长期免疫抑制治疗、卫生保健相关感染、推测曾有血管内装置留置以及糖尿病史等[6]。

静脉药瘾 IE 患者中 40%~90% 的 HIV 血清检测呈阳性[47,49]。HIV 相关的免疫抑制已成为发生心内膜炎的独立危险因素[50]。

抗菌治疗

甲氧西林敏感金黄色葡萄球菌

案例 66-3,问题 2:可以为 T.J. 的金葡菌心内膜炎选择何种治疗方案?

选择何种抗菌药物治疗 T.J. 的心内膜炎主要取决于金葡菌对甲氧西林的敏感性。T.J. 心内膜炎是由 MSSA 引起。对甲氧西林敏感菌株可选择苯唑西林或萘夫西林等耐酶青霉素(见表 66-4)[7]。由于几乎所有分离得到的金黄色葡萄球菌都产青霉素酶,因此几乎不用青霉素 G 治疗。大剂量萘夫西林(每日 12g)使用 6 周是可选的治疗方案[51,52]。万古霉素对葡萄球菌的作用略差于萘夫西林[7,51]。如前文所述,由于静脉药瘾者感染 IE 有其自身特点,因此与非静脉药瘾患者相比,会有更好的治疗反应。在一项研究中,31 个静脉药瘾 IE 患者在接受 16 日静脉给药序贯 26 日双氯西林口服之后,治疗获得成功[53]。

静脉药瘾者感染由 MSSA 引起的非复杂性右心心内膜炎,采用耐酶青霉素联合氨基糖苷类 2 周治疗方案,取得成功[54-56]。一项研究中 94%(47/50)的患者接受萘夫西林 1.5g,每 4 小时 1 次,静脉注射联合妥布霉素 1mg/kg,每 8 小时 1 次,静脉注射治疗 2 周后治愈。值得注意的是,在该项研究中用万古霉素治疗的 3 个患者有 2 个复发,万古霉素方案因而被早期中止。因此,在该治疗方案中万古霉素不可替代萘夫西林。对于某些静脉药瘾右心心内膜炎患者可以选择短疗程。这些患者应具有以下特点:(a)起始治疗 96 小时内有临床反应和细菌学反应;(b)在治疗初期或完成 2 周疗程后,患者均未出现血流动力学障碍、感染转移或神经系统或全身性栓塞并发症;(c)超声心动图显示赘生物不超过 2cm³;(d)非 MRSA 感染;(e)除耐酶青霉素外未接受过其他抗菌药物治疗,包括第一代头孢菌素或糖肽类抗菌药物[7,55]。在以上研究中 HIV 血清检测阳性(CD4 计数 >300/μl)累及三尖瓣的患者对短疗程方案也有很好的治疗反应;因此,T.J. 可选择短疗程方案[55]。

研究表明,对于符合上述短疗程方案的患者,联合氨基糖苷类药物并不会增加治疗效果,反而会增加毒性。因此 AHA 指南不再建议联合用药。同时所有接受短疗程方案

的患者在完成 2 周治疗后都应当仔细评估是否还存在感染或并发症;如果存在建议延长 β-内酰胺类药物使用,总疗程至少 4~6 周。尽管在静脉药瘾者中,无症状的 HIV 血清检测阳性患者与阴性患者对抗菌药物的治疗反应相似,然而在未有更确定的结果之前,短疗程方案应避免在免疫抑制更严重(CD4 细胞计数<200/μl)的患者中使用[47]。

口服方案

已有研究对静脉药瘾者右心心内膜炎采用环丙沙星(750mg,每 12 小时 1 次)联合利福平(300mg,每 12 小时 1 次)的口服治疗方案进行评价。在一项小规模无对照组研究中,环丙沙星联合利福平 4 周成功治疗 10 个静脉药瘾 IE 患者[57,58]。环丙沙星在疗程最初的 7 日(400mg,每 12 小时 1 次)静脉给药,后面 21 日(750mg,每 12 小时 1 次)口服给药。另一项研究前瞻性设计比较了常规静脉给药方案与口服方案的区别[58,59]。患者被随机分配到 2 组,分别接受 28 日的环丙沙星联合利福平口服给药或苯唑西林(2g,每 4 小时 1 次)联合庆大霉素(2mg/kg,每 8 小时 1 次)静脉给药。在青霉素过敏患者中用万古霉素(1g,每 12 小时 1 次)代替苯唑西林。口服组 19 个患者中有 1 个治疗失败,静脉组 25 个患者中有 3 个治疗失败;然而,2 组患者中均有一半为疑似心内膜炎。鉴于该试验入组人数较少,因此还需要在更大规模临床试验中验证口服与静脉方案是否等效。此外,在门诊者中使用口服方案时还需要关注耐喹诺酮类金葡菌的出现、患者依从性和用药后监测。尽管如此,对于静脉药瘾者的单纯性右心心内膜炎而言,环丙沙星联合利福平口服 4 周是有效的替代方案。

青霉素过敏患者

对于青霉素过敏患者的金葡菌心内膜炎治疗方案尚存在一定争议。对于非严重青霉素过敏患者,使用第一代头孢菌素进行治疗已取得一定效果,但很难解释为何使用头孢唑林会导致治疗失败[60]。有解释是头孢唑林暴露于葡萄球菌产生的 β-内酰胺酶时稳定性发生改变[61]。值得注意的是,葡萄球菌能够产生 4 种青霉素酶亚型,头孢唑林对不同亚型的稳定性是不同的。只有在接种量比平时接种量大的时候,例如大于 10^6 病原体,这种敏感性的不同才能够显示出来[61]。因此头孢唑林所致的治疗失败可能是以下两方面的共同作用,一方面感染本身具有难治性,另一方面头孢唑林对感染的葡萄球菌产生的特殊青霉素酶亚型不稳定,而这种情况在常规 MIC 检测中不易检出。如果金葡菌心内膜炎患者对青霉素有即刻过敏史,可选择万古霉素或达托霉素。其他可选药物还包括利奈唑胺和奎奴普丁/达福普汀[62]。药物选择应当基于病原体敏感性、潜在的药物相互作用及患者易于发生的不良反应。

联合治疗

MSSA 心内膜炎的动物模型中证实联合治疗可获得更

好的疗效,这一发现促使研究者进行临床试验评估萘夫西林基础上联合庆大霉素能否获得益处。萘夫西林联合庆大霉素能更迅速地祛除血液中的病原菌,但与萘夫西林单药相比患者治疗反应率相似[51]。并且正如预期,庆大霉素组肾毒性发生率更高。对于接受常规耐酶青霉素治疗的 MSSA 心内膜炎患者,联合用药并不会增加获益,考虑到缺乏明确的有效性及氨基糖苷类药物的毒性,因此不鼓励联合用药(见案例 66-3,问题 2 中的相关讨论)。对于菌血症持续存在或临床情况没有改善的患者(通常是非静脉药瘾者),通常需要进行影像学检查以确定是否存在转移的感染灶(如隐藏的脓肿),并且可能需要进一步的外科手术干预。

甲氧西林耐药金黄色葡萄球菌:万古霉素

案例 66-3,问题 3:如果 T. J. 感染的是 MRSA,其治疗方案会有怎样不同?

包括金黄色葡萄球菌在内的耐甲氧西林菌株感染日益普遍,约占总数 40%[4,6]。与 MSSA 感染相比,MRSA 感染具有以下特点:患者伴随糖尿病、血液透析依赖等基础疾病更多,卫生保健相关 IE 更多(76% MRSA vs 37% MSSA),静脉留置导管或血液透析瘘管推测为 MRSA 的主要感染来源(60% MRSA vs 31% MSSA)[4,6]。感染 MRSA 的 IE 患者中有 43%发生持续性菌血症,较感染 MSSA 的 IE 患者更为普遍,后者发生率为 9%。有趣的现象是,在一项研究中来自美国的金葡菌 IE 患者更容易发生 MRSA 感染,接受万古霉素治疗并发生持续性菌血症[63]。

感染 MRSA 的 IE 患者中有 20%无明确的卫生保健相关接触史。传统认为 MRSA 感染都是在院内获得的,但是目前社区获得 MRSA(CA-MRSA)越来越普遍[6]。年轻人和无传统危险因素的健康人在社区感染起病[64]。不同于院内 MRSA 菌株,CA-MRSA 菌株大部分拥有独特的致病基因,用于编码杀白细胞素(panton-valentine leukocidin,PVL)。这种成孔蛋白毒素可引起动物实验中家兔的多形核白细胞严重坏死,已被证实与坏死性肺炎、皮肤脓肿等侵袭性感染有关[65-71]。特别是目前已有 CA-MRSA 产 PVL 菌株引起 IE 的报道[72]。

治疗方案

万古霉素是目前治疗 MRSA 心内膜炎的标准治疗药物。但在治疗 MSSA 心内膜炎时,其治疗反应比萘夫西林等半合成青霉素要慢。治疗 MSSA 心内膜炎时,萘夫西林单药治疗患者菌血症平均持续时间为 3.4 日,萘夫西林联合联合庆大霉素则为 2.9 日[54]。相比之下,万古霉素单药治疗 MRSA 心内膜炎时,菌血症平均持续时间为 7 日。即使包括右心心内膜炎在内,治疗失败率依然达到 40%。最令人担心的问题是,重复和长疗程的万古霉素治疗会导致耐药金黄色葡萄球菌的出现[44,73]。

万古霉素或达托霉素每日 8mg/kg 静脉注射(最大日剂

量 12mg/kg)均可治疗 MRSA 心内膜炎[63]。AHA 建议达托霉素使用 8mg/kg 的剂量。对于肾功能正常成人,万古霉素治疗方案是每日 30mg/kg,分 2 次给药,疗程 6 周。万古霉素峰浓度未给出建议。鉴于出现 MRSA 对万古霉素敏感性降低的情况,美国感染病学会(Infectious Diseases Society of America,IDSA)指南推荐,目标谷浓度应当维持在 15~20μg/ml[7,63,74],以克服升高的 MIC 值并增加药物的组织穿透性。对于每 12 小时给药 1 次的情况,万古霉素谷浓度一般在第 4 剂给药前 30 分钟内采血。万古霉素给药方案的理想药效学目标是 AUC/MIC 达到 400 或谷浓度达到感染菌株 MIC 值的 4~5 倍[75-77]。

持续性菌血症

案例 66-3,问题 4:T. J. 使用万古霉素 1g,每 12 小时 1 次,静脉注射 5 日治疗 MRSA 心内膜炎,但临床症状未获得改善。血培养持续阳性,WBC 为 12 500/μl,其中 55% 多形核粒细胞和 7% 杆状核粒细胞。使用万古霉素后出现低热。治疗第 2 日测得谷浓度为 17μg/ml。感染菌株用 E-test 法测得万古霉素 MIC 值为 1.5μg/ml。是何原因导致 T. J. 治疗效果差? 其他还有什么可选治疗方案?

在一项包括近 1 800 名确诊 IE 患者的大型跨国临床研究中发现,来自美国的感染 MRSA 的 IE 患者发生持续性菌血症、接受万古霉素治疗及有卫生保健接触史的比例明显高于其他地区[6]。作者推测,美国患者中持续性菌血症高发生率的部分原因可能与使用万古霉素有关。

近年来万古霉素对金黄色葡萄球菌的 MIC 不断上升。在某大学医学中心,对 5 年来近 6 000 株院内 MRSA 菌株,用肉汤稀释法测定万古霉素 MIC。在 2 000 年 80% 的菌株 MIC 值为 0.5μg/ml;然而到 2004 年,70% 的菌株 MIC 值达到 2μg/ml[78]。为应对万古霉素实验室报敏感而临床治疗失败的情况,2005 年美国临床与实验室标准协会(Clinical and Laboratory Standards Institute,CLSI)将金黄色葡萄球菌万古霉素敏感性折点从 4μg/ml 下调至 2μg/ml[79,80]。

万古霉素的广泛使用导致糖肽类中介敏感金黄色葡萄球菌(glycopeptide-intermediate *S. aureus*,GISA)或异质性耐药 GISA(heteroresistant GISA,hGISA)菌株的出现[44]。糖肽类药物敏感性降低是由于肽聚糖前体生成增加导致细胞壁增厚,从而使得糖肽类药物渗透进入细胞膜的量减少[81]。而一旦与万古霉素不再接触之后,hGISA 菌株对糖肽类药物敏感性可能恢复,因此在体外实验中很难检出此类菌株。即便如此,几位研究者依然发现处于 MIC 敏感范围的 hGISA 菌株在住院患者中的检出率不断增加[82-84]。实验室常规使用的敏感性检测方法对于检测携带 hGISA 表型的 MRSA 菌株并不可靠[85]。对万古霉素具有最佳治疗预测结果的 MIC 检测方法是 E-test 法[21,63,86,87]。

专家建议在治疗由 MRSA 引起的肺炎和心内膜炎时,为克服 MIC 值的增高应当将万古霉素目标谷浓度定为 15~20μg/ml[63,87]。一篇已发表的 MRSA 成人感染的研究显示,54%(51/95)的临床分离菌株的 MIC 为 2μg/ml[20]。值得注意的是,菌血症、肺炎等侵袭性感染一半与高 MIC 相关。与 MIC=1μg/ml 的菌株相比,高 MIC 菌株引起的感染其临床治疗反应率更低(62% 高 MIC vs 85% 低 MIC),死亡率更高(24% 高 MIC vs 10% 低 MIC),而这种区别也并不受万古霉素达到 15~20μg/ml 的谷浓度目标所影响(当 MIC=2μg/ml 时,可获得谷浓度达到感染菌株 MIC 值 4~5 倍的目标)。感染菌株是边界敏感(MIC=2μg/ml)或伴有严重基础疾病是患者治疗反应率差的独立影响因素。有些研究对万古霉素耐药菌株采用 MBC/MIC 达到 32 来定义,大于 10% 的菌为异质性耐万古霉素金黄色葡萄球菌(hVISA)[21,88]。万古霉素单药治疗 hVISA 会失败,选择联合用药方案效果较好[88]。联合用药方案包括万古霉素联合利福平、利奈唑胺或达托霉素。以上研究结果提示,当边界敏感 MRSA 引起侵袭性感染时,可选择联合治疗方案或其他可替代药物。然而,上述研究并不是为了比较万古霉素单药或联合用药治疗 MRSA 感染的效果而设计,并且在研究中 hVISA 患者人数很少。因此,应当对万古霉素治疗 MRSA 引起的 IE 进行重新评估,并与其他可选药物进行比较。

尽管 T. J. 感染菌株的 MIC 值尚未达到临界值,且谷浓度也达到了 4 倍 MIC 值,然而其临床症状并未获得改善,并且存在持续性菌血症。提示 T. J. 可能感染了 hVISA 菌株,应当调整治疗方案。

达托霉素是环脂肽类抗生素,已被批准用于治疗金黄色葡萄球菌菌血症和右心心内膜炎。在体内,对革兰氏阳性菌有广谱抗菌作用,对金黄色葡萄球菌(包括 MRSA)、粪肠球菌、屎肠球菌、链球菌和大部分需氧及厌氧革兰氏阳性菌有效。达托霉素的作用在一项非劣性临床研究中得到证实,从而使其适应证获得批准,该研究比较了达托霉素与标准治疗方案之间的区别,标准治疗方案是抗葡萄球菌青霉素或万古霉素联合低剂量庆大霉素[89]。90 名确诊或拟诊为心内膜炎的患者中 46%(41 名)的患者治疗成功。其中,MRSA 心内膜炎的治愈率是 42%(15/36)。在确诊的非复杂性或复杂性右心心内膜炎患者中,达托霉素与标准治疗方案的疗效接近均为 44%,达托霉素组 18 例中 8 例治愈,标准治疗方案组 16 例中 7 例治愈。达托霉素组有 7 名患者,标准治疗方案组有 5 名患者微生物学治疗失败。总体而言,达托霉素组最常见治疗失败原因是持续性菌血症或感染复发,占 16%。与此相比,标准治疗方案组最常见失败原因是限制治疗的不良事件,占 15%。感染菌株 MIC 增加的情况在达托霉素组更多见,达托霉素组出现 6 例而标准治疗方案组出现 1 例。达托霉素治疗左心心内膜炎尚未获得确证,因为仅有 9 名此类患者接受治疗,而其中仅仅只有 1 名患者治疗成功。

达托霉素(Cubicin)治疗心内膜炎方案为每日 >8mg/kg,总疗程 6 周。考虑到达托霉素为浓度依赖型抗菌药物,有人建议使用更高剂量,每日最高达 12mg/kg 也可安全使用[63,90]。万古霉素治疗失败患者、病情严重患者和病原菌对万古霉素 MIC 升高患者应当考虑高剂量达托霉素。达托霉素应根据患者实际体重给药,因为肥胖患者与非肥胖者相比分布容积更大、清除率更高[91]。使用达托霉素的患者,应当在治疗开始时测定肌酸激酶的基线水平,并且在治疗过程中每周监测,对于有发生骨骼肌功能障碍危险因素的患者监测频率应当更高。T. J. 应选择大剂量达托霉素每日 8~12mg/kg 的替代治疗方案。已有报道在使用万古霉素后出现了达托霉素的交叉耐药[92,93]。与万古霉素敏感性降低的机制相似,达托霉素对金黄色葡萄球菌的耐药也是由于细菌细胞壁增厚所致[94]。因此,对于曾使用万古霉素的患者,确认 MRSA 对达托霉素的敏感性非常重要。体外研究中已经证实,庆大霉素(1mg/kg,每 8 小时 1 次或5mg/kg,每日 1 次)或利福平(300~450mg,口服,每日 2 次)或两者同时与达托霉素联合使用,可产生协同抗菌作用[63]。达托霉素每日 10mg/kg 静脉注射联合利奈唑胺600mg 每日 2 次口服也是可选治疗方案,尤其适于同时伴有肺炎的患者[95]。

一旦开始使用达托霉素,应持续监测临床反应和病原菌是否对达托霉素保持敏感,已有报道在长程治疗中发生了耐药[96-99]。有 6 名接受达托霉素治疗的金葡菌心内膜炎患者在治疗期间 MIC 值升高[97]。有 5 名患者 MIC 值从0.25μg/ml 的基线值上升到 2μg/ml,1 名患者从 0.5μg/ml上升到 4μg/ml。6 名患者中有 5 名是 MRSA 感染。

T. J. 感染的 MRSA 菌株如果对达托霉素敏感性降低,则可能有效的方案是增加一个抗葡萄球菌 β-内酰胺类药物如甲氧西林或苯唑西林与达托霉素联用,该方案在体外协同试验和少数的病例报道中报告有效[100,101]。

利奈唑胺(Zyvox)是噁唑烷酮类抗菌药物,美国食品药品管理局(Food and Drug Administration,FDA)没有批准其用于治疗心内膜炎的适应证,但是临床上将其用于治疗失败、不能耐受标准治疗方案及多重耐药革兰氏阳性球菌感染的患者[102]。在一篇综述中,纳入 33 名接受利奈唑胺治疗的心内膜炎患者,其中 63.3% 的患者在结束随访之后确认治疗成功[102]。MRSA 和 VISA 是最常见病原菌,分别占所有患者的 24% 和 30%。7 名患者治疗失败,其中 4 名患者死于心内膜炎,另外 3 名患者血培养持续阳性。血小板减少是利奈唑胺最常见不良反应,9 名患者中有 8 名出现。在一项慈善资金资助的研究中,32 名接受利奈唑胺治疗的确诊 IE 患者,随访 6 个月之后确认有 50% 患者获得临床和微生物学治愈;其中有 7 名患者疑似 MRSA 感染。最常见不良反应是胃肠道反应和血小板减少,发生率均为15%[103]。血小板减少程度与利奈唑胺暴露程度相关,可以用 AUC 和使用持续时间衡量[104]。值得注意的是,利奈唑胺治疗 MRSA 心内膜炎有失败报道,有 2 名患者发生持续性菌血症,1 名患者感染复发[105,106]。因此,将利奈唑胺纳入 MRSA 引起 IE 的推荐治疗方案还需要更多的临床数据支持。泰地唑胺(Sivextro)是一个新的噁唑烷酮类抗菌药物,在 MRSA 心内膜炎的兔子模型中显示抗菌效果一般,比万古霉素和达托霉素抗菌效果差[107]。目前不推荐将泰地唑胺作为心内膜炎的基本治疗药物。

肠球菌心内膜炎

抗菌治疗

抗菌药物协同作用

案例 66-4

问题 1:G. S. ,35 岁,女性,主诉过去 2 个月有厌食、体重减轻和发热。3 年前因主动脉瘤伴供血不足行主动脉瓣膜(猪源)置换术。入院前约 2 个月 G. S. 曾行剖宫产伴单侧输卵管结扎术。手术未预防使用抗菌药物。体格检查:体瘦(身高 150cm,体重 48kg),无急性痛苦面容,心脏听诊有收缩期杂音,指甲下裂片状出血,软腭部有瘀点。体温 37.8℃,WBC 计数 14 000/μl(国际标准单位:14×10/L)伴轻度核左移;其他实验室检查结果均在正常范围内。患者未曾服用任何药物,有青霉素过敏史(皮疹、荨麻疹和哮喘)。当时疑似诊断为心内膜炎,获得 4 组血培养结果均为革兰氏阳性球菌后予以确诊。初始治疗方案采用庆大霉素(50mg 静脉注射,每 8 小时1 次)联合万古霉素(1g 静脉注射,每 12 小时 1 次)。随后生化实验鉴别为粪肠球菌,对链霉素高度耐药(MIC>2 000μg/ml)。为什么要联合使用 2 种抗菌药物治疗G. S. 的肠球菌心内膜炎?

不同于链球菌,肠球菌可被单药青霉素或万古霉素抑制但不能杀灭[108,109]。青霉素、氨苄西林、哌拉西林或万古霉素中的 1 种与 1 种氨基糖苷类药物联合可以发挥抗菌药物协同杀菌作用,从而可对肠球菌产生预期杀菌效果[108,109]。协同作用的一种定义是:当 2 种药物合用时 MIC值可降低至任何 1 种药物单独使用时 MIC 值的至少1/4[110]。治疗肠球菌时协同作用的可能机制是:β-内酰胺类抗生素或万古霉素抑制细菌细胞壁合成从而使氨基糖苷类药物进入细菌内的量增加[111]。因为 G. S. 有青霉素过敏史,因此选择万古霉素联合氨基糖苷类。由于复发率过高,因此不能单用青霉素治疗肠球菌心内膜炎[7,108,110,111]。大量动物模型研究[110,111]和临床研究已证实体外研究的结果,链霉素或庆大霉素联合青霉素在治疗肠球菌心内膜炎时可发挥协同杀菌作用[16]。

链霉素耐药

由血中分离得到的肠球菌中约 55% 对链霉素高度耐药(MIC>2 000μg/ml),并且对这些分离菌株链霉素联合青霉素无协同作用。相反,庆大霉素联合青霉素、氨苄西林或万古霉素对大部分血中分离得到的肠球菌都发挥协同作用,不管其是否对链霉素敏感[1,108,112]。此外,接受链霉素治疗的肠球菌心内膜炎患者中,约 30% 会出现由链霉素引起的以前庭功能障碍为表现的耳毒性,并且通常是不可逆的。血药峰浓度高、治疗时间长都与耳毒性有关,但目前尚没有链霉素血药浓度的实验室检测方法。鉴于上述原因,大部分专家都推荐使用庆大霉素联合青霉素、氨苄西林或万古霉素中的 1 种治疗氨基糖苷类敏感肠球菌心内膜炎,特别是也可治疗类似 G.S. 的链霉素耐药肠球菌心内膜炎[7]。值得注意的是,其他氨基糖苷类药物并不能代替庆大霉素或链霉素,因为体外协同作用与体内疗效相关性尚未得到确认[7]。表 66-5 列出了治疗肠球菌心内膜炎的推荐治疗方案。

表 66-5

肠球菌(或草绿色链球菌 MIC≥0.5μg/ml)心内膜炎的治疗方案

抗菌药物[a,b]	用法和用量	疗程
非青霉素过敏患者		
青霉素 G	成人:每日 1 800~3 000 万单位 24h 持续 IV 或分 6 次 IV	4~6 周
	儿童:每日 30 万单位/kg(最大日剂量:3 000 万单位)24h 持续 IV 或分 4~6 次 IV	4~6 周
联合庆大霉素[c,d]	成人:1mg/kg q8h IV 或 IM	4~6 周
	儿童:1mg/kg q8h IV 或 IM	4~6 周
氨苄西林	成人:每日 12g 持续 IV 或分 6 次 IV	4~6 周
	儿童:每日 300mg/kg(最大日剂量:12g)分 4~6 次 IV	4~6 周
联合庆大霉素[c,d]	成人:1mg/kg q8h IV 或 IM	4~6 周
	儿童:1mg/kg q8h IV 或 IM	4~6 周
联合头孢曲松	每日 4g 分 2 次 IV	6 周
青霉素过敏患者[f]		
万古霉素[e]	成人:每日 30mg/kg 分 2 次 IV(未做血药浓度监测时最大日剂量 2g)	6 周
	儿童:每日 40mg/kg 分 2~3 次 IV(未做血药浓度监测时最大日剂量 2g)	6 周
联合庆大霉素[c,d]	成人:1mg/kg(单次最大剂量:80mg)q8h IV 或 IM	6 周
	儿童:1mg/kg(单次最大剂量:80mg)q8h IV 或 IM	6 周

[a] 肾功能不全患者抗菌药物使用剂量应相应调整。

[b] 对肠球菌应当进行高浓度庆大霉素耐药实验(庆大霉素:MIC≥500μg/ml)。

[c] 庆大霉素应当根据监测血药浓度并据结果调整剂量,目标峰浓度大约为 3μg/ml(关于肠球菌心内膜炎庆大霉素短疗程方案具体见文中相关内容)。

[d] 氨基糖苷类药物和万古霉素按照千克体重给药,肥胖者与瘦者相比血药浓度更高。

[e] 万古霉素在下次输注前半小时采血测定谷浓度,其范围应为 10~20μg/ml。万古霉素每次给药持续 IV 时间应大于 1 小时;由于万古霉素对肠球菌抗菌活性降低,因此建议 6 周疗程。

[f] 可考虑脱敏治疗方案;头孢菌素类抗生素是不令人满意的替代药物。

IM,肌肉注射;IV,静脉注射;MIC,最低抑菌浓度。

来源:Baddour LM et al. Infective endocarditis in adults: diagnosis, antimicrobial therapy, and management of complications: A Scientific statement for healthcare professionals from the American Heart Association (AHA): on behalf of the AHA Committee on Rheumatic Fever, Endocarditis, and Kawasaki Disease of the Council on Cardiovascular Disease in the Young, Council on Clinical Cardiology, Council on Cardiovascular Surgery and Anesthesia, and Stroke Council: Endorsed by the Infectious Diseases Society of America. *Circulation.* 2015;132:1435-1486.

庆大霉素耐药

在氨基糖苷类药物中,庆大霉素和链霉素常被用于测试与青霉素或氨苄西林的协同杀菌活性。临床分离菌株中约 10%~25% 的粪肠球菌和超过 50% 的屎肠球菌对庆大霉素耐药[112,113]。虽无结论性的数据支持,一些医疗组仍倾向于采用长疗程(8~12 周)的大剂量青霉素(每日 1 800 万~3 000 万单位,分 6 次静脉注射)或氨苄西林(2~3g 静脉注射,每 6 小时 1 次)来治疗耐药肠球菌。对于产 β-内酰胺酶高浓度庆大霉素耐药的肠球菌可采用氨苄西林联合 β-内酰胺酶抑制剂舒巴坦(Unasyn)进行治疗。鉴于对高浓度氨基糖苷类耐药肠球菌的不断出现,氨苄西林或阿莫西林与第三代头孢菌素之间潜在的协同抗菌作用已在体外实验或 IE 动物模型中进行研究[114]。阿莫西林与头孢噻肟对 50 株粪肠球菌表现出协同杀菌作用。在 50 株菌株中有 48 株对阿莫西林的 MIC 从 0.25~1μg/ml 下降至 0.01~0.25μg/ml[115]。此外,Brandt 等[116]发现阿莫西林联合亚胺培南对万古霉素-氨基糖苷类耐药的屎肠球菌有协同杀菌作用。作者推测不同 β-内酰胺类药物使不同青霉素结合蛋白饱和是产生协同杀菌作用的潜在机制。在一个观察性非随机多中心研究中,159 名患者接受氨苄西林(2g 静脉注射,每 4 小时 1 次)联合头孢曲松(2g 静脉注射,每 12 小时 1 次)治疗,87 名患者接受氨苄西林联合庆大霉素治疗[23]。用药期间及用药后 3 个月的随访,两组死亡率、治疗失败率及复发率无差异。2015 年 AHA 指南推荐氨苄西林联合头孢曲松的双 β-内酰类方案可作为治疗氨基糖苷类耐药粪肠球菌的一个合理选择。

庆大霉素

剂量

案例 66-4,问题 2: 对 G.S. 而言,庆大霉素最佳剂量是多少?

由于肠球菌心内膜炎治疗需要长疗程使用氨基糖苷类药物,所以在不危害疗效的前提下应当优化血药浓度使药物毒性最小。早期体外实验数据显示庆大霉素峰浓度分别保持在 5μg/ml 和 3μg/ml 时,对肠球菌的杀菌活性没有明显差异;但是 3μg/ml 与 1μg/ml 之间有显著差异[114]。心内膜炎动物模型中低剂量组与高剂量组氨基糖苷类治疗的动物,其每克赘生物含菌量结果与给药剂量并不相符[117,118]。心内膜炎实验显示,在降低赘生物细菌滴度的方面,每日多次给药方案优于每日 1 次给药方案[119-121]。相比而言,每日 1 次给药方案可有效治疗草绿色链球菌心内膜炎[28](见案例 66-1,问题 4)。因此,目前氨基糖苷类药物在治疗肠球菌心内膜炎时不推荐延长给药间隔的方式。

在肠球菌心内膜炎患者中仅有一项临床研究比较庆大霉素高剂量(每日>3mg/kg)与低剂量(每日<3mg/kg)之间的区别,12 年内入组 56 名患者,采用不同剂量庆大霉素联合青霉素的治疗方案,其中 36 名是链霉素敏感肠球菌,20 名是链霉素耐药肠球菌[122]。20 名链霉素耐药肠球菌感染患者纳入高、低剂量组各 10 名,两组复发率没有差异。此外,庆大霉素高剂量组肾毒性发生率更高(高剂量组 10/10 vs 低剂量组 2/10,P<0.001)。高剂量庆大霉素组血药峰浓度和谷浓度分别为 5μg/ml 和 2.1μg/ml;而低剂量组分别为 3.1μg/ml 和 1μg/ml。

根据目前已有资料,假设 G.S. 肾功能正常,起始给予庆大霉素(1mg/kg 静脉注射,每 8 小时 1 次)是合理的选择,后续使其峰浓度维持在 3~5μg/ml,谷浓度小于 1μg/ml。

联合万古霉素

案例 66-4,问题 3: 为什么 G.S. 在使用庆大霉素时还要联合万古霉素? 联合用药对肠球菌是否有效?

G.S. 有青霉素过敏史。尽管万古霉素联合链霉素也是可选方案,大多数医生会更愿意选择万古霉素联合庆大霉素治疗青霉素过敏患者的肠球菌心内膜炎[7,108,122]。万古霉素联合庆大霉素对 95% 的肠球菌有协同杀菌作用。相比之下,万古霉素联合链霉素对 65% 有协同杀菌作用。由于 G.S. 所患为 PVE,因此万古霉素每日剂量应为 30mg/kg,约每日 1.5g,按 750mg,每 12 小时给药 1 次,联合庆大霉素每日 3mg/kg。如前所述,万古霉素和庆大霉素都应进

行血药浓度监测。

疗程

案例 66-4,问题 4: G.S. 需要治疗多久?

从以往来看,青霉素联合庆大霉素治疗肠球菌心内膜炎需要 6 周;总治愈率约为 85%[7]。对于大部分肠球菌心内膜炎患者而言 4 周疗程可能也已经足够[7,122,123]。一项研究评价了在 PVE 患者和自体瓣膜肠球菌心内膜炎患者中,短程氨基糖苷类药物(中位数 15 日)联合作用于细胞壁的抗菌药物(中位数 42 日)的作用[123]。93 例患者中有 75 例(81%)临床治愈,其中 78% 是 PVE 患者,82% 是自体瓣膜心内膜炎患者。在临床治愈患者中,52% 使用 β-内酰胺类药物,12% 使用万古霉素,36% 以上两者联用。使用 β-内酰胺类药物患者中有 88% 使用氨苄西林。鉴别出的致病菌中,78 例为粪肠球菌,5 例为屎肠球菌。有 8 例自体瓣膜 IE 患者未联合使用氨基糖苷类药物,其中 50% 使用万古霉素,25% 使用氨苄西林,25% 以上两者联用,8 例患者均临床治疗成功[123]。

复杂性 IE 患者应接受 6 周疗程,包括如 G.S. 的耐链霉素病原菌感染患者,开始抗菌药物治疗前症状持续超过 3 个月的患者,以及如 G.S. 的 PVE 患者[7,12]。有些医生建议对于不能够确切肯定心内膜炎发生了多久的患者,都应当接受 6 周的疗程;该建议适用于许多亚急性患者。

糖肽类耐药肠球菌

案例 66-4,问题 5: 肠球菌如何发展为对万古霉素耐药? 如果 G.S. 感染的是糖肽类耐药肠球菌,其治疗方案应当如何选择?

自 1987 年以来,美国已经出现耐万古霉素肠球菌(vancomycin resistant enterococci,VRE),特别是耐万古霉素屎肠球菌[124,125]。自 20 世纪 80 年代中期万古霉素使用的不断增加,对该类化合物的细菌耐药性也随之增加。从 1989 年到 1993 年,美国院内感染的肠球菌对万古霉素耐药比例从 0.3% 上升到 7.9%,超过 20 倍[125]。同一时期,重症监护病房分离到的肠球菌耐药上升比例更加惊人,从 0.4% 到 13.6%。从美国疾病预防控制中心全国医院感染监测(National Nosocomial Infections Surveillance,NNIS)系统报告的数据来看,上升的速率有所减缓,从 2000 年的 31% 下降到 2003 年的 12%[126,127]。重症监护病房 2003 年 VRE 发生率与过去 5 年(1998—2002 年)相比增加了 12%。虽然如此,NNIS 系统的流行病学调查与其他研究均发现,VRE 菌血症的发病率与死亡率均有显著增加[126,127]。

尽管肠球菌感染中粪肠球菌占到 80%~90%,但屎肠球菌更容易对糖肽类药物发生耐药;在美国超过 95% 的 VRE 是屎肠球菌。糖肽类耐药肠球菌可以合成异常的肽聚糖前体,使糖肽类药物对肽聚糖的亲和力降低[124]。根据 3 种不同的结构基因和基因蛋白产物(如改变的连接酶),VRE 大致可分为 3 种不同的表型(A、B 和 C)[124]。大部分

（约70%）耐药肠球菌是 VanA 表型,对万古霉素高度耐药（MIC>256μg/ml）。耐药是可诱导的,通常由质粒介导,通过接合转移给另一病原体。VanB 菌株对万古霉素中度耐药（MIC 16~64μg/ml）。总的来说,VanC 菌株由于是染色体介导的组成性基因表达（如不能像 VanA、VanB 一样可诱导）,因此其耐药程度最低（万古霉素 MIC 8~16μg/ml）;然而 VanC 菌株一般是不常见的鹑鸡肠球菌和酪黄肠球菌。

万古霉素、广谱头孢菌素类抗生素和具有强大抗厌氧菌活性药物的使用,都是发生 VRE 的危险因素[124]。

治疗 VRE 的可选药物很少,且在治疗心内膜炎时需要联合用药发挥协同作用,以保证有足够的杀菌活性取得临床治愈。由此导致治疗方案选择并不确定。因此,医生必须综合体外协同实验、动物模型与零散个案报道的相关信息,来制订方案。此外需要注意的是,糖肽类耐药菌株通常也对氨基糖苷类药物和 β-内酰胺类药物（如氨苄西林、青霉素）高度耐药,后者耐药的原因是产 β-内酰胺酶和青霉素结合蛋白靶位的改变。

几种抗菌药物联合使用方案已在体外实验和心内膜炎动物模型中显示疗效,但是从人体获得的数据非常少。这些联合方案包括:大剂量氨苄西林（每日20g）或氨苄西林/舒巴坦联合氨基糖苷类;万古霉素联合青霉素或头孢曲松联合庆大霉素;氨苄西林联合亚胺培南;环丙沙星联合氨苄西林;以及环丙沙星、利福平、庆大霉素三药联合。

链阳霉素和噁唑烷酮类

奎奴普丁/达福普汀（Synercid）和利奈唑胺（Zyvox）这2个药物对 VRE 有抗菌活性,证明可有效治疗某些 VRE 引起的感染。奎奴普丁/达福普汀在1999年下半年通过 FDA 加速批准用于治疗万古霉素耐药屎肠球菌菌血症。然而到了2010年,当有其他药物可以治疗 VRE 时,FDA 去除了该条适应证。该药对敏感链球菌和葡萄球菌（包括耐甲氧西林菌株）具有杀菌作用,但是对屎肠球菌是抑菌作用。特别是,粪肠球菌对该药不敏感,因为细菌存在外排泵[128]导致达福普汀耐药。

利奈唑胺对包括万古霉素耐药屎肠球菌和粪肠球菌在内的肠球菌具有抑菌作用。对其他革兰氏阳性球菌,包括肺炎链球菌和耐甲氧西林葡萄球菌也具有抗菌活性[129]。已分离到对利奈唑胺也耐药的耐万古霉素屎肠球菌[130,131]。利奈唑胺在慈善项目协议下用于心内膜炎患者,在6个月随访结束后临床治愈率和微生物治愈率达50%。32名患者中有19名感染耐万古霉素屎肠球菌[103]。利奈唑胺常见不良反应包括恶心、头疼、腹泻、皮疹和味觉改变。更需要关注的不良反应是可引起骨髓抑制。已有血小板减少、白细胞减少、贫血和全血细胞减少的报道。多达30%的患者会出现血小板减少（血小板计数<100 000/μl）[129]。利奈唑胺既可口服也可静脉给药。口服或通过肠道喂养给药可完全吸收[132]。成人推荐剂量为600mg,每日2次。

达托霉素

达托霉素在体外对肠球菌具有抗菌活性,美国分离得

到的219株耐万古霉素屎肠球菌对其 MIC 值为0.25~4μg/ml,MIC_{90} 为4μg/ml。40株耐万古霉素粪肠球菌 MIC 值为0.015~2μg/ml,MIC_{90} 为2μg/ml。令人担忧的是,在治疗 VRE 的过程中出现对达托霉素耐药的情况[133,134]。一位耐万古霉素屎肠球菌肾盂肾炎患者,在开始达托霉素治疗前 MIC 值为2μg/ml;然而,在经过17日治疗后,血培养获得的菌株 MIC 值上升到32μg/ml[135]。用达托霉素治疗耐万古霉素屎肠球菌心内膜炎的临床经验有限,已有治疗失败的报道[136]。如使用达托霉素则推荐日剂量应达到10~12mg/kg[7]。

白色念珠菌引起的真菌性心内膜炎

预后和治疗

案例 66-5

问题1:B. G. ,35岁,男性,海洛因成瘾者,因主诉胸膜性胸痛和劳力性呼吸困难入院。体格检查示,恶病质体貌,体温40℃,可闻及心脏舒张期反流性杂音,吸气时明显,脾大,咽部有出血点。眼底镜检查未提供更多信息。胸片示好几处肺部浸润伴有明显空洞形成。尿液检查示镜下血尿和红细胞管型。TEE 检查显示三尖瓣、主动脉瓣有赘生物形成。尽管 B. G. 当时血流动力学状态"稳定",但有证据表明他已中度心衰。入院头2日抽取6套血培养,抗菌药物广谱覆盖的初始经验性方案为万古霉素联合庆大霉素联合头孢他啶。2日后,有2个血培养结果报告白色念珠菌生长,由此确诊为真菌性心内膜炎。B. G. 预后如何? 其真菌性心内膜炎应当如何治疗?

真菌性心内膜炎是一种罕见但危及生命的感染,不易诊断更难治疗[1]。大部分由念珠菌属或曲霉菌属的真菌引起。在静脉药瘾者、人工瓣膜置换者、免疫功能受损患者、留置静脉导管者或接受广谱抗菌药物治疗的患者中更易发生真菌性心内膜炎[137-140]。

真菌性心内膜炎的治疗通常需要早期瓣膜置换和积极的抗真菌药物治疗,治疗方案包括两性霉素 B 脱氧胆酸盐每日0.6~1mg/kg 单用,或联合5-氟胞嘧啶（5-FC）25mg/kg 口服,每日4次。如果 B. G. 有肾功能损害,可选两性霉素 B 脂质体每日3~5mg/kg 来替代[141]。

应当给予 B. G. 以上抗真菌药物,并且停用广谱抗菌治疗方案。B. G. 的临床表现和胸片提示,赘生物碎片已经在肺部形成栓塞,并很有可能累及其他重要器官（如脾脏、肾脏）。由于大栓子和瓣膜关闭不全与发病率、死亡率相关,因此在开始抗真菌药物治疗48~72小时内,B. G. 应当接受手术治疗。即使 B. G. 接受了正确的药物治疗和外科治疗,他的预后依然悲观。有一项研究分析了30年内270例真菌性心内膜炎的患者,接受了药物和外科联合治疗的患者死亡率为45%,单独接受抗真菌药物治疗的患者死亡率为64%[137]。尽管一开始对治疗有反应,但是复发率可

高达 30%~40%，甚至发生在初次感染后的 9 年[137-140]。大多数静脉药瘾的心内膜炎患者的死亡是由于心衰所致，B.G. 已发生心衰[1]。此外，海洛因成瘾的真菌性心内膜炎患者进行心脏瓣膜置换手术后，后期心衰发生率和死亡率更高[137]。

5-FC 与两性霉素 B 联合治疗

案例 66-5，问题 2： 治疗 B.G. 的真菌性心内膜炎，为何需要 5-FC 与两性霉素 B 传统制剂或脂质体联合使用？最合理的疗程是多久？

真菌性心内膜炎不良预后使得有必要联合使用 5-FC 与两性霉素 B，尽管 5-FC 有引起骨髓抑制和肝毒性的潜在风险[137]。B.G. 三尖瓣和主动脉瓣上的赘生物已经开始脱落，导致肺部空洞和疑似脾大。临床表现预示患者可能死亡；因此，血培养分离菌株必须进行两性霉素 B、5-FC 和唑类药物的体外药敏试验。对 5-FC 单药耐药的菌株，5-FC 联合两性霉素 B 可发挥协同抗菌作用，从而对该菌株可能保持敏感[142]。如果病原菌对 5-FC 耐药，则应进行体外 5-FC 和两性霉素 B 的联合药敏试验，或者考虑使用棘白菌素类药物。

临床研究尚未能确定治疗真菌性心内膜炎的最佳剂量和疗程；但是鉴于两性霉素 B 对心脏瓣膜组织的渗透性差，因此术后患者建议使用两性霉素 B 联合 5-FC（体外试验敏感）至少 6 周，两性霉素 B 总剂量达到 1.5~3g[143]。对于不能手术的真菌 PVE 患者，鉴于该病复发率很高，因此有专家主张治疗完成后应当继续预防性口服药物抑制真菌生长，至少持续 2 年，甚至终身服药[1,137,139,142-145]。

两性霉素 B 引起的肾毒性通常是药物剂量受限的重要原因，尤其在需要长程治疗的患者中会导致其无法完成疗程。传统两性霉素 B 制剂引起肾功能损害，换用含脂制剂（如 Abelcet，AmBisome）后肾功能或许可保持稳定或有所改善[146]。两性霉素 B 新剂型治疗心内膜炎的疗效目前仅见于传闻报道中[137,139,142,143,147]。对于已发生明显肾毒性的患者，可考虑选择其他可选药物，包括棘白菌素类和唑类。

其他可选抗真菌药物

案例 66-5，问题 3： 如果 B.G. 在长期联合使用两性霉素 B 与 5-FC 后出现了明显的毒性反应，可选择其他什么抗真菌药物治疗他的真菌性心内膜炎？

氟康唑（Diflucan）是三唑类化合物，对念珠菌属特别是白色念珠菌和近平滑念珠菌具有抗菌活性。与两性霉素 B 和 5-FC 相比，药物的毒副反应较小[148]。

在人体中成功使用氟康唑治疗真菌性心内膜炎的报道只有几例[149-152]。感染念珠菌属真菌（如白色念珠菌、近平滑念珠菌和热带念珠菌）的心内膜炎患者每日服用氟康唑 200~600mg，疗程 45 日到 6 个月或直到患者死亡。氟康唑使心脏赘生物减少或彻底根除，并使临床症状得到缓解。但由于缺乏足够的临床经验，因此不推荐使用氟康唑治疗

真菌性心内膜炎，以下需要终身治疗的情况除外：（a）不适合接受外科治疗的患者；（b）自初次感染发病之后已至少复发过 1 次的患者；（c）PVE 感染患者。

另一个可选方案为棘白菌素类药物，对绝大多数念珠菌属有杀菌作用，包括存在于生物膜中的真菌。使用棘白菌素类药物成功治疗念珠菌 IE 的病例报道虽然有限，但是在不断增加中。在一项国际前瞻性念珠菌 IE 队列研究中，对 25 名患者进行亚组分析发现以卡泊芬净、米卡芬净、阿尼芬净为基础的棘白菌素类方案与以两性霉素 B 为基础的方案相比，两者有效性相当，死亡率相近[153]。

铜绿假单胞菌引起的革兰氏阴性菌心内膜炎

患病率

案例 66-5，问题 4： B.G. 在完成抗真菌治疗 14 个月后，出现发热、恶寒寒战和夜间盗汗，起病 48 小时后再次入院。生命体征：血压 100/60mmHg，脉搏 120 次/min，呼吸 24 次/min，体温 39.8℃。听诊有新出现的收缩期杂音。二维超声心动图显示在人工瓣膜处有 2 个小赘生物。初始经验治疗包括两性霉素 B、5-FC、万古霉素和庆大霉素。入院当日抽取 3 套血培养标本均培养出铜绿假单胞菌，对以下药物敏感：庆大霉素（8μg/ml）、妥布霉素（2μg/ml）、哌拉西林/他唑巴坦（16μg/ml）和头孢他啶（2μg/ml）。拟诊为铜绿假单胞菌引起的 PVE。为何B.G. 预期感染的细菌就是铜绿假单胞菌？

革兰氏阴性菌引起的心内膜炎近年来发生率显著增高，尤其在 B.G 这样的静脉药瘾者和人工瓣膜置换者中。在此类人群中，由革兰氏阴性菌引起的心内膜炎占总数的 15%~20%[43]。虽然目前已知许多革兰氏阴性菌可引起心内膜炎，但大部分是由假单胞菌属细菌、粘质沙雷菌和肠杆菌属细菌引起的[43,128,154-157]。在毒品成瘾者革兰氏阴性菌心内膜炎患者中，三尖瓣、主动脉瓣和二尖瓣受累占总数的比例分别为 50%、45% 和 40%[128]。

抗菌治疗

案例 66-5，问题 5： 如何治疗 B.G. 的革兰氏阴性菌心内膜炎？疗程中应当如何监测？

由于 B.G. 血培养显示为铜绿假单胞菌感染，因此应当停用之前的广谱抗菌药物。通常需要联合使用抗菌药物以产生体内协同抗菌作用，并且可以防止在治疗期间耐药的发生[1,158]。由铜绿假单胞菌引起的心内膜炎应使用氨基糖苷类联合抗假单胞菌青霉素（哌拉西林/他唑巴坦）或头孢菌素（头孢他啶）治疗至少 6 周[1,156,159-161]。在体外实验和家兔铜绿假单胞菌心内膜炎模型中，抗假单胞菌青霉素类联合氨基糖苷类显示出协同杀菌作用[160,161]，临床应用于静脉药瘾患者中也获得证实。联合治疗方案中妥布霉

素或庆大霉素大剂量(每日 8mg/kg)与传统低剂量(每日 2.5～5mg/kg)相比,治愈率更高死亡率更低[43,156,159]。因此,B. G. 应当接受头孢他啶(2g 静脉注射,每 8 小时 1 次)联合高剂量妥布霉素(3mg/kg 静脉注射,每 8 小时 1 次)的治疗方案。氨基糖苷类药物(妥布霉素或庆大霉素)使用剂量应能使患者峰浓度维持在 15～20μg/ml,谷浓度小于 2μg/ml 以确保获得最大疗效[1]。根据前文讨论的理由,最终感染的瓣膜应当通过外科手术切除。

亚胺培南、美罗培南、氨曲南、头孢吡肟和环丙沙星等其他药物对能引起心内膜炎的许多革兰氏阴性菌具有抗菌活性。但使用这些药物治疗心内膜炎的临床资料非常有限[162-165]。头孢洛扎/他唑巴坦(Zerbaxa)是一个新型头孢菌素酶抑制剂复合制剂,其抗铜绿假单胞菌的活性增强,或许是多重耐药铜绿假单胞菌感染的可选药物,但其治疗 IE 的疗效依然在研究中。

血培养阴性心内膜炎

案例 66-5,问题 6:B. G. 的病史、临床表现和影像学检查强烈提示感染性心内膜炎。如果送检的血培养在 48 小时后报告阴性结果,则可诊断为血培养阴性心内膜炎。出现血培养阴性心内膜炎的可能原因是什么? 可采用什么办法获得微生物学结果?

随着微生物培养技术的不断提高,血培养阴性心内膜炎的比例在大幅下降。在近期未接受过抗菌药物治疗且符合严格诊断标准的心内膜炎患者中,血培养阴性患者的比例仅为 5%～7%[166]。前期抗菌药物的使用被认为是大部分血培养阴性心内膜炎出现的原因[166]。如果 B. G. 近期使用过抗菌药物,则其血培养可能几日到几周都出现阴性结果。

在血培养阴性患者中,应当继续追踪生长缓慢或生长条件苛刻的病原菌,如革兰氏阴性杆菌中的 HACEK 组细菌、布鲁菌、柯克斯体、衣原体、严格厌氧菌和真菌等。可以使用特殊的培养基或者检测特定病原体的急性期或恢复期血清学效价。血培养标本应当至少保存 3 周以测定生长缓慢的病原体[166]。值得注意的是,以前 NVS 是大部分血培养阴性心内膜炎的致病菌,原因是当时需要在培养基中加入维生素 B_6(盐酸吡哆醛)才可使其生长;但是采用目前的培养基和实验室技术,鉴别该菌已不再是重要问题[9]。

经验治疗

案例 66-5,问题 7:致病微生物尚不能确定。针对 B. G. 假设的血培养阴性心内膜炎,经验性抗菌药物治疗方案是什么?

对于血流动力学稳定的患者,在血培养结果出来之前应当保留抗菌药物治疗[1]。根据 B. G. 的临床表现和超声心动图结果,应当在血培养标本抽取后立即开始经验性抗

菌药物治疗。由于在人工瓣膜置换术后的毒品成瘾者中,引起心内膜炎最常见病原菌为葡萄球菌和革兰氏阴性杆菌,因此 B. G. 起始应当给予 4 药联合的方案:万古霉素(目标谷浓度 15～20μg/ml)、庆大霉素(目标峰浓度 3～4μg/ml)、头孢吡肟(2g 静脉注射,每 8 小时 1 次)和利福平(300mg 口服或静脉注射,每 8 小时 1 次)[7]。由于 B. G. 的白色念珠菌心内膜炎可能复发,因此加用两性霉素 B 和 5-FC 也是合适的。根据所在地区革兰氏阴性菌流行情况和药敏情况,也可选择第三代头孢菌素(头孢曲松或头孢他啶)或哌拉西林/他唑巴坦。该方案包含氨基糖苷类和哌拉西林/他唑巴坦,已经覆盖肠球菌。

B. G. 的临床情况和超声心动图结果提示必须进行早期瓣膜切除和置换手术。将切除瓣膜进行培养也许能够找到致病菌,并根据药敏结果随之调整抗菌药物治疗方案。

预防治疗

基本原理和推荐方案

案例 66-6

问题 1:B. B. ,74 岁,男性,牙齿状况不佳,计划拔除所有剩余牙齿,装上义齿。病史包括口腔中有多处感染,且在 2 年前接受人工瓣膜置换术。目前用药有每日早晨口服地高辛(Lanoxin)0. 125mg 和呋塞米(Lasix)40mg。抗菌药物预防使用的基本原理是什么?

由于 IE 死亡率非常高且病程长,因此在易感人群中预防其发生具有极其重要的意义[1]。然而据预测,理论上来说可预防的病例不超过 10%[167]。当患者因操作而导致明确菌血症后,即使没有预防使用抗菌药物,发生心内膜炎的可能性也很低。而另一方面,即使接受了恰当的预防用药,心内膜炎也还是可能会发生。因此,在设安慰剂组的临床试验中,预防用药的效果并未得到证实并不令人吃惊。如果预防用药的有效性是确实存在的,那么大约需要 6 000 名患者才能够在未用药组和用药组之间显示出统计学差异[168]。

由于缺乏来自目前瞻性研究的结论性临床数据,因此目前推荐预防用药的依据大多来自体外敏感性数据、心内膜炎动物模型抗菌药物评价研究和一些经验传闻[168]。

普遍认为,预防使用抗菌药物可以减少从原发病灶到达已损伤心脏瓣膜的病原菌数量,从而提供保护。因此,理论上抗菌药物可阻止细菌在瓣膜上的增殖,并且妨碍细菌黏附于心脏损伤部位[168]。

表 66-6 列出了 2007 年 AHA 推荐的在普通医疗操作之前抗菌药物预防使用建议[168]。与 1997 年指南相比,目前指南仅推荐有某些特殊心脏疾病的患者在接受牙科或呼吸道操作时预防使用抗菌药物,该类患者会由于心内膜炎带来的不良后果而发生高度危险。由于缺乏有效性的相关证据,在泌尿生殖道或胃肠道操作时不推荐预防使用抗菌药物。

表 66-6

推荐预防用药的心脏疾病

心脏疾病

推荐预防用药

- 人工心脏瓣膜
- 既往细菌性心内膜炎史
- CHD
  - 未行修补的发绀型CHD,包括姑息性旁路和导管
  - 使用人工材料已完全修补的先天性心脏病术后6个月内
  - 修补术后在人工装置、补片上或其附近残留缺损的CHD
  - 伴有瓣膜反流,合并或者不合并瓣膜增厚的二尖瓣脱垂
- 发生瓣膜病变的心脏移植患者

CHD,先天性心脏病。

来源:Wilson W et al. Prevention of infective endocarditis:guidelines from the American Heart Association:a guideline from the American Heart Association Rheumatic Fever,Endocarditis,and Kawasaki Disease Committee,Council on Cardiovascular Disease in the Young,and the Council on Clinical Cardiology,Council on Cardiovascular Surgery and Anesthesia,and the Quality of Care an Outcomes Research Interdisciplinary Working Group. American Heart Association [published correction appears in *Circulation*. 2007;116;e376]. *Circulation*. 2007;116;1736.

牙科及上呼吸道操作

对已发表的文献进行分析显示,任何涉及牙龈组织或牙齿根尖周部位或口腔黏膜穿孔的操作均可引起草绿色链球菌菌血症。种植或移除义齿,放置、移除或调整牙齿矫正装置,拍牙片,嘴唇或口腔黏膜创伤出血,乳牙突然脱落等无需预防用药。气管插管也无需预防用药。

预防使用抗菌药物应针对草绿色链球菌,该菌是牙科操作中引起心内膜炎最常见致病菌。上呼吸道创伤性外科操作如切开、呼吸道黏膜活检、扁桃体切除术、腺样体切除术等都可引起一过性菌血症,致病菌的药敏情况与牙科操作中的致病菌相似;因此,推荐相同的预防用药方案。支气管镜检查不推荐预防用药,除非操作过程中呼吸道黏膜有切口。接受牙科或上呼吸道操作的易感人群推荐口服阿莫西林预防。有青霉素即刻过敏史的患者推荐口服克林霉素、克拉霉素或阿奇霉素。仅在有相关基础心脏疾病的易感患者中预防使用抗菌药物。

大部分由口腔细菌进入引发的心内膜炎,并非是牙科操作导致,而是口腔卫生状况不良所致。每个月由日常口腔活动随机引起菌血症的累计时间可达5 730分钟,相比之下,牙科操作可能引起菌血症的时间仅有6~30分钟。此外,与拔除单颗牙齿所暴露的菌量相比,日常口腔活动细菌暴露量可达前者的560万倍[168]。基于这些研究结果,考虑到抗菌药物耐药和花费等问题,未来AHA指南可能会将牙科操作前抗菌药物预防使用限于高危患者之中。

适应证和药物选择

案例66-6,问题2:B. B. 是否有预防用药指征?如果有指征,可以选择什么药物?

根据目前指南推荐,B. B. 有预防使用抗菌药物指征。B. B. 有主动脉瓣置换史,且需要拔除多颗牙齿,使其面临发生心内膜的风险。他还计划拔除所有剩下的牙齿,该操作可能导致菌血症。根据表66-7,B. B. 应当在接受操作前1小时单次口服2g阿莫西林。

表 66-7

心脏病患者心内膜炎预防用药方案

药物[a]	剂量
牙科或上呼吸道操作	操作前 30~60min 单次给药
标准方案	
阿莫西林	成人:2g
	儿童:50mg/kg
青霉素或氨苄西林过敏	
克林霉素	成人:600mg
	儿童:20mg/kg
或头孢氨苄[b,c]	成人:2g
	儿童:50mg/kg
阿奇霉素或克拉霉素	成人:500mg
	儿童:15mg/kg
不能口服药物者	
氨苄西林	成人:2g IM 或 IV
	儿童:50mg/kg IM 或 IV
青霉素或氨苄西林过敏	
克林霉素	成人:600mg IM 或 IV
	儿童:20mg/kg IV
头孢唑林[b]	成人:1g IM 或 IV
	儿童:50mg/kg IM 或 IV

[a] 见表66-6。

[b]对青霉素或氨苄西林有即刻过敏反应史(如荨麻疹、血管性水肿或即刻过敏)的患者避免使用头孢菌素。

[c]其他第一代或第二代头孢菌素成人与儿童用量相同。

IM,肌内注射;IV,静脉注射。

来源:Wilson W et al. Prevention of infective endocarditis:guidelines from theAmerican Heart Association:a guideline from the American Heart AssociationRheumatic Fever,Endocarditis,and Kawasaki Disease Committee,Council onCardiovascular Disease in the Young,and the Council on Clinical Cardiology,Council on Cardiovascular Surgery and Anesthesia,and the Quality of Care anOutcomes Research Interdisciplinary Working Group. American HeartAssociation [published correction appears in *Circulation*. 2007;116;e376]. *Circulation*. 2007;116;1736.

(陈娟 译,张亮 校,杨帆 审)

参考文献

1. Fowler VJ, Jr et al. Endocarditis and intravascular infections. In: Mandell GL et al, eds. *Mandell, Douglas, and Bennett's Principles and Practice of Infectious Diseases*. 8th ed. Philadelphia, PA: Elsevier Saunders; 2015:990. Chapter 82.

2. Sullman PM et al. Pathogenesis of endocarditis. *Am J Med*. 1985;78:110.

3. Manning JE et al. An appraisal of the virulence factors associated with streptococcal endocarditis. *J Med Microbiol*. 1994;40:110.

4. Murdoch D et al. Clinical presentation, etiology, and outcome of infective endocarditis in the 21st century: the International Collaboration on Endo-

carditis-Prospective Cohort Study. *Arch Intern Med.* 2009;169:463.

5. Bor DH et al. Infective endocarditis in the U.S., 1998–2009: a nationwide study. *PLoS One.* 2013;8:e60033.

6. Fowler VG, Jr et al. Staphylococcus aureus endocarditis: a consequence of medical progress [published correction appears in JAMA. 2005;294:900]. *JAMA.* 2005;293:3012.

7. Baddour LM et al. Infective endocarditis in adults: diagnosis, antimicrobial therapy, and management of complications. A Scientific Statement for Healthcare Professionals from the American Heart Association (AHA); on behalf of the AHA Committee on Rheumatic Fever, Endocarditis, and Kawasaki Disease of the Council on Cardiovascular Disease in the Young, Council on Clinical Cardiology, Council on Cardiovascular Surgery and Anesthesia, and Stroke Council: Endorsed by the Infectious Diseases Society of America. *Circulation.* 2015;132:1435-1486.

8. McKinsey DS et al. Underlying cardiac lesions in adults with infective endo-carditis: the changing spectrum. *Am J Med.* 1987;82:681.

9. Johnson CC et al. Viridans streptococci and groups C and G streptococci and Gamelia species. In: Mandell GL et al, ed. *Mandell, Douglas, and Bennett's Principles and Practice of Infectious Diseases.* 8th ed. Philadelphia, PA: Elsevier Saunders; 2015:2349. Chapter 207.

10. Sexton DJ, Spelman D. Current best practices and guidelines. Assessment and management of complications in infective endocarditis. *Infect Dis Clin North Am.* 2002;16:507.

11. Roder BL et al. Neurological manifestations in Staphylococcus aureus endocarditis: a review of 260 bacteremic cases in nondrug addicts. *Am J Med.* 1997;102:379.

12. Pazin GL et al. Blood culture positivity: suppression by outpatient antibiotic therapy in patients with bacterial endocarditis. *Arch Intern Med.* 1982;142:263.

13. Cheitlin MD et al. ACC/AHA/ASE 2003 Guideline update for the clinical application of echocardiography: summary article: a report of the American College of Cardiology/American Heart Association Task Force on Practice Guidelines (ACC/AHA/ASE Committee to Update the 1997 Guidelines for the Clinical Application of Echocardiography). *Circulation.* 2003;108:1146.

14. Sachdev M et al. Imaging techniques for diagnosis of infective endocarditis. *Infect Dis Clin North Am.* 2002;16:319.

15. Li JS et al. Proposed modifications to the Duke criteria for the diagnosis of infective endocarditis. *Clin Infect Dis.* 2000;30:633.

16. Knoll B et al. Infective endocarditis due to penicillin-resistant Viridans Group streptococci. *Clin Infect Dis.* 2007;44:1585.

17. Carratala J et al. Bacteremia due to viridans streptococci that are highly resistant to penicillin: increase among neutropenic patients with cancer. *Clin Infect Dis.* 1995;20:1169.

18. Rybak et al. Vancomycin therapeutic guidelines: a summary of consensus recommendations from the infectious diseases society of America, the American Society of Health-System Pharmacists, and the Society of Infectious Diseases Pharmacists. *Clin Infect Dis.* 2009;49:325.

19. Hidayat LK et al. High-dose vancomycin therapy for methicillin-resistant Staphylococcus aureus infections: efficacy and toxicity. *Arch Intern Med.* 2006;166:2138.

20. Hidayat LK et al. Vancomycin (VAN) tolerance in MRSA invasive strains in patients undergoing vancomycin therapy. 46th Interscience Conference on Antimicrobial Agents and Chemotherapy. September 27–30, 2006, San Francisco, CA. Abstract L-1210.

21. Bisno AL et al. Antimicrobial treatment of infective endocarditis due to viridans streptococci, enterococci and staphylococci. *JAMA.* 1989;261:1471.

22. Fernβndez-Hidalgo et al. Ampicillin plus ceftriaxone is as effective as ampicillin plus gentamicin for treating enterococcus faecalis infective endocarditis. *Clin Infect Dis.* 2013;56(9):1261.

23. Karchmer AW et al. Single-antibiotic therapy for streptococcal endocarditis. *JAMA.* 1979;241:1801.

24. Malacoff RF et al. Streptococcal endocarditis (nonenterococcal, non-group A): single vs combination therapy. *JAMA.* 1979;24:1807.

25. Sande MA, Irvin RG. Penicillin-aminoglycoside synergy in experimental Streptococcus viridans endocarditis. *J Infect Dis.* 1974;129:572.

26. Wilson WR et al. Short-term intramuscular therapy with procaine penicillin plus streptomycin for infective endocarditis due to viridans streptococci. *Circulation.* 1978;57:1158.

27. Wilson WR et al. Short-term therapy for streptococcal infective endocarditis: combined intramuscular administration of penicillin and streptomycin. *JAMA.* 1981;245:360.

28. Francioli P et al. Treatment of streptococcal endocarditis with a single daily dose of ceftriaxone and netilmicin for 14 days: a prospective multicenter study. *Clin Infect Dis.* 1995;21:1406.

29. Sexton DJ et al. Ceftriaxone once daily for four weeks compared with ceftriaxone plus gentamicin once daily for two weeks for treatment of en-docarditis due to penicillin- susceptible streptococci. Endocarditis Treatment Consortium Group. *Clin Infect Dis.* 1998;27:1470.

30. Francioli P et al. Treatment of streptococcal endocarditis with a single daily dose of ceftriaxone sodium for 4 weeks. Efficacy and outpatient treatment feasibility. *JAMA.* 1992;267:264.

31. Hoen B. Special issues in the management of infective endocarditis caused by gram-positive cocci. *Infect Dis Clin North Am.* 2002;16:437.

32. Stamboulian D et al. Antibiotic management of outpatients with endocarditis due to penicillin-susceptible streptococci. *Rev Infect Dis.* 1991;13(Suppl 2):S160.

33. Le T, Bayer AS. Combination antibiotic therapy for infective endocarditis. *Clin Infect Dis.* 2003;36:615.

34. Brouqui P et al. Endocarditis due to rare and fastidious bacteria. *Clin Microbiol Rev.* 2001;14:177.

35. Henry NK et al. Antimicrobial therapy of experimental endocarditis caused by nutritionally variant viridans group streptococci. *Antimicrob Agents Chemother.* 1986;30:465.

36. Karchmer AW, Longworth DL. Infections of intracardiac devices. *Infect Dis Clin North Am.* 2002;16:477.

37. Palraj R. Prosthetic valve endocarditis. In: Mandell GL et al, eds. *Mandell, Douglas, and Bennett's Principles and Practice of Infectious Diseases.* 8th ed. Philadelphia, PA: Elsevier Saunders; 2015:1029. Chapter 83.

38. Fang G et al. Prosthetic valve endocarditis resulting from nosocomial bacteremia: a prospective, multicenter study. *Ann Intern Med.* 1993;119(7,pt 1):560.

39. Nasser RM et al. Incidence and risk of developing fungal prosthetic valve endocarditis after nosocomial candidemia. *Am J Med.* 1997;103:25.

40. Durack DT. Prevention of infective endocarditis. In: Mandell GL et al, eds. *Mandell, Douglas, and Bennett's Principles and Practice of Infectious Diseases.* 8th ed. Philadelphia, PA: Elsevier Saunders; 2015:1057. Chapter 85.

41. Maki DG et al. Comparative study of cefazolin, cefamandole, and vancomycin for surgical prophylaxis in cardiac and vascular operations. A double-blind randomized trial. *J Thorac Cardiovasc Surg.* 1992;104:1423.

42. Rupp M et al. Staphylococcus epidermidis and other coagulase-negative staphylococci. In: Mandell GL et al, eds. *Mandell, Douglas, and Bennett's Principles and Practice of Infectious Diseases.* 8th ed. Philadelphia, PA: Elsevier Saunders; 2015:2272. Chapter 197.

43. Cohen PS et al. Infective endocarditis caused by gram- negative bacteria: a review of the literature, 1945–1977. *Prog Cardiovasc Dis.* 1980;22:205.

44. Howden BP et al. Reduced vancomycin susceptibility in Staphylococcus aureus, including vancomycin-intermediate and heterogeneous vancomy-cin-intermediate strains: resistance mechanisms, laboratory detection, and clinical implications. *Clin Microbiol Rev.* 2010;23:99.

45. Birmingham MC et al. Linezolid for the treatment of multidrug-resistant, gram-positive infections: experience from a compassionate-use program. *Clin Infect Dis.* 2003;36:159.

46. Livermore DM. Quinupristin/dalfopristin and linezolid: where, when, which and whether to use? *J Antimicrob Chemother.* 2000;46:347.

47. Miro JM et al. Infective endocarditis in intravenous drug abusers and HIV-1 infected patients. *Infect Dis Clin North Am.* 2002;16:273.

48. Chambers HF et al. Staphylococcus aureus endocarditis: clinical manifestations in addicts and nonaddicts. *Medicine (Baltimore).* 1983;62:170.

49. Siddiq S et al. Endocarditis in an urban hospital. *Arch Intern Med.* 1996;156:2454.

50. Manoff SB et al. Human immunodeficiency virus infection and infective endocarditis among injecting drug users. *Epidemiology.* 1996;7:566.

51. Korzeniowski O, Sande MA. Combination antimicrobial therapy for Staph-ylococcus aureus endocarditis in patients addicted to parenteral drugs and nonaddicts: a prospective study. *Ann Intern Med.* 1982;97:496.

52. Pulvirenti JJ et al. Infective endocarditis in injection drug users: importance of human immunodeficiency virus serostatus and degree of immunosup-pression. *Clin Infect Dis.* 1996;22:40.

53. Fortun J et al. Short-course therapy for right-side endocarditis due to Staphylococcus aureus in drug abusers: cloxacillin versus glycopeptides in combination with gentamicin. *Clin Infect Dis.* 2001;33:120.

54. Chambers HF et al. Right-sided Staphylococcus aureus endocarditis in intravenous drug abusers: two-week combination therapy. *Ann Intern Med.* 1988;109:619.

55. DiNubile MJ. Short-course antibiotic therapy for right-sided endocarditis caused by Staphylococcus aureus in injection drug users. *Ann Intern Med.* 1994;121:873.

56. Torres-Tortosa M et al. Prospective evaluation of a two-week course of in-travenous antibiotics in intravenous drug addicts with infective endocarditis. Grupo de Estudio de Enfermedades Infecciosas de la Provincia de Cadiz. *Eur J Clin Microbiol Infect Dis.* 1994;13:559.

57. Dworkin RJ et al. Treatment of right-sided Staphylococcus aureus endocar-ditis in intravenous drug abusers with ciprofloxacin and rifampin. *Lancet.*

1989;2:1071.

58. Al-Omari et al. Oral antibiotic therapy for the treatment of infective endocarditis: a systematic review. *BMC Infect Dis*. 2014;14:140.

59. Heldman AW et al. Oral antibiotic treatment of right-sided staphylococcal endocarditis in injection drug users: prospective randomized comparison with parenteral therapy. *Am J Med*. 1996;101:68.

60. Bryant RE, Alford RH. Unsuccessful treatment of staphylococcal endocarditis with cefazolin. *JAMA*. 1977;237:569.

61. Livermore DM. Beta-Lactamases in laboratory and clinical resistance. *Clin Microbiol Rev*. 1995;8:557.

62. Ohlsen K. Novel antibiotics for the treatment of Staphylococcus aureus. *Expert Rev Clin Pharmacol*. 2009;2:661.

63. Liu C et al. Clinical practice guidelines by the infectious diseases society of America for the treatment of methicillin-resistant Staphylococcus aureus infections in adults and children. *Clin Infect Dis*. 2011;52:e18.

64. Gorwitz R et al. Strategies for clinical management of MRSA in the community: summary of an experts' meeting convened by the Centers for Disease Control and Prevention. Centers for Disease Control and Prevention, 2006. http://www.cdc.gov/ncidGd/dhqp/pdf/ar/CAMRSA_ExpMtgStrategies.pdf. Accessed March 23, 2011.

65. Boussaud V et al. Life-threatening hemoptysis in adults with community-acquired pneumonia due to Panton-Valentine leukocidin-secreting Staphylococcus aureus. *Intensive Care Med*. 2003;29:1840.

66. Dufour P et al. Community-acquired methicillin-resistant Staphylococcus aureus infections in France: emergence of a single clone that produces Panton-Valentine leukocidin. *Clin Infect Dis*. 2002;35:819.

67. Francis JS et al. Severe community-onset pneumonia in healthy adults caused by methicillin-resistant Staphylococcus aureus carrying the Panton-Valentine leukocidin genes. *Clin Infect Dis*. 2005;40:100.

68. Gillet Y et al. Association between Staphylococcus aureus strains carrying gene for Panton-Valentine leukocidin and highly lethal necrotizing pneumonia in young immunocompetent patients. *Lancet*. 2002;359:753.

69. Micek ST et al. Pleuropulmonary complications of Panton-Valentine leukocidin-positive community-acquired Staphylococcus aureus: importance of treatment with antimicrobials inhibiting exotoxin production. *Chest*. 2005;128:2732.

70. Miller LG et al. Necrotizing fasciitis caused by community-associated methicillin-resistant Staphylococcus aureus in Los Angeles. *N Engl J Med*. 2005;352:1445.

71. Diep BA et al. Polymorphonuclear leukocytes mediate Staphylococcus aureus Panton-Valentine leukocidin-induced lung inflammation and injury. *Proc Natl Acad Sci U S A*. 2010;107:5587.

72. Bahrain M et al. Five cases of bacterial endocarditis after furunculosis and the ongoing saga of community-acquired methicillin-resistant Staphylococcus aureus infections. *Scand J Infect Dis*. 2006;38:702.

73. Schwalbe RS et al. Emergence of vancomycin resistance in coagulase-negative staphylococci. *N Engl J Med*. 1987;316:927.

74. Horstkotte D et al. Guidelines on prevention, diagnosis and treatment of infective endocarditis executive summary: the Task Force on Infective Endocarditis of the European Society of Cardiology. *Eur Heart J*. 2004;25:267.

75. Moise-Broder PA et al. Pharmacodynamics of vancomycin and other antimicrobials in patients with Staphylococcus aureus lower respiratory tract infections. *Clin Pharmacokinet*. 2004;43:925.

76. Larsson AJ et al. The concentration-independent effect of monoexponential and bioexponential decay in vancomycin concentrations on the killing of Staphylococcus aureus under aerobic and anaerobic conditions. *J Antimicrob Chemother*. 1996;38:589.

77. Zimmermann AE et al. Association of vancomycin serum concentrations with outcomes in patients with gram-positive bacteremia. *Pharmacotherapy*. 1995;15:85.

78. Wang G et al. Increased vancomycin MICs for Staphylococcus aureus clinical isolates from a university hospital during a 5-year period. *J Clin Microbiol*. 2006;44:3883.

79. Clinical and Laboratory Standards Institute. Performance Standards for Antimicrobial Susceptibility Testing: Sixteenth Informational Supplement. M100. Wayne, PA: Clinical and Laboratory Standards Institute; 2015.

80. Wootton M et al. Evidence for reduction in breakpoints used to determine vancomycin susceptibility in Staphylococcus aureus [published correction appears in Antimicrob Agents Chemother. 2005;49:4819]. *Antimicrob Agents Chemother*. 2005;49:3982.

81. Howe RA et al. Expression and detection of hetero-vancomycin resistance in Staphylococcus aureus. *J Antimicrob Chemother*. 1999;44:675.

82. Charles PG et al. Clinical features associated with bacteremia due to heterogeneous vancomycin intermediate Staphylococcus aureus. *Clin Infect Dis*. 2004;38:448.

83. Jones RN. Microbiological features of vancomycin in the 21st century:

minimum inhibitory concentration creep, bactericidal/static activity, and applied breakpoints to predict clinical outcomes or detect resistant strains. *Clin Infect Dis*. 2006;42(Suppl 1):S13.

84. Sancak B et al. Methicillin-resistant Staphylococcus aureus heterogeneously resistant to vancomycin in a Turkish university hospital. *J Antimicrob Chemother*. 2005;56:519.

85. Wootton M et al. A multicenter study evaluating the current strategies for isolating Staphylococcus aureus strains with reduced susceptibility to glycopeptides. *J Clin Microbiol*. 2007;45:329.

86. Hsu DI et al. Comparison of method-specific vancomycin minimum inhibitory concentration values and their predictability for treatment outcome of meticillin-resistant Staphylococcus aureus (MRSA) infections. *Int J Antimicrob Agents*. 2008;32:378.

87. American Thoracic Society; Infectious Diseases Society of America. Guidelines for the management of adults with hospital-acquired, ventilator-associated, and healthcare-associated pneumonia. *Am J Respir Crit Care Med*. 2005;171:388.

88. Hidayat LK et al. Detection of hetero-GISA (hGISA) among invasive MRSA and associated clinical features. 46th Interscience Conference on Antimicrobial Agents and Chemotherapy. September 27–30, 2006. San Francisco, CA. Abstract C2–1156.

89. Fowler VG, Jr et al. Daptomycin versus standard therapy for bacteremia and endocarditis caused by Staphylococcus aureus. *N Engl J Med*. 2006;355:653.

90. Smith J et al. High-dose daptomycin therapy for staphylococcal endocarditis and when to apply it. *Curr Infect Dis Rep*. 2014;16:429.

91. Dvorchik BH, Damphousse D. The pharmacokinetics of daptomycin in moderately obese, morbidly obese, and matched nonobese subjects. *J Clin Pharmacol*. 2005;45:48.

92. Cui L et al. Correlation between reduced daptomycin susceptibility and vancomycin resistance in vancomycin-intermediate Staphylococcus aureus. *Antimicrob Agents Chemother*. 2006;50:1079.

93. Patel JB et al. An association between reduced susceptibility to daptomycin and reduced susceptibility to vancomycin in Staphylococcus aureus. *Clin Infect Dis*. 2006;42:1652.

94. Moise PA et al. Susceptibility relationship between vancomycin and daptomycin in Staphylococcus aureus: facts and assumptions. *Lancet Infect Dis*. 2009;9:617.

95. Moise PA et al. Safety and clinical outcomes when utilizing high-dose (≥8 mg/kg) daptomycin therapy. *Ann Pharmacother*. 2009;43:1211.

96. Kaatz GW et al. Mechanisms of daptomycin resistance in Staphylococcus aureus. *Int J Antimicrob Agents*. 2006;28:280.

97. Mariani PG et al. Development of decreased susceptibility to daptomycin and vancomycin in a Staphylococcus aureus strain during prolonged therapy. *J Antimicrob Chemother*. 2006;58:481.

98. Skiest DJ. Treatment failure resulting from resistance of Staphylococcus aureus to daptomycin. *J Clin Microbiol*. 2006;44:655.

99. Vikram HR et al. Clinical progression of methicillin-resistant Staphylococcus aureus vertebral osteomyelitis associated with reduced susceptibility to daptomycin. *J Clin Microbiol*. 2005;43:5384.

100. Dhand A et al. Use of antistaphylococcal β-lactams to increase daptomycin activity in eradicating persistent bacteremia due to methicillin-resistant Staphylococcus aureus: role of enhanced daptomycin binding. *Clin Infect Dis*. 2011;53:158.

101. Rand KH, Houck HH. Synergy of daptomycin with oxacillin and other β-lactams against methicillin-resistant Staphylococcus aureus. *Antimicrob Agents Chemother*. 2004;48:2871.

102. Falagas ME et al. Linezolid for the treatment of patients with endocarditis: a systematic review of the published evidence. *J Antimicrob Chemother*. 2006;58:273.

103. Dresser LD et al. Results of treating infective endocarditis with linezolid (LNZ). 40th Interscience Conference on Antimicrobial Agents and Chemotherapy. September 17–20, 2000. Toronto, Ontario, Canada. Abstract 2239.

104. Forrest A et al. Pharmacostatistical modeling of hematologic effects of linezolid in seriously ill patients. 40th Interscience Conference on Antimicrobial Agents and Chemotherapy. September 17–20, 2000. Toronto, Ontario, Canada. Abstract 283.

105. Sperber SJ et al. Persistent MRSA bacteremia in a patient with low linezolid levels. *Clin Infect Dis*. 2003;36:675.

106. Corne P et al. Treatment failure of methicillin-resistant Staphylococcus aureus endocarditis with linezolid. *Scand J Infect Dis*. 2005;37:946.

107. Chan L et al. Comparative efficacy of tedizolid phosphate (prodrug of tedizolid), vancomycin, and daptomycin in a rabbit model of methicillin-resistant Staphylococcus aureus endocarditis. *Antimicrob Agents Chemother*. 2015;59:3252.

108. Watanakunakorn C. Penicillin combined with gentamicin or streptomycin: synergism against enterococci. *J Infect Dis*. 1971;124:581.

109. Wilkowske CJ et al. Antibiotic synergism: enhanced susceptibility of group D streptococci to certain antibiotic combinations. *Antimicrob Agents Chemother (Bethesda)*. 1970;10:195.

110. Eliopoulos GM et al. Antimicrobial combinations. In: Lorian V, ed. *Antibi-

otics in Laboratory Medicine. 5th ed. Philadelphia, PA: Lippincott Williams & Wilkins; 2005:365.

111. Moellering RC, Jr et al. Studies on antibiotic synergism against enterococci. II. Effect of various antibiotics on the uptake of 14 C-labeled streptomycin by enterococci. *J Clin Invest*. 1971;50:2580.

112. Eliopoulos GM. Aminoglycoside resistant enterococcal endocarditis. *Infect Dis Clin North Am*. 1993;7:117.

113. Zervos MJ et al. Nosocomial infection by gentamicin- resistant Streptococcus faecalis: an epidemiologic study. *Ann Intern Med*. 1987;106:687.

114. Matsumoto JY et al. Synergy of penicillin and decreasing concentration of aminoglycosides against enterococci from patients with infective endocarditis. *Antimicrob Agents Chemother*. 1980;18:944.

115. Mainardi JL et al. Synergistic effect of amoxicillin and cefotaxime against Enterococcus faecalis [published correction appears in Antimicrob Agents Chemother. 1995;39:2835]. *Antimicrob Agents Chemother*. 1995;39:1984.

116. Brandt CM et al. Effective treatment of multidrug-resistant enterococcal experimental endocarditis with combinations of cell wall-active agents. *J Infect Dis*. 1996;173:909.

117. Carrizosa J et al. Minimal concentrations of aminoglycoside that can synergize with penicillin in enterococcal endocarditis. *Antimicrob Agents Chemother*. 1981;20:405.

118. Wright AJ et al. Influence of gentamicin dose size on the efficacies of combinations of gentamicin and penicillin in experimental streptomycin-resistant enterococcal endocarditis. *Antimicrob Agents Chemother*. 1982;22:972.

119. Fantin B, Carbon C. Importance of the aminoglycoside dosing regimen in the penicillin-netilmicin combination for the treatment of Enterococcus faecalis-induced experimental endocarditis. *Antimicrob Agents Chemother*. 1990;34:2387.

120. Marangos MN et al. Influence of gentamicin dosing interval on the efficacy of penicillin-containing regimens in experimental Enterococcus faecalis endocarditis. *J Antimicrob Chemother*. 1997;39:519.

121. Tam VH et al. Once daily aminoglycosides in the treatment of gram-positive endocarditis. *Ann Pharmacother*. 1999;33:600.

122. Wilson WR et al. Treatment of streptomycin-susceptible and streptomycin-resistant enterococcal endocarditis. *Ann Intern Med*. 1984;100:816.

123. Olaison L et al. Enterococcal endocarditis in Sweden, 19951999: can shorter therapy with aminoglycosides be used? *Clin Infect Dis*. 2002;34:159.

124. Murray BE. Vancomycin-resistant enterococcal infections. *N Engl J Med*. 2000;342:710.

125. Rice LB. Emergence of vancomycin-resistant enterococci. *Emerg Infect Dis*. 2001;7:183.

126. Centers for Disease Control and Prevention (CDC). Nosocomial enterococci resistant to vancomycin, United States, 1989- 1993. *MMWR Morb Mortal Wkly Rep*. 1993;42:597.

127. National Nosocomial Infections Surveillance System. National Nosocomial Infections Surveillance (NNIS) System Report, data summary from January 1992 through June 2004, issued October 2004. *Am J Infect Control*. 2004;32:470.

128. Watanakunakorn C. Antimicrobial therapy of endocarditis due to less common bacteria. In: Bisno AL, ed. *Treatment of Infective Endocarditis*. New York, NY: Grune and Stratton; 1981:123.

129. Eliopoulos GM. Quinupristin-dalfopristin and linezolid: evidence and opinion. *Clin Infect Dis*. 2003;36:473.

130. Gonzales RD et al. Infections due to vancomycin- resistant Enterococcus faecium resistant to linezolid. *Lancet*. 2001;357:1179.

131. Herrero IA et al. Nosocomial spread of linezolid-resistant, vancomycin-resistant Enterococcus faecium. *N Engl J Med*. 2002;346:867.

132. Beringer P et al. Absolute bioavailabilty and pharmacokinetics of linezolid in hospitalized patients given enteral feedings. *Antimicrob Agents Chemother*. 2005;49:3676.

133. Kanafini ZA et al. Infective endocarditis caused by daptomycin-resistant Enterococcus faecalis: a case report. *Scand J Infect Dis*. 2007;39:75.

134. Munoz-Price LS et al. Emergence of resistance to daptomycin during treatment of vancomycin-resistant Enterococc-cusfaecalis infection. *Clin Infect Dis*. 2005;41:565.

135. Lewis JS, 2nd et al. Emergence of daptomycin resistance in Enterococcus faecium during daptomycin therapy [published correction appears in Antimicrob Agents Chemother. 2005;49:2152]. *Antimicrob Agents Chemother*. 2005;49:1664.

136. Schwartz BS et al. Daptomycin treatment failure for vancomycin-resistant Enterococcus faecium infective endocarditis: impact of protein binding? *Ann Pharmacother*. 2008;42:289.

137. Ellis ME et al. Fungal endocarditis: evidence in the world literature, 1965–1995. *Clin Infect Dis*. 2001;32:50.

138. Melgar GR et al. Fungal prosthetic valve endocarditis in 16 patients. An 11-year experience in a tertiary care hospital. *Medicine (Baltimore)*. 1997;76:94.

139. Pierrotti LC, Baddour LM. Fungal endocarditis, 1995–2000. *Chest*. 2002;122:302.

140. Rubinstein E et al. Fungal endocarditis: analysis of 24 cases and review of the literature. *Medicine (Baltimore)*. 1975;54:331.

141. Pappas PG et al. Clinical practice guidelines for the management of candidiasis: 2009 update by the Infectious Diseases Society of America. *Clin Infect Dis*. 2009;48:503.

142. Shadomy S et al. In vitro studies with combinations of 5-fluorocytosine and amphotericin B. *Antimicrob Agents Chemother*. 1975;8:117.

143. Rubinstein E et al. Tissue penetration of amphotericin B in Candida endocarditis. *Chest*. 1974;66:376.

144. Gilbert HM et al. Successful treatment of fungal prosthetic valve endocarditis: case report and review. *Clin Infect Dis*. 1996;22:348.

145. Muehrcke DD et al. Surgical and long-term antifungal therapy for fungal prosthetic valve endocarditis. *Ann Thorac Surg*. 1995;60:538.

146. Wong-Beringer A et al. Lipid formulations of amphotericin B: clinical efficacy and toxicities. *Clin Infect Dis*. 1998;27:603.

147. Melamed R et al. Successful non-surgical treatment of Candida tropicalis endocarditis with liposomal amphotericin B (AmBisome). *Scand J Infect Dis*. 2000;32:86.

148. Terrell CL. Antifungal agents. Part II. The azoles. *Mayo Clin Proc*. 1999;74:78.

149. Hernandez JA et al. Candidal mitral endocarditis and long-term treatment with fluconazole in a patient with human immunodeficiency virus infection [Letter]. *Clin Infect Dis*. 1992;15:1062.

150. Isalska BJ, Stanbridge TN. Fluconazole in the treatment of candidal prosthetic valve endocarditis. *BMJ*. 1988;297:178.

151. Roupie E et al. Fluconazole therapy of candidal native valve endocarditis [Letter]. *Eur J Clin Microbiol Infect Dis*. 1991;10:458.

152. Venditti M et al. Fluconazole treatment of catheter-related right-sided endocarditis caused by Candida albicans and associated with endophthalmitis and folliculitis. *Clin Infect Dis*. 1992;14:422.

153. Arnold CJ et al. Candida infective endocarditis: an observational cohort study with a focus on therapy. *Antimicrob Agents Chemother*. 2015;59:2365.

154. Tunkel AR et al. Enterobacter endocarditis. *Scand J Infect Dis*. 1992;24:233.

155. Cooper R, Mills J. Serratia endocarditis. A follow-up report. *Arch Intern Med*. 1980;140:199.

156. Elner JJ et al. Infective endocarditis caused by slow-growing, fastidious, gram-negative bacteria. *Medicine (Baltimore)*. 1979;58:145.

157. von Graevenitz A. Endocarditis due to nonfermentative gram-negative rods. An updated review. *Eur Heart J*. 1987;8(Suppl J):331.

158. Weinstein MP et al. Multicenter collaborative evaluation of a standardized serum bactericidal test as a prognostic indicator in infective endocarditis. *Am J Med*. 1985;78:262.

159. Reyes MP, Lerner AM. Current problems in the treatment of infective endocarditis due to Pseudomonas aeruginosa. *Rev Infect Dis*. 1983;5:314.

160. Archer G, Fckety FR, Jr. Experimental endocarditis due to Pseudomonas aeruginosa. Therapy with carbenicillin and gentamicin. *J Infect Dis*. 1977;136:327.

161. Lerner SA et al. Effect of highly potent antipseudomonal β-lactam agents alone and in combination with aminoglycosides against Pseudomonas aeruginosa. *Rev Infect Dis*. 1984;6(Suppl 3):S678.

162. Scully BE et al. Use of aztreonam in the treatment of serious infections due to multiresistant gram-negative organisms, including Pseudomonas aeruginosa. *Am J Med*. 1985;78:251.

163. Dickinson G et al. Efficacy of imipenem/cilastatin in endocarditis. *Am J Med*. 1985;78(6A):117.

164. Brown NM et al. Ciprofloxacin treatment of bacterial endocarditis involving prosthetic material after cardiac surgery. *Arch Dis Child*. 1997;76:68.

165. Strunk RW et al. Comparison of ciprofloxacin with azlocillin plus tobramycin in the therapy of experimental Pseudomonas aeruginosa endocarditis. *Antimicrob Agents Chemother*. 1985;28:428.

166. Hoen B et al. Infective endocarditis in patients with negative blood cultures: analysis of 88 cases from a one-year nationwide survey in France. *Clin Infect Dis*. 1995;20:501.

167. Child JS. Risks for and prevention of infective endocarditis. *Cardiol Clin*. 1996;14:327.

168. Wilson W et al. Prevention of infective endocarditis: guidelines from the American Heart Association: a guideline from the American Heart Association Rheumatic Fever, Endocarditis, and Kawasaki Disease Committee, Council on Cardiovascular Disease in the Young, and the Council on Clinical Cardiology, Council on Cardiovascular Surgery and Anesthesia, and the Quality of Care an Outcomes Research Interdisciplinary Working Group. American Heart Association [published correction appears in *Circulation*. 2007;116:e376]. *Circulation*. 2007;116:1736.

第 67 章　呼吸道感染

Jason Cross, Evan Horton, and Dinesh Yogaratnam

核心原则	章节案例

急性支气管炎

① 急性支气管炎是常见临床诊断,症状表现为持续 5 日以上的咳嗽,一般无需抗菌药物治疗。 案例 67-1(问题 1 和 3)

慢性阻塞性肺疾病急性加重期

① 慢性阻塞性肺疾病急性加重(acute exacerbations of chronic obstructive pulmonary disease,AECOPD)患者需要抗菌药物治疗的指征包括:呼吸困难加重,痰量增加和痰液变脓 3 个主要症状同时出现;或出现包括痰液变脓在内的 2 个主要症状;或需要机械通气。 案例 67-2(问题 4)

② AECOPD 住院患者不仅应当接受最佳治疗而且应当对其慢性阻塞性肺疾病(chronic obstructive pulmonary disease,COPD)的控制进行评估以降低再次入院的可能性。评估其日常的 COPD 基础用药,根据疾病严重程度进行调整。此外还需要对相关情况进行评估:患者是否了解所用药物(包括维持治疗药物及解救药物),是否可以正确使用吸入器,是否能顺利获得处方药物,还要与患者讨论关于肺功能康复的问题。 案例 67-2(问题 6)

③ COPD 患者及曾经罹患肺炎的患者使用流感疫苗和肺炎链球菌疫苗可以降低相关疾病的死亡率。 案例 67-2(问题 7)

社区获得性肺炎

① 社区获得性肺炎(community-acquired pneumonia,CAP)患者确诊后首先要决定是否需要住院治疗。医生可借助肺炎严重指数评分(pneumonia severity index,PSI)和 CURB-65 评分(C,意识障碍;U,尿素氮升高;R,呼吸频率加快;B,低血压;65,年龄≥65 岁)等预测评估方法进行决策。 案例 67-3(问题 2)

② 不论流行病学因素和疾病严重程度如何,CAP 最常见病原菌为肺炎链球菌。 案例 67-3(问题 4)

③ 患者是否有感染耐药肺炎链球菌(drug-resistant *S. pneumonia*,DRSP)的风险是经验性治疗选择药物时最重要考虑因素。 案例 67-3(问题 5)

④ 高危及病情未改善需要住院治疗的患者,如起病超过 48 小时流感病毒检测仍持续阳性,应当接受抗病毒治疗。 案例 67-4(问题 2)

医院获得性肺炎,呼吸机相关肺炎,卫生保健相关肺炎

① 医院获得性肺炎(hospital-acquired pneumonia,HAP)是入院至少 48 小时后发生的肺炎。呼吸机相关性肺炎(ventilator-associated pneumonia,VAP)是指患者经气管插管 48~72 小时后发生的肺炎。罹患卫生保健相关肺炎(health care-associated pneumonia,HCAP)的患者具有以下特点:最近 90 日内曾因感染住院治疗且住院时间超过 2 日;在养老院或长期护理机构中生活;最近 30 日内接受过静脉抗菌药物治疗、化疗或新发伤口护理;生活中与携带多重耐药(multidrug-resistant,MDR)病原菌的人密切接触;到医院或透析门诊定期接受血液透析。 案例 67-5(问题 1)

② CAP 与 HAP/HCAP/VAP 在病原学上的主要区别在于：HAP/HCAP/VAP 的病原菌包括革兰氏阴性菌、MDR 病原菌和耐甲氧西林金黄色葡萄球菌（methicillin-resistant *Staphylococcus*, MRSA）。　　案例 67-5（问题 1）

③ MDR 病原菌肺炎的危险因素包括：发病前 90 日内接受过抗菌药物治疗、近期有 5 日及以上的住院史、罹患免疫抑制性疾病或接受免疫抑制治疗或具有 HCAP 任何相关危险因素。　　案例 67-5（问题 1）

④ 对早发肺炎（<5 日）且无 MDR 感染危险因素的患者可给予单药治疗，可选药物包括无抗假单胞菌活性的第三代头孢菌素、厄他培南、氨苄西林/舒巴坦或具有抗肺炎球菌活性的氟喹诺酮类。对晚发肺炎（≥5 日）或有 MDR 感染危险因素的患者经验治疗时应当联合具有抗铜绿假单胞菌活性的抗菌药物。治疗方案通常包括 1 种抗假单胞菌 β-内酰胺类药物，再加上 1 种氨基糖苷类药物或环丙沙星或左氧氟沙星。如果存在 MRSA 感染的危险因素或所在医疗机构 MRSA 检出率很高，应当加用万古霉素或利奈唑胺。　　案例 67-5（问题 2）

急性支气管炎

定义和发生率

急性支气管炎（acute bronchitis, AB）为急性、自限性上支气管呼吸系统疾病，有 5 日以上（有时可长达 3 周）的咳嗽[1-3]。AB 可伴或不伴有脓性痰，发热少见[2]。当患者咳嗽且除外肺炎、急性哮喘、慢性阻塞性肺疾病急性加重（acute exacerbations of chronic obstructive pulmonary disease, AECO-PD）和普通感冒后，可以诊断为 AB[3]。AB 真实发生率未知，是临床最常遇到的症状，每年约有 670 万门诊患者[4]。

病理生理学和流行病学

AB 是支气管上皮细胞感染后的炎症反应，持续的炎症反应导致气管黏膜增厚[1,2]。气管支气管上皮脱落细胞和炎症介质引起支气管痉挛和第一秒用力呼气量（forced expiratory volume in 1 second, FEV_1）减少，FEV_1 通常 5 周后有所改善。患者症状与病原菌传播能力和炎症反应程度相关。虽然可从痰中分离获得细菌，但细菌极少侵入支气管，并不是引起 AB 的主要原因[5]。绝大多数的 AB 推测是由于病毒引起[2,5-7]。

临床表现

AB 是自限性疾病，咳嗽持续超过 5 日是其特征性临床表现。一般情况下咳嗽持续 10~20 日，长的可达 3 周。超过 50% 的病例伴有咳痰，但并不意味着存在细菌感染[3]。大多数病例未见发热，一旦出现发热应当考虑季节性流感，若同时伴有其他临床症状还应当考虑肺炎。

药物治疗概述

抗菌药物并不能显著改善 AB 的症状，但会增加药物不良反应和细菌耐药性[8]。包括美国在内的各国专家指南均反对使用抗菌药物治疗 AB[3,6,7,9]。尽管如此，在美国仍

有超过 70% 的 AB 患者接受抗菌药物治疗，且越来越多使用广谱抗菌药物，使细菌耐药情况进一步恶化[10]。其他非抗感染治疗的证据也很有限，包括使用支气管扩张剂或镇咳药[3,11,12]。

临床表现

案例 67-1

问题 1：A. R.，50 岁，男性，主诉咳嗽，持续 8 日，目前每次咳嗽伴有黄痰。近期没有生病，但他 14 岁上学的儿子近期曾小感冒。否认恶心、呕吐、发热和寒颤。患者感觉疲劳，并且因咳嗽导致睡眠不佳。平常服用药物包括降压药赖诺普利和降脂药阿托伐他汀，还服用小剂量阿司匹林预防中风。生命体征：体温 37.1℃，心率 70 次/min，血压 130/70mmHg，呼吸 18 次/min，吸入室内空气氧饱和度 98%。体格检查：呼吸音粗，伴有咳嗽，其他正常。哪些症状和体征符合 AB 诊断？

AB 典型表现为不伴有发热或肌痛等其他症状的持续性咳嗽[3]，可长达 3 周，通常病程为自限性。AB 最典型症状出现在第 5~14 日[2]。该患者血氧饱和度正常，也无肺部症状，因此可以除外肺炎。咳痰是常见症状，但不是所有病例都会出现。A. R. 感觉疲劳考虑是因为咳嗽时常在夜间出现所致。

微生物学

案例 67-1，问题 2：患者发生 AB 最可能的原因是什么？

只有一小部分 AB 病例可查明病原体，查明的病例通常为病毒感染[2,5-7]。引起 AB 的细菌种类非常有限，主要出现在以下情况：存在 COPD 基础疾病、机械通气（气管-支气管炎）、百日咳杆菌暴发或暴露。表 67-1 列出了常见病原体及其对应的特定症状[2]。

表 67-1

急性支气管炎病因

病原体	说明
病毒	
流感病毒	快速起病伴有发热、寒战、头痛、咳嗽;肌痛常见,可能伴有肌病
副流感病毒	秋季流行暴发;护理院可能发生病毒暴发;家中儿童出现哮吼症状表明感染此病毒
呼吸道合胞病毒	与患有毛细支气管炎的婴幼儿密切接触的家庭成员中大约有 45% 会被感染;冬春季节尤其流行;20%的成人有耳痛
冠状病毒	可引起老年人严重呼吸道症状;军队新兵中流行
腺病毒	与流感病毒的表现相似;突起发热
鼻病毒	发热不常见,感染一般较轻
非典型病原体	
百日咳杆菌	1~3 周潜伏期;少数患者发生喘息,发热不常见,可出现以淋巴细胞为主的白细胞显著增多
肺炎支原体	2~3 周潜伏期;在军队和学生中已有暴发的病例报道
肺炎衣原体	3 周潜伏期;起初是声音嘶哑等症状,逐渐变成咳嗽;在护理院、大学生和军队人员中有疫情报告

来源:Wenzel RP,Fowler AA 3rd. Clinical practice. Acute bronchitis. *N Engl J Med*. 2006;355;2125.

在确定导致 AB 的病原体时应当考虑与其他患者的接触史,疾病潜伏期长短(病毒为 2~7 日,非典型病原体为数周),以及病原菌暴露史。特定症状可以提示特定病原菌,例如:百日咳杆菌感染可出现吸气时喘息和咳嗽后呕吐,肺炎支原体感染时咽炎和咳嗽可超过 4 周,肺炎衣原体感染时可出现声音嘶哑和低热,流感时出现咳嗽伴有发热和肌痛[2]。考虑到 A.R. 没有细菌感染的接触史(他儿子最近的感冒多半为病毒性感冒),咳嗽发病的时间以及未出现流感相关症状,因此推断他的临床症状最可能是由病毒(非流感病毒)引起。

临床诊断和治疗

案例 67-1,问题 3: A.R. 需要接受抗菌药物治疗吗?

用抗菌药物治疗 AB 并不能缩短病程[8]。因此指南反对在 AB 治疗中常规使用抗菌药物[3,6,7,9]。尽管有指南建议,但在实际临床中依然使用抗菌药物治疗 AB[10]。不正确地使用抗菌药物是一个公共健康问题,因为会导致不良反应和细菌耐药的发生。唯一例外情况需要使用抗菌药物治疗的是疑似由百日咳杆菌引起的 AB。对于这类患者,推荐使用大环内酯类药物,并且在病程的最初 5 日进行隔离防止传播[3]。A.R. 无需使用抗菌药物。

案例 67-1,问题 4: A.R. 是否需要做痰培养? 是否还能考虑其他诊断措施?

在 AB 诊断中无需常规进行痰培养以确定致病病原体或诊断性筛查非典型病原体。因为大部分已知病原体为病毒,无特定治疗方法,且分离得到微生物常常不是真正的病原体。但是为达到感染控制的目的,在流感季节或百日咳杆菌或其他非典型病原体暴发时期应当进行诊断性筛查。在细菌性感染鉴别诊断中使用降钙素原或 C 反应蛋白(C-reactive protein,CRP)等生物标记物,或许可以减少 AB 治疗中抗菌药物的不正确使用,但在现阶段还无法推荐广泛使用[13,14]。

案例 67-1,问题 5: 需要给予 A.R 怎样的对症治疗?

对症治疗包括:患者(尤其是潜在反应性气道疾病患者)在气促时吸入沙丁胺醇等 β 受体激动剂;患者持续咳嗽时吸入或全身使用激素;非甾体抗炎药(NSAIDs)、阿司匹林或对乙酰氨基酚用于缓解肌痛或发热;溴苯那敏等抗组胺药,可待因、右美沙芬或苯佐那酯等止咳药,愈创甘油醚等黏液溶解剂用于治疗咳嗽。然而,这些对症治疗方法并未得到强有力的证据支持,表明对 AB 患者有效[1-3,11,12]。因此采取对症治疗前,应恰当权衡用药的风险获益比。鉴于 A.R 的顽固咳嗽导致他彻夜难眠,因此首选可尝试给予右美沙芬等镇咳药。考虑患者目前正在服用阿司匹林,而且也没有明确的用药指征,因此应避免给予 NSAIDs。现阶段患者也无必要使用吸入性 β 受体激动剂或激素[12,15]。

案例 67-1,问题 6: A.R. 需要胸片检查吗? 是否还有其他疾病可以引起他的症状?

当患者出现发热、心动过速、呼吸急促、肺部听诊有羊鸣音或啰音、出现低氧血症或患者特别是老年患者出现精神状态改变等情况时,利用胸片或其他影像学检查区分 AB 和肺炎是非常重要的[2,3]。临床上必须对 AB 与 AECOPD、后鼻滴涕、胃食管反流疾病(gastroesophageal reflux disorder, GERD)及哮喘进行鉴别诊断(分别在本章、第 23 章和第 18 章中讨论)。A. R. 的体格检查和症状都未提示肺炎,因此没有必要做胸片检查。如果患者症状迁延不愈或存在 COPD 危险因素需要考虑慢性支气管炎。如果患者有哮喘症状或 AB 频繁发作或有 GERD 症状,则分别需要考虑哮喘或胃肠功能紊乱。

患者教育

案例 67-1,问题 7: 你会如何教育 A. R. 他并不需要使用抗菌药物?

对治疗过程有充分预计可减轻未使用抗菌药物所带来的担忧。医生由于缺乏知识或在患者主动要求下往往在 AB 治疗时过度使用抗菌药物。医生与患者进行充分沟通是关键,可以帮助患者深入了解 AB 的可能病原体、自然病程、缓解症状的措施和避免使用抗菌药物的理由。

慢性阻塞性肺疾病急性加重

定义、发生率和流行病学

根据慢性阻塞性肺疾病全球倡议(Global Initiative for Chronic Obstructive Lung Disease,GOLD)的定义,慢性阻塞性肺疾病(chronic obstructive pulmonary disease,COPD)指重复暴露于有害粒子后持续存在并不断进展的通气功能的下降。肺部慢性炎症导致小气道不断狭窄、肺泡破坏和肺弹性回缩力下降。值得注意的是,COPD 可能伴有或不伴有痰量增加和慢性咳嗽。慢性阻塞性肺疾病急性加重(AE-COPD)是指症状恶化超过患者在稳定期的症状的日常变化。当 COPD 急性加重时通常需要改变药物治疗方案,以减轻症状改善愈后[16]。COPD 维持治疗方案(在第 19 章中单独讨论)的目的通常是为了降低 AECOPD 的发作频率和发作时的严重程度。

COPD 与高额医疗健康花费、降低生活质量、显著的发病率及世界范围内的高死亡率有关。这些负担主要由 AE-COPD 导致。在美国与加拿大,COPD 分别是死亡原因的第三位和第四位。美国 2009 年因 COPD 分别有 150 万人次急诊患者就诊和 71.5 万人次住院患者入院[17]。而美国 2010 年与 COPD 直接相关的医疗花费预计达到 295 亿美元[17]。AECOPD 会导致患者生活质量的下降和肺功能的加速衰退,尤其是在未得到早期治疗的患者中[16]。

支气管感染和空气污染是 AECOPD 主要诱因[16,18-20]。多达三分之一的病例无明确病因。

病理生理学

细菌、病毒和污染物都可导致炎症反应[20]。白介素-8、肿瘤坏死因子 α 和中性粒细胞的增加引起气道炎症反应,导致肺重塑、纤毛清除黏液减少、气流阻塞加剧,并出现相关呼吸症状。

在 AECOPD 病例中,约三分之一由病毒引起,一半由细菌引起[20]。引起 AECOPD 最常见的病原菌包括流感嗜血杆菌、肺炎链球菌和卡他莫拉菌。在分级为 GOLD3(严重)和 GOLD4(非常严重)的 COPD 患者中,铜绿假单胞菌也很常见[16]。许多 COPD 的患者在疾病稳定期也会有细菌定植[21]。证据表明无论是定植菌菌量的增加或是新病原体的感染都会使得 COPD 症状恶化[16,21]。随着 COPD 病情进展,患者的获得性免疫应答能力不断降低,容易因细菌出现更加频繁的急性加重。此外,随着 COPD 病情进展相关病原体的毒力和耐药性也在增加[16,19,20,22]。COPD 患者持续感染和定植的可能机制是病毒细菌改变了机体的正常免疫应答[20]。

临床表现和诊断

AECOPD 典型症状包括呼吸困难、咳嗽加重、痰量增加、脓痰增多。与 AB 不同,脓痰是由急性细菌感染引起[22]。其他非特异性症状包括失眠、乏力、心动过速、呼吸急促和运动耐力降低。患者经常主诉日常活动能力降低[16]。

对 AECOPD 患者进行诊断评估时应包括血氧饱和度、动脉血气分析、心电图和包含白细胞分类计数的血常规。胸片可以排除肺炎、气胸或胸腔积液。应当评估患者是否存在并发症,例如心衰或哮喘、肺癌等肺部疾病等,以帮助诊断和评估预后[16,18]。痰培养和革兰氏染色除了对初始治疗失败的患者可能有用外,常规不推荐。

治疗概述

针对 AECOPD 的药物治疗包括使用支气管扩张剂联合吸氧,以减少病原菌负荷为目的的使用抗菌药物和使用可减轻炎性反应的糖皮质激素[16,18]。由于现有的疗效证据有限且互相矛盾,同时担心毒性反应,因此临床极少使用氨茶碱或茶碱等甲基黄嘌呤类药物[16]。AECOPD 治疗方案中与药物治疗无关的内容包括:选择在何处治疗、用何种方式给予呼吸支持等。与药物治疗无关的内容本章未予详细讨论,可参考 GOLD 指南[16]。

疾病严重程度

案例 67-2

问题 1: T. H. ,81 岁,白人女性,因"无法呼吸"来到急诊,当时她正通过鼻导管持续吸入流量为 4L/min 的氧气。上周患者呼吸困难的症状不断恶化,包括洗澡和吃饭等日常活动都需要帮助。她的女儿联系了 T. H. 的初级保健医生,当其看到患者"昏昏沉沉"难以唤醒时,遂将患者送往急诊。T. H. 的女儿说患者之前曾"感冒"痰量增加,比过去频繁咳嗽时吐出的痰颜色更黄。既往病史为:重症 COPD、心房颤动、抑郁症、阻塞性睡眠呼吸暂停、病态肥胖、左肱骨骨折。无药物过敏史。居家用药包括:阿司匹林每日 81mg,西酞普兰每日 20mg,地尔硫䓬缓释胶囊每日 240mg,沙美特罗替卡松粉吸入剂 50/250 每日 2 次,每次 1 吸,当呼吸急促时沙丁胺醇每 6 小时 4 吸。个人史:大于 80 包·年吸烟史,已戒烟 4~5 年。

在急诊，T. H. 体温正常，心率 96 次/min，呼吸频率 23 次/min，血压 135/75mmHg，流量 4L/min 吸氧条件下血氧饱和度 60%。T. H. 当时情况较为紧急，警觉与定向评分 2 分（患者知道自己是谁，知道自己在哪里，但是不知道日期和时间），需要辅助呼吸肌帮助呼吸。初步体格检查结果：双肺呼吸音低，呼吸运动减弱，下肢未见水肿，无规律出现心律不齐。实验室检查结果如下：

动脉血气分析：pH 7.34，二氧化碳分压 60mmHg，氧分压 72mmHg

白细胞计数：$9.8 \times 10^3/\mu l$（中性粒细胞 71%）

血红蛋白：12g/dl

血小板：$319 \times 10^3/\mu l$

钠：135mmol/L

钾：3.7mmol/L

氯：91mmol/L

碳酸氢盐：39mmol/L

血尿素氮（BUN）：15mg/dl

血肌酐（SCr）：1.21mg/dl

葡萄糖：104mg/dl

脑钠素：66pg/ml

肌钙蛋白：<0.07ng/ml

促甲状腺激素：$1.63\mu U/ml$

胸片提示有少量胸腔积液，但未显示肺部有浸润或高密度影。心电图检查提示有心房颤动。1 年前肺功能检查显示 FEV_1 与用力肺活量比值为 0.39，FEV_1 占预计值为 37%。T. H. 此次急性发作的严重程度如何？

T. H. 预后不佳的危险因素包括心房颤动和重度 COPD，定义为重度 COPD 是因为患者需要居家吸氧及 FEV_1 处于低基线水平[16]。

临床症状和体征也提示发作的严重程度，包括：使用辅助呼吸肌，胸壁反常运动，发绀加重或新发，外周水肿，血流动力学障碍，右心衰体征和精神状态改变。T. H. 出现其中两个危险因素：警觉性降低和使用辅助呼吸肌[16,18]。

疾病预防

案例 67-2，问题 2：如何缓解 T. H. 的气促症状？

AECOPD 的基础治疗是供氧以缓解低氧血症。使用可控的供氧设备使患者血氧饱和度大于 90% 或氧分压大于 60mmHg。如果低氧血症难以缓解，则需要进一步检查是否存在静脉血栓、肺炎或其他原因。供氧后 1 小时内复查动脉血气评估二氧化碳潴留或酸中毒情况。

所有 AECOPD 患者初始治疗时都应立即使用短效支气管扩张剂。首选沙丁胺醇等 β-受体激动剂，联合或不联合异丙托溴铵等抗胆碱能药物[16]。如果不起效，可以考虑使用二线治疗方案，茶碱或氨茶碱等甲基黄嘌呤类药物。T. H. 当时情况无需使用长效支气管扩张剂。

案例 67-2，问题 3：是否需要给予 T. H. 抗菌药物治疗？

AECOPD 的"主要"症状包括痰液呈脓性、痰量增加和呼吸困难[23]。有几项前瞻性研究和 GOLD 指南都推荐根据主要症状对 AECOPD 严重程度进行分级[16,24]。

专家主张使用抗菌药物治疗 AECOPD，尤其是当有 2~3 个主要症状出现时[16,18]。GOLD 指南推荐以下患者应当使用抗菌药物：出现 3 个主要症状（呼吸困难加重、痰量增加和痰液呈脓性）的患者；出现 2 个主要症状其中包括痰液呈脓性的患者；所有因 AECOPD 需要进行机械通气的患者[16]。

T. H. 有 3 个主要症状，所以需要进行抗菌药物治疗，可获得的益处包括：增加治疗成功率、预防复发、减少再入院的风险、改善肺功能和减轻发作的严重程度。

案例 67-2，问题 4：T. H. 应选用何种抗菌药物？推荐疗程如何？

鉴于 T. H. 精神状态较差且有不良预后的危险因素，因此恰当的初始抗菌药物治疗方案应选择静脉给药。对铜绿假单胞菌潜在危险因素进行评估。如果 T. H. 存在相关危险因素，可选择头孢吡肟等抗铜绿假单胞菌的 β-内酰胺类药物作初始治疗。如果不存在相关危险因素，可选择 β-内酰胺类抗生素/β-内酰胺酶抑制剂（如氨苄西林/舒巴坦等）、第三代头孢菌素（如头孢曲松等）或呼吸氟喹诺酮（如莫西沙星或左氧氟沙星等）。所有选择的抗菌药物应当对耐药肺炎链球菌（drug-resistant S. pneumoniae，DRSP）有效。如果 T. H. 静脉使用抗菌药物后情况改善，出院带药可以改为口服呼吸氟喹诺酮类药物或大剂量阿莫西林/克拉维酸。

抗菌药物用药史是另一个初始抗菌药物选择的重要考虑因素。如果患者在过去 3 个月内使用过抗菌药物，则应考虑其他类的抗菌药物[16]。此外，如果使用抗菌药物后 72 小时症状未改善，需应留取痰标本进行病原学指导用药[16]。

AECOPD 抗菌药物疗程缺乏确切的循证依据，在此领域需要进一步研究。引用 CB 的研究结果，推荐 5~10 日的疗程[16]。

案例 67-2，问题 5：T. H. 是否需要糖皮质激素治疗？如果需要应如何选择剂量与疗程？

在 AECOPD 时全身使用糖皮质激素可以帮助改善肺功能、缩短恢复时间和预防复发。根据现有证据，GOLD 指南推荐方案为泼尼松 40mg/d 使用 5 日[16]。该方案适用于 T. H.，如果她无法口服给药则可以考虑相同剂量的静脉给药方案。更大剂量更长疗程并未发现可以获得更好的临床疗效，静脉与口服给药方案疗效相当[25,26]。对于接受糖皮质激素治疗超过 3 周的患者和在过去几个月中已经接受过多次糖皮质激素治疗的患者，应当考虑逐渐减量。尽管雾化吸入布地奈德费用更高，但在 AECOPD 中应当考虑其作为口服糖皮质激素的替代方案[16]。

改善患者预后

案例 67-2,问题 6：T. H. 住院期间应进行哪些评估,应当制定怎样的后续计划保证她充分康复,不再因 COPD 而重新入院？

入院的 AECOPD 患者不仅需要得到最佳治疗,而且应当对日常 COPD 的控制进行评估以减少再入院的可能性。首先应当对 T. H. 基本的 COPD 药物治疗方案进行评估,并根据其疾病严重程度(详见第 19 章)进行调整。此外应当与患者讨论以下问题：患者对于维持治疗药物与急救药物的作用是否理解,患者是否能够正确使用吸入装置,患者是否可以方便获得处方药,以及肺康复的相关问题[16,17]。在高危人群中应当考虑给予药物预防静脉血栓栓塞(详见第 11 章)[16,27]。

疫苗接种预防常见呼吸道感染

案例 67-2,问题 7：作为 COPD 控制的措施之一,T. H. 应当考虑接种何种疫苗？

应当对 T. H. 流感疫苗和肺炎链球菌疫苗接种记录进行评估。建议所有年龄≥6 个月的 COPD 患者每年接种流感疫苗,已有证据表明可以降低 AECOPD 的风险[16,17]。建议所有年龄≥19 岁的 COPD 患者接种 23 价肺炎球菌多糖疫苗。与流感疫苗不同,肺炎球菌疫苗还未得到明确证据可以减少 AECOPD 的发生。不过指南依然推荐使用肺炎球菌疫苗作为患者整体健康计划的一部分。

社区获得性肺炎

定义、发生率和流行病学

肺炎是肺实质的感染。社区获得性肺炎(community-acquired pneumonia,CAP)是指患者在未接触医疗保健服务的情况下感染的肺炎,这些情况包括：住院、长期护理和长期使用抗生素。CAP 诊断依赖于临床症状和影像学显示的肺部浸润,不过也可以通过体格检查和/或低氧血症进一步支持诊断。

在美国成年人中,目前估计每 10 000 人次出院患者中 CAP 占 24.8 人次,老年人比率更高(65~79 岁：63/10 000；≥80 岁：164.3/10 000)[28]。在儿童中每 10 000 人次出院患者中 CAP 占 15.7 人次,婴儿与低龄儿童发生 CAP 危险性更高(<2 岁：62.2/10 000)[29]。年龄≥65 岁患者总体死亡率为 5.6%,与门诊患者相比住院患者死亡率更高,分别为 3.8%和 8.5%[30]。17%的 CAP 老年患者有心脏问题的并发症[31]。

病理生理学

通过水滴、喷雾吸入感染颗粒或通过吸气吸入口腔菌群是导致 CAP 发生的原因。极少见情况为远处感染灶细菌通过血行播散至肺部,或者胸膜或隔下等邻近部位的感染直接蔓延至肺部。

肺部气管支气管树部位无法有效防御到达此处的细菌,一旦细菌到达容易发生感染。炎症介导的支气管上皮细胞损伤会引起黏膜纤毛清除能力减弱,细胞免疫和体液免疫应答反应减弱。有潜在的或者获得性免疫缺陷的患者发生 CAP 的风险增加。

临床表现和诊断

大多数 CAP 病例中,患者均有急性高热、寒战、呼吸急促、心动过速和排痰性咳嗽。体格检查显示特定肺部区域听诊有湿啰音、干啰音、支气管呼吸音、浊音或羊鸣音。极少数情况 CAP 呈亚急性表现,有发热、干咳、全身症状,肺部听诊阴性或呈弥漫性改变。CAP 儿童患者可能有呕吐的症状。

诊断 CAP 需要胸片或其他影像学检查见肺部浸润[32]。当患者有充血性心力衰竭和肺部恶性肿瘤等疾病时,其影像学表现可以掩盖因肺炎引起的肺部浸润表现,此时结合临床和影像学结果进行诊断就更加重要。

应当在给予抗菌药物前留取血培养标本和呼吸道标本,呼吸道标本包括患者咳出的痰液、诱导痰液或气管插管患者的气管内抽吸物。尽管培养结果往往是阴性的,然而一旦得到阳性结果就可以对抗菌药物经验性用药进行优化调整。

药物治疗概述

大部分 CAP 患者抗菌药物治疗是经验性用药,考虑的因素包括患者最可能感染的病原体和疾病的严重程度。在此基础上,临床医生再根据患者是否有耐药菌感染的风险将患者分类,并给予恰当治疗。

临床表现

案例 67-3

问题 1：J. T. ,45 岁,女性,因发热、寒战和胸痛前往急诊。症状已经持续 4 日,有排痰性咳嗽,咳铁锈色痰,伴用力后呼吸困难。近期没有生病,也没有和患者接触,但她最近刚服完 2 年刑期从监狱释放。已服用对乙酰氨基酚缓解发热和胸痛症状。既往史：哮喘使用氟替卡松和沙丁胺醇,抑郁症服用帕罗西汀。生命体征：体温 40.1℃,心率 128 次/min,血压 130/76mm Hg,呼吸频率 32 次/min,流量 5L/min 鼻导管吸氧条件下血氧饱和度 85%。其他值得关注的体检结果包括：患者警觉与定向评分 1(患者知道自己是谁,但是不知道自己在哪里,也不知道日期和时间),两肺弥漫性湿啰音尤以右侧更明显。实验室检查结果如下：

白细胞计数：15 500/μl

红细胞比容：29.3%

钠：133mmol/L

钾：3.8mmol/L

血尿素氮（BUN）：23mg/dl

血肌酐（SCr）：0.8mg/dl

碳酸氢盐（HCO_3）：28mmol/L

血糖：148mg/dl

动脉血气分析：pH 7.42，氧分压（PO_2）61mmHg，二氧化碳分压（PCO_2）46mmHg

HIV 阴性。胸片显示右下肺叶浸润。J. T. 哪些症状、体征与实验室结果与 CAP 诊断相符？

大多数情况下 CAP 患者表现为排痰性咳嗽、呼吸困难和胸膜炎性胸痛[33]。患者还可能伴有全身炎症反应综合征，表现包括心动过速、呼吸急促、发热和白细胞计数异常[34]。此外，肺部听诊常表现为呼吸音减弱，随着肺部实变表现出更加特征性的干、湿啰音或羊鸣音。美国感染病学会（Infectious Diseases Society of America，IDSA）/美国胸科学会（American Thoracic Society，ATS）制定的 CAP 指南，将重症肺炎相关体征和症状分为次要和主要诊断标准[32]。次要诊断标准包括：入院时呼吸频率大于 30 次/min、动脉血氧分压（PaO_2）与吸入氧浓度（F_1O_2）比值（PaO_2/F_1O_2）小于 250mmHg、收缩压（systolic blood pressure，SBP）小于 90mmHg 或舒张压（diastolic blood pressure，DBP）小于 60mmHg、意识障碍、肺部多叶浸润、给予积极的体液复苏收缩压仍低于 90mmHg、BUN 大于等于 20mg/dl、白细胞减少、血小板减少和体温过低。主要诊断标准包括持续超过 4 小时需要机械通气和升压药物[32]。

诊断 CAP 除了需要各项临床结果相符外，还需要胸片或其他影像学结果表现为肺部浸润[32]。基于临床症状但缺少影像学阳性结果收入院的患者，应当在入院后 24~48 小时再次进行影像学检查。

疾病严重程度

案例 67-3，问题 2：考虑到急诊的临床条件，J. T. 应当在哪里继续接受治疗？

确诊 CAP 后首先要决定患者是否需要入院治疗。几种评分系统可以帮助医生做出在哪里进行治疗的决定。IDSA/ATS 指南推荐 PSI 分级和 CURB-65 评分。

PSI 对 4 部分内容分别进行评分：人口学特征（年龄、性别、住护理院）、基础疾病（肝脏疾病、充血性心力衰竭、肾脏疾病、肿瘤）、体格检查（精神状态、呼吸频率、收缩压、体温、心率）和实验室结果（Na^+、血糖、Hct、BUN）；分值累加，最后根据总分将患者分成 5 级，从低到高死亡风险逐渐增加（表 67-2）[35]。CURB-65 由英国胸科协会制定，操作简便包含 5 项指标：因肺炎导致的意识障碍、尿素氮（BUN）>19mg/dl、呼吸频率 ≥30 次/min、收缩压 <90mmHg 或舒张压 <60mmHg、年龄 ≥65 岁[36]。满足 1 项得 1 分，累积分值越高 30 日死亡风险越高。根据 CURB-65 分值 CAP 患者应分别在以下场所接受治疗：0~1 分，门诊；2 分，住院；≥3 分，收住 ICU。两个评分系统均可鉴别低危死亡风险患者，但 CURB-65 评分更能鉴别出需要入住 ICU 治疗的患者和

有最高死亡风险的患者[37]。患者是否需要入住 ICU 是医生主观决定；不过 IDSA/ATS 指南建议当患者满足重症肺炎 3 个及以上次要诊断标准或 1 个主要诊断标准时应当收入 ICU 治疗[32]。

表 67-2

预测肺炎死亡率和推荐治疗场所

评分系统及得分	预测 30 日死亡率/%	推荐治疗场所
PSI 分级 Ⅰ~Ⅱ（≤70）	0.1~0.7	门诊
PSI 分级 Ⅲ（71~90）	0.9~2.8	收住病房
PSI 分级 Ⅳ~Ⅴ（≥91）	9.3~27	收治入院；考虑 ICU
CURB-65 评分 0~1	0.7~2.1	门诊
CURB-65 评分 2	9.2	收住病房
CURB-65 评分 ≥3	14.5~57.0	收住 ICU

CURB-65，意识障碍、血尿素氮、呼吸频率增加、低血压和年龄 ≥65 岁；ICU，重症监护病房；PSI，肺炎严重指数。

来源：Fine MJ et al. A prediction rule to identify low-risk patients with community-acquired pneumonia. N Engl J Med. 1997;336;243.

案例 67-3，问题 3：可进行什么检查以获得 J. T. 的病原学诊断？

J. T. 的 PSI 得分如下：45 岁女性[35 分（年龄 45 分−女性 10 分）]、呼吸频率 >30 次/min（20 分）、心率 >125 次/min（20 分）、体温 >40℃（15 分）、红细胞比容 <30%（10 分）、精神状态改变（20 分）。J. T. 总分合计 120 分，死亡风险 Ⅳ 级，30 日死亡率为 9.3%~27%。她应当接受入院治疗，可能需要入住 ICU。根据 CURB-65 评分，J. T. 得分为 3 分（30 日死亡率为 9.2%），鉴于她有尿毒症、意识障碍和呼吸频率加快，因此应当收入 ICU 治疗。

门诊患者可选择性地进行病原学诊断检查。然而 IDSA/ATS 指南建议 CAP 住院患者应尝试进行病原学诊断检查[32]。通过痰或气管内吸引物进行病原学检查可指导经验性治疗，除了检出罕见和常见病原体外，对肺炎聚集暴发也有意义。

对于重症 CAP 可进行肺炎球菌和嗜肺军团菌血清 1 型的尿抗原检测。研究表明这 2 个检测的敏感性 >80%，特异性 >90%，而且具有即使在抗生素使用后也可检出病原体的优点。

IDSA/ATS 指南建议在传统"流感季节"及流感暴发期进行流感病毒的检测[32]。流感检测应当采用逆转录聚合酶链反应（reverse transcriptase polymerase chain reaction，RT-PCR）的方法，在所有方法中敏感性和特异性最高，且在 4~6 小时内可快速获得结果[38]。也可采用快速流感抗原检测试验，但其敏感性和特异性都较低，因此对于报告阴性结果的患者建议进行 RT-PCR 复查。在流感流行季节应当常规进行呼吸道标本标准细胞培养以分离病毒。

案例 67-3,问题 4: J. T. 最可能的病原体是什么?

表 67-3 总结了 CAP 的主要病原体。无论流行病学因素和疾病严重程度如何,CAP 最常分离得到的细菌病原体是肺炎链球菌,世界范围内统计约占 27%[32]。肺炎链球菌有 2 种生存机制[39]。第一种是非侵入型肺炎链球菌利用表面黏附、免疫逃避和分泌防御等机制长期留驻于鼻咽腔内。当宿主处于免疫功能低下等抵抗力减弱的状态时,低致病力的定植菌株就可引起侵袭性疾病。第二种生存机制依赖于有效的人与人之间的传播,以及侵袭性菌株所致的

表 67-3

社区获得性肺炎常见病原体

门诊	住院,非 ICU	住院,ICU
肺炎链球菌	肺炎链球菌	肺炎链球菌
肺炎支原体	肺炎支原体	金黄色葡萄球菌
流感嗜血杆菌	肺炎衣原体	军团菌
肺炎衣原体	金黄色葡萄球菌	革兰氏阴性杆菌
呼吸道病毒[a]	流感嗜血杆菌	流感嗜血杆菌
	军团菌	
	呼吸道病毒[a]	

[a] 甲型和乙型流感病毒、腺病毒、呼吸道合胞病毒和副流感病毒。

来源: Mandell LA et al. Infectious Diseases Society of America/American Thoracic Society consensus guidelines on the management of community-acquired pneumonia in adults. *Clin Infect Dis.* 2007;44(Suppl 2):S27.

快速起病。罹患侵袭性肺炎链球菌疾病的危险因素包括:年龄小于 2 岁或大于 64 岁、无脾脏、酗酒、糖尿病、先前曾患流感、体液免疫缺陷和 HIV 感染[40]。其他相关性较小的危险因素包括:贫穷和聚居、吸烟、慢性肺部疾病、严重的肝脏疾病、近期使用过抗菌药物以及长期使用质子泵抑制剂。

随着 2000 年首个肺炎球菌结合疫苗(PVC7)及 2010 年其升级版 PVC13 的上市,侵袭性肺炎链球菌疾病的发生率和任何原因引起的肺炎的发生率已经显著下降。但这些疫苗并未使高危儿童患者的肺炎发生率显著下降,尤其是年龄小于 5 岁伴有中重度哮喘的患儿,或者哮喘伴有以下一个或几个并发症的患儿,包括:心脏疾病、肺部疾病、糖尿病或神经肌肉疾病[40]。新上市的 23 价肺炎球菌多糖疫苗(pneumococcal polysaccharide vaccine,PPSV23)在高危人群中的作用尚待证实。

嗜肺军团菌、肺炎衣原体和肺炎支原体等非典型病原体引起的肺炎世界范围内统计约占 25%[41]。然而由于混合感染,非典型病原体在 CAP 病程中检出率或许可达 60%[42]。当患者罹患的 CAP 是合并非典型病原体的混合感染时,通常病情更加复杂、病程更长。几项研究表明,覆盖非典型病原体的抗菌药物治疗方案与未覆盖的方案相比,前者生存率更高[43-47]。大多数军团菌病是由嗜肺军团菌血清 1 型引起,占 CAP 的 2%~7%[42]。在住院患者中,由嗜肺军团菌引起的 CAP 会更加严重,其临床表现可能包括:高热、干咳、低钠血症、乳酸脱氢酶升高和血小板计数降低[48,49]。

表 67-4 列出了与流行病学因素相关的 CAP 病原体[32]。该表着重表明了全面回顾患者既往病史的重要性,这可以帮助医生在制定方案时明确方向。具有另外一些危险因素的患者可能会被分类至 HCAP,这些因素包括:长期口服 ≥10mg 泼尼松/d 的激素或免疫抑制,以及经常使用抗菌药物,该类患者需要更加广谱的抗菌治疗方案[49]。

表 67-4

社区获得性肺炎:基础状况和常见病原体

基础状况	常见病原体
酒精中毒	口腔厌氧菌、肺炎克雷伯菌、不动杆菌属、结核分枝杆菌
COPD 或吸烟	铜绿假单胞菌、嗜肺军团菌
吸入	革兰氏阴性肠道细菌、口腔厌氧菌
肺脓肿	CA-MRSA、口腔厌氧菌、地方性肺真菌病、结核分枝杆菌、非典型分枝杆菌
接触蝙蝠或鸟粪	荚膜组织胞浆菌
接触鸟	鹦鹉热衣原体(如接触家禽:禽流感)
接触兔	土拉弗朗西斯菌
接触农场动物或分娩的猫	贝氏柯克斯体(Q 热)
HIV 感染(早期)	结核分枝杆菌
HIV 感染(晚期)	结核分枝杆菌、耶氏肺孢菌、隐球菌属、组织胞浆菌属、曲霉菌属、非典型分枝杆菌(尤其是堪萨斯分枝杆菌)、铜绿假单胞菌

表 67-4

社区获得性肺炎:基础状况和常见病原体(续)

基础状况	常见病原体
2 周前入住酒店或游轮	军团菌
旅游或居住在美国西南部	球孢子菌属、汉坦病毒
旅游或居住在东南亚和东亚	鼻疽杆菌、禽流感、SARS
咳嗽>2 周伴喘息或咳嗽后呕吐	百日咳杆菌
结构性肺疾病(例如,支气管扩张)	铜绿假单胞菌、洋葱伯克霍尔德菌、金黄色葡萄球菌
注射吸毒	金黄色葡萄球菌、厌氧菌、结核分枝杆菌
支气管阻塞	厌氧菌、金黄色葡萄球菌
生物恐怖主义	炭疽杆菌(炭疽)、鼠疫耶尔森菌(鼠疫)、土拉弗朗西斯菌(兔热病)

CA-MRSA,社区获得性耐甲氧西林金黄色葡萄球菌;COPD,慢性阻塞性肺疾病;HIV,人类免疫缺陷病毒;SARS,严重急性呼吸综合征

来源:Mandell LA et al. Infectious Diseases Society of America/American Thoracic Society consensus guidelines on the management of community-acquired pneumonia in adults. *Clin Infect Dis.* 2007;44(Suppl 2):S27.

金黄色葡萄球菌被认为是引起医院获得性肺炎的 1 个主要致病菌。然而,它对于 CAP 的意义尚不清楚。通常来说,它并非 CAP 的常见致病菌(约占所有病例 2.5%),但在流感和肺脓肿的 CAP 患者中很有可能出现[32,50]。CA-MRSA 与典型的院内获得性菌株存在显著差异。这些差异体现在 CA-MRSA 对克林霉素、多西环素等非 β-内酰胺类抗生素敏感;另外杀白细胞素等毒素可引起 CA-MRSA 的临床综合征,表现为:坏死性的影像学表现、脓胸、咯血和严重的低氧血症[51]。可产生毒素的菌株部分是甲氧西林敏感金黄色葡萄球菌(methicillin-sensitive *S. aureus*, MSSA)[52]。感染 MRSA 和 MSSA 的 CAP 患者预后都很差,住院时间延长,死亡率接近 25%[53]。

2009 年 H1N1 引起甲型流感大暴发,该事件表明呼吸道病毒已经成为 CAP 的主要病原体之一。呼吸道病毒可以是 CAP 的主要致病原,也可以是导致患者对细菌(11%~15%)等其他病原体易感的主要因素。使用现代核酸扩增检测,病毒性 CAP 发病率为 19%~32%[54-56]。引起 CAP 的呼吸道病毒包括甲型和乙型流感病毒、呼吸道合胞病毒、鼻病毒、副流感病毒、腺病毒、人偏肺病毒和冠状病毒。在病毒与细菌混合感染的患者中,最常见是肺炎链球菌、金黄色葡萄球菌和非典型病原体。

引起 J. T. 的 CAP 可能的病原体包括肺炎链球菌、肺炎支原体、肺炎衣原体、金黄色葡萄球菌、流感嗜血杆菌、军团菌和呼吸道病毒。

抗菌药物治疗

案例 67-3,问题 5:J. T. 的初始治疗应选用何种抗菌药物?

图 67-1 给出了 CAP 患者治疗路径图,基于患者治疗场所和疾病严重程度推荐相应的抗菌药物治疗方案。抗菌药物延迟治疗将导致 CAP 住院时间延长和生存率降低,因此必须进行快速正确的诊断[57,58]。最新的 IDSA/ATS CAP 指南推荐应在急诊给予第 1 剂抗菌药物,以避免因办理入院手续而导致治疗延迟[32]。

所有患者经验性方案应当覆盖肺炎链球菌和非典型病原体。初始治疗方案的选择应考虑患者的合并症或流行病学因素,包括被耐药病原体感染的可能性。表 67-5 列出了感染 DRSP 的相关危险因素。

阿奇霉素、克拉霉素等大环内酯类药物及多西环素是非复杂性 CAP 门诊患者单药治疗时的首选药物,与 β-内酰胺类药物联合使用治疗复杂性 CAP 门诊患者或住院患者[32]。对于住院患者不能单药使用大环内酯类药物,因为分离得到的肺炎链球菌有将近 30%耐药[59]。大环内酯类耐药机制包括:由 *erm*(B)调节的核糖体修饰,由 *mef*(A)控制的外排泵,或两者兼而有之。

有合并症的患者、过去 3 个月内使用过抗菌药物的患者、有 DRSP 危险因素的患者或者居住在 DRSP 高发区域的患者均应接受大环内酯类与 β-内酰胺类联合治疗方案,或者单药使用呼吸喹诺酮类(如左氧氟沙星、莫西沙星和吉米沙星)[32]。首选的 β-内酰胺类药物包括大剂量阿莫西林(1g 口服,每日 3 次)、阿莫西林/克拉维酸(2g 口服,每日 2 次)或者头孢曲松(每日 1~2g 静脉注射)。细菌通过改变 1 个或多个青霉素结合蛋白从而对 β-内酰胺类抗生素产生耐药性,青霉素结合蛋白在细菌细胞壁形成中发挥作用[60]。耐药菌株的青霉素结合蛋白改变使所有 β-内酰胺类抗生素与其亲和力降低,从而需要更高的药物浓度与之结合并抑制其活性。因此治疗 CAP 时选择合适剂量的 β-内酰胺类抗生素可减少耐药性和提高临床疗效[61,62]。对于青霉素过敏的 CAP 患者首选氟喹诺酮类药物。氟喹诺酮类耐药机制包括:DNA 旋转酶 *gyrA* 突变、拓扑异构酶Ⅳ *parC* 和 *parE* 突变以及外排泵,其耐药性上升主要是由于该类药物广泛使用所致,然而所有的

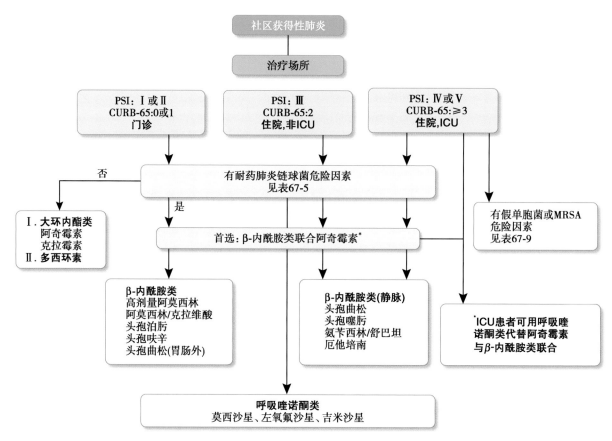

图 67-1　社区获得性肺炎患者经验性抗菌药物治疗方案。CURB-65,意识障碍、血尿素氮、呼吸频率、血压和年龄≥
65 岁;IV,静脉注射;MRSA,耐甲氧西林金黄色葡萄球菌;PSI,肺炎严重指数

肺炎链球菌对其耐药率都较低[63]。已有证据显示,ID-SA/ATS 指南推荐的 CAP 住院患者抗菌药物治疗方案可以改善患者预后,包括:达到临床稳态的时间缩短、静脉给药的总天数缩短、住院天数缩短、同时住院期间的生存率增加[64,65]。

表 67-5

β-内酰胺类抗生素耐药肺炎链球菌的危险因素

年龄<2 岁或>65 岁

前 3 个月内使用过 β-内酰胺类抗生素(同时存在 HCAP
相关病原感染的风险)

酗酒

有合并症

患有免疫抑制性疾病或接受免疫抑制治疗(同时存在
HCAP 相关病原感染的风险)

与日托中心儿童有接触

HCAP,卫生保健相关肺炎。

来源:Mandell LA et al. Infectious Diseases Society of America/
American Thoracic Society consensus guidelines on the management of
community-acquired pneumonia in adults. *Clin Infect Dis.* 2007;44(Suppl
2):S27.

J. T. 在急诊留取呼吸道标本及血培养标本后就应当立即开始抗菌药物治疗。她没有罹患肠杆菌科细菌或铜绿假单胞菌感染的危险因素;因此初始经验治疗方案应当选择静脉给予 β-内酰胺类抗生素(如头孢曲松)联合大环内酯类(如阿奇霉素)。鉴于 J. T. 最近刚从监狱释放且有严重低氧血症,尽管她的其他临床表现并不相符,也必须考虑 CA-MRSA 感染的可能。

案例 67-3,问题 6:J. T. 的疗程应当多久?

CAP 明确的疗程尚未确定。治疗过程存在显著差异,且这种差异与 CAP 严重程度无关[66]。IDSA/ATS 指南推荐疗程至少 5 日,且患者体温正常 48～72 小时方可停药。此外如果患者临床情况不稳定也不可停药,情况不稳定指有以下 2 个或更多个相关症状,包括:体温>37.8℃、心率>100 次/min、呼吸频率>24 次/min、收缩压<90mmHg、动脉血氧饱和度<90%、呼吸空气时 PaO$_2$<60mmHg、无法正常经口进食,或精神状态异常。证据表明>7 日的长疗程与 3～7 日的短疗程相比并未显示更加有效[67]。

对感染生物标志物进行连续监测或许可以指导抗菌药物疗程。降钙素原(procalcitonin,PCT)是降钙素前体,在感染、创伤和烧伤时会升高,研究表明与常规监测相比监测 PCT 下降可以显著缩短抗菌药物总疗程,提示 PCT 水平下降或许可作为患者已经获得充分治疗的有效指标[68]。

案例 67-4

问题1：F. E. ,56 岁,男性。主诉发热、寒战、恶心呕吐持续7日前来急诊。最近4日感觉气促且伴有咳嗽、咳白色痰。患者在症状初起的大约2日前曾去探访家人,他的两个亲戚患有未确定的病毒感染。初步检查结果：警觉与定向评分3(患者知道自己是谁,知道自己在哪里,知道日期和时间),但在评估过程中睡着,按压脉搏可感觉到有力的毛细血管再充盈,双肺呼吸音低,无外周水肿。既往史有高血压和糖尿病。患者报告对青霉素过敏,曾发生皮疹。居家用药包括阿司匹林 81mg/d、氢氯噻嗪 25mg/d、赖诺普利 20mg/d 和阿托伐他汀 40mg/d。个人史每周吸1包烟。在急诊时体温 38.9℃、心率 112 次/min、呼吸频率 22 次/min、血压 126/80mmHg、流量 2L/min 吸氧条件下血氧饱和度 93%。实验室检查结果如下：

白细胞计数：2 900/μl

红细胞比容：47.1%

血小板：129 000/μl

钠：127mmol/L

钾：4.6mmol/L

血尿素氮：7mg/dl

血肌酐：0.73mg/dl

血糖：117mg/dl

胸片表现为双侧肺间质浸润,RT-PCR 检查显示甲型流感病毒阳性。F. E. 罹患流感病毒感染最可能的原因是什么?

流感病毒通过感染者在易感人群附近咳嗽或打喷嚏就可传播[69]。通常流感的潜伏期为 1~4 日,从与流感患者接触到流感发作相隔时间大约是 3~4 日[70]。成年人在症状出现前到疾病发作 5~10 日内都具有传播流感病毒的能力[71];年幼儿童可在疾病发作前几日传播病毒,在出现症状后 10 日或更长时间内还具有感染性。病情严重的成年患者中流感病毒复制持续时间会延长,这些患者包括有合并症或接受激素治疗[72,73]。严重免疫功能低下的感染者传播病毒可达数周至数月[74,75]。

案例 67-4,问题2：F. E. 需要抗病毒治疗吗?

实验室确诊的流感病毒感染患者或高危疑似感染患者(表 67-6)无论是否住院,都应当在症状出现 48 小时内接受抗病毒治疗。症状未改善的高危患者或症状持续超过 48 小时需要住院的患者也应当接受抗病毒治疗。F. E. 属于后一种情况,因此应当接受针对甲型流感的治疗[38]。即使 CAP 疑似是由流感病毒引起,对于住院患者依旧推荐进行抗菌药物治疗,应当覆盖与流感相关的细菌病原体如肺炎链球菌、化脓性链球菌和包括 MRSA 在内的金黄色葡萄球菌[32]。

表 67-6

因流感会引起严重并发症的高危患者
年龄在 12~24 个月内未接种疫苗的婴儿
哮喘或其他慢性肺部疾病(如 COPD、囊性纤维化)患者
血流动力学明显不稳定的心脏病患者
患有免疫抑制性疾病或接受免疫抑制治疗的患者
HIV 感染患者
镰状细胞性贫血或其他血红蛋白病患者
需要长期、大剂量阿司匹林治疗的患者,如类风湿性关节炎患者
慢性肾功能不全患者
癌症患者
慢性代谢性疾病患者,如糖尿病患者
神经肌肉源性疾病患者、脑血管意外患者或癫痫患者
年龄≥65 岁
入住养老院或其他长期护理机构的任何年龄段的居住者

COPD,慢性阻塞性肺疾病;HIV,人类免疫缺陷病毒。

来源：Harper SA et al. Seasonal influenza in adults and children: diagnosis, treatment, chemoprophylaxis, and institutional outbreak management: clinical practice guidelines of the Infectious Diseases Society of America. Clin Infect Dis. 2009;48:1003.

抗病毒治疗

案例 67-4,问题 3：应当给予 F. E. 何种抗病毒药物?

抗病毒药物对流感病毒的敏感性变化非常迅速,可登录美国疾病预防控制中心网站(www. cdc. gov/flu)了解最新耐药信息。奥司他韦、扎那米韦等神经氨酸酶抑制剂是治疗流感病毒的一线推荐药物(表 67-7)[38]。该类药物抑制病毒细胞表面唾液酸残基的裂解,从而抑制病毒从被感染的细胞中释放。由于金刚烷胺、金刚乙胺等金刚烷类药物耐药性非常高,因此目前已不再推荐用于治疗流感。F. E. 可以口服奥司他韦 75mg,每日 2 次,也可以每 12 小时吸入扎那米韦 10mg。两种药物都需要使用 5 日。

应在流感症状发作后尽快使用神经氨酸酶抑制剂,最理想是在发病后 48 小时内使用,此时大部分的病毒复制正在进行。然而,对任何确诊流感患者或需要住院的疑似流感患者即使已经发病超过 96 小时,依旧推荐使用[76,77]。当患者病程延长时用药可能需要超过 5 日。

在治疗季节性流感时发现扎那米韦和奥司他韦的耐药性正在进展[78]。奥司他韦耐药是因为特定位点的突变导致神经氨酸酶中组氨酸取代了酪氨酸(H275Y)[79]。奥司他韦的耐药性可在开始用药后 1 周内发生,尤其出现在被 2009 H1N1 病毒感染的免疫缺陷患者中[80,81]。

表 67-7
已上市治疗流感的神经氨酸酶抑制剂品种比较

	奥司他韦	扎那米韦
抗病毒活性	甲型和乙型	甲型和乙型
给药途径	口服	口腔吸入
治疗剂量	成人：75mg PO bid 儿童≥12 个月：≤15kg：30mg PO bid 15～23kg：45mg PO bid 24～40kg：60mg PO bid ≥60kg：75mg PO bid	成人：2 吸（每吸 5mg）PO bid 儿童≥7 岁：2 吸（每吸 5mg）PO bid
不良反应	恶心、呕吐、腹痛	鼻部和咽喉不适、头痛、支气管痉挛

Bid，每日 2 次；PO，口服。
来源：Harper SA et al. Seasonal influenza in adults and children：diagnosis，treatment，chemoprophylaxis，and institutional outbreak management：clinical practice guidelines of the Infectious Diseases Society of America. *Clin Infect Dis*. 2009；48：1003.

医院获得性肺炎和呼吸机相关性肺炎

定义和发生率

尽管治疗和预防水平不断提高，医院获得性肺炎（hospital-acquired pneumonia，HAP）和呼吸机相关性肺炎（ventilator-associated pneumonia，VAP）的发病率与死亡率数据仍然需要高度重视。HAP 是入院 48 小时后发生的肺炎。VAP 是指患者经气管插管 48～72 小时后发生的肺炎。HCAP 在入院 48 小时内发生，患者有感染潜在耐药菌的风险，这些风险因素包括：最近 90 日内曾因感染住院治疗且住院时间超过 2 日，在养老院或长期护理机构中生活，最近 30 日内接受过静脉抗菌药物治疗、化疗或新发伤口护理，生活中与携带多重耐药病原菌的人密切接触和到医院或透析门诊定期接受血液透析[49]。

流行病学

在美国 HAP 是继泌尿系感染之后最常见的院内感染[49]。据一项前瞻性队列研究数据显示，约 7% 的 ICU 患者发生 HAP，其中有 75% 是 VAP[82]。1 项回顾性队列研究纳入 4 543 例培养结果阳性的肺炎住院患者，其中 HCAP 占 21.7%、HAP 占 18.4%、VAP 占 11%。HCAP 与 HAP 死亡率接近，分别为 19.8% 和 18.8%，两者显著低于 VAP 29.3% 的死亡率。平均住院时间 HAP 为 15.2±13.6 日，VAP 为 23±20.2 日[83]。

对 HAP 和 VAP 患者而言，发病时间是重要的流行病学影响因素和危险因素，提示可能的病原菌和患者预后。早发 HAP 和 VAP 在住院头 4 日内发生，通常预后较好，感染的病原菌多数为敏感菌。晚发 HAP 和 VAP 在住院 5 日及以后发生，病原菌更可能是多重耐药菌，发病率与死亡率与早发相比更高[49]。

发病机制

口咽部病原体通过呼吸进入下呼吸道，气管插管患者气管导管口的分泌物会渗入下呼吸道带入病原体[84,85]。侵入性医疗设备、被污染设备以及医护人员与患者之间相互转移的微生物是病原体的主要来源[86]。有观点认为胃肠道在细菌定植中发挥了重要作用，但此观点仍然存在许多争议[87]。

临床表现和诊断

HAP 和 VAP 根据影像学表现、临床症状以及初发感染时的医疗场所进行诊断。确诊需要患者影像学表现有新的浸润或原有浸润继续进展，同时具备以下 3 个临床症状中的 2 个：发热大于 38℃，白细胞减少或增多，脓痰。患者通常也会出现血氧饱和度下降，但该症状缺乏特异性，并不能决定患者是否需要经验性抗菌药物治疗[88]。

呼吸道培养标本包括气管内吸出物、支气管肺泡灌洗液和保护性毛刷获得的标本。血培养敏感性低，当出现阳性结果时需考虑是否存在肺外感染[89]。

治疗概述

IDSA/ATS 发布的 HAP 指南[49]提出，HAP 和 VAP 五大治疗原则如下：（a）如不能及时开始恰当的治疗，死亡率将会随之增加；（b）在不同医疗机构或同一个机构的不同治疗场所之间病原学特点可能有很大差异；（c）力求精确诊断避免抗菌药物过度使用；（d）应根据下呼吸道标本培养结果进行治疗方案调整，同时尽可能缩短疗程；（e）对于可控的危险因素应当采取相应预防措施。判断可能的感染病原体应当基于 HAP 发病时间、病情严重程度和潜在的危险因素。一般而言，非重症、无 MDR 危险因素的早发 HAP 可以采用单药治疗，可选药物包括：无抗假单胞菌活性的第三代头孢菌素或抗肺炎链球菌的氟喹诺酮类（表 67-8）。晚发或重症 HAP 治疗时应当联合具有抗铜绿假单胞菌活性的药物。治疗方案通常包括 1 种抗假单胞菌 β-内酰胺类药物，如头孢吡肟、亚胺培南、美罗培南、多利培南或哌拉西林/他唑巴坦，再加上 1 种氨基糖苷类药物或环丙沙星或左氧氟沙星。如果存在 MRSA 感染的危险因素或所在医疗机构 MRSA 检出率很高，应当加用万古霉素或利奈唑胺（表 67-9）[49]。

表 67-8

无 MDR 危险因素且发病时间<5 日的 HAP 和 VAP 经验治疗方案

可能的病原体	推荐治疗药物	剂量
肺炎链球菌[a]	头孢曲松	1~2g IV q24h
流感嗜血杆菌	或	
MSSA	左氧氟沙星	750mg IV q24h
敏感的肠道 GNB	或	
大肠杆菌	莫西沙星	400mg IV q24h
肺炎克雷伯菌	或	
肠杆菌属	厄他培南	1g IV q24h
变形杆菌属	或	
黏质沙雷菌	氨苄西林/舒巴坦	3g IV q6h

[a] 耐青霉素肺炎链球菌和多重耐药肺炎链球菌不断增加,因此左氧氟沙星或莫西沙星优于环丙沙星。

GNB,革兰氏阴性杆菌;IV,静脉注射;MSSA,甲氧西林敏感金黄色葡萄球菌。

来源:Management of Adults With Hospital-acquired and Ventilator-associated Pneumonia: 2016 Clinical Practice Guidelines by the Infectious Diseases Society of America and the American Thoracic Society. *Clin Inf Dis*. 2016;63;1-51

表 67-9

有 MDR 危险因素或晚发(发病时间≥5 日)的 HAP 和 VAP 经验治疗方案

可能的病原菌	推荐联合治疗方案[a]
MDR 病原菌 铜绿假单胞菌 产 ESBL 肺炎克雷伯菌[b] 不动杆菌属[b]	抗假单胞菌头孢菌素: 头孢吡肟 1~2g IV q8~12h 头孢他啶 2g IV q8h 或 抗假单胞菌碳青霉烯类: 亚胺培南/西司他汀 500mg IV q6h 或 1g IV q8h 多利培南 500mg IV q6~8h[c] 美罗培南 1g IV q8h 或 β-内酰胺类抗生素/β-内酰胺酶抑制剂复方: 哌拉西林/他唑巴坦 3.375~4.5g IV q8h(持续滴注超过 4 小时) **联合** 抗铜绿假单胞菌喹诺酮类: 环丙沙星 400mg IV q8h 或 左氧氟沙星 750mg IV q24h 或 氨基糖苷类: 阿米卡星 15~20mg/kg IV q24h[e] 庆大霉素 5~7mg/kg IV q24h[e] 妥布霉素 5~7mg/kg IV q24h[e]
MRSA[d]	**联合** 万古霉素 15mg/kg IV q12h 或 利奈唑胺 600mg q12h[f]
嗜肺军团菌[g]	阿奇霉素 500mg IV q24h

[a] 剂量是正常肝肾功能的成人剂量。

[b] 怀疑为产 ESBL 的菌株(如产 ESBL 肺炎克雷伯菌)或不动杆菌属,选择碳青霉烯类较为可靠。

[c] 研究报道的输注时间有 30 分钟~4 小时。

[d] 如果存在感染 MRSA 的危险因素或当地 MRSA 高发。

[e] 庆大霉素和妥布霉素谷浓度应<1μg/ml,庆大霉素谷浓度应<4~5μg/ml。

[f] 万古霉素谷浓度应为 15~20μg/ml。

[g] 怀疑为嗜肺军团菌,治疗方案应包括阿奇霉素等大环内酯类或环丙沙星、左氧氟沙星等氟喹诺酮类。

ESBL,超广谱 β-内酰胺酶;IV,静脉注射;MDR,多重耐药;MRSA,耐甲氧西林金黄色葡萄球菌。

来源:Management of Adults With Hospital-acquired and Ventilator-associated Pneumonia: 2016 Clinical Practice Guidelines by the Infectious Diseases Society of America and the American Thoracic Society. *Clin Inf Dis*. 2016;63;1-51.

微生物学

CAP 与 HAP/HCAP/VAP 在病原学上主要区别在于：HAP/HCAP/VAP 的病原菌包括革兰氏阴性菌、多重耐药（multidrug-resistant，MDR）病原菌和耐甲氧西林金黄色葡萄球菌（MRSA）。革兰氏阴性杆菌一般定植于未使用过广谱抗菌药物的罹患中重度急、慢性疾病的患者口咽部分泌物中[90]。因急症收治入院的患者会迅速发生革兰氏阴性菌定植。大约有 20% 的定植发生在入院第 1 日，随着住院时间延长和疾病严重程度加重定植不断增加。约 35% ~ 45% 的住院患者和 100% 的危重症患者在入院后 3~5 日内发生细菌定植[90,91]。

过去，50% ~ 70% 的 HAP 和 VAP 是革兰氏阴性菌感染[49,92-96]。然而目前革兰氏阳性菌呈不断上升趋势，40% 的 HAP 和 VAP 是金黄色葡萄球菌感染。与此形成鲜明对比的是 25% 或更少的 CAP 是金黄色葡萄球菌感染。铜绿假单胞菌依然是 HAP 和 VAP 中最常见的革兰氏阴性菌，约占总数的 20% ~ 25%[97]。在使用呼吸机的患者中不动杆菌属成为越来越常见革兰氏阴性菌。其他有特殊危险因素的病原菌包括军团菌和曲霉，前者与大剂量使用糖皮质激素有关或者当水供应系统或冷却系统有军团菌时引起疫情暴发[91,98]，后者与中性粒细胞减少或器官移植有关[99]。

MDR 所致肺炎的危险因素包括：过去 90 日内接受过抗菌药物治疗、已住院 5 日或更长时间、患有免疫抑制性疾病或接受免疫抑制治疗。在耐药菌高发的社区、医院或护理院等医疗机构中，初始治疗方案中应当覆盖 MDR 病原菌[100]。

案例 67-5

问题 1：M. L. ，71 岁，男性，因深静脉血栓入院。既往有慢性肾脏病（肌酐清除率 40ml/min）、GERD 和高血压，最近诊断出非小细胞肺癌但目前未接受化疗。M. L. 居家用药包括赖诺普利、法莫替丁、阿司匹林、甘精胰岛素、门冬胰岛素、噻托溴铵、氟替卡松/沙美特罗和按需使用的沙丁胺醇。M. L. 有哪些危险因素将导致其入院后发生 HAP？

HAP 危险因素包括插管和机械通气、吸入、患者体位、肠内营养、之前使用抗菌药物、使用 H_2 受体拮抗剂或质子泵抑制剂预防消化道出血、接受免疫抑制治疗、营养不良或血糖控制不佳。其他不可控的影响因素有年龄大于 70 岁和患有慢性肺部疾病。

引起肺炎的一个重要原因是口咽部有细菌定植，常见于酗酒、长期住院和之前使用过抗菌药物[49]。M. L. 具有几个因素可导致其口咽部有革兰氏阴性菌定植。除了本身的肺部疾病外，M. L. 的糖尿病使其免疫功能受损，年龄超过 70 岁，都使他容易发生呼吸道感染。法莫替丁、奥美拉唑等抑制胃酸生成的药物会增加口咽部细菌定植和肺炎发生的可能性[101-104]。

抗菌药物治疗

案例 67-5,问题 2：入院 3 日后，给予 M. L. 抗凝治疗预防深静脉血栓。体温 39.3℃。没有及时给予患者抗生素治疗，在接下去的 24 小时，呼吸功能明显下降需要气管插管（PaO_2/F_1O_2 250）。此外出现血常规白细胞计数升高（17 200/μl），核左移（未成熟白细胞，杆状核粒细胞占 18%），每日复查胸片提示有新的肺部浸润。医生打算立即给予抗菌药物治疗，在给药前送检痰培养。应当如何制定 M. L. 的抗菌药物治疗方案？

HAP 治疗不及时会增加死亡率，因此必须及时给予经验性治疗。需要强调的是，如果一开始选择的初始治疗方案是错误的，那么即使后续是根据病原学结果及时调整方案的，可能也无法降低额外的死亡风险[49]。为此，应了解当地细菌耐药情况和体外药敏试验结果，并尽可能及时更新这些信息，以便在初始经验性治疗方案制定时做出更恰当的选择。除选择适当的药物外，还要制定合理的给药方案以发挥药物最大疗效，改善临床预后、降低死亡率[49]。

HAP 治疗决策由临床表现和病原学结果两方面决定。通常在治疗 48 ~ 72 小时后临床情况开始改善。在此期间不应改变治疗方案，除非病情持续恶化或得到明确的病原学结果。

当培养结果是阴性，或已知送检标本被口腔菌群污染导致培养结果不能确定时，可根据患者对初始方案的临床反应来评估方案是否需要调整。如果初始治疗方案获得很好的临床疗效，则可以考虑缩窄抗菌谱覆盖最可能的病原体。

如果初始治疗方案临床疗效不佳，则应考虑以下问题：（a）初始方案是否没有覆盖可能的病原体？（b）抗菌药物剂量是否足够？（c）是否存在其他因素导致治疗失败？其他因素包括：肺部清除坏死组织和细胞碎片能力不足、肺脓肿或脓胸、严重低下的防御能力导致发生快速进展的致命性疾病。

需要注意的是，如果分离得到沙雷菌属、假单胞菌、吲哚变形杆菌、枸橼酸杆菌或肠杆菌属细菌，必须谨慎评估体外药敏报告提示的敏感结果，因为以上细菌往往具有可诱导的 β-内酰胺酶基因，通常可产生 I 型 β-内酰胺酶[105]。体外试验提示敏感的第三代头孢菌素和广谱青霉素在临床中治疗上述细菌时不一定有效。临床遇到的实际情况可能为，初始应用上述药物之后一开始有效，然而大约 1 周后病情开始恶化。因为 β-内酰胺类药物诱导细菌产生了 I 型 β-内酰胺酶，1 周后再送培养结果可能回报对第三代头孢菌素和广谱青霉素类耐药[105]。虽然头孢吡肟可能对以上菌株敏感，但在体外试验中发现接种从肺炎患者中获得的病原菌，如果接种量很大时可以产生足够的 β-内酰胺酶水解头孢吡肟[106]。由于常规的体外试验不能发现这种情况，因此建议在该类患者中谨慎使用[107]。治疗这些细菌可首选复方磺胺甲噁唑、氟喹诺酮类或碳青霉烯类[105]。不动杆菌属对许多常用抗菌药物耐药性逐渐增加，常常是 MDR 菌株,需要高达 24g/d 极高剂量的氨苄西林/舒巴坦或多黏菌素进行治疗[108,109]。

案例 67-5,问题 3: 开始抗感染治疗 72 小时后,微生物室痰培养结果回报有 MRSA 生长,大于 100 000 菌落/ml,万古霉素敏感。因此停用其他药物,仅使用万古霉素单药治疗。给予负荷剂量和维持剂量后,测定万古霉素谷浓度达 17~22μg/ml。然而,M. L. 仍然发热,胸片显示肺部浸润继续进展,并且出现急性肾衰竭需要透析治疗并调整万古霉素剂量。再次送检的气管分泌物培养依旧只培养到金黄色葡萄球菌,对万古霉素、复方磺胺噁唑、达托霉素和利奈唑胺敏感。M. L. 的抗菌药物治疗方案是否需要调整?

2011 年 IDSA 发布了第 1 版 MRSA 感染治疗指南[110]。2009 年 IDSA、美国卫生系统药师协会(American Society of Health-System Pharmacists,ASHP)和美国感染病学药师协会(Society of Infectious Diseases Pharmacists,SIDP)共同发布第 1 个万古霉素治疗药物监测指南[111]。下文中将对 2 个指南内容进行综合讨论。

治疗 MRSA 肺炎,指南推荐静脉给予万古霉素,或者口服或静脉给予利奈唑胺 600mg,每日 2 次,或者对于敏感菌株口服或静脉给予克林霉素 600mg,每日 3 次,根据感染程度不同推荐疗程为 7~21 日。由于达托霉素能够被肺泡表面活性物质灭活,治疗肺部感染无效,因此不用于治疗 MRSA 肺炎[110]。

万古霉素

对于肾功能正常患者,万古霉素静脉给药推荐剂量为 15~20mg/(kg·次),每 8~12 小时给药 1 次,按实际体重计算给药剂量,每次最大剂量不超过 2g。首次给药时可以考虑给予 25~30mg/kg 的负荷剂量。某些患者在滴注过程中可能会发生红人综合征的不良反应。为减轻此种反应可采取以下措施: 在大剂量给药时延长滴注时间至 2 小时,对曾发生过此种不良反应的患者在滴注前给予抗组胺药[110]。

指南建议治疗肺炎时,万古霉素谷浓度应达到 15~20μg/ml[110],因为出现了一些高 MIC 的 MRSA 分离菌株,需要提高血药浓度以获得更高的 AUC/MIC 的比值,保证临床疗效。同时也有假说认为,更高的谷浓度可有助于克服万古霉素较难进入上皮细胞衬液和呼吸道分泌物的缺点[111]。但值得注意的是,目前没有临床证据支持进一步提高万古霉素谷浓度可以获得更好的临床疗效[112]。

利奈唑胺

利奈唑胺在肺上皮细胞衬液中的浓度高于血浆中的浓度[113],在治疗 MRSA 肺炎时可作为除万古霉素外的另一选择。研究者对 2 项 HAP 前瞻性研究[114,115]进行回顾性分析后发现,罹患 MRSA 肺炎的患者随机分配到万古霉素组和利奈唑胺组,两者相比利奈唑胺组的治愈率更高、死亡率更低[116]。与此相反,1 项纳入 8 个随机对照临床试验的荟萃分析比较了糖肽类与利奈唑胺在治疗疑似 MRSA 肺炎中

的作用,结果显示并没有证据表明利奈唑胺优于糖肽类药物[117]。ZEPHyR 研究是随机双盲临床研究,比较利奈唑胺与万古霉素在 MRSA 院内获得性肺炎患者中作用。这是迄今为止在该领域进行的最大规模的临床研究,最终数据显示在临床结局方面利奈唑胺组在统计学上占优;然而其置信区间却提示两组几乎没有差别,而且利奈唑胺也仅仅是在确诊的院内 MASA 肺炎患者中占优[118]。凭以上研究结果很难在 MRSA 经验性治疗的初始方案中去除万古霉素。因此,利奈唑胺或万古霉素在治疗 MRSA 肺炎时哪种更好,依然没有定论。

M. L. 有感染 MDR 病原菌的风险(本次入院超过 5 日以上,且罹患免疫抑制性疾病),因此初始治疗方案应当给予万古霉素覆盖 MRSA,并且给予头孢吡肟联合庆大霉素或环丙沙星以治疗耐药革兰氏阴性菌(见表 67-9)。由于 M. L. 有慢性肾脏病,因此抗菌药物的剂量和给药频次应当根据肾功能进行调整。在获得病原学结果后,相应调整治疗方案。如果患者罹患非复杂性 HAP 或 VAP,接受正确的经验性治疗后取得满意的临床疗效,则推荐疗程 7~10 日[49]。然而,假如患者罹患铜绿假单胞菌或鲍曼不动杆菌等非发酵菌感染,则推荐 14 日或更长的疗程以预防复发[119]。应当对 M. L. 的临床疗效进行密切监测,以评价治疗方案是否有效。这些评价指标包括是否不再需要机械通气,体温是否下降,白细胞计数是否下降同时计数分类是否恢复正常比例。

尽管 M. L. 感染的 MRSA 对万古霉素敏感,且万古霉素谷浓度在要求范围内,但是由于 M. L. 存在持续发热的情况,因此需要考虑更换药物。尽管 MRSA 对达托霉素敏感,但是由于该药不能透过肺泡表面活性物质,因此不能用于治疗肺炎。由于患者需要透析,因此复方磺胺甲噁唑也不宜选择。此时,M. L. 应换用利奈唑胺。利奈唑胺可快速在肺部达到高浓度,且在急性肾衰患者可安全使用。该药可引起血小板减少和中性粒细胞减少。应当在用药前检测血小板和白细胞计数的基线值,治疗期间至少每 7 日复查 1 次。

其他可选药物

由于多西环素、克林霉素、复方磺胺甲噁唑对 MRSA 疗效不确定,因此目前的研究聚焦于新药。尽管替加环素对 MRSA 敏感,但在治疗包括 MRSA 肺炎在内的 HAP 时,临床预后与对照组相比更差[120]。特拉万星(telavancin)可以治疗革兰氏阳性菌引起的 HAP,当感染仅由金黄色葡萄球菌引起和万古霉素 MIC≥1μg/ml 时,特拉万星临床治愈率高于万古霉素。然而在混合感染患者中临床治愈率低于万古霉素。特拉万星使用后血肌酐升高的发生率更高;然而 FDA 还是于 2013 年批准当没有其他合适治疗方案时特拉万星可用于治疗 HAP[121]。

氨基糖苷类药物

在罹患革兰氏阴性菌肺炎的患者中,使用氨基糖苷类药物时进行个体化给药是必须的,因为其治疗结果(疗效和毒性)与血药浓度相关[122-125]。庆大霉素或妥布霉素 1 日

多次给药，输液结束后 1 小时测定患者血药峰浓度，能够达到 7μg/ml 以上的患者与那些血药浓度较低的患者相比获得成功治疗的比例更高。

氨基糖苷类是浓度依赖性杀菌药物。其杀灭病原体的速率、程度与药物峰浓度与 MIC 的比值呈正相关。体外实验表明，高浓度除了能获得最大杀菌活性外，还可以最大程度降低细菌耐药性的发展。有广泛的研究证实采用每日 1 次给药的方法可以最大程度降低氨基糖苷类的肾毒性。设对照组的临床试验证实，庆大霉素、妥布霉素和阿米卡星每日 1 次给药与传统的每 8 小时或每 12 小时给药 1 次相比，两者疗效相同。庆大霉素和妥布霉素每日 1 次给药时剂量为 5~7mg/（kg·d），阿米卡星为 15~20mg/（kg·d），传统方法给药时单次剂量较低。然而以上的临床试验中没有 1 项试验能够纳入足够数量的患者，以证明每日 1 次给药组肾毒性发生率降低。氨基糖苷类药物每日 1 次给药有以下优点：（a）与传统给药方法相比，肾毒性并未增加；（b）能保证首剂用药后可达到有效的血药峰浓度；（c）对于铜绿假单胞菌等较难治疗的病原菌，是仅有的既安全又有效的方法可以实现血药峰浓度与 MIC 的比值达到 10~20 的目标；（d）是一种更有效益的给药方法，每日给药总剂量更少、给药次数更少、血药浓度监测频率可以更少[49]。

尽管进行了氨基糖苷类的个体化给药，然而革兰氏阴性菌肺炎的发生率和死亡率仍然很高。这是因为成功的抗菌药物治疗取决于抗菌药物达到感染部位并保持抗菌活性的能力[125]。静脉给药 2~4 小时后，在支气管分泌物中测得氨基糖苷类浓度为 1~5μg/ml，为血药浓度的 30%~40%[126,127]。该浓度可能不足以抑制许多革兰氏阴性菌的生长，尤其是不能抑制假单胞菌属的生长。

最后，氨基糖苷类药物可与脓性渗出物和细胞碎片结合而导致自身灭活[128-130]。综上所述，氨基糖苷类穿透支气管分泌物能力弱，并且由于局部 pH 影响和与细胞碎片的结合使得氨基糖苷类在感染部位抗菌活性差。以上药物特点提示可能需要增加剂量，但同时也增加了患者发生耳毒性和肾毒性的风险。因此，除非没有更好的选择，否则应避免仅使用氨基糖苷类单药治疗肺炎。

治疗多重耐药病原体的吸入性药物

由于 MDR 革兰氏阴性菌引起的肺炎发生率越来越高，吸入性氨基糖苷类和多黏菌素产品再次引起关注。这两类药物全身给药时，两者肺渗透性不佳且都有肾毒性，多黏菌素还有神经毒性，氨基糖苷类还有耳毒性。然而雾化吸入给药可使肺部感染的区域局部达到很高浓度，且减少药物的全身暴露。研究表明在囊性纤维化患者中使用雾化吸入给药，预防和治疗假单胞菌感染均有效。因此在治疗 VAP 时，抗菌药物雾化吸入给药成为一种有吸引力的方法。IDSA/ATS 指南建议，MDR 病原菌感染患者在接受静脉治疗效果不佳时，或许可以考虑抗菌药物雾化吸入[49]。

几项研究评估了在治疗 VAP 时联合使用吸入抗菌药物的作用。一篇系统综述纳入了 16 个观察性研究和未设盲法的随机对照研究，使用雾化吸入多黏菌素 E 的患者细菌清除率更高（OR，1.61；95% CI，1.11~2.35）、临床疗效

更好（OR，1.57；95% CI，1.14~2.15），但是由于存在几项偏倚因此结论是作用有限[131]。另一篇系统综述纳入了 12 个观察性研究和部分设盲法的随机对照研究，结果显示在 VAP 患者中使用雾化吸入抗菌药物可获得一些益处，可以提高临床治愈率（RR，1.23；95% CI，1.05~1.43）[132]。但没有 1 个研究显示可以在患者死亡率、需要机械通气时间和入住 ICU 的时间方面获得益处。

治疗多重耐药病原体时改变抗菌药物给药方法

碳青霉烯类、头孢菌素类、广谱青霉素类或 β-内酰胺酶抑制剂都是时间依赖性抗菌药物，当游离药物浓度大于 MIC 的时间分别达到 30%~40%、50%~60% 和 60%~70% 时，可获得良好的杀菌效果。通过延长输注时间或采用连续输注可以增加游离药物浓度大于 MIC 的时间，理论上可以提高疗效[133]。

持续输注的方法在 20 世纪 70 年代末首次被采用，结果显示可提高临床治愈率[134]，但是直到最近大部分人放弃了这种方法，因为担心药物稳定性、相容性等问题，同时患者静脉通路有限也不适合连续输注。同一时期发展的延长输注的方法引起的担忧较少。延长输注给药方案可由蒙特卡洛模拟提供证据支持，蒙特卡洛模拟是一种数学建模方法，可以估计在一定 MIC 值范围内，给药方案对特定 MIC 值病原菌达到治疗目标的概率。

使用蒙特卡洛模拟对头孢吡肟治疗 VAP 进行评估。MIC 为 1μg/ml 时，所有给药方案达到治疗目标的概率均大于 90%。然而，当 MIC 上升至 8μg/ml 时，比较 3 种给药方案：方案 1 为头孢吡肟 1~2g，每 8 小时 1 次，输注 30 分钟；方案 2 为 2g，每 12 小时 1 次，输注 30 分钟；方案 3 为 2g，每 8 小时 1 次，输注 3 小时，只有方案 3 的概率可达 90%。方案评估的目标人群是肾功能正常患者，肌酐清除率为 50~120ml/min[135]。

有研究比较哌拉西林/他唑巴坦治疗铜绿假单胞菌感染时，采用间歇给药与持续输注之间的区别。Lodise 等[136] 回顾性比较了间歇给药方案（3.375g，每 6 小时 1 次，每次滴注超过 30 分钟）与持续输注方案（3.375g，每 8 小时 1 次，每次滴注超过 4 小时）。结果显示接受持续输注方案的患者有更短的住院时间（21 日 vs 38 日；P=0.02），在急性生理学和慢性健康状况评价 II 评分（Acute Physiological and Chronic Health Evaluation-II scores，APACHE II）大于 17 分的患者中接受持续输注方案者有更低的 14 日死亡率（12.2% vs 31.6%；P=0.04）[136]。

呼吸机相关性肺炎预防

患者在 ICU 罹患肺炎的巨大风险促使各科采取积极方法进行预防[137]。最重要的方法包括：患者采取半卧位以减少误吸的危险、采取包括洗手在内的各种感控手段预防病原菌在患者之间的传播及对 ICU 感染进行重点监控[138]。

有几个预防 VAP 的方法存在争议，包括选择性消化道去污染（selective decontamination of the digestive tract，SDD）、选择性口腔去污染（selective oral decontamination，SOD）和口腔黏膜使用局部用抗菌药物。以上 3 种方法都基于 1 个

理论即上呼吸道细菌定植引起 VAP。由于消化道菌群在定植中发挥重要作用,因此对各种清洁方法进行了研究。SDD 包括局部与全身用药的联合:胃部或口咽部局部使用妥布霉素和多黏菌素 E,偶尔加用两性霉素 B,每日 4 次;静脉输注环丙沙星或第二代头孢菌素。SOD 除无需使用静脉药物外,其口咽部局部用药与 SDD 相似。

传统上欧洲国家广泛使用 SDD 与 SOD,美国以外的绝大部分文献显示几千例患者使用这些方法后获得益处。2009 年 De Smet 等[139] 在机械通气患者中开展了一项大型的交叉研究,将标准的综合通气护理方法与 SDD 或 SOD 方法的效果进行比较,发现后 2 种方法的 28 日死亡率下降且有统计学意义,SDD 组患者 OR 值为 0.83(95% CI 0.72 ~ 0.97),SOD 组患者 OR 值为 0.86(95% CI 0.74 ~ 0.99)[139]。

2015 年 Roquilly 等[140] 进行了一项关于采用 VAP 预防策略以降低死亡率的大型 meta 分析的研究。研究纳入了157 个随机临床试验超过 37 000 名患者。结果显示干预组总体死亡率下降 5%,但是进一步进行亚组分析发现,与对照组相比仅有 SDD 组能够显著降低患者死亡率,RR 值为0.84(95% CI 0.76 ~ 0.96)[140]。尽管有压倒性的证据支持SDD 方法,但是北美医生的主流观点依然对这种方法持有担忧,他们担心采用 SDD 方法将会广泛使用抗菌药物从而增加细菌耐药性与艰难梭菌的感染,尤其是美国细菌耐药流行程度远远超过北欧[141]。

（林佳媛 译,张亮 校,杨帆 审）

参考文献

1. Albert RH. Diagnosis and treatment of acute bronchitis. *Am Fam Physician*. 2010;82:1345.
2. Wenzel RP, Fowler AA 3rd. Clinical practice. Acute bronchitis. *N Engl J Med*. 2006;355:2125.
3. Braman SS. Chronic cough due to acute bronchitis: ACCP evidence-based practice guidelines. *Chest*. 2006;129(1, Suppl):103S.
4. National Ambulatory Medical Care Survey and National Hospital Ambulatory Medical Care Survey: 2009–2010 Combined Year Tables. http://www.cdc.gov/nchs/data/ahcd/combined_tables/2009-2010_combined_web_table01.pdf.
5. Clark TW et al. Adults hospitalized with acute respiratory illness rarely have detectable bacteria in the absence of COPD or pneumonia; viral infection predominates in a large prospective UK sample. *J Infect*. 2014;69:507.
6. Snow V et al. Principles of appropriate antibiotic use for treatment of acute bronchitis in adults. *Ann Intern Med*. 2001;134:518.
7. Gonzales R et al. Principles of appropriate antibiotic use for treatment of acute respiratory tract infections in adults: background. *Ann Intern Med*. 2001;134:521.
8. Smith SM et al. Antibiotics for acute bronchitis. *Cochrane Database Syst Rev*. 2014;(3):CD000245.
9. Tan T et al. Antibiotic prescribing for self-limiting respiratory tract infections in primary care: summary of NICE guidance. *BMJ*. 2008;337:a437.
10. Barnett ML, Linder JA. Antibiotic prescribing for adults with acute bronchitis in the United States, 1996–2010. *JAMA*. 2014;311:2020.
11. Smith SM et al. Over-the-counter (OTC) medications for acute cough in children and adults in community settings. *Cochrane Database Syst Rev*. 2014;(11):CD001831.
12. Becker LA et al. Beta2-agonists for acute bronchitis. *Cochrane Database Syst Rev*. 2011;(7):CD001726.
13. Schuetz P et al. Procalcitonin to initiate or discontinue antibiotics in acute respiratory tract infections. *Cochrane Database Syst Rev*. 2012;(9): CD007498.
14. Pfister R et al. Procalcitonin for diagnosis of bacterial pneumonia in critically ill patients during 2009 H1N1 influenza pandemic: a prospective cohort study, systematic review, and individual patient data meta-analysis. *Crit Care*. 2014;18:R44.
15. El-Gohary M et al. Corticosteroids for acute and subacute cough following respiratory tract infection: a systemic review. *Fam Pract*. 2013;30:492
16. From the Global Strategy for the Diagnosis, Management and Prevention of COPD, Global Initiative for Chronic Lung Disease (GOLD) 2017. Available from: http://goldcopd.org. Accessed June 17, 2017.
17. Criner GJ et al. Prevention of acute exacerbation of COPD. American College of Chest Physicians and Canadian Thoracic Society Guideline. *Chest*. 2015;147:883.
18. Quon BS et al. Contemporary management of acute exacerbations of COPD: a systemic review and metaanalysis. *Chest*. 2008;133:756.
19. Sethi S. Infectious etiology of acute exacerbation of chronic bronchitis. *Chest*. 2000;117(5, Suppl 2):380S.
20. Sethi S, Murphy TF. Infection in the pathogenesis and course of chronic obstructive pulmonary disease. *N Engl J Med*. 2008;359:2355.
21. Rosell A et al. Microbiologic determinants of exacerbation in chronic obstructive pulmonary disease. *Arch Intern Med*. 2005;165:891.
22. Soler N et al. Bronchoscopic validation of the significance of sputum purulence in severe exacerbations of chronic obstructive pulmonary disease. *Thorax*. 2007;62:29.
23. Anthonisen NR et al. Antibiotic therapy in exacerbations of chronic obstructive pulmonary disease. *Ann Intern Med*. 1987;106:196.
24. Vollenweider DJ et al. Antibiotics for exacerbations of chronic obstructive pulmonary disease. *Cochrane Database Syst Rev*. 2012;(12):CD010257.
25. Walters JA et al. Systemic corticosteroids for acute exacerbations of chronic obstructive pulmonary disease. *Cochrane Database Syst Rev*. 2014;(9):CD001288.
26. Walters JA et al. Different durations of corticosteroid therapy for exacerbations of chronic obstructive pulmonary disease. *Cochrane Database Syst Rev*. 2014;(12):CD006897.
27. Rutschmann OT et al. Should pulmonary embolism be suspected in exacerbation of chronic obstructive pulmonary disease? *Thorax*. 2007;62:121.
28. Jain S et al. Community-acquired pneumonia requiring hospitalization among U.S. adults. *N Engl J Med*. 2015;373(5):415–427. DOI: 10.1056/NEJMoa1500245
29. Jain S et al. Community-acquired pneumonia requiring hospitalization among U.S. children. *N Engl J Med*. 2015;373(9):835–845.
30. Yu H et al. Clinical and economic burden of community-acquired pneumonia in the Medicare fee-for-service population. *J Am Geriatr Soc*. 2012;60(11):2137–2143.
31. Corrales-Medina VF et al. Cardiac complications in patients with community-acquired pneumonia: a systematic review and meta-analysis of observational studies. *PLoS Med*. 2011;8(6):e1001048.
32. Mandell LA et al. Infectious Diseases Society of America/American Thoracic Society consensus guidelines on the management of community-acquired pneumonia in adults. *Clin Infect Dis*. 2007;44(Suppl 2):S27.
33. Halm EA, Teirstein AS. Clinical practice. Management of community-acquired pneumonia. *N Engl J Med*. 2002;347:2039.
34. Laterre PF et al. Severe community-acquired pneumonia as a cause of severe sepsis: data from the PROWESS study. *Crit Care Med*. 2005;33:952.
35. Fine MJ et al. A prediction rule to identify low-risk patients with community-acquired pneumonia. *N Engl J Med*. 1997;336:243.
36. Lim WS et al. Defining community acquired pneumonia severity on presentation to hospital: an international derivation and validation study. *Thorax*. 2003;58:377.
37. Aujesky D et al. Prospective comparison of three validated prediction rules for prognosis in community-acquired pneumonia. *Am J Med*. 2005;118:384.
38. Harper SA et al. Seasonal influenza in adults and children: diagnosis, treatment, chemoprophylaxis, and institutional outbreak management: clinical practice guidelines of the Infectious Diseases Society of America. *Clin Infect Dis*. 2009;48:1003.
39. Kadioglu A et al. The role of *Streptococcus pneumoniae* virulence factors in host respiratory colonization and disease. *Nat Rev Microbiol*. 2008;6:288.
40. van der Poll T, Opal SM. Pathogenesis, treatment, and prevention of pneumococcal pneumonia. *Lancet*. 2009;374:1543.
41. Pelton SI et al. Risk of pneumococcal disease in children with chronic medical conditions in the era of pneumococcal conjugate vaccine. *Clin Infect Dis*. 2014;59(5):615–623.
42. Arnold FW et al. A worldwide perspective of atypical pathogens in community-acquired pneumonia. *Am J Respir Crit Care Med*. 2007;175(10):1086–1093.
43. Lieberman D et al. Multiple pathogens in adult patients admitted with community-acquired pneumonia: a one year prospective study of 346 consecutive patients. *Thorax*. 1996;51:179.
44. Tessmer A et al. Impact of intravenous β-lactam/macrolide versus β-lactam monotherapy on mortality in hospitalized patients with community-acquired pneumonia. *J Antimicrob Chemother*. 2009;63:1025.
45. Martin-Loeches I et al. Combination antibiotic therapy with macrolides im-

proves survival in intubated patients with community-acquired pneumonia. *Intensive Care Med*. 2010;36:612.

46. Dudas V et al. Antimicrobial selection for hospitalized patients with presumed community-acquired pneumonia: a survey of nonteaching US community hospitals. *Ann Pharmacother*. 2000;34:446.

47. Restrepo MI et al. Impact of macrolide therapy on mortality for patients with severe sepsis due to pneumonia. *Eur Respir J*. 2009;33:153.

48. Fiumefreddo R et al. Clinical predictors for Legionella in patients presenting with community-acquired pneumonia to the emergency department. *BMC Pulm Med*. 2009;9:4.

49. Management of Adults With Hospital-acquired and Ventilator-associated Pneumonia: 2016 Clinical Practice Guidelines by the Infectious Diseases Society of America and the American Thoracic Society. *Clin Inf Dis*. 2016;63;1–51.

50. Hageman JC et al. Severe community-acquired pneumonia due to Staphylococcus aureus, 2003–04 influenza season. *Emerg Infect Dis*. 2006;12:894.

51. Gillet Y et al. Association between *Staphylococcus aureus* strains carrying gene for Panton-Valentine leukocidin and highly lethal necrotising pneumonia in young immunocompetent patients. *Lancet*. 2002;359:753.

52. Rasigade JP et al. Global distribution and evolution of Panton-Valentine leukocidin-positive methicillin-susceptible *Staphylococcus aureus*, 1981–2007. *J Infect Dis*. 2010;201:1589.

53. Taneja C et al. Clinical and economic outcomes in patients with community-acquired *Staphylococcus aureus* pneumonia. *J Hosp Med*. 2010;5:528.

54. Jennings LC et al. Incidence and characteristics of viral community-acquired pneumonia in adults. *Thorax*. 2008;63:42.

55. Johnstone J et al. Viral infection in adults hospitalized with community-acquired pneumonia: prevalence, pathogens, and presentation. *Chest*. 2008;134:1141.

56. Lieberman D et al. Respiratory viruses in adults with community-acquired pneumonia. *Chest*. 2010;138:811.

57. Meehan TP et al. Quality of care, process, and outcomes in elderly patients with pneumonia. *JAMA*. 1997;278:2080.

58. Houck PM et al. Timing of antibiotic administration and outcomes for Medicare patients hospitalized with community-acquired pneumonia. *Arch Intern Med*. 2004;164:637.

59. Farrell DJ et al. Distribution and antibacterial susceptibility of macrolide resistance genotypes in *Streptococcus pneumoniae*: PROTEKT Year 5 (2003–2004). *Int J Antimicrob Agents*. 2008;31:245.

60. Hakenbeck R et al. Penicillin-binding proteins in beta-lactam-resistant *Streptococcus pneumoniae*. *Microb Drug Resist*. 1999;5:91.

61. Pallares R et al. The effect of cephalosporin resistance on mortality in adult patients with nonmeningeal systemic pneumococcal infections. *Am J Med*. 2002;113:120.

62. Yu VL et al. An international prospective study of pneumococcal bacteremia: correlation with in vitro resistance, antibiotics administered, and clinical outcome. *Clin Infect Dis*. 2003;37:230.

63. Lynch JP 3rd, Zhanel GG. Escalation of antimicrobial resistance among *Streptococcus pneumoniae*: implications for therapy. *Semin Respir Crit Care Med*. 2005;26:575.

64. Arnold FW et al. Improving outcomes in elderly patients with community-acquired pneumonia by adhering to national guidelines: Community-Acquired Pneumonia Organization International cohort study results. *Arch Intern Med*. 2009;169:1515.

65. McCabe C et al. Guideline-concordant therapy and reduced mortality and length of stay in adults with community-acquired pneumonia: playing by the rules. *Arch Intern Med*. 2009;169:1525.

66. Aliberti S et al. Duration of antibiotic therapy in hospitalised patients with community-acquired pneumonia. *Eur Respir J*. 2010;36:128.

67. Li JZ et al. Efficacy of short-course antibiotic regimens for community-acquired pneumonia: a meta-analysis. *Am J Med*. 2007;120(9):783–790.

68. Christ-Crain M et al. Procalcitonin guidance of antibiotic therapy in community-acquired pneumonia: a randomized trial. *Am J Respir Crit Care Med*. 2006;174:84.

69. Brankston G et al. Transmission of influenza A in human beings. *Lancet Infect Dis*. 2007;7:257.

70. Cowling BJ et al. Comparative epidemiology of pandemic and seasonal influenza A in households. *N Engl J Med*. 2010;362:2175.

71. Carrat F et al. Time lines of infection and disease in human influenza: a review of volunteer challenge studies. *Am J Epidemiol*. 2008;167:775.

72. Lee N et al. Viral loads and duration of viral shedding in adult patients hospitalized with influenza. *J Infect Dis*. 2009;200:492.

73. Giannella M et al. Prolonged viral shedding in pandemic influenza A(H1N1): clinical significance and viral load analysis in hospitalized patients. *Clin Microbiol Infect*. 2011;17(8):1160–116.5

74. Englund JA et al. Common emergence of amantadine- and rimantadine-re-

sistant influenza A viruses in symptomatic immunocompromised adults. *Clin Infect Dis*. 1998;26:1418.

75. Boivin G et al. Prolonged excretion of amantadine-resistant influenza A virus quasi species after cessation of antiviral therapy in an immunocompromised patient. *Clin Infect Dis*. 2002;34:E23.

76. McGeer A et al. Antiviral therapy and outcomes of influenza requiring hospitalization in Ontario, Canada. *Clin Infect Dis*. 2007;45:1568.

77. Lee N et al. Outcomes of adults hospitalised with severe influenza. *Thorax*. 2010;65:510.

78. Stephenson I et al. Neuraminidase inhibitor resistance after oseltamivir treatment of acute influenza A and B in children. *Clin Infect Dis*. 2009;48:389.

79. Dharan NJ et al. Infections with oseltamivir-resistant influenza A(H1N1) virus in the United States. *JAMA*. 2009;301:1034.

80. Kidd IM et al. H1N1 pneumonitis treated with intravenous zanamivir. *Lancet*. 2009;374:1036.

81. Gaur AH et al. Intravenous zanamivir for oseltamivir- resistant 2009 H1N1 influenza. *N Engl J Med*. 2010;362:88.

82. Alp E et al. Incidence, risk factors and mortality of nosocomial pneumonia in intensive care units: a prospective study. *Ann Clin Microbiol Antimicrob*. 2004;3:17.

83. Kollef M et al. Epidemiology and outcomes of health-care- associated pneumonia: results from a large US database of culture-positive pneumonia [published correction appears in Chest. 2006;129:831]. *Chest*. 2005;128:3854.

84. Cameron JL et al. Aspiration in patients with tracheostomies. *Surg Gynecol Obstet*. 1973;136:68.

85. Valles J et al. Continuous aspiration of subglottic secretions in preventing ventilator-associated pneumonia. *Ann Intern Med*. 1995;122:179.

86. Tablan OC et al. Guidelines for preventing health-care-associated pneumonia, 2003: recommendations of CDC and the Healthcare Infection Control Practices Advisory Committee. *MMWR Recomm Rep*. 2004;53(RR-3):1.

87. Bonten M et al. Risk factors for pneumonia, and colonization of respiratory tract and stomach in mechanically ventilated ICU patients. *Am J Respir Crit Care Med*. 1996;154:1339.

88. Raoof S et al. An official multi-society statement: ventilator-associated events: the new definition. *Chest*. 2014;145:10.

89. Luna CM et al. Blood cultures have limited value in predicting severity of illness and as a diagnostic tool in ventilator-associated pneumonia. *Chest*. 1999;116:1075.

90. Johanson WG Jr et al. Nosocomial respiratory infections with gram-negative bacilli: the significance of colonization of the respiratory tract. *Ann Intern Med*. 1972;77:701.

91. Tillotson JR, Finland M. Bacterial colonization and clinical super-infection of the respiratory tract complicating antibiotic treatment of pneumonia. *J Infect Dis*. 1969;119:597.

92. Rouby JJ et al. Nosocomial bronchopneumonia in the critically ill: histologic and bacteriologic aspects. *Am Rev Respir Dis*. 1992;146:1059.

93. Bartlett JG et al. Bacteriology of hospital-acquired pneumonia. *Arch Intern Med*. 1986;146:868.

94. Prod'hom G et al. Nosocomial pneumonia in mechanically ventilated patients receiving antacid, ranitidine, or sucralfate as prophylaxis for stress ulcer: a randomized controlled trial. *Ann Intern Med*. 1994;120:653.

95. Rello J et al. Impact of previous antimicrobial therapy on etiology and outcome of ventilator-associated pneumonia. *Chest*. 1993;104:1230.

96. Fridkin SK et al. Magnitude and prevention of nosocomial infections in the intensive care unit. *Infect Dis Clin North Am*. 1997;11:479.

97. Jones R. Microbial etiologies of hospital-acquired bacterial pneumonia and ventilator-associated bacterial pneumonia. *Clin Infect Dis*. 2010;51:1114.

98. Edelstein PH. Legionnaires' disease. *Clin Infect Dis*. 1993;16:74.

99. Rhame FS. Prevention of nosocomial aspergillosis. *J Hosp Infect*. 1991;18(Suppl A):466.

100. Maruyama T et al. A new strategy for healthcare-associated pneumonia: a 2 year prospective multicenter cohort study using risk factors for multidrug-resistant pathogens to select initial empiric therapy. *Clin Infect Dis*. 2013;57:1373.

101. Muscroft TJ et al. The microflora of the postoperative stomach. *Br J Surg*. 1981;68:560.

102. du Moulin GC et al. Aspiration of gastric bacteria in antacid-treated patients: a frequent cause of postoperative colonisation of the airway. *Lancet*. 1982;1:242.

103. Eom CS et al. Use of acid-suppressive drugs and risk of pneumonia: systematic review and meta-analysis. *CMAJ*. 2011;183:310.

104. Herzig SJ et al. Acid-suppressive medication use and the risk for hospital-acquired pneumonia. *JAMA*. 2009;301:2120.

105. Chow JW et al. Enterobacter bacteremia: clinical features and emergence of antibiotic resistance during therapy. *Ann Intern Med*. 1991;115:585.

106. Medeiros AA. Relapsing infection due to Enterobacter species: lessons of heterogeneity. *Clin Infect Dis*. 1997;25:341.

107. Acar J. Rapid emergence of resistance to cefepime during treatment. *Clin Infect Dis*. 1998;26:1484.

108. Garnacho-Montero J et al. Treatment of multidrug-resistant Acinetobacter baumannii ventilator-associated pneumonia (VAP) with intravenous colistin: a comparison with imipenem-susceptible VAP. *Clin Infect Dis*. 2003;36:1111.

109. Smolyakov R et al. Nosocomial multi-drug resistant Acinetobacter baumannii bloodstream infection: risk factors and outcome with ampicillin-sulbactam treatment. *J Hosp Infect*. 2003;54:32.

110. Liu C et al. Clinical practice guidelines by the Infectious Diseases Society of America for the treatment of methicillin-resistant *Staphylococcus aureus* infections in adults and children. *Clin Infect Dis*. 2011;52:285.

111. Rybak M et al. Therapeutic monitoring of vancomycin in adult patients: a consensus review of the American Society of Health-System Pharmacists, the Infectious Diseases Society of America, and the Society of Infectious Diseases Pharmacists. *Am J Health Syst Pharm*. 2009;66:82.

112. Jeffres MN et al. Predictors of mortality for methicillin-resistant *Staphylococcus aureus* health-care-associated pneumonia: specific evaluation of vancomycin pharmacokinetic indices. *Chest*. 2006;130:947.

113. Conte JE Jr et al. Intrapulmonary pharmacokinetics of linezolid. *Antimicrob Agents Chemother*. 2002;46:1475.

114. Rubinstein E et al. Linezolid (PNU-100766) versus vancomycin in the treatment of hospitalized patients with nosocomial pneumonia: a randomized, double-blind, multicenter study. *Clin Infect Dis*. 2001;32:402.

115. Wunderink RG et al. Continuation of a randomized, double-blind, multi-center study of linezolid versus vancomycin in the treatment of patients with nosocomial pneumonia. *Clin Ther*. 2003;25:980.

116. Wunderink RG et al. Linezolid vs vancomycin: analysis of two double-blind studies of patients with methicillin-resistant *Staphylococcus aureus* nosocomial pneumonia. *Chest*. 2003;124:1789.

117. Walkey AJ et al. Linezolid vs glycopeptide antibiotics for the 5 treatment of suspected methicillin-resistant *Staphylococcus aureus* nosocomial pneumonia: a meta-analysis of randomized controlled trials. *Chest*. 2011;139:1148.

118. Wunderink RG et al. Linezolid in methicillin-resistant *Staphylococcus aureus* nosocomial pneumonia: a randomized, controlled study. *Clin Infect Dis*. 2012;54:621.

119. Chastre J et al. Comparison of 8 vs 15 days of antibiotic therapy for ventilator-associated pneumonia in adults: a randomized trial. *JAMA*. 2003;290:2588.

120. Freire AT et al. Comparison of tigecycline with imipenem/cilastatin for the treatment of hospital-acquired pneumonia. *Diagn Microbiol Infect Dis*. 2010;68:140.

121. Torres A et al. Analysis of Phase 3 telavancin nosocomial pneumonia data excluding patients with severe renal impairment and acute renal failure. *J Antimicrob Chemother*. 2014;69:1119.

122. Barza M et al. Predictability of blood levels of gentamicin in man. *J Infect Dis*. 1975;132:165.

123. Zaske DE et al. Wide interpatient variations in gentamicin dose requirements for geriatric patients. *JAMA*. 1982;248:3122.

124. Flint LM et al. Serum level monitoring of aminoglycoside antibiotics. Limitations in intensive care unit-related bacterial pneumonia. *Arch Surg*. 1985;120:99.

125. Moore RD et al. Association of aminoglycoside plasma levels with therapeutic outcome in gram-negative pneumonia. *Am J Med*. 1984;77:657.

126. Bergogne-Berezin E. Pharmacokinetics of antibiotics in respiratory secretion. In: Pennington JE, ed. *Respiratory Infections: Diagnosis and Management*. New York, NY: Raven Press; 1983.

127. Bodem CR et al. Endobronchial pH. Relevance of aminoglycoside activity in gram-negative bacillary pneumonia. *Am Rev Respir Dis*. 1983;127:39.

128. Vaudaux P. Peripheral inactivation of gentamicin. *J Antimicrob Chemother*. 1981;8(Suppl A):17.

129. Levy J et al. Bioactivity of gentamicin in purulent sputum from patients with cystic fibrosis or bronchiectasis: comparison with activity in serum. *J Infect Dis*. 1983;148:1069.

130. Mendelman PM et al. Aminoglycoside penetration, inactivation, and efficacy in cystic fibrosis sputum. *Am Rev Respir Dis*. 1985;132:761.

131. Valachis A et al. The role of aerosolized colistin in the treatment of ventilator-associated pneumonia: a systematic review and meta-analysis. *Crit Care Med*. 2015;43:527.

132. Zampieri F et al. Nebulized antibiotics for ventilator-associated pneumonia: a systematic review and meta-analysis. *Crit Care*. 2015;19:150.

133. Drusano GL. Antimicrobial pharmacodynamics: critical interactions of 'bug and drug'. *Nat Rev Microbiol*. 2004;2:289.

134. Bodey GP et al. A randomized study of carbenicillin plus cefamandole or tobramycin in the treatment of febrile episodes in cancer patients. *Am J Med*. 1979;67:608.

135. Nicasio AM et al. Population pharmacokinetics of high-dose, prolonged-infusion cefepime in adult critically ill patients with ventilator-associated pneumonia. *Antimicrob Agents Chemother*. 2009;53:1476.

136. Lodise T et al. Piperacillin-tazobactam for *Pseudomonas aeruginosa* infection: clinical implications of an extended-infusion dosing strategy. *Clin Infect Dis*. 2007;44:357.

137. Kollef MH. The prevention of ventilator associated pneumonia. *N Engl J Med*. 1999;340:627.

138. Torres A et al. Pulmonary aspiration of gastric contents in patients receiving mechanical ventilation: the effect of body position. *Ann Intern Med*. 1992;116:540.

139. De Smet et al. Decontamination of the digestive tract and oropharynx in ICU patient. *N Engl J Med*. 2009;360:20.

140. Roquilly et al. Pneumonia prevention to decrease mortality in intensive care unit: a systematic review and meta-analysis. *Clin Infect Dis*. 2015;60:1449.

141. Klompas M. Editorial commentary: Evidence vs instinct for pneumonia prevention in hospitalized patients. *Clin Infect Dis*. 2015;60:76.

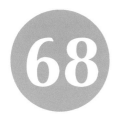

第 68 章 结核病

Michael B. Kays

核心原则

		章节案例
1	结核病是由结核分枝杆菌所致感染性疾病,最常见的感染部位是肺部。活动性结核病的主要表现为发热、畏寒、盗汗、体重减轻、肺部影像学改变等。免疫抑制、与结核病患者密切接触和吸烟是结核病的危险因素。	案例 68-1(问题 1 和 2)
2	活动性结核病的诊断方法包括结核菌素皮肤试验、胸部影像学检查、痰涂片抗酸染色及痰培养。核酸扩增试验和 γ-干扰素释放试验可作为结核病的辅助诊断方法。所有结核病患者均推荐进行人类免疫缺陷病毒(HIV)筛查。	案例 68-1(问题 3~7)
3	治疗目标包括治愈和预防结核分枝杆菌的传播。活动性肺结核需要多药联合治疗至少 26 周。直接面视督导治疗是确保患者坚持治疗的核心管理策略。	案例 68-1(问题 8~13)
4	治疗过程中需要监测患者的症状改善情况及药物不良反应(特别是肝炎)的发生情况。治疗初期需每 2~4 周进行痰涂片和痰培养,待培养转阴后改为每月检测 1 次。如果治疗失败,治疗方案中应至少增加 2~3 种新的药物。	案例 68-1(问题 14 和 15)
5	潜伏性结核感染患者结核菌素皮肤试验阳性,但没有临床症状,也没有活动性结核病的影像学表现。首选异烟肼治疗 6~9 个月,也可选择利福平治疗 4 个月,或者异烟肼加利福喷汀每周 1 次治疗 12 周。	案例 68-2(问题 1 和 2)
6	与异烟肼相关的不良反应主要包括肝毒性和周围神经病变。利福平的不良反应主要有肝脏毒性、流感样症状、血小板减少、体液颜色变化。吡嗪酰胺的主要不良反应是肝脏毒性、尿酸增高,乙胺丁醇可引起视神经炎。	案例 68-3(问题 1~3) 案例 68-4(问题 1)
7	老年人的结核病发生率高于其他年龄段人群,老年结核病患者的治疗原则和其他年龄段结核病患者的治疗原则相同。	案例 68-5(问题 1)
8	患者的依从性差可能导致耐多药结核的发生。成功治疗耐多药结核有赖于宿主因素、治疗的依从性以及对病原体敏感药物的数量。在强化治疗阶段可能需要 6~7 种药物。	案例 68-6(问题 1 和 2)
9	HIV 感染是结核病的一个重要危险因素,合并 HIV 感染的结核病患者临床表现差异很大,主要取决于患者目前免疫缺陷的严重程度。合并 HIV 感染的活动性结核和潜伏性结核患者治疗原则和推荐意见与非 HIV 感染患者相同。	案例 68-7(问题 1~3) 案例 68-8(问题 1)
10	对于没有接受抗逆转录病毒治疗的患者,初始抗逆转录病毒治疗的时机尚不明确。对于 CD4$^+$ T 细胞计数低的患者,可以推迟抗逆转录病毒治疗的时间,以减少免疫重建综合征的发生。如果患者正在接受抗逆转录酶病毒的治疗,应立即启动抗结核治疗,并根据需要更改抗病毒治疗方案。	案例 68-7(问题 4 和 5)
11	合并妊娠的活动性结核病患者治疗方案与非妊娠患者相同。由于没有充分的安全数据,吡嗪酰胺不推荐用于妊娠患者。治疗时间至少 9 个月。	案例 68-9(问题 1)

婴儿及儿童发生播散性结核病的风险较高,需立即启动治疗。由于难以评估儿童的视力改变情况,因此应尽量避免使用乙胺丁醇。许多专家倾向于儿童的初始治疗使用 3 种药物,疗程至少 6 个月。　**案例 68-10(问题 1)**

 肺外结核需要延长治疗时间。结核性脑膜炎需要治疗 9~12 个月,使用糖皮质激素可减少后遗症,提高生存率。　**案例 68-11(问题 1)**

背景

结核病是一种古老的疾病,可以追溯到史前时代,有证据表明在哥伦布发现美洲大陆之前及古埃及早期就有脊柱结核出现。不过,结核病直到 17 世纪和 18 世纪才成为一个主要的健康问题,在这个时期,工业革命带来拥挤的生活环境,结核病在欧洲和美国出现大规模流行。最初,医生把结核病称为"phthisis",该词源于希腊语,为"消耗"之意,这是因为结核病的临床表现包括体重下降、咳嗽、发热和咯血。虽然结核病的临床特征非常清楚,但是病原菌一直不明确。直到 1882 年 Robert Koch 分离和培养出结核分枝杆菌,并证实其具有传染性。从 19 世纪中期到 20 世纪早期,结核病的治疗是将患者安排到疗养院卧床休息,呼吸新鲜空气。随着影像学技术的出现,发现肺部空洞是结核病进展的重要表现。治疗方案包括气腹治疗、胸廓成形术和缩小空洞的填充术。其中的一些治疗方法至今仍然用于一些严重或难治性病例。

1944 年,随着链霉素的发现和不久以后氨基水杨酸的发现,开启了结核的药物治疗时代。1952 年异烟肼的使用和 20 世纪 60 年代后期利福平的使用,结核病治疗成功率大大提高,并为最终消除结核带来了希望。然而,20 世纪 90 年代,耐多药结核(multidrug-resistant TB, MDR-TB)的出现,为美国及其他国家结核病的控制带来新挑战[1-3]。在接下来的几十年,有许多关于全球范围内广泛耐药结核(extensively drug-resistant TB, XDR-TB)的报道[4-6]。近年来,在伊朗已出现全耐药结核(totally drug-resistant, TDR)或超级广泛耐药结核(super XDR-TB)菌株[7]。由于结核分枝杆菌对现有药物的耐药率增加,使全球范围内控制和消除结核病这一目标实现的可能性变小。因此,对结核病保持高度警惕、快速病原学诊断、敏感性试验、隔离患者及恰当的抗菌治疗是阻止耐药结核继续进展及传播的关键。

流行病学

假设结核为终生感染,全球大约 20 亿人(世界人口的 30%)感染过结核分枝杆菌。结核病是最常见致死的感染性疾病之一,仅次于人免疫缺陷病毒(human immunodeficiency virus, HIV)感染和获得性免疫缺陷综合征(acquired immunodeficiency syndrome, AIDS)[8]。2013 年,估计全球约有 900 万新发结核感染病例,主要分布于东南亚、西太平洋和非洲地区[9]。新发病例较多的国家有印度、中国、尼日利亚和巴基斯坦[9]。2013 年,约有 110 万 HIV 阴性的结核病患者死亡,360 万 HIV 阳性的结核病患者死亡,其中包括 51 万名女性和 8 万名儿童[9]。

在美国,2014 年共报告 9 421 例结核病患者,发病率为 2.96/100 000,是自 1953 年以来发病率最低的一年[10]。然而,与国家制订的最终消除结核(发病率低于 0.1/100 000)的目标还有很大的差距[10]。2014 年,有 21 个州结核病报告有所增加,加利福尼亚州、德克萨斯州、纽约州和佛罗里达州的结核病例占美国总发病人数的 51%[10]。非美国出生和美国出生的人群结核病例数和结核病发病率都有所减少。但是,在美国,非美国出生的人群和少数族裔受到结核病的影响与其他人群是不相称的。2014 年,美国所有的结核病例中,有 66% 为非美国出生,34% 为美国出生,非美国出生人群的结核病发病率为美国出生人群的 13 倍(分别为 15.4/100 000 和 1.2/100 000)[10]。在这些非美国出生的人群中,有超过一半的人出生于以下 5 个国家:墨西哥(21.0%)、菲律宾(12.0%)、印度(8%)、越南(8%)和中国(7%)[10]。西班牙裔、非西班牙裔黑人、亚裔人的结核病发病率分别是非西班牙裔白种人的 8 倍、8.5 倍和 30 倍[10]。在美国出生的人群中,多数结核病患者为黑人。在接受过 HIV 筛查的结核病患者中,有 6% 合并 HIV 感染[10]。

2014 年,美国分离自无结核病史患者的结核分枝杆菌 9.3% 对异烟肼耐药,其中美国出生的人群耐药率为 7.5%,非美国出生的人群耐药率 10.2%。全球有大约 480 000 例 MDR-TB 患者(MDR-TB 是指同时对异烟肼和利福平耐药的结核),2013 年,MDR-TB 造成 21 万患者死亡[9]。MDR-TB 例数最多的国家为中国、印度、俄罗斯联邦和南非[9]。在美国,2014 年共报道 67 例 MDR-TB 病例[10]。在过去十年中,美国 MDR-TB 病例的发生率保持稳定,维持在 0.9% 至 1.3% 之间。MDR-TB 患者中,有 85% 的患者为非美国出生[10]。既往有结核病史的患者 MDR-TB 发生率是无结核病史患者的 7 倍[10]。有些因素可能会增加耐药结核发生的风险(见表 68-1)。

20 世纪中期,广泛耐药结核(XDR-TB)成为威胁人类健康的另一个重要难题[4-6]。XDR-TB 是指对一线药物中的异烟肼和利福平耐药、对任意一种氟喹诺酮类药物耐药、对至少一种二线注射用抗结核药物(阿米卡星、卡那霉素或卷曲霉素)耐药的结核[11]。据世界卫生组织(World Health Organization, WHO)报道,全世界有 100 个国家和地区分离出 XDR-TB 菌株,约 9% 的患者为 MDR-TB 或 XDR-TB[9]。最早南非报道 53 例 XDR-TB 病例,其中 44 例患者有 HIV

感染病史,HIV 检测均为阳性,55% 的患者既往没有接受过抗结核治疗,98% 的病例死亡,存活期中位数仅为第一次采集痰标本后 16 日[12]。在美国,从 1993 年到 2006 年共发现 49 例 XDR-TB,病死率与是否合并 HIV 感染关系密切[13]。自 2009 年以来,美国共报道 15 例 XDR-TB,其中 11 例患者系非美国出生[10]。

表 68-1

耐多药结核(MDR-TB)的危险因素

有治疗潜伏性结核或活动性结核的病史
来自初治药物或主要药物耐药高发区域的患者(城市人口,美国东北部,佛罗里达州,加利福尼亚州,德克萨斯州,美国和墨西哥交界地区)
耐药结核高发国家出生的人群(东南亚,墨西哥,南美,非洲)
接触活动性耐药结核患者
无家可归、静脉药瘾或合并 HIV 感染的结核病患者
治疗 2 个月痰涂片或培养仍阳性的患者

HIV,人免疫缺陷病毒

XDR-TB 的危险因素包括曾经接受抗结核治疗、HIV 感染、流浪人员、酗酒[14]。一项针对确诊 MDR-TB 患者的回顾性分析表明,XDR-TB 的发生与患者的慢性基础疾病和治疗依从性差有关[15]。有效的治疗可以显著减少 XDR-TB,XDR-TB 与结核病患者的全因死亡率及 TB 相关病死率[16]。有研究表明,即使药敏试验显示氟喹诺酮类药物耐药,加用新一代氟喹诺酮类药物也可以明显提高 XDR-TB 的治疗效果[17]。

2009 年,随着全耐药结核(TDR)的出现,结核的耐药状况仍在持续演变。全耐药结核是指对所有的一线和二线抗结核药物都耐药的结核[7]。在伊朗,146 株 MDR-TB 中,有 15 株(10.3%)被鉴定为 TDR-TB,接受二线抗结核药物治疗 18 个月以后,培养结果仍阳性[7]。所有这些 TDR-TB 患者 HIV 检测均为阴性。这个报道表明,治疗 MDR、XDR、TDR 菌株所致结核病的关键是开发新的有效药物。

病原学

结核病是由结核分枝杆菌感染所致,结核分枝杆菌是一种需氧、无芽孢杆菌,碱性复红染色后不能被酸性酒精脱色。因此,这种病原体通常被称为抗酸杆菌(acid-fast bacillus,AFB)。

结核分枝杆菌生长缓慢,大约 24 小时繁殖一代,不像其他一些病原体 20～40 分钟繁殖一代。结核分枝杆菌在氧含量高的环境中生长旺盛,比如肺尖、肾实质、骨骼的生长端。

传播

肺结核或者喉结核的患者咳嗽、打喷嚏、说话或唱歌时,结核分枝杆菌可以通过气雾状的带菌飞沫经空气传播,带菌飞沫也可以通过其他途径形成,比如雾化治疗、痰液诱导、支气管镜检、气管插管、吸痰、尸体解剖、在医院或实验室处理病灶组织或分泌物等[18]。这种带菌飞沫,通常含有 1～3 个结核分枝杆菌,直径约 1～5μm,可以在空气中长期悬浮,被人吸入后到达肺泡。结核杆菌不会通过餐具、衣服、寝具等无生命的物体传播,不能通过皮肤或完整的黏膜侵入人体组织。

影响结核分枝杆菌传播的因素包括排出到空气中的病原体数量、空气中病原体的浓度(与空间的大小和通风情况有关)、在污染空气中暴露的时间、暴露的地点(小房间或者户外空间)、宿主的免疫状态[19]。结核患者的家人(特别是儿童)、与结核患者同在封闭空间(如医院、养老院、监狱)工作和生活的人群,发生结核感染的风险明显增高。如果患者结核分枝杆菌涂片阳性,50% 的家庭接触者结核菌素试验会从阴性转为阳性,而如果患者结核分枝杆菌涂片阴性,只有 5% 的家庭接触者会被感染[19]。细胞免疫受损的人群,如 HIV 感染者或器官移植受者,比免疫功能正常人群更容易感染结核[19]。不管逗留时间长短,到结核病流行地区进行国际医疗交流也有感染结核病的风险,即使不参与直接的患者护理活动[20]。

有些手段可以减少空间里的带菌飞沫,控制结核分枝杆菌空气传播。充分的新鲜空气流通非常重要,特别是在医疗保健机构,有必要每小时进行 6 次或 6 次以上的房间换气[18,21]。新的或原有设备重新装修的隔离室应设计为每小时可进行 12 次或 12 次以上的房间换气[21]。对房间的上部进行紫外线照射也可以减少有活性的结核分枝杆菌。所有医疗机构的工作人员和探访者都必须佩带一次性的 N95 口罩,并且口罩具有可塑性以便紧贴口鼻[21]。怀疑或确定感染结核的患者在病区或医疗机构间进行转移的时候应佩带防护面罩[21]。当然,最重要的减少结核传播的方法是对感染患者进行有效的抗结核治疗。

发病机制

潜伏性结核感染和活动性结核病

潜伏性结核感染

必须明确区分潜伏性结核感染与活动性结核病。潜伏性结核感染发生在结核杆菌被吸入人体以后,含有结核分枝杆菌的飞沫被吸入后进入肺部细支气管和肺泡中,感染后在肺组织中的进展与结核分枝杆菌进入的数量、病原菌的毒力、宿主的天然免疫应答有关[22-24]。在无免疫力(易感)宿主体内,缺乏正常的宿主防御机制,结核分枝杆菌迅速繁殖,随后被肺泡内的巨噬细胞和树突状细胞吞噬,但活力仍存,长期在细胞内繁殖[24]。经过 14～21 日的繁殖,结核分枝杆菌通过淋巴系统到达肺门淋巴结并通过血流至全身多个器官。

幸运的是,某些器官和组织(如骨髓、肝脏、脾脏),可以阻止细菌的继续繁殖。血流丰富、动脉氧分压高的器官(如肺尖、肾脏、骨骼和脑部),更适合结核分枝杆菌的生长。病原体经过 2～14 周的繁殖,菌量达到 10^3～10^4 稳态,同时 T 细胞介导的免疫应答启动[24],CD4+ 细胞产生激活巨噬细胞并杀死结核分枝杆菌所必需的 γ-干扰素及其他细胞因子[24]。自此,患者的细胞免疫反应启动,抑制细菌繁殖,该免疫反应通过皮肤结核菌素试验可检测[24]。

对于细胞免疫正常的患者,活化的 T 细胞和巨噬细胞可能导致肉芽肿形成,为结核病特点之一,代表结核感染被控制并防止结核分枝杆菌在环境中播散[24]。肉芽肿中有 CD4+ T 细胞、CD8+ T 细胞、B 细胞、中性粒细胞、巨噬细胞、多核巨细胞、成纤维细胞,病原体被局限于肉芽肿中心,即使肉芽肿经常发生坏死,结核分枝杆菌仍能继续在肉芽肿中存活[24]。另外,维持肉芽肿的完整性以遏制病原菌的繁殖有赖于患者的免疫状态[25]。多数潜伏性结核感染患者没有症状,也没有感染的影像学表现[22]。部分患者可能出现肺部钙化灶,但常规病原学检查为阴性,结核菌素试验阳性只能表明患者曾经被结核分枝杆菌感染。潜伏性结核感染没有传染性,不会将病原菌传播给其他人[18]。

活动性结核病

在大多数患者,活动性结核病是由于过去的潜伏性结核感染发生再活跃。估计大约有 10% 的未经治疗的潜伏性结核感染患者会发展为活动性结核病,发展为活动性结核病风险最大的时期是感染结核后 2 年[18,22,23]。1997 年到 2001 年,美国佛罗里达州对没有合并 HIV 感染的人群进行皮肤结核菌素试验筛查,每年潜伏性结核感染患者发生活动性结核的比例为 0.040/100 ~ 0.058/100[26]。最近的一项研究报道,美国有 1/4 的活动性结核病患者是近期感染所致[27]。该研究对结核分枝杆菌分离株进行基因检测。如果分离到的结核分枝杆菌基因型与该患者所在地区的结核分枝杆菌流行株基因型完全匹配,则认为其为近期感染;反之则考虑为既往感染再激活。该研究对 36 860 例病例进行基因分型,结果显示,8 499 例(23.1%)为结核分枝杆菌近期感染[27]。近期感染结核的风险包括:HIV 感染、少数民族、男性、在美国出生的人群、4 岁及以下的婴幼儿、滥用药物者和无家可归者[27]。如果这些患者获得的医疗保健服务有限,将会导致延迟诊断和感染时间延长。

潜伏性结核感染患者发生结核的再活跃主要与宿主的免疫水平有关,宿主对结核分枝杆菌感染的反应能力可能被一些特定的疾病削弱,如糖尿病、矽肺、慢性肾衰竭、与免疫抑制相关的疾病或药物(如 HIV 感染、抗肿瘤坏死因子 α、器官移植、糖皮质激素、其他免疫抑制药物)。这些患者发生活动性结核病的可能性大于其他人[22-24]。HIV 感染患者,尤其是那些 CD4+ T 细胞计数低的患者,在感染结核分枝杆菌后可快速发展为活动性结核病,这部分人群在感染结核分枝杆菌 2 年内,有高于 50% 的患者发展为活动性结核病[28]。另外,未经治疗的合并 HIV 感染的潜伏性结核感染患者,每年有 5% ~ 10% 发展为活动性结核病[29,30]。接受抗 TNF-α 治疗的患者,其潜伏感染进展为活动性结核的风险会增加 1.6 ~ 25 倍,具体风险取决于临床环境和治疗方案[31]。身体和精神的压力、胃切除术、肠道吻合术、酗酒、血液系统疾病、网状内皮系统疾病、静脉药瘾也是发生活动性结核病的危险因素。老年人、青少年、5 岁以下的儿童发生活动性结核病的风险也较大[18,22-24,32]。

药物治疗概述

药物治疗是结核病的基本治疗措施。对于活动性结核病患者,总的治疗目标是治愈患者,减少结核病传播。化疗的主要目的是快速杀菌、预防耐药、消除顽固的结核菌及防止复发[33]。为了达到这个目标,治疗方案必须根据患者的临床和社会环境进行个体化制定,保证患者具有良好的依从性,完成治疗(以患者为中心的治疗护理)。有效的抗结核病治疗需要足够的疗程,优化的初始治疗可以防止耐药性的出现、确保结核病治疗成功。目前的指南推荐初始治疗的 8 周使用 4 种抗结核药物:异烟肼、利福平、吡嗪酰胺和乙胺丁醇,维持期的给药方案和时间取决于菌株的敏感性、宿主因素、病变的范围(肺内还是肺外),以及药物的耐受情况[33]。最短的治疗时间为 6 个月,对于耐药菌株,需要延长治疗时间[33]。因为患者必须长时间接受治疗,直接面视督导治疗(directly observed therapy, DOT)是保证依从性的最佳管理策略[33-35]。对于潜伏性结核感染,异烟肼单药治疗 6~9 个月最有效。

活动性结核病的临床表现

案例 68-1

问题 1:H. G.,35 岁,男性,西班牙裔,咳嗽 4 周,初起无痰,2 周后咳黄痰,患者自行服用非处方的止咳药无缓解,今晨出现咯血。患者有自觉发热、畏寒、盗汗、呼吸困难、乏力,2 个月内体重下降约 7kg。患者 12 岁时从墨西哥移民到美国,近十多年没有去美国以外的地方。患者目前是一个新房建设项目工人,有几个同事是去年从墨西哥来到美国,与他有相似的呼吸道症状。患者已婚,有 3 个孩子。吸烟 20 年,周末饮酒,无药瘾史。

体格检查:H. G. 体型消瘦,有轻微的呼吸困难,心率 94 次/min,呼吸 24 次/min,体温 38.9℃,右上肺可闻及支气管呼吸音。胸片显示右上肺广泛的不均匀浸润病灶。实验室数据如下:

白细胞计数:13 200/μl(中性粒细胞 72%,中性杆状核细胞 3%,淋巴细胞 12%,单核细胞 13%)

红细胞计数:3.7×10^6/μl

血红蛋白:11.2g/dl

红细胞压积:34%

血小板:267×10^3/μl

血电解质、肾功能、肝功能正常。

患者身高 175cm,体重 68kg。其他检查无明显异常。

H. G. 有哪些活动性结核病的症状和体征?

H. G. 的咳嗽病史(逐渐变为排痰性咳嗽)、发热、盗汗、乏力和体重下降与活动性结核病的典型症状一致[18]。在疾病的早期,咳嗽可以不伴咯痰,但随着炎症和组织坏死的出现,咯痰,痰液对结核病诊断常很关键。有空洞的患者痰中可能带血(咯血),这种情况尤其麻烦,因为空洞中有大量的结核分枝杆菌,可引起空气传播。除非患者病变范围很大,否则很少出现呼吸困难[18]。结核病的其他症状包括胸痛和全身不适。

肺结核患者的胸部 X 片通常表现为肺尖或肺上叶后段的片状或结节状浸润,但肺部的其他部位也可能出现病灶。H. G. 胸片上的斑片状浸润与肺结核的表现一致。可有空洞性病灶,但 H. G. 没有。结核最常见的血液学表现为白细胞计数轻度升高、单核细胞和嗜酸性粒细胞增多及贫血[18]。H. G. 白细胞计数增高,单核细胞增多,也有贫血。

许多活动性肺结核病患者无急性症状,并因此耽误诊断。有研究显示,约有 50% 的活动性结核病没有典型症状,致误诊漏诊[36]。1/3 以上的活动性结核病患者没有出汗、畏寒或萎靡,发热患者少于 50%。有 80% 的患者伴咳嗽,但仅有 25% 的患者出现咯血。虽然肺结核患者可能出现肺尖的浊音和咳嗽后的啰音,但只有不到 1/3 的患者可能出现这些异常的肺部表现[37]。由于缺乏特征性的临床表现,强调对怀疑结核病的患者进行结核菌素试验、痰涂片查抗酸杆菌及胸片检查。患者常常由于其他疾病行常规胸片检查后发现活动性结核病。

由于结核病的许多症状也可以出现于肺部的基础疾病或肺炎,所以常常被忽略,而没有被认为是结核病的表现。

案例 68-1,问题 2:H. G. 有哪些患结核的危险因素?

H. G. 与他的工友有密切接触,他们也具有相似的呼吸道症状,并且他们的原住地墨西哥是结核病高发地区。另外,有研究发现吸烟也是结核病的危险因素[38-40]。中国台湾的一项队列研究表明,吸烟会使发生活动性结核病的风险增加两倍。此外,每日吸烟的量和烟龄与发生结核的风险具有相关性[40]。吸烟会损害黏膜纤毛的清除功能,减少肺泡巨噬细胞吞噬功能,减少细胞内肿瘤坏死因子的产生,导致巨噬细胞的铁过载[41-44]。这些宿主防御功能的缺陷使暴露于结核分枝杆菌后发生活动性结核病的风险增加。

活动性结核病的诊断

案例 68-1,问题 3:在患者的左侧手臂掌侧进行了纯化蛋白质衍生的结核菌素(purified protein derivative,PPD)皮试[5 个试验单位(test units,TU)]。收集痰液进行 AFB 染色、培养和药物敏感试验。患者痰涂片查 AFB 为阳性,结核菌素试验在皮试 48 小时后可触及硬结,硬结直径 14mm。什么是结核菌素试验?怎样解释 H. G. 的结果?

结核菌素试验(Mantoux 法)作为结核分枝杆菌感染的诊断工具已经有几十年的历史了,但结核菌素试验阳性不是诊断活动性结核病的必要条件。结核菌素试验通常指的是 PPD(纯化蛋白衍生物)试验,PPD 包含由结核分枝杆

制备的蛋白[18,45]。皮试方法是在患者前臂的掌侧或背侧皮下注射 0.1mL 含有 5TU PPD 的溶液,采用 6~12mm、27G 针头和结核菌素注射器。溶液必须注射在皮内,避免进入皮下组织[18,46]。如果注射时皮肤产生一个直径 6~10mm 的橘皮样浅色皮丘(风团),表明皮试操作正确。如果首次注射不正确,可以立即在距离初次皮试几厘米的部位进行第二次皮试[18]。

如果患者以前曾感染结核分枝杆菌,活化的 T 细胞聚集在皮肤并释放细胞因子[47]。这些细胞因子通过局部的血管舒张、组织水肿、纤维素沉积以及聚集其他炎症因子,从而产生硬结[19]。通常结核菌素蛋白在注射后 5~6 小时开始产生反应,48~72 小时反应达到最强。因此,试验结果应在注射后 48~72 小时观察,超过 72 小时,硬结可能会缩小[18,23]。为了试验结果的标准化,测量硬结的直径应垂直于手臂横向测定并以毫米记录[19],并且只测定硬结的直径,不包括硬结周围的红斑。

对于近期与活动性结核病接触的患者、胸部影像学改变与以往所患结核部位一致的患者、器官移植的患者和使用免疫抑制的患者(糖皮质激素用量相当于泼尼松 ≥ 15mg/d,持续>1 个月)、HIV 感染的患者,皮试后 48~72 小时硬结直径大于 5mm 表明结果阳性[18,45,48,49]。

对于以下患者,皮试后 48~72 小时直径不低于 10mm 判定为结果阳性:有发生结核病危险因素的患者(如糖尿病、矽肺、慢性肾衰竭、营养不良、白血病、淋巴瘤、胃切除术、空肠回肠改道,体重低于理想体重的 90%)[18,45,49]。对于 5 年内从结核病高发的国家移民到美国者、静脉药瘾者、感染高危区域的居民或雇工(如监狱、养老院、流浪者避难所)、医护人员、分枝杆菌试验室工作人员、小于 4 岁的婴幼儿、暴露于高危成人的青少年,皮试后 48~72 小时直径不低于 10mm 结果判定为阳性[18,45,49]。皮试结果显示两年内硬结直径增大至少 10mm,也应考虑 PPD 皮试阳性[45,49]。对于没有危险因素的人群,硬结直径不低于 15mm 判定为阳性[45,49]。

H. G. 很有可能与活动性结核病患者有密切接触,比如他的同事,即使他们还没有被诊断为活动性结核病。结合所有的因素,H. G. PPD 皮试结果为 14mm,应考虑为阳性。

案例 68-1,问题 4:H. G. PPD 结果为阳性,能确诊为活动性结核病吗?还需要做哪些实验室检查来帮助诊断结核?

H. G. 的 PPD 皮试阳性不能诊断活动性结核病,这仅仅证明他曾经感染结核分枝杆菌。要诊断活动性结核病,需要根据患者的感染部位,从痰、胃液、脑脊液、小便或者活检组织中分离到结核分枝杆菌[18]。对于 H. G. 而言,首先要进行痰的 AFB 涂片,这是最便捷迅速的诊断方法,且可初步确定诊断。进行 AFP 涂片和培养的痰标本最好是早晨的痰液,分别送检 3 日[34]。在夜间,咳嗽反射受到抑制,早晨的痰液通常是在肺部过夜的分泌物,因此,早晨取得痰液样本中的病原菌数量更多,诊断率更高。可以直接用临

床标本或浓集标本进行姜-尼氏法抗酸染色或荧光染色(非革兰氏染色)[18],但是,痰涂片镜检的敏感性低,AFB 涂片检测阳性需要标本细菌量达到 5 000/ml~10 000/ml[18,50]。因此,AFB 染色阴性不能排除活动性结核病,AFB 染色阴性的活动性结核病也可能传播结核分枝杆菌。AFB 涂片的另一个局限性是不能区分分枝杆菌的种类及是否为活菌。在美国的许多地区,鸟胞内分枝杆菌复合体常常从高度怀疑结核病的患者痰中分离出来,比如老年人和合并 HIV 感染的患者[51]。这些因素导致痰 AFB 涂片的特异性和阳性预测值显著下降,在某些情况下甚至低至 50%[52]。

结核病诊断的实验室检查金标准是结核分枝杆菌培养[53]。有些患者 AFB 涂片阴性,但是如果病原体数量足够,结核分枝杆菌培养可能为阳性,标本中含有 10~100 个病原体即可获得阳性的培养结果[18]。由于 AFB 涂片结果的局限性,即使在 AFB 涂片阳性的情况下,也需要进行结核分枝杆菌培养来确诊结核。另外,培养技术简单,得到的菌株可行基因型分析和药物敏感性检测[51]。由于结核分枝杆菌生长缓慢(每 24 小时繁殖一代),可能需要几个星期的培养时间才能得到阳性结果[18]。采用肉汤培养基(如 BACTEC、MGIT、MB/BacT、Septi-Check 和 ESP)联合 DNA 探针检测,痰涂片阳性的标本 2 周内可获得阳性培养结果,痰涂片阴性的标本 3 周内可获得阳性培养结果[51]。

核酸扩增试验(nucleic acid amplification,NAA)使结核分枝杆菌的直接鉴定更加快速和准确[54,55]。这种技术在 24~48 小时内通过核酸探针扩增结核分枝杆菌的特异性目标序列。在美国,有两个 NAA 试验已经被美国食品药品管理局(Food and Drug Administration,FDA)批准使用。结核分枝杆菌直接扩增增强试验被批准用于检测结核病患者抗酸染色阳性或阴性的呼吸道标本。对于抗酸染色阳性的痰标本,这个试验的敏感性高于 95%,对于抗酸染色阴性的痰标本,这个试验的敏感性为 75%~90%。Amplicor 结核分枝杆菌检测(Amplicor,Roche Diagnostics,Basel,Switzerland)被批准用于抗酸染色阳性患者痰标本的检测,对于抗酸染色阳性的痰标本,Amplicor 试验的敏感性高于 95%;对于抗酸染色阴性的痰标本,Amplicor 试验的敏感性为 60%~70%。不论对于 AFB 染色阳性还是阴性,NAA 试验的特异性均高于 95%。

与 AFB 涂片相比,NAA 试验的优势在于可以快速地确定大多数 AFB 涂片阴性的标本中是否存在结核分枝杆菌,对于 AFB 染色阳性,但常常为非结核分枝杆菌的标本,阳性预测值大于 95%[53]。NAA 检测的成本效益高,因为这种方案可以早期对接触者进行检查,尽早决定是否进行呼吸道隔离,并减少不必要的抗结核治疗[56,57]。最新的指南推荐,对于有肺结核症状和体征,但尚没有确立诊断,且检查结果将改变其治疗措施和感染控制策略的患者,至少应该取一份呼吸道标本进行 NAA 检测[53]。如果 NAA 结果和 AFB 涂片结果阳性,患者可以被初步诊断为结核病,在等待结核培养的过程中,开始抗结核药物治疗[53]。如果 NAA 结果阳性,AFB 涂片阴性,需要临床综合判断是否进行药物治疗,并且需要结合其他的诊断方法。如果 NAA 检测阴

性,抗酸染色阳性,需要进行抑制剂试验,并另取标本进行 NAA 检测。3%~7% 的痰标本可能含有减少基因扩增的抑制剂,导致 NAA 检测结果假阴性[53]。如果 NAA 检测和抗酸染色都是阴性,推荐在使用抗结核药物之前进行临床判断能否排除结核,因为抗酸染色阴性的标本,NAA 检测缺乏敏感性[53]。

案例 68-1,问题 5:如果 H. G. 结核菌素皮试阴性,能排除结核感染吗?

如果 H. G. PPD 皮试阴性,不能排除活动性结核病。有 25% 的活动性结核病患者出现 PPD 皮试假阴性[18],高假阴性率的原因可能是营养和健康状况差、严重的急性疾病和免疫抑制。假阴性通常出现在最近才感染结核分枝杆菌的患者或者反应低下的患者。虚弱、高龄、新生儿、高热、结节病、使用糖皮质激素、使用免疫抑制药物、血液系统疾病、HIV 感染、严重的结核、近期的病毒感染、肝炎病毒疫苗接种和营养不良等可导致患者反应低下,对病原体的应答能力减弱。如果考虑患者反应低下,需要在对侧手臂进行对照试验(念珠菌、流行性腮腺炎病毒或毛癣菌)。如果对照试验阳性,PPD 皮试阴性,那么结核感染的可能性就更低。对于合并 HIV 感染,PPD 皮试阴性的患者,美国疾病预防控制中心(Centers for Disease Control and Prevention,CDC)更改了推荐意见。他们提出标准化和重复性问题,结核合并无免疫反应的风险低,对于无免疫反应的 HIV 感染患者治疗潜伏性 TB 感染无明显的益处。因此,对于这样的人群,或者免疫功能不全的患者,进行无免疫性检测联合 PPD 皮试不被常规推荐[48,58,59]。

案例 68-1,问题 6:H. G. 告诉医务人员,他小时候在墨西哥曾经接受 BCG 疫苗注射。什么是 BCG 疫苗? BCG 疫苗会对结核 PPD 皮试造成什么影响? H. G. 还需要接受那些其他的检查?

卡介苗(bacille Calmette-Guérin,BCG)是来源于牛分枝杆菌减毒菌株的活菌苗,在许多结核病高度流行的国家,被用来预防结核菌素试验阴性患者感染结核分枝杆菌。全世界有许多种不同的卡介苗,它们在免疫原性、有效性以及反应原性等方面有所不同。接种菌苗者的遗传变异性、分枝杆菌在不同地区的地方性特点、免疫方案的剂量和程序不同,都可能影响菌苗所提供的保护程度。病例对照研究结果显示,BCG 菌苗对结核分枝杆菌感染的保护有效率为 0~80%[60]。两项荟萃分析研究 BCG 菌苗保护效力,第一项荟萃分析结果表明,卡介苗对儿童的结核性脑膜炎和粟粒性结核能达到 75%~86% 的保护率[61]。第二项荟萃分析结果显示,BCG 菌苗的总体保护率约为 50%[62]。与较大年龄接种菌苗的人群相比,在儿童期接种菌苗的人群,保护有效率较高[62]。不幸的是,两个研究都不能证实菌苗预防肺结核的作用。

未感染结核分枝杆菌的人群,如果预先进行 BCG 接种,通常会导致结核菌素皮试假阳性,但皮试反应与是否能

保护患者避免结核感染无关[18,60]。目前,没有可靠的方法来区分由 BCG 接种引起的结核菌素反应和由天然分枝杆菌感染引起的结核菌素反应[18,60]。因此,对于接种 BCG 人群 PPD 皮试的"阳性"反应,应谨慎地考虑是否为结核分枝杆感染,特别是对于结核病高发地区的人群[18]。H.G. 小时候曾接种 BCG 菌苗,但鉴于其临床症状,其 PPD 皮试的结果应该判断为阳性。

在美国 BCG 菌苗通常不推荐用于结核病的常规预防,因为在美国接触结核病的风险相对较低。对于一些满足特定标准的人群,需与结核病专家讨论,考虑是否接种 BCG 菌苗。PPD 阴性且持续暴露于具有高度传染性、未接受治疗的活动性结核病患者的婴儿或儿童,应该接种 BCG 菌苗;持续暴露于对异烟肼和利福平耐药的肺结核患者的儿童,也应该接种 BCG 菌苗[60]。对于医疗保健工作者,如果医疗机构的患者 MDR-TB 感染率高,有将 MDR-TB 菌株传播给医疗保健工作者并使之发生感染的风险,并且综合感染防控不成功,则需要进行 BCG 菌苗接种[60]。对于妊娠期妇女、免疫受损(例如 HIV 感染)患者或可能变为免疫受损的患者(例如器官移植),BCG 菌苗接种属禁忌[60]。BCG 菌苗的不良反应与菌苗的类型、剂量和接种者的年龄有关。BCG 菌接种后出现骨关节炎、接种部位溃疡时间延长、类狼疮反应、局部化脓性淋巴结炎、播散性 BCG 感染和死亡都有报道[60]。

对于接种过 BCG 菌苗的人群,γ-干扰素释放试验(interferon-g release assay,IGRA)优于结核菌素试验[63]。目前FDA 已批准两种 IGRAs 作为诊断潜伏和活动性结核感染的辅助手段,包括 QuantiFERON-TB Gold In-Tube 检测和 T-SPOT. TB 检测。这些 IGRAs 对代表特定蛋白质的合成肽产生反应,早期分泌抗原靶-6(secretory antigenic target-6,ESAT-6)和培养滤液蛋白-10(culture filtrate protein-10,CFP-10),它们存在于所有结核分枝杆菌菌株[63]。在致敏患者中,人体通过 T 细胞识别 ESAT-6 和 CFP-10 并刺激干扰素-γ 的释放。QuantiFERON-TB Gold 管内测试使用酶联免疫吸附法测量释放的干扰素-γ 浓度。T-SPOT. TB 测试使用酶联免疫斑点法(enzyme-linked immunospot assay,ELISpot)来检测分泌干扰素-γ 的细胞数目。然而,ESAT-6 和 CFP-10 不存在于 BCG 菌苗和大多数非结核分枝杆菌中,因此,与结核菌素皮肤试验相比,这些 IGRAs 在接种 BCG 的人群中具有更高的特异性[63]。另外,IGRAs 可在 24 小时内获得结果,而结核菌素试验需要 2~3 日。

案例 68-1,问题 7:需要对 H. G. 进行 HIV 检测吗?

CDC 建议对所有结核病患者、结核病疑诊患者和有 TB 接触史者进行 HIV 筛查。因此,应对 H. G. 进行 HIV 检测[64]。HIV 感染是潜伏性 TB 感染进展为活动性疾病的最重要的危险因素,并且 HIV 感染者的结核病进展更快。与其他艾滋病相关的机会性感染不同,CD4+ T 细胞计数不是 HIV 感染者患结核病风险的可靠预测指标[65]。TB 可能是 HIV 感染的首发表现,因为当 TB 疾病发展时患者可以具有较高的 CD4+ T 细胞计数[65]。

活动性结核病的治疗

初始治疗

案例 68-1,问题 8:H. G. 的 HIV 检测阴性。在获得痰培养和药敏结果之前,应该如何开始治疗?他在治疗期间可能将结核分枝杆菌传染给其他人吗?

对于已知或推断为药物敏感的结核分枝杆菌引起的结核病成人患者,推荐 4 种基本药物联合治疗(表 68-2)[33]。H. G. 以前没有接受过抗结核治疗,所以应使用异烟肼、利福平、吡嗪酰胺和乙胺丁醇。不过,H. G. 与来自高耐药结核病流行地区(墨西哥),并且有疑似结核病症状的人密切接触,因此,无论初始治疗方案如何,必须密切监测 H. G. 症状缓解情况,多次痰涂片、培养和药物敏感性检测的结果。以往的指南建议,只有当耐异烟肼的结核分枝杆菌分离率高于4%时,才加入乙胺丁醇[34,66]。在美国,2014 年从没有结核病史的患者中分离到的结核分枝杆菌有 9.3%对异烟肼耐药,其中非美国出生的结核病患者对异烟肼耐药率为 10.2%,高于美国出生的结核病患者(7.5%);有结核病史的患者分离得到的结核分枝杆菌中,有 18.9%的菌株对异烟肼耐药,其中非美国出生的患者有 24.7%耐药,而美国出生的患者耐药率为 4.4%[14]。由于异烟肼耐药的结核分枝杆菌引起结核病的可能性相对较高,所以,在最初的8 周治疗阶段需要使用四种药物[33]。

强化期的治疗采用整个 8 周治疗期间每日用药 1 次的方案(方案 1),也可以采用前 2 周每日 1 次,后 6 周每周 2 次方案(方案 2),或者整个 8 周治疗期间每周 3 次(方案3)[33]。根据临床经验,每周用药 5 日被认为等同于每周用药 7 日,并且方案 1 或 2 都可以被认为是"每日"用药。不过,每周 5 日给药方案应始终采用 DOT[33]。药物剂量见表68-3。因此,H. G. 强化治疗方案应该是异烟肼 300mg/d,利福平 600mg/d,吡嗪酰胺 1 500mg/d,乙胺丁醇 1 200mg/d。还应该给予维生素 B₆ 25mg/d,以尽量减少异烟肼导致的周围神经病变的风险。

提倡使用固定剂量的组合药物,以确保患者最大程度遵守治疗方案,特别是在关键的初始强化治疗阶段。在美国,有两种固定剂量组合制剂:Rifamate 胶囊,含有 150mg 异烟肼和 300mg 利福平;Rifater,每片含有异烟肼 50mg、利福平 120mg 和吡嗪酰胺 300mg。这些制剂可以减少发生意外的单一药物治疗的可能性,特别是在 DOT 不能实施的情况下。组合制剂也可以降低发生获得性耐药的风险,并减少每日摄入的胶囊或片剂的数量[33]。最近,有研究对 4 种药物固定剂量组合方案与单独使用每种药物治疗肺结核患者的安全性和有效性进行比较,组合片剂含有异烟肼75mg、利福平 150mg、吡嗪酰胺 400mg 和乙胺丁醇 275mg,根据患者体重每日给予 2~5 片[67]。固定剂量组合治疗组在治疗失败、复发和死亡的人数非劣效于分别使用每种药物组,两组患者在治疗 18 个月和 24 个月培养阴性率也相

表 68-2

敏感菌所致肺结核治疗方案

方案	强化治疗		维持治疗			总剂量(最短疗程)	证据等级[a]	
	药物	用法和用量(最短疗程)	方案	药物	用法和用量(最短疗程)[b]		HIV-	HIV+
1	INH RIF PZA EMB	7d/w,56剂(8周)或5d/w 40剂(8周)[c]	1a	INH/RIF	7d/w,126剂,(18周) 或5d/w,90剂,(18周)[c]	182~130(26周)	A(I)	A(II)
			1b	INH/RIF	biw,36剂,(18周)	92~76(26周)	A(I)	A(II)[d]
			1c[e]	INH/RPT	qw,18剂(18周)	74~58(26周)	B(I)	E(I)
2	INH RIF PZA EMB	7d/w,14剂(2周),biw,12剂(6周)或,5d/w,10剂(2周)[c],biw,12剂(6周)	2a	INF/RIF	biw,36剂(18周)	62~58(26周)	A(II)	B(II)[d]
			2b[e]	INH/RPT	qw,18剂(18周)	44~40(26周)	B(I)	E(I)
3	INH RIF PZA EMB	3次/w,24剂(8周)	3a	INH/RIF	tiw,54剂,(18周)	78(26周)	B(I)	B(II)
4	INH RIF EMB	7d/w,56剂(8周)或5d/w,40剂(8周)[c]	4a	INH/RIF	7d/w,217剂(31周)或,5d/w,155剂(31周)[c]	273~195(39周)	C(I)	C(II)
			4b	INH/RIF	biw,62剂(31周)	118~102(39周)	C(I)	C(II)

[a] 证据评级的定义:A.首选;B.可接受的替代;C.当A和B不能给予时提供;E.不应该给予;I.随机临床试验;II.来自未随机化或在其他人群中进行的临床试验的数据;III.专家意见。

[b] 初次胸部X线照片有空洞或在2个月治疗完成时的培养阳性的患者,应该接受7个月的维持治疗[31周,217剂(每日)或62剂(每日或每周2次)]。

[c] 每周5日的给药方案必须接受直接面视督导治疗(DOT),证据等级为A(III)。

[d] 不推荐用于CD4+细胞计数<100个/ml的HIV感染者。

[e] 方案1c和2b仅用于在治疗2个月时痰涂片阴性的HIV阴性患者,以及初次胸片没有提示空洞的患者。

EMB,乙胺丁醇;INH,异烟肼;PZA,吡嗪酰胺;RIF,利福平;RPT,利福喷汀;d/w,日/周;biw,每周2次;qw,每周1次;tiw,每周3次

表68-3

成人和儿童结核病的治疗药物

药物	剂量（最大剂量）	主要不良反应	肾功能不全剂量调整	注解
一线药物				
异烟肼	成人：5mg/kg（300mg），qd；15mg/kg（900mg），qw 或 biw 或 tiw 儿童：10～15mg/kg（300mg），qd；20～30mg/kg（900mg），biw	转氨酶增高（无症状），临床肝炎，周围神经病，CNS影响，狼疮样综合征，超敏反应	无	外周神经病变可使用维生素 B_6 10～25mg 预防；血清苯妥英水平升高；肝炎在老年患者和酗酒患者中更常见，强效的 CYP2C9，CYP2C19，CYP2E1 抑制剂
利福平	成人：10mg/kg（600mg），qd 或 biw 或 tiw 儿童：10～20mg/kg（600mg），qd 或 biw	瘙痒症，皮疹，肝毒性，胃肠道反应（恶心、食欲减退、腹痛），流感样症状，血小板减少症，肾衰竭	无	体液呈橙红色（汗水、唾液、眼泪、尿），CYP3A4，CYP1A2，CYP2A6，CYP2B6，CYP2C8，CYP2C9，CYP2C19 和 CYP3A5 的强效诱导剂
利福布汀	成人：5mg/kg（300mg），qd 或 biw 或 tiw 儿童：不明确	中性粒细胞减少，葡萄膜炎，胃肠道症状，多关节炎，肝毒性，皮疹	无	体液呈橙红色（汗液、唾液、眼泪、尿），肝微粒体酶的诱导作用比利福平弱
利福喷汀	成人：活动性结核：10mg/kg（600mg），qw（维持治疗期间）；潜伏感染：15mg/kg（900mg），qw 2～11岁儿童：15mg/mg（900mg），qw	同利福平	不明确	由于肝微粒体酶的诱导产生药物相互作用（同利福平）
吡嗪酰胺	成人：40～55kg：1g，qd；2g，biw；1.5g，tiw；56～75kg：1.5g，qd；3g，biw；2.5g，tiw；76～90kg：2g，qd；4g，biw；3g，tiw 儿童：13～30mg/kg（2g），qd；50mg/kg（2g），biw	肝脏毒性，恶心，厌食，多关节炎，皮疹，高尿酸血症，皮炎	是	每月检测转氨酶
乙胺丁醇	成人：40～55kg：800mg，qd；2g，biw；1.2g，tiw；56～75kg：1.2g，qd；2.8g，biw；2g，tiw；76～90kg：1.6g，qd；4g，2.4g，tiw 儿童：15～20mg/kg（1g），qd，50mg/kg（2.5g），biw	视神经炎，皮疹，药物热	是	推荐进行常规视力检测，50%以原型通过尿液排出
二线药物				
环丝氨酸	成人：10～15mg/（kg·d）（1g），通常为500～750mg/d，分2次服用 儿童：10～15mg/（kg·d）（1g）	神经系统毒性（精神病、癫痫发作），头痛，发热，震颤，皮疹	是	可能会加重癫痫发作或精神疾病；一些毒性可以用维生素 B_6（100～200mg/d）阻断；监测血清浓度（峰浓度 20～35μg/ml 为理想浓度）

表 68-3
成人和儿童结核病的治疗药物（续）

药物	剂量（最大剂量）	主要不良反应	肾功能不全剂量调整	注解
乙硫异烟胺	成人：15~20mg/(kg·d)(1g)，通常为500~750mg/d，顿服或分2次服用 儿童：10~15mg/(kg·d)(1g)	胃肠道反应（金属味，恶心，呕吐，厌食，腹部痛），肝毒性，神经毒性，内分泌系统反应（脱发，男性乳房发育症，阳痿，甲状腺功能减退症），糖尿病控制困难	是	必须给予食物和抗酸剂同服；每月监测转氨酶和甲状腺激素
链霉素	成人：15mg/(kg·d)(1g)；≥60岁：10mg/(kg·d)(750mg) 儿童：20~40mg/(kg·d)(1g)	前庭或听觉功能障碍（第八脑神经），肾功能障碍，皮疹，神经肌肉阻滞	是	推荐进行听力和神经系统检测；60%~80%以原型从尿液排出。监测肾功能
阿米卡星	成人：15mg/(kg·d)(1g)；≥60岁：10mg/(kg·d)(750mg) 儿童：15~30mg/(kg·d)(1g)	耳毒性，肾毒性	是	前庭毒性比链霉素低。监测方法同链霉素
卷曲霉素	成人：15mg/(kg·d)(1g)；≥60岁：10mg/(kg·d)(750mg) 儿童：15~30mg/kg(1g)，qd或biw	肾毒性，耳毒性	是	监测方法同链霉素
对氨基水杨酸	成人：8~12g/d，分2次或3次服用 儿童：200~300mg/(kg·d)，分2~4次服用	胃肠道不耐受，肝毒性，吸收不良综合征，甲状腺功能减退症	是	应监测肝酶及甲状腺功能
左氧氟沙星	成人：500~1 000mg/d	恶心，腹泻，腹痛，厌食，头痛，头晕，QT间期延长，肌腱疼痛或断裂	否	禁用二价或三价阳离子（铝，镁，铁等）
莫西沙星	成人：400mg/d	恶心，腹泻，腹痛，厌食，头痛，头晕，QT间期延长，肌腱疼痛或断裂	否	同左氧氟沙星
贝达喹啉	成人：400mg，qd，2周；200mg，tid，22周	恶心，关节疼痛，头痛，转氨酶升高，咯血，胸痛，厌食，皮疹，QT间期延长	否	与食物同同服；CYP3A4底物，避免与其诱导者和抑制剂合用；与安慰剂相比死亡率上升

CNS，中枢神经系统；biw，每周2次；qd，每日1次；qw，每周1次；tiw，每周3次

似[67]。值得注意的是,研究结果显示 HIV 感染患者和非 HIV 感染患者治疗疗效没有差异,但是该研究中,HIV 阳性的受试者少于 7%[67]。

由于结核分枝杆菌传染性强,因此,要求对住院的疑似或确诊的结核病患者进行呼吸道隔离,直到他们出院、或被确定没有结核或无传染性[34]。根据 H. G. 的主观症状和客观表现,他应该被呼吸道隔离。H. G. 的结核病症状应该在治疗 4 周内得到改善。当他接受有效的药物治疗,临床症状改善,并且连续 3 日收集的痰液 AFB 涂片阴性,则被认为不再具有传染性[34]。对于有临床应答的患者,如果他们的家庭成员已经暴露,并且这些家庭成员不具有患结核病的高危因素(如婴儿、HIV 阳性和免疫抑制者),则尽管他们涂片阳性,也可以回到家中,但必须保证不与其他易感者接触[34]。

氟喹诺酮类药物用作初始治疗

氟喹诺酮类药物用于治疗结核病可以追溯到 25 年前,有报道使用氧氟沙星治疗 19 例耐药结核病[68]。有几种氟喹诺酮类药物都对结核分枝杆菌具有体外活性,莫西沙星和加替沙星对结核分枝杆菌的活性比左氧氟沙星强 4~8 倍[69]。有研究对比莫西沙星和乙胺丁醇治疗成人涂阳肺结核的疗效。患者被随机分配为两组,分别接受莫西沙星(每日 400mg)和乙胺丁醇(具体剂量根据体重进行计算)治疗,所有患者均使用异烟肼、利福平和吡嗪酰胺。结果显示,使用莫西沙星治疗的患者在 4 周和 6 周时痰菌转阴率更高,但治疗 2 个月的痰菌转阴率无显著差异[70]。在另一项研究中,接受莫西沙星治疗的患者在治疗 8 周时痰培养转阴率比乙胺丁醇治疗组显著增高(80% vs 63%)[71]。莫西沙星组在治疗第 1、2、3 和 4 周时的痰菌转阴率也比乙胺丁醇组显著增高,莫西沙星组的痰菌转阴中位时间为 35.0 日,而乙胺丁醇组为 48.5 日[71]。

也有研究比较莫西沙星和异烟肼在肺结核强化治疗阶段的疗效[72]。患者被随机分为两组,分别接受莫西沙星 400mg/d 或异烟肼 300mg/d 的治疗,所有患者均同时服用利福平、吡嗪酰胺和乙胺丁醇[72]。治疗 8 周以后,莫西沙星组的痰培养转阴率为 60.4%,异烟肼组为 54.9%,但结果没有显著性差异[72]。

尽管有报道证实氟喹诺酮类药物治疗结核病有效,但临床医生必须警惕这类药物潜在的耐药风险。结核分枝杆菌对喹诺酮类耐药常出现于耐多药菌株[73]。另外,在美国,氟喹诺酮类药物是最常使用的抗菌药物,门诊暴露于氟喹诺酮类药物的非结核感染患者,在感染结核分枝杆菌后,可能成为发生结核分枝杆菌对喹诺酮类药物耐药的潜在人群。有一项研究对氟喹诺酮类药物的耐药风险进行了评估,研究者对医疗救助机构新近诊断的结核培养阳性的结核病患者进行研究[74],共 640 名患者被纳入该研究,其中 116 例(18%)患者在诊断结核病前 12 个月内有氟喹诺酮类药物的暴露,16 例(2.5%)患者感染氟喹诺酮类药物耐药结核菌。54 例患者有多于 10 日的喹诺酮类药物暴露,7 例(13%)患者感染氟喹诺酮类药物耐药结核菌[74]。该研究发现,在诊断结核病 60 日之前接受氟喹诺酮类药物治疗

超过 10 日的患者,与氟喹诺酮类药物耐药高风险相关[74]。因此,应该正确地使用氟喹诺酮类药物,尤其对于有感染结核病的风险患者,以保持氟喹诺酮类药物治疗结核病的有效性。

药敏试验

为了给活动性结核病患者以恰当的治疗,药物敏感试验是必需的,对于所有初次获得的结核分枝杆菌,都应立即进行药物敏感试验[18]。如果治疗 3 个月后结核分枝杆菌培养仍呈阳性,或者已经培养阴性的病例再次培养阳性,也应进行药物敏感试验。一般来说,药敏试验是使用含药的固体或液体培养基来做。琼脂比例法可以检测对某一特定药物耐药菌数量及所占比例,结果用百分比表示[18]。当耐药的比例大于或等于 1% 的时候,药物将无治疗作用。但遗憾的是,由于结核菌生长缓慢,而进行药物敏感试验之前需要分离出病原菌,因此,使用琼脂比例法需要几周的时间才能得到结果[18]。

为了缩短获得药敏结果的时间,分子药敏试验被用于检测菌株染色体中是否存在导致对某种药物耐药的染色体突变序列存在,无需进行结核分枝杆菌培养[54,55]。例如,rpoB 基因突变可以阻止利福平与 RNA 聚合酶结合,从而影响利福平的抗菌活性,大约 95% 对利福平耐药的结核分枝杆菌存在这种基因突变,治疗失败也与结核分枝杆菌存在 rpoB 突变有关[75,76]。分子药敏试验采用酶链反应扩增目标基因片段,并进行 DNA 测序和杂交试验,用以确定基因序列是否含有与耐药有关的突变。如果基因突变存在,则考虑病原菌对药物耐药,如果没有检测到基因突变,则认为对药物敏感。分子药敏试验能在 1~2 日内获得结果,有助于进行早期的有效治疗,缩短结核病活跃的时间,减少结核菌的扩散。但是,分子药敏试验只能检测特定的已知突变,不能鉴定引起耐药的新突变[55]。因此,传统的药敏试验在进一步确认分子检测结果方面仍然具有重要的作用[54]。

检测与利福平耐药相关基因突变的试剂盒包括 Geno-Type MTBDR(plus)和 INNO-LiPA Rif. TB。与基于结核分枝杆菌培养的药敏试验相比,MTBDR(plus)线性探针分析检测病原菌或临床标本对利福平耐药的敏感性和特异性分别为 98% 和 99%[77,78]。INNO-LiPA Rif. TB 检测临床标本对利福平耐药的敏感性为 80%~100%,特异性为 100%[77,78]。分子信标是荧光标记的发夹形 DNA 杂交探针,因此标记在一端的荧光基团与标记在另一端的淬灭基团毗邻[35]。采用实时聚合酶链反应检测扩增的 PCR 产物,如果有野生型基因序列,则发生荧光,如果检测到靶序列突变,则不产生荧光。这种检测方法对临床标本利福平耐药的敏感性为 96%~97%,特异性为 99%~100%[79]。其他抗结核药物的分子药敏检测不如针对利福平的耐药检测发展完善。MT-BDR(plus)检测耐异烟肼菌株的特异性为 100%,敏感性为 57%~100%,总的灵敏度为 85%[79]。不过,在美国,利福平耐药检测通常可以替代 MDR-TB 检测,因为对利福平单药耐药的菌株很罕见。

Xpert MTB/RIF 检测是一种分子生物学自动检测方法,采用巢式实时聚合酶链反应,可同时检测结核分枝杆菌和

利福平耐药性。该检测方法被批准用于未经处理的痰样本的测试，2 小时内可获结果[54]。对于 AFB 培养或涂片阳性的标本，灵敏度为 95%~98.2%，但涂片阴性标本灵敏度仅为 55%~72.5%[80,81]。对 HIV 感染患者的敏感性也会降低。培养阴性的患者特异性为 94%~99.2%[80,81]。Xpert MTB/RIF 检测利福平敏感的正确率为 98.1%，检测利福平耐药性的准确率为 97.6%[80]。

案例 68-1，问题 9：H.G. 对社区有风险吗？其他人需要知道吗？

是的。在美国必须把每一例活动性结核病例上报给社区或/和州的公共卫生机构[18,34,82]。这样，不仅可以使结核病患者获得最佳的治疗效果，也可以确保对接触者和传染源的跟踪调查。应该评估所有密切接触 H.G 的人是否存在潜伏性结核感染和活动性结核病。H.G. 的同事及其家庭成员与 H.G. 接触密切，应该对他们进行评估。病例报告还可以保存记录并监督确定公共卫生结核病控制工作是否达到他们预防结核传播的目的[34,82]。

维持治疗

用药方案

案例 68-1，问题 10：4 周后，H.G. 的初次痰培养结果显示查见结核分枝杆菌，药物敏感试验显示对异烟肼和利福平均敏感。H.G. 接下来的治疗应该使用什么方案？疗程需要多久？

对于非复杂性结核病，如果前 2 个月（8 周）使用异烟肼、利福平、乙胺丁醇和吡嗪酰胺，患者能坚持治疗，并且确定病原菌对治疗药物敏感，则完成 6 个月（26 周）的疗程即成功治疗[33]。因此，使用异烟肼、利福平、乙胺丁醇和吡嗪酰胺 DOT 2 个月后，H.G. 的治疗方案可以调整为异烟肼和利福平，用法为每日服药 1 次（每周 5 日或 7 日），或继续 DOT 下每周服用 2 次或 3 次，疗程 18 周（见表 68-2）。由于 H.G. 没有合并 HIV 感染，胸片没有显示肺部空洞，只要他的痰培养在强化治疗 8 周以后呈阴性，也可以采用异烟肼和利福喷汀每周 1 次的治疗方案[33]。

不论是肺结核还是肺外结核，都已经证实每周 2 次的治疗方案是有效的[83]。用药方案包括异烟肼 300mg，利福平 600mg，吡嗪酰胺 1.5~2.5g，链霉素 750~1 000mg 肌内注射，每日 1 次，共 2 周，随后使用同样的药物，每周 2 次，共 6 周，除利福平外，其他药物需加大剂量。随后再给予异烟肼和利福平，每周 2 次，持续 16 周（4 个月）。治疗 3 个月后，有 75% 的患者结核分枝杆菌培养转阴；治疗 20 周后，所有患者结核菌培养转阴[83]。仅 2 例患者出现复发，且仅有轻微的不良反应发生。这个方案的另一个重要的特点是成本效益高，主要是由于这个方案需要的健康护理人员最少（62 个 DOT 剂量）。

如果初始强化治疗没有使用吡嗪酰胺，那么初始治疗

的 8 周需使用异烟肼、利福平、乙胺丁醇，随后使用异烟肼和利福平 31 周，每日 1 次或每周 2 次[33]。如果强化治疗阶段使用异烟肼和利福平以外的药物，那么治疗时间必须持续 18~24 个月[66]。

推荐 H.G. 使用异烟肼 900mg，利福平 600mg，每周 2 次，这种方法用的药物剂量更少，花费更低[33]。另外，维持治疗使用异烟肼和利福平每周 2 次或每周 3 次方案治疗的复发率低于异烟肼和利福喷汀每周 1 次方案[84,85]。异烟肼和利福喷汀治疗组的复发风险增加与以下五个因素相关：治疗 2 个月时痰培养阳性；胸片显示空洞；低体重；双侧肺受累；非西班牙裔白种人[85]。出现这个结果可能的原因是利福喷汀的高蛋白结合率（97%）。有一项研究评价使用不同剂量的利福喷汀治疗 150 名 HIV 阴性结核病患者的安全性和耐受性，利福喷汀每周 1 次，每次剂量分别为 600mg、900mg 和 1 200mg（同时使用异烟肼 15mg/kg）。1 200mg 组的患者出现不良反应更多（P=0.05），而 900mg 组患者耐受性良好[86]。然而，高剂量利福喷汀联合异烟肼方案的复发率目前尚不明确。随后有一项研究显示，利福喷汀（每周 1 次）联合异烟肼方案治疗结核病的失败和复发与异烟肼的低血浆浓度有关[87]。2 例对利福平单药耐药的复发结核病患者异烟肼浓度都较低。快速的乙酰化作用是导致治疗失败或复发的危险因素[87]。但是，利福霉素的药代动力学不影响患者的预后[87]。

异烟肼和利福平治疗时间至少需要 26 周。完整的治疗不只需要足够的时间，还需要足够的剂量摄入[33]。因此，26 周是在没有出现服药中断的情况下，能达到足够剂量的最短治疗时间[33]。在整个治疗期间，应给予维生素 B₆ 10~25mg/d，如果 H.G. 在治疗 3 个月后仍有症状，或结核分枝杆菌涂片或培养阳性，应重新评估其治疗的依从性及病原菌耐药的情况。评价方法包括再进行病原菌培养及敏感试验，考虑在 DOT 下进行治疗，并与结核病治疗专家进行讨论[34]。

案例 68-1，问题 11：H.G. 对于长时间治疗表示忧虑，他想知道是否有方法可以缩短治疗时间，有没有疗程短于 26 周的有效治疗方案？

在治疗活动性结核病的过程中，确保患者在 26 周的时间内严格遵守治疗方案是一个挑战。有效的短期治疗能有助于提高患者的依从率，减少治疗费用，减少药物不良事件。有 3 项研究评估了包括氟喹诺酮（莫西沙星或加替沙星）药物的 4 个月方案的疗效，研究对象是药物敏感的结核病患者，3 项研究的对照方案相同，都是异烟肼、利福平、吡嗪酰胺和乙胺丁醇 8 周，然后使用异烟肼和利福平治疗 18 周。结果显示，不良预后和复发（结核分枝杆菌培养证实）在接受短程治疗的患者中更为常见。因此，并没有显示 4 个月的治疗方案非劣效于 26 周治疗方案[88-90]。基于这些研究，H.G 应该接受 26 周的治疗，并尽一切努力确保遵守治疗方案。

直接面视督导治疗

案例 68-1，问题 12：什么是直接面视督导治疗，为什么直接面视督导治疗对 H.G. 而言很重要？

直接面视督导治疗(DOT)是卫生保健提供者或其他负责人直接督导患者服用抗结核病药物的一种方法。对所有结核病患者而言,DOT 是一种优先的核心管理策略[33-35]。DOT 的目的在于提高结核病患者治疗的依从性。DOT 不仅可以督促患者完成治疗,也能减少药物耐药的风险,从而减少结核病在整个社会的传播。DOT 可以给予每日 1 次、每周 2 次或每周 3 次的方案,可以在办公室或医疗机构实施,也可以在患者家中、学校或工厂进行[33,66]。通常而言,食品、服装、交通补贴等鼓励措施,能提高 DOT 的依从性。一项获得公共卫生专家认同的 DOT 相关的回顾性文章结果显示,采用 CDC 推荐使用 DOT,并给予一定的鼓励措施,结核病治疗的完成率超过 90%[35,91]。一项来自加利福尼亚旧金山的研究发现,培养阳性的患者在 DOT 策略下进行抗结核治疗与自行管理治疗相比,治愈率明显提高(分别为98.7%和 88.6%;P<0.002),结核相关的病死率更低(分别为 0 和 5.5%;P=0.002)[92]。尽管对所有的患者均推荐使用 DOT,但由于费用的原因,公共卫生机构无法对所有患者提供 DOT。治疗的初始阶段,DOT 的费用高于自行管理治疗,然而,如果将复发和治疗失败所产生的费用纳入成本效益分析,DOT 的费用显著低于自行管理治疗的费用[93]。如果药物耐药发生(没有使用 DOT 的病例),每例患者的治疗费用可能上升至 180 000 美元[94]。因此,应广泛实施结核患者 DOT 管理[93,95]。

多药联合治疗

案例 68-1,问题 13:为什么推荐使用多药联合治疗活动性结核病?每种药物在抗结核治疗中起什么作用?

活动性结核病治疗的关键是多药联合治疗以杀灭病原菌并预防耐药结核菌产生。多数空洞内含有 $10^9 \sim 10^{12}$ 结核分枝杆菌,对异烟肼和链霉素的单药耐药突变频率大约为 10^{-6},对利福平的单药耐药突变频率大约为 10^{-8},对乙胺丁醇的单药耐药突变频率大约为 10^{-5}[33]。活动性结核病的患者可能存在病原体的随机突变,对某一种药物耐药。如果给予单药治疗,病原菌对药物的敏感性会降低,导致耐药菌繁殖。通过多药治疗,产生对多种药物耐药突变的可能性降低。例如,对异烟肼和利福平同时耐药的突变频率为 10^{-14}(异烟肼为 10^{-6},利福平为 10^{-8}),对于未经治疗的患者,不太可能出现同时对两种药物耐药的情况[33]。因此,不能对活动性肺结核采用单药治疗[33,94]。

多药联合治疗也可尽快杀灭痰和病灶中的病原菌。用于治疗结核病的各种药物在治疗中的作用不同[33]。对结核分枝杆菌有效的药物分为一线药物和二线药物(见表 68-3)。一线药物是治疗结核病的基础药物,如异烟肼、利福平、吡嗪酰胺、乙胺丁醇。在治疗的初始阶段,异烟肼对快速繁殖的结核菌具有最强的杀菌作用(早期杀菌活性),其次是乙胺丁醇、利福平和链霉素[96-98]。具有较强的早期杀菌活性的药物可以迅速降低患者的传染性和减少发生耐药的可能性[33]。与异烟肼、利福平、乙胺丁醇相比,吡嗪酰胺在治疗的前 2 周期早期杀菌活性和防止耐药出现的能力较弱[33,96,99]。因此,治疗活动性结核病时,吡嗪酰胺不能只和一种其他抗结核药物联用。利福平对于经过活跃的生长期后处于休眠状态的细胞内病原体也具有抗菌活性。这种渗透和破坏细胞内病原体的能力使利福平在短程化疗方案中非常有价值[100]。

吡嗪酰胺在巨噬细胞或坏死组织的酸性环境中抗结核杆菌作用最强。另外,吡嗪酰胺在治疗的前 2 个月具有最有效的杀菌作用,但 2 个月后,吡嗪酰胺的杀菌活性降低。吡嗪酰胺应被视为短期治疗的重要组成部分[33,66]。

乙胺丁醇在低剂量的时候为抑菌作用,高剂量的时候有杀菌作用,它对快速生长的细菌中度有效,主要用于防止耐药菌的出现[66]。

链霉素能杀灭快速繁殖的细胞外结核杆菌,在每日给药 2 个月后,每周 2 次或每周 3 次给药是有效的。过去,链霉素是通过肌内注射给药,但肌内注射会增加患者的痛苦。因此,尽管它的说明书没有标记用于静脉注射,但可以将链霉素加入 50~100ml 5%葡萄糖水或生理盐水中静脉滴注,持续时间 30~60 分钟[101]。另外,与所有的氨基糖苷类药物一样,链霉素可引起耳毒性和肾毒性。

其他用于治疗结核病的药物(贝达喹啉、卷曲霉素、阿米卡星、环丝氨酸、乙硫异烟胺、对氨基水杨酸)通常只用于病原菌耐药、治疗失败、出现药物毒性或患者不能耐受其他药物的情况下。在后面的章节中再进行讨论。

药物治疗的监测

案例 68-1,问题 14:应根据哪些主观和客观表现来判断治疗的疗效,并尽量减少药物毒性?治疗方案完成后,还应该对 H.G. 的哪些情况进行密切随访?

应该关注 H.G. 是否发生与治疗相关的不良反应(见表 68-3)。具体来说,应该询问他是否有厌食、恶心、呕吐或腹痛,这可能是异烟肼、利福平、吡嗪酰胺相关的肝炎的表现。关注他有无四肢的麻木和刺痛感,不过,H.G. 应该不会发生由异烟肼引起的周围神经病变,因为他同时在服用维生素 B_6,后者可以避免这一不良反应发生。还应检查和询问 H.G. 是否出现瘀点或擦伤,因为使用利福平间歇治疗的患者偶尔会出现血小板减少症。这种不良反应可能更易发生于使用利福平间歇给药的情况下,但使用目前的推荐剂量[10mg/(kg·d),约 600mg]时,该不良反应很少发生[66]。

一项研究比较以异烟肼和利福平为主要药物治疗 6 个月与治疗 9 个月的不良反应。结果显示,两组患者的不良反应发生率相似。治疗 6 个月组不良反应发生率为 7.7%,治疗 9 个月组不良反应发生率为 6.4%,差异无统计学意义[102]。6 个月组患者有 1.6%出现肝功能异常,与 9 个月治疗组患者无显著性差异(1.2%)。血液学事件罕见,在 6 个月和 9 个月治疗组分别 0.2%和 0%。其他不良反应,胃肠道问题,皮疹和关节痛,在两种方案中都罕见[102]。

客观指标

治疗前应评估患者的全血细胞计数、血小板计数、血尿素氮、肝酶(血清转氨酶)、胆红素和尿酸。对使用乙胺丁醇的患者应该进行基线视力检查。如果这些检查结果异常,则有可能需要调整原定的治疗方案。如果患者发生任何与药物毒性相关的表现,或者基线检查有异常,都应该在治疗过程中进行复查[33,66]。

H. G. 35 岁,出现药物相关肝毒性的风险增加。异烟肼可引起血清转氨酶升高以及肝炎症状[33]。吡嗪酰胺与肝毒性相关,但患者用量低于 25mg/(kg·d) 时不常发生肝毒性。使用利福平的患者可能出现短暂的无症状性高胆红素血症和胆汁淤积性肝炎[33]。因此,评估 H. G. 是否出现与肝毒性相关的症状很重要,如恶心、呕吐、腹痛、厌食、黄疸等。如果出现短暂的、无症状的肝功能异常,不必停止治疗。由于价格昂贵,美国疾病预防控制中心(CDC)不再推荐每月进行肝功能检查(LFTs),这可能导致错误停止有效治疗方案,而是建议医务人员每月询问患者的症状[66]。

开始治疗初期应每 2~4 周进行一次痰涂片及痰培养,痰培养转阴后每月复查 1 次。经过恰当的治疗 2 个月后,85% 以上的患者痰培养可以转阴。放射学检查(胸部 X 片)的重要性低于痰病原学检查,但是需要在治疗完成后进行复查,以便与将来的胸部影像进行比较。

对于治疗 2 个月痰菌仍然阳性的患者,需要进行仔细的复查。应进行药敏试验以排除获得性耐药,并应特别注意药物的依从性(如使用 DOT)。如果证实存在细菌耐药,应酌情调整方案。痰培养应每月进行,直至痰菌转阴[66]。

正如 H. G. 一样,活动性结核病的患者常出现体重下降和营养不良。在一项大的结核病治疗研究中,发现 7.1% 的患者出现复发,复发最常出现于体重过轻或体重指数低于 18.5kg/m² 的患者[103]。患者体重过轻(比理想体重低 10%及以上),在治疗 2 个月后体重增长低于 5%,是复发的独立危险因素[103]。因此,在治疗的最初 2 个月需要密切监控 H. G. 的体重,他可能会需要更强或更长时间的治疗。

顺利完成异烟肼和利福平治疗后,通常不需要对患者进行常规随访。然而,为谨慎起见,应在完成治疗 6 个月后,或出现任何提示活动性结核病的症状时,对患者进行复查。对于治疗反应慢或治疗完成时影像学检查仍然异常的患者尤为重要。以上建议只适合那些病原菌对药物敏感的患者[61]。

对于培养阴性但影像学检查结果符合结核病表现的患者,应进行诱导痰或支气管镜的检查以明确病原学诊断,并进行影像学监测。肺外结核病患者应根据病变部位进行评估[33,66]。

治疗失败

案例 68-1,问题 15:如果 H. G. 对现有的治疗方案无应答,应该加入另一种药物吗?

不,在一个失败的治疗方案中添加一种药物是治疗结核病过程中最常见和最具破坏性的错误。假设病原菌对目前正在使用的药物耐药,那么加入另一种药则意味着单药治疗,会增加病原菌对新加药物产生耐药的风险,从而降低患者治愈的机会。因此,至少应该加用 2 种(最好 3 种)可

能有效的新的药物,以减轻进一步产生耐药的可能。经验性治疗方案包括氟喹诺酮类药物、注射类药物(如链霉素、阿米卡星或卷曲霉素)和一个其他的口服制剂(如对氨基水杨酸、环丝氨酸或乙硫异烟胺)[33]。应对新加的药物进行药敏试验,并根据结果调整治疗方案[33,94]。

潜伏性结核感染的治疗

案例 68-2

问题 1:医务人员对 H. G. 的妻子 J. G.(32 岁)以及他们的孩子们进行检查,以确定他们是否已经感染结核分枝杆菌。J. G. 的 5TU PPD 皮试结果显示硬结为 12mm,结果为阳性。她从来没有接种过卡介苗。孩子们 PPD 皮试为阴性。J. G. 没有任何活动性结核的症状,也没有活动性结核病的影像学表现。她有发展为活动性结核的风险吗?对于潜伏性结核感染的患者,目前推荐的治疗药物是什么?J. G. 需要接受治疗吗?

J. G. 与一个有活动性结核病的患者有密切接触,并且结核菌素皮肤试验为阳性,她感染并发展为活动性结核病的风险很大[22,23,48,49]。与活动性结核病患者密切接触的家人在接触后第一年发展为活动性结核病的概率为 2%~4%,PPD 皮试阳性的家人风险最大[66]。通常采用 PPD 皮试来检测是否存在潜伏性结核感染,不过,有研究证明,IGRAs 比 PPD 皮试更准确[104,105]。因此,许多美国的卫生部门已经采取 IGRAs 作为结核接触者的调查筛选试验[106]。暴露于活动性结核患者的人群,如果 IGRA 阴性,绝大多数没有感染结核;然而,结核的免疫反应可能需要几个星期的时间,所以应该在最后一次暴露后 8~12 周复查IGRA,以排除结核杆菌感染[23,106]。5 岁以下的儿童首选结核菌素试验进行筛查[23]。

强烈建议对结核菌素试验或 IGRAs 检测阳性及有活动性结核发生风险的潜伏性结核感染者进行治疗以有效防止其进展为活动性结核病[22,2]。治疗也可以减少结核菌感染的人口数量,并降低活动性结核病高风险人群未来发生活动性结核病的发病率。由于 J. G. 已经感染结核分枝杆菌,但目前没有活动性结核病表现,因此,她应该接受针对潜伏性结核感染的治疗。

有 4 种方案被批准用于治疗潜伏性结核感染[22,23]。异烟肼单药治疗 9 个月可预防 90% 的患者出现活动性结核病,治疗 6 个月可预防 60%~80% 的患者出现活动性结核病[107]。因此,抗潜伏性结核感染的优选方案是异烟肼300mg,每日 1 次,或 900mg,每周 2 次,疗程 9 个月,采用每周 2 次治疗方案的患者应进行 DOT 管理[19]。对于无法完成 9 个月治疗的患者,也可以采用 6 个月的疗程[22]。异烟肼治疗潜伏性结核感染的益处大于其可能导致肝炎所带来的坏处,因为结核分枝菌感染者终生存在发展为活动性结核病的风险,所有使用异烟肼治疗的患者都应该服用维生素 B₆ 25mg/d,以减少周围神经病变的风险。

不幸的是,患者对异烟肼的依从性很差,有研究显示只

有 64%的患者完成了至少 6 个月的治疗[108]。年轻患者、西班牙裔、美国出生的患者完成治疗的可能性更大[106]。流浪汉、酗酒者及有不良反应发生的患者完成治疗的可能性较低[106]。在另一项研究中,有 52.7%接受治疗的潜伏性结核感染的患者未能完成规定的治疗疗程,这些患者中超过 93%的患者是使用异烟肼进行治疗[109]。不能完成治疗的风险因素包括:9 个月的异烟肼治疗方案,居住在人口聚集场所(疗养院,庇护所,监狱),注射毒品,在医疗机构就业[109]。此外,该研究报告指出,在医疗保健机构工作的员工对潜伏性结核感染治疗的依从性更差[109]。

由于长时间使用异烟肼治疗所带来的药物毒性和糟糕的依从性,有专家推荐使用以利福平短期治疗为基础的治疗方案。具体方案为:异烟肼和利福平每日给药 3 个月,或利福平单药治疗 4 个月(每日 1 次)[22,23,107]。有研究显示,随机分配接受利福平治疗的患者中,治疗 20 周,有 91%的患者服用了 80%的药量,86%服用了超过 90%的药量[110]。随机分配接受异烟肼治疗的患者,治疗 43 周,有 76%的患者服用了 80%的药量,只有 62%的患者服用了超过 90%的药量[110]。由于不良事件而停止治疗在异烟肼组(14%)较利福平组为(3%)更常见[110]。另一项研究报道,4 个月利福平方案与 9 个月异烟肼方案相比,发生 3~4 级不良事件、肝脏毒性的概率更小,治疗完成率更高[111]。对于特定人群,4 个月的利福平方案是一种有效、安全和符合成本效益的策略[110-114]。

治疗潜伏性结核感染还有一个有吸引力的替代方案,即异烟肼和利福喷汀联合治疗,每周 1 次,共 12 周[22,23]。在一项研究中,将患者分为两组,一组予以异烟肼 15~25mg/kg(最大剂量 900mg)加利福喷汀 900mg(体重小于 50kg 的患者调整剂量)每周 1 次,共 12 周,治疗过程执行 DOT;另一组予以异烟肼 5mg/kg(最大剂量 300mg),每日 1 次,共 9 个月[115]。异烟肼/利福喷汀组的完成治疗率显著高于异烟肼组(82% vs 69%,P<0.001)。异烟肼/利福喷汀治疗的 3 986 名中,有 7 名患者发展为活动性结核病,接受异烟肼治疗的 3 745 例患者中,有 15 例发展为活动性结核病(联合治疗的相对危险度是 0.38;95%CI:0.15~0.99;P=0.05)[115]。异烟肼组的肝毒性较高(2.7% vs 0.4%;P<0.001),联合治疗组超敏反应发生率较高(3.8% vs 0.5%;P<0.001)。异烟肼组停药率较高(31.0% vs 17.9%;P<0.001),但联合治疗组由于不良事件导致停药的概率较高(4.9% vs 3.7%;P=0.009)[115]。对于 12 岁及以上有发展为活动性结核病风险的潜伏性结核感染患者,推荐可以使用联合治疗方案替代异烟肼 9 个月方案[116],包括最近接触过活动性结核病人的患者,结核菌素试验或 IGRA 检测结果从阴性变为阳性的患者,以及 X 线检测发现陈旧性肺结核的患者。对于不太可能完成 9 个月疗程的患者和提供联合治疗方案更具优势的机构(例如监狱、收容所),也可考虑使用异烟肼/利福喷汀联合治疗方案。不推荐用于孕妇或有生育需求的女性。

J. G. 应该服用异烟肼 300mg/d(或 900mg,每周 2 次),至少 6 个月(最好 9 个月);或者服用利福平 600mg/d 4 个月;或者异烟肼 900mg 加利福喷汀 900mg,每周 1 次,共 12

周[22,23,116]。治疗过程中,医务人员应经常询问其有无肝炎相关的临床症状,如胃肠道不适等。治疗前应进行血清转氨酶和胆红素检查,以排除肝脏基础疾病。美国胸科协会和 CDC 不推荐常规监测肝功能,除非患者有肝毒性的相关症状[66]。

药物的不良反应

异烟肼

肝毒性

案例 68-2,问题 2:J. G. 使用每日服用异烟肼方案进行治疗。经过 2 个月的异烟肼治疗后,J. G. 出现恶心、呕吐和腹痛的症状,天门冬氨酸氨基转移酶(AST)检查结果为 150IU/L。讨论异烟肼引起肝毒性的表现、预后和机制。发生肝功损害的危险因素是什么? 是否应该停用异烟肼以防止进一步的肝损害?

大约 10%~20%单独使用异烟肼治疗潜伏性结核感染的患者会出现血清转氨酶升高,这通常短暂且无症状[33,117]。大部分患者为轻度、亚临床肝损伤,不会进展为严重的肝炎,继续使用异烟肼肝功损伤也能完全恢复。但对于有肝炎症状的患者,继续使用异烟肼与停用异烟肼相比,死亡风险增加[33]。总的来说,潜伏性结核感染患者死于结核病的风险大约比死于异烟肼肝毒性的死亡风险高 11 倍[118]。

异烟肼相关的肝毒性通常发生在开始治疗后的几周至几个月;60%的患者发生在治疗的前 3 个月,80%发生在治疗的前 6 个月[117]。患者的全身症状可以早期出现,并可能持续数日到几个月不等,50%~75%发生严重肝毒性的患者可出现恶心、呕吐、腹痛,也可能出现黄疸、尿色加深、陶土色大便[117]。患者可能在停用异烟肼后数周恢复。异烟肼相关肝毒性的进展与几个因素相关,包括乙酰化表型、年龄、每日饮酒量、合用利福平;此外,女性可能死亡风险更高,尤其是在产后[118]。

异烟肼引起肝脏毒性的机制尚不明确,以前,人们认为快速乙酰化者使用异烟肼发生肝毒性的风险比缓慢乙酰化者发生肝毒性的风险更大。异烟肼快速乙酰化者比缓慢乙酰化者更迅速地形成单乙酰肼,这种化合物可引起肝损伤。不过,快速乙酰化者将以更快的速度消除单乙酰肼,这应该使快速乙酰化者和慢速乙酰化者发生肝脏毒性的风险相同[119]。一项研究显示,亚洲男性和女性发生异烟肼相关性肝炎的概率有差异。研究中的两组患者均为快速乙酰化者,其结果表明,肝炎的发生还与除乙酰化表型以外的其他因素相关[120]。有些证据表明,异烟肼导致的肝炎是一种超敏反应[121],但许多患者却能耐受再次使用异烟肼,使这一理论难以成立[122,123]。

年龄和每日摄入酒精是发生异烟肼相关性肝炎最公认的风险因素[66]。年龄小于 20 岁的患者中极少发生严重肝损伤,20~34 岁的患者发生率约 0.3%,35~49 岁患者发生率约 1.2%，年龄大于 50 岁的患者发生率约 2.3%[66]。一项前瞻性队列研究结果显示异烟肼相关性肝炎的发病率更低，在 11 141 例接受异烟肼单药治疗的潜伏性结核感染患者中，只有 11 例（开始治疗患者的 0.1%，完成治疗患者的 0.15%）出现肝炎[124]。以往的研究结果显示，接受异烟肼单药治疗的患者发生肝炎的概率较高，一个包含六项研究的荟萃分析结果显示，发生率为 0.6%[33]。不过，异烟肼治疗潜伏性结核感染也可能会导致严重的肝毒性。CDC 报道了 17 例与异烟肼相关的严重肝脏不良事件，其中有 15 名成人，2 名儿童（11 岁及 14 岁）[125]。其中有 5 例患者（包括 1 名儿童）接受了肝移植治疗，有 5 名患者死亡（包括 1 名肝移植患者）。

应该常规检测有发生异烟肼相关性肝炎高风险患者的肝功能，包括每日饮酒者、年龄超过 35 岁者、服用其他肝毒性药物者、存在肝脏基础疾病者、静脉吸毒者、黑人、西班牙裔妇女、产妇。对于这些高危患者，AST 水平超过正常值上限 3~5 倍时，应停止使用异烟肼[66]。由于 J. G. 出现了恶心、呕吐及腹痛的症状，且 AST 大于正常值上限的 3 倍，所以应暂时停用异烟肼，直到 AST 恢复正常。AST 正常后可恢复使用异烟肼，并监测肝功。如果 AST 再次升高，应停用异烟肼，并密切监测患者是否发展为活动性结核病。

案例 68-3

问题 1：C. M.，女性，30 岁，体重 80kg，使用异烟肼 1 200mg 和利福平 600mg 每周 2 次治疗活动性结核病。对体重 80kg 的患者来说，异烟肼 1 200mg 的剂量是否合适？除了肝脏毒性，异烟肼还可能有什么副作用？

异烟肼每周服用 2 次的常规剂量为 15mg/kg，最大剂量 900mg。因此，尽管 C. M. 的体重为 80kg，异烟肼的剂量也不应该超过 900mg，而不是 1 200mg。虽然异烟肼剂量加大或血清浓度增加与是否发生肝炎无关，但血清中异烟肼浓度与增加中枢神经系统（CNS）相关的事件相关，包括嗜睡、精神失常、癫痫发作。当剂量大于 20mg/kg 时，患者发生胃肠道的不适的现象也更加普遍。

周围神经病变

异烟肼可干扰吡哆醇（维生素 B_6）的代谢，引起周围神经病变。如果使用推荐剂量进行每日治疗或间歇治疗，这种不良反应不常见[33,48]。如果异烟肼的剂量超过 6mg/(kg·d)，则多达 20% 的患者可能会出现这一不良反应。脚或手的麻木或刺痛是最常见的症状。在某些情况下，患者容易出现神经病变，包括糖尿病、酒精中毒、艾滋病、营养不良、肾衰竭，对于这些患者，在服用异烟肼的同时，应补充维生素 B_6 25mg/d[33,48]。孕妇、哺乳期妇女、合并癫痫疾病的患者也应补充维生素 B_6[48]。

过敏及其他反应

过敏反应包括关节痛、皮疹、舌头的肿胀，发热也有报道。异烟肼可以引起关节炎的症状和系统性红斑狼疮；约

20% 的患者出现抗核抗体阳性[33]。其他不常见的反应有口干、上腹部不适、中枢神经系统兴奋和抑制、精神病、溶血性贫血、维生素 B_6 反应性贫血、粒细胞缺乏[122]。

药物相互作用

异烟肼是几种细胞色素 P-450 酶（CYP2C9、CYP2C19、CYP2E1）的有效抑制剂，但对 CYP3A 的影响最小[33]。异烟肼可抑制苯妥英钠、卡马西平在肝脏的代谢，从而增加这些药物的血浆浓度。使用这两种药物的患者在接受异烟肼治疗过程中，应该监测患者有无苯妥英钠或卡马西平的毒性症状出现，如眼球震颤、共济失调、头痛、恶心或嗜睡，监测患者血浆苯妥英钠、卡马西平浓度水平，并根据需要进行剂量调整。卡马西平还可能通过诱导代谢产生有毒代谢产物，从而导致异烟肼相关性肝炎[126]。此外，异烟肼可以抑制地西泮和三唑仑代谢。需要注意的是，利福平对肝脏代谢的作用与异烟肼相反。利福平比异烟肼的诱导作用更强，异烟肼和利福平联用可以诱导地西泮、苯妥英和其他药物通过细胞色素 P-450 系统代谢[127]。

利福平

流感样综合征

案例 68-3，问题 2：C. M. 在接受 DOT 下每周 2 次的治疗 1 个月后，出现肌痛、乏力和食欲缺乏的症状。实验室数据显示血小板计数轻度降低，其余无明显异常。C. M. 的症状与治疗药物有关吗？对于使用利福平的患者，还应关注了除了肝脏毒性以外的其他什么不良反应？

接受利福平间歇治疗的患者中，有大约 10% 的患者出现类流感综合征。这种症状在使用常规剂量（600mg，每周 2 次）过程中少见，如果剂量高于 900mg，每周 2 次，则发生率增高。如果给药间隔增加至 1 周或更长，类流感综合征的发病率也随之增加[128,129]。除非症状严重，否则不需要停用利福平。C. M. 用药剂量为利福平 900mg，每周 2 次，应该减量为 600mg，每日 1 次，直到症状消退，可以使用非甾体抗炎药以缓解感冒症状。症状消失后，恢复每周 2 次的治疗，但利福平的剂量不超过 600mg。

肝脏毒性

利福平（利福喷汀）导致肝毒性的发生率小于 1%。因此，异烟肼引起肝毒性的风险比利福平更大。有时，利福平可引起肝细胞损伤，增加其他抗结核药物的肝脏毒性[117]。利福平引起的肝损伤虽然有时会表现为肝酶升高，但更常见的是胆汁淤积，表现为碱性磷酸酶增加和高胆红素血症，无肝细胞损伤[117]。在利福平治疗的第 1 个月，患者所有肝功能指标可能出现暂时升高，但这种改变通常是良性的[33]。

血小板减少症

间断或不规律口服利福平更容易导致患者出现血小板减少症，可能是由于利福平刺激机体产生免疫球蛋白 IgG、

IgM 所致,这些抗体可能使补体附着在血小板上,导致血小板破坏。假设间歇或不规则使用利福平治疗会增加抗体的产生,从而导致血小板破坏。一旦发生血小板减少症,应禁用利福平,因为如果再次使用可能会再次出现血小板减少[130,131]。

多种反应

除了与大剂量、间歇治疗相关的副作用外,有 3%～4% 的患者使用利福平常规剂量出现不良反应[130]。最常见的不良反应是恶心、呕吐、发热和皮疹。另外,利福平还有溶血性尿毒综合征、白细胞减少、贫血、关节痛(药物性狼疮综合征表现的一部分),如果出现这类反应,需停用利福平[33,132]。

急性肾衰竭

由利福平导致的急性肾衰竭少见[33]。间歇每日使用利福平的患者均可发生这种高敏反应,并可能持续长达 12 个月[128]。如果发生急性肾衰竭,应停用利福平,并给予其他药物(例如,吡嗪酰胺和乙胺丁醇)。乙胺丁醇和吡嗪酰胺的剂量应根据肾功能水平进行调整,但是,对于原本存在肾衰竭的患者,利福平和异烟肼都可给予常规剂量[133,134]。

体液颜色变化

利福平的另一个重要特点与它的化学组成有关。它是一种橘红色结晶粉末,可以广泛地分布于体液中。因此,它可以使唾液、眼泪、尿液和汗水的颜色发生改变[33]。应该提醒患者使用利福平可能会出现这一现象,并警告患者不要使用软性隐形眼镜,因为利福平可能使镜片变色。利福平的这个作用也可用来监测患者对利福平治疗的依从性。

药物相互作用

利福平是一种非常有效的细胞色素 P450 CYP3A4 诱导剂,也可诱导其他细胞色素 P450 同工酶,包括 CYP1A2、CYP2A6、CYP2B6、CYP2C8、CYP2C9、CYP2C19 和 CYP3A5[33,135,136]。利福平能诱导 2 期药物代谢酶(如 UDP-葡萄糖醛酸基转移酶、磺基转移酶)和转运蛋白的表达(例如 P-糖蛋白,耐多药蛋白 2,有机阴离子转运多肽)[135]。在开始使用利福平后约 1 周,可完全诱导这些同工酶和转运蛋白,停药后约 2 周恢复[135]。各种利福霉素诱导细胞色素酶 P450 的能力不同,其中利福平诱导能力最强,利福喷汀其次,利福布汀最弱[33]。利福平能促进蛋白酶抑制剂、非核苷类逆转录酶抑制剂(non-nucleoside reverse transcriptase inhibitors,NNRTIs)、大环内酯类抗生素、唑类抗真菌药物、糖皮质激素、口服避孕药、环孢素、他克莫司、华法林、茶碱、苯妥英钠、奎尼丁、地西泮、普萘洛尔、美托洛尔、维拉帕米、硝苯地平、地尔硫䓬、磺脲类药物、辛伐他汀和依那普利的代谢[33,127]。当患者接受利福平治疗时,需要监测血清中上述药物的浓度,并根据情况增加剂量。同时,口服避孕药的女性使用利福平时,应该改用其他避孕方法。对于所有使用利福平治疗的患者,卫生保健专业人员应仔细评估其同时使用的药物与利福平之间是否存在相互作用。

异烟肼-利福平

肝毒性

案例 68-3,问题 3：与单独使用异烟肼或利福平相比,两药联合使用会增加 C. M. 发生肝毒性的风险吗?

一些初步证据表明,异烟肼和利福平联合使用可能导致肝损伤发生率增加。其机制被认为是由于利福平诱导异烟肼产生单乙酰肼或其他导致肝毒性的水解产物。Steele 等进行的一项荟萃分析,评估使用利福平、异烟肼、同时使用异烟肼和利福平治疗 3 种情况下肝炎的发生率[123]。他们发现,同时使用异烟肼和利福平,临床肝炎的发病率为 2.7%,高于单用异烟肼肝炎的发病率(1.6%),但这种影响是累加作用,而不是协同作用[123]。因此,两种药物联合使用不是禁忌,但对于高危人群应谨慎使用,如老年人、酗酒者、同时服用肝毒性药物的患者及存在肝脏基础疾病者[117]。

乙胺丁醇

视神经炎

案例 68-4

问题 1：S. E. ,男性,65 岁,以异烟肼 300mg/d,利福平 600mg/d,吡嗪酰胺 900mg/d,乙胺丁醇 1 200mg/d 为初始方案治疗活动性结核病,治疗 2 个月以后,患者出现视力模糊,通过常规的眼科检查和视野检查诊断为视神经炎。患者没有青光眼、白内障、视网膜损害的表现。实验室检查提示血清尿酸升高(9.7mg/L),血清肌酐稍高(1.6mg/L),其余检查结果正常。患者没有与血尿酸增高相关的关节疼痛症状,没有痛风的历史,根据其体重(65kg)计算其肌酐清除率为 36ml/min。患者的视觉问题和尿酸水平的增加与使用的药物有关吗?

S. E. 视力降低与乙胺丁醇引起的视神经炎有关。视神经炎的表现是中心暗点,红绿色盲或视力减退,视野缺损。受损的强度与出现视力下降后继续使用乙胺丁醇的持续时间相关。视神经炎与药物剂量和药物使用时间有关,在剂量为 15mg/kg 时很少发生[137-139]。乙胺丁醇剂量为 25mg/kg 时,视神经炎的发病率大约 6%,剂量超过 35mg/kg 时,发病率增至 15%。视神经炎的恢复可能需要几个月的时间,停药后通常但并不是所有患者都能恢复正常。

S. E. 出现视神经炎表现可能与他本身存在肾功能不全,且使用了较大剂量乙胺丁醇(18.5mg/kg)有关。对于敏感的结核杆菌,初始治疗 2 个月后再使用乙胺丁醇没有益处,所以可以停用。乙胺丁醇主要由肾脏排泄(50%～80%),由于 S. E. 的肌酐清除率下降,乙胺丁醇血药浓度增加[133]。应通过定期眼科检查对他的视力进行密切监测,并告知他如果出现任何进一步的视觉变化,应立即与医生联系。

S. E. 的血尿酸升高也可能是由于乙胺丁醇的使用以及肾功能减退引起。但更可能的是由于吡嗪酰胺减少尿酸在肾小管分泌所致[102]。继发于药物的无症状性高尿酸血症通常不需要治疗。

特殊人群的治疗

老年患者

发病率

案例 68-5

问题1：G. H.，男性，75 岁，80kg，居住在养老院，出现神志不清、拒绝进食、排痰性咳嗽。体格检查发现患者消瘦，有轻微呼吸困难。实验室检查发现血尿素氮 25mg/dl，血清肌酐 1.3mg/dl，其余结果基本正常。胸片显示右肺下叶浸润病灶。患者有充血性心力衰竭病史，目前病情稳定。血液、小便、痰液均进行了培养及药物敏感试验。初次检查革兰氏染色阴性。由于养老院最近有 2 例活动性结核病患者，因此对 G. H. 进行了 PPD 皮试和痰的抗酸染色涂片。结果显示 PPD 皮试硬结为 16mm，痰抗酸染色阳性。G. H. 在几个月前住院时 PPD 皮试阴性。探讨老年患者结核病的表现以及适合 G. H. 的抗结核治疗方案。老年患者出现药物不良反应的概率更高？与 G. H. 密切接触的人需要使用异烟肼治疗吗？

2014 年，年龄 64 岁及以上的老年人结核病的总患病率高于其他年龄组（4.8/100 000）[10]。与其他年龄组相似，自 1993 年以来，年龄 64 岁及以上的老年人结核患病率每年均呈下降趋势（1993 年为 17.7/100 000）[10]。2014 年，2.2% 的结核病患者为长期居住于护理机构的人群[10]，养老院的患病率比社区老年人患病率高 1.8 倍[140]。老年人发生活动性结核病的原因是免疫功能降低，其次是既往感染的重新活跃。对于居住在养老院且没有对结核病产生免疫能力的患者，活动性结核病是一种常见的、区域分布的感染性疾病[140,141]。在养老院居住大于 1 个月后，患者的 PPD 皮试阳性率增加。因此，所有进入养老院的患者都应进行 PPD 皮试。如果最初的结果为阴性，并且养老院出现传染源（如本病例），则需要在 1 个月内复查 PPD 皮试。这类人群结核菌素试验结果从阴性到阳性的转换率约为 5%。如果这些结果转阳的患者没有接受异烟肼治疗，其中约 17% 会进展为肺结核病[142]。

诊断

老年患者结核病的诊断困难，因为患者往往缺乏结核病的典型症状（咳嗽、发热、盗汗、消瘦），并且老年患者不能充分描述自己的症状。胸片和 PPD 皮试可能是仅有的结核感染迹象[140,142]。胸片的表现通常不典型，类似于肺炎或心力衰竭恶化的表现。老年人的胸部 X 线检查不太可能显示上叶浸润，而通常表现为双肺浸润[143]。如果患者的

结核病是由结核肉芽肿再活跃引起，胸片常显示肺尖的浸润或结节。如果患者是初次感染，正如 G. H. 一样，则可能出现肺下叶浸润的表现[140]。老年患者的结核病表现可能会有日常生活活动的变化、慢性疲劳、认知功能障碍、厌食症、或不明原因的低热。如果患者出现这些非特异性症状和体征，时间持续几个星期到几个月，临床医生必须警惕结核病存在的可能性[144]，应该对这些患者进行痰的抗酸染色涂片及结核杆菌培养。

老年患者活动性结核病的治疗

对于老年患者活动性结核病的治疗原则与其他年龄段的患者一样[33,140]。因为 G. H. 有呼吸道感染的临床症状，痰涂片抗酸杆菌阳性，结核菌素皮试阳性，所以应该使用四联抗结核治疗方案。大部分老年患者的结核病是由敏感的结核分枝杆菌菌株引起；不过，有一些例外值得注意，包括来自耐药菌株流行的国家或地区的老年人、过去曾进行不适当治疗的患者、或者最近与耐药结核分枝杆菌感染患者接触者[144]。G. H. 的药物治疗方案可以是异烟肼 300mg，利福平 600mg，吡嗪酰胺 2 000mg，乙胺丁醇 1 600mg，每日 1 次，共 8 周，随后使用异烟肼和利福平每日 1 次或每周 2~3 次，共 16 周（DOT）；也可以使用异烟肼、利福平、吡嗪酰胺、乙胺丁醇，每周 1 次，共 2 周，随后每周 2 次，共 6 周，然后给予异烟肼与利福平，每周 2 次，共 16 周[144]。一些医生倾向于使用异烟肼与利福平治疗共 9 个月。G. H. 每剂应服用维生素 B_6 10~50mg[66]。

药物不良反应

虽然异烟肼相关的肝炎在老年患者中更常见，但老年患者对异烟肼和利福平通常耐受性良好，最常见的血液系统和肝脏的副作用发生率为 3%~4%[145]。治疗前应评估患者的血清转氨酶水平，并每月观察是否存在肝炎的临床症状。由于老年人可能发生短暂的、无症状的肝功能指标升高，所以是否进行肝功能常规监测仍存在争议[145]。

虽然利福平用量为 600mg 时，患者出现流感样症状的情况罕见，利福平每周 2 次方案会导致流感样症状出现的概率增加。由于异烟肼和利福平可能与其他药物发生药物相互作用，因此应仔细评估任何加入到患者治疗方案中的药物。G. H. 存在年龄相关的肾功能下降，因此应仔细监测乙胺丁醇引起的视觉功能障碍。

老年患者潜伏性结核感染的治疗

如果养老院出现结核病传染源，那么对于结核菌素试验阳性但无活动性结核病的老年患者予以异烟肼 300mg，每日 1 次，共 6~9 个月的治疗至关重要。据 Stead 等报道，接受治疗的潜伏性结核感染患者仅 1 例发生活动性结核病，而未治疗的潜伏性结核感染患者中有 69 例发生活动性结核病[142]。对于最近出现结核菌素皮试结果转换的患者，接受异烟肼治疗组仅 1 名患者发生活动性结核病，而没有接受治疗组 45 例患者发生活动性结核病[142]。也可以使用每日口服利福平共 4 个月或每周口服异烟肼和利福喷汀共 12 周的方案治疗老年患者的潜伏性结核感染[116,140]。

耐多药结核

定义及病原学

案例 68-6

问题 1： M. S. ，29 岁，男性、亚洲人，有肺炎的症状和体征。患者有咳嗽，胸片显示双肺浸润。在等待痰结核分枝杆菌培养结果期间，医务人员对他进行了呼吸道隔离。他在大约 3 个月前被诊断为结核病，并使用异烟肼、利福平、吡嗪酰胺和乙胺丁醇进行治疗，但是他在治疗 1 个月后停药。3 个月前 HIV 检测阴性。结核分枝杆菌是否有获得耐药的可能性？

在美国，2014 年结核分枝杆菌对异烟肼耐药率为 18.9%，对异烟肼和利福平同时耐药生率为 7.1%[10]。结核分枝杆菌的耐药可以是原发耐药，也可以是获得性耐药。原发耐药是指接受抗结核治疗前，患者结核分枝杆菌即对某种或某些药物耐药。获得性耐药常发生于不恰当的抗结核治疗后，如治疗失败后加用单一药物、初期方案强度不足、没有识别耐药，最重要的是对治疗方案依从性差，不恰当治疗可能筛选出耐药的结核亚群，从而发生获得性耐药。不规律的服药、药物剂量不够、药物吸收不良都可引起敏感的结核杆菌菌株在几个月内对多种药物耐药[146,147]。这些耐药菌株可以被传染给没有接受过治疗的人，导致他们感染原发耐药菌株。

M. S. 是一个非美国出生的亚裔患者，因此可能从其出生地带来原发性耐药，详细了解其既往的结核病暴露史非常重要。M. S. 对治疗的依从性差，这一点也是其发生耐药的潜在风险。无家可归和缺乏对结核病的严重程度的认识已被证明与结核病治疗中断相关[148]。因此，通过教育提高患者对结核病的了解，是使患者获得恰当治疗的关键。

许多因素可以影响 MDR-TB 的治疗效果，包括 HIV 感染、治疗依从性、对病原菌保持敏感的药物数量、以及诊断结核病的时间[149-151]。在一项研究中，11 例合并 HIV 感染的 MDR-TB 患者在观察期间全部死亡[150]。在另一项研究中，77% 的 MDR-TB 患者痰培养转阴，转阴中位时间为 60 日（4~462 日），23% 的患者没有转阴；那些转阴的患者中，有 60% 是在治疗 4 个月后转阴[151]。如果患者初始痰菌量多、胸部 X 片提示双侧肺总空洞、既往曾接受针对 MDR-TB 的治疗，则患者痰菌转阴需要的时间长，痰菌转阴的时间也与开始治疗时病原菌耐药的药物种数有关[151]。

案例 68-6，问题 2： M. S. 能通过药物治疗痊愈吗？如果能，应该给予怎样的治疗？

患者最近的 HIV 检测是阴性，因此他治疗成功的概率较高。有研究显示，33 例 HIV 阴性的耐多药结核患者中，有 32 例（97%）治愈，这些患者平均接受 5 种二线药物的治疗[150]。其中只有一个患者在治疗 5 年后复发[150]。因此，临床医生应重新评估 M. S. 目前的治疗方案，进行药物敏

感试验，并且寻求结核病专家的帮助[33]。应进行分子药敏试验来评估病原菌对利福平的耐药性，这是检测 MDR-TB 的可靠替代方法。虽然获得药敏结果可能需要几周的时间，仍需对其他药物进行标准的药物敏感试验。如果快速分子检测证实存在利福平耐药突变，应该按照耐多药治疗方案对患者进行治疗。不过，耐多药结核病的治疗没有标准方案。新的治疗方案应该包括至少有 3 种以前未使用过的体外敏感的药物，并包含一种注射用药[33]。新的方案应该包含至少 4 种药物，具体方案取决于疾病的严重程度和耐药模式。应该在 DOT 下进行治疗，推荐疗程为 18~24 个月[33,149]，但是，只有 40% 的耐多药结核病患者能完成 18~24 个月治疗[152]。

有研究评估使用短疗程标准方案治疗 MDR-TB 患者的疗效[153]。研究对象为 427 例患者，平均年龄为 34 岁，81.5% 的患者胸片提示双侧病变，病程平均约 30 个月。平均体重指数 16.1kg/m²，表现出明显的消瘦。强化期使用 6~7 种药物治疗 3 个月或更长，包括阿米卡星、氯法齐明、氧氟沙星或加替沙星，药物剂量根据患者的体重进行计算[153]。体重低于 33kg、体重 33~55kg、体重大于 55kg 的患者氧氟沙星和加替沙星的用量分别为 400mg/d、600mg/d、800mg/d[153]。最有效的治疗方案需要至少 9 个月的加替沙星、氯法齐明、乙胺丁醇、吡嗪酰胺，强化治疗期 4 个月，强化治疗期间还需加用大剂量异烟肼、丙硫异烟胺和卡那霉素。206 例接受这一方案的患者治愈率为 87.9%，且无复发。该方案最常见的不良事件为呕吐（21.4%）、听力减退（6.3%）、血糖异常（3.9%）和共济失调（3.9%）[153]。这表明可以对 MDR-TB 患者使用较短疗程的治疗获得满意疗效。

氟喹诺酮类药物对包括结核分枝杆菌在内的分枝杆菌有抗菌活性，能迅速渗透到巨噬细胞内，对细胞内的分枝杆菌有抗菌活性[149]。氟喹诺酮类药物能抑制结核分枝杆菌 DNA 旋转酶，但其缺乏氟喹诺酮类药物的另一个作用靶点：DNA 拓扑异构酶[149]。环丙沙星、氧氟沙星和左氧氟沙星已长期用于分枝杆菌感染的治疗，耐受性良好，很少有严重的不良反应[154,155]。有限的数据表明，莫西沙星可以作为 MDR-TB 治疗的一个选择[156]。目前，已发现结核分枝杆菌在体外出现对氟喹诺酮类药物的选择性耐药，且具有完全交叉耐药性，这一点已经得到公认[149]。其他用于 MDR-TB 的二线药物包括对氨基水杨酸、环丝氨酸、乙硫异烟胺和卷曲霉素。这些药物副作用多，应在耐多药结核病专家的指导下使用。

贝达喹啉（Bedaquiline）于 2012 年底获得 FDA 批准，当没有其他药物可作替代时，与至少 3 种或 4 种药物联合使用，治疗耐多药肺结核。贝达喹啉能抑制分枝杆菌腺苷 5′-三磷酸合酶，从而抑制结核分枝杆菌生长[157]。该药为片剂，每片 100mg，推荐剂量为每日 400mg，持续 2 周，然后改为每周 3 次，每次 200mg，持续 22 周[157]。如果与食物同服，贝达喹啉的生物利用度可以增加两倍，每剂都应在 DOT 管理下服用[157]。贝达喹啉可以被 CYP3A4 代谢，建议避免与中效的 CYP3A4 诱导剂（如依非韦伦）和强效 CYP3A4 诱导剂（如利福霉素）联用。强效的 CYP3A4 抑制剂可能增加

贝达喹啉的不良事件,患者在接受贝达喹啉治疗期间,应避免连续使用强效 CYP3A4 抑制剂超过 14 日[157]。贝达喹啉可导致 QT 延长,与其他延长 QT 间期其他药物一起使用,会增加 QT 间期延长的风险。

贝达喹啉获得 FDA 加速批准是基于两项研究。在第一项研究中,47 名耐多药结核病患者在使用卡那霉素,氧氟沙星,乙硫酰烟胺,吡嗪酰胺和环丝氨酸或者特立齐酮治疗的基础上,加用贝达喹啉或安慰剂进行治疗,共治疗 8 周[158]。8 周后停用贝达喹啉和安慰剂,其他药物继续使用至 96 周。结果显示贝达喹啉组的痰培养转阴时间显著缩短,治疗 8 周时,贝达喹啉组 48% 的患者痰培养呈阴性,安慰剂组仅 9% 的患者痰培养呈阴性[158]。治疗 24 周后,贝达喹啉组 81% 的患者痰培养呈阴性,安慰剂组 65.2% 的患者培养阴性[159]。不过,治疗 104 周后,贝达喹啉组和安慰剂组治疗成功率分别为 52.4% 和 47.8%[159]。在第二项研究中,160 例 MDR 肺结核患者分别接受贝达喹啉和安慰剂治疗,每日服用 400mg 安慰剂或贝达喹啉,持续 2 周,然后每周 3 次,每次 200mg,持续 22 周,其余药物与第一项研究一致[160]。24 周后停用贝达喹啉及安慰剂,其余药物继续使用,总疗程 18~24 个月。贝达喹啉组和安慰剂组的痰培养转阴分别为 83 日和 125 日(P<0.001)[160]。与安慰剂组相比,贝达喹啉组患者痰培养转阴率更高,治疗 24 周时贝达喹啉组和安慰剂组的转阴率分别为 79% 和 62%(P=0.008),治疗 120 周时分别为 62% 和 44%(P=0.04)[160]。然而,贝达喹啉组的死亡率显著高于安慰剂组(13%vs 2%,P=0.02)[160]。

HIV 感染

活动性结核病的治疗

案例 68-7

问题 1:F.R.,32 岁,男性,因轻度胸膜炎性胸痛及排痰性咳嗽到急诊室就诊。患者在过去的 3 周有体重下降,疲劳,盗汗。通过询问,F.R. 自诉为双性恋者,并经常进行无保护的性行为。胸片显示双肺间质浸润。留取 F.R. 的痰标本进行 AFB 涂片和培养,并进行 PPD 皮试及 HIV 检测。结果显示痰抗酸染色阳性,HIV 阳性,PPD 皮试结果为 6mm 硬结。CD4+ T 细胞计数为 150 个/ml。合并 HIV 感染的活动性结核病患者有什么样的临床表现?对于 HIV 感染患者,PPD 皮试对于诊断结核病的价值如何?对 F.R. 进行哪些检查有助于诊断结核病?

HIV 感染是结核病的重要危险因素,因为 HIV 感染破坏 CD4+ T 淋巴细胞,从而降低患者的细胞免疫。这种免疫缺陷可使活动性结核病迅速进展。结核病是 HIV 感染者一种常见的机会性感染,但 CD4+ T 细胞计数不是发生结核风险的一个可靠的预测因素,这一点不同于 HIV 感染者的其他机会性感染[65]。患者的 CD4+ 细胞计数在任何水平都可能发生活动性结核病,但随着免疫缺陷进展,风险会增加[161]。

合并 HIV 感染患者的活动性结核病患者可能会出现结核病的常见症状(如咳嗽、发热、盗汗、体重减轻、乏力),但其临床表现取决于其免疫缺陷的严重程度。如果患者免疫缺陷不太严重(CD4+ T 细胞计数>350 个/μl),那么其临床表现与非 HIV 感染患者相似[65,161]。病变主要局限于患者的肺部,胸部 X 线片表现为上叶病变,可产生空洞。但晚期艾滋病患者的胸部 X 片表现则明显不同,肺下叶、中叶、间质浸润常见,而空洞少见[65,161]。对于这些患者,很难将结核病与其他艾滋病相关的肺部机会性感染(耶氏肺孢子菌病,鸟胞内分枝杆菌复合体感染)相鉴别,HIV 感染患者出现肺部症状时,都应排除肺结核。晚期 HIV 感染患者也可能表现为胸片正常,但结核分枝杆菌培养和抗酸染色涂片阳性[161]。因此,对这类患者,胸片正常并不能排除活动性结核病。CD4+ T 细胞计数低于 200 个/ml 的 HIV 感染患者,常易发生肺外结核[65,161]。根据 F.R. 的临床表现以及 HIV 检测结果,高度怀疑其患有活动性结核病。

对于疑似结核感染的 HIV 感染患者,应进行 PPD 皮试,但敏感性和特异性低。只有约 30%~50% 合并艾滋病的结核病患者会出现大于 10mm 硬结。因此,对于这部分患者,PPD 皮试结果硬结≥5mm 就应被视为阳性[48,161]。F.R. 的 PPD 皮试结果为 6mm 硬结,应判为阳性。从理论上讲,对于 HIV 感染患者,γ 干扰素释放试验的敏感性和特异性也有限,因为其结果有赖于 CD4+ T 细胞的功能。一项研究对 294 名 HIV 感染患者进行分析,结果显示 CD4+ T 细胞<100 个/ml 的患者比 CD4+ 细胞计数≥100 个/ml 的患者更容易出现不确定的结果[162]。另一项研究发现,对于合并 HIV 的确诊肺结核患者,γ 干扰素释放试验敏感性只有 64%,假阴性率约 25%[163,164]。这些研究表明,对于合并 HIV 感染的患者,IGRAs 不能单独用于排除活动性结核。

对 HIV 感染者的检查方法类似于非 HIV 感染者。应该进行胸部 X 线片、痰抗酸染色涂片、痰培养的检查[161,165]。对于 AFB 涂片阳性的 HIV 感染者,可采用 NAA 试验进行协助诊断,如果 NAA 结果阳性,则患者可能存在活动性结核病[65,161]。应该对所有一线药物进行药敏检测,如果治疗 3 个月后痰培养仍阳性或痰培养阴性至少 1 月后再次转阳者应再次行一线药物药敏[161]。对于以下患者,应进行二线药物的敏感性检测:既往接受过抗结核治疗的患者、与耐药结核患者接触者、对利福平或其他一线药物耐药患者、经过 3 个月的治疗痰培养仍阳性的患者、来自耐药结核或广泛耐药结核高患病率地区的患者[166]。为快速获得结果,可进行分子药物敏感试验。有肺外结核症状的患者应行皮肤病灶、淋巴结病变部位针吸活检或组织活检,或者心包积液、胸腔积液、血液的培养及抗酸染色涂片[65]。

案例 68-7,问题 2:对 F.R. 首选什么治疗方案?

鉴于 F.R. 的症状和 AFB 涂片阳性,应使用多种药物联合抗结核病治疗。对于所有合并 HIV 感染的患者,都应该采用 DOT[33,65,161]。F.R. 的治疗方案制订应基于摄入足够的总剂量而不仅仅是完成治疗疗程。合并 HIV 感染的结核病患者治疗原则与非 HIV 感染的结核病患者相同(见表

68-2)。最初 8 周的治疗应包括使用异烟肼、利福平、吡嗪酰胺、乙胺丁醇每日 1 次(7 日/周,56 剂;或者 5 日/周,40 剂)均采用 DOT 进行管理[33,65]。强化治疗阶段使用每周 2 次或 3 次给药方案可能会增加治疗失败和获得利福平耐药的风险,因此,不再推荐间歇给药方案用于强化治疗阶段[161]。应同时服用维生素 B_6。强化治疗结束后,如果药物敏感试验没有发现病原菌耐药,可以使用异烟肼和利福平(或利福布汀)每日 1 次或每周 2~3 次,至少 26 周,同样采用 DOT 进行管理[65]。

值得注意的是,对于 CD4+ T 细胞计数小于 100 个/ml 的患者,不推荐使用异烟肼与利福平或者异烟肼与利福布汀每周 2 次进行维持治疗,因为发生获得性利福霉素耐药的概率增加[33,65,167,168]。F. R. 的 CD4+ T 细胞计数为 150 个/ml,所以他可以使用每周 2 次的维持治疗方案,但支持这一推荐的数据有限(表 68-2)[33,65]。另外,每周 1 次异烟肼与利福喷汀的维持治疗在 HIV 感染患者是禁忌,因为复发率高,并且容易发生获得性的利福霉素耐药[33,65]。

最近的一项随机临床研究评价 6 个月和 9 个月的完全间歇疗法治疗合并 HIV 感染的结核病患者的疗效[169]。所有患者均接受 2 个月的异烟肼、利福平、吡嗪酰胺和乙胺丁醇治疗,然后患者被随机分配到两个组,分别接受 4 个月(n = 167)和 7 个月(n = 160)异烟肼与利福平治疗。在整个治疗期间,均采用每周 3 次给药。患者的 HIV 病毒载量中位数为 155 000 拷贝数/ml,CD4 T 细胞计数中位数为 160 个/ml。两组患者的临床应答相似,但是 9 个月组患者细菌学复发率显著低于 6 个月组(7% vs 15%;P < 0.05)[169]。这些数据显示,如果合并 HIV 感染的结核病患者采用完全间歇性的治疗方案的话,可能需要 9 个月的疗程。

案例 68-7,问题 3:应怎样对 F. R. 的治疗进行监控?

如果 F. R. 的胸片提示有空洞,或治疗 2 个月后痰菌仍为阳性,则异烟肼和利福平或利福布汀的治疗疗程应该用足 9 个月。如果 F. R. 可能存在敏感菌株引起的肺外结核,推荐的治疗方案是异烟肼、利福平、吡嗪酰胺和乙胺丁醇强化治疗 2 个月,再给予异烟肼和利福平治疗 4 至 7 个月。不过,对于累及中枢神经系统(脑膜炎或结核瘤)或骨关节的肺外结核,推荐再延长治疗时间。对于这类感染,许多专家推荐治疗 9~12 个月[65,161]。对于合并 HIV 感染的活动性结核病患者,建议对患者进行基线及每月的肝功能、肾功能、血常规、CD4+ T 细胞计数检查[65]。对于 AST 低于正常上限的 3 倍且没有肝功损伤症状的患者,不需要调整治疗方案[161],如果 AST 高于正常上限的 3 倍,且患者有肝功异常的症状,或者 AST 高于正常上限的 5 倍,或者碱性磷酸酶和/或胆红素明显升高,应停止肝毒性药物并对患者进行评估[161]。肺结核患者至少每月进行 1 次痰抗酸染色涂片及痰培养,直至连续 2 个月培养阴性[65,161]。如果治疗前患者 AFB 涂片阳性,可每两周进行 1 次 AFB 涂片,以便对细菌学疗效进行早期评估[33,65]。开始治疗 8 周后得到的痰标本结果很重要,因为需根据这个结

果制定维持期治疗时间。所有的菌株应进行药敏试验,如果治疗 3 个月后结核分枝杆菌培养仍阳性,新获得的痰标本应再进行药敏试验[65]。治疗 4 个月后患者仍培养阳性,应考虑治疗失败。

每一次访视,都应该询问患者坚持治疗的情况及有无药物不良反应。如果一个患者出现不良事件,除非有强有力的证据表明某一个特定的药物是不良事件的原因,否则不应永久中止一线药物的使用[65,161]。药物浓度监测可用于对治疗方案应答缓慢的患者进行方案调整[170]。

案例 68-7,问题 4:F. R. 什么时候可以开始抗逆转录病毒治疗(antiretroviral therapy,ART)治疗?

开始 ART 治疗的时机尚无定论。一种选择是在开始抗结核治疗时启动 ART[161]。合并 HIV 感染的患者,结核分枝杆菌刺激 CD4+ T 细胞增殖,继而加速在淋巴细胞和巨噬细胞内的 HIV 的复制,导致 HIV 疾病进展。因此,启动 ART 可以防止艾滋病的进展,并减少结核病和其他机会感染的发病率和病死率[65,161]。不过,这种方法可能会造成药物毒性的累积,发生药物相互作用,增加治疗负担,并可能出现免疫重建炎症综合征(immune reconstitution inflammatory syndrome,IRIS)[65,161]。另一个选择是在启动结核病治疗后的几个星期再开始 ART 治疗。

有 3 项研究探讨活动性结核病治疗期间启动抗 HIV 病毒治疗的最佳时机[171,173]。CD4+ 细胞计数小于 50 个/ml 的患者,应在开始抗结核病后 2 周内启动 ART 治疗;早期启动 ART 治疗可显著降低患者的病死率,但出现 IRIS 的风险增加。CD4+ 细胞计数 50 个/ml 或以上的患者,若患有严重结核病(低 Karnofsky 评分,体重指数低,贫血,白蛋白水平降低,器官系统功能障碍或病变广泛),应在开始抗结核病治疗后 2 至 4 周内启动 ART 治疗;否则应该在治疗 8 至 12 周期间启动 ART 治疗[171-173]。如果治疗过程中出现 IRIS,也应继续抗结核及抗 HIV 的治疗。F. R. 的 CD4+ 细胞计数是 150 个/ml,应该在开始治疗活动性结核病的 8 到 12 周内开始 ART。

如果 F. R. 已经接受 ART 治疗,则应立即开始抗结核治疗,并对 ART 治疗方案进行调整,以达到抑制病毒并尽可能减少药物相互作用的目的[161]。不能仅仅因为患者在抗结核治疗就拒绝给予 ART 治疗,也不必由于利福霉素与某些抗逆转录病毒药物存在相互作用而不用利福霉素抗结核治疗[33,174]。不使用利福霉素可能会导致痰菌阴转的时间延迟,延长治疗时间,并可能导致预后较差。

案例 68-7,问题 5:由于 F. R. 的 CD4+ T 细胞计数为 150 个/ml,因此决定在强化治疗 8 周后再给予 ART 治疗,以减少发生 IRIS 的可能性。什么是 IRIS?合并 HIV 感染的患者接受抗结核和抗 HIV 治疗时,可能发生什么药物相互作用?

开始抗 HIV 治疗和抗结核治疗时间相近的患者,有

30% 发生免疫重建炎症综合征[161,174]。这种综合征被认为是患者恢复对结核分枝杆菌免疫应答的表现,通常发生在开始 ART 治疗后的第 1~4 周[161]。这种免疫反应可能使已诊断为结核病的患者表现出过度的炎症反应,也可能使先前没有诊断的结核病患者表现出结核感染的症状。在抗结核治疗的前 2 个月启动 ART 治疗,以及 CD4+ T 细胞计数低于 100 个/μl 时,发生 IRIS 的风险较大[65,161]。IRIS 的症状包括高热、全身不适、组织器官的局部反应,根据分枝杆菌感染的位置(如肺、淋巴结、中枢神经系统)不同而有所差别。IRIS 通常可以自愈,但如果症状严重,则需进行支持治疗。中度的 IRIS 反应给予非甾体类抗炎药治疗,无需调整抗结核治疗及 ART 治疗[65]。对于严重的 IRIS,没有具体的治疗建议,但是,给予泼尼松或甲泼尼龙 1mg/kg 1~2 周治疗是有益的[65]。

同时接受抗结核和抗 HIV 治疗的患者可能发生利福霉素与 ART 药物的相互作用[135,161]。利福平是一种强有力的细胞色素 P450 同工酶诱导剂,但利福布汀的诱导作用弱[33,35,65]。利福布汀对结核分枝杆菌有高度的抗菌活性,临床试验数据表明利福平和利福布汀为基础的治疗方案效果相同[33,161]。由于药物相互作用少,对结核分枝杆菌作用强,因此,它可以替代利福平用于治疗接受某些蛋白酶抑制剂或非核苷类逆转录酶抑制剂治疗的 HIV 感染合并活动性结核病患者[33,161]。但是,蛋白酶抑制剂和非核苷类逆转录酶抑制剂也可能对细胞色素 P450 同工酶产生诱导或者抑制,从而改变利福布汀的血药浓度[33,167]。

利福平与 NNRTIs 之间存在药物相互作用,可以使依非韦伦的浓度降低 26%,但有两项研究显示利福平对依非韦仑的浓度没有显著影响[175-177]。因此,优选治疗方案是基于利福平的结核病治疗,依非韦仑加两种核苷类逆转录酶抑制剂抗 HIV[161]。依非韦伦的剂量为每日 600mg[161],依非韦仑可以使利福布汀浓度降低 38%,因此,利福布汀的剂量应增加至每日 450~600mg[161]。对于早孕或不耐受的患者,不能使用依非韦仑,可以采用基于奈韦拉平的 ART 方案,但利福平可以显著降低奈韦拉平浓度,如果同时使用,奈韦拉平剂量应为每日 2 次,每次 200mg[161]。基于利福布汀抗结核病方案可以与基于奈韦拉平的 ART 方案联用,这两种药物不需要剂量调整[161]。利福平会使依曲韦林和利司韦林的药物浓度显著降低,应该避免与这些 NNRTIs 药物联用[161]。

利福平会导致蛋白酶抑制剂浓度显著降低,因此,利福平不应用于使用基于蛋白酶抑制剂进行 ART 治疗的患者[65,161]。利福布汀与利托那韦、洛匹那韦、阿扎那韦的相互作用很小,仅轻微地增加地瑞纳韦和福沙那韦的血药浓度[161]。对于无法耐受依非韦仑和奈韦拉平或者对 NNRTIs 耐药的患者,可给予高剂量的蛋白酶抑制剂进行 ART 治疗,同时使用基于利福布汀的抗结核治疗方案[161]。但是,所有蛋白酶抑制剂都会显著增加利福布汀浓度,如果不调整利福布汀的剂量,可能会发生葡萄膜炎、中性粒细胞减少症、关节痛、皮肤颜色改变等不良反应[65,167]。因此,与蛋白酶抑制剂联合使用时,利福布汀的剂量应减少至每日 150mg[161]。

HIV 核苷、核苷酸逆转录酶抑制剂以及融合抑制剂恩夫韦肽不被 CYP 同工酶代谢,可以与利福霉素联用[135]。利福平降低整合酶抑制剂拉替拉韦和埃替拉韦的浓度。与利福平合用时,拉替拉韦的剂量应增加至 800mg,每日 2 次;但尚无与利福布汀合用时进行剂量调整的建议[161]。不建议埃替拉韦与利福平或利福布汀同时使用[161]。马拉韦罗是一种 CCR5 拮抗剂,是 CYP3A 和 P-糖蛋白的底物,与利福平同时使用时其血药浓度会显著降低。与利福平合用时,马拉韦罗剂量应为每日 2 次,每次 600mg,但与利福布汀合用时不需调整剂量[161]。

HIV 感染患者潜伏性结核感染的治疗

案例 68-8

问题 1:N. M.,32 岁,F. R. 的室友和同伴。由于他与 F. R. 密切接触,因此由感染性疾病专家来评估他的暴露情况。N. M. 的 HIV 检测阳性,结核菌素试验结果为硬结 8mm,呈阳性。其他活动性结核病的相关检查阴性。N. M. 需要接受潜伏性结核感染的治疗吗?如果需要,那么应该采用什么治疗方案?

N. M. 发展为活动性结核的风险大,因此,他应该接受抗潜伏性结核感染的治疗。合并 HIV 感染的潜伏性结核感染患者,不论年龄,都应进行治疗[65]。Pape 等进行的一项随机、安慰剂对照试验,研究异烟肼治疗 HIV 感染伴潜伏性结核感染的疗效[178]。他们发现,接受安慰剂的患者患上活动性结核病的概率是服用异烟肼者的 6 倍。接受异烟肼治疗的患者也不太可能进展为 AIDS[178]。合并 HIV 感染的潜伏性结核感染患者治疗方案包括异烟肼 300mg,每日 1 次或每周 2 次,疗程 9 个月[65,161]。异烟肼与基于依非韦仑或奈韦拉平的 ART 方案一起使用时不会增加患者出现肝功异常的风险[161]。N. M. 应同时服用维生素 B6,每日 25mg,以防止出现周围神经病变。也可以采用利福平或利福布汀治疗 4 个月替代异烟肼方案,但需考虑利福平潜在的药物相互作用。由于利福喷汀和 ART 药物可能发生药物相互作用,不推荐使用异烟肼加利福喷汀每周一次的治疗方案[161]。

妊娠

案例 68-9

问题 1:E. F.,25 岁,女性,西班牙人,正在接受异烟肼 900mg,利福平 600mg,每周 2 次方案治疗肺结核。她完成了 2 个月的异烟肼、利福平、吡嗪酰胺和乙胺丁醇治疗,并在 2 个月前开始新的治疗方案。最近她怀孕了,她的产科医生担心她的抗结核药物可能致畸。结核病及抗结核药物对母亲和胎儿有什么风险?这些药物致畸吗?

虽然对于怀孕期间使用药物的担忧一直存在,但现在认为,未经治疗的结核病对于孕妇及其胎儿的风险比抗结核治疗风险更大[33,66]。结核病是产妇死亡的主要非产科原因之一[179]。世界卫生组织建议，除少数情况外，结核病的孕妇治疗应与非怀孕的妇女相同[179]。异烟肼、利福平、吡嗪酰胺和乙胺丁醇在人类不致畸[180,181]。在美国，由于缺乏安全性数据，吡嗪酰胺不推荐用于妊娠期妇女[33]。如果初始治疗方案不包括吡嗪酰胺，那么治疗疗程应至少9个月[33]。由于有导致周围神经病变的可能性，所有孕妇在接受异烟肼治疗的同时应使用维生素 B_6 25mg/d。

因为链霉素可导致胎儿发生轻度至重度的耳毒性，因此，除非是作为最后的选择，否则怀孕期间不应使用链霉素[179]。这种耳毒性可发生在整个妊娠期间，不仅仅在早期妊娠。除链霉素的耳毒性外，用上述药物进行抗结核治疗的孕妇发生胎儿出生缺陷的概率并不高于健康孕妇[182,183]。因此，抗结核药物治疗并不意味着需要终止妊娠[33]。因为 E.F. 完成最初的2个月治疗后怀孕，且最初2个月方案含有吡嗪酰胺，她应当继续使用目前治疗方案共6个月。

妊娠期妇女的耐多药结核

目前对于治疗 MDR-TB 的二线药物对妊娠期妇女的安全性和有效性还知之甚少。有两项小样本的报道表明，二线药物治疗有效，且没有对孕妇或孩子的不利影响[184,185]。一项研究结果显示，接受治疗的7名患 MDR-TB 的妊娠期妇女，无产科并发症或耐多药结核围产期传播出现[184]。其中5例患者被治愈，1例治疗失败，1例过早地停止治疗[184]。她们的孩子没有因出生前宫内暴露于二线抗结核药物而发生药物毒性，但有一个孩子被确诊为耐多药结核[185]。目前尚没有良好的对照试验证实贝达喹啉用于孕妇的安全性，因此，建议仅在确实必要的时候才能使用。虽然还需要更多的数据来证实，但妊娠不应该成为 MDR-TB 治疗的限制。

哺乳

婴儿出生以后，E.F. 可以哺乳，并继续接受药物治疗。药物在乳汁中的浓度很低，不足以对婴儿达到治疗或预防结核的剂量[33,66]。

儿童

案例 68-10

问题1：A.M.，3岁，非洲裔美国男孩，疑诊为结核。他的父亲在最近2个月里一直在接受抗结核治疗。A.M. 有排痰性咳嗽，发热和全身不适的症状。痰 AFB 阳性，他的 PPD 皮试阳性（硬结 10mm）。儿童结核病的发病率如何？A.M. 应该如何治疗？

15岁以下儿童结核病的发病率从1993年的1 660例（2.9/100 000）下降至2014年的460例（0.8/100 000）[10]。儿童的活动性结核病通常为初次感染结核分枝杆菌所致，胸部 X 线主要表现为胸部淋巴结肿大，中下肺叶浸润，没有空洞形成[33,186]。由于婴幼儿和儿童发生播散性结核病的

风险高，所以一旦怀疑结核，应尽快开始治疗。除乙胺丁醇不常规应用于儿童外，在一般情况下，推荐用于成人的方案也可用于婴儿、儿童和青少年[33]。由于难以对儿童进行视力评估，所以应避免使用乙胺丁醇。A.M. 应接受异烟肼10~15mg/（kg·d）、利福平 10~20mg/（kg·d）和吡嗪酰胺15~30mg/（kg·d）治疗[33,66,186]。许多专家倾向于在初始阶段使用3种药物（而不是4种）治疗儿童结核病，因为儿童感染的病原菌数量常低于成年人，且对于婴儿或儿童来说，服用4种药物更加困难。如果怀疑病原菌耐药，应加用乙胺丁醇 15~20mg/（kg·d）或链霉素 20~40mg/（kg·d），直到证实病原菌对异烟肼、利福平、吡嗪酰胺敏感。对于服用异烟肼的婴儿、儿童和青少年，建议同时使用维生素 B_6[33]。

如果预计病原菌敏感，或者药敏结果已证实病原菌敏感，则 A.M. 应接受异烟肼、利福平和吡嗪酰胺治疗，每日1次，共8周。然后继续服用异烟肼和利福平，每日1次或每周2~3次（DOT），共4个月。在异烟肼和利福平每周2~3次方案中，异烟肼和利福平的剂量分别为每次 20~30mg/kg 和每次 10~20mg/kg（见表68-3）。

应定期检查 A.M. 有无肝炎的症状和体征。虽然儿童对抗结核药物一般耐受性良好，但肝酶（LFTs）升高至正常值的2~3倍常见，且通常为良性和短暂；不过，同时使用异烟肼和利福平的患儿发生肝炎的概率是只接受异烟肼治疗患者的4~6倍。大多数肝炎发生在治疗的前3个月，一般与异烟肼或利福平用量高于推荐剂量相关[123,187]。

应采用问卷的方式筛查儿童和青少年患结核病的风险因素，如果有一个或多个危险因素，则应进行 5TU PPD 皮试[188]。目前，尚没有足够数据支持推荐儿童进行 IGRA。儿童潜伏性结核感染推荐使用异烟肼治疗9个月[188]；也可以选择利福平每日1次，疗程6个月，尤其对于那些无法耐受异烟肼或暴露于异烟肼耐药菌株的儿童[188]。

肺外结核和结核性脑膜炎

案例 68-11

问题1：R.U.，64岁，男性，82kg，由于定向力下降，发热达 40.5℃，反应迟钝4日被送至急诊就诊，患者伴有剧烈头痛。体格检查显示中度颈强直、巴氏（Brudzinski）征阳性。初步诊断为脑膜炎。腰椎穿刺发现脑脊液混浊，实验室分析显示，脑脊液蛋白浓度升高，为 200mg/dl，葡萄糖浓度降低，为 30mg/dl，有核细胞计数为 500/ml（淋巴细胞 85%）。脑脊液革兰氏染色和痰 AFB 涂片阴性。其他实验室检查均在正常范围内。考虑诊断为结核性脑膜炎。讨论结核性脑膜炎的表现及预后。R.U. 应该如何治疗？

结核性脑膜炎只是结核感染的肺外并发症的一种。

肺外结核的治疗通常需要6~9个月疗程，才能将复发率降到一个较低水平[33,66,189]。骨关节结核、粟粒性肺结核或结核性脑膜炎，可能需要9~12个月的治疗[33]。由于结核杆菌的培养和药敏试验结果很难甚至无法获得，患者对

治疗的反应必须根据临床和影像学的变化来评价。

老年人结核性脑膜炎一般是由原发部位（通常是肺）的结核杆菌血行播散所致。在疾病发展早期阶段，由于革兰氏染色阴性，结核性脑膜炎常与无菌性脑膜炎混淆。结核性脑膜炎最常见的症状是头痛、发热、烦躁、易激惹、恶心和呕吐。患者可能存在巴氏征阳性，颈项强直。以 R.U. 为例，脑脊液通常混浊，蛋白质升高，葡萄糖降低，脑脊液白细胞计数增加，以淋巴细胞为主。结核分枝杆菌的脑脊液培养可能没有帮助，因为临床诊断结核性脑膜炎的患者脑脊液培养的阳性率仅为 25%～70%[190]。早期诊断和及时治疗是获得良好预后的必要条件。因此，对怀疑结核性脑膜炎的患者常在获得培养及药敏结果之前给予经验性治疗。由于在发病后的 2 周内患者可发生不可逆的脑损伤或死亡，因此，应该使用多种药物联合治疗[190]。

治疗

在初始强化治疗阶段，R.U. 应接受异烟肼 300mg/d、利福平 600mg/d、吡嗪酰胺 2 000mg/d 和乙胺丁醇 1 600mg/d，共 2 个月[33]。初始强化治疗后，R.U. 应该接受异烟肼和利福平维持治疗，每日 1 次，最佳的维持治疗疗程不明，推荐使用 7～10 个月[33]。另外，由于 R.U. 是老年患者，应给予维生素 B₆ 10～50mg/d 以防止与异烟肼相关的周围神经病变的发生。还应该注意的是，利福平可使脑脊液颜色变成橙红色。

异烟肼易渗入脑脊液，脑脊液浓度高达血清浓度的 100%。利福平通常用于结核性脑膜炎的治疗，可降低结核性脑膜炎的发病率和病死率。不过，即使是在炎症情况下，利福平的脑脊液浓度也只有血清浓度的 6%～30%。乙胺丁醇用于治疗结核性脑膜炎时，应使用最高剂量，以便在脑脊液中达到杀菌浓度，因为它的脑脊液浓度只有血清浓度10%～54%。即使脑膜有炎症，链霉素渗入脑脊液的浓度也很低[191]。

糖皮质激素

皮质类固醇可用于中重度结核性脑膜炎的治疗，以减少患者的后遗症，延长生存期[192]。其机制可能是由于减少颅内压力。可用地塞米松 8～12mg/d（或同等剂量的泼尼松）6～8 周，症状缓解后逐渐减量[192]。R.U 可能需要接受糖皮质激素治疗。

药物监测

抗结核药物的药代动力学变化很大，取决于患者的体重、性别、遗传特征和潜在的合并症等。亚治疗浓度可能导致治疗反应延迟、复发风险增加和病原体产生获得性耐药性。有几项研究对治疗反应缓慢的患者进行药物浓度监测，发现有相当比例的患者存在异烟肼、利福平、乙胺丁醇和利福布汀浓度不足[87,193-195]。一项研究证实，药物浓度低的患者痰菌转阴的时间更长[195]。在一项前瞻性观察研究中，研究者对 35 名患者进行服药 2 小时的血药浓度检测，结果显示异烟肼、利福平、乙胺丁醇、吡嗪酰胺的血药浓度

低于治疗浓度的比例分别为 71%、58%、46% 和 10%[196]。异烟肼和利福平均为亚治疗浓度的患者达 45%。当异烟肼和利福平的浓度低于正常范围（$P = 0.013$），且低于 2 小时药物中位数（$P = 0.005$）时，治疗失败的发生率明显增高[196]。另一项研究针对 142 名活动性结核病患者进行分析，预后不良与药物的 24 小时曲线下面积（area under the curve，AUC）偏低有关，吡嗪酰胺 24 小时 AUC≤363mg×h/L、利福平 24 小时 AUC≤13mg×h/L、异烟肼 24 小时 AUC≤52mg×h/L 的患者可能预后不良[197]。78 名至少有一种药物 AUC 降低的患者中，有 32 名患者预后不佳；64 名没有 AUC 降低的患者中，有 3 名患者预后不佳（优势比 =14.14；95%CI 4.08～49.1）。利福平和异烟肼峰浓度降低及 AUCs 降低的所有病例均出现获得性耐药性[197]。

基于这些研究，建议对疗效差的患者进行药物浓度监测，并根据结果调整剂量以达到药物有效浓度。另外，对合并糖尿病、HIV 感染、肾功能障碍和肝功能障碍的患者进行药物浓度监测也是有益的[198]。大多数药物应在给药后 2 小时采集血样检测峰浓度，利福布汀需要在给药后 3 小时抽血[198]。也可以在给药后 6 小时采集第二份血（利福布汀在给药后 7 小时采集）进行检测。大多数抗结核药物的谷浓度在给药间隔期结束时低于检测下限，没有临床意义[198]。某些药物在室温下不稳定，因此，应将血液样本收集在红头管中并迅速进行处理。获得药物浓度之后，应根据药物浓度对药物剂量进行相应调整。不过，对于达到临床最佳疗效的药物浓度范围尚没有研究[196]。虽然药物浓度监测可以为治疗提供依据，但临床医生仍需注意，药物浓度只是影响抗结核治疗疗效的多种因素之一。

（叶慧 译，曲俊彦 校，吕晓菊 审）

参考文献

1. Dooley SW et al. Multidrug-resistant tuberculosis. *Ann Intern Med*. 1992;117:257.
2. Frieden TR et al. The emergence of drug-resistant tuberculosis in New York City [published correction appears in *N Engl J Med*. 1993;329:148]. *N Engl J Med*. 1993;328:521.
3. Riley LW. Drug-resistant tuberculosis. *Clin Infect Dis*. 1993;17(Suppl 2):S442.
4. Centers for Disease Control and Prevention. Emergence of *Mycobacterium tuberculosis* with extensive resistance to second-line drugs—worldwide, 2000–2004. *Morb Mortal Wkly Rep*. 2006;55:301.
5. Raviglione MC, Smith IM. XDR tuberculosis—implications for global public health. *N Engl J Med*. 2007;356:656.
6. Shah NS et al. Worldwide emergence of extensively drug-resistant tuberculosis. *Emerg Infect Dis*. 2007;13:380.
7. Velayati AA et al. Emergence of new forms of totally drug-resistant tuberculosis bacilli: super extensively drug-resistant tuberculosis or totally drug-resistant strains in Iran. *Chest*. 2009;136:420.
8. Corbett EL et al. The growing burden of tuberculosis. Global trends and interactions with the HIV epidemic. *Arch Intern Med*. 2003;163:1009.
9. World Health Organization. Global tuberculosis report 2014. http://www.who.int/tb/publications/global_report/gtbr14_main_text.pdf. Accessed September 22, 2015.
10. Centers for Disease Control and Prevention. Reported tuberculosis in the United States 2014. http://www.cdc.gov/tb/statistics/reports/2014/pdfs/tb-surveillance-2014-report.pdf. Accessed October 9, 2015.
11. Centers for Disease Control and Prevention. Notice to readers: revised definition of extensively drug-resistant tuberculosis. *Morb Mortal Wkly Rep*. 2006;55:1176.
12. Gandhi NR et al. Extensively drug-resistant tuberculosis as a cause of death in patients co-infected with tuberculosis and HIV in a rural area of South Africa. *Lancet*. 2006;368:1575.

13. Centers for Disease Control and Prevention. Extensively drug-resistant tuberculosis—United States, 1993–2006. *Morb Mortal Wkly Rep*. 2007;56:250.

14. Kliiman K, Altraja A. Predictors of extensively drug-resistant pulmonary tuberculosis. *Ann Intern Med*. 2009;150:766.

15. Shin SS et al. Development of extensively drug-resistant tuberculosis during multidrug-resistant tuberculosis treatment. *Am J Respir Crit Care Med*. 2010;182:426.

16. Kim DH et al. Treatment outcomes and long-term survival in patients with extensively drug-resistant tuberculosis. *Am J Respir Crit Care Med*. 2008;178:1075.

17. Jacobson KR et al. Treatment outcomes among patients with extensively drug-resistant tuberculosis: systematic review and meta-analysis. *Clin Infect Dis*. 2010;51:6.

18. American Thoracic Society. Diagnostic standards and classification of tuberculosis in adults and children. *Am J Respir Crit Care Med*. 2000;161(4, Pt 1):1376.

19. Gordin FM, Masur H. Current approaches to tuberculosis in the United States. *JAMA*. 2012;308:283.

20. Gardner A et al. Tuberculosis among participants in an academic global health medical exchange program. *J Gen Intern Med*. 2011;26:841.

21. Jensen PA et al. Guidelines for preventing the transmission of *Mycobacterium tuberculosis* in health-care settings, 2005. *Morb Mortal Wkly Rep*. 2005;54(RR-17):1.

22. Getahun H et al. Latent *Mycobacterium tuberculosis* infection. *N Engl J Med*. 2015;372:2127.

23. Hartman-Adams H et al. Update on latent tuberculosis infection. *Am Fam Physician*. 2014;89:889.

24. Lin PL, Flynn JL. Understanding latent tuberculosis: a moving target. *J Immunol*. 2010;185:15.

25. Ehlers S. Tumor necrosis factor and its blockade in granulomatous infections: differential modes of action of infliximab and etanercept? *Clin Infect Dis*. 2005;41(Suppl 3):S199.

26. Horsburgh CR Jr et al. Revisiting rates of reactivation tuberculosis: a population-based approach. *Am J Respir Crit Care Med*. 2010;182:420.

27. Moonan PK et al. Using genotyping and geospatial scanning to estimate recent *Mycobacterium tuberculosis* transmission, United States. *Emerg Infect Dis*. 2012;18:458.

28. Daley CL et al. An outbreak of tuberculosis with accelerated progression among persons infected with the human immunodeficiency virus. An analysis using restriction-fragment-length polymorphisms. *N Engl J Med*. 1992;326:231.

29. Selwyn PA et al. A prospective study of the risk of tuberculosis among intravenous drug users with human immunodeficiency virus infection. *N Engl J Med*. 1989;320:545.

30. Markowitz N et al. Tuberculin and anergy testing in HIV-seropositive and HIV-seronegative persons. Pulmonary Complications of HIV Infection Study Group. *Ann Intern Med*. 1993;119:185.

31. Solovic I et al. The risk of tuberculosis related to tumour necrosis factor antagonist therapies: a TBNET consensus statement. *Eur Respir J*. 2010;36:1185.

32. Nelson LJ et al. Epidemiology of childhood tuberculosis in the United States, 1993–2001: the need for continued vigilance. *Pediatrics*. 2004;114:333.

33. Blumberg HM et al. American Thoracic Society/Centers for Disease Control and Prevention/Infectious Diseases Society of America. Treatment of tuberculosis. *Am J Respir Crit Care Med*. 2003;167:603.

34. Horsburgh CR Jr et al. Practice guidelines for the treatment of tuberculosis. *Clin Infect Dis*. 2000;31:633.

35. Nahid P et al. Advances in the diagnosis and treatment of tuberculosis. *Proc Am Thorac Soc*. 2006;3:103.

36. MacGregor RR. A year's experience with tuberculosis in a private urban teaching hospital in the post-sanatorium era. *Am J Med*. 1975;58:221.

37. Counsel SR et al. Unsuspected pulmonary tuberculosis in a community teaching hospital. *Arch Intern Med*. 1989;149:1274.

38. Bates MN et al. Risk of tuberculosis from exposure to tobacco smoke: a systematic review and meta-analysis. *Arch Intern Med*. 2007;167:335.

39. Slama K et al. Tobacco and tuberculosis: a qualitative systematic review and meta-analysis. *Int J Tuberc Lung Dis*. 2007;11:1049.

40. Lin HH et al. Association between tobacco smoking and active tuberculosis in Taiwan: prospective cohort study. *Am J Respir Crit Care Med*. 2009;180:475.

41. Houtmeyers E et al. Regulation of mucociliary clearance in health and disease. *Eur Respir J*. 1999;13:1177.

42. Sopori M. Effects of cigarette smoke on the immune system. *Nat Rev Immunol*. 2002;2:372.

43. Wang H et al. Nicotinic acetylcholine receptor alpha 7 subunit is an essential regulator of inflammation. *Nature*. 2003;421:384.

44. Boelaert JR et al. Smoking, iron, and tuberculosis. *Lancet*. 2003;362:1243.

45. Myers JP. New recommendations for the treatment of tuberculosis. *Curr Opin Infect Dis*. 2005;18:133.

46. Howard A et al. Bevel-down superior to bevel-up in intradermal skin testing. *Ann Allergy Asthma Immunol*. 1977;78:594.

47. Tsicopoulos A et al. Preferential messenger RNA expression of Th1-type cells (IFN-gamma+, IL-2+) in classical delayed-type (tuberculin) hypersensitivity reactions in human skin. *J Immunol*. 1992;148:2058.

48. Centers for Disease Control and Prevention. Targeted tuberculin testing and treatment of latent tuberculosis infection. American Thoracic Society. *Morb Mortal Wkly Rep*. 2000;49(RR-6):1.

49. Jasmer RM et al. Clinical practice. Latent tuberculosis infection. *N Engl J Med*. 2002;347:1860.

50. Hobby GL et al. Enumeration of tubercle bacilli in sputum of patients with pulmonary tuberculosis. *Antimicrob Agents Chemother*. 1973;4:94.

51. Schluger NW. Changing approaches to the diagnosis of tuberculosis. *Am J Respir Crit Care Med*. 2001;164:2020.

52. Wright PW et al. Sensitivity of fluorochrome microscopy for detection of *Mycobacterium tuberculosis* versus nontuberculous mycobacteria. *J Clin Microbiol*. 1998;36:1046.

53. Centers for Disease Control and Prevention. Updated guidelines for the use of nucleic acid amplification tests in the diagnosis of tuberculosis. *Morb Mortal Wkly Rep*. 2009;58:7.

54. Lin SYG, Desmond EP. Molecular diagnosis of tuberculosis and drug resistance. *Clin Lab Med*. 2014;34:297.

55. Wlodarsha M et al. A microbiological revolution meets an ancient disease: improving the management of tuberculosis with genomics. *Clin Microbiol Rev*. 2015;28:523.

56. Taegtmeyer M et al. Clinical impact of nucleic acid amplification tests on the diagnosis and management of tuberculosis in a British hospital. *Thorax*. 2008;63:317.

57. Guerra RL et al. Use of the amplified *Mycobacterium tuberculosis* direct test in a public health laboratory: test performance and impact on clinical care. *Chest*. 2007;132:946.

58. Centers for Disease Control and Prevention. Anergy skin testing and tuberculosis [corrected] preventive therapy for HIV-infected persons: revised recommendations. *Morb Mortal Wkly Rep*. 1997;46(RR-15):1.

59. American Thoracic Society. Targeted tuberculin skin testing and treatment of latent tuberculosis infection. *Am J Respir Crit Care Med*. 2000;161(4, Pt 2):S221.

60. Advisory Council for the Elimination of Tuberculosis. The role of BCG vaccine in the prevention and control of tuberculosis in the United States. A joint statement by the Advisory Council for the Elimination of Tuberculosis and the Advisory Committee on Immunization Practices. *Morb Mortal Wkly Rep*. 1996;45(RR-4):1.

61. Rodrigues LC et al. Protective effect of BCG against tuberculous meningitis and miliary tuberculosis: a meta-analysis. *Int J Epidemiol*. 1993;22:1154.

62. Colditz GA et al. Efficacy of BCG vaccine in the prevention of tuberculosis: meta-analysis of the published literature. *JAMA*. 1994;271:698.

63. Mazurek GH et al. Updated guidelines for using interferon gamma release assays to detect *Mycobacterium tuberculosis* infection—United States, 2010. *Morb Mortal Wkly Rep*. 2010;59(RR-5):1.

64. Branson BM et al. Revised recommendations for HIV testing of adults, adolescents, and pregnant women in healthcare settings. *Morb Mortal Wkly Rep*. 2006;55(RR-14):1.

65. Kaplan JE et al. Guidelines for prevention and treatment of opportunistic infections in HIV-infected adults and adolescents: recommendations from CDC, the National Institutes of Health, and the HIV Medicine Association of the Infectious Diseases Society of America. *Morb Mortal Wkly Rep*. 2009;58(RR-4):1.

66. Bass JB Jr et al. Treatment of tuberculosis and tuberculosis infection in adults and children. American Thoracic Society and the Centers for Disease Control and Prevention. *Am J Respir Crit Care Med*. 1994;149:1359.

67. Lienhardt C et al. Efficacy and safety of a 4-drug fixed-dose combination regimen compared with separate drugs for treatment of pulmonary tuberculosis. The Study C randomized controlled trial. *JAMA*. 2011;305:1415.

68. Tsukamura M et al. Therapeutic effect of a new antibacterial substance ofloxacin (DL8280) on pulmonary tuberculosis. *Am Rev Respir Dis*. 1985;131:352.

69. Alvirez-Freites EJ et al. In vitro and in vivo activities of gatifloxacin against *Mycobacterium tuberculosis*. *Antimicrob Agents Chemother*. 2002;46:1022.

70. Burman WJ et al. Moxifloxacin versus ethambutol in the first 2 months of treatment for pulmonary tuberculosis. *Am J Respir Crit Care Med*. 2006;174:331.

71. Conde MB et al. Moxifloxacin versus ethambutol in the initial treatment of tuberculosis: a double-blind, randomised, controlled phase II trial. *Lancet*. 2009;373:1183.

72. Dorman SE et al. Substitution of moxifloxacin for isoniazid during intensive phase treatment of pulmonary tuberculosis. *Am J Respir Crit Care Med*. 2009;180:273.

73. Bozeman L et al. Fluoroquinolone susceptibility among *Mycobacterium tuber-*

culosis isolates from the United States and Canada. *Clin Infect Dis*. 2005;40:386.

74. Devasia RA et al. Fluoroquinolone resistance in *Mycobacterium tuberculosis*. The effect of duration and timing of fluoroquinolone exposure. *Am J Respir Crit Care Med*. 2009;180:365.

75. Johnson R et al. Drug resistance in *Mycobacterium tuberculosis*. *Curr Issues Mol Biol*. 2006;8:97.

76. Williamson DA et al. Clinical failures associated with *rpoB* mutations in phenotypically occult multidrug-resistant *Mycobacterium tuberculosis*. *Int J Tuberc Lung Dis*. 2012;16:216.

77. Morgan M et al. A commercial line probe assay for the rapid detection of rifampicin resistance in *Mycobacterium tuberculosis*: a systematic review and meta-analysis. *BMC Infect Dis*. 2006;5:62.

78. Ling DI et al. GenoType MTBDR assays for the diagnosis of multidrug-resistant tuberculosis: a meta-analysis. *Eur Respir J*. 2008;32:1165.

79. Lin S-YG et al. Rapid detection of isoniazid and rifampin resistance mutations in *Mycobacterium tuberculosis* complex from cultures or smear-positive sputa by use of molecular beacons. *J Clin Microbiol*. 2004;42:4204.

80. Boehme CC et al. Rapid molecular detection of tuberculosis and rifampin resistance. *N Engl J Med*. 2010;363:1005.

81. Theron G et al. Evaluation of the Xpert MTB/RIF assay for the diagnosis of pulmonary tuberculosis in a high HIV prevalence setting. *Am J Respir Crit Care Med*. 2011;184;132.

82. American Thoracic Society et al. Controlling tuberculosis in the United States. *Am J Respir Crit Care Med*. 2005;172:1169.

83. Cohn DL et al. A 62-dose, 6-month therapy for pulmonary and extrapulmonary tuberculosis: a twice-weekly, directly observed, and cost-effective regimen. *Ann Intern Med*. 1990;112:407.

84. Tam CM et al. Rifapentine and isoniazid in the continuation phase of treating pulmonary tuberculosis. Initial report. *Am J Respir Crit Care Med*. 1998;157(6, Pt 1):1726.

85. Benator D et al. Rifapentine and isoniazid once a week versus rifampicin and isoniazid twice a week for treatment of drug-susceptible pulmonary tuberculosis in HIV-negative patients: a randomised clinical trial. *Lancet*. 2002;360:528.

86. Bock NN et al. A prospective, randomized, double-blind study of the tolerability of rifapentine 600, 900, and 1,200 mg plus isoniazid in the continuation phase of tuberculosis treatment. *Am J Respir Crit Care Med*. 2002;165:1526.

87. Weiner M et al. Low isoniazid concentrations and outcome of tuberculosis treatment with once-weekly isoniazid and rifapentine. *Am J Respir Crit Care Med*. 2003;167:1341.

88. Gillespie SH et al. Four-month moxifloxacin-based regimens for drug-sensitive tuberculosis. *N Engl J Med*. 2014;371:1577.

89. Merle CS et al. A four-month gatifloxacin-containing regimen for treating tuberculosis. *N Engl J Med*. 2014;371:1588.

90. Jindani A et al. High-dose rifapentine with moxifloxacin for pulmonary tuberculosis. *N Engl J Med*. 2014;371:1599.

91. Chaulk CP, Kazandjian VA. Directly observed therapy for treatment completion of pulmonary tuberculosis: consensus statement of the Public Health Tuberculosis Guidelines Panel [published correction appears in *JAMA*. 1998;280:134]. *JAMA*. 1998;279:943.

92. Jasmer RM et al. Tuberculosis treatment outcomes: directly observed therapy compared with self-administered therapy. *Am J Respir Crit Care Med*. 2004;170:561.

93. Burman WJ et al. A cost-effectiveness analysis of directly observed therapy vs. self-administered therapy for treatment of tuberculosis. *Chest*. 1997;112:63.

94. Mahmoudi A, Iseman MD. Pitfalls in the care of patients with tuberculosis. Common errors and their association with the acquisition of drug resistance. *JAMA*. 1993;270:65.

95. Iseman MD et al. Directly observed treatment of tuberculosis: we can't afford not to try it. *N Engl J Med*. 1993;328:576.

96. Jindani A et al. The early bactericidal activity of drugs in patients with pulmonary tuberculosis. *Am Rev Respir Dis*. 1980;121:939.

97. Chan SL et al. The early bactericidal activity of rifabutin measured by sputum viable counts in Hong Kong patients with pulmonary tuberculosis. *Tuber Lung Dis*. 1992;73:33.

98. Sirgel FA et al. The early bactericidal activity of rifabutin in patients with pulmonary tuberculosis measured by sputum viable counts: a new method of drug assessment. *J Antimicrob Chemother*. 1993;32:867.

99. Botha FJH et al. The early bactericidal activity of ethambutol, pyrazinamide, and the fixed combination of isoniazid, rifampin, and pyrazinamide (Rifater) in patients with pulmonary tuberculosis. *S Afr Med J*. 1996;86:155.

100. Dickinson JM, Mitchison DA. Experimental models to explain the high sterilizing activity of rifampin in the chemotherapy of tuberculosis. *Am Rev Respir Dis*. 1981; 123(4, Pt 1):367.

101. Peloquin CA, Berning SE. Comment: intravenous streptomycin [letter]. *Ann*

Pharmacother. 1993;27:1546.

102. Combs DL et al. USPHS Tuberculosis Short-Course Chemotherapy Trial 21: effectiveness, toxicity, and acceptability: the report of final results. *Ann Intern Med*. 1990;112:397.

103. Khan A et al. Lack of weight gain and relapse risk in a large tuberculosis treatment trial. *Am J Respir Crit Care Med*. 2006;174:344.

104. Arend SM et al. Comparison of two interferon-gamma assays and tuberculin skin test for tracing tuberculosis contacts. *Am J Respir Crit Care Med*. 2007;175:618.

105. Diel R et al. Comparative performance of tuberculin skin test, QuantiFERON-TB-Gold In Tube Assay, and T-Spot. TB test in contact investigations for tuberculosis. *Chest*. 2009;135:1010.

106. Schluger NW, Burzynski J. Recent advances in testing for latent TB. *Chest*. 2010;138:1456.

107. Horsburgh CR, Rubin EJ. Latent tuberculosis infection in the United States. *N Engl J Med*. 2011;364:1441.

108. LoBue PA, Moser KS. Use of isoniazid for latent tuberculosis infection in a public health clinic. *Am J Respir Crit Care Med*. 2003;168:443.

109. Horsburgh CR Jr et al. Latent TB infection treatment acceptance and completion in the United States and Canada. *Chest*. 2010;137:401.

110. Menzies D et al. Treatment completion and costs of a randomized trial of rifampin for 4 months versus isoniazid for 9 months. *Am J Respir Crit Care Med*. 2004;170:445.

111. Menzies D et al. Adverse events with 4 months of rifampin therapy or 9 months of isoniazid therapy for latent tuberculosis infection: a randomized trial. *Ann Intern Med*. 2008;149:689.

112. Reichman LB et al. Considering the role of four months of rifampin in the treatment of latent tuberculosis infection. *Am J Respir Crit Care Med*. 2004;170:832.

113. Fountain FF et al. Rifampin hepatotoxicity associated with treatment of latent tuberculosis infection. *Am J Med Sci*. 2009;337:317.

114. Holland DP et al. Costs and cost-effectiveness of four treatment regimens for latent tuberculosis infection. *Am J Respir Crit Care Med*. 2009;179:1055.

115. Sterling TR et al. Three months of rifapentine and isoniazid for latent tuberculosis infection. *N Engl J Med*. 2011;365:2155.

116. Centers for Disease Control and Prevention. Recommendations for use of an isoniazid-rifapentine regimen with direct observation to treat latent *Mycobacterium tuberculosis* infection. *Morb Mortal Wkly Rep*. 2011;60:1650.

117. Saukkonen JJ et al. An official ATS statement: hepatotoxicity of antituberculosis therapy. *Am J Respir Crit Care Med*. 2006;174:935.

118. Moulding T. Isoniazid-associated hepatitis deaths: a review of available information [letter]. *Am Rev Respir Dis*. 1992;146:1643.

119. Ellard GA. Variations between individuals and populations in the acetylation of isoniazid and its significance for the treatment of pulmonary tuberculosis. *Clin Pharmacol Ther*. 1976;19(5, Pt 2):610.

120. Ellard GA et al. The hepatic toxicity of isoniazid among rapid and slow acetylators of the drug. *Am Rev Respir Dis*. 1978;118:628.

121. Kopanoff DE et al. Isoniazid-related hepatitis: a U.S. Public Health Service cooperative surveillance study. *Am Rev Respir Dis*. 1978;117:991.

122. Girling DJ. Adverse effects of antituberculosis drugs. *Drugs*. 1982;23:56.

123. Steele MA et al. Toxic hepatitis with isoniazid and rifampin: a meta-analysis. *Chest*. 1991;99:465.

124. Nolan CM et al. Hepatotoxicity associated with isoniazid preventive therapy: a 7-year survey from a public health tuberculosis clinic. *JAMA*. 1999;281:1014.

125. Centers for Disease Control and Prevention. Severe isoniazid-associated liver injuries among persons being treated for latent tuberculosis infection—United States, 2004–2008. *Morb Mortal Wkly Rep*. 2010;59:224.

126. Wright JM et al. Isoniazid-induced carbamazepine toxicity and vice versa: a double drug interaction. *N Engl J Med*. 1982;307:1325.

127. Baciewicz AM et al. Update on rifampin and rifabutin drug interactions. *Am J Med Sci*. 2008;335:126.

128. Sanders WE Jr. Rifampin. *Ann Intern Med*. 1976;85:82.

129. Zierski M, Bek E. Side-effects of drug regimens used in short-course chemotherapy for pulmonary tuberculosis: a controlled clinical study. *Tubercle*. 1980;61:41.

130. Girling DJ. Adverse reactions to rifampicin in antituberculosis regimens. *J Antimicrob Chemother*. 1977;3:115.

131. Lee CH, Lee CJ. Thrombocytopenia—a rare but potentially serious side effect of initial daily and interrupted use of rifampicin. *Chest*. 1989;96:202.

132. Berning SE, Iseman MD. Rifamycin-induced lupus syndrome. *Lancet*. 1997;349:1521.

133. Bennett WM et al. Drug therapy in renal failure: dosing guidelines for adults. Part I: antimicrobial agents, analgesics. *Ann Intern Med*. 1980;93:62.

134. Andrew OT et al. Tuberculosis in patients with end-stage renal disease. *Am*

J Med. 1980;68:59.

135. Semvua HH et al. Pharmacological interactions between rifampicin and antiretroviral drugs: challenges and research priorities for resource-limited settings. *Ther Drug Monit*. 2015;37:22.

136. Niemi M et al. Pharmacokinetic interactions with rifampicin: clinical relevance. *Clin Pharmacokinet*. 2003;42:819.

137. Citron KM, Thomas GO. Ocular toxicity from ethambutol. *Thorax*. 1986;41:737.

138. Schild HS, Fox BC. Rapid-onset reversible ocular toxicity from ethambutol therapy. *Am J Med*. 1991;90:404.

139. Alvarez KL, Krop LC. Ethambutol-induced ocular toxicity revisited [letter]. *Ann Pharmacother*. 1993;27:102.

140. Van den Brande P. Revised guidelines for the diagnosis and control of tuberculosis: impact on management in the elderly. *Drugs Aging*. 2005;22:663.

141. Rajagopalan S, Yoshikawa TT. Tuberculosis in long-term-care facilities. *Infect Control Hosp Epidemiol*. 2000;21:611.

142. Stead WW et al. Tuberculosis as an endemic and nosocomial infection among elderly in nursing homes. *N Engl J Med*. 1985;312:1483.

143. Chan CH et al. The effect of age on the presentation of patients with tuberculosis. *Tuber Lung Dis*. 1995;76:290.

144. Rajagopalan S. Tuberculosis and aging: a global health problem. *Clin Infect Dis*. 2001;33:1034.

145. van den Brande P et al. Aging and hepatotoxicity of isoniazid and rifampin in pulmonary tuberculosis. *Am J Respir Crit Care Med*. 1995;152(5, Pt 1):1705.

146. Goble M et al. Treatment of 171 patients with pulmonary tuberculosis resistant to isoniazid and rifampin. *N Engl J Med*. 1993;328:527.

147. Berning SE et al. Malabsorption of antituberculosis medications by a patient with AIDS. *N Engl J Med*. 1992;327:1817.

148. Driver CR et al. Factors associated with tuberculosis treatment interruption in New York City. *J Public Health Manag Pract*. 2005;11:361.

149. Di Perri G, Bonora S. Which agents should we use for the treatment of multidrug-resistant *Mycobacterium tuberculosis*? *J Antimicrob Chemother*. 2004;54:593.

150. Burgos M et al. Treatment of multidrug-resistant tuberculosis in San Francisco: an outpatient-based approach. *Clin Infect Dis*. 2005;40:968.

151. Holtz TH et al. Time to sputum culture conversion in multidrug-resistant tuberculosis: predictors and relationship to treatment outcome. *Ann Intern Med*. 2006;144:650.

152. Winston CA et al. Treatment duration for patients with drug-resistant tuberculosis, United States. *Emerg Infect Dis*. 2012;18:1201.

153. Van Deun A et al. Short, highly effective, and inexpensive standardized treatment of multidrug-resistant tuberculosis. *Am J Respir Crit Care Med*. 2010;182:684.

154. Berning SE et al. Long-term safety of ofloxacin and ciprofloxacin in the treatment of mycobacterial infections. *Am J Respir Crit Care Med*. 1995;151:2006.

155. Peloquin CA et al. Levofloxacin for drug-resistant *Mycobacterium tuberculosis*. *Ann Pharmacother*. 1998;32:268.

156. Codecasa LR et al. Long-term moxifloxacin in complicated tuberculosis patients with adverse reactions or resistance to first line drugs. *Respir Med*. 2006;100:1566.

157. Worley MV, Estrada SJ. Bedaquiline: a novel antitubercular agent for the treatment of multidrug-resistant tuberculosis. *Pharmacotherapy*. 2014;34:1187.

158. Diacon AH et al. The diarylquinoline TMC207 for multidrug-resistant tuberculosis. *N Engl J Med*. 2009;360:2397.

159. Diacon AH et al. Randomized pilot trial of eight weeks of bedaquiline (TMC207) treatment for multidrug-resistant tuberculosis: long-term outcome, tolerability, and effect on emergence of drug resistance. *Antimicrob Agents Chemother*. 2012;56:3271.

160. Diacon AH et al. Multidrug-resistant tuberculosis and culture conversion with bedaquiline. *N Engl J Med*. 2014;371:723.

161. Panel on Opportunistic Infections in HIV-Infected Adults and Adolescents. Guidelines for the prevention and treatment of opportunistic infections in HIV-infected adults and adolescents. https://aidsinfo.nih.gov/contentfiles/lvguidelines/adult_oi.pdf. Accessed October 10, 2015.

162. Luetkemeyer AF et al. Comparison of an interferon-gamma release assay with tuberculin skin testing in HIV-infected individuals. *Am J Respir Crit Care Med*. 2007;175:737.

163. Dewan PK et al. Low sensitivity of a whole-blood interferon-γ release assay for detection of active tuberculosis. *Clin Infect Dis*. 2007;44:69.

164. Menzies D et al. New tests for the diagnosis of latent tuberculosis infection: areas of uncertainty and recommendations for research [published correction appears in *Ann Intern Med*. 2007;146:688]. *Ann Intern Med*. 2007;146:340.

165. Monkongdee P et al. Yield of acid-fast smear and mycobacterial culture for tuberculosis diagnosis in people with human immunodeficiency virus. *Am J Respir Crit Care Med*. 2009;180:903.

166. Rich ML et al. Representative drug susceptibility patterns for guiding design of retreatment regimens for MDR-TB. *Int J Tuberc Lung Dis*. 2006;10:290.

167. Burman WJ, Jones BE. Treatment of HIV-related tuberculosis in the era of effective antiretroviral therapy. *Am J Respir Crit Care Med*. 2001;164:7.

168. Centers for Disease Control and Prevention. Acquired rifamycin resistance in persons with advanced HIV disease being treated for active tuberculosis with intermittent rifamycin-based regimens. *Morb Mortal Wkly Rep*. 2002;51:214.

169. Swaminathan S et al. Efficacy of a 6-month versus 9-month intermittent treatment regimen in HIV-infected patients with tuberculosis: a randomized clinical trial. *Am J Respir Crit Care Med*. 2010;181:743.

170. Peloquin CA. Therapeutic drug monitoring in the treatment of tuberculosis. *Drugs*. 2002;62:2169.

171. Blanc FX et al. Earlier versus later start of antiretroviral therapy in HIV-infected adults with tuberculosis. *N Engl J Med*. 2011;365:1471.

172. Havlir DV et al. Timing of antiretroviral therapy for HIV-1 infection and tuberculosis. *N Engl J Med*. 2011;365:1482.

173. Abdool Karim SS et al. Integration of antiretroviral therapy with tuberculosis treatment. *N Engl J Med*. 2011;365:1492.

174. Hammer SM et al. Treatment for adult HIV infection: 2006 recommendations of the International AIDS Society—USA panel. *JAMA*. 2006;296:827.

175. Lopez-Cortes LF et al. Pharmacokinetic interactions between efavirenz and rifampin in HIV-infected patients with tuberculosis. *Clin Pharmacokinet*. 2002;41:681.

176. Cohen K et al. Effect of rifampicin-based antitubercular therapy and the cytochrome P450 2B6 516G>T polymorphism on efavirenz concentrations in adults in South Africa. *Antivir Ther*. 2009;14:687.

177. Ramachandran G et al. CYP2B6 G516T polymorphism but not rifampin coadministration influences steady-state pharmacokinetics of efavirenz in human immunodeficiency virus-infected patients in South Africa. *Antimicrob Agents Chemother*. 2009;53:863.

178. Pape JW et al. Effect of isoniazid prophylaxis on incidence of active tuberculosis and progression of HIV infection. *Lancet*. 1993;342:268.

179. Mnyani CN, McIntyre JA. Tuberculosis in pregnancy. *Br J Obstet Gynecol*. 2011;118:226.

180. Brost BC, Newman RB. The maternal and fetal effects of tuberculosis therapy. *Obstet Gynecol Clin North Am*. 1997;24:659.

181. Frieden TR et al. Tuberculosis. *Lancet*. 2003;362:887.

182. Vallejo JG, Starke JR. Tuberculosis and pregnancy. *Clin Chest Med*. 1992;13:693.

183. Bergeron KG et al. Tuberculosis in pregnancy: current recommendations for screening and treatment in the USA. *Expert Rev Anti Infect Ther*. 2004;2:589.

184. Shin S et al. Treatment of multidrug-resistant tuberculosis during pregnancy: a report of 7 cases. *Clin Infect Dis*. 2003;36:996.

185. Drobac PC et al. Treatment of multidrug-resistant tuberculosis during pregnancy: long-term follow-up of 6 children with intrauterine exposure to second-line agents. *Clin Infect Dis*. 2005;40:1689.

186. Powell DA, Hunt WG. Tuberculosis in children: an update. *Adv Pediatr*. 2006;53:279.

187. Starke JR Correa AG. Management of mycobacterial infection and disease in children. *Pediatr Infect Dis J*. 1995;14:455.

188. Pediatric Tuberculosis Collaborative Group. Targeted tuberculin skin testing and treatment of latent tuberculosis infection in children and adolescents. *Pediatrics*. 2004;114(Suppl 4):1175.

189. Golden MP, Vikram HR. Extrapulmonary tuberculosis: an overview. *Am Fam Physician*. 2005;72:1761.

190. Garg RK. Tuberculosis of the central nervous system. *Postgrad Med J*. 1999;75:133.

191. Holdiness MR. Cerebrospinal fluid pharmacokinetics of the antituberculosis drugs. *Clin Pharmacokinet*. 1985;10:532.

192. Dooley DP et al. Adjunctive corticosteroid therapy for tuberculosis: a critical reappraisal of the literature. *Clin Infect Dis*. 1997;25:872.

193. Heysell HK et al. Therapeutic drug monitoring for slow response to tuberculosis treatment in a state control program, Virginia, USA. *Emerg Inf Dis*. 2010;16:1546.

194. Magis-Escurra C et al. Therapeutic drug monitoring in the treatment of tuberculosis patients. *Pulm Pharmacol Ther*. 2012;25:83.

195. Babalik A et al. Therapeutic drug monitoring in the treatment of active tuberculosis. *Can Respir J*. 2011;18:225.

196. Prahl JB et al. Clinical significance of 2 h plasma concentrations of first-line anti-tuberculosis drugs: a prospective observational study. *J Antimicrob Chemother*. 2014;69:2841.

197. Pasipanodya JG et al. Serum drug concentrations predictive of pulmonary tuberculosis outcomes. *J Infect Dis*. 2013;208:1464.

198. Alsultan A, Peloquin CA. Therapeutic drug monitoring in the treatment of tuberculosis: an update. *Drugs*. 2014;74:839.

第 69 章　感染性腹泻

Gail S. Itokazu and David T. Bearden

核心原则		章节案例
❶	体液和电解质丢失是腹泻性疾病最常见的并发症,严重者会出现血容量不足、休克和死亡。根据脱水的程度及丢失的液体和电解质,可以通过静脉注射或口服补充予以纠正。	案例 69-1(问题 1 和 2)
❷	将感染性腹泻分为炎症性和非炎症性,两大类腹泻为更多地关注可能的病原菌奠定了基础,并据此指导整个诊断和治疗计划。	案例 69-1(问题 3~4)
❸	引起流行性霍乱的霍乱弧菌 O1 和 O139 是弧菌属中的产毒素株,其感染导致严重脱水时必须足量补液。非霍乱弧菌属细菌不具有导致流行性霍乱的毒力因子,不能引起流行。产毒株和非毒株霍乱弧菌感染其抗菌治疗方案不同。	案例 69-2(问题 1~3) 案例 69-3(问题 1 和 2)
❹	沙门菌属分为非伤寒沙门菌和伤寒沙门菌。非伤寒沙门菌可导致胃肠炎综合征、菌血症和局部感染,而伤寒沙门菌导致伤寒感染或慢性携带者。抗菌药物治疗沙门菌感染的效果与患者的临床症状、感染严重程度及其基础疾病相关。	案例 69-7(问题 1) 案例 69-8(问题 1 和 2) 案例 69-9(问题 1) 案例 69-10(问题 1) 案例 69-11(问题 1~7)
❺	主要由痢疾志贺菌属引起严重痢疾,而宋氏志贺菌一般只导致轻度感染。抗菌药物能缓解志贺菌感染患者的症状,缩短志贺菌的传染时间。	案例 69-12(问题 1~5) 案例 69-13(问题 1)
❻	无论是在世界发达还是不发达地区,氟喹诺酮类药物耐药的弯曲杆菌均较常见,目前针对其感染推荐使用大环内酯类抗菌药物。	案例 69-14(问题 1~3)
❼	到具有旅行者腹泻风险的地区旅行,应携带旅行用医疗箱,药物应包括洛哌丁胺和抗菌药物以及对常见病自我治疗的指导说明。抗菌药物应根据旅行地区进行选择。部分旅行者腹泻患者会出现长期的感染后并发症。	案例 69-15(问题 1~6)
❽	大肠埃希菌 O157:H7 是可以导致严重溶血性尿毒症综合征后遗症的产毒菌株。	案例 69-16(问题 3 和 4)
❾	难辨梭状芽孢杆菌相关腹泻能引起多种严重疾病。甲硝唑通常作为轻至中度感染的一线治疗药物,严重感染一般首选口服万古霉素。	案例 69-17(问题 6)
❿	重症难辨梭状芽孢杆菌相关性腹泻可危及生命,常常需要联合使用多种治疗措施。	案例 69-18(问题 4 和 5)

患病率及病因

全球每年超过 250 万人死于感染性腹泻[1],主要是贫困国家的婴幼儿和儿童[2]。长期腹泻导致营养不良、儿童生长发育缓慢[2]。美国每年食源性腹泻患者约 4 800 万,可致 128 000 人住院和 3 000 人死亡[3]。

感染性腹泻是摄入被病原微生物及毒素污染(如细菌、病毒、真菌和原生生物)的食物或水导致的(表 69-1)[2]。在美国,50%的腹泻暴发流行由诺如病毒引起。而细菌性腹泻常见病原菌包括弯曲杆菌、非伤寒沙门菌、志贺杆菌和产志贺毒素的大肠埃希菌[3]。

本章主要介绍常见急性感染性腹泻的病原学诊断及治疗。

表 69-1

胃肠道感染的诱因、症状以及治疗

病原体	诱因	症状	诊断指标	治疗药物[a,c]	可选药物[a,c]
沙门菌（非伤寒）[b]	进食污染的家禽肉、生牛奶、蛋糊、奶油；出国旅行	恶心、呕吐、腹痛、腹泻、发热、里急后重 潜伏期：6~72h	大便白细胞，大便培养	氟喹诺酮，阿奇霉素，第三代头孢菌素	氨苄西林，TMP-SMX
沙门菌（伤寒）	进食污染的食物；出国旅行	发热、腹痛、头疼、干咳	大便白细胞，大便培养	氟喹诺酮，阿奇霉素，三代头孢	氨苄西林，TMP-SMX
志贺杆菌	进食污染的食物；出国旅行	发热，痢疾，腹痉挛，里急后重 潜伏期：24~48h	大便白细胞，大便培养	氟喹诺酮，阿奇霉素，头孢	氨苄西林，TMP-SMX
弯曲杆菌	进食污染的鸡蛋、生牛奶、家禽；出国旅行	轻至重度腹泻，发热，周身不适 潜伏期：24~72h	大便白细胞，大便培养	红霉素，阿奇霉素	—
难辨梭状芽孢杆菌	抗菌药物，抗肿瘤药物	轻至重度腹泻，腹痛	梭状芽孢杆菌毒素，梭状芽孢杆菌，大便培养，结肠镜	甲硝唑	万古霉素
葡萄球菌食物中毒	奶油面包食品，罐头食品，预处理的肉类，冰淇淋	恶心、呕吐、流涎、腹部绞痛、腹泻常在8h内缓解 潜伏期：2~6h	大便培养	仅支持疗法	—
旅行者腹泻（产肠毒素的大肠埃希菌,弯曲杆菌)	污染的食物（蔬菜和奶酪）、水，出国旅行	恶心、呕吐、轻至重度腹泻，腹痉挛	大便培养	见表69-3	—
产志贺毒素的大肠埃希菌(*E. coli* O157:H7)	牛肉，生牛奶，水	腹泻，头疼，血便 潜伏期：48~96h	麦康基山梨醇培养基大便培养	仅支持疗法	—
隐孢子虫病	免疫抑制，日托中心，污染的水、动物的饲养管理者	轻至重度腹泻（慢性或者自限性）；水样便	大便虫卵检查，PCR，ELISA法	参见第74章HIV感染患者的机会感染	—
病毒性胃肠炎	区域性流行，污染的食物	恶心，腹泻（自限性），腹痉挛 潜伏期：16~48h	特异的病毒研究方法	支持疗法	—

[a] 来源：Navaneethan U, Giannella RA. Mechanisms of infectious diarrhea. *Nat Clin Pract Gastroenterol Hepatol*. 2008;5:637; DuPont HL. Acute infectious diarrhea in immunocompetent adults. *N Engl J Med*. 2014;370:1532. See text for doses and duration of therapy.

[b] 并不是所有病例都需要抗菌药物治疗，详见正文。

[c] 如果敏感，详见正文。

ELISA，酶联免疫吸附法；PCR，聚合酶链反应；TMP-SMX，甲氧苄啶-磺胺异噁唑

定义

腹泻常定义为 24 小时内排 3 次或以上稀便或排稀便中带血，可伴有恶心、呕吐和腹痛[3]。病程在 2 周之内为急性腹泻；病程超过 14 日为持续性腹泻；病程超过 30 日为慢性腹泻[3]。

将感染性腹泻分为非炎症性（水样腹泻）和炎症性（血性腹泻），两大类腹泻为更多地关注可能的病原菌奠定了基础，并据此指导整个诊断和治疗计划[1]。

发病机制

感染性腹泻的发病机制源于细菌毒力、宿主和感染诱发因素的相互作用，当这些因素失衡有利于肠道病原体生长时，可能导致腹泻发生。

细菌毒力因子

肠道病原体的毒力因子构成其致病力[2]。肠毒素作用于小肠，使液体单向流入肠腔，导致水样便并可发生脱水危

及生命;细胞毒素作用结肠,直接损伤黏膜导致发热和血样腹泻。志贺菌的侵袭性和大肠埃希菌的侵袭型菌株可侵入并破坏上皮细胞引起黏液便和血便。部分肠道病原体可使肠道上皮细胞释放致炎因子诱发强烈的宿主反应导致腹泻。此外肠道病原体黏附因子可供其黏附或定植于胃肠(gastrointestinal,GI)黏膜,促进释放毒素,侵入黏膜细胞,导致宿主细胞溶解或者发生播散[2]。

宿主防御机制

人体胃肠道拥有多种防御机制以防止肠源性感染。肠道正常菌群可以与病原微生物竞争生存空间与营养物质,或产生可抑制肠道病原体的物质,如短链脂肪酸[2]。胃酸可阻止不耐酸病原体从胃进入小肠,而完整的胃肠道黏液和黏膜组织形成抗感染的物理屏障;肠道免疫功能包括分泌可杀灭肠道病原体的防御素和局部合成的抗体,而Toll样受体识别病原体并激活免疫反应激活机制[2];肠蠕动可促进细菌及其毒素从胃肠道排出。最后,特异性的遗传因素可保护宿主免于肠道感染[3]。

易感因素

卫生设施的缺乏会增加居民和旅行者暴露于污染食物和水的风险。同样在工业化国家和发展中国家,食源性和水源性疾病的暴发使病原体更易于传播,工业化国家所依赖的食品进口项目存在输入污染食品的风险[4]。免疫力低下的人更容易发生肠道感染,如接受各种器官移植和免疫抑制剂治疗的患者。日托中心、医院和长期护理单位等公共机构均存在疾病传播的高风险。不良的个人卫生习惯也是感染性腹泻的危险因素。

药物的使用,如增加胃内pH的药物(表69-2)会增加酸敏感的沙门菌和霍乱弧菌等致病菌的感染机会[5]。应用质子泵抑制剂易患梭状芽孢杆菌相关腹泻(clostridium difficile-associated diarrhea,CDI)。

表69-2
可促进胃肠道感染发生的药物

药物	发病机制
抑酸剂,H₂受体拮抗剂,质子泵抑制剂	提高胃内pH,导致活的病原体进入下消化道
抗菌药物	改变肠道菌群
肿瘤化疗药物	目前原因尚未明确,可能包括化疗药物的抗菌作用,化疗药物诱导的肠道损伤和凋亡导致的厌氧环境益于难辨梭状芽孢杆菌的生长

来源:DuPont HL. Acute infectious diarrhea in immunocompetent adults. *N Engl J Med.* 2014;370:1532;Cohen SH et al. Clinical practice guidelines for *Clostridium difficile* infection in adults:2010 update by the Society of Healthcare Epidemiology of America(SHEA)and the Infectious Diseases Society of America(IDSA). *Infect Control Hosp Epidemiol.* 2010;31:431;Anand A,Glatt AE. *Clostridium difficile* infection associated with antineoplastic chemotherapy:a review. *Clin Infect Dis.* 1993;17:109.

诊治概述

补液治疗

脱水和电解质丢失是任何腹泻最常见的并发症,极端的病例会发生血容量减少、休克和死亡[1]。根据脱水程度、水和电解质丢失情况,选择静脉注射或口服进行补充。补足液体和电解质后,才能考虑病原体的实验室检测和药物治疗。

实验室检查

炎症性腹泻以血便或黏液便为特征。大便标本可见红细胞(red blood cells,RBCs)或隐血阳性或含有大量白细胞(white blood cells,WBCs),均提示侵袭性病原体感染[6]。

大便样本中细菌毒素的鉴定有助于诊断。如只有产毒素的难辨梭状芽孢杆菌才具有致病性,因此粪便标本中细菌毒素的鉴定结果比培养出阳性微生物更有意义[7]。

临床实践中,应针对可能的病原菌选择适合其生长的培养基常规进行病原学检测[7]。有下列症状之一的患者建议进行大便培养:严重的急性腹泻且体温>38.5℃的患者;以黏液血便为特征且伴有腹部绞痛的痢疾患者;大量霍乱样的水性腹泻患者;脱水患者;老年人和免疫力低下患者;家庭护理患者;直接接触食物患者和从事日间护理工作的患者[3]。住院患者应该考虑难辨梭状芽孢杆菌感染。对肠外感染部位分离出来的细菌标本进行培养(如血培养)也可作为腹泻感染病原诊断的依据。

PCR诊断在发达国家已经普遍采用,可提供更高的灵敏度,但仅检测某一基因或毒力因子[3]。

药物治疗

感染性腹泻的药物治疗包括对症治疗和病原治疗。

洛哌丁胺及苯乙哌啶/阿托品

洛哌丁胺及苯乙哌啶/阿托品通过延长肠内容物排空时间而缓解腹泻频次,且洛哌丁胺还具有抑制肠液分泌的作用[8]。洛哌丁胺因作用强、不良反应少,是非处方药,应首选使用。苯乙哌啶/阿托品因含阿托品成分常发生倦怠、头晕、口干和尿潴留等不良反应,不建议用于老年人。

抗胃肠动力药物不推荐用于伴发热、血性腹泻[3]或怀疑侵袭性病原体感染患者[1]。基本的考虑是延迟肠道病原体的清除可能使病情恶化。对于不严重的细菌性痢疾患者,在使用敏感抗菌药物后再给予洛哌丁胺并无不妥[9]。

碱式水杨酸铋

碱式水杨酸铋(bismuth subsalicylate,BBS)通过抑制分泌、吸附作用和抗微生物的作用抑制腹泻[10]。该药每日服用4次给患者带来不便,不良反应是引起黑舌头和黑便,由于水杨酸吸收可发生耳鸣;目前碱式水杨酸铋的推荐剂量为526mg,其中含有263mg水杨酸,因此在对于已使用水杨酸的患者应考虑水杨酸的剂量。

Crofelemer

Crofelemer 是非吸收药物,被美国食品药品管理局(FDA)批准用于 HIV 感染患者抗逆转录病毒治疗过程中发生的非感染性腹泻[11]。Crofelemer 可通过抑制两种氯离子通道,使分泌入肠道的氯离子分泌减少以缓解腹泻症状。Crofelemer 可缓解非感染性腹泻症状,但对感染性腹泻的作用仍需大量临床实验证实。Crofelemer 的常见副作用包括腹胀(7%)和腹痛(5%)[11]。

益生菌

益生菌是活细菌和酵母菌的混合物,对益生菌的兴趣,部分是因其有可能减少抗菌药物的使用,具有恢复肠道正常菌群和降低肠内致病菌定植的作用。益生菌还产生抑制病原菌的物质,抑制其黏附于胃肠道,能降低微生物毒素的作用,并可激活免疫防御系统[12]。而益生菌在治疗和缓解急性感染性腹泻中的作用仍需进一步研究[12,13]。

抗菌药物

抗菌药物可以减少腹泻持续时间,缓解症状,防止进展为侵袭性感染,切断病原体在人与人之间的传播。抗菌药物一般推荐用于病情严重、肠道防御功能受损、免疫缺陷或发生肠外感染的重症患者的治疗[3]。

实施抗菌药物耐药性的监测对指导治疗非常重要。尽管甲氧苄胺嘧啶/磺胺甲噁唑(trimethoprim-sulfamethox-azole,TMP-SMX)、氨苄青霉素,四环素类和萘啶酸等抗菌药物既往曾广泛使用,但因其普遍耐药,已不再是感染性腹泻的经验用药选择。根据腹泻患者病原体的来源(如居民还是旅行者)、年龄和过敏史等基本状况,推荐选用第三代头孢菌素(如头孢曲松、头孢噻肟)、阿奇霉素、利福昔明和氟喹诺酮等抗菌药物[3]。

氟喹诺酮类药物仍被推荐是因为对敏感致病菌的良好活性[3]和其口服制剂的可及性,但常见肠道病原体微生物如志贺杆菌、沙门菌及弯曲杆菌属等已普遍对氟喹诺酮类耐药,必须谨慎使用[14]。使用氟喹诺酮类药物的另一个顾虑点是美国食品药品管理局未批准此类药品用于儿童,因有报告会损伤幼年动物的软骨组织。鉴于一些地区出现了多重耐药的肠道病原菌,已有多个氟喹诺酮类药物应用于儿童的临床试验已经完成[15],结果表明儿童短期使用氟喹诺酮药物是安全的。但是当患者使用抗菌药物发生副作用和导致耐药的风险高于患者的获益时,应限制抗菌药物的使用。

预防

防止肠道病原菌传播的基本措施是良好的个人卫生习惯和正确处置、烹调及储存食物。在处理污水欠佳的地区旅游时,应遵守"能煮熟的才烹饪,可削皮的才食用"规则。目前伤寒疫苗、轮状病毒疫苗和霍乱疫苗都已经上市(但未在美国销售),弯曲菌、产肠毒素大肠埃希菌和志贺菌的疫苗正在研发中[1]。

感染性腹泻患者的评估和治疗

案例 69-1

问题 1:B. K.,男性,78 岁,因腹泻 1 日就诊。患者以呕吐发病,随后出现腹痛、恶心、非血性水样便。尽管感觉不适,但仍可饮用果汁。B. K. 现病史中有意义的是 2 日前曾在当地海鲜餐厅食用了生蚝,他已获悉还有其他食客也出现了相似症状。B. K. 无重要过去疾病史,否认近期住院,接触小孩,外出旅游和服用抗菌药物。查体显示:意识清楚、定向力正常、非中毒面容、无发热、生命体征平稳。但皮肤弹性减低、黏膜干燥。B. K. 腹泻治疗的一般治疗处理原则是什么?

因为感染性腹泻是典型的自限性疾病,患者可能从不就医。在多数情况下只是需要补充水和电解质。一般而言对大量水样便伴有脱水、血便、口腔温度 ≥38.5℃,或病程超过 48 小时的患者必须进行医疗评估。其他需要进行医疗评估的患者包括年龄超过 50 岁并伴有严重腹痛和免疫功能不全的患者(如获得性免疫缺陷综合征、器官移植接受者和正接受癌症化疗的患者)。还应考虑一些导致疾病的一些非感染因素,如药物治疗、炎症性肠病、由于碳水化合物(如无糖糖果或口香糖)吸收不良导致的消耗性疾病或吸收不良综合征等[6]。

案例 69-1,问题 2:对 B. K. 你推荐什么样的补液计划?

B. K. 查体见皮肤弹性降低和黏膜干燥,符合轻中度血容量下降的表现[16]。鉴于 B. K. 无中毒表现,生命体征稳定,能口服液体,给予口服含糖饮料(如柠檬水、甜汽水或果汁)或者富含电解质的汤汁是适当的[17]。在发展中国家,含有最适浓度的钠、钾、氯、碳酸氢盐和葡萄糖口服补液治疗方案显著减少了脱水患者死亡率,治疗方案中的葡萄糖含量可促进钠的吸收[5]。

严重脱水患者必须采用静脉补液治疗,严重脱水表现为嗜睡、眼睛凹陷干涩、口舌干燥、脉搏快、弱或弱不可及、尿少、低血压。静脉补液也用于肠梗阻患者和不能自己进食补液的患者[16]。

临床表现

案例 69-1,问题 3:如何确定 B. K. 的临床表现是非炎症性腹泻而不是炎症性并帮助指导进一步的治疗?

临床表现(即特异的症状、严重程度和持续时间)结合现病史(感染的诱发因素)可鉴别腹泻为非炎症性或炎症性。对腹泻的这种分类能让医生关注潜在的肠道病原体,并根据最可能的病原体建立诊断和治疗计划[7]。

B. K. 的现病史和临床表现与非炎症性腹泻一致。其大量非血性水样便是病原体作用于小肠的特征性表现,小肠的功能就是吸收进入胃肠道的大部分液体[7]。非炎症性水样便由细菌肠毒素刺激小肠导致水、电解质分泌入肠腔或病毒感染损伤小肠绒毛导致[7]。类似 B. K. 这样的非炎症腹泻患者症状常不严重，无发热和明显的腹痛[2,7]，大部分患者只需要支持治疗。其典型病原体通常为轮状病毒、诺如病毒、金黄色葡萄球菌、蜡样芽孢杆菌、产气荚膜梭菌、隐孢子虫和肠兰伯鞭毛虫[1]。

与之相反，炎症性腹泻的临床表现通常较重，伴或不伴有痢疾、腹痛和发热[2]。病原体作用于小肠远端和结肠破坏肠上皮屏障导致血便或黏液便[2]。炎症性腹泻患者除采用支持治疗外，某些患者可能从有针对性的抗感染治疗中获益。临床上表现为炎症性腹泻的病因为致病菌合成的毒素（难辨梭状芽孢杆菌、产志贺毒素大肠埃希菌和侵袭性大肠埃希菌）或者细菌侵入肠道黏膜（空肠弯曲杆菌、志贺杆菌属和沙门菌属）[18]。

病毒性胃肠炎

临床表现和治疗

案例69-1，问题4：B. K. 大便白细胞及潜血阴性，有与类似发病的顾客一起用餐的病史，医生向卫生局咨询是否有确定的相似病例，被告知在患者就餐的餐厅暴发了诺如病毒性胃肠炎。为何 B.K 的病史和临床表现符合最可能的病毒性胃肠炎，特别是诺如病毒胃肠炎的诊断？什么样的支持治疗应该推荐？

诺如病毒（noroviruses）是导致成人和儿童食源性病毒疾病暴发的主要致病原，常出现在餐厅、学校及日托中心。病毒通过食用未经充分烹调的生长于病毒污染水域的蚝或蛤和其他受污染的食物（如沙拉、三明治），人与人接触或暴露于污染的水传播。就如 B. K. 一样，暴露于病毒后12~48小时，出现恶心、呕吐、腹泻、腹部绞痛、肌痛、头痛和寒战症状。B. K. 轻微的胃肠道症状可能持续1~3日，补充已丢失和正在丢失的水电解质是病毒性胃肠炎的主要治疗方式。餐馆预防暴发流行的措施是正确烹调食物[19]。

儿童发生严重水样腹泻的全部病例中，由轮状病毒和星形病毒引起的约占30%~60%。患者在1~3日的潜伏期后出现发热、呕吐和水样便，但无血便，健康人群典型病程一般持续5~7日。

在美国，FDA 已批准用于婴儿和儿童预防轮状病毒胃肠炎的疫苗临床使用，包括一个五价的疫苗（接种三剂组）和一个单价的疫苗（接种两剂量组）。疫苗在中高收入国家的有效率为79%~100%。其接种疫苗的获益超过了疫苗风险，如肠套叠（当肠道的一部分折叠成另一个相邻的肠道，称为"伸缩"，这会导致肠梗阻）[20]。但疫苗使用可导致肠套叠的不良反应[20]，接种时应评估接种获益和不良反应对患者影响。由于轮状病毒通过粪口途径传播，正确洗手及处理污染的物品是防止感染传播的根本措施。

弧菌属

弧菌属是生活在自然界水中的革兰氏阴性弯曲杆菌，在全球均有分布。引起人类霍乱流行的是产毒霍乱弧菌01和0139。第7次持续的霍乱流行开始于1961年，从亚洲传播到非洲、欧洲和拉丁美洲[5]，阻断霍乱的流行需要提供安全的饮用水和大量的卫生设施，由于经济和后勤原因，霍乱疫苗并未系统地纳入霍乱控制措施中[5]。非霍乱弧菌属如副溶血弧菌无引起流行性霍乱的毒力因子，但可以导致肠胃炎和伤口感染，易感宿主还可致暴发性脓毒症[21]。

霍乱弧菌

危险因素和临床表现

案例69-2

问题1：M. M.，男性，50岁，平素体健，因严重水样泻、呕吐、肌肉痉挛伴无力、神志改变，甚至是不能认出他的家人而入院。重要的现病史是他此前去海地看望几个因霍乱弧菌感染引起腹泻并痊愈的亲戚，1日前回国。M. M. 约24小时前腹泻发作，并开始饮用从海地旅游所剩的饮料补液。近几个小时他已不能自行饮水，家人注意他的大便有"白色斑点"。他既往有消化性溃疡病史，期间服用质子泵抑制剂。

急诊检查示：血压 70/40mmHg，心率 130 次/min。体检发现严重病容伴精神改变，眼窝凹陷、皮肤弹性差、黏膜干燥。医生考虑大量腹泻导致的严重脱水，最可能是霍乱弧菌感染导致。M. M. 的患霍乱危险因素是什么？为什么他的临床表现符合产毒霍乱弧菌导致的严重腹泻？

危险因素

M. M. 推定诊断为霍乱的原因有两个，首先他刚从霍乱流行的海地回来，同时在2010年海地的大地震损坏了公共健康设施[5]。在发达国家，由于具有现代化的污水处理和水供给系统，霍乱已被消灭，诊断散发霍乱病例多类似 M. M.，刚从有霍乱流行或正在暴发的地区回国的旅游者；或者食用了来自墨西哥沿岸各州水域或疫区受污染且未完全煮熟的海鲜（如保存不当的鱼、生牡蛎和螃蟹等甲壳类）[22]。M. M. 患霍乱的另外一个风险因素是每日服用质子泵抑制剂，减少了胃酸的分泌使酸敏感的霍乱弧菌从胃进入小肠[5]。

临床表现

流行性霍乱是由具有毒力的霍乱弧菌（01 和 0139 亚型）引起[5]。霍乱毒素可促进肠液和电解质的分泌，导致大量无色水样便，含有"白色斑点"样黏液便（因为像淘米后的水也称为米泔样便）[5]。

霍乱的严重程度是由宿主因素和患者所处环境决定

的[5]，严重的霍乱患者常见于像 M. M. 一样未暴露于霍乱菌并没有获得免疫力的患者，而轻症患者一般是疫区居民[5]。患者在摄入受污染食物后 12 小时~5 日出现轻中度水样腹泻，可进展为威胁到生命的脱水[5]。

治疗

案例 69-2，问题 2：提示严重脱水的症状和体征是什么，对 M. M. 的脱水应怎么处理？

2%~5% 霍乱患者会发生严重脱水（≥10% 脱水），M. M. 就是其中之一，每小时失水达 1L，严重脱水可在数小时内进展为低血容量休克并发生死亡[5]。M. M. 出现了严重脱水的体征，表现为神志改变、眼窝凹陷、皮肤弹性差、黏膜干燥、低血压、心率增快和体重下降超过 10%[5]。腹泻使大量的碳酸氢盐丢失可导致酸中毒，并因休克和低血容量性肾衰竭导致的乳酸酸中毒而加重[5]。M. M. 应接受静脉输注林格液，以补充水样腹泻丢失的大量钠、钾和碳酸氢盐。他的肌肉无力可归因于电解质的消耗，特别是钾和钙的消耗[5]。监测血压并使心率恢复正常是关键的治疗措施。

一旦 M. M. 可以饮水，应在静脉补液的基础上进行口服补液。由于腹泻大量丢失 Na^+，含 Na^+ <75mmol/L 的口服补液制剂不适用于治疗霍乱[5]。在 1L 干净水中加入半茶匙盐和六茶匙糖可作为口服补液溶液[5]。

案例 69-2，问题 3：使用抗菌药物能让 M. M. 获益吗？应该使用何种抗菌药物？

建议对中到重度脱水的霍乱患者使用抗菌药物[5]，有效的抗菌药物治疗可减轻霍乱腹泻的症状，缩短 50% 的病程，并可将携菌时间从减少 1~2 日[5]到 5 日以上不等[23]。应该在充分补液后给予抗菌药物，如果允许，最好在止吐后给予抗菌药物[5]。

抗菌药物

对于敏感菌株，单剂和多剂量给药方案对敏感霍乱弧菌感染均有效；单剂治疗因为易于实施，并且与给予多剂红霉素相比具有更好的耐受性，应为首选方案[24]。

- 成年人：多西环素（300mg，每 24 小时 1 次，3 日），阿奇霉素（1 000mg，每 24 小时 1 次，3 日），环丙沙星（500mg，每 12 小时 1 次，3 日）[5]，四环素（500mg，每 6 小时 1 次，3 日），红霉素（250mg，每 6 小时 1 次，3 日）[5]，TMP-SMX 由于耐药而影响了其在霍乱治疗中的使用[5]。
- 儿童：环丙沙星（15mg/kg，每 12 小时 1 次，3 日）或阿奇霉素（20mg/kg，每 24 小时 1 次或 12.5mg/kg，每 6 小时 1 次，3 日）；儿童剂量不能超过最大的成人剂量[5]。

因为海地的霍乱流行株对多西环素敏感，对于 M. M. 而言，单剂量口服 300mg 的多西环素是合适的经验治疗方案[23]。因为海地流行的霍乱菌株对环丙沙星敏感性降低，使用环丙沙星治疗缺乏临床和微生物学的证据[25]。另外，因为质子泵抑制剂可减少胃酸的分泌使酸敏感的霍乱弧菌

从胃进入小肠，所以在 M. M. 霍乱治愈前，他应该停止使用质子泵抑制剂。

副溶血弧菌

临床表现

案例 69-3

问题 1：C. T.，男性，45 岁，因非血性水样泻 1 日就诊，发病前 2 日在当地的一家海鲜餐馆食用了生牡蛎。C. T. 生活在佛罗里达海岸，既往病史无特殊。查体无脱水的症状及体征。为何 C. T. 的现病史及临床表现符合非霍乱弧菌性胃肠炎？

C. T. 现病史中符合非霍乱弧菌性胃肠炎拟诊的关键信息是他食用了产自佛罗里达沿海地区的生牡蛎，该水域范围已检测出副溶血性弧菌。副溶血弧菌的潜伏期中位时间为 17 小时（4~90 小时），发病表现为腹泻、腹部绞痛、恶心、呕吐和发热等症状，9%~29% 的病例可出现血性腹泻。

治疗

案例 69-3，问题 2：C. T. 需用抗菌药物治疗吗？

健康成人发生副溶血弧菌胃肠炎一般为轻度的自限性疾病，病程中位持续期 2~6 日[21]。目前没有证据支持使用抗菌药物可以获益，但对腹泻持续超过 5 日的患者，推荐使用四环素或者氟喹诺酮类药物，或米诺环素 100mg 口服，每 12 小时 1 次或头孢噻肟 2g，静脉注射，每 8 小时 1 次[21]。

肝病或酒精中毒的患者有发生败血症等重症副溶血弧菌感染的风险[21]，应避免食用生的或未煮熟的贝类，避免伤口接触海水，尤其在水温适合副溶血弧菌繁殖的温暖季节。

金黄色葡萄球菌、芽孢杆菌和产气荚膜杆菌

金黄色葡萄球菌、芽孢杆菌和产气荚膜杆菌是食物中毒的主要病原菌。典型的胃肠道症状于食入污染食物后 24 小时内出现，较沙门菌、志贺菌和弯曲杆菌的潜伏期短。但芽孢杆菌食物中毒可呈现为：短潜伏期以呕吐为主要表现和长潜伏期以腹泻为主要表现的两种不同肠道症状[1]。

临床表现和治疗

案例 69-4

问题 1：S. A.，女，23 岁，健康大学生，在学校自助餐厅晚餐后，因急性胃肠道疾病到校医室就诊。主诉晚饭食用了沙拉和奶油蛋糕，不到 3 小时就感到恶心开始呕吐。为何 S. A. 的现病史及临床表现符合金黄色葡萄球菌或芽孢杆菌（短潜伏期）引起的食物中毒？

食物中毒常按其潜伏期分类:<6 小时,8~16 小时,>16 小时[26]。S. A. 吃完污染食物后很快(6 小时内)出现胃肠道症状,提示可能食用了含有金黄色葡萄球菌或芽孢杆菌(短潜伏期,呕吐综合征)毒素的食物。也可出现腹泻及腹部绞痛。尽管烹调可杀灭产毒的细菌,但不能破坏已产生的毒素。可发生葡萄球菌毒素污染的食物有沙拉、点心(奶油夹心)及肉类。而芽孢杆菌毒素污染的食物有炒饭、干制食品和乳制品[26]。

案例 69-5

问题 1:C. P. ,女,23 岁,健康大学生,因急性胃肠道疾病到 S. A. 就诊的校医室就诊(案例 69-4)。C. P. 主诉在学校自助餐厅吃了鱼和禽类食物,约 10 小时后出现腹泻和腹部绞痛。为何患者的现病史及临床表现符合产气荚膜梭菌或者芽孢杆菌(长潜伏期)引起的食物中毒?这两个学生需经验性使用抗菌药物吗?

与 S. A. 不同,C. P. 的疾病特点符合产气荚膜梭菌或者芽孢杆菌(长潜伏期,腹泻症状)引起的疾病症状和体征。这些细菌感染在 8~16 小时的潜伏期后出现腹泻及腹部绞痛,呕吐不是其主要症状[26]。

产气荚膜梭菌或者芽孢杆菌被食入后在体内产生耐热毒素,所以会比食用含有毒素食物的潜伏期长。产气荚膜梭菌可污染的食物包括未良好储存的牛肉、鱼、禽肉食品、面沙拉和乳制品。长潜伏期芽孢杆菌可污染的食物包括肉、香草汁、奶油烘焙食品及沙拉[26]。

产毒型细菌导致的食物中毒常在 24 小时内缓解,不需抗菌药物治疗。

隐孢子虫

隐孢子虫是导致肠道疾病的重要病原体,健康人群和免疫缺陷者均普遍易感。抗原虫药的临床效果因患者免疫功能差异而不同。

临床表现

案例 69-6

问题 1:C. K. ,男性,35 岁,既往体健,因水样腹泻 15 日和体重减轻 2.3kg 就诊。他担心自己的病与卫生局通告的关于社区供应水被污染而暴发的隐孢子虫病有关。为什么 C. K. 的临床表现和现病史符合隐孢子虫病?其他像 C. K. 一样的健康人需要处方抗原虫药治疗隐孢子虫病吗?

C. K. 病史中有一关键信息,他曾暴露于已知隐孢子虫污染的饮用水;隐孢子虫其他的传播途径还包括接触动物(羊和牛)和人与人之间的密切接触(健康护理人员与日间护理人员)[27]。

C. K. 表现出持续性腹泻(定义为腹泻超过 14 日)。长期水样泻腹泻致病微生物包括贝氏等孢子球虫、微孢子虫、

蓝氏贾第鞭毛虫和隐孢子虫等。隐孢子虫感染可表现为从无症状携带者到持续的非炎症性腹泻,也可出现恶心、呕吐、痉挛性腹痛、体重减轻和发热[27]。如 C. K. 这样免疫功能正常的患者,隐孢子虫病通常为自限性,病程约持续 2 周[27]。

但免疫力低下的患者,隐孢子虫病表现为慢性消耗性腹泻疾病,可致营养不良、死亡率增加,儿童可出现长期认知损害[28]。

治疗

免疫功能正常的隐孢子虫病患者,只需补充水电解质,一般不需要进行病原治疗。FDA 已批准使用硝唑尼特用于治疗隐孢子虫感染性腹泻患者。一项纳入免疫功能正常成人和儿童患者的随机双盲对照试验显示,使用硝唑尼特患者和安慰剂组的腹泻缓解率分别为 80% 和 41%,而安慰剂组为 41%,用药组排出卵囊量显著降低。腹泻通常在药物治疗 3~4 日后缓解[29]。推荐硝唑尼特 500mg 口服,每日 2 次,3~14 日,用于隐孢子虫病的治疗[3]。

而在免疫低下人群中,一项对隐孢子虫病治疗的 META 分析发现没有证据支持化学治疗有效[30]。该结果被一项 HIV 阳性儿童的随机对照试验所证实,即无论使用硝唑尼特 3 日疗法或强化治疗方案(200~400mg,每日 2 次,28日)均未显示任何疗效。对于艾滋病患者,免疫系统的重建才是隐孢子虫病的主要治疗措施。

沙门菌

沙门菌是肠道革兰氏阴性杆菌,寄生于哺乳动物、爬行动物和鸟类[31],是人类食源性疾病的重要致病原,人因食用沙门菌污染的家禽、家禽产品和奶制品而被感染。世界上每年感染沙门菌的患者可达 13 亿,其中 300 万人死亡[32],而大部分患者来自于发展中国家和地区。

抗菌药物在治疗沙门菌感染的效果与患者的临床症状、感染严重程度和感染者的基础疾病相关。非伤寒沙门菌(如鼠伤寒沙门菌、肠炎沙门菌和猪霍乱沙门菌等)可引起肠胃炎、菌血症和局部感染等[33];而伤寒沙门菌(如伤寒杆菌、副伤寒沙门菌 A、B、C)导致肠热综合征(也称伤寒或副伤寒热)和慢性带菌者[31]。

非伤寒沙门菌感染

案例 69-7

问题 1:卫生部门调查发现这次沙门菌肠胃炎暴发的源头是 A 餐厅,尤其是受欢迎的特价火鸡晚餐。食用了污染食物并具有沙门菌感染相关临床症状的用餐者可在抗菌治疗中获益,但沙门菌耐药的问题越来越多,卫生部门要求回答以下问题,即何种抗菌药物可用于非伤寒沙门菌感染的治疗。

氯霉素、复方新诺明(TMP-SMX)或氨苄青霉素

直到 20 世纪 80 年代末,非伤寒沙门菌感染的首选治

疗是氯霉素、复方新诺明或氨苄青霉素。到90年代初,由于对氨苄青霉素,氯霉素、链霉素、四环素和磺胺类药物耐药的多药耐药性沙门菌的传播,限制了其在沙门菌感染经验治疗中的应用[31]。沙门菌的多药耐药率因地理位置不同而不同,在东亚和欧洲南部可高达80%,在美国仅为30%~40%[32]。而多耐药的沙门菌对氟喹诺酮类药物仍然敏感,氟喹诺酮类药物已成为了沙门菌感染治疗的可选药物。值得高兴的是自2000年初以来在世界部分地区多药耐药的非伤寒沙门菌的感染率已经出现下降趋势[32]。

氟喹诺酮类

随着多药耐药非伤寒沙门菌的出现,氟喹诺酮类药物被广泛用于经验治疗非伤寒性沙门菌感染[31]。在20世纪90年代,当分离株对萘啶酸耐药时,氟喹诺酮治疗的临床效果不佳。萘啶酸和氟喹诺酮都属于喹诺酮类抗菌药。这些耐药株与萘啶酸敏感菌株相比,具有较高环丙沙星MIC值(即0.12~1μg/ml对≤0.06μg/ml),该类菌株被定义为低环丙沙星敏感性(decreased ciprofloxacin susceptibility, DCS)[34]。因此萘啶酸耐药性是DCS菌株的标志,对于该类菌株环丙沙星不是合适的治疗药物。

在随后的几年中,沙门菌出现了新的氟喹诺酮类药物耐药机制,该耐药株不能通过萘啶酸的耐药表型检测出(分离株对萘啶酸敏感,但环丙沙星MICs升高);因此,萘啶酸抗性不再是检测具有DCS沙门菌的可靠标志[34]。因此,2012年临床实验室标准协会(Clinical Laboratory Standards Institute, CLSI)降低了沙门菌种属对环丙沙星敏感性的折点,即从<1降至<0.06μg/mL,改变后的折点可准确地检测出具有DCS的沙门菌。CLSI还认识到并非所有实验室(条件有限的实验室)都能够执行该环丙沙星折点,且对萘啶酸易感,但对环丙沙星的敏感性降低的分离株仍然不常见,CLSI支持继续使用萘啶酸筛查[34],但医生应该知道萘啶酸筛查作为DCS分离标志的局限性。

目前耐萘啶酸非伤寒沙门菌在亚洲比较流行,在美国正在普遍增多,据报道已从1996年的0.4%增加到2003年的2.3%。耐萘啶酸的沙门菌抗菌药物治疗选择包括阿奇霉素和特定的第三代头孢菌素[34]。

β-内酰胺类

目前,非伤寒沙门菌对头孢曲松的耐药虽不常见,但在非洲、欧洲、亚洲、菲律宾和美国等世界范围内均有报道[31],且部分分离株也同时也对氟喹诺酮类耐药[32,35]。虽然有耐碳青霉烯类沙门菌的报道[31],但碳青霉烯类[35]已成功用于治疗对头孢曲松和环丙沙星耐药的霍乱沙门菌引起的侵袭性感染[36]。

阿奇霉素

阿奇霉素对非伤寒肠道沙门菌具有良好的体外抗菌活性[37],推荐用于非伤寒沙门菌感染[3],其对耐萘啶酸的分离株也有效。

给医生提供沙门菌感染患者接受抗菌药物治疗的建议,卫生部门需要解决以下问题:"考虑患者的疾病严重程度和基础疾病,是否应该对具有以下临床症状的患者进行抗菌药物治疗:(a)免疫正常的单纯性胃肠炎患者;(b)无症状的粪便携带者;(c)肠外沙门菌感染患者。以上几种情况,推荐何种抗菌治疗方案?"

免疫功能正常患者的非复杂性胃肠炎

临床表现和治疗

案例 69-8

问题1:B.B.,男性,35岁,既往体健,主诉腹痛、恶心、呕吐、水样泻1日,无血便。B.B.既往病史无特殊。体格检查发现非病态面容,除发热外,其他无异常。拟诊为轻型非复杂性非伤寒沙门菌胃肠炎。他需要抗菌药物治疗吗?

正如B.B.的发病,沙门菌胃肠炎患者在食用污染食物6~72小时后,表现为急性发热、腹泻和腹部绞痛,在严重情况下,同时可伴有血性腹泻和脱水。

身体健康的患者,非复杂性非伤寒沙门菌胃肠炎是典型的自限性疾病,病程持续2~5日,不建议常规使用抗菌药物。抗菌药物不但不能缩短病程和缓解病情,而且可能延长患者无症状携菌时间,促进耐药菌出现,并使患者有可能发生药物不良反应的风险[33,38]。大多数患者只需补充水电解质溶液即可。

无症状带菌者

临床表现和治疗

案例 69-8,问题 2:B.B.急性沙门菌胃肠炎治三周愈后,虽然没有临床症状,但其粪便中仍有沙门菌分泌,为消除B.B.肠道中携带的非伤寒沙门菌应使用抗菌药物吗?

无症状非伤寒沙门菌携带者,不应使用抗菌药物清除肠道病菌[18]。一项对来自非伤寒沙门菌流行地区的无症状携菌者的随机双盲试验发现,诺氟沙星或阿奇霉素清除肠道内非伤寒沙门菌的效果与安慰剂组无显著区别[18]。携菌者的排菌时间成人平均为1个月,5岁以下的儿童平均为7周[39]。

有肠外沙门菌感染风险患者的胃肠炎

临床表现和治疗

案例 69-9

问题1:W.M.,男性,50岁,近期被诊断为恶性肿瘤,主诉严重腹痛、恶心、呕吐伴发热1日,发病前一日在一家面包店进食了奶油馅饼,该店因与暴发沙门菌胃肠炎相关即将被卫生部门关闭。如诊断沙门菌胃肠炎,是否需要给予抗菌治疗?如需要抗菌药物治疗,建议哪种抗菌药物?

对于具有潜在肠道外感染风险的患者推荐使用抗菌药物治疗,如肿瘤患者(像 W. M.)、糖尿病患者、风湿病、HIV 患者[32]、正在接受免疫治疗的患者、儿童、低胃内 pH(如婴儿、恶性贫血和使用抗酸药物)、严重感染患者[33]和年龄大于 50 的动脉粥样硬化患者,他们容易转变为血源感染[40]。仅有不足 5% 的非伤寒沙门菌胃肠炎可发生血源性感染,而猪霍乱沙门菌和都柏林沙门菌更易于引发血源感染[33]。一旦发生血源感染,可出现骨髓炎、化脓性关节炎、脑膜炎和感染性动脉炎等肠外并发症。最近为控制暴发流行,卫生机构人员用抗菌药物快速清除粪便内的病原菌[40]。

对于具有潜在肠道外感染风险或严重腹泻的患者推荐的抗菌药物治疗如下:口服氟喹诺酮类(左氧氟沙星 500mg,每 24 小时 1 次,7~10 日)、口服阿奇霉素(500mg,每 24 小时 1 次,7 日);或静脉注射头孢曲松,每日 1~2g,7~10 日(对于免疫缺陷患者可使用 14 日)[3]。HIV 感染患者,CD4≥200 细胞/μl,且不伴有菌血症的胃肠炎患者建议治疗 7~14 日,CD4<200 细胞/μl 的患者,建议治疗 2~6 周[41]。

肠外沙门菌感染

临床表现和治疗

案例 69-10

问题 1:B. T.,男性,70 岁,病态面容,因剧烈腹痛、血性腹泻、新出现右髋关节疼痛、高烧、低血压住院。有意义的现病史是晚餐食用了与 B. B.(案例 69-9,问题 1)一样的火鸡肉,既往有右髋人工关节置换术史。抗菌药物治疗对 B. T. 有益吗?如果对患者有益,建议用何种药?

B. T. 存在沙门菌胃肠炎的症状和体征,可能发生血流感染(有发热、低血压)和并发人工髋关节局部感染(新发的右髋部疼痛)。

不伴有局部感染的沙门菌菌血症经抗菌治疗 10~14 日后痊愈[3,32]。对于 HIV 患者建议更长的治疗时间(2~6 周)[35,41]。但如果确定 B. T. 有髋关节感染,应通过手术对感染进行治疗[39]。对于非沙门菌肠外感染应该延长治疗时间[40]。

在取得药敏结果前,治疗应考虑患者获得感染地区细菌的耐药情况、优先选择的抗菌药物和感染部位,经验治疗可选择静脉给三代头孢菌素(头孢曲松 1g,每 24 小时 1 次,头孢噻肟 1g,每 8 小时 1 次)[41],也可静脉或口服氟喹诺酮类药物(环丙沙星 400mg,静脉注射,每 12 小时 1 次;环丙沙星 500~750mg,口服,每 12 小时 1 次;左氧氟沙星 750mg,静脉注射或口服,每 24 小时 1 次),也可以三代头孢和氟喹诺酮类联合使用[40]。对于血源感染患者,特别是在患者病情稳定前[32],部分学者建议采用静脉注射给药[40],但也有学者认为静脉注射和口服的方式给药都可以[41]。

伤寒沙门菌病——伤寒(肠热病)

临床表现

案例 69-11

问题 1:B. C.,49 岁,肥胖女性,因发热、意识模糊和谵妄、腹痛、头痛、食欲减退和腹泻 1 周入急诊科。入院前 1 日,胸部出现新发红舌丘疹。有意义的现病史是她 10 日前刚从印度次大陆访亲回来,有几位亲戚正处于伤寒热的恢复期。既往有胆囊结石病史,她与丈夫居住在加利福尼亚。入院时生命体征如下:体温 38.3℃,心率 60 次/min,血压稳定,体检发现肝脾肿大;实验室检查外周血白细胞计数 3.0×10^6/μl,肝功能轻度受损,已送检两套血培养。拟诊伤寒及伤寒沙门菌所致的脑病。为什么她的现病史、临床表现和实验室检查符合该诊断?

B. C. 曾到伤寒疫区旅行,并接触伤寒恢复期亲戚的现病史是其诊断伤寒症(也称肠热病)的重要依据。伤寒在印度次大陆、东南亚、非洲和拉丁美洲的发展中地区流行[42]。发达国家伤寒散发,患者主要是一些从伤寒疫区返回的旅游者。在美国诊断的伤寒患者 85% 都与疫区旅游有关[43]。

B. C. 的临床症状和实验检查结果符合典型的伤寒表现。在 7~14 日的潜伏期[42],沙门菌在巨噬细胞和单核细胞内增殖,当细菌释放入血后,患者即出现全身症状,表现为发热、腹痛、厌食、腹泻或便秘、头痛、干咳和肝脾肿大,严重者可伴胃肠道出血、脑病和休克。肝脏、脾脏、骨髓、回肠末端派尔集合淋巴结和胆囊局部感染可导致菌血症[42]。B. C. 实验室检查白细胞数降低和肝功能轻度升高也支持伤寒的诊断[31]。

治疗

案例 69-11,问题 2:给予 B. C. 一个疗程抗菌药物治疗其拟诊的伤寒有益吗?如进行治疗,都有哪些措施可供选择?

B. C. 可以从有效的抗菌药物治疗获益:①可以将发热从 3~4 周缩短至 3~5 日[44],7~10 日即可痊愈[45];②死亡率从 5%~10% 降至不足 1%[31];③能根除粪便中的伤寒沙门菌,限制感染传播[45];④并防止感染复发。大多数伤寒患者可采用口服抗菌药物治疗,病情严重患者或持续呕吐及严重腹泻的患者应静脉使用抗菌药物治疗[42]。

氯霉素、甲氧苄胺嘧啶/磺胺甲噁唑或氨苄西林

直至 20 世纪 80 年代,伤寒的标准治疗是采用氯霉素、甲氧苄胺嘧啶/磺胺甲噁唑或氨苄西林治疗 14~21 日,治愈率超过 90%[46]。20 世纪 90 年代初,多重耐药(同时对氯霉素、氨苄西林和 TMP-SMX)沙门菌在亚洲和非洲导致伤寒病暴发流行,但这些菌株仍然对氟喹诺酮类敏感,因此必须改变抗菌药物的选择。值得一提的是,在世界上的某些地

区多重耐药的伤寒沙门菌已经下降到 12%。

氟喹诺酮类

口服氟喹诺酮类短期(不超过 5 日)治疗与标准的长期治疗(氯霉素、甲氧苄胺嘧啶/磺胺甲噁唑或氨苄西林)效果相当甚至更好[46]。20 世纪 90 年代末,亚洲部分地区报道短疗程(少于 5 日)应用氟喹诺酮药物治疗伤寒患者,临床失败率高达 50%[43],微生物学评估发现这些分离菌株对萘啶酸耐药,其环丙沙星 MIC 值(0.125~1μg/ml)远高于敏感菌(MIC<0.03μg/ml)[47],新发现的氟喹诺酮类药物吉米沙星,较老品种具有更低的 MIC 值(0.19 vs 0.5μg/ml),对于萘啶酸耐药的伤寒杆菌感染的儿童患者,吉米沙星的治愈率超过 95%[15]。在萘啶酸耐药的伤寒杆菌流行地区,也可使用阿奇霉素和三代头孢进行治疗。

阿奇霉素

阿奇霉素对于轻中度伤寒沙门菌感染依然有效[48]。在萘啶酸耐药率高达 96% 的越南,阿奇霉素[20mg/(kg·d),7 日]治疗儿童非复杂性伤寒的治愈率可达 95% 以上,平均退热时间为 106 小时,且无复发[15]。而低剂量阿奇霉素[10mg/(kg·d),7 日]对萘啶酸耐药感染患者的治愈率仅为 82%[49]。值得我们关注的是阿奇霉素耐药的伤寒沙门菌对阿奇霉素治疗无效[51]。

β-内酰胺类和替加环素

口服第三代头孢菌素头孢克肟治疗伤寒的疗效差异较大,有 4%~27% 的治疗失败率[50]。有学者不建议该药用于治疗伤寒热[43]。头孢克肟效果差可能与 β-内酰胺类药物在细胞内的渗透性差相关,而伤寒沙门菌主要寄居于宿主细胞内[52]。

头孢曲松是静脉注射的三代头孢菌素,推荐用于治疗严重的伤寒热[44],为避免复发应延长治疗时间。即使体外显示敏感,头孢曲松治疗复发率远高于阿奇霉素,分别为 14% 和 0%[53],但头孢曲松疗程延长(14 日),多重耐药沙门菌感染患者未见感染复发[54]。头孢曲松治疗的退热时间可长达 10 日[55]。头孢曲松耐药的菌株已在印度、菲律宾、中国和美国等地报道[56]。碳青霉烯类(亚胺培南、美罗培南和厄他培南)和替加环素是头孢曲松潜在的治疗替代药物[48]。

治疗——重症伤寒和非复杂性伤寒

案例 69-11,问题 3:B. C. 的伤寒治疗有何特别的经验抗菌方案可以推荐?如果是非复杂性伤寒热治疗有什么不同?

重症伤寒热推荐头孢曲松治疗[57]。获得药敏结果后治疗选择包括头孢曲松(1~2g 静脉注射,每 24 小时 1 次)10~14 日,退热后至少继续治疗 7 日,以避免复发[48]。或采用氟喹诺酮类药物治疗 10~14 日[44]。

非复杂性伤寒可以在院外治疗[44]。经验的口服治疗

包括阿奇霉素 500mg/d,5~7 日[44],氟喹诺酮类(左氧氟沙星 500mg,每日 1 次,环丙沙星 500mg,每日 2 次)[3]。儿童患者推荐使用阿奇霉素和头孢曲松[3]。值得一提的是,在一些地区随着多耐药菌株的减少,氨苄西林、阿莫西林、甲氧苄胺嘧啶/磺胺甲噁唑和氯霉素均可根据药敏结果选择作为治疗药物[44]。

辅助治疗

案例 69-11,问题 4:除了使用抗菌药物治疗外,还有哪些辅助治疗可以使 B. C. 获益?

肠性脑病(有意识改变)若不及时治疗,死亡率可高达 56%[58]。有回顾性研究表明,肠性脑病患者在恰当的抗菌治疗同时辅以大剂量静脉给予地塞米松(首剂 3mg/kg,然后 1mg/kg,每 6 小时 1 次,共 8 次)可以改善患者生存[58]。地塞米松治疗肠性脑病的作用机制尚不清楚[58]。

案例 69-11,问题 5:B. C. 出院 14 个月后,仍有伤寒症状,且大便伤寒杆菌阳性,期间每个星期日都和他们一起吃饭的成年儿子也因发热寒战伴头痛去看医生,被诊断为非复杂性伤寒。他没有重要的病史且无旅行,他的儿子是怎么获得伤寒的呢?对于这个家庭的患者如何选择治疗方案?

不同于他的妈妈 B. C.,她的儿子没有伤寒热流行地区的旅行史,由于妈妈是伤寒携带者,他可能是由于吃了妈妈准备的食物而感染。大多数患者在康复后大便伤寒杆菌阳性会持续 3~4 周,但有 1%~3% 的像 B. C. 这样的患者感染后在尿或便中可排菌 1 年以上,成为传播感染的传染源。与非伤寒沙门菌不同,人体是伤寒沙门菌的唯一天然宿主[55]。B. C. 成为慢性带菌者的危险因素是患有胆结石,使伤寒沙门菌在患病胆道内免受宿主免疫系统清除。

慢性伤寒携带者

治疗

案例 69-11,问题 6:有何治疗选择可用于治愈 B. C. 的慢性伤寒携带状态?

慢性伤寒杆菌携带者的治疗选择包括:延长抗菌药物疗程、行胆囊切除术或抑制性抗菌治疗[42]。虽然胆道解剖结构异常(如胆石病)的慢性带菌者,抗菌药物疗效较差[59],但 50%~90% 的慢性带菌者经延长抗菌药物疗程可完全清除细菌[59-62]。伤寒复发通常在完成抗菌治疗后的数月内[63],但也可在完成治疗后 24 个月内发生[64]。对于药物敏感的伤寒沙门菌的慢性携带者,有效的抗菌药物治疗方案包括阿莫西林 2g,每日 3 次,治疗 28 日[61];氨苄西林 1g,每日 4 次,治疗 90 日[60];氨苄西林 1.5g,每日 4 次加丙磺舒治 6 周[59];TMP-SMX 160/800mg,每日 2 次,治疗 3 个月[62];环丙沙星 500~750mg,每日 2 次,治疗 3~4

周[65-67];诺氟沙星 400mg,每日 2 次,治疗 4 周[68]。

预防

案例 69-11,问题 7：B. C. 的妹妹计划去印度次大陆旅行，担心感染伤寒。可以采取什么措施来减少她感染的风险？

世界卫生组织（WHO）和美国疾病预防控制中心（CDC）推荐去有患伤寒风险的亚洲、非洲和拉丁美洲国家旅行需要接种疫苗[69]。美国目前已批准用于预防伤寒沙门菌的两种疫苗，但不能预防副伤寒沙门菌。肌内注射疫苗用于 2 岁以上的人群，预防有效率为 55%；不良反应有局部疼痛、肿胀、发热、头痛和周身不适[69]。口服 Ty21a（接种 4 次）疫苗用于 6 岁以上人群，耐受性好，保护率 55%[69]。因口服疫苗是减毒疫苗，不能用于免疫缺陷患者。同时为保证减毒疫苗的活性，在给予最后一剂后至少 3 日内不能使用抗菌药物，最好在口服疫苗的前 3 日停止使用抗菌药物。长期停留可以考虑服用长效抗菌药物阿奇霉素[69]。

由于现有的伤寒沙门菌疫苗不是 100% 有效，并且在亚洲的一些国家，伤寒患者血液分离菌，副伤寒沙门菌 A 高达 50%[70]。因此仍有必要强调良好的卫生习惯和避免食用可能有肠道病原菌污染风险的食物。

志贺菌属

志贺菌是革兰氏阴性的胞内细菌病原体，属于肠杆菌科。痢疾是一种炎症性腹泻，表现为腹痛，血便，黏液便，而志贺菌属是导致痢疾最常见的原因。志贺菌包括 4 种，其中痢疾志贺菌、福氏志贺菌可导致严重痢疾，而宋氏志贺菌和鲍氏志贺菌一般只导致轻度的痢疾，表现为水样腹泻，伴或不伴血便[71]。

痢疾志贺菌——重度疾病

临床表现

案例 69-12

问题 1：患者 M. T.，男性，60 岁，病态面容，因急性血水样腹泻、发热就入院。2 日前，该患者出现发热、腹部痉挛性疼痛，水样腹泻，每日 6～7 次。之后腹泻症状加重，每日 10～12 次，量少，为黏液脓血便，用力排便时伴有疼痛。他从印度次大陆出差回来后 3 日开始发病。在出差期间，他一直待在酒店，所有的饭菜均由酒店提供。但在离开当日，他混迹于当地街头，并食用了路边摊的食物。M. T. 居住在佛罗里达，既往体健，否认药物过敏史和用药史。M. T 入院体温 38.3℃，体格检查：急性病容，腹部压痛明显，轻度脱水。为什么 M. T. 的现病史和临床表现符合痢疾诊断，最可能是痢疾志贺菌导致的？

M. T. 的痢疾诊断符合流行病学特征,可能由 I 型痢疾杆菌致病,他最近去印度次大陆出差,该地污水系统处理不足[71],正是 I 型细菌性痢疾流行区域[71]。因此 M. T. 可能食用了路边商贩提供的污染食品或者接触痢疾志贺菌痢疾患者或无症状的排痢疾志贺菌的携带者[72]。10～100 个志贺菌即可感染健康宿主[71],因此痢疾是一种极易感染的传染病。

人体摄入志贺菌的毒力因子后,志贺菌可以逃避免疫系统的识别,侵袭结肠和直肠上皮。其内毒素可以导致液体分泌入肠腔,细胞毒素可以导致细胞死亡,这两种毒素均有严重的临床表现[71]。

M. T. 在摄入污染物 24～48 小时内患者出现胃肠炎症状,包括腹泻、疲劳、精神萎靡、厌食等症状[72]。水性腹泻一般先于痢疾发生,通常是轻度感染的唯一表现[72]。随后几小时或者几日出现痢疾,特征是小量频繁的血便和黏液样便、腹部绞痛和里急后重（排便痛苦紧张）[72]。溶血尿毒症综合征（the hemolytic uremic syn drome,HUS）是志贺菌痢疾的急性并发症,近 13% 的 I 型痢疾杆菌感染患者可发生 HUS。HUS 是由志贺毒素 1 导致的,志贺毒素多由痢疾杆菌产生,很少由痢疾志贺菌产生[71]。易感人群被志贺菌、沙门菌和弯曲杆菌等侵袭性病原菌感染后,可能发生长期并发症,如感染后肠易激综合征[73]或反应性关节炎[74]。

治疗

案例 69-12,问题 2：抗菌药物治疗对 M. T. 可能感染的 I 型痢疾杆菌痢疾导致的血便和发热有益吗？

可能感染 I 型痢疾杆菌的 M. T. 可以在抗菌药物治疗中获益,首先对痢疾有效的抗菌药物治疗细菌性痢疾可以缩短平均病程,由 5～7 日减少为 3 日[72],降低死亡和发生感染严重相关并发症的风险,在开始治疗的 48 小时内,M. T. 应该注意大便频率、血便量和发热情况。其次抗菌治疗可迅速减少患者携带和排泄志贺菌量,从而限制感染传播。虽然有以上的治疗效果,但抗菌药物可以增加 HUS 的发生率,但 Bennish 等[75]发现在痢疾发作的前 3～4 日使用抗菌药物具有较低的 HUS 发生风险。

案例 69-12,问题 3：什么样的经验抗菌方案适合志贺菌痢疾的治疗？

已知志贺菌属对抗菌药物的耐药性正快速上升,因此经验性治疗应该基于当地细菌敏感性监测数据[71]。

氨苄青霉素、TMP-SMX 和萘啶酸

从 19 世纪 60 年代到 80 年代,氨苄青霉素、TMP-SMX 和萘啶酸都是治疗痢疾的首选药物。在 1990 年代,多重耐药（对 TMP-SMX、氨苄西林和氯霉素耐药）志贺杆菌限制了以前的经验治疗,而对多耐药细菌仍保持敏感的氟喹诺酮被广泛应用[71]。

氟喹诺酮类

在环丙沙星和萘啶酸都敏感地区多重耐药志贺菌 1 型感染的经验治疗,成年患者采用环丙沙星 500mg,每日 2 次,3~5 日,可有效治疗[10]。自氟喹诺酮类药物作为志贺菌痢疾的治疗选择以来,出现了氟喹诺酮耐药的菌株[76]。在亚洲和非洲痢疾杆菌对环丙沙星耐药从 2 000 年的 0.6% 增长到 2007—2009 年的 29.1%[77],虽然欧洲和美国的耐药率较低(低于 5%)[77],但在美国,国际旅行导致耐环丙沙星宋氏志贺菌[78]和其他多重耐药肠杆菌[79]传播到美国并在当地流行。

阿奇霉素

在一项 1 型志贺菌引发的流行性痢疾的治疗研究中成人患者单剂量阿奇霉素(1g 口服)或多剂环丙沙星(500mg,口服,每日 2 次,3 日)治疗的效果相同。值得注意的是,几乎所有的分离菌株对氨苄西林和 TMP-SMX 耐药,但仅 17% 对萘啶酸耐药。阿奇霉素和环丙沙星从开始治疗到症状完全缓解的平均天数分别为 2.5 日和 2.3 日[80]。

对于多重耐药志贺菌属引发的中重度痢疾成年患者,口服阿奇霉素(第 1 日 500mg,然后 250mg/d,连续 4 日)或口服环丙沙星(500mg,每日 2 次,5 日)的临床疗效分别为 89% 和 82%(P>0.2)[81]。在子群分析中,不管分离菌株在体外对抗菌药物敏感如何,感染 1 型志贺菌属的患者阿奇霉素和环丙沙星治疗失败率分别为 29% 和 17%,远高于其他志贺杆菌属患者(治疗失败率 6%)[81]。几乎所有(97%)的 1 型痢疾志贺菌临床分离株对萘啶酸耐药,环丙沙星平均 MIC 为 0.125μg/ml,然而对萘啶酸耐药的其他型痢疾志贺分离菌只有 6%,环丙沙星平均 MIC 为 0.016μg/ml。

值得关注的是有大洲间通过性传播的阿奇霉素耐药志贺菌感染患者,用阿奇霉素治疗失败的案例[82]。宋氏志贺菌对阿奇霉素的敏感性下降但对头孢曲松保持敏感[83],并有头孢曲松成功治疗阿奇霉素治疗失败的案例[84]。

β-内酰胺类

口服第三代头孢菌素头孢克肟的疗效不可靠,据报道有 11%~47% 的患者治疗失败[85]。对于环丙沙星治疗失败的患者,静脉单独给予头孢曲松或头孢噻肟[39]或联合阿米卡星[46]对志贺菌属均具有较好的疗效,虽然不常见,但头孢曲松耐药的痢疾志贺菌已在亚洲出现[71]。持续的检测志贺菌属的耐药性对于经验性抗菌药物治疗具有重要意义。

案例 69-12,问题 4:洛哌丁胺是否应该用于痢疾患者的治疗?

抗胃动力药用于治疗痢疾存在争议,因其延长病原菌从肠道的清除可使病情恶化。对因志贺菌属引发的不严重细菌性痢疾成人患者,洛哌丁胺安全联用环丙沙星使用,不会延长发热时间,并能减少未成形粪便次数和缩短腹泻持续时间[9]。但是在该研究中,分离的菌株对环丙沙星和萘啶酸敏感,且没有重症感染。因此将此研究应用于像 M. T. 这样的重症感染患者应该慎重[9]。

案例 69-12,问题 5:类似 M. T. 可能由痢疾志贺菌感染引起的严重痢疾患者,什么样的经验性抗菌治疗方案才是恰当的?

虽然对环丙沙星、阿奇霉素和头孢曲松耐药的菌株均有报道,但它们依然是治疗志贺菌感染的主要药物[3,76]。对于具有恶心和呕吐的严重痢疾患者,静脉给予头孢曲松是合理的经验治疗方案[71]。由于耐氟喹诺酮志贺菌属的广泛流行,如在 M. T. 感染的印度次大陆地区[77],喹诺酮类药物很少被用于治疗志贺菌属感染。

痢疾志贺菌——轻度疾病

临床表现

案例 69-13

问题 1:F. F.,女性,30 岁,既往体健,因水样便 3 日就诊。重要现病史如下:患病 2 日前去看望正处于宋氏志贺菌痢疾恢复期 4 岁的侄儿,她侄儿是在学校被感染。F. F. 既往史无特殊。就诊时自我感觉较前几日好转,无发热;体检无异常发现。F. F. 的痢疾表现为何与 M. T. (案例 69-12,问题 1)不同?需要给予抗菌药物治疗她拟诊的轻度细菌性痢疾吗?

治疗

与 M. T. 不同,F. F 为轻型志贺菌病,具有自限性。在发达国家,处于人员密集的环境是志贺菌病的风险因素,如儿童保育中心,军营和病房[72]。国际旅行[78]和男性同性恋性传播[82]也是志贺菌的传播方式。接触感染患者 1~4 日内二次发病率高达 40%。无症状的康复后感染者可持续排出志贺菌。

宋氏志贺菌(S. sonnei)是发达国家 90% 细菌性痢疾的致病原。大多数患者症状轻呈自限性,一般不需要进行抗菌治疗。然而,从公共卫生的角度来看,抗菌药物常用于缩短病程和感染期[86]。另一方面,随着多重耐药志贺菌的出现,一些专家赞成仅对重病患者使用抗菌药物[87]。

经验性的抗菌选择包括口服环丙沙星 500mg,每日 2 次;或口服阿奇霉素 500mg,每日 1 次;也可以使用头孢曲松,疗程为 3 日[87]。可在 24 小时内明显改善临床症状[71]。

预防

预防志贺菌病需要良好的卫生习惯,包括正确的洗手,减少在性接触过程中的粪-口暴露[88]。由于疫苗免疫原性差,对非疫苗血清型引起感染流行无保护和不良反应,目前有效疫苗的开发受限[71]。

空肠弯曲杆菌

临床表现

案例 69-14

问题 1：M. U.，女性，20 岁，既往体健，24 小时前因身体疲乏、发热、腹泻、腹痛和血性腹泻就诊于校医室。发病 1 日前她在操场附近一家餐馆里吃了没有完全做熟的鸡肉。无重要过去病史及近期旅游史。体格检查发现，M. U. 非病态面容。医生告诉她过去 1 周，有几位与她在同一家餐馆吃过饭，并发生相似胃肠道症状的同学被诊断为空肠弯曲杆菌感染，为何 M. U. 的病史及临床表现符合弯曲杆菌胃肠炎？

M. U. 弯曲杆菌胃肠炎的拟诊与其在一家发生弯曲菌胃肠炎暴发的餐馆里进食未充分烹调鸡肉的病史一致。在工业化国家，弯曲杆菌感染的最重要危险因素就是食用加工不当的食物，如未经高温消毒的食物和污染的水[89]。预防弯曲杆菌感染的方法是仔细准备食材和烹煮食物[90]。

弯曲杆菌肠炎发病 24 或 72 小时前有进食污染食物史。临床表现为腹泻、发热（90%）、腹部绞痛、松散水样便或血便[89]。弯曲杆菌胃肠炎并发症包括 Guillain-Barre 综合征（发病率<1/1 000）、反应性关节炎和肠易激综合征，肠易激综合征腹泻可以持续 7 日[89]。

治疗

案例 69-14，问题 2：抗菌药物治疗对 M. U. 的弯曲杆菌肠炎有益吗？

因为弯曲杆菌肠炎是典型的急性自限性疾病，通常会在 1 周内缓解[91]，一般不需要抗菌药物治疗[89]。但对于症状持续超过 1 周、高热、血便、孕妇或免疫低下的患者推荐使用抗菌药物[92]。鉴于 M. U. 具有发热和血便的表现，应该使用抗菌药物。有效的抗菌药物治疗可减轻症状并使病程平均缩短 1.3 日，并且在发病 3 日内进行抗菌药物治疗可获最佳治疗效果[89]。

案例 69-14，问题 3：什么样的经验性治疗可用于 M. U. 拟诊的弯曲杆菌肠炎？

大环内酯/氮杂

大环内酯类抗菌药物依然是弯曲杆菌肠炎治疗的推荐药物[3]。大环内酯类抗菌药物的耐药率稳定为 5%[89]，但具有地域的差异，较高耐药率的地区为东欧和中国（5%~11%）[93]及印度（22%）[94]。

氟喹诺酮类药物

在弯曲杆菌肠炎治疗药物选择中，由于在动物医疗和食用家禽中氟喹诺酮类抗菌药物的大量使用导致其广泛的耐药，氟喹诺酮类药物已经不是弯曲杆菌肠炎治疗的首选。在美国食用动物饲料中添加抗菌药物的行为现已被禁止[93]。弯曲杆菌对氟喹诺酮类的耐药在西班牙、泰国和香港超过 80%，但在部分欧洲地区耐药率约为 50%[95]。在美国，对环丙沙星耐药的弯曲杆菌的流行率从 2007 年到 2011 年一直保持在 20% 到 30% 之间[89,93,96]。在美国患弯曲菌肠炎患者中，旅行者患者的弯曲杆菌耐药率高于本地患者（60% vs 13%）[93]，在对弯曲杆菌肠炎患者的经验治疗中，应参考患者获得感染地区的耐药情况。

弯曲杆菌肠炎成人患者推荐阿奇霉素 500mg，每日 1 次，共 3 日，或红霉素 500mg，每日 4 次，5 日[3]。儿童可用阿奇霉素每日 10mg/kg，每日 1 次，3~5 日，或红霉素 30mg/kg，分 2~4 次给予，3~5 日[3]。根据 M. U. 的病史和临床表现，可以给口服红霉素或阿奇霉素经验进行治疗。

旅行者腹泻

每年近十亿人从发达国家到发展中国家旅行，其中约 10%~60% 发生急性和自限性腹泻[14,97]，小部分旅行返回的患者可长期患有感染后并发症[14]。专家建议旅行前应进行旅行者腹泻（travelers' diarrheal，TD）的预防和在疾病发作时可进行自我治疗使用说明教育[98]。

案例 69-15

问题 1：W. D. 和 B. D. 是两位 23 岁的女大学生，既往体健，她们准备去中美洲度过两周假期。在出发之前她们在一个旅行诊所接受了预防旅行者腹泻的相关教育，配有在疾病发作时可进行自我治疗的药物旅行套装。到达当日就在街边摊贩品尝了新鲜的蔬菜、水果和预制食品，饮用了非瓶装饮料。次日两位旅行者感觉不舒服，W. D. 出现 2~3 次水样便并伴有轻度恶心；而 B. D. 更严重，感觉有些"发热"，出现 6~7 次松不成形血便并伴腹痛。均无头昏或口渴，并均可以喝非瓶装水和果汁。她们获得 TD 的危险因素是哪些？为什么 W. D. 和 B. D. 的临床表现和现病史符合旅行者腹泻的诊断？

风险因素

这两个旅行者都有多个患旅行者腹泻的危险因素，首先在旅行者腹泻高风险的旅游地区拉丁美洲旅行（在旅行的前两周发生腹泻的概率大于等于 20%），其他高风险的地方包括南亚、西非和中非[14]；在旅行前两周是旅行者高风险因素，她们刚刚到达旅行者腹泻的高危地区增加了患病风险，第 2 周患病的风险是 9.9%，而第 3 周是 3.3%[14]；第 3 个危险因素是到 TD 高发地区在街边摊食用了可能被肠杆菌科致病菌污染的食物并且饮用了非瓶装饮料。其他高风险的食物包括当地摊贩的冰块、未经加工的牛奶、未削皮的水果和蔬菜、未烹饪的食物、含水食物和室温下长时间放置的食物，可使细菌增殖或释放其肠毒素[99]，其他的危险因素包括使用抑酸药物，使酸敏感的胃肠道致病菌通过胃肠道导致感染和具有遗传易感性的旅行者[14]。

临床表现

旅行者腹泻定义为每日≥3次不成形稀便，并伴有下列肠道感染症状之一：腹痛、恶心、呕吐、发热、痢疾、便急、里急后重、血便或黏液便。旅行者腹泻在食用污染食物24~48小时发病，不经治疗一般在4~5日内能自愈[14]。

一般治疗

案例69-15，问题2：在W.D和B.D.的疾病治疗中应采取什么样的一般措施？

W.D.和B.D.在旅行前学习旅行者腹泻的自我治疗，认识到她们的症状与旅行者腹泻一致。

脱水

为补充丢失的液体和电解质她们应继续饮用瓶装或煮沸的液体如茶、肉汤、碳酸饮料和果汁[99]。可以进食咸饼干或含氯化钠食物以补充电解质。对饮用液体不受限的患者，单用洛哌丁胺即可达到世界卫生组织改良的口服补液法与洛哌丁胺联用的治疗效果[100]。两人均无口渴、头晕或精神状态异常等脱水的症状和体征。

安全食物——"剥皮""煮熟""忘记它"

旅行者应该避免食用具有高风险被肠道致病菌污染的食物，如生的蔬菜，不是由自己剥皮的水果、非热蒸汽煮熟的食物和自来水[101]。她们应该食用自己亲自剥皮的食物、或者充分清洗的食物以及用热蒸汽完全煮熟的食物。肠道致病菌可在100℃被杀灭，经60℃蒸汽加热的食物也是安全的[14]。

由于员工上厕所后洗手的设施不足，缺乏防止苍蝇污染食物的屏风和窗户，导致不能达到准备食物的卫生标准[14]。即使坚持安全饮食和预防措施，也不可能完全预防TD。

旅行者腹泻的自我治疗

单用抑制胃肠动力药物能快速缓解症状，但不能治愈感染；而单用抗菌药物可治疗感染但不能缓解症状[99]。两者联用能在最短时间内缓解腹泻症状[99]。旅行者腹泻自我治疗方案应根据疾病的严重程度和腹泻的临床表现。

微生物病因学、临床表现和治疗选择

案例69-15，问题3：旅行者腹泻的临床表现有：伴或不伴（a）水样泻不伴有血便和发热；（b）血便伴发热；（c）腹泻时服用了预防药物。最常见的病因是什么？如根据患者的腹泻的临床症状如何进行治疗？

TD患者50%~94%是由微生物病原体引起的，其中细菌感染最常见；病毒和寄生虫较少见[14]。旅行者去发展中国家旅游最常见的病原菌是产肠毒素的大肠埃希菌（enterotoxigenic E. coli，ETEC），其次是聚集性大肠（enteroaggregative E. coli，EAEC）、弥散黏附型大肠埃希菌、诺如病毒、轮状病毒、沙门菌属、弯曲杆菌属和志贺菌属[14]。可能导致旅行者腹泻的肠道致病菌可以根据腹泻的临床表现和旅行地点进行判断（旅行地致病微生物的流行病学可以帮助患者选择正确的自我治疗）[102]。

不伴有发热和血便和水样便

ETEC认为是急性水样便的主要致病菌，特别是在拉丁美洲和加勒比海地区（占报告病原体的≥35%）、非洲（占报告病原体的25%~35%）、南亚（占报告病原体的15%~25%）[14]。ETEC可产生肠毒素刺激肠黏膜分泌液体进入肠腔，导致腹泻的发生。

洛哌丁胺、苯乙哌啶/阿托品和铋剂

轻症患者如每日排稀便两次且症状轻微[103]，无发烧或血便[101]，可单用洛哌丁胺治疗。洛哌丁胺可迅速缓解腹泻症状，多在24小时内[101]，比苯乙哌啶/阿托品有更好的耐受性。轻症腹泻感染的可能性不大，应考虑非感染性的原因如焦虑、饮食变化和压力[103]。铋剂也是温和有效的腹泻症状改善药物[14]。

旅行者的短期重要旅行（商务活动）可以给予抗菌药物。但在抗菌药物应用时应考虑使用药物的副作用、药物费用和细菌耐药性等因素。一项前瞻性试验发现对于相同目的地的腹泻患者给予抗菌药物预防患者中携带产β-内酰胺酶肠杆菌细菌定植的风险是最高的（28%~80% vs 8%~47%）[79]，旅行返回后24%的旅行者可定植6个月，10%患者可以定植3年[79]。因此专家不建议抗菌药物应用于轻中度腹泻患者和预防用药[79]。

单独的抗菌药物治疗

利福昔明、环丙沙星、左氧氟沙星和阿奇霉素[102]推荐用于不伴有血便和发热的旅行者腹泻[102]（表69-3）。在墨

表69-3

成人旅行者腹泻的防治

药物	治疗
环丙沙星	500mg，每日2次，1~3日*
左氧氟沙星	500mg，每日1次，1~3日
阿奇霉素	单剂量1000mg或500mg，每日1次，3日
利福昔明	200mg，每日3次，3日

* 单剂量可能有效。如果首次剂量后12~24h腹泻缓解，可以停用；反之连续使用3日。

来源：Hill DR, Beeching NJ. Travelers' diarrhea. *Curr Opin Infect Dis.* 2010;23:481;DuPont HL et al. Expert review of the evidence base for self-therapy of travelers' diarrhea. *J Travel Med.* 2009;16:161.

西哥[104,105]或肯尼亚[106]，ETEC 是常见的 TD 致病原，推荐使用单剂量的环丙沙星 500mg、阿奇霉素 1g 或者左氧氟沙星 500mg，与安慰剂相比可以缩短病程，平均腹泻时间从 54~69 小时降至 22~33 小时[107]。到墨西哥或印度旅行的患者，口服利福昔明（200mg，每日 3 次）或环丙沙星（500mg，每日 2 次），共 3 日，与安慰剂相比，平均腹泻时间由 66 小时分别缩短到 32 小时和 29 小时[108]。利福昔明不被机体吸收，因而它具有良好的耐受性，产生耐药性的概率较低[109]。

抑制胃肠动力药联合抗菌药物

抑制胃肠动力药联合抗菌药物能在最短时间缓解腹泻症状。抑制胃肠动力药可迅速减少排便次数，而抗菌药物用于控制感染[104]。驻扎在土耳其的军事人员，TD 主要由 ETEC 引发，使用左氧氟沙星（单剂量 500mg）联合洛哌丁胺（首次 4mg，维持剂量 2mg，最多 16mg/d）可缩短腹泻时间至 3 小时，与阿奇霉素（单剂量 1g）联合洛哌丁胺的疗效相当[110]。另一项对去墨西哥交流的 18 周岁以上美国健康学生的研究也表明，利福昔明（200mg，口服，每日 3 次，共 3 日）和洛哌丁胺（最初 4mg，之后每次不成形稀便后 2mg）联合用药可以最快缓解腹泻症状（27±4.13 小时），较利福昔明（32.5±4.14 小时）或洛哌丁胺（69±4.11 小时）单药应用疗效好[109]。

伴有或者不伴有发热的血便，或者预防使用抗菌药物[102]

导致患者血便伴发热的侵入性致病菌主要包括志贺菌、弯曲杆菌属、不常见的沙门菌、非霍乱弧菌和气单胞菌属。弯曲杆菌属导致的旅行者腹泻在东南亚（占报告病原体的 25%~35%）和南亚（占报告病原体的 15%~25%）较常见[14]。

单独使用抗菌药物

使用单剂量阿奇霉素 1g 治愈率最高（96%），其次是服用 3 日阿奇霉素，每日 500mg（85%），服用左氧氟沙星每日 500mg 的患者治愈率最低（71%）[110]。左氧氟沙星的治愈率较低是由于感染了耐左氧氟沙星的弯曲菌。服用首剂阿奇霉素 1g 后 30 分钟内，患者出现恶心，发生率 14%，而其他方案为<6%[110]。

利福昔明不用于伴发热和血便的复杂腹泻患者，不用于沙门菌、志贺菌和弯曲杆菌属等侵袭性肠道病原菌感染的治疗[102]。

案例 69-15，问题 4：根据每个旅行者的症状和病史，什么药物治疗可以用于 W. D. 和 B. D.，减轻她们旅行者腹泻的症状和持续时间？

对于不伴有血便和发热的轻症患者，可考虑使用洛哌丁胺，通常在 24 小时内可以减轻症状[101]，如果在 12 小时内症状没有改善，可以考虑使用抗菌药物[103]。

对于中重度腹泻伴发烧或血便的旅行者（如 B. D.），抗

菌药物治疗可以缩短病程并缓解症状[101]。治疗方案包括氟喹诺酮或阿奇霉素（见表 69-3）。建议在弯曲肠杆菌氟喹诺酮耐药率高的地区的旅行者腹泻患者使用阿奇霉素[101]，这些地区包括泰国（93%）、尼泊尔（71%）、亚洲（70%）、拉丁美洲（61%）和非洲（31%）[102]，或者用于氟喹诺酮类抗菌药物治疗 48 小时无效的患者[101]，利福昔明不用于侵袭性肠道病原菌感染的治疗[14]，不能用于 B. D. 的治疗。

旅行者腹泻感染后并发症

案例 69-15，问题 5：在回国 3 周后，W. D. 肠道症状消失，而 B. D. 仍大便不成形伴腹部不适并因此就诊。体检：生命体征平稳，无发热。医生认为她的症状符合感染后肠易激综合征（PI-IBS）的诊断。为什么 B. D. 的病史和临床表现符合 PI-IBS，何种治疗方案可以推荐？

临床表现和危险因素

旅行者腹泻感染后并发症包括空肠弯曲菌感染后导致的应性关节炎和格林巴利综合征，以及由弯曲杆菌属、沙门菌和志贺杆菌等[7]侵袭性病原体感染导致的腹泻期后发生的感染后肠道易激综合征（postinfectious irritable bowel syndrome，PI-IBS），3%~17% 的旅行者可以发生 IBS[14]。PI-IBS 的危险因素包括例行性腹泻的严重程度和发作次数、旅行前腹泻、旅行前不良生活事件和可分泌的热不稳定毒素的 ETEC 感染[14]。

治疗

PI-IBS 的治疗目标是减缓症状，抗菌药物尚未证实有效，且可能有害[111]。洛哌丁胺可用于腹泻治疗，如果餐后有排便紧迫感，建议饭前 30 分钟服用洛哌丁胺。腹胀以及腹部感觉不适可使用二甲基硅油或止痉药物[73]；慢性腹部症状可使用低剂量阿米替林和选择性 5-羟色胺再摄取抑制剂[111]。约 50% PI-IBS 患者在 6 年内可以痊愈，但那些合并持续抑郁或者焦虑症的患者疾病痊愈的可能性很小[111]。

使用抗菌药物预防旅行者腹泻患者 PI-IBS 的发生尚未证实有效，一项随机、对照、安慰剂双盲回顾性性研究评价利福昔明预防到南亚和东南亚旅行的旅行者腹泻发现，利福昔明并不能减少 PI-IBS 的发生，该研究未获得阳性结果可能是由于研究的样本量不足，要明确利福昔明的作用仍需进一步研究[112]。

预防

案例 69-15，问题 6：鉴于 W. D. 和 B. D. 的旅游经历，她们的朋友 J. G. 与 T. M. 计划到中美洲度假。为了防止腹泻影响旅行计划，他们希望采取预防措施。两人都没有重要病史。除了接受选择"安全食物"等旅行前教育，可用什么样的药物治疗减少他们患 TD 的风险？

预防使用抗菌药物的选择

抗菌药物预防 TD 仅在使用其预防感染获益超过可能的不良反应风险（如氟喹诺酮类药物的光敏性和细菌耐药）以及费用等弊端时才考虑使用[112]。对于健康的人群，旅行者的 TD 是仅持续几日的自限性疾病，即使发生了 TD，通过自我治疗也可在发病 24 小时内减少不成形大便的次数[113]，因此并不推荐常规的抗菌药物预防 TD。

化学预防可以考虑给予具有发生感染及其并发症最大风险的旅行者，包括发生短程病即可毁掉旅行的人（如运动员、政治家、演讲者等）、腹泻可加重基础疾病的人（包括胰岛素依赖型糖尿病、充血性心力衰竭、反应性关节炎、炎症性肠病、晚期癌症或 HIV 感染），具有增加肠道感染风险情况的人（如遗传素质、胃疾病或手术后以及正使用抑酸药等）[104]。化学预防不应该超过 2~3 周[14,101]。因此这两个旅行者不需要使用抗菌药物预防旅行性腹泻，如发生腹泻，他们需要根据他们在旅行前在诊所接受的旅行者腹泻的相关教育自己进行治疗。

对于需要化学预防的旅行者腹泻患者，可以根据以下说明选择适宜的预防药物。

抗菌药物

建议用氟喹诺酮类药物进行化学预防（在旅行期间每日服用环丙沙星 500mg 或左氧氟沙星 500mg，但不要超过 2~3 周，返回后不要超过 2 日）以减少腹泻疾病的发病率[14,101]。但是，考虑到印度常见的肠道病原体（包括 ETEC 和 EAEC）以及亚洲和拉丁美洲的弯曲杆菌属[102]对氟喹诺酮类药物的耐药率增高[112]，应谨慎考虑氟喹诺酮类药物当前的疗效。也可采用每日 250mg 的阿奇霉素进行化学预防，如到弯曲杆菌属导致 TD 流行的南亚和东南亚，阿奇霉素预防是一个更好的选择[101]。

利福昔明虽然目前尚未被批准用于预防 TD，但在一项明确 ETEC 为主要致病原的美国到墨西哥旅行学生的研究中利福昔明能有效预防 TD 发生[114]。最近的一项随机，双盲，安慰剂对照研究表明，与安慰剂相比，对于到肠道侵袭性病原体是 TD 的常见致病因的南亚和东南亚地区旅行的健康者，利福昔明只有适度（48% 的保护率）的益处。

其他药物

次水杨酸铋，两片（526mg/剂），每日 4 次，最长疗程 3 周，预防有效率约 65%[115]。在 BSS 使用时应考虑其给药不便的影响、含有水杨酸盐和令人不快的副作用。

现已开展益生菌对抑制肠道病原菌定植的相关研究，但尚未证实其有效性，作为常规推荐尚需更多的研究[102]。

大肠埃希菌 O157:H7

流行病学

案例 69-16

问题 1：P.J，3 岁女孩，因"胃痛"急诊。在过去的 48 小时从普通腹泻进展为血性腹泻。发病前 5 日，全家曾在一家快餐店庆祝生日，其父母吃鱼三明治，她吃汉堡。P.J. 妈妈注意到这个汉堡与以前在餐厅吃的不一样，这个汉堡未烤熟，里面液体的颜色仍是淡粉色的。否认重要疾病史。这周她在上日托中心。

体格检查：无发热，轻到中度脱水。大便白细胞阴性。医生判断其血性腹泻可能由产志贺毒素大肠埃希菌（Shiga toxin-producing E. coli，STEC）导致。计划让 P.J. 住院补液观察，进一步检查。P.J. 的哪些病史、临床表现和实验室检查结果符合 STEC 感染的诊断？

大肠埃希菌 O157:H7 主要因其产生志贺毒素导致胃肠疾病，而其可黏附并损伤肠黏膜是另一个致病因素[116]。该菌可引起一系列感染，包括无症状带菌者、轻度无血性腹泻、血性腹泻（出血性结肠炎）、溶血性尿毒症综合征和血栓性血小板减少性紫癜等[117]。

若患者在 1~2 日内从痉挛性腹痛伴普通腹泻进展为血性腹泻时应怀疑大肠埃希菌 O157:H7 感染[118]。与志贺杆菌或弯曲杆菌感染相关的血性腹泻不同，大肠埃希菌 O157:H7 感染为非侵袭性[119]，一般无发热或表现为低热，但重症患者也可出现发热[120]。

产志贺毒素大肠埃希菌最常见的传播途径是食用了未煮熟的污染牛肉产品。潜伏期通常为 3~4 日，这与 P.J. 的病史相符。大多数患者在发病 5~8 后症状缓解[121]。大便标本白细胞阳性或阴性均可出现[122]。

实验室诊断

案例 69-16，问题 2：如何才能确诊 P.J. 的大肠埃希菌 O157:H7 感染？

在美国，O157:H7 是产志贺毒素大肠埃希菌感染中最常见的血清型[122]。与其他大肠埃希菌不同，O157:H7 不能迅速发酵山梨糖醇，因此可用特殊的琼脂培养基（Sorbitol-MacConkey）来鉴定。应用这种培养基对 P.J. 的大便进行培养。

由于存在其他发酵山梨糖醇的微生物以及非 O157 型产志贺毒素大肠埃希菌，需进一步进行志贺毒素或编码基因检测[121,123]。

溶血性尿毒症综合征

案例 69-16,问题 3：入院 48 小时后,P. J. 面色苍白,肢端严重瘀斑,过去 24 小时的护士记录显示患者排酱色尿且仅为最小排出量。重新进行实验室检查发现：血尿素氮（BUN）,150mg/dl;血肌酐（SCr）,6mg/dl;血钾（K）,6.8mmol/L;外周血白细胞计数,20 000cells/μl;血红蛋白（Hgb）,5g/dl;血小板,50 000cells/μl;尿血及蛋白阳性。大便标本大肠埃希菌 O157:H7 阳性。P. J. 目前呈现的是大肠埃希菌 O157:H7 感染的什么并发症？

新的临床及实验室发现支持溶血性尿毒症综合征（hemolytic uremic syndrome, HUS）的诊断,HUS 是大肠埃希菌 O157:H7 感染引起的重要并发症。HUS 以血小板减少、微血管病性溶血性贫血和急性肾衰竭三联症为特征[124]。体格检查发现,P. J. 肢端的瘀斑与血小板减少症表现一致,并被血小板计数减少所证实;面色苍白是贫血的表现,低血红蛋白是依据。酱色尿的颜色是因红细胞裂解产生的胆红素（溶血性贫血）所致。最后尿量减少、血尿素氮及肌酐增加符合急性肾衰竭的临床表现[125]。P. J. 具有发生溶血性尿毒症综合征的几个危险因素：年龄（儿童年龄<5~15 岁,平均 4~8 岁）、发热、外周血白细胞数增高和夏季发病[120,124,126-129]。HUS 发病的另一个可能的危险因素是采用抑制胃肠动力药或止泻药治疗[130],虽然该危险因素的一致性尚需进一步研究[120,129],而 P. J. 也无该因素存在。除年幼外,年龄大于 65 岁也是 HUS 的危险的因素[122]。大肠埃希菌 O157:H7 胃肠炎进展为 HUS 一般在腹泻发病 1 周后出现[120,124,126]。儿童感染患者中的 3%~7%[130] 并发HUS,发生 HUS 的患者死亡率 3%~5%。

成人大肠埃希菌 O157:H7 感染后 HUS 的发生率为27%,65 岁以上患者的发病比例更高[120]。有报道年龄大于 15 岁的患者发生 HUS 的死亡率高达 42%[120],养老院老年患者的死亡率达到 88%[131]。

治疗

案例 69-16,问题 4：P. J. 能从抗感染、抑制肠动力和止泻等药物治疗中获益吗？

目前大肠埃希菌 O157:H7 感染阶段相关疾病除支持治疗外,尚无特异的药物治疗方法[118]。一些回顾性及前瞻性研究发现,抗菌药物治疗对病情严重程度、腹泻或其他胃肠道症状持续时间均无影响[132]。腹泻发生平均 7 日后给予 TMP-SMX 治疗,对大肠埃希菌 O157:H7 的排菌时间无影响[133]。

抗菌药物治疗大肠埃希菌 O157:H7 感染与其并发症（如 HUS）发生的风险有无关系尚存争议。一项 71 例儿童大肠埃希菌 O157:H7 腹泻患者的前瞻性队列研究发现,抗菌药物治疗增加了进展至 HUS 的风险[129]。有多个研究报告支持这一结果[130,133,134],但也有研究显示抗菌药物治疗不增加 HUS 的风险[120,135]。一项系统性评价研究表明,抗菌药物治疗与 HUS 的发病并不相关[136]。抗菌药物的选择、剂量、给药时间、样本量小和缺乏安慰剂对照使分析结论不清晰。因此,大肠埃希菌 O157:H7 感染使用抗菌药物治疗仍有争议。目前尽管临床医师均不推荐用抗菌药物治疗 STEC 感染,但美国的一项研究发现有 2/3 诊断为大肠埃希菌 O157:H7 感染的患者接受抗菌药物治疗,其中 29% 的确诊患者仍接受抗菌药物治疗[137]。尽管有大量患者接受抗菌药物治疗,P. J. 不应接受抗菌药物治疗。在确诊感染微生物前临床医生必须慎重采用经验性抗生素治疗[136]。

大肠埃希菌 O157:H7 感染不建议使用抑制动力药物,因为可能促发 HUS[130,135],虽然也有研究未发现相关性[120,129]。尽管有发生 HUS 的担忧,但有研究发现接近31% 的 O157:H7 感染患者使用抗胃动力药[137]。HUS 发病风险增加的确切原因尚不明确,但抑制肠动力可能减少胃肠道细菌的清除,导致细菌毒素吸收增加。在起病 3 日之内服用抑制动力药物,可使血性腹泻持续时间延长[138]。

预防

案例 69-16,问题 5：P. J. 的家人询问如何才能预防 STEC 感染。P. J. 出院后回到日托中心安全吗？

STEC 在人群中传播通常通过食用受污染的且未煮熟的牛肉制品[117]。肉类应当充分烹饪至熟透（如熟肉汁应是清亮的而不是粉红色的）,加工煮熟的过程可杀灭该致病微生物。此外,感染也可经食用其他污染的食物而获得,包括水、未消毒牛奶、苹果汁、莴苣和豆芽等[117,118]。

最后,与 STEC 感染患者密切接触常导致他人感染[130,131,134],所以 P. J. 应在腹泻停止 48 小时后才能返回日托中心[132]。

难辨梭状芽孢杆菌相关腹泻

轻到中度感染

临床表现和诊断

案例 69-17

问题 1：B. W.,女性,35 岁。因患肺炎链球菌脑膜炎入住一个 10 张床的内科病房。入院后接受头孢曲松（罗氏芬）2g,静脉注射,每 12 小时 1 次,数日后病情缓解。治疗第 7 天,她主诉发热、痉挛性腹痛和腹泻,大便为恶臭的绿色黏液水样便,体温 38.3℃。大便标本显微镜检查白细胞阳性。医生根据其临床表现和实验室检查判断为抗菌药物相关腹泻,很可能由难辨梭状芽孢杆菌所致。此患者 AAD 发生的主要危险因素是什么？

抗菌药物相关腹泻（antibiotic-associated diarrhea, AAD）是抗菌药物治疗常见的并发症[139]。其机制包括肠黏膜对抗菌药物过敏或抗菌药物的毒性效应、胃肠道动力（如红霉素）和肠道正常菌群的改变。肠道正常菌群的改变可使碳水化合物或者胆汁酸经肠道菌群代谢障碍,导致致病菌过度繁殖,发生腹泻[139]。已知与 AAD 相关的细菌包括产气荚膜杆菌、金黄色葡萄球菌、产酸克雷伯菌、假丝酵母菌、难辨梭状芽孢杆菌。其中难辨梭状芽孢杆菌感染(C. difficile-infection,CDI)是临床 AAD 最常见的病因,本节对其重点讨论。

难辨梭状芽孢杆菌是一种产芽孢的革兰阳性厌氧杆菌,可引起的感染疾病包括无症状携带者、程度不同的腹泻、有或没有伪膜形成的结肠炎、中毒性巨结肠、结肠穿孔和死亡[140]。

CDI 的发生涉及正常结肠菌群的破坏,这种破坏常见由抗菌药物导致(表 69-4)。另外目前门诊已确定无抗菌药物暴露的 CDI 患者越来越多,却找不到危险因素[141]。最近的研究表明服用质子泵抑制剂可能是 CDI 的一个危险因素[142,143]。结肠微菌群的改变导致难辨梭状芽孢杆菌产毒株的过度繁殖[139,140],所产毒素主要是毒素 A 和 B,其引起结肠炎症及其相关的临床表现[139,140]。

一个高致病的难辨梭状芽孢杆菌株在美国及世界范围内流行,被称为 BI/NAP1 型(或者 027 型)[140,144],可导致更严重的感染。该型难辨梭状芽孢杆菌 A 毒素、B 毒素和二元毒素等毒力因子的表达增加。BI/NAP1型已经在部分地区流行,但在非流行的情况下即可导致严重后果[145]。

表 69-4

与难辨梭状芽孢杆菌相关腹泻关联的药物

常见	不常见	罕见
头孢菌素类	红霉素	氨基糖苷类
克林霉素	克拉霉素	利福平
氨苄西林	阿奇霉素	四环素
氟喹诺酮	其他青霉素	万古霉素
	甲氧苄胺嘧啶/磺胺甲噁唑	甲硝唑 抗肿瘤药物

来源:Owens RC, Jr et al. Antimicrobial-associated risk factors for *Clostridium difficile* infection. *Clin Infect Dis.* 2008;46(Suppl 1):S19;Cohen SH et al. Society for Healthcare Epidemiology of America;Infectious Diseases Society of America. Clinical practice guidelines for *Clostridium difficile* infection in adults: 2010 update by the Society for Healthcare Epidemiology of America(SHEA)and the Infectious Diseases Society of America (IDSA). *Infect Control Hosp Epidemiol.* 2010;31:431.

案例 69-17,问题 2:为何 B. W. 的病史与临床表现符合难辨梭状芽孢杆菌相关腹泻?

B. W. 发生 CDI 的主要危险因素是在过去的 2 周接受抗菌药物治疗。难辨梭状芽孢杆菌是院内腹泻的常见病因。与 CDI 一致的临床与实验室发现包括恶臭的绿色黏液水样便和痉挛性腹痛。患者通常有低烧,也可出现高热超过 40℃[146]。外周白细胞通常大于 30 000/μl[146,147]。大便可见白细胞,但变异性大,无助于临床诊断[148]。

从抗菌药物治疗开始的数日至治疗终止后 8 周内,均可出现 CDI 的症状[146]。CDI 发生的其他危险因素是入住医院正有难辨梭状芽孢杆菌流行或暴发。

案例 69-17,问题 3:如何确定 CDI 的诊断?

在有症状患者不成型大便中找到难辨梭状芽孢杆菌毒素是感染诊断的金标准。原来难辨梭状芽孢杆菌的 A/B 毒素酶联免疫分析已被更灵敏的 PCR 方法取代[149]。目前一个更先进的两步诊断法正在被推广,两步法先通过一个快速低价的方法检测谷氨酸脱氢酶(glutamate dehydrogenase,GDH)抗体进行初筛,所有的难辨梭状芽孢杆菌都有GDH,GDH 阳性的患者再进行 PCR 检测[150],GDH 阴性患者不再进行进一步检测。细菌培养虽有助于诊断,但由于不同人群的难辨梭状芽孢杆菌分离株有 5%~25% 不产毒素(非产毒株),也不会导致结肠炎或腹泻[146]。常规的特异难辨梭状芽孢杆菌株如 027 基因型的检测在大部分医疗机构都不能开展[149]。

结肠镜活检可快速诊断难辨梭状芽孢杆菌结肠炎,其典型表现为肠黏膜出现淡黄色小结节和盘状伪膜病变[146],由于病变在结肠分散存在,结肠镜检可能出现漏诊。

案例 69-17,问题 4:如何能够区分 B. W. 的 CDI 不是表现复杂的 AAD?

AAD 中仅 10%~20% 为难辨梭状芽孢杆菌毒素阳性;其他病例不明原因的腹泻均被归类为单纯性、无害性和有害性腹泻[139]。临床无害性腹泻的临床表现与许多 CDI 病例相似,表现为自限性,经非特异支持治疗或停用抗菌药物即可缓解。尽管有类似之处,但这些病例可以通过几项针对性检查进行区分。在住院患者中,水样腹泻、胃肠功能低下、酸抑制、低白蛋白和白细胞超过 13 000/μl 等均预示发生了 CDI[151]。提示是 CDI 而不是复杂性腹泻的临床特征是腹泻与抗菌药物的剂量相关并在医院内广泛流行[152]。

治疗

案例 69-17,问题 5:B. W. 大便标本难辨梭状芽孢杆菌毒素阳性,治疗其 CDI 总的计划是什么?

在补充水、盐电解质后,针对 B. W. 的 CDI 有几个最有效的治疗方法,首先是停用可能导致腹泻的抗菌药物,B. W. 用的药物是头孢曲松。虽有研究表明治疗轻症患者,停用抗菌药物并给予补充液体和电解质就足够了,但所有的指南都建议进行专业的抗菌药物治疗[150,153]。

B. W. 正在治疗细菌性脑膜炎,因感染可危及生命,不能选择停用抗菌药物。第二是换用不太可能导致 CDI 的抗菌药物。B. W. 正用的头孢曲松,与氨苄西林、阿莫西林和克林霉素都是常导致 CDI 的药物(见表 62-4)。而如 TMP-SMX 和氨基糖苷类很少与难辨梭状芽孢杆菌感染有关[154-156]。但遗憾的是这些抗菌药物不适宜治疗肺炎链球菌脑膜炎。

B. W. 应该接受针对难辨梭状芽孢杆菌治疗，同时继续使用头孢曲松治疗细菌性脑膜炎。

难辨梭状芽孢杆菌的抗菌药物

案例 69-17，问题 6：治疗 B. W. 的 CDI 应选用何种抗菌药物？

治疗 CDI 最常用的口服抗菌药物是甲硝唑与万古霉素。两种药物间的差异复杂而多变，疾病的严重程度是导致差异的部分原因[157-161]（表 69-5）。虽然对于严重 CDI 的定义还未确定，但是重要的生命体征不稳定，白细胞计数高以及白蛋白和血清肌酐的变化，是疾病严重程度的重要指标[150,162]。甲硝唑一般首选用于轻中度患者的初次治疗[158]。一项纳入 CDI 及结肠炎患者的随机对照研究，显示两种药物治疗 10 日的疗效无显著差异[160]。总之，超过 95% 的 CDI 患者首选甲硝唑或万古霉素口服治疗均有效[160,161]。近来有报道表明难辨梭状芽孢杆菌对甲硝唑和万古霉素的耐药性已有所增加，其对临床治疗的意义仍不确定[163]。因此难辨梭状芽孢杆对抗菌药物敏感性不用常规检测。

表 69-5
难辨梭状芽孢杆菌感染疾病严重程度

严重程度	发布指南	
	Am J Gastroenterology 2013	SHEA/ISDA 2010
轻到中度	腹泻加上不符合严重或复杂标准的症状和体征	白细胞计数 ≤ 15 000 个/μl 和血清肌酐<1.5×基线
重度	血清白蛋白<3g/dl 和白细胞计数 ≥ 15 000 个/μl 或腹部压痛	白细胞计数> 15 000 个/μl 或血清肌酐 ≥ 1.5×基线
重度到复杂	入住重症监护病房低血压发烧≥38.5℃肠梗阻或明显的扩张心理状态改变白细胞计数 ≥ 35 000 或<2 000 个/μl血清乳酸>2.2mmol/L终末器官衰竭	低血压或休克肠梗阻巨结肠

来源：Cohen SH et al. Society for Healthcare Epidemiology of America；Infectious Diseases Society of America. Clinical practice guidelines for *Clostridium difficile* infection in adults；2010 Update by the Society for Healthcare Epidemiology of America（SHEA）and the Infectious Diseases Society of America（IDSA）. *Infect Control Hosp Epidemiol*. 2010；31；431；Surawicz CM et al. Guidelines for diagnosis，treatment，and prevention of *Clostridium difficile* infections. *Am J Gastroenterol*. 2013；108；478.

甲硝唑口服后容易吸收，经胆管排出进入结肠。常见不良反应有恶心、呕吐、腹泻、头晕、意识错乱和感觉有金属味等[154]。当与酒精或含酒精药物同时服用时，可能出现双硫仑样反应[164]。由于甲硝唑是一种致癌物，在某些动物可致基因突变，因此除非必须，否则孕妇慎用。甲硝唑对儿童的安全性也尚未得到证实，因此有替代药物时不宜使用[154]。

万古霉素口服后在大便中的浓度是抑制难辨梭状芽孢杆菌合成毒素所需浓度的数百倍[161]。治疗 CDI 推荐使用万古霉素（125～500mg，每日 4 次，10～14 日），不同剂量的治疗方案似乎效果一致[154,161,165,166]，由于所有剂量在结肠中的药效和高浓度都是一样的，因此 125mg 是最常用的处方剂量。尽管万古霉素口服吸收差，但在正常人或肾功能损伤患者均可检测到万古霉素血药浓度，并且长期高剂量的治疗后，严重感染和肾衰竭的发生与血药浓度更相关[167]。

非达霉素是治疗 CDI 的最新药物[168,169]，非达霉素是一种抗难辨梭状芽孢杆菌的大环内酯抗菌药物，口服吸收差，在肠道内具有较高的浓度[170]。它的抗菌谱窄，对肠道菌群影响小。在对难辨梭状芽孢杆菌初始感染的治疗研究中发现其治疗效果与万古霉素相当[169]，但非达霉素的治疗花费更高，因此临床医生仅将其作为二线治疗用药[150,171]。但非达霉素与万古霉素相比具有复发率显著降低的优点（15.4% vs 25.3%，$P = 0.005$）。复发是 CDI 治疗所担心的，目前尚不清楚患者使用较贵的非达霉素是否会因低复发率给患者带来更多的获益。

由于 B. W. 并非重症，推荐首选甲硝唑（500mg，每日 3次）10～14 日进行治疗[157-159]。一般认为甲硝唑与万古霉素治疗轻中度疾病的疗效相当[158]，但应限制万古霉素的使用，以防止产生万古霉素耐药菌株[172]。此外，口服万古霉素明显较口服甲硝唑昂贵（见表 69-5），这种费用成本上的差异可部分地通过将注射用万古霉素配制成口服溶液而抵消，且瓶装液体可经调味分装后使用。

针对难辨梭状芽孢杆菌的治疗开始后，患者腹泻或腹痛将在 2～4 日内缓解。如果 B. W. 的症状无明显改善，可换用万古霉素[152]。

替代疗法

毒素结合剂

传统的阴离子结合树脂（如考来烯胺、考来替泊）不如甲硝唑和万古霉素疗效确切，且起效慢，不推荐用于常规治疗[173]。

益生菌

益生菌可导入肠道正常的菌群，减少病原体的定植和纠正菌群失调[174]。虽然口服乳酸杆菌与布拉酵母菌已用于治疗 CDI，但尚无研究表明单独使用益生菌治疗对 CDI 有效，推荐作为辅助药物预防 CDI 及其再发。某医院一项预期乳酸杆菌能预防抗菌药物相关腹泻的临床试验提示乳酸杆菌可预防 CDI[175]。但该试验未纳入接受抗菌药物治

161

第69章 感染性腹泻

疗的高风险 CDI 患者,导致难于将研究结论外推于其他患者。益生菌在 CDI 治疗和预防中的作用尚不明确[150,171]。并且发现不良反应,已发现在摄入活布拉酵母菌后,少数患者可出现真菌血症[158,176],进一步说明益生菌的广泛使用应谨慎。

止泻剂

案例 69-17,问题 7:B.W. 应该考虑使用止泻剂来缓解症状吗?

CDI 患者应避免使用阿片类及其他抑制胃肠动力的药物。虽然这些药物能缓解腹泻症状,但也可能延缓了毒素从胃肠道排出。虽然不能确定 B.W. 使用止泻药一定有害[9],但慎重起见应规避使用。

案例 69-17,问题 8:B.W. 的 CDI 症状缓解后,是否有必要送检大便标本以确定难辨梭状芽孢杆菌毒素为阴性?

CDI 腹泻治愈后,不需要继续检测大便标本以确定难辨梭状芽孢杆菌毒素为阴性,大部分患者此时大便标本难辨梭状芽孢杆菌或其毒素检测仍可为阳性,而这些患者大多数不会再发生腹泻[158]。此外健康成人中,粪便中携带少量难辨梭状芽孢杆菌高达 3%,而住院患者和小于 1 月龄的婴儿中,难辨梭状芽孢杆菌定植率高达 31%~37%[177-178]。

传播

案例 69-18

问题 1:H.T.,男性,76 岁,有多种疾病病史。收治于 B.W. 住院的同一间 10 张床的病房。他因脑卒中而卧床不起,住在护理之家。药物治疗史仅为服用高血压治疗药物。入院第 4 日,H.T. 诉剧烈腹痛,血性水样便。体格检查示:慢性病容,低血压,体温 38.3℃,WBC 2.1万/μl,大便查难辨梭状芽孢杆菌毒素阳性,结肠镜提示伪膜性结肠炎。外科会诊因难辨梭状芽孢杆菌感染后继发肠穿孔,考虑紧急行结肠切除术。H.T. 住院治疗期间患难辨梭状芽孢杆菌伪膜性肠炎的危险因素是什么?

H.T. 患难辨梭状芽孢杆菌感染的风险因素包括高龄、长期卧床[179]、基础疾病[180],以及住院治疗。当易感者接触难辨梭状芽孢杆菌孢子污染的仪器设备或感染者时,即可导致难辨梭状芽孢杆菌感染传播。与感染者的近距离接触可增加患 CDI 的风险[181]。因此预防难辨梭状芽孢杆菌感染的措施应该包括接触感染者前后手的清洗,与感染的腹泻患者接触时应戴手套和进行肠道隔离,污染的仪器设备应进行消毒[182]。

虽然难辨梭状芽孢杆菌常被认为是院内感染病原菌,但在门诊患者的分离率正不断增高[141,183]。这种不断变化的流行病学催生社区 CDI 的定义,即在过去 12 周内无任何

医疗机构诊治的 CDI 患者[162]。虽然许多社区相关的 CDI 感染出现在没有使用抗菌药物的患者身上,但使用抗菌药物仍然是最危险的因素[184]。虽然质子泵疗法和其他酸抑制疗法被越来越多地怀疑是这些感染的原因之一,但对社区相关的 CDI 进行的 Meta 分析并没有发现酸抑制疗法具有很大的风险。然而,皮质类固醇的使用与疾病有关[184]。一项欧洲的研究发现,高达 28% 的难辨梭状芽孢杆菌感染病例并未有住院治疗经历[181]。

案例 69-18,问题 2:以后的几日里,与 B.W. 同住的 10 名患者和 H.T 大便标本都检测出难辨梭状芽孢杆菌。其中 5 例发生腹泻,5 例无症状。针对难辨梭状芽孢杆菌的抗菌药物治疗在控制这次感染暴发有何意义?

无论是口服甲硝唑或万古霉素,根除带菌状态的作用(无症状的带菌者)均不可靠,也不建议这样使用[185]。这些药物对带菌者无作用可能与难辨梭状芽孢杆菌孢子较繁殖期菌体相比能抵抗药物作用有关[182]。此外万古霉素治疗后 2 个月内难辨梭状芽孢杆菌携带率显著高于安慰剂[185]。

控制医院所有抗菌药物的使用是一种有效的策略。抗菌药物管理也是控制 CDI 的方案之一[150]。限制单独使用如克林霉素一样的药物可有效控制医院中 CDI 流行[179]。当发现 BI/NAP1 株感染时,管控好包括氟喹诺酮类药物在内所有抗菌药物的使用,可能是控制其暴发流行的重要措施[186]。

最后,医院过度使用酸抑制疗法,尤其是使用质子泵抑制剂[187]与 CDI 的增加有关。强烈建议控制该类药物的使用[188]。

案例 69-18,问题 3:目前 CDI 的暴发对感染患者的临床转归和医疗费用将有什么影响?

在一项前瞻性研究中,住院病人患 CDI 后,住院时间平均延长 3.6 日[189]。一项退伍军人事务管理局的回顾性研究发现 CDI 可以延长患者住院 2.3 日,严重患者可以增加 4.4 日[190]。一项对可获得经济数据进行的分析发现,CDI 感染可使患者的治疗费用从平均 8 900 美元增加到 30 000 美元[191]。医院病房现在暴发的 CDI 疫情很可能延长患者的住院时间并增加其住院费用。

重症难辨梭状芽孢杆菌感染

案例 69-18,问题 4:像 H.T. 这样的难辨梭状芽孢杆菌重症感染者,推荐使用哪种治疗方案?"重症患者"该怎样界定?

抗菌药物相关性伪膜性肠炎需要外科干预(结肠切除术)的患者死亡率高达 57%[192]。"重症患者"的确切定义仍有争议,一般包括发生伪膜性肠炎、年龄大于 60 周岁、血浆白蛋白低于 2.5mg/dl、体温高于 38.3℃、剧烈腹痛、白细

胞增多(>15 000~20 000/μl)[146,193]。美国医疗保健流行病学会和美国传染病学会最新的指南建议,重症患者的定义应存在以下两项的一项:WBC 计数至少 15 000/μl,或血清肌酐超过基础水平的 1.5 倍[158](表 69-5)。越来越多的证据表明,口服万古霉素(125mg,每日 4 次)治疗重症患者的效果优于甲硝唑[158,193]。而另一个"严重复杂的难辨梭状芽孢杆菌感染"的定义以用于如 H. T. 这样的患者,伴有低血压、休克、肠梗阻或巨结肠症,推荐口服万古霉素(500mg,每日 4 次)和静脉注射甲硝唑(500mg,每日 3 次)联合应用[158]。在一项小的观察实验中发现,相比单独治疗,联合治疗可以将死亡率从 36.4% 降至 15.9%[194]。之所以推荐这种高剂量的联合治疗方案是鉴于任何单一药物都难以在患者肠道达到有效浓度。

非口服药物治疗

案例 69-18,问题 5:口服万古霉素联合静脉给予甲硝唑治疗 3 日后,H. T. 出现肠梗阻并不能经口进食。哪种治疗方案可以用于 H. T. 的伪膜性肠炎?

治疗伪膜性结肠炎,必须保证抗菌药物在结肠具有足够的浓度。如果口服途径不可行(如患者出现肠梗阻),临床必须选择一个活性物质可分泌入胃肠道的替代药物。静脉用万古霉素并不可行,因为不能分泌入胃肠道。而静脉用甲硝唑,药物可通过肝肾途径清除,血液和胆汁均可达到杀菌浓度[195]。

静脉给予甲硝唑(500mg,每 6~8 小时 1 次)成功治疗 CDI 或者伪膜性肠炎的文献极少[196-198]。而治疗 CDI 失败的报道也鲜见[196,199]。对于给予口服万古霉素治疗 CDI 的死亡患者,难以评价其效果[161]。

对于成人患者,口服万古霉素(500mg,每日 4 次)可通过结肠或回肠造口(如有造口)给予。在回肠造口处给予万古霉素获得成功已有数个案例(作为口服或者静脉抗菌药物治疗的辅助疗法)。直肠途径给予万古霉素的剂量为 500mg/L,每 4~8 小时 1 次,到 1 000mg/L,每 8 小时 1 次[200]。直肠给予万古霉素 500ml 可以保证药物在横结肠与远端结肠达到有效浓度[150]。可用盐水溶解给药,因为盐可吸收,需监测电解质浓度,如果存在高氯血症可选择林格液[150]。

因为 CDI 患者有结肠穿孔的风险,经肠道途径给予万古霉素治疗应谨慎。

复发

案例 69-19

问题 1:P. V.,男性,57 岁。与其他患者均在同一个病房感染 CDI。接受口服甲硝唑(500mg,每日 3 次)住院治疗 10 日后出院。一周后 P. V. 再一次因腹痛、腹泻入院。医生认为其发病可能与 CDI 复发无关,因为之前使用甲硝唑效果很好。CDI 复发的可能性有多大?

无论 CDI 抗菌药物治疗方案如何,初始治疗痊愈的患者中有 5%~30% 会出现症状复发[155,182]。复发常发生在停药后 2 周到 2 个月(中位数为 7 日)[201]。绝大多数再燃的病例,是由于对抗菌药物固有耐药的休眠状态孢子发芽导致,但所有第二次发病的患者中,外源性再感染可能占一半[202]。极少数患者可能因万古霉素[203] 或者甲硝唑治疗[204] 引起。

CDI 复发的危险因素包括年龄(≥65 岁)、使用质子泵抑制剂、肾功能不全、在 CDI 治疗过程中继续使用抗菌药物和使用糖皮质激素[205,206]。

有研究显示,对难辨梭状芽孢杆菌毒素 A 免疫反应差的患者更易出现 CDI 复发[207]。这一发现对类似 P. V. 的患者没有临床意义,因为针对该免疫反应尚无标准检测方法。由免疫系统的影响已导致难治的或危重的 CDI 患者,通过静脉给予免疫球蛋白进行治疗[208,209]。免疫球蛋白的应用尚处于一些小规模的单中心研究阶段,因此不考虑在 P. V. 的下一步治疗采用。

案例 69-19,问题 2:P. V. 的 CDI 复发应该如何治疗?

绝大多数复发感染均与难辨梭状芽孢杆菌对抗菌药物的耐药性无关,难辨梭状芽孢杆菌仍对初始治疗所用的药物敏感[155,210]。因此再次给予 P. V. 10~14 日口服甲硝唑的治疗方案是恰当的。

对于 CDI 多次复发的患者,目前尚无最佳的治疗方案[182]。不同的治疗方案均有尝试,包括:(a)大剂量的万古霉素(2 000mg/d)[211];(b)万古霉素疗程 4~6 周,随后递减剂量治疗 1~2 个月[211-212];(c)交换树脂[213-214];(d)每 2~3 日 1 次的冲击疗法[211];或(e)万古霉素联用利福平(600mg,口服,每日 2 次)[215]。一项对多种治疗方案进行比较的临床试验显示,万古霉素递减剂量治疗和冲击治疗方案效果最好[211]。另一项采用标准抗菌治疗联用益生菌用于 CDI 复发患者的临床试验发现,联用布拉酵母菌的有效率为 65%,而安慰剂组仅为 36%[216]。大剂量万古霉素联合布拉酵母菌治疗可降低再复发率至 17%[217]。

万古霉素治疗后,用利福昔明进行后续治疗,利福昔明为利福霉素的衍生物,口服难吸收。单个案例的系列报道表明,利福昔明体内蓄积后,可成功治疗经万古霉素治疗后的多次复发患者[218-219]。虽然样本数量小,但值得关注的是有一个病例因利福昔明耐药而治疗失败,这必须引起关注[218]。

非达霉素与其他药物相比,对肠道菌群影响最小,因此虽然在治疗复发病例中缺乏临床证据,仍被推荐用于复发感染[171]。非达霉素在初始治疗和治疗首次复发时本身具有限制复发的优点,因此治疗时选用非达霉素主要考虑患者的经济承受能力[220-221]。

最后,粪便菌群移植(fecal microbiota transplant,FMT)治疗在第二次和第三次复发中得到了更广泛的研究,并已显示出了良好的前景[222]。即使冷冻的 FMT 样本库一直在增加,粪便微生物群通常来源于健康家庭成员的粪便[223]。可以通过鼻胃管或鼻腔管,结肠镜或结肠灌肠给予 FMT。虽然总体上目前公布的 FMT 治疗数据不多,但系统评价发现具有良好的疗效（85% 治愈率）和有限的不良反应[222]。在一项多中心研究的对 17 名患者长期随访研究中发现，该治疗具有 88%～94% 的成功率[224]。使用基于文献数据的单一成本效益模型，发现与使用万古霉素进行复发治疗相比，FMT 更具成本效益[225]。

（孙凤军 译，詹世鹏 校，夏培元 审）

参考文献

1. Barr W, Smith A. Acute diarrhea. *Am Fam Physician.* 2014;89(3):180–189.
2. Navaneethan U, Giannella RA. Mechanisms of infectious diarrhea. *Nat Clin Pract Gastroenterol Hepatol.* 2008;5(11):637–647.
3. DuPont HL. Acute infectious diarrhea in immunocompetent adults. *N Engl J Med.* 2014;370(16):1532–1540.
4. Dickinson B, Surawicz CM. Infectious diarrhea: an overview. *Curr Gastroenterol Rep.* 2014;16(8):399.
5. Harris JB et al. Cholera. *Lancet.* 2012;379(9835):2466–2476.
6. Corinaldesi R et al. Clinical approach to diarrhea. *Intern Emerg Med.* 2012;7(Suppl 3):S255–S262.
7. Pawlowski SW et al. Diagnosis and treatment of acute or persistent diarrhea. *Gastroenterology.* 2009;136(6):1874–1886.
8. DuPont HL. Clinical practice. Bacterial diarrhea. *N Engl J Med.* 2009;361(16):1560–1569.
9. Murphy GS. Ciprofloxacin and Loperamide in the Treatment of Bacillary Dysentery. *Ann Intern Med.* 1993;118(8):582.
10. Bierer DW. Bismuth subsalicylate: history, chemistry, and safety. *Rev Infect Dis.* 1990;12(Suppl 1):S3.
11. Cottreau J et al. Crofelemer for the treatment of secretory diarrhea. *Expert Rev Gastroenterol Hepatol.* 2012;6(1):17–23.
12. Dylag K et al. Probiotics in the mechanism of protection against gut inflammation and therapy of gastrointestinal disorders. *Curr Pharm Des.* 2014;20(7):1149–1155.
13. Guandalini S. Probiotics for prevention and treatment of diarrhea. *J Clin Gastroenterol.* 2011;45(Suppl):S149–S153.
14. Steffen R et al. JAMA patient page. Traveler's diarrhea. *JAMA.* 2015;313(1):108.
15. Dolecek C et al. A multi-center randomised controlled trial of gatifloxacin versus azithromycin for the treatment of uncomplicated typhoid fever in children and adults in Vietnam. *PLoS One.* 2008;3(5):e2188.
16. Swerdlow DL, Ries AA. Cholera in the Americas. Guidelines for the clinician. *JAMA.* 1992;267(11):1495–1499.
17. King CK et al. Managing acute gastroenteritis among children: oral rehydration, maintenance, and nutritional therapy. *MMWR Recomm Rep.* 2003;52(RR-16):1–16.
18. Sirinavin S et al. Norfloxacin and azithromycin for treatment of nontyphoidal salmonella carriers. *Clin Infect Dis.* 2003;37:685.
19. Robilotti E et al. Norovirus. *Clin Microbiol Rev.* 2015;28(1):134–164.
20. Tate JE, Parashar UD. Rotavirus vaccines in routine use. *Clin Infect Dis.* 2014;59(9):1291–1301.
21. Morris JG, Jr. Cholera and other types of vibriosis: a story of human pandemics and oysters on the half shell. *Clin Infect Dis.* 2003;37(2):272–280.
22. Fillion K, Mileno MD. Cholera in travelers: shifting tides in epidemiology, management, and prevention. *Curr Infect Dis Rep.* 2015;17(1):455.
23. Nelson EJ et al. Antibiotics for both moderate and severe cholera. *N Engl J Med.* 2011;364(1):5–7.
24. Khan WA et al. Comparison of single-dose azithromycin and 12-dose, 3-day erythromycin for childhood cholera: a randomised, double-blind trial. *Lancet.* 2002;360(9347):1722–1727.
25. Ryan ET et al. Case records of the Massachusetts General Hospital. Case 20-2011. A 30-year-old man with diarrhea after a trip to the Dominican Republic. *N Engl J Med.* 2011;364(26):2536–2541.
26. McMullan R et al. Food-poisoning and commercial air travel. *Travel Med Infect Dis.* 2007;5(5):276–286.
27. Chen XM et al. Cryptosporidiosis. *N Engl J Med.* 2002;346(22):1723–1731.
28. Cabada MM, White AC. Treatment of cryptosporidiosis: do we know what we think we know? *Curr Opin Infect Dis.* 2010;23(5):494–499.
29. Rossignol JFrançois A et al. Treatment of diarrhea caused by cryptosporidium parvum: a prospective randomized, double blind, placebo controlled study of nitazoxanide. *J Infect Dis.* 2001;184(1):103–106.
30. Abubakar I et al. Treatment of cryptosporidiosis in immunocompromised individuals: systematic review and meta-analysis. *Br J Clin Pharmacol.* 2007;63(4):387–393.
31. Crump JA et al. Epidemiology, clinical presentation, laboratory diagnosis, antimicrobial resistance, and antimicrobial management of invasive salmonella infections. *Clin Microbiol Rev.* 2015;28(4):901–937.
32. Chimalizeni Y et al. The epidemiology and management of non typhoidal salmonella infections. *Adv Exp Med Biol.* 2010;659:33–46.
33. Gordon MA. Salmonella infections in immunocompromised adults. *J Infect.* 2008;56(6):413–422.
34. Humphries RM et al. In vitro susceptibility testing of fluoroquinolone activity against Salmonella: recent changes to CLSI standards. *Clin Infect Dis.* 2012;55(8):1107–1113.
35. Kariuki S et al. Antimicrobial resistance and management of invasive Salmonella disease. *Vaccine.* 2015;33(Suppl 3):C21–C29.
36. Ko WC et al. A new therapeutic challenge for old pathogens: community-acquired invasive infections caused by ceftriaxone- and ciprofloxacin-resistant salmonella enterica serotype choleraesuis. *Clin Infect Dis.* 2005;40:315.
37. Gunell M et al. In vitro activity of azithromycin against nontyphoidal Salmonella enterica. *Antimicrob Agents Chemother.* 2010;54(8):3498–3501.
38. Onwuezobe IA et al. Antimicrobials for treating symptomatic non-typhoidal Salmonella infection. *Cochrane Database Syst Rev.* 2012;11:CD001167.
39. Hohmann EL. Nontyphoidal salmonellosis. *Clin Infect Dis.* 2001;32(2):263–269.
40. Pegues DA. Salmonella species. In: Bennett JE, Blaser MJ, ed. *Mandell, Douglas, and Bennett's Principles and Practice of Infectious Diseases.* Vol 2. 8th ed. Philadelphia, PA: Elsevier Saunders; 2015:2559–2568.
41. Panel on Opportunistic Infections in HIV-Infected Adults and Adolescents. Guidelines for the prevention and treatment of opportunistic infections in HIV-infected adults and adolescents: recommendations from the Centers for Disease Control and Prevention, the National Institutes of Health, and the HIV Medicine Association of the Infectious Diseases Society of America 2015; http://aidsinfo.nih.gov/contentfiles/lvguidelines/adult_oi.pdf. Accessed August 28, 2015.
42. Sanchez-Vargas FM et al. Salmonella infections: an update on epidemiology, management, and prevention. *Travel Med Infect Dis.* 2011;9(6):263–277.
43. Butler T. Treatment of typhoid fever in the 21st century: promises and shortcomings. *Clin Microbiol Infect.* 2011;17(7):959–963.
44. Harris JB. Enteric fever and other causes of fever and abdominal symptoms. In: Bennett JE, Blaser MJ, ed. *Mandell, Douglas, and Bennett's Principles and Practice of Infectious Diseases.* Vol 1. 8th ed. Philadelphia, PA: Elsevier Saunders; 2015:1270–1282.
45. Parry CM. The treatment of multidrug-resistant and nalidixic acid-resistant typhoid fever in Viet Nam. *Trans R Soc Trop Med Hyg.* 2004;98(7):413–422.
46. Parry CM et al. Typhoid fever. *N Engl J Med.* 2002;347(22):1770–1782.
47. Crump JA et al. Clinical response and outcome of infection with Salmonella enterica Serotype Typhi with decreased susceptibility to fluoroquinolones: a United States FoodNet Multicenter Retrospective Cohort Study. *Antimicrob Agents Chemother.* 2008,52(4):1278–1284.
48. Parry CM et al. The management of antimicrobial-resistant enteric fever. *Expert Rev Anti Infect Ther.* 2013;11(12):1259–1261.
49. Parry CM et al. Randomized controlled comparison of ofloxacin, azithromycin, and an ofloxacin-azithromycin combination for treatment of multidrug-resistant and nalidixic acid-resistant typhoid fever. *Antimicrob Agents Chemother.* 2007;51(3):819–825.
50. Mahmud AK et al. Typhoid fever. *Mymensingh Med J.* 2008;17(2):236–244.
51. Rai S et al. Rationale of azithromycin prescribing practices for enteric fever in India. *Indian J Med Microbiol.* 2012;30(1):30–33.
52. Pandit A et al. An open randomized comparison of Gatifloxacin versus Cefixime for the treatment of uncomplicated enteric fever. *PLoS One.* 2007;2(6):e542.
53. Frenck RW et al. Azithromycin versus Ceftriaxone for the treatment of uncomplicated typhoid fever in children. *Clin Infect Dis.* 2000;31(5):1134–1138.
54. Bhutta ZA et al. Failure of short-course ceftriaxone chemotherapy for multidrug-resistant typhoid fever in children: a randomized controlled trial in Pakistan. *Antimicrob Agents Chemother.* 2000;44(2):450–452.
55. Meltzer E, Schwartz E. Enteric fever: a travel medicine oriented view. *Curr Opin Infect Dis.* 2010;23(5):432–437.
56. Sjolund-Karlsson M et al. Salmonella isolates with decreased susceptibility to extended-spectrum cephalosporins in the United States. *Foodborne Pathog Dis.* 2010;7(12):1503–1509.
57. Dave J et al. Trends in antibiotic susceptibility of enteric fever isolates in East London. *Travel Med Infect Dis.* 2015;13(3):230–234.
58. Chisti MJ et al. High-dose intravenous dexamethasone in the management of diarrheal patients with enteric fever and encephalopathy. *Southeast Asian J Trop Med Public Health.* 2009;40(5):1065–1073.
59. Kaye D et al. Treatment of chronic enteric carriers of Salmonella typhosa with ampicillin. *Ann N Y Acad Sci.* 1967;145:429.
60. Phillips WE. Treatment of chronic typhoid carriers with ampicillin. *JAMA.*

61. Nolan CM, White PC, Jr. Treatment of typhoid carriers with amoxicillin. Correlates of successful therapy. *JAMA*. 1978;239(22):2352–2354.

62. Pichler H et al. Treatment of chronic carriers of Salmonella typhi and Salmonella paratyphi B with trimethoprim-sulfamethoxazole. *J Infect Dis*. 1973;128:(Suppl):743–744.

63. Ferreccio C et al. Efficacy of ciprofloxacin in the treatment of chronic typhoid carriers. *J Infect Dis*. 1988;157(6):1235–1239.

64. Kaye D et al. Comparison of parenteral ampicillin and parenteral chloramphenicol in the treatment of typhoid fever. *Ann N Y Acad Sci*. 1967;145(2):423–428.

65. Ferreccio C et al. Efficacy of ciprofloxacin in the treatment of chronic typhoid carriers. *J Infect Dis*. 1988;157:1235.

66. Diridl G et al. Treatment of chronic salmonella carriers with ciprofloxacin. *Eur J Clin Microbiol*. 1986;5(2):260–261.

67. Sammalkorpi K et al. Treatment of chronic Salmonella carriers with ciprofloxacin. *Lancet*. 1987;2(8551):164–165.

68. Gotuzzo E et al. Use of norfloxacin to treat chronic typhoid carriers. *J Infect Dis*. 1988;157:1221.

69. Jackson BR et al. Updated recommendations for the use of typhoid vaccine—Advisory Committee on Immunization Practices, United States, 2015. *MMWR Morb Mortal Wkly Rep*. 2015;64(11):305–308.

70. Crump John A, Mintz Eric D. Global trends in typhoid and paratyphoid fever. *Clin Infect Dis*. 2010;50(2):241–246.

71. Zaidi MB, Estrada-Garcia T. Shigella: a highly virulent and elusive pathogen. *Curr Trop Med Rep*. 2014;1(2):81–87.

72. Niyogi SK. Shigellosis. *J Microbiol*. 2005;43(2):133–143.

73. DuPont AW. Postinfectious irritable bowel syndrome. *Clin Infect Dis*. 2008;46(4):594–599.

74. Carter JD, Hudson AP. Reactive arthritis: clinical aspects and medical management. *Rheum Dis Clin North Am*. 2009;35(1):21–44.

75. Bennish ML et al. Low risk of hemolytic uremic syndrome after early effective antimicrobial therapy for Shigella dysenteriae Type 1 infection in Bangladesh. *Clin Infect Dis*. 2006;42(3):356–362.

76. Klontz KC, Singh N. Treatment of drug-resistant Shigella infections. *Expert Rev Anti Infect Ther*. 2015;13(1):69–80.

77. Gu B et al. Comparison of the prevalence and changing resistance to nalidixic acid and ciprofloxacin of Shigella between Europe-America and Asia-Africa from 1998 to 2009. *Int J Antimicrob Agents*. 2012;40(1):9–17.

78. Bowen A et al. Importation and domestic transmission of Shigella sonnei resistant to ciprofloxacin—United States, May 2014–February 2015. *MMWR Morb Mortal Wkly Rep*. 2015;64(12):318–320.

79. Kantele A et al. Antimicrobials increase travelers' risk of colonization by extended-spectrum betalactamase-producing Enterobacteriaceae. *Clin Infect Dis*. 2015;60(6):837–846.

80. Shanks GD et al. Single dose of azithromycin or three-day course of ciprofloxacin as therapy for epidemic dysentery in Kenya. Acute Dysentery Study Group. *Clin Infect Dis*. 1999;29(4):942–943.

81. Khan WA et al. Treatment of shigellosis: V. Comparison of azithromycin and ciprofloxacin. A double-blind, randomized, controlled trial. *Ann Intern Med*. 1997;126(9):697–703.

82. Baker KS et al. Intercontinental dissemination of azithromycin-resistant shigellosis through sexual transmission: a cross-sectional study. *Lancet Infect Dis*. 2015;15(8):913–921.

83. Sjolund Karlsson M et al. Outbreak of infections caused by Shigella sonnei with reduced susceptibility to azithromycin in the United States. *Antimicrob Agents Chemother*. 2013;57(3):1559–1560.

84. Hassing RJ et al. Case of Shigella flexneri infection with treatment failure due to azithromycin resistance in an HIV-positive patient. *Infection*. 2014;42(4):789–790.

85. Jain SK et al. Antimicrobial-resistant Shigella sonnei: limited antimicrobial treatment options for children and challenges of interpreting in vitro azithromycin susceptibility. *Pediatr Infect Dis J*. 2005;24(6):494–497.

86. Shiferaw B et al. Antimicrobial susceptibility patterns of Shigella isolates in Foodborne Diseases Active Surveillance Network (FoodNet) sites, 2000–2010. *Clin Infect Dis*. 2012;54(Suppl 5):S458–S463.

87. Bennett JE et al. Bacillary dysentery:shigella and enteroinvasive *escherichia coli*. Vol 2. 8th ed. Philadelphia, PA: Elsevier Saunders; 2015.

88. Heiman KE et al. Notes from the field: Shigella with decreased susceptibility to azithromycin among men who have sex with men—United States, 2002–2013. *MMWR Morb Mortal Wkly Rep*. 2014;63(6):132–133.

89. Kirkpatrick BD, Tribble DR. Update on human Campylobacter jejuni infections. *Curr Opin Gastroenterol*. 2011;27(1):1–7.

90. Ternhag A et al. A meta-analysis on the effects of antibiotic treatment on duration of symptoms caused by infection with campylobacter species. *Clin Infect Dis*. 2007;44(5):696–700.

91. Epps SV et al. Foodborne Campylobacter: infections, metabolism, pathogenesis and reservoirs. *Int J Environ Res Public Health*. 2013;10(12):6292–6304.

92. Acheson D, Allos BM. Campylobacter jejuni Infections: update on emerging issues and trends. *Clin Infect Dis*. 2001;32(8):1201–1206.

93. Ricotta EE et al. Epidemiology and antimicrobial resistance of international travel-associated Campylobacter infections in the United States, 2005–2011. *Am J Public Health*. 2014;104(7):e108–e114.

94. Platts-Mills JA et al. Detection of Campylobacter in stool and determination of significance by culture, enzyme immunoassay, and PCR in developing countries. *J Clin Microbiol*. 2014;52(4):1074–1080.

95. Ge B et al. Antimicrobial resistance in campylobacter: susceptibility testing methods and resistance trends. *J Microbiol Methods*. 2013;95(1):57–67.

96. Allos BM. Campylobacter jejuni infections: update on emerging issues and trends. *Clin Infect Dis*. 2001;32:1201.

97. Kendall ME et al. Travel-associated enteric infections diagnosed after return to the United States, Foodborne Diseases Active Surveillance Network (FoodNet), 2004–2009. *Clin Infect Dis*. 2012;54(Suppl 5):S480–S487.

98. Bomsztyk M, Arnold RW. Infections in travelers. *Med Clin North Am*. 2013;97(4):697–720, xi.

99. Dupont HL. Systematic review: the epidemiology and clinical features of travellers' diarrhoea. *Aliment Pharmacol Ther*. 2009;30(3):187–196.

100. Caeiro Juan P et al. Oral rehydration therapy plus loperamide versus loperamide alone in the treatment of Traveler's diarrhea. *Clin Infect Dis*. 1999;28(6):1286–1289.

101. Advice for travelers. *Med Lett Drugs Ther*. 2015;57(1466):52–58.

102. Paredes-Paredes M et al. Advances in the treatment of Travelers' diarrhea. *Curr Gastroenterol Rep*. 2011;13(5):402–407.

103. Riddle Mark S et al. Effect of adjunctive loperamide in combination with antibiotics on treatment outcomes in Traveler's diarrhea: a systematic review and meta analysis. *Clin Infect Dis*. 2008;47(8):1007–1014.

104. DuPont HL et al. Expert review of the evidence base for prevention of Travelers' diarrhea. *J Travel Med*. 2009;16(3):149–160.

105. Infante RM et al. Enteroaggregative *Escherichia coli* diarrhea in travelers: response to rifaximin therapy. *Clin Gastroenterol Hepatol*. 2004;2(2):135–138.

106. Steffen R et al. Therapy of travelers' diarrhea with rifaximin on various continents. *Am J Gastroenterol*. 2003;98(5):1073–1078.

107. Adachi JA et al. Azithromycin found to be comparable to levofloxacin for the treatment of US Travelers with acute diarrhea acquired in Mexico. *Clin Infect Dis*. 2003;37(9):1165–1171.

108. Taylor DN et al. A randomized, double-blind, multicenter study of rifaximin compared with placebo and with ciprofloxacin in the treatment of travelers' diarrhea. *Am J Trop Med Hyg*. 2006;74(6):1060–1066.

109. Dupont HL et al. Treatment of Travelers' diarrhea: randomized trial comparing rifaximin, rifaximin plus loperamide, and loperamide alone. *Clin Gastroenterol Hepatol*. 2007;5(4):451–456.

110. Sanders JW et al. Azithromycin and loperamide are comparable to levofloxacin and loperamide for the treatment of Traveler's diarrhea in United States Military Personnel in Turkey. *Clin Infect Dis*. 2007;45(3):294–301.

111. Spiller R, Garsed K. Postinfectious irritable bowel syndrome. *Gastroenterology*. 2009;136(6):1979–1988.

112. Zanger P et al. Effectiveness of rifaximin in prevention of diarrhoea in individuals travelling to south and southeast Asia: a randomised, double-blind, placebo-controlled, phase 3 trial. *Lancet Infect Dis*. 2013;13(11):946–954.

113. Connor BA, Keystone JS. Editorial commentary: antibiotic self-treatment of travelers' diarrhea: helpful or harmful? *Clin Infect Dis*. 2015;60(6):847–848.

114. DuPont HL et al. A randomized, double-blind, placebo-controlled trial of rifaximin to prevent travelers' diarrhea. *Ann Intern Med*. 2005;142(10):805–812.

115. DuPont HL. Travelers' diarrhea: contemporary approaches to therapy and prevention. *Drugs*. 2006;66:303.

116. Pennington H. *Escherichia coli* O157. *Lancet*. 2010;376(9750):1428–1435.

117. Karch H et al. Epidemiology and diagnosis of Shiga toxin-producing *Escherichia coli* infections. *Diagn Microbiol Infect Dis*. 1999;34(3):229–243.

118. Mead PS, Griffin PM. *Escherichia coli* O157:H7. *Lancet*. 1998;352(9135):1207–1212.

119. Ericsson CD et al. Optimal dosing of trimethoprim-sulfamethoxazole when used with loperamide to treat traveler's diarrhea. *Antimicrob Agents Chemother*. 1992;36(12):2821–2824.

120. Dundas S et al. The Central Scotland *Escherichia coli* O157:H7 outbreak: risk factors for the hemolytic uremic syndrome and death among hospitalized patients. *Clin Infect Dis*. 2001;33(7):923–931.

121. Davis TK et al. Treatment of Shiga toxin-producing *Escherichia coli* infections. *Infect Dis Clin North Am*. 2013;27(3):577–597.

122. Klein EJ et al. Shiga toxin-producing *Escherichia coli* in children with diarrhea: a prospective point-of-care study. *J Pediatr*. 2002;141(2):172–171.

123. Gould LH et al. Recommendations for diagnosis of shiga toxin—produc-

ing *Escherichia coli* infections by clinical laboratories. *MMWR Recomm Rep.* 2009;58(RR-12):1–14.

124. Banatvala N et al. The United States national prospective hemolytic uremic syndrome study: microbiologic, serologic, clinical, and epidemiologic findings. *J Infect Dis.* 2001;183(7):1063–1070.

125. Besbas N et al. A classification of hemolytic uremic syndrome and thrombotic thrombocytopenic purpura and related disorders. *Kidney Int.* 2006;70(3):423–431.

126. Ikeda K et al. Predictors for the development of haemolytic uraemic syndrome with *Escherichia coli* O157:H7 infections: with focus on the day of illness. *Epidemiol Infect.* 2000;124(3):343–349.

127. Tarr PI et al. Shiga-toxin-producing *Escherichia coli* and haemolytic uraemic syndrome. *Lancet.* 2005;365(9464):1073–1086.

128. Tserenpuntsag B et al. Hemolytic uremic syndrome risk and *Escherichia coli* O157:H7. *Emerg Infect Dis.* 2005;11(12):1955–1957.

129. Wong CS et al. The risk of the hemolytic–uremic syndrome after antibiotic treatment of *Escherichia coli* O157:H7 infections. *N Engl J Med.* 2000;342(26):1930–1936.

130. Slutsker L et al. A nationwide case-control study of *Escherichia coli* O157:H7 infection in the United States. *J Infect Dis.* 1998;177(4):962–966.

131. Carter AO et al. A severe outbreak of *Escherichia coli* O157:H7–associated hemorrhagic colitis in a nursing home. *N Engl J Med.* 1987;317(24):1496–1500.

132. Thomas DE, Elliott EJ. Interventions for preventing diarrhea-associated hemolytic uremic syndrome: systematic review. *BMC Public Health.* 2013;13:799.

133. Proulx F et al. Randomized, controlled trial of antibiotic therapy for *Escherichia coli* O157:H7 enteritis. *J Pediatr.* 1992;121(2):299–303.

134. Pavia AT et al. Hemolytic-uremic syndrome during an outbreak of *Escherichia coli* O157:H7 infections in institutions for mentally retarded persons: Clinical and epidemiologic observations. *J Pediatr.* 1990;116(4):544–551.

135. Cimolai N et al. Risk factors for the progression of *Escherichia coli* O157:H7 enteritis to hemolytic-uremic syndrome. *J Pediatr.* 1990;116(4):589–592.

136. Panos GZ et al. Systematic review: are antibiotics detrimental or beneficial for the treatment of patients with *Escherichia coli* O157:H7 infection? *Aliment Pharmacol Ther.* 2006;24(5):731–742.

137. Nelson JM et al. Antimicrobial and antimotility agent use in persons with shiga toxin-producing *Escherichia coli* O157 infection in FoodNet Sites. *Clin Infect Dis.* 2011;52(9):1130–1132.

138. Bell BP et al. Predictors of hemolytic uremic syndrome in children during a large outbreak of *Escherichia coli* O157:H7 Infections. *Pediatrics.* 1997;100(1):e12–e12.

139. Bartlett JG. Antibiotic-associated diarrhea. *N Engl J Med.* 2002;346(5):334–339.

140. Freeman J et al. The changing epidemiology of clostridium difficile infections. *Clin Microbiol Rev.* 2010;23(3):529–549.

141. Wilcox MH et al. A case-control study of community-associated Clostridium difficile infection. *J Antimicrob Chemother.* 2008;62(2):388–396.

142. Turco R et al. Proton pump inhibitors as a risk factor for paediatric Clostridium difficile infection. *Aliment Pharmacol Ther.* 2009;31(7):754–759.

143. Dalton BR et al. Proton pump inhibitors increase significantly the risk of Clostridium difficile infection in a low-endemicity, non-outbreak hospital setting. *Aliment Pharmacol Ther.* 2009;29(6):626–634.

144. McDonald LC et al. An epidemic, toxin gene–variant strain of clostridium difficile. *N Engl J Med.* 2005;353(23):2433–2441.

145. Rao K et al. Clostridium difficile ribotype 027: relationship to age, detectability of toxins A or B in stool with rapid testing, severe infection, and mortality. *Clin Infect Dis.* 2015;61(2):233–241.

146. Bartlett John G. The case for vancomycin as the preferred drug for treatment of clostridium difficile infection. *Clin Infect Dis.* 2008;46(10):1489–1492.

147. Wanahita A et al. Conditions associated with leukocytosis in a tertiary care hospital, with particular attention to the role of infection caused by clostridium difficile. *Clin Infect Dis.* 2002;34(12):1585–1592.

148. Savola KL et al. Fecal leukocyte stain has diagnostic value for outpatients but not inpatients. *J Clin Microbiol.* 2001;39(1):266–269.

149. Marra F, Ng K. Controversies around epidemiology, diagnosis and treatment of clostridium difficile infection. *Drugs.* 2015;75(10):1095–1118.

150. Surawicz CM et al. Guidelines for diagnosis, treatment, and prevention of Clostridium difficile infections. *Am J Gastroenterol.* 2013;108(4):478–498;quiz 499.

151. Peled N et al. Predicting clostridium difficile toxin in hospitalized patients with antibiotic associated diarrhea. *Infect Control Hosp Epidemiol.* 2007;28(4):377–381.

152. Bartlett JG. Antibiotic-associated diarrhea. *Clin Infect Dis.* 1992;15(4):573–581.

153. Nelson R. Antibiotic treatment for Clostridium difficile-associated diarrhea in adults. *Cochrane Database Syst Rev.* 2007:CD004610.

154. Fekety R. Guidelines for the diagnosis and treatment of Clostridium difficile-associated diarrhea and colitis. *Am J Gastroenterol.* 1997;92:739.

155. Johnson S, Gerding DN. Clostridium difficile-associated diarrhea. *Clin Infect Dis.* 1998;26(5):1027–1034.

156. Pepin J et al. Emergence of fluoroquinolones as the predominant risk factor

for clostridium difficile-associated diarrhea: a cohort study during an epidemic in Quebec. *Clin Infect Dis.* 2005;41(9):1254–1260.

157. Al-Nassir WN et al. Comparison of clinical and microbiological response to treatment of Clostridium difficile-associated disease with metronidazole and vancomycin. *Clin Infect Dis.* 2008;47(1):56–62.

158. Cohen Stuart H et al. Clinical practice guidelines for clostridium difficile infection in adults: 2010 update by the Society for Healthcare Epidemiology of America (SHEA) and the Infectious Diseases Society of America (IDSA). *Infect Control Hosp Epidemiol.* 2010;31(5):431–455.

159. Pépin J et al. Outcomes of clostridium difficile-associated disease treated with metronidazole or vancomycin before and after the emergence of NAP1/027. *Am J Gastroenterol.* 2007;102(12):2781–2788.

160. Teasly DG et al. Prospective randomized study of metronidazole versus vancomycin for clostridium-associated diarrhea and colitis. *Lancet.* 1983;2:1043.

161. Tedesco F et al. Oral vancomycin for antibiotic-associated psedumembranous colitis. *Lancet.* 1978;312(8083):226–228.

162. Cohen SH et al. Clinical practice guidelines for Clostridium difficile infection in adults: 2010 update by the society for healthcare epidemiology of America (SHEA) and the infectious diseases society of America (IDSA). *Infect Control Hosp Epidemiol.* 2010;31(5):431–455.

163. Pelaez T et al. Reassessment of Clostridium difficile Susceptibility to Metronidazole and Vancomycin. *Antimicrob Agents Chemother.* 2002;46(6):1647–1650.

164. Edwards DL et al. Disulfiram-like reaction associated with intravenous trimethoprim-sulfamethoxazole and metronidazole. *Clin Pharm.* 1986;5(12):999–1000.

165. Fekety R et al. Treatment of antibiotic-associated Clostridium difficile colitis with oral vancomycin: comparison of two dosage regimens. *Am J Med.* 1989;86(1):15–19.

166. Keighley MR et al. Randomised controlled trial of vancomycin for pseudomembranous colitis and postoperative diarrhoea. *BMJ.* 1978;2(6153):1667–1669.

167. Pettit NN et al. Risk factors for systemic vancomycin exposure following administration of oral vancomycin for the treatment of Clostridium difficile infection. *Pharmacotherapy.* 2015;35(2):119–126.

168. Cornely OA et al. Clinical efficacy of fidaxomicin compared with vancomycin and metronidazole in Clostridium difficile infections: a meta-analysis and indirect treatment comparison. *J Antimicrob Chemother.* 2014;69(11):2892–2900.

169. Louie TJ et al. Fidaxomicin versus vancomycin for Clostridium difficile infection. *N Engl J Med.* 2011;364(5):422–431.

170. Crawford T et al. Fidaxomicin: a novel macrocyclic antibiotic for the treatment of Clostridium difficile infection. *Am J Health Syst Pharm.* 2012;69(11):933–943.

171. Bagdasarian N et al. Diagnosis and treatment of Clostridium difficile in adults: a systematic review. *JAMA.* 2015;313(4):398–408.

172. Reinke CM et al. ASHP therapeutic position statement on the preferential use of metronidazole for the treatment of Clostridium difficile-associated disease. *Am J Health Syst Pharm.* 1998;55:1407.

173. Weiss K. Toxin-binding treatment for Clostridium difficile: a review including reports of studies with tolevamer. *Int J Antimicrob Agents.* 2009;33(1):4–7.

174. Sullivan A. Probiotics in human infections. *J Antimicrob Chemother.* 2002;50(5):625–627.

175. Hickson M et al. Use of probiotic Lactobacillus preparation to prevent diarrhoea associated with antibiotics: randomised double blind placebo controlled trial. *BMJ.* 2007;335(7610):80.

176. Munoz P et al. Saccharomyces cerevisiae Fungemia: an emerging infectious disease. *Clin Infect Dis.* 2005;40(11):1625–1634.

177. Jangi S, Lamont JT. Asymptomatic colonization by clostridium difficile in infants: implications for disease in later life. *J Pediatr Gastroenterol Nutr.* 2010;51(1):2–7.

178. Kyne L et al. Asymptomatic carriage of clostridium difficile and serum levels of IgG antibody against toxin A. *N Engl J Med.* 2000;342(6):390–397.

179. Climo MW. Hospital-wide restriction of clindamycin: effect on the incidence of clostridium difficile-associated diarrhea and cost. *Ann Intern Med.* 1998;128(12, part 1):989.

180. Kyne L et al. Underlying disease severity as a major risk factor for nosocomial clostridium difficile diarrhea. *Infect Control Hosp Epidemiol.* 2002;23(11):653–659.

181. Pepin J. Vancomycin for the treatment of Clostridium difficile Infection: for whom is this expensive bullet really magic? *Clin Infect Dis.* 2008;46(10):1493–1498.

182. Fekety R et al. Recurrent clostridium difficile diarrhea: characteristics of and risk factors for patients enrolled in a prospective, randomized, double-blinded trial. *Clin Infect Dis.* 1997;24(3):324–333.

183. Naggie S et al. Community-associated Clostridium difficile infection: experience of a veteran affairs medical center in southeastern USA. *Infection.* 2010;38(4):297–300.

184. Furuya-Kanamori L et al. Comorbidities, exposure to medications, and the risk of community-acquired clostridium difficile infection: a systematic

review and meta-analysis. *Infect Control Hosp Epidemiol.* 2015;36(2):132–141.

185. Johnson S. Treatment of asymptomatic clostridium difficile carriers (Fecal Excretors) with vancomycin or metronidazole. *Ann Intern Med.* 1992;117(4):297.

186. Kazakova SV. A hospital outbreak of diarrhea due to an emerging epidemic strain of clostridium difficile. *Arch Intern Med.* 2006;166(22):2518.

187. McDonald EG et al. Continuous proton pump inhibitor therapy and the associated risk of recurrent clostridium difficile infection. *JAMA Intern Med.* 2015;175(5):784–791.

188. Goldstein EJ et al. Pathway to prevention of nosocomial clostridium difficile infection. *Clin Infect Dis.* 2015;60(Suppl 2):S148–S158.

189. Kyne L et al. Health care costs and mortality associated with nosocomial diarrhea due to clostridium difficile. *Clin Infect Dis.* 2002;34(3):346–353.

190. Stevens VW et al. Excess length of stay attributable to clostridium difficile Infection (CDI) in the acute care setting: a multistate model. *Infect Control Hosp Epidemiol.* 2015;36(9):1024–1030.

191. Nanwa N et al. The economic impact of Clostridium difficile infection: a systematic review. *Am J Gastroenterol.* 2015;110(4):511–519.

192. Dallal RM et al. Fulminant Clostridium difficile: an underappreciated and increasing cause of death and complications. *Ann Surg.* 2002;235(3):363–372.

193. Zar FA et al. A comparison of vancomycin and metronidazole for the treatment of clostridium difficile-associated diarrhea, stratified by disease severity. *Clin Infect Dis.* 2007;45(3):302–307.

194. Rokas KE et al. The addition of intravenous metronidazole to oral vancomycin is associated with improved mortality in critically ill patients with clostridium difficile infection. *Clin Infect Dis.* 2015;61(6):934–941.

195. Lamp KC et al. Pharmacokinetics and pharmacodynamics of the nitroimidazole antimicrobials. *Clin Pharmacokinet.* 1999;36(5):353–373.

196. Friedenberg F et al. Intravenous metronidazole for the treatment of Clostridium difficile colitis. *Dis Colon Rectum.* 2001;44(8):1176–1180.

197. Kleinfeld DI et al. Parenteral therapy for antibiotic-associated pseudomembranous colitis. *J Infect Dis.* 1988;157(2):389–389.

198. Bolton RP, Culshaw MA. Faecal metronidazole concentrations during oral and intravenous therapy for antibiotic associated colitis due to Clostridium difficile. *Gut.* 1986;27(10):1169–1172.

199. Guzman R et al. Failure of parenteral metronidazole in the treatment of pseudomembranous colitis. *J Infect Dis.* 1988;158(5):1146–1146.

200. Apisarnthanarak A et al. Adjunctive intracolonic vancomycin for severe clostridium difficile colitis: case series and review of the literature. *Clin Infect Dis.* 2002;35(6):690–696.

201. McFarland LV et al. Recurrent clostridium difficile disease: epidemiology and clinical characteristics. *Infect Control Hosp Epidemiol.* 1999;20(1):43–50.

202. Barbut F et al. Epidemiology of recurrences or reinfections of Clostridium difficile-associated diarrhea. *J Clin Microbiol.* 2000;38:2386.

203. Hecht JR, Olinger EJ. Clostridium difficile colitis secondary to intravenous vancomycin. *Digest Dis Sci.* 1989;34(1):148–149.

204. Saginur R et al. Colitis associated with metronidazole therapy. *J Infect Dis.* 1980;141(6):772–774.

205. Abdelfatah M et al. Factors predicting recurrence of clostridium difficile infection (CDI) in hospitalized patients: retrospective study of more than 2000 patients. *J Investig Med.* 2015;63(5):747–751.

206. Deshpande A et al. Risk factors for recurrent Clostridium difficile infection: a systematic review and meta-analysis. *Infect Control Hosp Epidemiol.* 2015;36(4):452–460.

207. Kyne L et al. Association between antibody response to toxin A and protection against recurrent Clostridium difficile diarrhoea. *Lancet.* 2001;357(9251):189–193.

208. McPherson S et al. Intravenous immunoglobulin for the treatment of severe, refractory, and recurrent clostridium difficile diarrhea. *Dis Colon Rectum.* 2006;49(5):640–645.

209. Juang P et al. Clinical outcomes of intravenous immune globulin in severe clostridium difficile-associated diarrhea. *Am J Infect Control.* 2007;35(2):131–137.

210. Pepin J et al. Management and outcomes of a first recurrence of clostridium difficile-associated disease in Quebec, Canada. *Clin Infect Dis.* 2006;42(6):758–764.

211. McFarland LV et al. Breaking the cycle: treatment strategies for 163 cases of recurrent Clostridium difficile disease. *Am J Gastroenterology.* 2002;97(7):1769–1775.

212. Tedesco F et al. Approach to patients with multiple relapses of antibiotic-associated pseudomembranous colitis. *Am J Gastroenterol.* 1985;80:867.

213. Ariano RE et al. The role of anion-exchange resins in the treatment of antibiotic-associated pseudomembranous colitis. *CMAJ.* 1990;142:1049.

214. Pruksananonda P et al. Multiple relapses of Clostridium difficile-associated diarrhea responding to an extended course of cholestyramine. *Pediatr Infect Dis J.* 1989;8:175.

215. Buggy BP et al. Therapy of relapsing clostridium difficile associated diarrhea and colitis with the combination of vancomycin and rifampin. *J Clin Gastroenterol.* 1987;9(2):155–159.

216. McFarland LV. A randomized placebo-controlled trial of saccharomyces boulardii in combination with standard antibiotics for clostridium difficile disease. *JAMA.* 1994;271(24):1913.

217. Surawicz Christina M et al. The Search for a better treatment for recurrent clostridium difficile disease: use of high dose vancomycin combined with saccharomyces boulardii. *Clin Infect Dis.* 2000;31(4):1012–1017.

218. Johnson S et al. Interruption of recurrent clostridium difficile-associated diarrhea episodes by serial therapy with vancomycin and rifaximin. *Clin Infect Dis.* 2007;44(6):846–848.

219. Garey KW et al. Rifaximin in treatment of recurrent clostridium difficile-associated diarrhea: an uncontrolled pilot study. *J Clin Gastroenterol.* 2009;43(1):91–92.

220. Gallagher JC et al. Clinical and economic benefits of fidaxomicin compared to vancomycin for clostridium difficile infection. *Antimicrob Agents Chemother.* 2015;59(11):7007–7010.

221. Nathwani D et al. Cost-effectiveness analysis of fidaxomicin versus vancomycin in Clostridium difficile infection. *J Antimicrob Chemother.* 2014;69(11):2901–2912.

222. Drekonja D et al. Fecal microbiota transplantation for clostridium difficile infection: a systematic review. *Ann Intern Med.* 2015;162(9):630–638.

223. Han S et al. Fecal microbiota transplant: treatment options for clostridium difficile infection in the intensive care unit. *J Intensive Care Med.* 2016;31(9):577–586.

224. Aroniadis OC et al. Long-term follow-up study of fecal microbiota transplantation for severe and/or complicated clostridium difficile infection: a multicenter experience. *J Clin Gastroenterol.* 2016;50(5):398–402.

225. Varier RU et al. Cost-effectiveness analysis of fecal microbiota transplantation for recurrent Clostridium difficile infection. *Infect Control Hosp Epidemiol.* 2015;36:438–444.

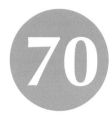

第70章 腹腔感染

Sheila K. Wang and Carrie A. Sincak

核心原则

		章节案例
1	急性胆囊炎是胆囊的急性炎症，主要表现为发热、持续的腹痛和右上腹墨菲征阳性，其次是恶心和呕吐。急性胆管炎是胆总管的急性炎症，常伴有典型 Charcot 三联征表现：发热、黄疸和右上腹痛。	案例 70-1（问题 1）
2	经验性治疗严重胆道感染可使用环丙沙星/左氧氟沙星/头孢吡肟加甲硝唑联合治疗或哌拉西林/他唑巴坦单药治疗，如怀疑是多重耐药革兰氏阴性杆菌感染，可使用抗假单胞菌碳青霉烯类药物（亚胺培南/西司他丁、美罗培南或多尼培南）。	案例 70-1（问题 3）
3	自发性细菌性腹膜炎（spontaneous bacterial peritonitis，SBP）大多是由一种病原微生物感染引起，常见菌株为肠道需氧革兰氏阴性杆菌，如大肠埃希菌和肺炎克雷伯菌。	案例 70-2（问题 1）
4	SBP 的经验性治疗可使用第三代头孢菌素如头孢曲松、头孢噻肟或具有抗肺炎链球菌活性的注射用氟喹诺酮类药物。治疗时间取决于腹水中多核细胞计数的减少情况（<250 个/μl），通常最多需要 5 日。	案例 70-2（问题 2）
5	对于继发性腹膜炎，若为社区获得性感染，在未取得革兰氏染色和培养结果前就需常规进行经验性抗菌治疗。而血培养可能有助于检出医疗保健相关感染的革兰氏阳性球菌、酵母菌或多重耐药菌。	案例 70-4（问题 2）
6	治疗继发性腹膜炎应使用可覆盖革兰氏阴性菌和厌氧菌的抗菌药物，包括：（a）一些广谱 β-内酰胺类或加 β-内酰胺酶抑制剂的药物；（b）碳青霉烯类；（c）氟喹诺酮类联合甲硝唑。	案例 70-4（问题 3）
7	治疗腹腔感染通常需要 4~7 日。临床治疗反应和感染源的控制情况影响疗程。	案例 70-4（问题 4）
8	急性腹部穿透伤需要短疗程抗菌治疗（<24 小时）。若未及时治疗或感染进展则需治疗 5~7 日。	案例 70-7（问题 2）

引言

尽管有新的抗菌药物可选，诊断能力和外科技术也有所提升，腹腔感染的治疗仍是治疗学上的一个难题。不过，影像和介入技术的发展使感染源能够得到及时控制，加上液体疗法和营养管理的改进及恰当的抗菌药物治疗，腹腔感染病死率已明显降低[1]。

腹腔感染包含腹腔内所有感染，从膈肌下到骨盆或腹膜后。腹腔感染可表现为局部感染（如阑尾炎）、弥漫性炎症波及整个腹膜（腹膜炎）或脓肿。脓肿可在腹部任何部位形成，如肠间隙、实体脏器（如肝脏、胆道、脾脏、胰腺或女性盆腔器官）。

一旦怀疑腹腔感染就应尽早给予经验性抗菌治疗。抗菌药物应根据疑似病原菌选择，而且，单纯的抗菌治疗尚不够，特别是存在弥漫性腹膜炎时。控制感染源是一个用于涉及根除感染所需的所有物理措施的术语，如坏死组织清创或脓肿/腹水的引流。若不能及时控制感染源，很可能引发菌血症、多器官功能衰竭，甚或死亡[2]。

胃肠道正常菌群

人禁食时胃中含菌量极少[即 <100 菌落形成单位（CFU）/ml]，归因于胃动力和具有杀菌活性的正常酸性胃液[1]。胃内菌群可能因药物或疾病致 pH 升高或胃动力减弱而改变。因此，出血、十二指肠溃疡伴梗阻、胃溃疡、胃癌或使用质子泵抑制剂、H₂ 受体拮抗剂的患者，其口腔细菌在胃内定植的数量会增加。

上段小肠(十二指肠和空肠)通常含有相对较少的细菌,主要是口腔菌群。末段小肠位于细菌较少的胃与菌群丰富的结肠之间的过渡区域[3,4]。

回肠多见兼性革兰氏阴性、革兰氏阳性菌及专性厌氧菌。回肠末端细菌的数量和种类增加,并有大量厌氧菌,包括拟杆菌属、大肠埃希菌和肠球菌属[1,3]。

大肠最常见为厌氧菌,尤其是拟杆菌属。在远段结肠,大便的细菌数量平均为 10^{10} CFU/ml,厌氧菌数量远远超过其他微生物,比例大约为 1 000∶1~10 000∶1[3]。最常见的兼性需氧菌是大肠埃希菌[1,3]。由于不同肠道节段菌群存在如此差异,所以结肠损伤后导致腹腔感染的风险高于胃和空肠损伤者[5](图 70-1,表 70-1)。

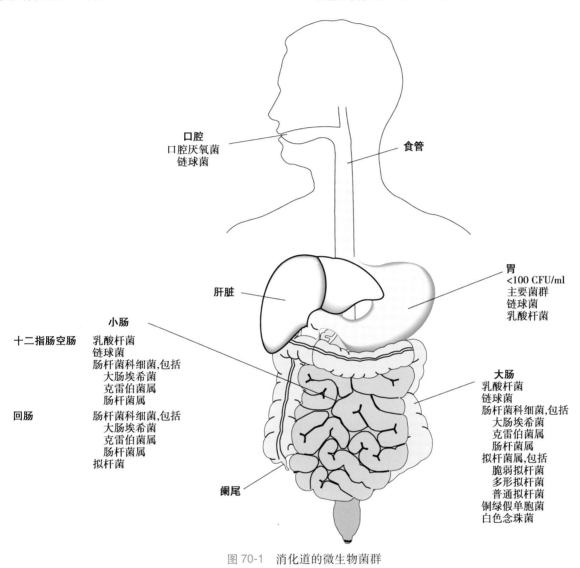

图 70-1 消化道的微生物菌群

表 70-1

腹腔感染常见病原菌

疾病	病原菌	备注
胆囊炎、胆管炎	大肠埃希菌、肺炎克雷伯菌、肠球菌及厌氧菌	较少分离到肠球菌属和厌氧菌,但它们与医院感染和慢性外科感染有关,特别是在接受广谱抗菌药物的患者中
原发性腹膜炎	大肠埃希菌、肺炎克雷伯菌、肺炎链球菌,偶为厌氧菌	主要见于肝硬化自发性细菌性腹膜炎患者,通常是单微生物感染,厌氧菌较需氧菌少见
继发性腹膜炎	大肠埃希菌、脆弱拟杆菌、肠球菌和厌氧菌	通常为需氧和厌氧多种病原菌感染。在医疗保健相关感染中应考虑肠球菌属
慢性非卧床腹膜透析	表皮葡萄球菌、金黄色葡萄球菌、类白喉菌属、革兰氏阴性杆菌	与腹腔内抗菌药物交换停留时间不少于6小时

耐药菌群更常见于医疗保健相关感染,包括铜绿假单胞菌、不动杆菌属、产超广谱β-内酰胺酶(extended-spectrum b-lactamases,ESBL)和碳青霉烯酶的大肠埃希菌及克雷伯菌属、耐甲氧西林金黄色葡萄球菌(methicillin-resistant *Staphylococcus aureus*,MRSA)、肠球菌与念珠菌属[6-10]。

胆道感染

胆囊炎和胆管炎

胆囊炎和胆管炎通常源于胆囊或胆总管阻塞导致的炎性状态。阻塞通常是由结石引起。胆汁的流动以及它的抑菌特性保持胆道在正常条件下处于无菌状态,感染通常继发于梗阻[4,5]。

急性胆囊炎是胆囊的急性炎症。超过90%的病例在胆囊颈部、Hartmann袋或胆囊管处存在结石,导致胆汁流出道受阻[4]。阻塞引起管腔内压力增加、胆囊扩张、水肿,引发急性炎症反应。梗阻和炎症可能的后果包括感染、缺血、穿孔和坏死[4,11]。胆汁排泄减少导致胆汁瘀滞,为细菌增殖及之后的感染提供了理想的环境(图70-2)。

急性胆管炎是常见的急性胆管炎症。在美国,胆管炎最常见的原因是胆总管结石导致的胆管梗阻,其他原因包括肿瘤阻塞、胆道术后梗阻、良性狭窄和原发性硬化性胆管炎[4]。胆汁流出减少导致胆汁瘀滞和细菌繁殖,感染导致胆道压力急剧上升,有利于细菌通过细胞膜通透性的改变扩散到淋巴管和血流。急性胆管炎的预后通常较胆囊炎差[4,12]。

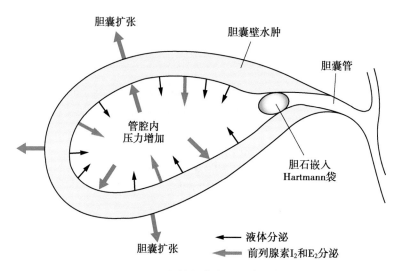

图 70-2　急性胆囊炎的发病机制

临床表现和诊断

> **案例 70-1**
>
> 问题1:D.S.,54岁,男,因"腹痛和腹部压痛1周"入院,疼痛位于右上腹,发热,体温38.9℃,畏寒、恶心,在过去24小时内呕吐3次。D.S.出现黄疸和小便颜色加深。实验室检查结果:
>
> 　　白细胞计数(WBC):$17×10^3/\mu l$
> 　　血肌酐(SCr):1.1mg/dl
> 　　总胆红素:6mg/dl
> 　　碱性磷酸酶:270U/L
> 　　哪些证据支持D.S.患胆管炎?和胆囊炎如何鉴别?

急性胆管炎的临床表现多样,典型表现为Charcot三联征,包括发热、黄疸和右上腹痛。90%的病例出现发热,60%~70%的病例出现黄疸和腹痛[4]。少部分患者还会出现革兰氏阴性菌败血症,可能会有精神症状和低血压[4]。急性胆管炎实验室检查结果包括白细胞升高、胆红素(>

2mg/dl)和碱性磷酸酶升高、肝酶轻度升高[4,13]。和D.S.表现一样,胆管炎的临床症状和体征包括高热(38.9℃)、畏寒、黄疸及右上腹痛。支持胆管炎诊断的实验室检查包括:白细胞增多($17×10^3/\mu l$)、胆红素升高(6mg/dl)及碱性磷酸酶升高(270U/L)。

急性胆囊炎的临床表现包括发热、持续的右上腹痛,其次为恶心、呕吐。体格检查常见右上腹压痛及墨菲征阳性(吸气因疼痛而停止)[4,11]。实验室检查包括白细胞和中性粒细胞升高(核左移)、肝酶轻度升高,黄疸较胆管炎少见(胆红素<4mg/dl)[4,11]。

超声可用于急性胆囊炎和胆管炎的影像学诊断。急性胆囊炎可表现为胆囊周围水肿、胆囊增大、胆囊壁增厚、结石和墨菲征声像图[14]。超声对胆总管结石不太敏感,但可提示胆管扩张和结石。肝胆显像是识别胆囊管梗阻的另一个诊断工具,静脉注射肝胆显像剂锝-亚氨基二乙酸(Tc-HIDA),胆囊未充盈提示急性胆囊炎[6,14]。CT成像能更好地观察胆道梗阻范围[4]。内窥镜逆行胰胆管造影(endoscopic retrograde cholangiopancreatography,ERCP)也是胆管炎的一种成像方法[4,12]。

病因

案例 70-1,问题 2:导致 D. S. 感染的最可能的病原菌是什么？哪些临床标本有助于确定病原菌？

与急性胆管炎有关的最常见的病原菌包括大肠埃希菌、克雷伯菌属和肠杆菌属,但也可能是铜绿假单胞菌、皮肤菌群(葡萄球菌属、链球菌属)和口咽部细菌。大约 15% 的感染是由厌氧菌(常见拟杆菌属)引起,特别是接受胆道手术的老年人[4,15]。胆囊炎的常见病原菌包括大肠埃希菌、克雷伯菌属和肠球菌属,厌氧菌少见(见表 70-1)[4,11]。

如上所述,胆汁瘀滞导致胆囊或胆总管内细菌增殖。急性胆管炎导致胆总管压力增加,胆道细菌进入血流。高达 40% 的有症状的急性胆管炎患者血培养阳性[4]。有症状的急性胆囊炎患者约 20%～75% 胆汁培养阳性,但胆汁培养的价值还需进一步确定。与胆管炎相比,胆囊炎不易发生菌血症。经验性抗菌药物治疗应覆盖上述常见病原菌。

治疗

胆管炎和胆囊炎最关键的治疗是手术、经皮引流或内镜下胆道引流控制感染源。由于可能继发感染和预防并发症,需要经验性抗菌治疗。另外,还需要镇痛及维持水电解质平衡等对症支持治疗[4,5,11,13]。

ERCP 通过减压或胆管系统引流治疗胆管炎成功率超过 90%[4],还可选择经皮经肝胆管引流术或内镜下括约肌切开术减压引流,因可能导致病死率增加很少选择开放手术解除胆道压力[4]。有症状的急性胆囊炎需要切除胆囊(胆囊切除术)。出现症状 48～72 小时内可选择腹腔镜胆囊切除术。早期手术治疗可降低病死率、减少住院时间[4,11]。对于高危患者,如果早期手术风险大于获益,可选择经皮胆囊造口术引流减压,可使 75%～90% 无法接受手术的患者减轻症状。但如果患者情况许可,应尽早进行胆囊切除术[4]。

病原学

案例 70-1,问题 3:根据最可能的病原菌,对 D. S. 应经验性选择哪种抗生素进行治疗,可以诊断胆管炎吗？

急性胆管炎和胆囊炎的经验性抗菌治疗应在抽取血培养后立即开始。应选择能覆盖肠道革兰氏阴性菌(特别是大肠埃希菌)的药物(表 70-2)[5,6]。一般来说,对于胆囊炎

表 70-2

腹腔感染的治疗方案[5,6,66,67]

感染	药物或方案	药物剂量[d]
轻度至中度(严重程度): 社区获得性阑尾穿孔或脓肿或急性胆囊炎	**单药** 头孢西丁 厄他培南 莫西沙星[a] 替加环素 **联合** 头孢唑林 或 头孢曲松 或 头孢噻肟 或 环丙沙星 或 左氧氟沙星[a]+甲硝唑	头孢西丁 2g IV q6h 厄他培南 1g IV q24h 替加环素 50mg IV q12h,首剂加倍 头孢唑林 1～2g IV q8h 头孢曲松 1～2g IV q12～24h 头孢噻肟 1～2g IV q6～8h 环丙沙星 400mg IV q12h 左氧氟沙星 750mg IV qd 莫西沙星 400mg IV qd 甲硝唑 500mg IV q8～12h 头孢吡肟 1～2g IV q8h 头孢他啶 1～2g IV q8～12h 哌拉西林-他唑巴坦 3.375g IV q4～6h 或 4.5g IV q6h[e]
重症感染高风险人群: 社区获得性急性胆囊炎伴严重的生理障碍、高龄或免疫功能低下状态 或 与胆肠吻合有关的急性胆管炎 或 医疗保健相关的腹腔感染	**单药** 亚胺培南-西司他丁 美罗培南 多尼培南 哌拉西林-他唑巴坦 **联合** 头孢吡肟 或 头孢他啶 或 环丙沙星 或 左氧氟沙星[a]+甲硝唑	亚胺培南-西司他丁 500mg IV q6h 或 1g IV q8h 美罗培南 1g IV q8h 多尼培南 500mg IV q8h 万古霉素[b]15～20mg/kg IV q8～12h(肾功能正常) 氨曲南[c]1～2g IV q6～8h 头孢他啶/阿维巴坦 2.5g IV q8h Ceftolozane/他唑巴坦 1.5g IV q8h + 甲硝唑 500mg IV q8～12h

[a] 氟喹诺酮类药物的选择应根据当地抗菌谱及药敏报告决定。
[b] 可以加到每个治疗医疗保健相关腹腔感染的方案中(如耐甲氧西林金黄色葡萄球菌或氨苄西林耐药肠球菌感染)。
[c] 对不能耐受 β-内酰胺类药物的患者,氨曲南可作为覆盖革兰氏阴性菌的替代药物。
[d] 正常肾功能给药剂量。
[e] 延长输注时间:3.375g IV q8h,每次给药时间长于 4h。
IV,静脉注射

可以不必覆盖厌氧菌;但一些严重的病例如急性胆管炎、胆肠吻合术后或医疗保健相关感染仍需考虑覆盖厌氧菌[6]。对于医疗保健相关感染高风险的患者,如免疫功能低下患者,需要长期住院者、接受广谱抗菌药物治疗者、有心脏瓣膜病或人工血管植入者等应选择覆盖肠球菌属的药物[6]。抗菌治疗须基于以下几个因素使用:药物药代动力学和药效学、当地耐药模式及患者因素,如药物过敏、肝肾功能和经济状况。

碳青霉烯类抗生素对多重耐药革兰氏阴性杆菌具有较好的活性,故常用于治疗这些病原菌导致的感染。如果考虑是氨苄西林耐药肠球菌和 MRSA 导致的医疗保健相关胆道感染,可经验性加用万古霉素。利奈唑胺或达托霉素可用于已知的万古霉素耐药肠球菌(vancomycin-resistant *Enterococcus species*,VRE)感染病例。应尽量减少经验性使用广谱抗菌药物,如果可能,应在培养及药敏基础上选择用药。对于轻到中度社区获得性急性胆囊炎,建议使用头孢唑林、头孢呋辛或头孢曲松单药治疗。由于氨苄西林舒巴坦耐药大肠埃希菌的广泛流行,不再推荐使用该药经验性治疗[6,15]。大肠埃希菌对氟喹诺酮类药物的耐药性导致不能预知其对环丙沙星和左氧氟沙星的敏感性[16]。对于复杂性腹腔感染(complicated intra-abdominal infections,cIAI),目前指南建议只有所在机构抗菌谱提示大肠埃希菌对氟喹诺酮类的敏感性大于90%才考虑使用[6]。不常规推荐使用氨基糖苷类,因为需要进行治疗药物浓度监测及其潜在的肾毒性及耳毒性[6]。此外,氨基糖苷类为基础的方案治疗腹腔感染效果较其他方案差[17]。但也有人认为氨基糖苷类的疗效欠佳与剂量不足有关。对于 D.S.,恰当的经验性治疗方案为每6小时静脉注射哌拉西林/他唑巴坦 3.375g。

胆汁浓度

案例 70-1,问题 4:医生关心的问题是 D.S. 需要一种胆汁中浓度较高的抗菌药物,使用经胆汁排泄的抗菌药物是否有益呢?

有关胆总管梗阻时阻碍抗菌药物进入胆汁及治疗胆管炎时需要高胆汁浓度的抗菌药物已有讨论[18]。Nagar 和 Berger 的研究表明许多抗菌药物在体外敏感,但是不经胆道排泄,临床治疗仍然有效[19]。抗菌药物的胆汁浓度和临床结局不相关[4]。高胆汁排泄与中度胆汁排泄的抗生素也比较过[18],在胆道术后减少化脓性并发症方面,血清浓度比胆汁浓度更重要。此外,有梗阻时,任何抗生素的胆汁排泄均会减少[18]。

D.S. 胆道感染的治疗必须包括胆道引流。哌拉西林/他唑巴坦应使用4~7日。

原发性腹膜炎

腹膜炎是腹腔内感染性或化学性炎症导致的腹膜的炎症[3,20]。感染性腹膜炎可分为原发、继发或第三类型腹膜炎。原发性腹膜炎是腹腔感染但没有腹腔内病灶的证据[20,21]。继发性腹膜炎通常是由于黏膜屏障完整性破坏后,胃肠道和泌尿生殖道的微生物感染腹膜所致。第三类型腹膜炎是继发性腹膜炎治疗后,腹膜炎及脓毒症、多器官功能障碍持续存在或反复发作[3,20]。

原发性腹膜炎也称为自发性细菌性腹膜炎(spontaneous bacterial peritonitis,SBP),最常见于肝硬化腹水患者。约10%~30%的肝硬化腹水住院患者有 SBP[3,21,22]。原发性腹膜炎与坏死后肝硬化、急慢性肝炎、急性病毒性肝炎、充血性心脏衰竭、转移性恶性肿瘤或系统性红斑狼疮相关[3,20]。

肝硬化患者自发性细菌性腹膜炎

临床表现及诊断

SBP 患者可出现发热及腹膜炎征象(包括腹痛、精神状态改变、胃肠动力改变、恶心、呕吐、腹泻或肠梗阻)[22]。发热常见,约50%~80%的患者会出现[3]。部分患者症状不典型,甚至没有症状[22]。SBP 的诊断依据临床表现和腹腔穿刺腹水检查。腹水可检测白细胞计数与分类以及细菌革兰氏染色和培养。腹水中性粒细胞计数(olymorphonuclear,PMN)升高(≥250/μl)可诊断为 SBP[22]。

病因及发病机制

案例 70-2

问题 1:M.W.,51 岁,男,酒精性肝硬化,腹水明显,发热4日,体温 38.4℃,伴腹痛。腹腔穿刺腹水较混浊,腹水培养正在进行。实验室检查结果:腹水中性粒细胞计数为 450/μl,血清白细胞总数:$12.2 \times 10^3/\mu l$,总胆红素:4.4mg/dl。M.W. 的腹水中可能培养出哪种病原菌?

约有70%的 SBP 是由被认为是胃肠道正常菌群的需氧肠道微生物引起[22]。大肠埃希菌是最常见的病原体,其次是肺炎克雷伯菌[3]。其他常见的导致 SBP 的病原菌包括肺炎链球菌和其他链球菌,约占20%。约5%的病例分离出肠球菌属[22]。葡萄球菌属、厌氧菌和微需氧病原在社区获得性 SBP 少见。大部分 SBP 是由单一微生物感染所致。

SBP 最主要的发病机制是细菌易位,是微生物通过胃肠壁迁移到肠系膜淋巴结和其他肠外结构,包括血流。细菌再通过血流或淋巴管传播感染腹水[22,23]。肝硬化患者的某些特性促进 SBP 的发病,包括细菌过度生长、胃肠动力减弱、肠道结构损伤、正常状态下能消除微生物的宿主防御机制减低。细菌过度生长继发于胃肠蠕动减少、结构损伤所致的肠壁渗透性增加,促进随后的全身性感染。调理吞噬作用缺陷使微生物逃避宿主免疫防御,导致腹水感染[23]。以前肝硬化基础上并发自发性细菌性腹膜炎的病死率高于90%,但是随着抗菌药物治疗的进展,病死率已降至约20%~40%[3,22]。革兰氏阴性菌感染病死率高于革兰氏阳性菌感染[3]。SBP 的早期诊断和有效的抗菌药物治疗能降低病死率[24]。患者死亡高风险为肾功能不全、低体温症、高胆红素血症及低蛋白血症。为降低 SBP 相关肾功能障碍的发生率,可在诊断后 6 小时内静脉使用 1.5g/kg 白蛋白,第 3 日静脉使用 1g/kg 白蛋白。白蛋白作为扩容剂可减少血流动力学变化,从而保护肾功能。血清肌酐>1mg/dl、血尿素氮(blood urea nitrogen,BUN)>30mg/dl 或总胆红素>4mg/dl 的患者推荐使用白蛋白[22]。

抗菌治疗

案例 70-2,问题 2:等待腹水培养结果期间,推荐使用哪种抗菌药物经验性治疗? 疗程多久? 如何监测治疗效果?

虽然革兰氏染色和培养阳性能指导抗菌药物治疗,但是近 60%的有 SBP 症状和体征的患者培养阴性[3,24]。对于诊断为 SBP 的患者最初抗菌药物经验性治疗应选择针对之前描述的最可能的病原菌。氨苄西林加氨基糖苷类是经验性治疗 SBP 传统的选择,但第三代头孢菌素(头孢噻肟和头孢曲松)更安全有效[25,26]。对于 β-内酰胺类过敏者,可选择使用氟喹诺酮类药物。左氧氟沙星和莫西沙星优于环丙沙星,因为它们对最常见的革兰氏阳性病原菌肺炎链球菌具有较强的活性。虽然首选静脉给药,口服氟喹诺酮类药物可能对简单的 SBP 患者有效[25]。如前所述,因为有肾毒性风险,氨基糖苷类不推荐用于肝硬化并发 SBP 的治疗,是否使用氟喹诺酮类药物应根据所在机构抗菌谱报告决定[22]。

抗菌药物推荐使用到腹水中性粒细胞计数降至低于 250 个/μl,通常发生在治疗 5 日内[24]。Franca 等研究表明头孢噻肟治疗 SBP 5 日与 10 日等效[27]。

M. W. 应接受对大肠埃希菌及其他常见致病菌如克雷伯菌属和肺炎链球菌有效的抗菌药物的经验性治疗。使用上面提到的任何药物均是合理的经验性选择。

预防

案例 70-2,问题 3:治疗结束后,是否对 M. W. 开始预防性使用抗生素?

自发性细菌腹膜炎复发率很高,曾发生 SBP 的肝硬化患者 1 年复发率近 70%。对于 SBP 的高危人群,应给予抗菌药物预防:曾有过 1 次或多次 SBP 的患者、肝硬化合并消化道出血者、肝硬化腹水患者、肾功能或肝功能受损者、腹水蛋白低(<1.0g/dl)或血清胆红素升高(>2.5mg/dl)的肝硬化患者[22]。

肝硬化患者抗菌药物预防通常使用选择性肠道去污染治疗,这种疗法的目的是减少肠道细菌负荷,预防细菌易位及感染[22]。前瞻性、随机对照研究表明肝硬化腹水患者使用口服抗菌药物可减少 SBP 复发率,研究的药物包括口服诺氟沙星[28]、环丙沙星[29]和复方新诺明[30]。利福昔明是一种不可吸收的利福霉素的衍生物,已被证明可明显降低 SBP 的发生[31]。临床试验表明长期预防给药能明显降低 SBP 的复发率,故应常规推荐。在腹水蛋白低和/或高胆红素肝硬化患者中长期预防虽然也能获益,但是不能降低整

体感染率及病死率。因此,不做常规推荐[22,23,28-30]。临床试验结果表明消化道出血患者可使用诺氟沙星(美国已撤市)或头孢曲松短程治疗(7 日)[23,32]。预防治疗可防止细菌感染并减少再出血风险[23]。几个成本效益分析结果表明在高风险肝硬化患者中进行预防性治疗获益较大[23]。

在接受长期预防治疗的患者中,氟喹诺酮类及复方新诺明耐药菌株更常见,所以,在这些患者中使用抗菌药物治疗新发感染时必须考虑其长期预防治疗的药物[33,34]。

M. W. 有肝硬化,既往曾有 SBP 及高总胆红素,因此他复发风险高。使用抗生素预防性治疗可能是一种具有较好成本效益的措施。环丙沙星每日 500mg 口服将使 M. W. 获益,是否使用复方新诺明取决于当地病原菌耐药模式。

腹膜透析相关腹膜炎

发病机制及临床表现

案例 70-3

问题 1: H. M. ,33 岁,女性,艾滋病毒感染者,终末期肾病,在过去的 1 年每日接受连续性非卧床腹膜透析(continuous ambulatory peritoneal dialysis,CAPD),出现腹痛及透析液浑浊,H. M. 有极少量的残余尿。CAPD 相关腹膜炎最可能的致病菌是什么? 最初应经验性使用哪种抗菌药物治疗? 应如何进行抗菌药物管理?

腹膜透析是仅次于肝硬化腹水引起 SBP 的另一主要原因。据估计,大约 45%的 CAPD 患者最初 6 个月至少出现一次腹膜炎,大约 60%~70%的患者透析第一年内出现腹膜炎,20%~30%的患者会反复感染[3]。CAPD 相关腹膜炎理论上与以下因素有关:导管污染正常皮肤菌群、腹膜透析管出口污染、皮下隧道感染、腹膜透析液污染或细菌易位[3]。腹膜防御功能改变也在 CAPD 相关腹膜炎中起作用[3]。

CAPD 相关腹膜炎的临床表现包括腹痛和腹部压痛(约 60%~80%),约 30%的患者可出现恶心、呕吐,10%有腹泻,10%~20%出现发热。腹膜炎诊断主要依据临床症状、体征和透析液细胞计数、革兰氏染色及培养。典型的透析液是混浊的,白细胞计数大于 100/μl,中性粒细胞为主(至少 50%)[35]。5%~10%的患者革兰氏染色阴性,血培养通常是阴性[3]。多数情况下,腹膜炎通常是由单一的病原菌引起[36]。

病因

最常见的致病菌是革兰氏阳性菌,约占 60%~80%。凝固酶阴性葡萄球菌(表皮葡萄球菌)是最常见的致病菌,其次是金黄色葡萄球菌和链球菌属。15%~30%的患者感染革兰氏阴性杆菌,大肠埃希菌最常见,其他常见的革兰氏阴性菌包括克雷伯菌属、肠杆菌属、变形杆菌属和铜绿假单胞菌。厌氧菌、真菌、分枝杆菌较少见[3]。

抗菌治疗

一般情况下,经验性抗菌药物治疗应针对最常见的致

病菌,包括革兰氏阳性和革兰氏阴性菌,直到获得腹水培养结果。腹腔(intraperitoneal,IP)给药是治疗 CAPD 相关腹膜炎的首选给药途径。腹腔给药可使局部有较高的药物浓度,同时避免静脉穿刺,患者可在家自行给药[35]。

当怀疑患有 CAPD 相关腹膜炎时,应给予经验性腹腔给药。当有培养和药敏结果时,应根据需要调整抗菌治疗。通过恰当治疗,在给药的 48 小时内应该有临床反应[35]。

CAPD 相关腹膜炎的治疗指南提供了抗菌药物选择的方法、剂量和治疗时间。初始 IP 治疗建议使用万古霉素/覆盖革兰氏阳性菌的一代头孢菌素联合抗假单胞菌的抗菌药物[35]。因为 MRSA 和耐甲氧西林表皮葡萄球菌感染增加,虽然头孢唑林在某些地区仍然有效,万古霉素可能是初始治疗革兰氏阳性菌感染最合适的选择[36-38]。革兰氏阴性菌感染治疗方案包括头孢他啶、头孢吡肟、哌拉西林他唑巴坦或碳青霉烯类[35,39]。对于不能耐受 β-内酰胺类的患者,可选择氨曲南。氟喹诺酮类能够进入腹腔广泛分布,可作为 CAPD 相关腹膜炎治疗的一个选择,但严重腹膜炎患者不应口服给药。随着氟喹诺酮类耐药大肠埃希菌的增加,这些药物的疗效也在减低[40,41]。

如果 IP 治疗 5 日腹水仍然混浊应考虑难治性腹膜炎,提示存在出口或隧道感染,需拔除导管。金黄色葡萄球菌或铜绿假单胞菌所致感染需要口服抗菌药物治疗,严重者需要静脉给药。如果分离出金黄色葡萄球菌,通常需要拔

除透析导管。对于 MRSA 感染建议使用万古霉素(加或不加利福平)1 周,虽然单用万古霉素已足够,特别是如果感染的导管已被移除。相反,对于 MSSA 感染,应单独使用头孢唑林。凝固酶阴性葡萄球菌并不需要及时拔除导管,因为它们通常对抗菌药物治疗反应良好。表皮葡萄球菌通常对甲氧西林耐药,因此,通常使用万古霉素。倘若敏感,肠球菌或链球菌属感染通常使用氨苄西林。氨苄西林耐药的肠球菌感染需使用万古霉素,但 VRE 感染需使用利奈唑胺、奎奴普丁-达福普汀或达托霉素治疗。培养阴性或经验性治疗 3 日后临床有改善者,针对革兰氏阳性菌的单药治疗需持续使用 2 周[35]。

如果培养出单个革兰氏阴性菌(如大肠埃希菌、克雷伯菌属或变形杆菌属),可根据敏感性试验选择窄谱抗菌药物。分离出铜绿假单胞菌通常提示严重感染,可能和透析导管有关。治疗药物包括抗假单胞菌的 β-内酰胺类如头孢他啶、头孢吡肟或哌拉西林他唑巴坦联合/不联合氟喹诺酮类或氨基糖苷类。一般来说,对于大多数常见的兼性革兰氏阴性和厌氧菌,β-内酰胺类抗菌药物的腹膜透析液浓度超过其最低抑菌浓度[35,42,43]。

氨曲南可在严重的免疫球蛋白 E(immunoglobulin E,IgE)介导的青霉素过敏的情况下使用。多种微生物同时导致腹膜炎少见,可能表明一个更复杂的腹腔感染过程。表 70-3 列举了治疗 CAPD 相关腹膜炎的抗菌药物推荐用量[44]。

表 70-3

CAPD 患者腹腔内抗菌药物给药剂量推荐

	间歇给药剂量[a]	持续给药剂量[b]/mg·L⁻¹	
		LD	MD
阿米卡星	2mg/kg	25	12
阿莫西林		250~500	50
两性霉素			1.5
氨苄西林			125
氨苄西林舒巴坦	2g q12h	1 000	100
氨曲南		1 000	250
头孢唑林	15mg/kg	500	125
头孢吡肟	1 000mg	500	125
头孢他啶	1 000~1 500mg	500	125
头孢唑肟	1 000mg	250	125
环丙沙星		50	25
达托霉素	40mg q4h	100	20
氟康唑	200mg q24~48h		
庆大霉素	0.6mg/kg	8	4
亚胺培南西司他丁	1g q48h	250	50

表 70-3

CAPD 患者腹腔内抗菌药物给药剂量推荐(续)

	间歇给药剂量[a]	持续给药剂量[b]/mg·L⁻¹	
		LD	MD
左氧氟沙星	500mg q48h PO[c]		
利奈唑胺	200~300mg qd PO		
美罗培南	500~1 000mg qd		
萘夫西林			125
苯唑西林			125
青霉素 G		50 000U	25 000U
多黏菌素 B	150 000U(Ⅳ)q12h		
奎奴普丁-达福普汀	25mg/L 透析袋内[d]		
妥布霉素	0.6mg/kg	8	4
万古霉素	15~30mg/kg q5~7d	1 000	25

有残余肾功能(尿量>100ml/d)的患者经验性给药剂量应增加 25%。

[a] 每次交换,每日 1 次。

[b] 所有交换。

[c] 氟喹诺酮类低耐药地区建议每周腹腔内使用万古霉素同时口服左氧氟沙星。

[d] 同时每日静脉给药 500mg,每日 2 次。

CAPD,连续性非卧床腹膜透析;LD,负荷剂量;MD,维持剂量;Ⅳ,静脉注射;PO,口服。

来源:Li PK et al. Peritoneal dialysis-related infections recommendations:2010 update. *Perit Dial Int*. 2010;30;393. Gilmore et al. Treatment of enterococcal peritonitis with intraperitoneal daptomycin in a vancomycin-allergic patient and a review of the literature. *Perit Dial Int*. 2013;33(4):353-357.

对于 H.M. 的一个适当的治疗方案为万古霉素加头孢吡肟或腹腔内注射氨基糖苷类药物。临床医生应监测培养和药敏结果,并根据指南、当地药敏模式及治疗反应调整治疗。

腹膜透析相关真菌性腹膜炎

案例 70-3,问题 2:2 年后,H.M. 出现腹痛和透析液混浊,透析液培养示白色念珠菌,没有发现其他病原体。应该如何治疗?

真菌性腹膜炎是 CAPD 的少见并发症,与更差的发病后疾病状态和更高的病死率相关。真菌性腹膜炎的病死率约为 25%[35]。考虑到治疗失败率高,CAPD 并发真菌性腹膜炎患者应拔除导管[37]。已接受长期或多次抗菌药物治疗、因恶性肿瘤、移植或炎症性疾病使用免疫抑制剂、术后或反复腹腔感染患者并发真菌性腹膜炎的风险增加,应给予药物治疗[3,5,45]。大多数病例由念珠菌属引起,白念珠菌最常见,但许多地区已出现由非白念珠菌引起的感染增加[45]。经验性抗菌治疗应选择广谱、能覆盖大部分念珠菌的药物,也可选择棘白菌素类如卡泊芬净、米卡芬净或阿尼芬净。两性霉素 B 可静脉给药或腹腔给药,但腹腔给药对腹膜刺激较大[35]。唑类抗真菌药物可口服静脉给药或腹腔给药。氟康唑可有效对抗白念珠菌,但对某些类型非白念珠菌(如光滑念珠菌)活性呈剂量依赖性。一般情况

下,氟康唑是白念珠菌感染的首选药物,然而,对于唑类耐药的念珠菌属,需要选择其他药物如多烯类或棘白菌素类。治疗应在导管拔除后持续至少 2 周,总的治疗时间应根据疾病的严重性和临床反应确定[35]。

H.M. 的治疗应包括暂时拔除尿管及应用抗真菌药物。给予每日口服氟康唑 400mg 抗真菌治疗至少持续14 日。

继发性腹膜炎

发病机制及流行病学

继发性腹膜炎通常发生在粪便或尿液污染腹腔或其周围结构的基础上[2]。感染通常与阑尾炎、憩室炎、子宫、肿瘤和炎症性肠病(inflammatory bowel disease,IBD)相关的急性穿孔有关。继发性腹膜炎也可由术后或钝性创伤或摄入异物相关的外伤后胃肠道或泌尿生殖道穿孔引起[46,47]。

未清除致病菌的局部感染会导致腹腔或内脏脓肿。腹腔脓肿最常发生在右下腹,常和阑尾炎或消化性溃疡穿孔有关。其他原因还有憩室炎、胰腺炎、IBD、创伤和腹部手术。内脏脓肿通常发生在胰腺,也发生在肝、脾或肾[3]。

继发性腹膜炎的病死率可高达 68%[48]。外科手术干预及时控制感染源对于临床成功控制继发性腹膜炎非常重要。适当的抗菌药物治疗、重症监护支持及患者的整体健

康状况对临床治疗结局也至关重要[47]。

临床表现及诊断

案例 70-4

问题 1：R. C.，48 岁，男，出现严重腹痛和恶心。他说他在过去 2 周因关节痛一直服用非甾体抗炎药(NSAIDs)。食管胃十二指肠镜检查显示有消化性溃疡穿孔。重要的生命体征包括：体温 38.7℃，心动过速(脉搏，105 次/min)，肠鸣音消失。实验室检查结果：白细胞计数 16.5×$10^3/\mu l$，BUN 34mg/dl。哪些症状和体征提示 R. C. 为继发性腹膜炎？

尽管严重感染会出现典型的症状和体征，局部腹腔感染的诊断仍较困难。患者通常会出现中度至重度腹痛并伴有厌食、恶心和呕吐、发热伴或不伴寒战、心动过速、液体进入腹腔后导致排尿减少、肠鸣音减弱或消失、腹胀并可能伴随与腹膜炎相关的原发肠道症状。肠道和腹腔周围的炎症能导致腹肌和膈肌局部麻痹和反射性肌肉强直，引起浅快呼吸[3]。这些体征通常伴随白细胞计数升高、中性粒细胞为主(核左移)。血细胞比容(Hct)和 BUN 升高可能与脱水有关。由于呕吐和过度换气，患者病初常有碱中毒，但在腹膜炎后期，通常会出现酸中毒。未经治疗或未正规治疗的腹膜炎可导致全身脓毒症和低血容量性休克，此外还有逐渐形成腹腔脓肿。因此，在腹膜炎治疗或腹部手术后恢复期患者如果突然出现病情变化，应评估腹腔内脓肿形成情况[2,3]。

R. C. 可能有社区获得性腹腔感染，并可能在使用 NSAID 2 周后由急性消化性溃疡穿孔引起了继发性腹膜炎。他目前的临床表现主要为严重的腹痛和恶心、发热伴有心动过速、白细胞显著升高以及 BUN 为 34mg/dl 的脱水迹象。

案例 70-4，问题 2：鉴于这些发现，R. C. 的继发性腹膜炎最有可能的病原菌有哪些？

病因

胃肠道穿孔段的正常菌群决定了最可能感染的病原体，包括需氧菌和厌氧菌，越是远端，越是这样[49]。一般而言，胃和小肠在禁食状态下由少数微生物组成，如念珠菌属、乳酸杆菌和口腔链球菌属。但胃微生物群的数量和种类可随进餐、胃酸缺乏(使用组胺 H_2 受体阻滞剂或质子泵抑制剂)、梗阻和出血而增加[3]。最常见的兼性菌是大肠埃希菌，在阳性培养结果中约占 50%。其他兼性革兰氏阴性菌包括克雷伯菌属、变形杆菌属、肠杆菌属(表 70-4)[2,50-53]。培养出厌氧菌可推测患者存在多种病原微生物感染[2,33,50-53]。大肠的回肠和结肠中存在大肠埃希菌、肠球菌和一些专性厌氧菌，包括脆弱拟杆菌、产黑色素普氏菌、消化球菌属、消化链球菌属和梭菌属。结肠穿孔后最常分离到的专性厌氧菌是脆弱拟杆菌[3,54]，还能分离到厌氧球

菌(消化链球菌)和兼性革兰氏阳性球菌如链球菌[3,6,51,54]，肠球菌属较少见[3,6,51,54]。腹腔感染相关的菌血症血培养最常见的病原菌是脆弱拟杆菌和大肠埃希菌[3]。曾患过继发性腹膜炎的住院患者中经常分离到抗菌药物高度耐药的铜绿假单胞菌、产 ESBLs 或碳青霉烯酶的肠杆菌科细菌、不动杆菌属、肠球菌及念珠菌属[3,6]。

社区获得性腹腔感染开始抗感染治疗前无需常规获得革兰氏染色和培养结果，它可能在医疗保健相关感染中检测革兰氏阳性球菌、酵母菌或多重耐药病原菌有用[3,6]。出现多形性革兰氏阴性杆菌、恶臭或组织含气均强烈提示厌氧菌感染，特别是脆弱拟杆菌。

R. C. 的继发性腹膜炎可能与兼性革兰氏阴性菌有关，如大肠埃希菌、变形杆菌、克雷伯菌、肠杆菌，也可能是专性厌氧菌如脆弱拟杆菌。R. C. 没有住院史，近期未使用广谱抗菌药物，因此，不太可能由耐药性较强的医疗保健相关病原菌(例如铜绿假单胞菌、产 ESBLs 或碳青霉烯酶的病原菌)引起。

表 70-4

腹腔感染常见病原菌[1,44-47,49]

细菌	患者/%
兼性和需氧革兰氏阴性菌	
大肠埃希菌[a]	71
克雷伯菌属	14
铜绿假单胞菌	14
变形杆菌	5
肠杆菌属	5
厌氧菌	
脆弱拟杆菌[a]	35
其他拟杆菌属	71
梭状芽胞杆菌属	29
普氏菌属	12
消化链球菌属	17
梭菌属	9
真细菌	17
需氧革兰氏阳性菌	
链球菌属	38
粪肠球菌	12
屎肠球菌	3
金黄色葡萄球菌	4

[a] 社区获得性腹腔感染更常见

案例 70-4，问题 3：R. C. 应如何治疗？基于临床研究，现在给予 R. C. 经验性选择哪种抗生素治疗最恰当？

抗菌治疗

经验性治疗

继发性腹膜炎治疗应包括早期应用针对兼性革兰氏阴性菌和专性厌氧菌的抗菌药物、液体疗法、重要脏器功能支持治疗以及控制感染源。对于血流动力学稳定或脏器功能尚可的患者,抗菌药物应在感染性休克1小时内和入院后8小时内给予。控制感染源包括外科清创和引流,联合使用适当的抗菌治疗可降低发病率和死亡率[2,3,55]。总之,腹腔感染时,获得临床样本(如血液、腹水)后,外科手术治疗前,应立即开始抗菌药物治疗[2,3,6,56]。应使用静脉给药确保全身组织浓度,尤其是休克患者或肌肉、胃肠道血供差者应避免使用口服给药。表70-2列举了腹腔感染治疗常用抗菌药物的推荐剂量。

对于轻至中度社区获得性腹腔感染,推荐经验性使用厄他培南、莫西沙星、替加环素或头孢西丁单药治疗。除厌氧菌外,莫西沙星能覆盖大部分革兰氏阳性和革兰氏阴性需氧菌(不包括铜绿假单胞菌),并且很好地渗透到炎性胃肠组织、腹膜渗出液和脓肿中[53,57,58]。拟杆菌属对莫西沙星的耐药性在最近的研究中进行了重新评估,发现对于轻至中度社区获得性cIAI,莫西沙星是一种安全有效的单药治疗药物[6,51,59,60],但在近期使用过氟喹诺酮类药物的感染中需谨慎使用。替加环素对耐药病原菌如MRSA、VRE和耐青霉素肺炎链球菌具有较好的体外抗菌活性,但对变形杆菌属和铜绿假单胞菌无效。使用替加环素治疗包括cIAI在内的严重感染时应非常谨慎,因为美国食品药品管理局宣布了一项黑框警告,患者使用替加环素后病死率和低治愈率风险增加。因此,在没有其他抗菌药物选择时再考虑使用替加环素。厄他培南是另一种针对轻至中度社区获得性cIAI的单药治疗选择。在厄他培南与哌拉西林他唑巴坦的比较试验中,两种药物在疗效和安全性方面相似[61-63]。因为单药治疗在许多试验中证明是有效的,所以现在很少使用联合治疗。也可使用头孢菌素或氟喹诺酮类(环丙沙星或左氧氟沙星)加甲硝唑联合治疗[6]。对于严重的社区获得性腹腔感染,可经验性选用美罗培南、亚胺培南西司他丁、多尼培南或哌拉西林他唑巴坦单药治疗。严重感染也可选择有抗铜绿假单胞菌活性的第三或第四代头孢菌素、氟喹诺酮类(环丙沙星或左氧氟沙星)或氨曲南联合甲硝唑治疗[6,61]。

第三类型腹膜炎为持续性腹膜炎,即使初始适当处理感染后,仍有全身性败血症迹象[3]。作为一种与医疗保健相关的感染,第三类型腹膜炎通常发生在危重患者和免疫缺陷患者中,在这些患者中不太可能很好地控制感染源。第三类型腹膜炎致病菌可以从毒力较弱的肠球菌包括VRE、凝固酶阴性葡萄球菌属和念珠菌属到耐药性较强的医疗保健相关病原体(几乎没有或根本没有抗菌药物可选)不等。美罗培南、亚胺培南西司他丁、多尼培南或哌拉西林他唑巴坦[6]可经验性用于医疗保健相关感染如脓毒症和疑似或确诊的多重耐药菌感染。最近两种新的抗菌药物(ceftolozane/他唑巴坦和头孢他啶/阿维巴坦)被批准可与甲硝唑联合用于治疗cIAI(见表70-2)[64,65]。Ceftolozane/他唑巴坦和头孢他啶/阿维巴坦对耐药革兰氏阴性菌(包括产ESBLs和Ampc的肠杆菌科细菌和多药耐药铜绿假单胞菌)具有体外抗菌活性。头孢他啶/阿维巴坦对产碳青霉烯酶肺炎克雷伯菌也有体外抗菌活性[66,67]。

由于大肠埃希菌耐药率增加,不再推荐经验性使用氨苄西林-舒巴坦治疗复杂性腹腔感染[6,68]。因为脆弱拟杆菌的耐药率上升,克林霉素和头孢替坦不再推荐用于社区获得性cIAI。克林霉素与艰难梭菌相关性腹泻的关联也导致了选择使用其他药物[6,50,61-63,69,70]。由于使用氨基糖苷时具有毒性风险,现在认为一线治疗应选择更安全的药物。耐氟喹诺酮类大肠埃希菌在社区感染中越来越常见。经验性使用氟喹诺酮类药物时应谨慎,特别是如果医院抗菌谱表明大肠埃希菌的敏感性<90%时[6]。社区和医疗机构的耐药模式可能有助于在治疗社区获得性cIAI时经验性选择最佳的抗菌药物。

R.C.应接受对兼性革兰氏阴性菌和厌氧菌(包括脆弱拟杆菌)均有效的抗菌药物治疗。可以使用厄他培南每24小时静脉给药1g治疗R.C.的轻-中度cIAI。

案例70-4,问题4: R.C.应接受多长时间的抗菌治疗?

抗生素治疗时间

腹腔感染推荐治疗4~7日,主要取决于患者对治疗的临床反应和是否需要手术引流[6]。总之,抗菌药物治疗应持续到感染控制,包括复查白细胞计数恢复正常,不再发热。

肠球菌感染

案例70-5

问题1: B.B.,58岁,非肥胖女性,肠绞窄坏疽,十二指肠切除术后出现发热,体温38.9℃,寒战,腹痛。实验室检查:白细胞计数$18.4×10^3/\mu l$,肌酐1.1mg/dl。B.B.的腹水培养提示大肠埃希菌、脆弱拟杆菌、白色念珠菌和肠球菌生长,血培养阴性。她还应接受哪种抗菌药物治疗控制肠球菌感染?

虽然肠球菌在继发性腹膜炎患者中培养阳性,其致病性一直受到质疑。肠球菌能导致严重的感染(如心内膜炎、泌尿道感染),但在多种病原微生物感染如腹腔感染的情况下其毒力较弱。

一个重要的问题是经验性治疗是否应当选择有抗肠球菌活性的抗菌药物。一些研究者认为,肠球菌是共生菌,在大多数情况下不需要处理。他们指出许多临床研究使用对肠球菌体外无抗菌活性的抗菌药物治疗依然能够成功,肠球菌的致病性在于它能够促进脓肿形成[2,3]。肠球菌存在表明有活动性疾病,但使用抗肠球菌药物并没有改善预后[2,71]。

总之,如果血培养提示肠球菌或培养仅提示肠球菌阳性,必须使用覆盖肠球菌的抗菌药物[3,6]。对于院内或医疗保健相关感染的患者,建议进行抗肠球菌的治疗[6],特别是那些接受抗菌药物(如头孢菌素)治疗筛选出肠球菌的患者、免疫功能低下者、术后感染者、有瓣膜性心脏病或人工血管植入者[6]。如果是敏感菌,肠球菌属应使用氨苄西林或哌拉西林他唑巴坦治疗。万古霉素应用于耐氨苄西林的肠球菌,VRE 感染可使用利奈唑胺或达托霉素治疗。由于 B. B. 的血培养阴性,腹水培养提示多种病原菌混合感染,所以没必要覆盖肠球菌(特别是 VRE)。B. B. 应使用对于术后感染者具有抗革兰氏阴性菌、厌氧菌和敏感肠球菌具有抗菌活性的治疗方案。

案例 70-5,问题 2:BB 的抗菌治疗方案应当包括抗真菌药物吗?

抗真菌治疗:念珠菌治疗

只分离出念珠菌或同时与其他病原菌并存时,是否需要抗真菌治疗还有争议。当然,念珠菌有可能导致腹膜炎、腹腔脓肿及随后的念珠菌血症。念珠菌性腹膜炎的病死率为 25% ~ 60%[72]。念珠菌性腹膜炎的危险因素包括反复的腹部手术、胃肠道穿孔(特别是在最初 24 小时内未经治疗的患者)、有外科引流管、静脉置管和导尿管者、严重败血症及念珠菌属定植者[72,73]。在严重的社区获得性感染或医疗保健相关感染患者中,当通过外科手术或直接从腹水(例如在引流管放置 24 小时内)分离到念珠菌属时,治疗腹腔念珠菌感染的意义加大[6,74]。主要包括最近接受过肿瘤免疫抑制剂治疗、胃溃疡穿孔使用制酸剂、有恶性肿瘤、移植、炎症性疾病、术后或反复腹腔感染的患者。

可选择棘白菌素及唑类初始治疗真菌性腹膜炎[6,20]。对两性霉素 B 毒性的担心限制了它的使用。迄今为止,还没有临床试验评估两性霉素 B 脂质体、唑类、棘白菌素类在治疗腹腔真菌感染的有效性和安全性。氟康唑是治疗白念珠菌感染适当的药物[6]。对于光滑念珠菌或氟康唑耐药的其他菌种,可选择棘白菌素类(卡泊芬净、米卡芬净或阿尼芬净)或两性霉素 B[6]。如果病情危重,推荐初始治疗选择棘白菌素类。

因为分离出白色念珠菌,可给予 B.B 抗真菌治疗如氟康唑每日 400mg。

案例 70-5,问题 3:外科住院医师最初应用哌拉西林/他唑巴坦治疗 B.B. 的腹腔感染,是否应该用培养和药敏结果来监测其抗厌氧菌活性?

厌氧菌

随着对脆弱拟杆菌具有体外活性的广谱抗菌药物的使用和耐药问题的增加,选择具有特定抗厌氧菌活性的药物变得更复杂。其存在多种耐药机制,且美国各地区耐药率也不同。虽然拟杆菌对甲硝唑耐药少见[20,75],对克林霉素耐药却明显增加[20]。虽然碳青霉烯类和加 β-内酰胺酶抑制剂的药物对拟杆菌活性较强,但仍偶有耐药菌报道。

临床和实验室标准化研究所建议药敏试验仅在确定厌氧菌对新的抗菌药物的药敏模式及在定期监测某个地区或当地药敏模式时进行[76]。

因为大多数厌氧菌是与其他微生物混合感染,从中分离出单个特定菌种较耗时。另外,大多数厌氧菌生长非常缓慢,得到明确的培养结果和药敏报告可能需要几日到几周。如果标本收集或转运不当或未及时送检,可能会得到不准确或错误的结果。厌氧菌敏感性试验没有标准化,许多医院实验室没有资源进行大量培养和药敏试验。常规培养很少影响抗菌药物治疗方案的选择,因此经验性治疗往往决定结局[77]。因为可能需要较长的时间得到结果,不推荐对患者进行常规厌氧菌药敏试验,只有在怀疑是耐药菌或确为高危患者才进行[78]。

腹腔脓肿

案例 70-6

问题 1:R. K. ,28 岁,女性,有憩室炎病史,表现为腹痛、腹胀、发热和寒战。CT 扫描可见腹腔脓肿。这个脓肿是如何形成的?选择抗菌药物时应该考虑什么因素?

脓肿是数日至数年中坏死组织、细菌和白细胞的集结。通常系慢性炎症所致,机体试图通过形成无血管纤维壁将病原菌和毒性物质局限,该过程使抗菌药物和调理素无法进入脓肿中心杀灭细菌。

微生物学

腹腔脓肿常见的病原体通常包括兼性需氧革兰氏阴性菌(例如大肠埃希菌)和专性厌氧(例如脆弱拟杆菌)[46]。大肠埃希菌或肠球菌与脆弱拟杆菌的混合感染具有协同机制,促进后续腹腔脓肿形成[79,80]。

抗菌治疗

脓肿的治疗比较困难,因其常含有大量细菌并可能包含耐药菌亚群[55]。此外,抗菌药物渗透入脓肿的比率也会因低表面体积比、低 pH、低渗透性影响而降低。虽然经皮引流或外科清创术对 R. K. 的脓肿至关重要,抗菌药物辅助治疗也属必要。最合适的抗菌药应能渗透入脓肿,并有足够的浓度和抗菌活性[20,55]。应给予 R. K. 能覆盖革兰氏阴性菌和厌氧菌的抗菌药物,如哌拉西林他唑巴坦,每 6 小时静脉给药 3.375g。

腹部外伤后感染和术后并发症

腹部穿透伤后感染的危险因素包括外伤的数量、类型和位置、出现低血压、需要大量输血、手术时间长,高龄及损伤机制[81]。

多数研究者强调外伤后尽快开始使用抗菌药物很重要。Bzorgzadeh 等研究表明腹部穿透伤修补术前给予抗菌药物能明显减少术后感染的发生[82]。

穿透伤

案例 70-7

问题 1：T. I. ，19 岁，男性，胃和结肠的枪伤后 1 小时内被送进急诊。并接受紧急开腹手术。此时选择哪种抗菌药物治疗合适？

与其他类型的腹腔感染相似，应给予能覆盖需氧菌和厌氧菌的抗菌药物。

已就腹部有持久穿透伤的患者进行抗感染治疗研究（通常是刀伤或枪伤），几个对照试验中，头孢西丁单药治疗与克林霉素/甲硝唑和氨基糖苷类联合治疗同样有效[83]。这些研究值得关注的是，大多数患者没有最高感染风险的结肠损伤。虽然患者 T. I. 的年龄表明他能耐受氨基糖苷类治疗，但选择头孢西丁或加 β-内酰胺酶抑制剂的单药治疗更为合适。

关于治疗时间的共识指南由美国东部创伤医师学会（EAST）实践管理组发布。研究者们回顾了 1976 年至 1997 年关于腹部穿透伤后抗菌药物使用时间的所有文献，认为此类患者的抗菌药物使用时间不应超过 24 小时。

案例 70-7，问题 2：应给予 T. I. 抗菌药物治疗多长时间？

已证明有效的抗菌治疗最短疗程为 12 小时，如果治疗及时，短疗程（<48 小时）抗菌治疗和 5~7 日的疗程一样有效[6]。其他几个试验也证明长时间治疗并没有额外的获益[6,77,81,84-86]。

因为抗菌治疗有可能会出现不良反应、诱导耐药和费用增加，只要受伤后及时给予抗菌治疗，短期疗法似乎是必要的[81,87]。如果首剂抗菌药物在受伤后超过 3~4 小时后才给予，治疗应持续 3~7 日，因为在这种情况下感染的发病率较高。

T. I. 结肠损伤后很快就给予了抗菌治疗，因此，短疗程治疗为宜，时间应持续 24 小时。

阑尾切除术

案例 70-8

问题 1：S. R. ，12 岁女孩，脐周痛转移到右下腹痛 2 日，腹胀，发热，体温 39.1℃，腹泻，肠鸣音减弱。白细胞计数：$15.8×10^3/\mu l$。初步诊断为急性阑尾炎。应给予什么抗菌药物治疗，疗程多长？

急性阑尾炎常见的临床表现包括右下腹痛、反跳痛、低热伴恶心、呕吐、厌食[3,6,35]。

很多抗菌药物对急性阑尾炎都有效[88-92]。无并发症阑尾炎的抗菌药物选择可遵循社区获得性腹腔感染的建议，治疗时间少于 24 小时即可。阑尾坏疽或穿孔的患者感染风险最高。在几个设计良好的随机、安慰剂对照试验中，亚胺培南西司他丁、β-内酰胺类、加 β-内酰胺酶抑制剂的抗菌药物治疗和克林霉素或甲硝唑联合氨基糖苷类治疗疗效相当[27,89,91]。阑尾坏疽或穿孔的患者超过 48 小时无发热接受抗菌治疗的持续时间可从单剂[92]到 3~5 日[90]。

S. R. 应在术前接受 β-内酰胺类抗菌药物，该药应具有抗兼性革兰氏阴性菌和厌氧菌的活性，如头孢西丁单用或头孢唑林加甲硝唑（见表 70-2）。应根据费用、潜在的副作用及是否易于管理选择抗菌药物。若在术中发现阑尾坏疽或穿孔，抗菌治疗应持续 3~5 日，或直至 S. R. 不发热 48 小时后。

（曲俊彦 译，叶慧 校，吕晓菊 审）

参考文献

1. Marshall JC. Intra-abdominal infections. *Microbes Infect*. 2004;6:1015.
2. Wacha H et al. Risk factors associated with intraabdominal infections: a prospective multicenter study. Peritonitis Study Group. *Langenbecks Arch Surg*. 1999;384:24.
3. Levison ME, Bush LM. Peritonitis and intraperitoneal abscesses. In: Bennett JE et al, eds. *Mandell, Douglas, and Bennett's Principles and Practices of Infectious Diseases*. 8th ed. Philadelphia, PA: Elsevier Sauders; 2015;935–959.
4. Yusoff IF et al. Diagnosis and management of cholecystitis and cholangitis. *Gastroenterol Clin North Am*. 2003;32:1145.
5. Sifri CD, Madoff LC. Infections of the liver and biliary system (liver abscess, cholangitis, cholecystitis). In: Bennett JE et al, eds. *Mandell, Douglas, and Bennett's Principles and Practice of Infectious Diseases*. 8th ed. Philadelphia, PA: Elsevier Sauders; 2015;960–968.
6. Solomkin JS et al. Diagnosis and management of complicated intra-abdominal infection in adults and children: guidelines by Surgical Infection Society and the Infectious Diseases Society of America [published correction appears in Clin Infect Dis. 2010;50:1695. Dosage error in article text]. *Clin Infect Dis*. 2010;50:133.
7. Montravers P et al. Emergence of antibiotic-resistant bacteria in cases of peritonitis after intraabdominal surgery affects the efficacy of empirical antimicrobial therapy. *Clin Infect Dis*. 1996;23:486.
8. Montravers P et al. Candida as a risk factor for mortality in peritonitis. *Crit Care Med*. 2006;34:646.
9. Montravers P et al. Clinical and therapeutic features of non-postoperative nosocomial intra-abdominal infections. *Ann Surg*. 2004;239:409.
10. Hawser SP et al. Susceptibility of gram-negative aerobic bacilli from intra-abdominal pathogens to antimicrobial agents collected in the United States during 2011. *J Infect*. 2014;68:71–76.
11. Indar AA, Beckingham IJ. Acute cholecystitis. *BMJ*. 2002;325:639.
12. Horton JD et al. Gallstone disease and its complications. In: Feldman M et al, eds. *Sleisenger and Fordtran's Gastrointestinal and Liver Disease: Pathophysiology/Diagnosis/Management*. 7th ed. Philadelphia, PA: Sauders; 2002:1065.
13. Carpenter HA. Bacterial and parasitic cholangitis. *Mayo Clin Proc*. 1998;73:473.
14. Hirota M et al. Diagnostic criteria and severity assessment of acute cholecystitis: Tokyo Guidelines. *J Hepatobiliary Pancreat Surg*. 2007;14:78.
15. Podnos YD et al. Intra-abdominal sepsis in elderly persons. *Clin Infect Dis*. 2002;35:62.
16. Hoban DJ et al. Susceptibility of gram-negative pathogens isolated from patients with complicated intra-abdominal infections in the United States, 2007–2008: results of the Study for Monitoring Antimicrobial Resistance Trends (SMART). *Antimicrob Agents Chemother*. 2010;54:3031.
17. Bailey JA et al. Aminoglycosides for intra-abdominal infection: equal to the challenge? *Surg Infect (Larchmt)*. 2002;3:315.
18. Keighley MR et al. Antibiotics in biliary disease: the relative importance of antibiotic concentrations in the bile and serum. *Gut*. 1976;17:495.
19. Nagar H, Berger SA. The excretion of antibiotics by the biliary tract. *Surg Gynecol Obstet*. 1984;158:601.
20. Johnson CC et al. Peritonitis: update on pathophysiology, clinical manifestations, and management. *Clin Infect Dis*. 1997;24:1035.
21. Ginès P et al. Management of cirrhosis and ascites. *N Engl J Med*. 2004;350:1646.
22. Garcia-Tsao G. Current management of the complications of cirrhosis and portal hypertension: variceal hemorrhage, ascites, and spontaneous bacterial peritonitis. *Gastroenterology*. 2001;120:726.
23. Riordan SM, Williams R. The intestinal flora and bacterial infection in cirrhosis. *J Hepatol*. 2006;45:744.

24. Runyon BA et al. Short-course versus long-course antibiotic treatment of spontaneous bacterial peritonitis. A randomized controlled study of 100 patients. *Gastroenterology*. 1991;100:1737.

25. Tuncer I et al. Oral ciprofloxacin versus intravenous cefotaxime and ceftriaxone in the treatment of spontaneous bacterial peritonitis. *Hepatogastroenterology*. 2003;50:1426.

26. Ricart E et al. Amoxicillin-clavulanic acid versus cefotaxime in the therapy of bacterial infections in cirrhotic patients. *J Hepatol*. 2000;32:596.

27. França A et al. Five days of ceftriaxone to treat spontaneous bacterial peritonitis in cirrhotic patients. *J Gastroenterol*. 2002;37:119.

28. Ginés P et al. Norfloxacin prevents spontaneous bacterial peritonitis recurrence in cirrhosis: results of a double-blind, placebo-controlled trial. *Hepatology*. 1990;12:716.

29. Rolachon A et al. Ciprofloxacin and long-term prevention of spontaneous bacterial peritonitis: results of a prospective controlled trial. *Hepatology*. 1995;22:1171.

30. Alvarez RF et al. Trimethoprim-sulfamethoxazole versus norfloxacin in the prophylaxis of spontaneous bacterial peritonitis in cirrhosis. *Arq Gastroenterol*. 2005;42:256.

31. Mantry PS, Munsaf S. Rifaximin for the treatment of hepatic encephalopathy. *Transplant Proc*. 2010;42:4543.

32. Fernández J et al. Norfloxacin vs ceftriaxone in the prophylaxis of infections in patients with advanced cirrhosis and hemorrhage. *Gastroenterology*. 2006;131:1049.

33. Fernández J et al. Bacterial infections in cirrhosis: epidemiological changes with invasive procedures and norfloxacin prophylaxis. *Hepatology*. 2002;35:140.

34. Frazee LA et al. Long-term prophylaxis of spontaneous bacterial peritonitis in patients with cirrhosis. *Ann Pharmacother*. 2005;39:908.

35. Li PK et al. Peritoneal dialysis-related infections recommendations: 2010 update. *Perit Dial Int*. 2010;30:393.

36. Toussaint N et al. Efficacy of a non-vancomycin-based peritoneal dialysis peritonitis protocol. *Nephrology (Carlton)*. 2005;10:142.

37. Salzer W. Antimicrobial-resistant gram-positive bacteria in PD peritonitis and the newer antibiotics used to treat them. *Perit Dial Int*. 2005;25:313.

38. Khairullah Q et al. Comparison of vancomycin versus cefazolin as initial therapy for peritonitis in peritoneal dialysis patients. *Perit Dial Int*. 2002;22:339.

39. Leung CB et al. Cefazolin plus ceftazidime versus imipenem/cilastatin monotherapy for treatment of CAPD peritonitis—a randomized controlled trial. *Perit Dial Int*. 2004;24:440.

40. Passadakis P, Oreopoulos D. The case for oral treatment of peritonitis in continuous ambulatory peritoneal dialysis. *Adv Perit Dial*. 2001;17:180.

41. Goffin E et al. Vancomycin and ciprofloxacin: systemic antibiotic administration for peritoneal dialysis-associated peritonitis. *Perit Dial Int*. 2004;24:433.

42. Gerding DN, Hall WH. The penetration of antibiotics into peritoneal fluid. *Bull N Y Acad Med*. 1975;51:1016.

43. Wittman DH, Schassan HH. Penetration of eight betalactam antibiotics into the peritoneal fluid. A pharmacokinetic investigation. *Arch Surg*. 1983;118:205.

44. Gilmore et al. Treatment of enterococcal peritonitis with intraperitoneal daptomycin in a vancomycin-allergic patient and a review of the literature. *Perit Dial Int*. 2013;33(4):353–357.

45. Prasad N, Gupta A. Fungal peritonitis in peritoneal dialysis patients. *Perit Dial Int*. 2005;25:207.

46. Wittmann DE et al. Management of Secondary Peritonitis. *Ann Surg*. 1996;224(1):10–18.

47. Doklestic SK et al. Secondary peritonitis—evaluation of 204 cases and literature review. *J Med Life*. 2014;7(2):132–138.

48. Ruiter J et al. The Epidemiology of Intra-Abdominal Flora in Critically Ill Patients with Secondary and Tertiary Abdominal Sepsis. *Infection*. 2009;37:522–527.

49. Skrupky LP et al. Current strategies for the treatment of complicated intra-abdominal infections. *Expert Opin Pharmacother*. 2013;14(14):1933–1947.

50. Dupont H et al. Monotherapy with a broad-spectrum betalactam is as effective as its combination with an aminoglycoside in treatment of severe generalized peritonitis: a multicenter randomized controlled trial. The Severe Generalized Peritonitis Study Group. *Antimicrob Agents Chemother*. 2000;44:2028.

51. Malangoni MA et al. Randomized controlled trial of moxifloxacin compared with piperacillin-tazobactam and amoxicillin-clavulanate for the treatment of complicated intra-abdominal infections. *Ann Surg*. 2006;244:204.

52. Erasmo AA et al. Randomized comparison of piperacillin/tazobactam versus imipenem/cilastatin in the treatment of patients with intra-abdominal infection. *Asian J Surg*. 2004;27:227.

53. Goldstein EJ et al. In vitro activity of moxifloxacin against 923 anaerobes isolated from human intra-abdominal infections. *Antimicrob Agents Chemother*. 2006;50:148.

54. Nathens AB. Relevance and utility of peritoneal cultures in patients with peritonitis. *Surg Infect (Larchmt)*. 2001;2:153.

55. Sirinek KR. Diagnosis and treatment of intra-abdominal abscesses. *Surg Infect (Larchmt)*. 2000;1:31.

56. Minton J, Stanley P. Intra-abdominal infections. *Clin Med*. 2004;4:519.

57. Edmiston CE et al. In vitro activities of moxifloxacin against 900 aerobic and anaerobic surgical isolates from patients with intra-abdominal and diabetic foot infections. *Antimicrob Agents Chemother*. 2004;48:1012–1016.

58. Ackermann G et al. Comparative activity of moxifloxacin in vitro against obligately anaerobic bacteria. *Eur J Clin Microbiol Infect Dis*. 2000;19:228–232.

59. Mu YP et al. Moxifloxacin monotherapy for treatment of complicated intra-abdominal infections: a meta-analysis of randomized controlled trials. *Int J Clin Pract*. 2012;66(2):210–217.

60. Goldstein EJ et al. Clinical efficacy and correlation of clinical outcomes with in vitro susceptibility for anaerobic bacteria in patients with complicated intra-abdominal infections treated with moxifloxacin. *Clin Infect Dis*. 2011;53(11):1174–1180.

61. Solomkin J et al. Treatment of polymicrobial infections: post hoc analysis of three trials comparing ertapenem and piperacillin-tazobactam. *J Antimicrob Chemother*. 2004;53(Suppl 2):ii51.

62. Namias N et al. Randomized, multicenter, double-blind study of efficacy, safety, and tolerability of intravenous ertapenem versus piperacillin/tazobactam in treatment of complicated intra-abdominal infections in hospitalized adults. *Surg Infect (Larchmt)*. 2007;8:15.

63. Solomkin JS et al. Ertapenem versus piperacillin/tazobactam in the treatment of complicated intraabdominal infections: results of a double-blind, randomized comparative phase III trial. *Ann Surg*. 2003;237:235.

64. Solomkin J et al. Ceftolozane/Tazobactam plus metronidazole for complicated intra-abdominal infections in an era of multidrug resistance: results from a randomized, double-blind, phase 3 trial (ASPECT-cIAI). *Clin Infect Dis*. 2015;60(10):1462–1471.

65. Lucasti C et al. Comparative study of the efficacy and safety of ceftazidime/avibactam plus metronidazole versus meropenem in the treatment of complicated intra-abdominal infections in hospitalized adults; results of a randomized, double-blind, Phase II trial. *J Antimicrob Chemother*. 2013;68:1183–1192.

66. AVYCAZ ceftazidime-avibactam injection [package insert]. Cincinnati, Ohio: Forest Pharmaceuticals, Inc: 2015. http://pi.actavis.com/data_stream.asp?product_group=1957&p=pi&language=E. Accessed May 11, 2016.

67. ZERBAXA ceftolozane-tazobactam injection [package insert]. Lexington, MA: Cubist Pharmaceuticals, U.S.: 2015. http://www.merck.com/product/usa/pi_circulars/z/zerbaxa/zerbaxa_pi.pdf. Acccessed May 11, 2016.

68. Paterson DL et al. In vitro susceptibilities of aerobic and facultative Gram-negative bacilli isolated from patients with intra-abdominal infections worldwide: the 2003 Study for Monitoring Antimicrobial Resistance Trends (SMART). *J Antimicrob Chemother*. 2005;55:965–973.

69. Cohn SM et al. Comparison of intravenous/oral ciprofloxacin plus metronidazole versus piperacillin/tazobactam in the treatment of complicated intraabdominal infections. *Ann Surg*. 2000;232:254.

70. Matthaiou DK et al. Ciprofloxacin/metronidazole versus beta-lactam-based treatment of intra-abdominal infections: a meta-analysis of comparative trials. *Int J Antimicrob Agents*. 2006;28:159.

71. Sotto A et al. Evaluation of antimicrobial management of 120 consecutive patients with secondary peritonitis. *J Antimicrob Chemother*. 2002;50:569–576.

72. Bassetti M et al. A research on the management of intra-abdominal candidiasis: results from a consensus of multinational experts. *Intensive Care Med*. 2013;39:2092–2106.

73. Rebolledo M, Sarria JC. Intra-abdominal fungal infections. *Curr Opin Infect Dis*. 2013;26:441–446.

74. Ubeda A et al. Candida Peritonitis. *Enferm Infecc Microbiol Clin*. 2010;28(Suppl 2):42–48.

75. Snydman DR et al. National survey on the susceptibility of Bacteroides fragilis group: report and analysis of trends in the United States from 1997 to 2004. *Antimicrob Agents Chemother*. 2007;51:1649.

76. Hecht DW et al. *Methods for ANTIMICROBIAL SUSCEPTIBILITY TESTING OF ANAEROBIC BACTEria; Approved Standard M11A7*. 7th ed. Wayne, PA: Clinical and Laboratory Standards Institute; 2007.

77. Dougherty SH. Antimicrobial culture and susceptibility testing has little value for routine management of secondary bacterial peritonitis. *Clin Infect Dis*. 1997;25(Suppl 2):S258.

78. Nicoletti G et al. Intra-abdominal infections: etiology, epidemiology, microbiological diagnosis and antibiotic resistance. *J Chemother*. 2009; 21(Suppl 1):5.

79. Onderdonk AB et al. Microbial synergy in experimental intra-abdominal abscess. *Infect Immun*. 1976;13:22–26.

80. Rotstein OD et al. Mechanisms of microbial synergy in polymicrobial surgical infections. *Rev Infect Dis*. 1985;7:151–170.

81. Luchette FA et al. Practice management guidelines for prophylactic antibiotic use in penetrating abdominal trauma: the EAST Practice Management Guidelines Work Group. *J Trauma*. 2000;48:508.

82. Bozorgzadeh A et al. The duration of antibiotic administration in penetrating abdominal trauma. *Am J Surg*. 1999;177:125.

83. Fabian TC. Infection in penetrating abdominal trauma: risk factors and preventive antibiotics. *Am Surg*. 2002;68:29.

84. Delgado G Jr et al. Characteristics of prophylactic antibiotic strategies after penetrating abdominal trauma at a level I urban trauma center: a comparison with the EAST guidelines. *J Trauma*. 2002;53:673.

85. Demetriades D et al. Short-course antibiotic prophylaxis in penetrating abdominal injuries: ceftriaxone versus cefoxitin. *Injury*. 1991;22:20.

86. Fabian TC et al. Duration of antibiotic therapy for penetrating abdominal trauma: a prospective trial. *Surgery*. 1992;112:788.

87. Bratzler DW et al. Antimicrobial prophylaxis for surgery: an advisory statement from the National Surgical Infection Prevention Project. *Clin Infect Dis*. 2004;38:1706.

88. Berne TV et al. Surgically treated gangrenous or perforated appendicitis. A comparison of aztreonam and clindamycin versus gentamicin and clindamycin. *Ann Surg*. 1987;205:133.

89. Lau WY et al. Randomized, prospective, and double-blind trial of new beta-lactams in the treatment of appendicitis. *Antimicrob Agents Chemother*. 1985;28:639.

90. Heseltine PN et al. Imipenem therapy for perforated and gangrenous appendicitis. *Surg Gynecol Obstet*. 1986;162:43.

91. Lau WY et al. Cefoxitin versus gentamicin and metronidazole in prevention of post-appendicectomy sepsis: a randomized, prospective trial. *J Antimicrob Chemother*. 1986;18:613.

92. Foster MC et al. A randomized comparative study of sulbactam plus ampicillin vs. metronidazole plus cefotaxime in the management of acute appendicitis in children. *Rev Infect Dis*. 1986;8(Suppl 5):S634.

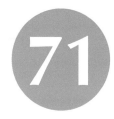

第71章　尿路感染

Douglas N. Fish

核心原则

		章节案例

① 尿路感染(urinary tract infection,UTI)常由细菌所引起,可以为急性或慢性,并可累及上、下尿路的任何部位。尿路感染常根据患者临床特征分为复杂性或非复杂性尿路感染,也可根据获得感染的环境进行分类(如社区获得性或医院获得性)。

案例 71-1(问题 1~6)
案例 71-2(问题 1 和 2)

② 非复杂性尿路感染发生在尿路结构和功能均正常的健康女性。这类感染的主要致病菌为大肠埃希菌(占感染的 75%~95%)和其他革兰氏阴性杆菌,以及革兰氏阳性菌,如腐生葡萄球菌和肠球菌。

案例 71-1(问题 1~3)

③ 下尿路感染(如膀胱炎)常见症状包括尿急、尿频、耻骨上疼痛、血尿和背痛。上尿路感染(如急性肾盂肾炎)常常表现为腰痛、肋脊角压痛、发热、寒战、恶心和呕吐。

案例 71-1(问题 1 和 2)
案例 71-5(问题 1~3)

④ 合理选择并使用抗菌药物是有效治疗尿路感染的基础。大肠埃希菌和其他尿路病原菌耐药性增加,已成为选择抗菌药物时需要考虑的重要因素。临床指南一致推荐甲氧苄啶-磺胺甲基异噁唑 3 日疗程,或呋喃妥因 5 日疗程,或单剂使用磷霉素作为治疗女性急性非复杂性膀胱炎的一线治疗方案。

案例 71-1(问题 1~6),
案例 71-2(问题 1)
表 71-1,表 71-2,表 71-3

⑤ 氟喹诺酮常用于治疗尿路感染且疗效显著。然而,由于细菌耐药性增加和药物的副作用,这也限制了其在非复杂性尿路感染患者中的使用,尤其是因为药物耐药、过敏或其他禁忌证而不能使用首选药物的。β-类内酰胺类抗菌药物对于非复杂性尿路感染也有类似的使用推荐限制。

案例 71-1(问题 3)
案例 71-2(问题 1 和 2)
案例 71-3(问题 1)
表 71-1,表 71-2,表 71-3

⑥ 复杂性尿路感染与尿道异常干扰正常尿流或功能有关。男性、儿童、糖尿病、孕妇和住院患者常常是此类感染的受累人群。复杂性尿路感染多由耐药革兰氏阴性杆菌或对抗菌药物敏感性下降的其他致病菌引起。治疗复杂性尿路感染需要依据细菌培养及药敏试验来选择抗菌药物,且抗菌疗程较长(7~14 日)。

案例 71-1(问题 1~4)
案例 71-2(问题 1)
案例 71-4(问题 1)
案例 71-10(问题 1 和 2)
案例 71-11(问题 1~3)

⑦ 肾盂肾炎临床表现可更为严重且常伴发菌血症和其他并发症。然而多数肾盂肾炎病例并不复杂,可以在门诊使用口服抗菌药物如氟喹诺酮类进行治疗。对于不能口服抗菌药物或病情不稳定的肾盂肾炎患者需要住院静脉给予抗菌药物治疗。

案例 71-5(问题 1~5)
表 71-1,表 71-2,表 71-5

⑧ 尿路感染复发可以是由于再次感染所致,也可以是由于治疗失败造成感染复发。复发通常发生在原发感染发生后 2 周以内,且病原菌与原发感染相同。治疗复发性尿路感染,需要根据细菌培养和药敏结果选择抗菌药物,抗菌疗程至少 2 周。

案例 71-6(问题 1~3 和 6~8)
案例 71-7(问题 1 和 2)

⑨ 发生在原发感染 2 周以上的复发性尿路感染,可视为新发感染并可与原发感染选择相类似的抗菌药物。尿路感染频繁发作(每年发作 3 次或以上)的女性患者可以考虑给予长期预防性治疗。再感染有明确原因(如感染与性交有关)的女性可以视自身情况预防性使用抗菌药物。

案例 71-6(问题 4、5、7 和 8)
表 71-3,表 71-4

无症状菌尿(尿液中细菌数≥10^5/ml,且缺乏尿路感染的临床症状和体征)常见于儿童、老年、孕妇及糖尿病患者。对儿童和孕妇的无症状菌尿患者常规推荐给予治疗以防止发生继发性感染和相关并发症。但尚没有明确的证据显示老年及糖尿病无症状菌尿患者接受治疗能获益,目前不推荐给予治疗。

案例 71-7(问题 3 和 4)
案例 71-8(问题 1 和 2)
案例 71-9(问题 1 和 2)

⑪ 前列腺炎在男性中比较常见,其致病菌与女性非复杂性尿路感染的致病菌相似。急性细菌性前列腺炎常用氟喹诺酮类或甲氧苄啶-磺胺甲噁唑治疗,疗程 2~4 周。有少部分急性前列腺炎患者转为慢性前列腺炎,通常需要治疗 4~6 周,有时还需要更长的疗程。

案例 71-12(问题 1 和 2)

尿路感染

发病率、患病率和流行病学

尿路感染可为急性或慢性感染,通常为细菌所致,上、下尿路的任何部位都可受累。

膀胱感染即为膀胱炎,累及肾实质的感染称为肾盂肾炎。尿路感染在社区及医院的发病率都较高,是人类最常见的细菌感染性疾病[1-3]。尿路感染这一术语包含了一系列的临床疾病,其程度从无症状菌尿到急性肾盂肾炎伴脓毒症不等[1-4]。在美国,每年大约有 800 万~900 万急性膀胱炎和 25 万急性肾盂肾炎的病例,超过 10 万人因此而住院[2,5,6]。美国每年与尿路感染诊疗相关的直接花费约为 30 亿美元[3,6,7]。尿路感染好发于女性,超过 50%的女性一生当中最少发生过 1 次尿路感染[2,5],女性尿路感染的总体发病率是男性的 30 倍[3,7,8]。女性之所以比男性更易患尿路感染,可能与两者尿路解剖和生理不同有关。女性尿道相对短,细菌更容易到达膀胱,而男性尿道更长,且前列腺可分泌抗菌物质,这些都有一定的保护作用[1,3,7,8]。

大约 1%的男孩和 3%~5%的女孩在儿童阶段至少发生过一次尿路感染,其中 30%~50%至少会出现 1 次复发[9]。新生儿尿路感染的发生率大约是 1%,更多见于男性新生儿,多数患儿有先天性尿路结构异常[10]。早期报道中,新生儿尿路感染的死亡率高达 10%[10];然而,由于对儿童尿路感染的认识提高,诊断技术改善以及更有效的处理,大幅降低了新生儿尿路感染的死亡率[10]。男性 50 岁后,由于前列腺梗阻、使用尿道器具及尿路手术使其尿路感染的发生率有所增加。青年男性尿路感染很少见,一旦发生,需要仔细评估尿路的病理问题[11,12]。

15~24 岁女性中 1%~5%具有菌尿,且每 10 年增加 1%~2%,70 岁以后女性菌尿的发生率大约为 10%~20%[1,8,13,14]。总体来说,居家老人中菌尿的发生率为 5%~20%,护理机构老人的发生率增至 20%~50%,住院老人为 30%[3,13,15,.16]。在 65 岁及以上老年人中,尿路感染的发生随年龄而增加。这些患者多数没有症状,但也可造成有症状的感染[13,15,16]。老年人尿路感染高发的原因包括:男性前列腺肥大的高患病率,由潜在的疾病或药物、痴呆和大小便失禁导致的膀胱排空不完全[8,15-17]。老年人罹患菌尿与

其生存率减低是否相关仍存争议[17,18],但无症状菌尿与护理机构老人行为能力下降有关[13,15],有临床症状的尿路感染作为独立危险因素可使椎体骨折风险增加 3 倍[19]。

流行病学

非复杂性尿路感染与复杂性尿路感染

区分非复杂性和复杂性尿路感染是分析尿路感染的疾病特点和治疗的一个重点。无论是膀胱炎或是肾盂肾炎,非复杂性尿路感染发生于泌尿生殖道结构和功能均正常的女性,这些女性没有其他导致更严重或复杂感染的危险因素[3,5,20]。相比之下,复杂性尿路感染与下列情况相关:感染风险增加,存在潜在的严重后果或治疗失败风险。上述情况常与可干扰正常尿流的尿路结构畸形相关。男性、儿童、孕妇的尿路感染应自动视为复杂性感染,医疗机构获得的尿路感染也应视为复杂性尿路感染。复杂性尿路感染的其他情况还包括:尿道结构和神经异常,代谢或激素水平异常,宿主免疫应答受损,使用尿道器械和导尿术,以及非常见病原菌感染(如酵母菌、支原体)[3,5,20]。非复杂性尿路感染都是由典型致病菌引起的社区获得性感染。复杂性尿路感染的致病菌既可以是社区获得性的,也可以与医疗保健机构相关,主要取决于感染细菌的来源及患者潜在的特异危险因素。复杂性尿路感染常由多种细菌混合感染且多见耐药菌感染,常需要较长的抗菌疗程。

社区获得性尿路感染

大多数社区获得性尿路感染由来自肠道的革兰氏阴性需氧菌引起。社区获得性非复杂性尿路感染病原体中,大肠埃希菌占 75%~95%[1,3,20]。在年轻女性,5%~20%尿路感染由凝固酶阴性葡萄球菌引起(如腐生葡萄球菌)[1,3,5]。其他肠杆菌(如奇异变形杆菌、克雷伯菌属)和粪肠球菌也是常见致病菌[1,3,20]。非复杂性尿路感染几乎都是由单一致病菌引起。

医疗机构相关感染

住院患者尿路感染发生率可达 10%,占所有院内感染的 20%~30%[21-23]。大肠埃希菌是医院获得性或其他复杂性尿路感染最常见的致病菌,但是它只占 20%~30%的比例。其他革兰氏阴性菌,包括铜绿假单胞菌、克雷伯菌属、

变形杆菌、肠杆菌和不动杆菌等,相较于社区环境,它们在医疗机构内引发感染的比例显著升高(达 25%)[5,22,23]。肠球菌作为一种常见致病菌,其致院内获得性尿路感染的比例约为 15%[22,23]。金黄色葡萄球菌所致尿路感染常是血行播散的结果,也与留置导尿管相关[1,22-24]。最后,念珠菌也是院内获得性尿路感染的常见致病菌,占 20%~30%[21-23]。与非复杂性尿路感染通常为单一致病菌不同,尿路结构异常或留置导尿管所致的尿路感染常为多种病原体混合感染[1,21-24]。

发病机制和易感因素

细菌逆行感染是尿路感染的典型途径。尿路感染常始发于肠道细菌在阴道入口的大量和持续地定植(如阴道前庭和尿道黏膜)。尿道定植细菌可逆行感染膀胱而导致膀胱炎[25,26]。

尿路发生细菌定植后,膀胱一般有防御机制以阻止感染的播散[1,3,22]。如果尿流顺畅,膀胱排空完全,尿液可以有效地将细菌清除出膀胱。尿液中的有机酸(使尿液具有较低的 pH 值)和尿素(维持尿液高渗透压)等都具有抗菌作用。膀胱黏膜也具有抗菌特性[1,3,22]。其他如免疫球蛋白 A 和糖蛋白(如 Tamm-Horsfall 蛋白)也会被主动分泌入尿液中以阻止细菌黏附于尿道上皮细胞[22,25,26]。

局灶性的肾损害可引发肾盂肾炎,这种损害主要是由细菌通过输尿管播散感染所致,而且膀胱输尿管反流或输尿管蠕动降低可加剧感染播散。妊娠期由于尿路梗阻或革兰氏阴性菌内毒素均可降低输尿管蠕动[1,25,26]。单纯的膀胱炎或尿道解剖结构异常都可以引发尿液反流。

尿路感染的发生与多种因素相关,其中有细菌毒性因子的表达,如特异性黏附分子、细菌分泌的多糖和酶类,另外还与宿主有关,如幼儿或老人、女性、性生活、使用避孕药、妊娠、使用尿道器械或留置尿管,尿路梗阻、神经源性膀胱、肾脏病、既往使用抗菌药物和尿道上皮细胞表面 A、B、H 型低聚糖的表达等均是尿路感染的易感因素[1-3,17,25,27]。

孕妇菌尿的发生率高达 17%,大约是同龄非妊娠女性的 2 倍[1,13,28,29]。孕妇菌尿如果不治疗,其发生有临床症状的急性肾盂肾炎的比例可高达 40%[3]。孕妇易发尿路感染的因素很多,包括激素水平变化、解剖结构变化、逐渐加重的尿潴留和尿中出现葡萄糖[28,29]。绝经期女性激素水平变化与尿路感染风险增加显著相关[3]。雌激素可促进阴道环境酸化和阴道正常菌群(如乳酸菌)的增殖,这些均可减少阴道致病菌的定植。绝经期雌激素水平降低使得大肠埃希菌和其他肠道杆菌易于在阴道大量定植,从而继发感染[3]。

肾脏本身的疾病可增加肾脏对感染的易感性[1]。未预防使用抗菌药物的肾移植受体患者尿路感染的发生率为 35%~80%[30]。脊髓损伤、中风、动脉粥样硬化或糖尿病患者存在神经功能障碍,均对尿路感染易感。神经功能障碍可导致尿潴留,需行导尿术引流尿液。而且长期制动还可使部分患者发生高钙血症及尿路结石[1,5,25]。

既往(15~28 日以内)为治疗尿路感染或其他感染而使用抗菌药物的女性,其患尿路感染的风险会增加 3 至 6 倍[3]。感染风险增加的可能机制为泌尿生殖道正常菌群的改变和致病菌的定植[2,3]。

糖尿病患者尿液中的葡萄糖可促使细菌生长和损伤白细胞功能,因而其患尿路感染的风险增高。而且糖尿病患者尿道器械的使用常较频繁,引起尿道解剖结构、神经功能和免疫异常,从而增加尿路感染的风险[31,32]。有研究报道女性糖尿病患者发生尿路感染的风险是非糖尿病患者的 2 到 3 倍;而且尿路感染复发、再感染,以及并发症(如肾盂肾炎)的发生也有所增加[31-33]。糖尿病患者自主神经病变也可增加尿路感染的发作频次和严重程度[25,31,32]。

最后,研究显示在其他健康女性中性交与尿路感染有关[2,3,25,34]。特殊的避孕措施,特别是使用杀精子剂、阴道隔膜、宫颈帽和避孕套与杀精子胶的联合避孕措施与仅使用屏障避孕措施相比,前者可增加尿路感染的风险[2,27,34]。阴道隔膜,特别是与杀精子胶的联合避孕措施与仅使用屏障避孕措施相比可使女性尿路感染的发生增加 3 倍[2,27]。虽然尚未明确,但口服避孕药也可能增加尿路感染风险[2,3,27,34]。性交及避孕措施相关的尿路感染发生的确切机制目前并不明确,似乎与阴道正常菌群改变致细菌过度增长及继发感染有关[1-3]。

尿路置管

尿道器械或尿道置管是医疗机构相关尿路感染的重要易感因素。导管相关尿路感染是医院获得性感染中最常见的类型,发生于高达 30% 的留置尿管的患者中[23]。65%~95% 的医院获得性尿路感染患者均采用了留置尿管或其他形式的尿道器械[22]。这些尿路感染也是院内革兰氏阴性菌菌血症的主要原因[21,23]。除非既往有菌尿或其他部位污染(如前列腺、肾脏结石),尿路操作如膀胱镜、输尿管置管术、前列腺活检术和上尿道内窥镜很少导致尿路感染。任何导致尿液流出受阻(如尿道狭窄、结石、肿瘤)或机械性膀胱排空困难(如前列腺良性增生、尿道狭窄)的因素都是尿路感染的易感因素。而且尿道或肾盂梗阻所致的尿路感染可导致肾功能迅速恶化和脓毒症[1]。

细菌可通过多个途径侵入引发导管相关感染。正常情况下,尿道口和尿道远端的第三段有细菌定植,因而插入尿管可能将细菌引入膀胱。尿管连接处和尿液收集袋污染的细菌可经尿管管腔迁移入膀胱引发感染[23]。尿管与尿道间的腔隙也是潜在的污染途径。感染的风险与尿管插入的技术,尿管护理,尿管留置时间和患者的敏感性直接相关。诊断性或单次、短时间留置尿管与长时间留置尿管相比,前者发生感染的风险更低[23]。即使再小心的操作,仍然存在尿道细菌污染无菌膀胱的风险。单次置入尿管后,健康女性发生尿路感染的概率为 1%,而抵抗力低下患者感染发生率为 20%。反复置入尿管的每一次操作都会有引发感染的风险[23]。

目前最常用的密闭型无菌尿管引流系统可以明显减少尿路感染。在这个系统中,引流的尿液从尿管直接进入密闭的塑料收集袋。在精细的置入技术及维护下,密闭引流系统总体感染率约为 20%;如果尿管留置时间超过 14 日,感染发生率可增加到 50%[23]。阴茎套式导尿管发生菌尿的概率低于普通留置尿管,这种导尿管避免了普通尿管直接插入尿道的问题。然而此种尿管中的尿液常有高浓度的病原微生物,易造成细菌在尿道定植并进展为膀胱炎[23]。

尿袋中和尿管外壁使用抗菌物质并不减少菌尿的发

生[23,35,36]。有些研究显示抗菌药物包被的尿管(如银,利福平联合米诺环素)可以减少菌尿和尿路感染的发生[23,35,36]。但这类尿管对尿路感染发生率、患者转归和抗菌药物耐药性的总体影响仍不明确,目前不推荐常规使用抗菌药物包被的尿管[23,35]。

临床表现

下尿路感染(如膀胱炎)的常见症状包括排尿烧灼感(排尿困难)、尿频、耻骨上疼痛、血尿和腰痛。上尿路感染(如急性肾盂肾炎)可出现背痛、肋脊角(CVA)压痛、发热、寒战、恶心和呕吐[1-5,37]。

尿路感染的临床症状和体征与是否存在感染或感染的严重程度相关性差。上尿路感染(如亚临床肾盂肾炎)常常仅表现为下尿路感染常见的症状[1,4]。有一种或多种尿路感染症状的女性真正发生尿路感染的比率仅有大约50%[38]。排尿困难、腰痛、脓尿、血尿、菌尿和既往尿路感染的病史有助于明确是否感染。对于缺乏排尿困难或腰痛、阴道异常分泌物或刺激症状的患者,其尿路感染的可能性显著降低[38,39]。有排尿困难同时又频繁出现阴道异常分泌物或刺激症状,患者发生尿路感染的可能性超过90%[38,39]。发热、寒战、背痛、恶心呕吐或肋脊角压痛等表现高度提示急性肾盂肾炎,而非膀胱炎[4,5,37]。多数尿路感染的老年患者无症状,也没有脓尿。并且多数老年患者有尿频和排尿困难,很难根据症状来区分是非感染性还是感染性[1]。新生儿或2岁以内幼儿尿路感染症状常为非特异性,如发育停滞和发热[1]。

诊断

仅凭患者临床表现诊断尿路感染,准确率仅约70%[40]。尿液分析是对临床可疑尿路感染患者进行的一系列实验室检查;在尿路感染临床表现的基础上,尿液分析可有效提高尿路感染诊断的总体正确率[41]。检验人员首先通过肉眼辨别尿液的颜色,再测量尿液的比重,通过快速试纸法来检测尿液的pH值、葡萄糖、蛋白、酮体、血及尿胆素的含量。然后离心尿液得到沉渣,在显微镜下观察沉渣中有无白细胞、红细胞、上皮细胞、晶体、管型和细菌并进行定量分析。

快速诊断试纸试验容易操作并且已被广泛使用。尿液亚硝酸盐实验主要检测尿液中是否存在亚硝酸盐(由尿液中细菌将硝酸盐还原而成)。虽然亚硝酸盐实验结果阳性有临床价值,但假阴性结果也时有发生[40]。快速试纸法也可用于检测白细胞酯酶,以检测尿液中活化白细胞的酯酶活性,其阳性结果与明显的脓尿具有较好的相关性[42]。但白细胞酯酶检测也可出现假阳性结果及假阴性结果[40]。如果亚硝酸盐及白细胞酯酶检测结果均为阴性有助于临床排除尿路感染,如二者结果均为阳性则高度提示尿路感染[40]。

尿路感染患者尿沉渣镜检可见大量细菌(通常>20个/高倍视野),其未离心的尿液行革兰氏染色每油镜视野至少可见1个细菌,且尿液细菌培养常阳性。尿路感染患者常出现脓尿(即未离心尿液中白细胞≥8个/ml或离心尿液中白细胞2~5个/高倍视野)。尿液中出现白细胞管型强烈提示急性肾盂肾炎[1,41]。

尿路感染诊断的金标准是尿培养阳性[1-3,37]。但准确的尿液培养结果有赖于正确的尿液收集技术。使用无菌尿杯收集清洁中段尿是最常用的尿液收集法,这种尿液标本的收集方法对男性患者尤其适用,但对于女性患者临床意义大打折扣,因为很难避免在采集过程中的标本污染[1]。收集尿液标本时,必须先彻底地清洁和冲洗尿道外口部分,待初始部分的尿液排出后再采集尿液标本(即"中段尿")。

如果操作仔细,由导尿术留取的尿液标本行病原学培养,其结果相当可靠,但导尿的操作可在置入尿管时将细菌引入膀胱从而导致尿路感染。而耻骨上膀胱穿刺抽吸尿液标本培养结果也非常可靠且一般无痛,但临床上并不常规使用,对于反复留取无效标本致可疑结果或患者有排尿困难时比较有用。由于这种方法采集的尿液标本很少发生污染,一旦尿液中发现细菌则反映感染存在[1-3]。

尿液标本收集后20分钟内必须接种于培养基,以避免在室温下尿液中细菌生长导致菌落计数偏高。也可在采集后立即将尿液标本冷藏,至培养时取出。膀胱尿液浓度也可影响菌落计数;同一患者晨起第一次尿液中细菌计数高于同日其他时间采集的尿液[1,37]。

中段尿标本培养后菌落计数≥10⁵/ml可确诊为尿路感染。谨慎采集的单次尿液标本培养结果阳性有80%的可信度,如果连续两次培养都是同一病原体就可以确定尿路感染的诊断[1-3]。值得注意的是,中段尿标本菌落计数≥10⁵/ml的标准用以临床诊断尿路感染的准确性较差。大约30%~50%确诊急性膀胱炎的病例患者尿液中菌落计数<10⁵/ml[5,13]。有尿路感染临床症状的患者,采用中段尿中菌落计数≥10²/ml标准诊断尿路感染更为准确,并且可以避免许多患者漏诊[5]。

男性尿路感染的诊断也需要对实验室数据进行不同的分析解读。与女性相比,男性尿本很少发生污染,因而标本中菌落计数的量更低。在男性,尿中菌落计数≥10³/ml高度提示存在尿路感染[11,12]。伴有临床症状的男性患者亚硝酸盐实验阳性高度提示存在急性尿路感染,而亚硝酸盐实验阴性不能排除尿路感染,需行尿培养以确认[43]。

因为儿童使用常规方法采集尿液标本难度大,污染率高,因此儿童尿路感染诊断特别困难。对儿童采用耻骨上穿刺抽吸尿液标本的方法是最准确的,其次为膀胱置管引流尿液[3,37]。虽然采集中段尿和集尿袋法(如将尿液收集入置于尿道口的袋子中)极易污染且结果不准确,但因为这种方法操作简单且无创,因而被家长和医疗机构作为首选。因此在诊断儿童尿路感染时,检查方法的选择取决于医生的经验、技巧和患儿的接受程度[37]。

简易尿液培养法,如滤纸法(如Testuria-R)、浸片法(如Uricult)和垫子培养法(Microstix)在尿液细菌定性和定量检测上与传统实验室检查方法同样可靠。滤纸法相对便宜,但不能区分革兰氏阳性和阴性细菌。浸片法和垫子培养法结果准确,可以区分革兰氏阳性和阴性细菌,花费也相当,而且浸片法容易保存,还附有亚硝酸盐指示条带。

药物治疗概述

有效治疗尿路感染的基础是合理选择和使用抗菌药物。与其他感染性疾病相比,关于尿路感染抗菌药物治疗的研究较为充分,目前对于急性非复杂性尿路感染的抗菌药物选择和疗程推荐已经很明确。最近出版的美国感染病学会(Infectious Disease Society of America,IDSA)和欧洲微生物与感染病学会(European Society of Microbiology and Infectious Diseases,ESMID)指南推荐女性急性非复杂性膀胱炎的一线治疗方案为:呋喃妥因 5 日,或甲氧苄啶-磺胺甲基异噁唑(TMP-SMX)3 日,或单剂磷霉素氨丁三醇[20]。临床上对呋喃妥因和 TMP-SMX 较为熟悉,磷霉素虽已上市多年,但以前却很少用。由于常见尿道致病菌对磷霉素耐药率低,近来临床上又逐渐恢复使用磷霉素。某些医疗机构多重耐药菌问题较严重,磷霉素可以用于治疗此类细菌感染,包括甲氧西林耐药金黄色葡萄球菌、万古霉素耐药肠球菌、产超广谱 β-内酰胺酶的革兰氏阴性菌[20,44]。IDSA/ESMID 指南也推荐氟喹诺酮类和 β-内酰胺类抗菌药物,如阿莫西林-克拉维酸或头孢菌素,作为治疗急性非复杂性膀胱炎的备选药物[20]。这些指南还推荐氟喹诺酮类、头孢菌素类、氨基糖苷类、TMP-SMX、广谱青霉素(如哌拉西林-他唑巴坦)或碳青霉烯类药物治疗女性急性肾盂肾炎[20]。肾盂肾炎具体的治疗药物应主要根据患者是住院或是门诊治疗,当地细菌药物敏感情况,是经验用药还是已获知药敏结果等情况进行选择。根据所选抗菌药物的不同,急性肾盂肾炎的疗程为 5～14 日[20]。无论是非复杂性膀胱炎或肾盂肾炎,判断治疗反应主要依据患者感染临床症状和体征的缓解,不需要反复行尿培养以评估疗效。复杂性尿路感染或反复感染的患者需要长期的随访监测,且应根据病原学培养和药敏结果选择抗菌药物。无论感染类型为何种,患者监护均应关注抗菌治疗的安全性和患者对治疗的耐受性,以及充分有效的患者咨询。

下尿路感染

患者的初始评估和确定治疗目标

案例 71-1

问题 1:V.Q.,20 岁,女性,既往没有尿路感染病史,主诉排尿伴烧灼痛、尿频但每次量少,膀胱痛,无发热或肋脊角压痛。清洁中段尿革兰氏染色提示革兰氏阴性杆菌。申请了尿培养及药敏实验,尿液分析结果如下:

外观:草绿色(正常,草绿色)

尿比重:1.015(正常范围 1.002～1.028)

pH:8.0(正常范围 5.5～7.0)

尿蛋白、尿糖、尿胆红素和尿潜血:均阴性(正常范围,阴性)

尿白细胞:10～15 个/低倍视野(正常范围,0～2 个/低倍视野)

红细胞:0～1 个/低倍视野(正常范围,0～2 个/低倍视野)

细菌:多(正常范围,0～偶见)

上皮细胞:3～5 个/低倍视野(正常范围,0～少数/低倍视野)

综上所述,初步诊断 V.Q. 下尿路感染。V.Q. 目前尿路感染的治疗目标是什么? 在选择抗菌药物时应考虑哪些因素?

急性膀胱炎治疗的目标是有效清除感染和预防相关并发症,同时减少药物治疗相关的不良反应和花费。为达到这些目标,选择具体抗菌药物时需要考虑以下因素:(a)最可能的致病菌;(b)当地的细菌耐药情况;(c)预期治疗疗程;(d)不同抗菌药物的临床有效性和毒性;(e)治疗花费及药物可获得性;(f)患者的个体特征如过敏性、依从性和潜在的合并症[20]。由于不同地区不同致病菌的耐药性差异较大,临床医师必须熟悉本地区的细菌耐药情况[20,45,46]。

由于临床常可以较好地预测下尿路感染可能的致病菌及其对抗菌药物的敏感性,因而下尿路感染的抗菌药物治疗往往在获得尿培养和药敏结果前就开始(表 71-1)。约

表 71-1

尿路感染治疗概述

常见病原菌	抗菌药物选择
非复杂性尿路感染	
大肠埃希菌	TMP-SMX[a]
奇异变形杆菌	TMP-SMX[a]
肺炎克雷伯菌	TMP-SMX[a]
粪肠球菌	氨苄西林、阿莫西林
腐生葡萄球菌	第一代头孢菌素、TMP-SMX
复杂性尿路感染[b,c]	
大肠埃希菌	第一代、二代、三代头孢菌素,TMP-SMX[a]
奇异变形杆菌	第一代、二代、三代头孢菌素
肺炎克雷伯菌	第一代头孢菌素和氟喹诺酮类
粪肠球菌	氨苄西林或万古霉素±氨基糖苷类
铜绿假单胞菌	抗假单胞菌的青霉素类±氨基糖苷类;头孢他啶;头孢吡肟;氟喹诺酮类;碳青霉烯类
肠杆菌	氟喹诺酮类;TMP-SMX;碳青霉烯类
吲哚阳性的变形杆菌	第三代头孢菌素;氟喹诺酮类
黏质沙雷菌	第三代头孢菌素;氟喹诺酮类
不动杆菌	碳青霉烯类、TMP-SMX
金黄色葡萄球菌	耐青霉素酶的青霉素类;万古霉素

[a] 警惕社区耐药性增加(>10%～20%)。

[b] 尽可能根据培养和药敏结果选择抗菌药物。

[c] 合适时采用口服治疗;TMP-SMX 耐药率升高的地区宜采用呋喃妥因、磷霉素、氟喹诺酮或头孢菌素。

TMP-SMX,甲氧苄啶-磺胺甲基异噁唑;UTI,尿路感染

75%~95%的社区获得性尿路感染由肠杆菌科细菌引起（特别是大肠埃希菌）。虽然肠杆菌科细菌对氨苄西林、阿莫西林和磺胺类（如甲氧苄啶-磺胺甲基异噁唑）抗菌药物可能敏感，但耐药的情况常见[45-49]。社区获得性尿路感染分离菌株对氨苄西林的耐药率为25%~70%[45-49]；全国平均耐药率为30%~40%[1,5,20,45-49]。甲氧苄啶-磺胺甲基异噁唑作为传统抗菌药物已经使用多年，然而近些年来，该药的耐药率显著上升，社区获得性大肠埃希菌分离

株对其耐药率在某些地区高达20%~40%[20,45-49]。细菌产生的ESBL可导致对青霉素类和头孢菌素类抗菌药物耐药，虽然传统意义上产ESBL酶的大肠埃希菌和克雷伯菌属与医院获得性感染相关，目前这类细菌在社区获得性感染中也呈现稳步上升的趋势[50,51]。另一种比较常见致病菌是腐生葡萄球菌，大多数菌株对磺胺类、甲氧苄啶-磺胺甲基异噁唑、青霉素类和头孢菌素类敏感。常用药物和剂量见表71-2。

表 71-2

治疗急性尿路感染常用口服抗菌药物[1-3,5,29,47,48,91]

药物	常用剂量		孕妇[a]	母乳[a]	备注[b]
	成人	儿童			
阿莫西林	250mg，q8h；或3g单剂	20~40mg/(kg·d)，分3次给药	透过胎盘（脐带）=30%（母体）[c]	少量	耐药率高，不宜经验用药
阿莫西林+克拉维酸钾	500 + 125mg，q12h	20mg/(kg·d)（以阿莫西林计算），分3次给药	不清楚	不清楚	
氨苄西林	250~500mg，q6h	50~100mg/(kg·d)，分4次给药	可透过胎盘	差异较大（乳汁）=1%~30%（血清）[c]	耐药率高，不宜经验用药，宜空腹服用
头孢氨苄	250~500mg，q6h	15~30mg/(kg·d)，分4次给药	可透过胎盘	可分泌入乳汁	虽然有交叉过敏反应发生，但头孢菌素可作为青霉素过敏患者的替代药物。与其他类药物相比，治疗失败率可能较高
头孢克洛	250~500mg，q8h	20~40mg/(kg·d)，分2~3次给药	可透过胎盘	有少量药物	
头孢泊肟酯	100mg，q12h	10mg/(kg·d)，分2次给药	可透过胎盘	差异较大（乳汁）=0-16%（血清）	
头孢地尼	300mg，q12h 或 600mg，q24h	14mg/(kg·d)，分1~2次给药	可透过胎盘	单次口服600mg后，乳汁中未检测到药物	
诺氟沙星[d]	400mg，q12h	避免使用	可致哺乳动物关节损害	不清楚	避免与抗酸药，二价、三价阳离子，硫糖铝合用。同时服用华法林患者需要监测INR。可引起眩晕[e]

表 71-2

治疗急性尿路感染常用口服抗菌药物[1-3,5,29,47,48,91]（续）

药物	常用剂量		孕妇[a]	母乳[a]	备注[b]
	成人	儿童			
环丙沙星[d]	250~500mg,q12h	避免使用	可致哺乳动物关节损害	不清楚	β内酰胺类过敏患者的替代药物[c]。可用于治疗假单胞菌感染
左氧氟沙星	250mg,q24h	避免使用	可致哺乳动物关节损害	乳汁=100%（血清）[c]	
呋喃妥因	100mg,q12h（如呋喃妥因胶囊）50~100mg,q6h（如呋喃妥因制剂）	5~7mg/（kg·d），分2~4次给药	新生儿可发生溶血性贫血	差异较大，可达30%，G-6PD缺乏的婴儿可引发溶血	**备选药物，可与牛奶或食物同服，可致尿液褐色或铁锈黄色**
磺胺甲基异恶唑（SMX）	1g,q12h	60mg/（kg·d），分2次给药	可透过胎盘：可置换胆红素致高胆红素血症和核黄疸。怀孕32周以上避免使用。一些动物研究显示可致畸	可进入乳汁；可置换胆红素致新生儿黄疸；G6PD缺乏的婴儿可出现溶血	**改变肠道菌群诱发细菌耐药；空腹时用一大杯水送服；可出现光过敏**
甲氧苄啶（TMP）	100mg,q12h		可透过胎盘（脐带）=60%（母体）；具叶酸拮抗作用；妊娠早期避免使用；大鼠实验显示可致畸	（乳汁）>1（血清）[c]	备选药物
TMP-SMX	160+800mg,q12h	10mg/（kg·d），（以TMP量计算），分2次给药	可透过胎盘（脐带）=60%（母体）具叶酸拮抗作用；妊娠早期避免使用。大鼠实验显示可致畸	（乳汁）>1（血清）[c]	**空腹时用一大杯水送服；可出现光过敏；HIV感染患者应密切观察血液系统不良反应；前列腺炎一线治疗药物**
磷霉素氨丁三醇	3g单剂	无数据	可透过胎盘	不清楚	非复杂性膀胱炎推荐用药

[a] 见第49章。
[b] 特殊人群患者的咨询信息用粗体字表示。
[c] 表示药物浓度。
[d] 合用茶碱时可增加茶碱浓度，使用氟喹诺酮类时应仔细监测茶碱血清浓度。
[e] 适用于所有氟喹诺酮类。

G6PD，葡萄糖6磷酸脱氢酶；HIV，人类免疫缺陷病毒；TMP-SMX，甲氧苄啶-磺胺甲基异恶唑

尿培养的临床意义

案例71-1,问题2:V.Q. 治疗前必须做尿液病原学培养及药敏试验吗?

很多学者质疑对急性非复杂性尿路感染患者治疗前行尿液病原学培养的临床价值[1,2,5,20]。女性下尿路感染患者在尿分析检查时常有脓尿，采用恰当的抗菌治疗后症状迅速缓解。脓尿的缓解与尿培养菌落计数相比，前者更能反映感染控制的情况，而且过多的尿

培养占去了尿路感染患者治疗费用的很大一部分[52]。因此对于 V. Q. 这样急性非复杂性下尿路感染的患者行尿液分析检查是性价比较好的选择,如果有脓尿存在,可以不行尿培养直接经验性给予抗菌治疗。如果治疗 48 小时后 V. Q. 症状不缓解,此时再行尿培养和药敏试验。而复杂性尿路感染则不同,由于患者存在感染的易感因素以及既往频繁使用抗菌药物,所以较难预测致病菌及抗菌药物的敏感性,因此在治疗复杂性尿路感染时,通常推荐采用尿涂片及尿培养检查以选择适宜的抗菌药物[1-3,5,20]。

初始抗菌药物选择

案例 71-1,问题 3:治疗 V. Q. 尿路感染宜选择何种抗菌药物?

IDSA/ESMID 于 2011 年更新了急性非复杂性膀胱炎和肾盂肾炎的治疗指南,该指南可以作为 V. Q. 抗菌药物选择的基础(表 71-3)[20]。指南推荐的用于治疗非复杂性膀胱炎的一线药物包括 TMP-SMX、呋喃妥因和磷霉素氨丁三醇;第四种推荐的抗菌药物是美西林,美国市场无法买到。

表 71-3

急性非复杂性膀胱炎和肾盂肾炎的循证治疗推荐概述

推荐	推荐等级[a]
膀胱炎	
首选药物	
硝基呋喃妥因一水合物/粗晶呋喃妥因 100mg,口服,每日 2 次×5 日	A-1
TMP-SMX 160/800mg(双效片 1 片),口服,每日 2 次×3 日	A-1
甲氧苄啶 100mg,口服,每日 2 次×3 日,与 TMP-SMX 等效,在某些地区是首选药物	A-3
磷霉素氨丁三醇 3g,口服,单剂使用	A-1,与标准的短程治疗方案药物如甲氧苄啶或呋喃妥因相比,微生物疗效稍差
美西林 400mg,口服,每日 2 次×3~7 日(美国市场没有该药销售)	A-1,与其他可获得的治疗药物相比疗效稍差
耐药性考虑	
当某特定抗菌药物耐药率≥20%,不再推荐其作为经验用药	B-3 适用于 TMP-SMX 对其他药物无此推荐
替代药物	
氟喹诺酮类	
氟喹诺酮(环丙沙星或左氧氟沙星)口服,疗程 3 日,对急性膀胱炎非常有效	A-1
由于可能的附加损害,氟喹诺酮类应该尽量保留用于其他重要的临床感染	A-3
β-内酰胺类	
当不能使用其他推荐药物时,可口服 β-内酰胺类 3~7 日(包括阿莫西林-克拉维酸、头孢地尼、头孢克洛、头孢泊肟)	B-1
其他 β-内酰胺类如头孢氨苄目前相关应用研究较少,但也可在某些医疗机构使用	B-3
β-内酰胺类与其他治疗尿路感染的抗菌药物相比疗效稍差,副作用较多	B-1
肾盂肾炎	
所有患者	
应行尿培养及药敏试验,初始经验抗菌治疗方案应根据结果进行适宜调整	A-3
门诊患者	
氟喹诺酮类	

表 71-3

急性非复杂性膀胱炎和肾盂肾炎的循证治疗推荐概述（续）

推荐	推荐等级[a]
环丙沙星 500mg，口服，每日 2 次×7 日，±初始静脉给予环丙沙星 400mg，或一种长效的头孢菌素类静脉制剂（如头孢曲松 1g）或一种氨基糖苷类每日剂量一次性给予（如庆大霉素 5～7mg/kg）	A-1
环丙沙星缓释片 1 000mg，口服，每日 1 次×7 日，或左氧氟沙星 750mg，口服，每日 1 次×5 日	B-2
如果一个地区常见尿道致病菌对氟喹诺酮类的耐药率>10%，初始应一次性静脉给予长效头孢菌素类或一种氨基糖苷类每日剂量一次性给予	B-3
替代药物	
TMP-SMX 160/800mg（双效片 1 片）口服，每日 2 次×14 日	A-1
如果不清楚 TMP-SMX 是否敏感，初始应一次性静脉给予长效头孢菌素类或一种氨基糖苷类每日剂量一次性给予	B-2 对头孢菌素类 B-3 对氨基糖苷类
口服 β-内酰胺类 10～14 日，疗效较其他药物差	B-3
如果使用口服 β-内酰胺类，初始应一次性静脉给予长效头孢菌素类或一种氨基糖苷类每日剂量一次性给予	B-2 对头孢菌素类 B-3 对氨基糖苷类
住院患者	
初期抗菌治疗方案可采用下列推荐之一：静脉给予氟喹诺酮类；静脉给予氨基糖苷类±静脉给予氨苄西林；静脉给予广谱头孢菌素类或静脉给予广谱青霉素类±氨基糖苷类；静脉给予碳青霉烯类。可基于当地细菌耐药的监测数据和根据药敏结果适当调整。	B-3

[a] 推荐强度：A、B、C 分别代表好、中、差的循证证据支持相关推荐。

证据的质量：1＝证据来自于≥1 个良好的随机对照研究；2＝证据来自于≥1 个设计良好的无随机的临床研究，或队列研究，或病例对照分析研究，或多时间序列模型，或来自于非对照试验的引人注目的结果；3＝证据来自权威人士基于自身临床经验或描述性研究的观点，或专委会的学术报告。

IV，静脉注射；PO，口服；TMP-SMX，甲氧苄啶-磺胺甲基异噁唑；UTI，尿道感染

TMP-SMX 治疗非复杂性膀胱炎有效[1-3,20,53]，除了肠球菌、铜绿假单胞菌和厌氧菌外的其他革兰氏阳性和阴性菌对 TMP-SMX 普遍敏感[20,54]。虽然 TMP-SMX 在体外药敏试验中可能显示对肠球菌有抗菌活性，但临床疗效差异很大且常与体外敏感性结果不一致。单独的甲氧苄啶和磺胺甲基异噁唑都是抑菌剂，但组合在一起对多数尿道致病菌有杀菌作用[54]，可有效治疗非复杂性尿路感染，甚至组合后对之前单药耐药的细菌仍然有效。尽管甲氧苄啶的耐药率在过去几年有所增加[20,45-49,55]，但在很多地区甲氧苄啶的耐药率仍相对较低，而且单药治疗多数尿路感染时有效。

目前市售的片剂中甲氧苄啶和磺胺甲基异噁唑的比例为 1∶5（如 80mg 甲氧苄啶和 400mg 磺胺甲基异噁唑）。这种配比的复合制剂体内达血清峰浓度时，两药比例约为 1∶20。虽然在体外实验结果显示两药比例为 1∶5～1∶40，都具有协同杀菌效应，但 1∶20 比例对于绝大多数病原体有良好的协同作用[54,56]。尿中甲氧苄啶与磺胺甲基异噁唑的浓度远超多数敏感尿路致病菌所需要的最低抑菌浓度（MIC）。因此考虑到其良好的体外抗菌活性，对敏感株有与氟喹诺酮及其他备选药物相似的卓越疗效，对多数地区的常见致病菌耐药率较低且价格便宜，TMP-SMX 是 V. Q. 抗菌治疗的理想选择[20]。2011 年 IDSA/ESMID 指南推荐

在大肠埃希菌对 TMP-SMX 耐药率<20% 地区，TMP-SMX 可作为治疗急性非复杂性下尿路感染的初选用药[20,57]。

呋喃妥因也是经验性治疗急性非复杂性膀胱炎的推荐药物[20]。呋喃妥因口服后几乎完全被吸收，由于它迅速通过尿液和胆汁消除（半衰期 20 分钟），因而血浆中很难检测其浓度。该药在尿中浓度高达 50～250mg/L，远超多数常见尿路感染致病菌的 MIC 值[58]。食物可大幅降低呋喃妥因的吸收速度，但可使粗晶胶囊和微晶片剂的总体生物利用度增加大约 40%，这可使尿液中治疗药物浓度持续时间延长约 2 小时[58]。

呋喃妥因抗菌谱包括大肠埃希菌、部分假单胞菌属、腐生葡萄球菌、链球菌和肠球菌；而变形杆菌属、肠杆菌属和克雷伯菌属较易耐药（敏感性<60%）[20,48,59]。呋喃妥因对肠道或生殖道的正常菌群没有显著影响，而且既往敏感的菌株也不易进展为耐药[20,60]。与氨苄西林、TMP-SMX 及其他药物的较高耐药率相比，呋喃妥因对多数尿道致病菌有良好抗菌活性。目前在大多数地区，大肠埃希菌对呋喃妥因的敏感率为 90%～99%[20,45-49,59]。临床对照研究结果显示呋喃妥因治疗急性非复杂性膀胱炎与 TMP-SMX、氟喹诺酮或磷霉素同样有效[20]。因此，近期大多数临床指南推荐呋喃妥因用于治疗如 V. Q. 一样的非复杂性尿路感染（表 71-3）[20]。

多数美国临床医师缺乏使用磷霉素氨丁三醇的经验，但是该药在世界的其他多数地区被成功用于尿路感染的治疗[20,44]。磷霉素是磷酸衍生物，通过阻止早期胞浆阶段肽聚糖合成，从而不可逆地阻止细菌细胞壁的合成起到杀菌作用[44,61]。磷霉素是广谱杀菌剂，对多数革兰氏阴性菌和阳性菌，包括大肠埃希菌和其他肠杆菌、铜绿假单胞菌、肠球菌及多重耐药菌如甲氧西林耐药金黄色葡萄球菌、万古霉素耐药肠球菌和产 ESBL 革兰氏阴性杆菌[20,44]。市场以上以袋装形式销售的磷霉素颗粒口服后约有 40% 被吸收，随后几乎完全以原型快速分泌到尿液中，口服单剂磷霉素氨丁三醇后 6~8 小时内平均尿液药物浓度≥500mg/L，尿液中药物浓度>100mg/L 的维持时间长于 26 小时[44,61]。虽然细菌学疗效略低，但单次口服 3g 磷霉素氨丁三醇的临床疗效与甲氧苄啶和呋喃妥因相当[20]。因此，2011 年 IDSA/ESMID 指南推荐磷霉素氨丁三醇用于治疗急性非复杂性膀胱炎（见表 71-3）[20]。需要注意的是虽然美国市场有磷霉素氨丁三醇出售，但该药明显贵于 TMP-SMX 或呋喃妥因。

V. Q. 尿路感染治疗的备选药物包括氟喹诺酮类和各种口服 β-内酰胺类抗菌药物[20]。氟喹诺酮类仍是治疗尿路感染很有效的药物，但由于常见尿道致病菌对氟喹诺酮类耐药性增高，且可显著影响正常菌群而导致并发症如艰难梭状芽孢杆菌感染，因此近来不推荐氟喹诺酮作为治疗如 V. Q. 所患的非复杂性尿路感染的首选药物[20]。关于氟喹诺酮用于尿路感染治疗的更多细节将在案例 71-2 中讨论。

阿莫西林-克拉维酸和几种口服头孢菌素类用于治疗非复杂性尿路感染的相关研究已有报道，这些研究显示 β-内酰胺类抗菌药物与 TMP-SMX 相当，但临床疗效及细菌学疗效均不及氟喹诺酮类[20]。β-内酰胺类抗菌药物治疗尿路感染需要较长疗程（见案例 71-1，问题 4），这难以保证患者依从性且药物相关不良反应风险也相应增高[20]。而且这些相对广谱的抗菌药物还会导致细菌耐药性的频繁出现，如产 ESBL 的革兰氏阴性杆菌[20]。因此目前仅在前面提到的其他抗菌药物均不能使用时（见表 71-3），方可经验性采用 β-内酰胺类抗菌药物（美西林除外）治疗非复杂性膀胱炎[20]。需注意的是，由于耐药率较高，不推荐经验性采用氨苄西林与阿莫西林治疗尿路感染。

基于前面的讨论，V. Q. 合适的治疗药物包括 TMP-SMX、呋喃妥因或磷霉素氨丁三醇。就她目前的个体情况，对这几个药物没有选择的倾向性。这种情况下，V. Q. 治疗方案的选择最重要的考虑因素是当地社区获得性尿路感染致病菌特别是大肠埃希菌的药物敏感性，此外还需要考虑不同方案的费用和药物的可获得性。

需要注意的是目前 IDSA/ESMID 指南并不适用于复杂性尿路感染时经验性治疗抗菌药物的选择。复杂性尿路感染的致病菌通常更难以治疗（如铜绿假单胞菌）且细菌耐药风险增加，因此氟喹诺酮类可作为复杂性尿路感染初始经验用药的首选，然后再根据尿培养及药敏试验结果调整抗菌治疗方案[1-3,5,24]。

抗菌治疗的疗程

案例 71-1，问题 4：V. Q. 初始采用 TMP-SMX 治疗尿路感染，其抗菌治疗疗程建议多长时间为宜？

急性非复杂性尿路感染的门诊患者可采用传统的 7~14 日口服药物疗程、短期的 3~5 日疗程或单剂疗法均有效[1-3,5,20,62]。传统的 7~14 日抗菌药物疗程对多数非复杂性尿路感染的患者过长，目前已很少被使用[1-3,5,20,62]。虽然有一定的抗菌药物类别特异性，3~5 日的抗菌方案与 10 日方案在临床治愈和清除尿道致病菌方面同样有效[1-3,5,20,62]。TMP-SMX 是 3 日治疗方案的首选推荐药物，氟喹诺酮类也可用于短期疗程（见表 71-3）[20]。呋喃妥因 5 日疗程和 TMP-SMX 的 3 日疗程治疗急性非复杂性膀胱炎同样有效，因而目前推荐呋喃妥因 5 日疗程的方案[20,63]。β-内酰胺类抗菌药物更适用于 3~7 日的较长疗程方案[5,20]。更长疗程方案可用于短程方案治疗失败的病例，也可用于治疗复杂性尿路感染，对于这些病例长疗程（7~14 日）一般有更好的临床治愈率和转归[1-3,24]。

有时甚至单剂量的抗菌药物也可能有效。启动抗菌药物治疗数小时内，尿中的细菌就会被清除[20]。在此基础上，加之膀胱的自我防御功能如排尿、酸化和固有的抗菌能力，为临床大剂量单剂抗菌药物能够清除尿路感染提供了理论支持。磷霉素氨丁三醇就是单剂治疗有效的极好诠释，对照研究结果显示单剂口服 3g 磷霉素氨丁三醇后，该杀菌药物在尿中可达非常高的浓度并维持 24 小时以上，从而获得理想的临床疗效[20,44,61]。

虽然目前指南中没有推荐，临床上偶尔也采用磷霉素以外的其他抗菌药物单剂治疗年轻女性急性下尿路感染[5,8,20]，常用的药物方案有：TMP-SMX（2-3 片双效片剂），甲氧苄啶 400mg，阿莫西林-克拉维酸 500mg，阿莫西林 3g，氨苄西林 3.5g，呋喃妥因 200mg，环丙沙星 500mg，诺氟沙星 400mg[1,20]。具体的抗菌药物应基于当地的药物敏感性监测，患者的过敏史和药物治疗费用等进行选择。对于有既往感染病史或临床表现疑似复杂性尿路感染（如感染的全身表现、肾脏疾病、尿道解剖结构异常、糖尿病和妊娠），或有耐药菌感染病史，或有单剂治疗后感染复发病史的女性患者，均不宜给予单剂抗菌方案。单剂抗菌方案也不适合男性尿路感染患者。由于 V. Q. 没有这些禁忌证，理论上她可以接受适宜的单剂抗菌治疗方案。

单剂抗菌方案治疗尿路感染的优势较明显，包括更好的依从性、降低治疗费用、在特定人群疗效明确（如青年女性急性非复杂性下尿路感染）、副作用更小、减少与抗菌药物过度使用相关的细菌耐药性发生等。但是单剂治疗也存在着一些问题[5,8,20]。首先就是多数对照研究的样本量相对较小，因此无法有效评估单剂和多剂治疗在临床疗效或副作用发生率之间的差异。Meta 分析比较了 TMP-SMX 的单剂与 3 日疗程的临床疗效，结果显示单剂方案清除尿液细菌的疗效明显差于≥5 日的治疗方案（分别为 83% 和 93%，P<0.001），或≥7 日的治疗方案（分别为 87% 和 94%，

$P=0.014$)[20,53,62]。这也正如案例71-1问题3所讨论的，单剂磷霉素氨丁三醇方案的细菌学疗效较差[20]。虽然很少有研究直接比较单剂方案和3日治疗方案的疗效，但有大量研究显示3日治疗方案与更长疗程方案同样有效[20,62]。其次，单剂方案与较长疗程方案相比，具有更高的复发率[5]。因此IDSA/ESMID指南目前推荐3日和5日方案用于治疗非复杂性膀胱炎，而且把磷霉素氨丁三醇大剂量单剂方案作为唯一推荐的单剂治疗方案[18]。

基于前面的讨论并结合目前的指南推荐，3日疗程的TMP-SMX，或5日疗程的呋喃妥因，或单剂磷霉素氨丁三醇是治疗V. Q. 感染最适宜的选择(见表71-3)[20]。

采用短疗程治疗方案时，应详细告知患者尿路感染的症状和体征在开始抗菌治疗后2~3天常不会完全消失，因此开始治疗(或者如果采用单剂治疗方案，实际已完成治疗)后短期内症状持续一段时间并不意味着治疗失败。

非那吡啶

案例71-1,问题5:由于V. Q. 主诉有明显的排尿困难，因此除了TMP-SMX，医师还开具了非那吡啶。这个患者处方非那吡啶合理吗?

非那吡啶是泌尿道止痛药，常与抗菌药物联合使用，偶尔也会单独使用，用于缓解排尿困难的症状。尽管每日3次非那吡啶，每次口服200mg，可能对减轻排尿困难有效，但其对尿路感染的细菌清除无效，且非那吡啶联合抗菌药物并不比单独使用抗菌药物效果好。因此，V. Q. 使用这个药的意义并不大，不应该作为常规推荐使用。大多数患者在开始治疗的24~48小时内症状可以得到改善，但某些有严重排尿困难或对抗菌药物反应延迟的患者，在症状改善方面可能会受益于非那吡啶短期(1~2日)治疗[5]。因此，是否需要止痛药治疗，疗程多久，必须要个体化。

非那吡啶是偶氮类化合物，可以使尿液呈橘红色、橘褐色或红色，从而可能致衣物着色。其他不良反应可发生于急性过量使用时，或老年患者以及肾功能降低患者长期使用非那吡啶后可出现蓄积中毒。在体内，大约50%的非那吡啶代谢成苯胺，后者可引起高铁血红蛋白症和溶血性贫血。与非那吡啶相关的溶血性贫血主要发生在葡萄糖-6-磷酸脱氢酶(G6PD)缺乏的患者[64]。也有短暂使用非那吡啶后，发生可逆性急性肾衰竭和过敏性肝炎的报道，但较罕见[64]。

尿培养和药敏结果的解读

案例71-1,问题6:在V. Q. 接受TMP-SMX治疗2日后，尿培养的结果显示为奇异变形杆菌，且菌落计数大于10^5/ml，药敏结果显示对氨苄西林、阿莫西林-克拉维酸、头孢菌素和庆大霉素敏感，对呋喃妥因中介，对TMP-SMX和环丙沙星耐药。V. Q. 自诉服用抗菌药物后，症状好转，排尿困难和膀胱痛的情况几乎完全消失。如何解读尿培养的结果呢? 有必要更换V. Q. 的抗菌药物方案吗?

大多数下尿路或上尿路感染的女性患者尿中菌落计数超过10^5 CFU/ml。但是，在症状性尿路感染的诊断标准中一项主要的修订内容就是摒弃了尿液中菌落计数必须≥10^5 CFU/ml。对于症状性尿路感染女性患者，以尿液中≥100CFU/ml为诊断标准，其敏感性及特异性均良好，有助于正确诊断和治疗[13]。同样的标准也适用于下尿路感染时培养出腐生葡萄球菌，因该菌所致的尿路感染，其尿液菌落计数通常较低，且该菌在普通培养基中生长也不理想，亚硝酸盐实验也为阴性。

除非严重衰弱的患者或是其他复杂性感染，混合性(超过两种病原微生物)尿路感染并不常见。因此，非复杂性感染患者尿培养出现混合微生物通常提示污染，这时需要重复取样培养。

细菌对不同抗菌药物敏感性的判断标准通常与该药物可达到的血药浓度相关。但是，治疗尿路感染的药物主要是由肾脏排泄，这些药在尿中的浓度可能为血浆中浓度的20~100倍。因此，虽然有些致病细菌对所试浓度的药物表现为中介，甚至于耐药，但因其在尿中可以达到高浓度，仍可能有效治疗尿路感染。

尽管体外药敏实验并不总能预测尿路感染治疗反应，但有研究明确显示由耐药菌感染的患者治疗失败的风险增加[51,57,65,66]。耐TMP-SMX细菌感染的患者仅24%~61%治疗有效，而敏感菌感染患者有83%~92%治疗有效[51,57,65]，而且，耐TMP-SMX细菌感染治疗失败的可能性是敏感菌感染的17倍[67]。耐药菌感染的患者，使用TMP-SMX治疗时，其症状消失的中位时间延长(14日 vs 7日, $P=0.0002$)，1周内再次就诊的可能性增加(36% vs 6%, $P<0.0001$)，需要进一步抗菌药物治疗的百分比增加(36% vs 4%, $P<0.0001$)，1个月后，显著性菌尿的发生率也增高(42% vs 20%, $P=0.04$)[65]。

尽管有高达75%的耐药菌感染患者使用TMP-SMX治疗存在失败可能，但在尿培养及药敏结果出来前，TMP-SMX仍常作为经验用药，并根据治疗后的临床反应来选择后续的抗菌药物治疗。如为敏感菌所致感染，通常治疗24~48小时后尿中细菌消失。如果患者接受初始的抗菌药物治疗48小时后收集的尿标本仍能培养出细菌，说明抗菌药物选用不当，或者感染位置较深(如肾盂肾炎、脓肿、梗阻)。如果尿标本培养阴性，并且患者的症状得到改善，说明抗菌药物选用适当(不管药物敏感实验结果如何)，应完成全部疗程。由于V. Q. 自诉症状显著改善，故应该按既定计划完成3日的TMP-SMX疗程，并严密监测有无感染复发。如果V. Q. 出现了任何与抗菌药物治疗失败和感染复发有关的症状或体征，这时需要再次进行尿培养检查，并且选择相应的抗菌药物。

氟喹诺酮类药物治疗

案例 71-2

问题1: I. B. ,48岁,女性,社区获得性尿路感染。她之前有几次尿路感染的病史。尿液分析结果如下:

外观:淡黄色,浑浊(正常:淡黄色,清亮)

比重:1.028(正常:1.002~1.028)

pH:6.3(正常:5.5~7.0)

尿糖、酮体和尿胆素:均为阴性(正常:全阴性)

尿潜血和尿蛋白:试纸法可疑阳性(正常:均为阴性)

白细胞:10~15 个/LPF(正常:0~2 个/LPF)

红细胞:5~10 个/SPF(正常:0~2 个/LPF)

细菌:大量(正常:0~少量)

上皮细胞:3~5 个/LPF(正常:0~几个/LPF)

白细胞酯酶和亚硝酸盐实验:均阳性(正常:均阴性)

注意:I. B. 既往使用 TMP-SMX 出现过皮疹,使用青霉素出现过 2 型过敏反应。请问在治疗 I. B. 的社区获得性尿路感染治疗中喹诺酮的作用如何?

多种氟喹诺酮药物可用于治疗非复杂性或复杂性尿路感染,如诺氟沙星、环丙沙星和左氧氟沙星。氟喹诺酮类常口服用于治疗尿路感染,体外药敏显示类药物对多数革兰氏阴性菌,包括铜绿假单胞菌有良好的抗菌活性[68],对包括腐生葡萄球菌在内的多种革兰氏阳性菌,也具有抗菌活性[68]。尿液成分(酸性 pH,二价阳离子)可以降低很多氟喹诺酮类抗菌药物的活性;但是由于尿中的药物浓度是血浆中浓度的几百倍,所以这些影响一般没有临床意义[68]。大量研究显示氟喹诺酮类治疗急性非复杂性尿路感染非常有效,有效率高达 90%[20,53]。

虽然氟喹诺酮类治疗非复杂性尿路感染时与 TMP-SMX、呋喃妥因和 β-内酰胺类抗菌药物一样有效,但是因其价格较贵,不能提供更多的治疗益处,并且担忧氟喹诺酮类过度使用以导致社区获得性尿路感染致病菌耐药性增加等,因此该类药物不再被推荐为一线经验用药[5,8,20,53,68]。在急性非复杂性尿路感染中,病原菌对氟喹诺酮的耐药率通常不到 1%~2%[21],而在某些特定地区或者是复杂性尿路感染中,氟喹诺酮耐药率可能更高[45-49,55]。最近有研究显示急性非复杂性尿路感染,致病菌对环丙沙星的耐药率为 2%~10%,而在复杂性尿路感染中其耐药率则高达 8%~60%[20,46-49,69],而且耐氟喹诺酮的菌株往往对其他多种抗菌药物也耐药[46-49,69]。同时还需考虑氟喹诺酮类对正常菌群的潜在影响,这种影响增加了感染耐甲氧西林金黄色葡萄球菌和高毒力艰难梭菌的风险[20]。

当患者对一线药物存在过敏或其他禁忌证时,或感染的致病菌为多重耐药菌,如铜绿假单胞菌时,氟喹诺酮类可作为替代药物。在大肠埃希菌对 TMP-SMX 耐药率高于 20%的地区,氟喹诺酮类可考虑作为初始经验用药[20]。但是这些患者通常也可使用呋喃妥因或其他抗菌药物治疗(见表 71-3)[20]。最后,氟喹诺酮还可用于治疗存在结构性或功能性尿路异常的感染患者,或其他复杂性尿路感染[20,68]。

对于 I. B. 可考虑使用氟喹诺酮类药物,因其既往对青霉素和磺胺类药物有不良反应史。但是基于目前 IDSA/ESMID 的推荐,优先考虑的应为呋喃妥因或磷霉素氨丁三醇[20]。如果基于其他某种因素,如可获得性、价格或耐受性,I. B. 是适宜选择氟喹诺酮类的,氟喹诺酮与其他药物相比应疗效相当,而从成本和依从性考虑,选择氟喹诺酮是合适的[20]。I. B. 使用氟喹诺酮类的疗程应为 3 日[20]。

呋喃妥因引起的副作用

案例 71-2,问题 2:最终决定给予 I. B. 呋喃妥因治疗,而不是氟喹诺酮类。予以一水呋喃妥因 100mg,每日 2 次,治疗后,I. B. 自诉在每次服药后,有恶心和胃肠道不适。I. B. 使用的是一水呋喃妥因而不是呋喃妥因,是因为在她附近的药店这种呋喃妥因要便宜些。如何让 I. B. 胃肠道副作用最小化?呋喃妥因还有哪些其他的重要副作用呢?

恶心是呋喃妥因使用时常见的副作用,这种副作用可能会影响到患者的依从性。现在还不明确这种恶心产生的机制是中枢性的,还是外周性的。呋喃妥因与食物一起服用时,可能会减少恶心的副作用,这可能是由于食物起到了缓冲的作用,或者因减少了药物的吸收速率,而降低了药物的峰浓度。但是食物也可能会增加呋喃妥因的生物利用度。通过减慢吸收来降低其相关的恶心呕吐的发生率,特别适合于呋喃妥因的微晶制剂[59]。而对于粗晶制剂,可通过减慢溶解和吸收从而降低血药浓度,减少药物副作用。粗晶制剂的缺点在于价格较高,依据药品品种的不同,一般是其微晶制剂价格的 2~10 倍。最后,由于恶心和呕吐表现为剂量依赖性,且在身材娇小的患者发生率更高,因而减少呋喃妥因的每日剂量也利于改善患者的耐受性[58,59]。研究表明呋喃妥因最佳的临床使用剂量为 100mg,每日 2 次[20],也是 I. B. 正在使用的剂量。所以,I. B. 可以继续目前用药方案,但是需与食物同服和/或更换为呋喃妥因粗晶制剂,应该就可以帮助她完成其规定剂量和疗程。

已有几百例关于呋喃妥因引起的急性、亚急性或慢性肺部反应的报道[70]。急性毒性反应表现为用药几日内,出现的急性流感样综合征,包括发热、呼吸困难和咳嗽症状;嗜酸性粒细胞增多也可能出现。亚急性表现一般在用药后至少 1 个月,症状包括发热和呼吸困难。慢性表现更隐匿,可表现为轻微的呼吸困难和低热。在各种类型中,均常见肺部的湿啰音,胸片上可以出现浸润影[70]。停用呋喃妥因几周后,症状可以完全消失。但是对于慢性肺部表现的患者,可能出现永久性的肺纤维化改变。发生过急性反应的患者再次口服呋喃妥因可激发急性的肺部症状,因此,对于有呋喃妥因所致的肺毒性反应史的患者必须避免使用该药[70]。

使用呋喃妥因治疗期间也可能出现外周神经病变,表现为肢体远端对称性感觉迟钝和感觉异常,逐渐向中央及上行式发展[58,71]。神经病变通常发生在使用呋喃妥因长期治疗的第一个 60 日内,在较短的疗程中很少出现[58,71]。神经症状的严重性与剂量不呈相关性,通常为可逆的。不过,对于一些严重的病例可能需要几个月才能完全恢复。肾功能不全是发生神经毒性和肺毒性的共同危险因素,但也有肾功能正常患者出现神经病变的报道[58,71]。

氟喹诺酮类在儿科感染中的使用

案例 71-3

问题 1：C. S. ,2 岁,女孩,存在尚未矫正的先天性尿路异常,导致反复尿路感染。C. S. 从出生后,至少经历了 9 次尿路感染,接受过多种抗菌药物治疗,包括氨苄西林、阿莫西林、阿莫西林-克拉维酸及 TMP-SMX。她也长期使用低剂量的 TMP-SMX 进行感染预防。48 小时前,C. S. 因为出现了新的尿路感染症状和体征,被带到她的儿科医生那里。儿科医生对她进行了耻骨上穿刺取样,尿液标本送检做尿培养及药敏试验,在等待实验结果的同时,儿科医生经验性地给予 C. S. 阿莫西林-克拉维酸治疗。尿培养结果示大于菌落计数 10^5 CFU/ml 的奇异变形杆菌,对环丙沙星、庆大霉素和厄他培南敏感,对氨苄西林、甲氧苄啶、TMP-SMX、头孢氨苄、头孢克洛、头孢泊肟酯、四环素、呋喃妥因和红霉素均耐药。经验性给予阿莫西林-克拉维酸治疗后,C. S. 的临床症状没有改善。请问针对本次急性感染,哪种抗菌药物适合用于C. S 的继续治疗?

这个案例极好地阐释了尿道病原菌耐药引起的严重治疗困境。分离自 C. S. 的病原菌对所有在儿科治疗中常用的,且证实对 UTI 有效的口服抗菌药物均耐药。尽管青霉素、头孢菌素、呋喃妥因和磺胺类药物经常被推荐用于治疗儿童尿路感染,但既往多次治疗以及长期抗菌药物预防导致这些药物现在不适宜治疗 C. S. 的这次新发感染。虽然体外敏感性实验不能准确预测所有病例的临床治疗反应,但使用对所检出的细菌耐药的抗菌药物,导致治疗失败和患者不良预后的风险显著增加[57,65]。C. S. 需要使用其他替代药物,然而,可供选择的药物几乎没有了。

对于 C. S. 这种复杂性且反复发作的尿路感染,推荐抗菌药物疗程至少 2 周(见本章的后续章节内容)。尽管从C. S. 分离出的细菌对庆大霉素敏感,但庆大霉素需要肠外给药(肌内或静脉内),而 C. S. 的尿路感染所需要的治疗疗程偏长,因而不是理想的药物。且由于药物毒副作用,氨基糖苷类药物也不是合适的选择。厄他培南虽然也有效,但这个药在儿童治疗的临床经验很少,且它同样需要肠外给药。

氟喹诺酮类因其对青少年有潜在的骨骼肌肉毒性,对于小于 18 岁的儿童及青少年禁用。虽然未被批准在儿科使用,氟喹诺酮已被研究用于儿科患者的粒细胞减少伴发热、感染性胃肠炎、中耳炎、细菌性脑膜炎和其他适应证[72-74]。由于其他抗菌药物耐药的问题,氟喹诺酮类在儿童和青少年的使用大幅增加。在 2002 年,大约有 52 万份氟喹诺酮的处方是开给年龄小于 18 岁患者,其中小于 2 岁儿童的处方接近 3 000 份[72]。一些近期的综述总结了儿童使用氟喹诺酮的安全性。虽然存在肌腱病或其他骨骼肌肉毒性的报道,但一般程度较轻、呈可逆性,且与成年人相比其发生率不相上下[72-74]。基于目前研究证据和耐药现状,

美国儿科协会发表了有关儿童和青少年使用氟喹诺酮的推荐意见[72]。根据这些推荐,氟喹诺酮可以考虑在一些特殊情况下使用,包括:(a)多重耐药菌感染,且没有其他安全、有效的替代药物;(b)肠外药物治疗不可行,并且没有其他有效的口服药。治疗多重耐药阴性杆菌引起的尿路感染中,氟喹诺酮被特别提及,可作为儿童患者潜在的备选药物[72]。

在选择治疗 C. S. 尿路感染的药物时,应该仔细权衡可选抗菌药物潜在的风险及获益。对于需长期胃肠外给药的患者(≥2 周),氨基糖苷类或碳青霉烯类的治疗可行性、风险因素、花费和不方便给药等问题是需要考虑的。当然,需要仔细权衡使用口服氟喹诺酮的方便性与儿科人群使用此类药的风险性。显然,对于 C. S. 没有其他理想的抗菌药物可选,医生和患儿家长必须共同探讨以确定可接受的治疗方案并充分知情同意。

肾功能不全患者下尿路感染的治疗

案例 71-4

问题 1：K. M. ,55 岁,男性,有高血压和慢性肾功能不全病史,因尿路感染就诊。最近一次 24 小时尿量测算的肌酐清除率(CrCL)为 20ml/min,应为其处方哪种抗菌药物?

治疗肾功能不全患者尿路感染的主要问题是:在不引起全身毒性的情况下,如何达到足够的尿药浓度。这类理想的药物需要满足:(a)本身没有毒性,甚至在高的血浆浓度下也没有毒性,且不需要调整剂量;(b)以原形经尿排泄(例如,没有代谢);并且(c)经肾小管分泌而不是经肾小球滤过。由于多数肾功能不全的患者,其肾小管分泌功能仍有活性,经肾小管分泌的抗菌药物将可以达到足够的尿药浓度。然而,并不存在这样的理想药物。

呋喃妥因和多数磺胺类药物大部分在肝脏代谢,其尿药浓度在尿毒症患者通常较低。氨基糖苷类几乎都经肾脏清除,尿毒症患者药物相关毒性反应的发生率也较高,往往推荐使用其他替代药物。青霉素、头孢菌素和甲氧苄啶部分经肝代谢,但有相当程度的药物经肾脏清除,根据前面的标准,这些药物适合在肾功能不全患者使用。某些氟喹诺酮类,特别是环丙沙星和左氧氟沙星,其主要通过肾脏排泄(肾小球滤过和肾小管分泌),尿药浓度较高,这些药物在治疗肾功能不全患者的尿路感染时也视为安全有效的。

急性肾盂肾炎

体征与症状

案例 71-5

问题 1：L. B. ,45 岁,女性,1 型糖尿病患者。因恶心、频繁呕吐、尿频、发热、寒战和腰痛就诊于急诊科。阳性体征包括体温 40.5℃ ,脉搏 110 次/min,血压 90/60mmHg,

肋脊角压痛。L. B. 尿液革兰氏染色显示革兰氏阴性杆菌,尿液分析显示葡萄糖尿、肉眼可见血尿,低倍镜视野下白细胞 20~25 个,大量细菌和白细胞管型。她的血糖 400mg/dl。L. B. 被诊断急性细菌性肾盂肾炎收入院。入院后行常规实验室检查包括血生化、全血细胞计数及分类,留取尿液和血液标本送病原学培养及药敏。其后开始静脉输注生理盐水和氨苄西林(1g,每 6 小时 1 次)抗菌治疗,并根据每 6 小时的血糖监测情况给予普通胰岛素。L. B. 有哪些症状和体征符合肾盂肾炎?

下尿路感染的常见症状往往是上尿路感染(如亚临床肾盂肾炎)的唯一阳性体征[1-5,75],因而临床上并不总是能明确区分开上下尿路感染。然而,L. B. 明确表现出了急性细菌性肾盂肾炎的全身感染症状和体征,包括心动过速、低血压、高热、恶心和呕吐、寒战和腰痛,肋脊角压痛、血尿和白细胞管型。另外,L. B. 的糖尿病是其发生包括肾盂肾炎在内的各种肾脏感染的高危因素,这可能是因为糖尿病患者的抗菌防御机制发生了改变[2-5,75]。

治疗

住院治疗

案例 71-5,问题 2:为什么 L. B. 被收治入院?

多数肾盂肾炎患者感染相对轻,一般在门诊治疗即可。而是否需要住院治疗常根据患者的社会状况、能否维持足够的液体摄入及对口服药物的耐受性来决定[2-5,8,20]。有明显恶心和/或呕吐的患者可能不能保持足够的水分摄入,因而发生心血管并发症的风险更高。这样的患者初始可能需要静脉给药以保证初期充足的抗菌药物治疗。而且像 L. B. 这样的糖尿病患者,急性肾盂肾炎更容易使其发生酮症酸中毒,所以应该住院治疗。

虽然中到重度肾盂肾炎患者通常需行血培养,但一项研究表明急性非复杂性肾盂肾炎患者行血培养阳性率较低,而且与尿培养相比,也不能提供多的临床信息,对这些患者的临床处理没有帮助[76]。血培养在严重或有并发症的肾盂肾炎患者中的阳性率可达 25%,对于像 L. B. 这样的患者仍推荐行血培养检查[2-5,75,76]。

肾盂肾炎的抗菌药物选择

案例 71-5,问题 3:采用氨苄西林治疗 L. B. 的感染合适吗?

因为糖尿病患者(以及接受糖皮质激素治疗患者)很容易感染少见或耐药菌,所以氨苄西林不适合治疗 L. B.。与下尿路感染一样,肾盂肾炎通常被分为非复杂性或复杂性感染。由于患有糖尿病,L. B. 的感染属于复杂性感染[2-5,8,20,75]。

大肠埃希菌是复杂性肾盂肾炎最主要的致病菌,其他革兰氏阴性菌(如克雷白菌属、变形杆菌、假单胞菌)也较

常见[2-5,8]。由于 L. B. 是急性起病,且尿中找到革兰氏阴性菌,所以应使用对革兰氏阴性菌有较好抗菌活性的药物。由于常见的尿道致病菌对氨苄西林耐药率高,所以氨苄西林和阿莫西林不适合作为包括肾盂肾炎在内的尿路感染的经验治疗[20]。目前 IDSA/ESMID 推荐急性肾盂肾炎的初始口服抗菌治疗方案见表 71-3。因为 L. B. 已经住院治疗,初始治疗宜选用广谱抗菌药物,包括静脉用第三代头孢菌素(如头孢曲松)、静脉用氟喹诺酮(如环丙沙星、左氧氟沙星)、广谱青霉素如哌拉西林/他唑巴坦、碳青霉烯类[2-5,8,20]。也可以选用氨基糖苷类经验治疗,可单药或联合各种 β-内酰胺药物治疗:与氨苄西林联用可以更好地针对肠球菌,或与头孢菌素或哌拉西林/他唑巴坦联合以加强抗革兰氏阴性菌的活性[20]。具体治疗方案的选择应基于地区耐药状况以及尿培养和药敏结果[20]。初始治疗并不需要常规覆盖铜绿假单胞菌,因此,像头孢曲松这种对铜绿假单胞菌抗菌活性差的药物常适合像 L. B. 这类患者的初始治疗[4,8,20]。由于多数医院微生物实验室 48 小时内可报告尿培养和药敏结果,可根据结果调整为更合适的药物。

血清和尿液药物浓度

案例 71-5,问题 4:对于 L. B.,是否有必要使抗菌药物在血清中达到杀菌浓度,还是达到较高的尿药浓度即可?她应该治疗多长时间?如何确定治疗是否成功?

肾盂肾炎和肾脏实质感染的患者,需要抗菌药物在组织中达到足够的药物浓度,因此应选择能在血清、肾组织和尿液中达到杀菌浓度的抗菌药物[20,77]。住院治疗的患者需要接受静脉用抗菌药物治疗,直到可以口服液体,症状改善且体温正常 24~48 小时[2-5],之后改为口服抗菌药物继续治疗,总疗程约 14 日。病情较轻无需住院的患者,根据使用的药物不同往往需要治疗 7~14 日[20]。虽然在患者出院前将静脉治疗改为口服治疗后常需再留院观察 24 小时,但其益处可能有限[2-5,8]。在治疗第 2 日(排除治疗失败),治疗完成后 2~3 周,以及第 3 个月都需进行尿培养及药敏检查。

治疗结束 14 日后感染复发的患者,重新治疗 6 周往往可以治愈。但也有 5 日治疗成功的报道,但还是推荐更长的疗程[4,8,76]。

口服治疗肾盂肾炎

案例 71-5,问题 5:口服治疗作为 L. B. 急性肾盂肾炎的初始治疗合适吗?

轻度的急性肾盂肾炎的患者(无恶心、呕吐或脓毒症表现),可以口服抗菌药物治疗,如氟喹诺酮类药物治疗 5~7 日,或 TMP-SMX 治疗 14 日[2-5,20]。因为口服氟喹诺酮类较 TMP-SMX 对常见尿道致病菌耐药率更低,较 β-内酰胺类抗菌药物的临床及微生物疗效更高,可作为无需住院治疗的急性肾盂肾炎患者的初始经验用药[20]。由于氟喹诺酮类

药物在体外对革兰氏阴性菌抗菌活性好,且肾组织浓度高(血清浓度的 2~10 倍),对于可能存在耐药菌感染患者的治疗特别有效[68]。然而在某些地区氟喹诺酮类药物的耐药现象及不恰当的初始治疗的风险较为常见。如果氟喹诺酮类药物对大肠埃希菌的耐药率超过 10%,急性肾盂肾炎的初始治疗则应使用静脉用广谱头孢菌素或氨基糖苷类抗菌药物,待获得尿培养及药敏结果后再调整(见表 71-3)[20]。在这种情况下也可选用口服药物如阿莫西林/克拉维酸、头孢呋辛、头孢泊肟酯、头孢地尼等,但是最近的指南指出口服 β-内酰胺类抗菌药物较其他可选用的抗菌药物效果差,不鼓励其作为一线用药[20]。

像 L. B. 这样有菌血症(如发热、寒战)或脓毒症(如低血压)表现的患者应该收治入院并给予静脉用抗菌药物治疗[4,8,20](表 71-4)。L. B. 呕吐频繁,存在口服抗菌治疗失败的风险,初始给予静脉用抗菌药物治疗更为合适。虽然 L. B. 初始应给予静脉用抗菌药物治疗,但推荐使用 1~4 日后早期转为口服治疗,因为序贯口服治疗与持续静脉用药(5 日或更长)的临床转归相同[78]。

表 71-4

尿路感染常用静脉抗菌药物

药物类别	药物	成人平均日剂量		常用给药间隔[a]	备注
		尿路感染	脓毒症		
青霉素类	氨苄西林	2~4g	8g	q4~6h	基于当地药敏情况合理选用
	氨苄西林-舒巴坦	6g	12g	q6h	
	哌拉西林-他唑巴坦	9g	18g	q4~6h	
一代头孢	头孢唑啉	1.5~3g	6g	q8~12h	对革兰氏阳性菌疗效优于二、三代头孢菌素
二代头孢	头孢西丁	3~4g	8g	q4~8h	对革兰氏阴性菌作用介于一、三代头孢菌素间
	头孢呋辛	2.25g	4.5g	q8h	
三代头孢	头孢噻肟	3~4g	8g	q6~8h	对革兰氏阴性菌作用优于一、二代头孢,头孢他啶和头孢吡肟抗假单胞菌活性最好,所有的头孢菌素对粪肠球菌和 MRSA 无效
	头孢曲松	1g	2g	q12~24h	
	头孢他啶	1.5~3g	6g	q8~12h	
四代头孢	头孢吡肟	1~2g	4g	q12h	头孢洛林对 MRSA 有效
	头孢洛林	0.6g	0.6g	q12h	
碳青霉烯类	亚胺培南-西司他丁	1g	2g	q6h	在所列抗菌药物中抗菌谱最广;厄他培南对假单胞菌无效;假单胞菌最易产生耐药性;在某些动物实验中显示有妊娠毒性
	美罗培南	1.5~3g	3g	q8h	
	厄他培南	0.5~1g	1g	q24h	
单环 β 内酰胺类	氨曲南	1~2g	6~8g	q8~12h	对革兰氏阴性需氧菌有效,包括假单胞菌属
氨基糖苷类	庆大霉素	3mg/kg	5~7mg/kg	q24h	对革兰氏阴性菌包括假单胞菌有效,可致胎儿第八对脑神经损害,阿米卡星可用于多重耐药菌
	妥布霉素	3mg/kg	5~7mg/kg	q24h	
	阿米卡星	7.5mg/kg	15~20mg/kg	q24h	

表71-4

尿路感染常用静脉抗菌药物(续)

药物类别	药物	成人平均日剂量		常用给药间隔[a]	备注
		尿路感染	脓毒症		
喹诺酮类	环丙沙星	400~800mg	800mg	q12h	用于耐药菌感染,有指征时应序贯为口服治疗
	左氧氟沙星	250~500mg	500~750mg	q24h	

[a] 假定为肾功能正常情况下。对于肾功能受损患者应调整剂量(见第62章)

反复尿路感染

复发与再感染

案例71-6

问题1:T.W.,28岁,女性,既往有反复尿路感染病史,现在又新出现大肠埃希菌尿路感染。她上次尿路感染发生在5个月前。此次感染使用TMP-SMX治疗10日。原本计划完成抗菌药物治疗后复查尿液分析,可她自觉病情康复,故取消了预约。12周后,她因为再次出现尿路感染症状与体征就诊。此期间她唯一用过的其他药物为避孕药。为什么在这种情况下尿培养及药敏检查特别有用呢?

女性急性膀胱炎患者约20%~30%可反复发生尿路感染[3,5,34,79,80]。反复尿培养及药敏检查能够帮助确定感染是复发还是再次感染。复发是指由初始治疗前存在的同一致病菌所引起的菌尿。大多数感染复发发生在完成治疗后1~2周内,由仍留存于尿道中的细菌引起。复发通常与上尿路感染治疗不充分(如患者药物治疗依从性差)、尿道结构异常及慢性细菌性前列腺炎有关[1,34,79,80]。

再感染是由与治疗前不同的致病菌引起的菌尿。再感染可以发生在治疗期间或治疗完成后的任何时间,但多数发生在几周到几个月之后。大约80%的复发是由再次感染引起[1,34]。再感染通常由来自下消化道的肠杆菌科细菌定植于阴道前庭引起[1],其中以大肠埃希菌最为常见。某些大肠埃希菌株可黏附于阴道上皮细胞,在反复尿路感染的女性中,这些细菌黏附于上皮细胞的数量增加[26]。T.W.已经有8周没有尿路感染症状,提示这次是再次感染,而非前次感染的复发。对于再次感染患者应分析其有无诱发因素的改变,如使用带有或不带有杀精剂的子宫帽。尿路再感染反复发作的患者还应评价相关危险因素,如解剖异常、未诊断的葡萄糖耐量异常或糖尿病,或其他危险因素。

再次感染的治疗

案例71-6,问题2:在等待尿培养和药敏结果期间,应该给予T.W.什么治疗?

T.W.有反复尿路感染的病史,此次可能是再次感染。由于再次感染并不是因为前面治疗失败所致,TMP-SMX作为一个适宜的药物可以再次选用。当发生再次感染的间隔时间很短时,那么感染由耐药菌所致的可能性将增加。如果抗菌药物治疗后几个月再复发,那么正常肠道菌群已重建,而耐药菌感染的风险就减少了。

由于磺胺类药物可引起肠道菌群改变,所以频繁再感染时,尤其是尿培养和药敏结果不详时,不宜经验性选用此类药物。而且细菌耐药性的演变也限制了此类药物在长期抗菌治疗中的应用[20,34,79,80]。但由于T.W.最近的感染在12周以前,再之前的尿路感染是在5个月之前,间隔较长,因此TMP-SMX可再次成为合理的选择。

案例71-6,问题3:如果T.W.服用TMP-SMX后出现不良反应,可选择其他哪些替代药物?

在大多数地区,大肠埃希菌对呋喃妥因的耐药率低(<10%),其对大肠埃希菌具有很好的抗菌疗效。而且呋喃妥因不会显著影响肠道或阴道菌群,之前敏感的菌株发生耐药的现象并不多见[20,60,81]。因此,它常用于治疗大肠埃希菌、腐生葡萄球菌和肠球菌的复发性感染[20]。

在这种情况下,也可选用氟喹诺酮类药物,特别是一些TMP-SMX耐药率高的地区[34,78]。但对于像T.W.这样的患者来说,由于氟喹诺酮类价格高及选择性耐药的问题,不鼓励广泛使用[20,34,80]。在这种情况下,头孢菌素(如头孢呋辛、头孢泊肟酯)和甲氧苄啶也可作为替代用药[3,79,80]。

感染复发时抗菌药物的选择

案例71-6,问题4:T.W.尿培养结果显示:奇异变形杆菌(>10^5/ml),药敏对氨苄西林和TMP-SMX敏感。在完成两个疗程的TMP-SMX治疗后1周,T.W.再次出现尿路感染的症状和体征,并再次行尿培养及药敏试验,在结果出来之前,医师再次给予其TMP-SMX治疗,对T.W.来说,此时给予这个药物仍然合理吗?

由于上次感染复发时培养出的奇异变形杆菌仍然对TMP-SMX敏感,在获得尿培养和药敏结果前,经验性选择TMP-SMX仍然合理。另外,此次复发是在完成上次治疗后1周内,细菌可能发生耐药,因此也可以考虑换用其他抗菌药物(如呋喃妥因、氟喹诺酮)[5,34,80]。对于明显反复发作尿路感染的患者,应分析其他治疗失败的原因,包括患者未遵从医嘱造成治疗不充分。

案例 71-6,问题 5:T. W. 这次感染复发应抗菌治疗多长时间?

感染复发的抗菌疗程通常为 14 日,而对于在第二个 2 周疗程治疗后复发的患者,推荐 6 周的疗程[1-3,34]。如果治疗 6 周后又复发,一些专家推荐疗程延长至 6 个月~1 年[1-3]。但这些长期方案主要应用于儿童、持续有症状的成人或有进行性肾损伤高危因素的成人。无症状成人患者如没有梗阻证据,不应该给予这种长疗程方案。T. W. 的疗程应至少 2 周,或许还需延长至 6 周[34,80]。

案例 71-6,问题 6:T. W. 以前使用 TMP-SMX 治疗中耐受性良好,但此次服药后出现了明显的恶心和呕吐。在治疗 T. W. 感染时,单用甲氧苄啶是 TMP-SMX 合适的替代吗?

单用甲氧苄啶和联合磺胺甲基异噁唑的复合制剂在体外对多数尿路感染相关的肠杆菌科细菌都有活性,甲氧苄啶是治疗急性和慢性尿路感染时 TMP-SMX 有效的替代药物[1-3,5]。由于 T. W. 不能耐受 TMP-SMX 引起的胃肠道反应,而这些反应通常由磺胺甲基异噁唑引起,甲氧苄啶副作用发生率较低,所以甲氧苄啶尤其适合 T. W.。有担心单独使用甲氧苄啶易发生潜在的细菌耐药问题,但研究表明单独使用甲氧苄啶并没有显著增加细菌耐药[79,80]。甲氧苄啶用于治疗急性、非复杂性尿路感染的剂量为 200mg/d。

长期预防

案例 71-6,问题 7:T. W. 使用甲氧苄啶治疗 6 周。后续是否还需要预防性抗菌药物治疗? 如果预防,需持续多长时间?

慢性尿路感染的成年患者可以在每次感染复发时采用适当抗菌药物来治疗,也可以长期小剂量预防用药以减少或防止复发。尿路感染的频次可能是决定是否进行长期抑菌治疗的关键,因为复发性感染反复治疗最终也减少了继发感染的发生[1,34,80,82]。在几乎所有患者中,长期预防治疗都明显减少了有症状的尿路感染的发生率[15,34,80,82]。

从成本效益的角度,每年发作一次以上膀胱炎的女性,可能从预防性抗菌药物治疗中获益[79]。每年发作 3 次以上膀胱炎的女性,长期预防性治疗比每次感染后治疗的成本效益比更高。因此,所有每年发作 2 次以上尿路感染的成年患者应该考虑给予长期预防性抗菌药物治疗[2,34,80]。

预防性治疗的持续时间也是由感染发生的频率来决定。12 个月内患过 3 次及以上尿路感染的女性,以及 12 个月内仅发生 2 次感染的女性,均采用 6 个月抗菌药物预防治疗后,随后尿路感染的复发率前者明显高于后者(前者为

75%,后者为 26%)[82]。因此,对于每年尿路感染少于 3 次的患者应该持续 6 个月预防性治疗,而每年感染 3 次及以上的患者应该至少持续 12 个月预防性治疗。

在进行长期抑菌治疗前,必须选用合适的抗菌药物足疗程治疗以完全清除活动性感染。因为低剂量抗菌药物仅可用于长期预防性抑菌治疗,但不能清除活动性感染。而且还应该排除需要外科手术矫正的解剖异常(如梗阻、结石),这是引起反复感染的高危因素[34,79,80]。当计划长期抗菌药物治疗时,还应该考虑年龄因素。无症状且同时服用多种其他药物的老年患者不是预防性治疗的理想对象,因其依从性差、花费大、存在潜在药物相互作用或毒性问题[79,80]。而年轻患者则更适合于进行长期抑菌治疗[80]。

T. W. 是一个 28 岁女性,在过去的几个月内至少发生 3 次尿路感染,对其进行了全面的评估,并使用标准疗程的甲氧苄啶成功治疗前期的感染,因而 12 个月的预防性抗菌药物治疗是可行的,并且还需要对其定期进行尿路感染有无复发和病原菌耐药状况的评估。

前面讨论了成人预防性使用抗菌药物的问题,但对反复尿路感染的儿童长期预防使用抗菌药物的问题仍有争议。一项前瞻性队列研究纳入了 75 000 名年龄 6 岁及以下的儿童,对反复尿路感染的危险因素和相关的预防性抗菌药物治疗情况进行了研究[83]。结果提示儿童预防性用药并不能减少尿路感染的复发,却使耐药菌感染的风险增加 7.5 倍。另一项研究纳入了 576 名 18 岁以下儿童患者,这些患儿有过 1 次以上经细菌培养证实的尿路感染史,随机分组给予安慰剂或预防性使用 TMP-SMX 12 个月[84]。在研究期间,随机分到 TMP-SMX 预防组的儿童尿路感染的发生率减少 40%,这种获益独立于一些潜在的危险因素如膀胱输尿管反流病史。但是,两组间的其他结果如住院情况、继发感染或经肾扫描证实的肾实质疾病等方面没有显著差异,但有一个例外就是接受抗菌药物预防组的儿童较安慰剂组更易发生 TMP-SMX 耐药菌所致的尿路感染[84]。一项纳入 11 项研究的荟萃分析对儿童长程预防性使用抗菌药物进行了评价,结果显示预防使用抗菌药物总体上没有显著的获益[85]。由于文献中数据不一致,目前不推荐儿童常规使用长程抗菌药物来预防尿路感染复发[1-3,79,80,85-87]。

案例 71-6,问题 8:对于 T. W. 来说,宜选择什么药物进行长期抑菌治疗?

虽然用于预防性治疗的药物很多,但 TMP-SMX 因其临床应用时间长、疗效肯定、毒性较小和价格较低,可作为长期抗菌治疗药物的选择[34,80]。TMP-SMX 还能减少尿道病菌在阴道定植[34,80]。每日半片或 1 片 TMP-SMX 单效片常用于尿路感染的长期预防,是一种有效、耐受良好和方便的预防方案[34,80]。

然而,有尿道异常或肾功能损害的患者预防性治疗的有效率会明显减少。而且采用 TMP-SMX 短程治疗没有清除的感染,很可能对长疗程的抑菌方案无应答[79]。最后,长期接受 TMP-SMX 治疗的患者还可能使肠球菌在阴道定植[82]。

氟喹诺酮类药物也可用于长期抑菌治疗,但仅在其他

推荐药物耐药或不能耐受时使用。头孢菌素也是推荐之一，但最好在不耐受其他药物或其他药物预防失败的情况下使用[79,80]。

当选择抗菌药物进行长期治疗时，需要重点考虑疗效、发生耐药的可能性、长期使用的毒性、便利性和价格等。最常用的药物见表71-5。

表71-5
反复尿路感染长期预防常用抗菌药物[1-3,5,77-79,82]

药物	成人剂量	备注[a]
呋喃妥因	每晚 50~100mg	*<1月婴儿禁用*，和食物及牛奶同服，可能造成尿液棕色或黄锈色
甲氧苄啶	每晚 100mg	*不推荐用于<12岁儿童*
甲氧苄啶 80mg+磺胺甲基异噁唑 400mg	每晚 0.5~1 片或每周 3 次	*不推荐用于<2月新生儿*，空腹一大杯水送服。*可能发生光过敏*
诺氟沙星	200mg/d	*避免与抗酸药合用*，合用时需监测茶碱浓度
头孢氨苄	125~250mg/d	
头孢克洛	250mg/d	
磺胺甲基异噁唑	500mg/d	

[a] 特殊人群患者的咨询信息用斜体字表示

基于上述讨论，T.W 可改用 TMP-SMX. 进行预防性治疗。虽然她以前服用该药发生过胃肠道不适，但预防用药的剂量更低，发生副作用的可能性相对较小。如果她不耐受该药，也可选用甲氧苄啶单药、呋喃妥因或氟喹诺酮类。

因为蔓越莓和益生菌有潜在预防尿路感染的作用，因而长时间受到关注。蔓越莓含有的某些成分可阻止大肠埃希菌黏附于尿道上皮细胞（如黄酮醇、花色素、花青素）[88]。临床上评估了各种蔓越莓的产品（如浓缩果汁、果汁鸡尾酒、提取物胶囊和片剂）以及不同剂量疗法对预防尿路感染的作用，但作用尚不明确，目前还没有将含有蔓越莓的产品用于预防尿路感染的正式推荐[88-90]。近期一项荟萃分析显示，含有蔓越莓的产品可有效预防尿路感染，尤其是女性患者（感染风险可减少 51%）、反复发作尿路感染的女性（复发率可减少 47%）和儿童（尿路感染风险可减少 67%）[88]。但该分析同时提示，目前研究差异大，荟萃分析结果需要慎重解读[88]。益生菌（特别是乳酸杆菌）可以阻止尿路感染相关的致病菌定植[91]。然而，目前关于益生菌预防治疗的研究还不能得出确切的结果，由于目前市场可获得的益生菌产品缺乏相关成分标准（如纯度、剂量），而且缺少良好设计的临床研究，因而对于益生菌用于尿路感染预防没有明确的推荐意见。未来还需要进一步研究以明确蔓越莓或益生菌在预防尿路感染中的作用[88-91]。

尿路感染与性生活

案例 71-7

问题 1：W.W. 是一位 30 岁的孕妇，在早孕期产检时发现无症状性菌尿。5 年前，她第一次怀孕时曾发生急性细菌性肾盂肾炎，并入院接受静脉抗菌药物治疗。此后她出现了与性生活明显相关的反复发作的尿路感染，在同房后服用单次剂量的呋喃妥因可减少感染的发生。考虑到药物对胎儿的影响，W.W. 在怀孕后停用呋喃妥因。性生活与尿路感染的相关性如何？

多项研究均支持尿路感染与性生活是有相关性的[1-3,27]。在尿路感染发生前 1 周同房的天数与尿路感染的发生有直接相关性[1-3,27]。一项研究发现，前 1 周同房天数为 1、4 和 7 的女性发生尿路感染的风险比前 1 周未同房的女性相比分别高出 1.4、3.5 和 9 倍。另一项研究表明，每月性生活次数在 4 次以上的女性，发生尿路感染的风险是无性生活的女性的 2 倍[27]。研究还显示定植于阴道前庭的粪便细菌在性交相关的尿路感染复发中起着重要作用，性交的过程为这些定植菌的移行提供了便利，但其具体机制仍不明确[1-3]。UTI 并不好发于男性，故而由男性传播感染的可能性较小。但同房时，未行包皮环切术的男性，仍偶有将包皮上的定植菌传染给其性伙伴的可能[25]。

案例 71-7,问题 2：W.W. 在每次同房后服用单剂呋喃妥因以治疗反复发作的尿路感染，是否合理？

对于与性生活相关的反复发作的尿路感染，在同房后使用抗菌药物预防感染是非常有效的。理论上在细菌大量繁殖前使用单剂抗菌药物（在尿液有杀菌作用的抗菌药物），可有效防止感染的发生。需告知患者，在同房后，服药前需排空膀胱，这样可以将膀胱内的细菌数量降至最低，并避免药物在膀胱内被尿液稀释。因多数对尿路感染有效的药物均可快速经肾排泄并在尿液内达到较高浓度，所以这种方案是合理的，可降低与性生活相关的尿路感染的发生[92,93]。但此种方案并不推荐用于泌尿系统结构异常或肾功能减退的患者，对于有感染症状的患者，也需先进行治疗，再考虑预防用药。

与持续服用抗菌药物预防感染发生的方案相比，同房后服用单剂药物的预防方案可减少抗菌药物的使用量。TMP-SMX 或呋喃妥因是最长推荐的药物，此外还可选择氟喹诺酮类药物或头孢氨苄[77-93]。

案例 71-7,问题 3:W.W. 在怀孕期间出现无症状的尿路感染,是否应进行治疗?

妊娠期间发生的尿路感染如不进行有效的治疗,很容易进展为急性症状性下尿路感染或肾盂肾炎,因此 W.W. 应接受治疗。而且,妊娠期发生的尿路感染还可能与不足月产、早产以及低体重儿相关[27]。妊娠期发生的尿路感染与母体及胎儿风险的因果关系并不明确。最近一项纳入约 86 000 位母亲的回顾性队列研究发现,不管是否在妊娠期发生了尿路感染,均未发生不良的妊娠结局[94]。尽管如此,目前仍推荐对于妊娠期发生明确菌尿的患者采用适宜的药物进行抗感染治疗[13,28,29]。

临床上尚未观察到呋喃妥因致畸作用,故该药通常被推荐用于妊娠女性[95,96]。然而,体外实验及回顾性研究中发现呋喃妥因有潜在的轻微的致突变风险[97,98]。在哺乳期,对于有 G6PD 缺乏的新生儿,呋喃妥因可导致溶血性贫血,但其实在母乳中仅能检测到少量的呋喃妥因[98]。喹诺酮类药物可导致哺乳动物幼崽关节的软骨损伤,妊娠期禁用[68]。

青霉素和类头孢菌素类用于妊娠期较为安全。这些药物与表 71-3 和表 71-5 中所列的药物一样,都可透过胎盘屏障。因此在将其用于妊娠期尿路感染的治疗之时,必须考虑它们的胚胎毒性或致畸风险[98]。

本案例患者可选用头孢菌素类或磺胺甲噁唑治疗尿路感染。虽然磺胺甲噁唑在妊娠早期被认为是安全的,但 TMP 和 TMP-SMX 应避免使用,因为其中的 TMP 是叶酸拮抗剂,妊娠早期母体叶酸缺乏会导致胎儿神经管畸形和心血管系统缺陷。磺胺甲噁唑在怀孕 32 周后避免使用,因其可造成胎儿高胆红素血症、黄疸和核黄疸。W.W. 在怀孕前停用呋喃妥因是正确的,虽然该药的胚胎毒性较小,但仍有风险,预防用药的获益与风险几乎抵消。治疗期间必须对 W.W. 进行严密的随访。

案例 71-7,问题 4:W.W. 的治疗疗程?

关于单剂和 3 日疗法与常规的 7 日疗法在妊娠期尿路感染患者中疗效的研究较少。就目前已发表的一些临床研究提示单剂疗法的治愈率低于 7~10 日疗法[27,95]。虽然近期越来越多的研究显示,妊娠期尿路感染使用单剂疗法能有效清除细菌,但这些研究纳入的病例数较少。所以,与其他人群相似,推荐妊娠期尿路感染接受 3 日或 7~10 日治疗,而不宜选用单剂治疗方案[13,27,95]。

不管采取何种疗程的治疗方案,对患者采取严密的随访是至关重要的。在治疗 1~2 周后,需复查病原菌清除情况,并在随后的整个妊娠期每月定期复查。如再发生菌尿,均应按照复发或再感染进行治疗,并进行影像学检查,评估是否存在泌尿系统的解剖结构异常[1,27]。

无症状菌尿

抗菌治疗

案例 71-8

问题 1:A.K.,6 岁,女孩,体检发现严重菌尿,无尿路刺激症状。她应该接受抗菌治疗吗?

无症状菌尿的治疗取决于检出菌尿的临床医疗机构。无症状性菌尿的发生人群具有多样性,在不同的患者身上预后与风险均不同。因此,对于有严重菌尿(女性 2 个连续尿标本,或男性单一清洁中段尿标本结果提示 $\geq 10^5/ml$)但无症状的患者,推荐根据患者的年龄、性别和临床特征等判断是否进行抗感染治疗[1,10,13,28]。同时还需考虑患者进展为急性尿路感染的风险,或者出现长期并发症的风险。总而言之,抗感染治疗获益最多的是那些存在泌尿系统结构异常,接受免疫抑制治疗和留置导尿管或进行有创操作的患者[1,3,13]。如需进行抗感染治疗,推荐短程治疗(单剂或 3 日)[3],但也可采用长程治疗[13]。

婴儿期和学龄前儿童(主要是女童)发生的尿路感染偶尔可导致肾脏损伤,对于既往肾功能正常的儿童,肾功能受损的发生率据估计低至 0.4%,并且这类人群尿路感染的总体风险目前还存在争议[9,99]。儿童时期的无症状菌尿应重视,它可能提示患者泌尿系统解剖或功能性缺陷,因此应对患儿进行全面充分的评估。5 岁前发生的肾脏纤维化多数是由菌尿所致,但是否应只对婴儿或学龄前儿童进行治疗还是对所有的儿童患者(不考虑年龄)都进行治疗,仍有争论。在儿童中筛查有无菌尿,对于尿常规提示菌尿或尿培养阳性的儿童,无论是否有症状,均进行抗感染治疗,这在目前看来是合理的也是较常推荐的[99]。虽然有争议,对于 A.K. 的治疗还是需要谨慎对待,因为无症状菌尿导致的肾脏损伤通常发生在儿童时期。如决定开始治疗,治疗原则与有症状的尿路感染相似。

孕妇、老年人和其他成人

案例 71-8,问题 2:对于 A.K. 出现的无症状菌尿,最终决定采取治疗,主要原因还是因为儿童时期的尿路感染发生肾损伤的风险较大。那在其他人群中发生的无症状菌尿是否需要治疗?

对于成年人来说,不伴梗阻的尿路感染很少导致进行性肾脏损伤[3,5]。因此对于多数成年人来说,如不合并机械性梗阻或肾功能不全,无需对无症状性菌尿进行治疗。然而如前所述,40% 的无症状菌尿的妊娠期女性最终会发展为有症状的尿路感染,特别是肾盂肾炎,因此妊娠期发生的无症状性菌尿应进行治疗[13]。而且研究也证实妊娠期发生的急性肾盂肾炎可能增加未足月儿、早产儿和低体重儿的发生[27]。因此,妊娠期无症状性菌尿的患者应进行治疗,以减少相关并发症的风险[13]。

老年患者中菌尿很常见,65 岁以上老年人中约有 20% 的女性和10%的男性伴有菌尿[14,15,16]。虽然此类人群的菌尿常发展为有症状的尿路感染,但既往临床研究结果均显示治疗与不治疗在临床获益方面没有差异[13,15]。考虑到治疗相关费用、药物的副作用和潜在并发症等抵消了治疗的获益,所以对于无症状性菌尿的老年患者,不推荐进行抗感染治疗[13,15]。对有症状的尿路感染患者则应该按常规进行治疗。

对于伴有无症状性菌尿的女性糖尿病患者,抗感染治疗不能减少并发症的发生,因此目前并不推荐对其进行抗菌治疗[13,28]。

伴有尿路症状的无菌尿

临床表现

案例 71-9

问题 1:R. D. ,22 岁,女性,主诉为进展性的尿频、尿痛4~5 日。尿常规提示白细胞数目为 10~15/LPF,尿革兰氏染色未找到细菌。如何评估 R. D. 的临床表现?

急性尿道综合征定义为:有下尿路感染症状,但缺乏革兰氏染色或细菌培养结果等病原学证据的综合征。没有找到病原学证据的原因可能与尿液标本本身无菌或尿液标本中细菌浓度过低有关。即使尿液中没有找到细菌或数量较少($<10^5$CFU/ml),但伴有尿路刺激症状的患者仍可能有尿路感染[100],其病原菌与发病机制与下尿路感染相同,其他可致尿路感染(尤其是伴有脓尿时)的微生物还有:沙眼衣原体、淋球菌和阴道滴虫[100]。相反,具有尿道综合征的患者,如果没有脓尿,应注意非感染性尿道炎也较普遍,需积极查找原因。因为 R. D. 有尿路症状,尿中查到白细胞(10~15 个/高倍视野),革兰氏染色未找到细菌,因此沙眼衣原体或其他非典型致病菌导致感染的可能性较大。

间质性膀胱炎也叫做疼痛性膀胱综合征或者膀胱疼痛综合征,是以膀胱或骨盆痛、尿频、尿急为特征的慢性临床综合征[101]。虽然还不知道间质性膀胱炎确切的病因,但显然与感染无关,抗感染治疗无效。间质性膀胱炎的临床表现与症状性无菌尿极相似,鉴别的关键在于前者没有脓尿。对于临床有下尿路感染症状但没有脓尿的患者,如果前期经验性抗感染治疗无效,应该考虑间质性膀胱炎;在没有进一步明确诊断时不应使用抗菌药物[101]。

抗菌药物治疗

案例 71-9,问题 2:R. D. 应进行抗菌药物治疗吗?

一项双盲、安慰剂对照研究评估了低细菌计数的尿路感染患者使用多西环素(100mg,每日 2 次)的疗效。多西环素治疗组菌尿和脓尿的临床治愈率明显提高,但多西环素并不能改善没有脓尿的患者的症状[100]。大肠埃希菌、其他革兰氏阴性菌和沙眼衣原体是急性尿道综合征的常见病原菌,对于 R. D. 这样有尿路刺激征(没有菌尿)和脓尿的患者,初始治疗选择有抗沙眼衣原体活性的药物如多西环素是合理的。所有四环素类和磺胺类(含或不含甲氧苄啶)药物对类似患者均可能有效,但多西环素的使用有更多临床研究数据支持。新型喹诺酮类药物(如左氧氟沙星)也可作为多西环素的替代药物,但相关的临床研究数据并不多[100]。阿奇霉素的单剂方案,也可用于治疗衣原体感染(见第 72 章)。

为预防性生活引起再次感染,可延长患者抗菌疗程至2~4 周,其性伙伴也需同时进行治疗。若出现以下情况需延长疗程:患者既往发生过沙眼衣原体尿路感染;性伙伴近期发生尿路感染;近期有新的性伙伴;几日内逐渐加重而不是突然发生的尿路感染症状(类似 R. D.),无血尿。无上述情况的患者可参照下尿路感染,使用短程抗感染治疗。

医院获得性急性尿路感染

案例 71-10

问题 1:P. M. ,70 岁,女性,因胸痛急诊收入院,急性心肌梗死待排除。这是她过去 6 个月中第 3 次因胸痛住院。常规予导尿管导尿。住院 2 日后,患者诉排尿烧灼感和膀胱痛。尿镜检提示尿路感染,给予 TMP-SMX 双效片,每日 2 次,每次 1 片。经验性抗感染治疗是否合理?

每年约有 50 万患者发生医院获得性尿路感染,多数与置入导尿管有关。置入尿管的患者约有 10%~30% 发生尿路感染[23],尿管相关尿路感染的并发症值得关注。约有15%的院内血流感染与医院获得性尿路感染有关,占所有尿路置管患者的 4%[23],相关死亡率大约为 15%[23]。院内获得的尿路感染可延长平均住院日 2.5 日,并增加 600~700 美元的花费[23]。虽然应对医院获得性尿路感染的最佳措施是预防,但对于有尿路感染症状的住院患者常规应启动抗感染治疗。

医院获得性感染的病原菌对抗菌药物的敏感性与社区获得性不同,且在不同医院这种敏感性也有差异。因此每个医院的微生物室应明确目前本院的抗菌药物的细菌敏感性趋势。一般来说,大肠埃希菌仍然是尿路感染的主要病原菌。然而,其他的革兰氏阴性杆菌(如奇异变形杆菌、假单胞菌),革兰氏阳性菌(如葡萄球菌、肠球菌)和酵母菌(如念珠菌)导致尿路感染的比例也在增加[21,23]。

耐药菌发病率升高与反复使用抗菌药物、泌尿系统解剖缺陷、高龄、长期住院、反复的入院治疗等相关[21,23,102]。假单胞菌、变形杆菌、普罗威登斯菌、摩根菌、克雷伯菌、肠杆菌、柠檬酸杆菌和沙雷菌对常用的抗菌药物敏感性不高,故而更加难以清除。

P. M. 是老年住院患者,既往住院期间,反复暴露于潜在的耐药菌感染风险中,患者有感染耐药菌可能,与 TMP-SMX 相比,口服氟喹诺酮类药物由于对耐药菌有更强的抗菌活性,因此普遍用于此种情况下的经验性抗菌治疗。如果 P. M. 的临床表现和实验室检查在严密监测情况下，TMP-SMX 也可作为经验治疗药物[21,23,103]。P. M. 还需行尿培养检查，一旦获得培养和药敏结果后，应立即根据药敏结果来调整治疗方案。为了达到最好的成本-效益比，除病原菌对口服药物耐药或患者有潜在胃肠道的问题导致药物吸收障碍外，所有能口服给药的患者都应经口服途径给药[23,75,103]。对于像 P. M. 这样有轻-中度症状的患者，推荐抗感染治疗疗程为 5~7 日，而对于抗感染治疗应答欠佳的患者，可将疗程延长至 10~14 日[23]。

案例 71-10,问题 2:如 P. M. 有其他症状,如发热、寒战、腰痛和呕吐,应如何调整治疗?

对于可能有脓毒症的严重感染患者，初始治疗宜首选覆盖铜绿假单胞菌的广谱抗菌药物（见表 71-4）。可选择的药物有：有抗假单胞菌活性的头孢菌素类（如头孢他啶、头孢吡肟）、广谱青霉素类（如哌拉西林-他唑巴坦）、碳青霉烯类（如亚胺培南-西司他丁、美罗培南）、静脉用氟喹诺酮类（如环丙沙星、左氧氟沙星）和氨曲南。这些抗菌药物至少与氨基糖苷类药物疗效相当，却没有耳毒性和潜在的肾毒性。然而，氟喹诺酮类和头孢菌素类药物价格更高，且可能导致细菌耐药和二重感染。

一般来说，对于医院获得的泌尿道来源的脓毒血症，首选有抗铜绿假单胞活性的 β-内酰胺类药物进行治疗[103]。虽然对于伴有粒细胞缺乏的尿源性脓毒症患者，初始可使用联合治疗，但获得尿培养结果后，应换用为敏感药物单药治疗[103]。重症感染的患者，推荐将抗菌治疗延长至 10~14 日[23]。

导尿管

案例 71-11

问题 1: J. W. ,女性,18 岁,在一次跳水事故后发生了脊髓损伤导致瘫痪。由于尿失禁,患者在入院后放置插入膀胱的有密闭引流装置的导尿管。在住院 2 周后,J. W. 出现了无症状性菌尿。是否应该开始抗感染治疗?

针对感染病原菌行全身抗感染治疗后，可出现短暂的无菌尿。治疗期间，如持续使用密闭式引流导尿管，30%~50% 病例可出现再次感染，而再发的感染常由耐药菌所致[1,23]。因此推荐在尿管拔出前（即刻）或拔出后常规使用全身抗菌药物[1,23,104]。由于许多患者需要长期放置导尿管（如 J. W.），常不可避免地发生菌尿，无症状的患者一般不推荐进行抗感染治疗，以避免耐药菌的定植与隐匿性感染[1,13,23,104]。但如患者出现发热、腰痛或其他提示尿路感染的症状，则必须开始治疗[1,23]。

案例 71-11,问题 2:给予 J. W. 预防性抗感染治疗是否有效?

系统性抗菌药物用于预防导管相关性尿路感染的获益

尚不明确。一些研究显示，对于置入尿管前没有菌尿的患者，即使使用密闭式引流系统并加强导管护理，系统使用抗菌药物可减少尿路感染的日/总发生率[35,36]。抗菌药物的预防作用在短期置管或长期置管的前 4~7 日内达到最大[35,36]，此后感染的发生率增加。虽然预防用药组的感染发生率低于未预防组，但却细菌耐药现象较为明显。因此，在决定全身使用抗菌药物前，需评估患者的基础疾病、危险因素、留置导尿管时间，潜在的药物不良反应以及长期使用抗菌药物导致细菌耐药的风险等。J. W. 需长期留置导尿管,不推荐其预防性使用抗菌药物[23]。

案例 71-11,问题 3: J. W. 恢复自主排尿后拔出尿管。但导尿管拔除 2 日后,她仍有无症状性菌尿。应该如何处理?

留置导尿管的患者出现无症状菌尿非常常见（短期留置导尿管发生率约 25%，长期留置导尿管发生率约 100%），但由此引发的并发症较少，因此对于无症状菌尿患者，只要仍然留置导尿管就不建议使用抗菌药物治疗[23]。但是，导尿管拔除 4 后，女性患者的导尿管相关的无症状性菌尿如仍持续超过 48 小时，则应开始抗感染治疗[13,23]。此类患者即使没有症状，也可给予单剂大剂量或 3 日的 TMP-SMX 方案[13,23,24]。老年（>65 岁）女性患者可能需延长疗程至 10 日,但对于这个年龄阶段的患者,最佳的疗程尚无定论。本方案是否适用于男性患者仍需更多研究[23]。

前列腺炎

发病率、患病率和流行病学

前列腺炎是一种影响前列腺的急性或慢性炎症，约有 5% 的病例被证实是由细菌感染所致[11,12]。其他非感染类型的前列腺炎包括慢性结石性前列腺炎、非细菌性前列腺炎和前列腺疼痛[11,12]。慢性细菌性前列腺炎即前列腺炎的症状持续至少 3 个月以上，这是男性反复尿路感染的主要原因之一。前列腺炎的发病率大于 25%，其复发率从 20% 到 50% 不等[11,12]。约有 5% 的急性前列腺炎患者会发展为慢性[11]。

病因、发病机制和易感因素

急性细菌性前列腺炎

多数急性细菌性前列腺炎是由尿路感染逆行所引起的，单纯的尿路感染导致感染性尿液通过前列腺逆流入射精管和前列腺导管，而此处的细菌难以被清除[12]。急性前列腺炎也可继发于尿道狭窄或对尿道进行机械性操作或前列腺活检术后，特别好发于操作时已有菌尿的患者[12]。细菌性前列腺炎的主要病原菌为需氧革兰氏阴性菌，其中大肠埃希菌占 50%~90%。其他肠杆菌科细菌如变形杆菌和克雷伯菌占 10%~30%，还有 5%~10% 为肠球菌，假单胞菌 <5%，少见的病原菌还包括葡萄球菌、链球菌和非典型病原

菌,如沙眼衣原体、阴道毛滴虫和脲支原体[11,12]。

慢性细菌性前列腺炎

慢性前列腺炎常与脊髓损伤、感染性结石、尿道解剖或生理异常(如梗阻或排尿功能障碍)以及免疫功能低下有关。但是,前列腺的定植菌所致的反复发作的急性前列腺炎,也是感染复发的常见原因[11,12]。正常情况下,男性会分泌前列腺抗菌因子,但在慢性前列腺炎的患者中,往往伴有该因子的缺失或显著减少。慢性前列腺炎分离出的常见病原菌为大肠埃希菌(>80%病例)和其他革兰氏阴性杆菌,由非典型病原菌所致慢性前列腺炎的病例较急性感染更多[11,12]。

临床表现和诊断

急性细菌性前列腺炎

急性细菌性前列腺炎的临床特征表现为:急性起病的寒战、发热,会阴和下背部疼痛,尿频和尿急;遗尿,排尿困难、不适以及虚弱。其他表现还可能有:肌肉、关节疼痛以及膀胱出口梗阻。直肠指检常发现前列腺肿胀,变硬和发热,触痛明显。中段尿培养可找到病原菌。急性细菌性前列腺炎患者,如进行前列腺按摩(见下文)会使患者感觉不适,且增加发生脓毒血症的风险,应尽量避免[11,12]。因此,通常通过临床表现和体格检查诊断急性前列腺炎。

慢性细菌性前列腺炎

慢性细菌性前列腺炎临床表现各不相同,且在多数患者是无症状的。男性尿路感染或急性前列腺炎复发时需考虑此种疾病。慢性细菌性前列腺炎的诊断需通过检查前列腺按摩液以明确[11,12]。分段采集尿液标本检查可判断病变部位(区别细菌来源于前列腺还是尿道)。前10ml自排尿来源于尿道,中段尿来源于膀胱,在前列腺按摩后立即收集的前10ml尿液标本来源于前列腺。如前列腺标本的细菌计数10倍于尿道标本,且膀胱标本无菌或几乎无菌时,可以诊断细菌性前列腺炎[11,12]。

治疗概述

由于多数抗菌药物不易穿透无孔型前列腺毛细血管,也难以通过前列腺上皮进入感染组织和体液,这使得细菌性前列腺炎的治疗极具挑战性。虽然氟喹诺酮类药物耐药性升高,但它能很好地进入前列腺(10%~50%血清浓度),对多数病原菌有较好的抗菌活性,因此常将其作为治疗急、慢性前列腺炎的首选药物[11,12]。甲氧苄啶单药或TMP-SMX也常被用于前列腺炎的治疗。β-内酰胺类、四环素类、大环内酯类和克拉霉素也可用于急、慢性前列腺炎的治疗,但它们穿透前列腺组织和液体的能力低于氟喹诺酮类或TMP-SMX,而且对多数常见致病菌的抗菌活性也不是特别理想[11,12]。急性前列腺炎的疗程一般为2~4周,这主要取决于感染严重程度和患者的治疗反应[11,12]。而慢性前列腺炎的疗程通常为4~6周,如果存在前列腺结石或其他形式的泌尿生殖道病理情况时需延长治疗时间。对于快速

和/或多次复发的患者,有时需要长程的抑菌治疗[11,12]。治疗监测指标主要包括临床症状和体征,并应以临床表现完全消失作为治疗终点。其他的支持治疗主要包括使用对乙酰氨基酚和非甾体抗炎药等减轻症状。虽然证据不足,也可采取热敷会阴部的治疗措施[11,12]。

案例 71-12

问题1:D.G.,60岁,男性。在他40岁时发生第一次尿路感染,当时有尿频、排尿困难、遗尿、会阴部疼痛、寒战和发热,没有腰痛。尿培养检出大肠埃希菌,诊断为急性前列腺炎,使用磺胺类药物治疗,治愈。无症状12年后,再次感染大肠埃希菌引起急性前列腺炎复发,对磺胺治疗仍有效。在后来的8年中,又出现了两次以上大肠埃希菌感染,磺胺治疗均有效。为什么在D.G.反复发生急性前列腺炎时使用磺胺治疗是合理的呢?

前列腺有明显的弥漫炎症时,药物较易渗透入前列腺液和组织中,因此包括磺胺在内的多数用于尿路感染治疗的抗菌药物,也能够用于治疗细菌性前列腺炎。为防止发展为慢性前列腺炎,抗感染治疗疗程至少为2~4周[11,12,24]。

案例71-12,问题2:考虑到前列腺炎的病理生理情况,对D.G.来说合理的治疗选择是什么?以后他的前列腺炎还会复发吗?

在发生急性细菌性前列腺炎时,除了抗菌药物治疗外,其他的一些支持治疗也可用以减轻患者症状。这些方法包括多喝水,使用非甾体抗炎药减轻疼痛,坐浴和软化大便。

回顾D.G.的病史,磺胺类药物能有效控制其感染,故而其使用是合理的。其他药物,特别是氟喹诺酮类药物,也可用于急性前列腺炎的治疗。

多数抗菌药物是酸性的,除了存在急性炎症时,它们一般不易穿透前列腺上皮进入碱性的前列腺液。理论上,这种强碱性的前列腺液会减弱甲氧苄啶的弥散,加强四环素类、某些磺胺类和大环内酯类药物(如红霉素)的弥散。但TMP-SMX长期用于急、慢性细菌性前列腺炎的治疗,且治愈率很高。慢性细菌性前列腺炎采用TMP-SMX长程治疗(4~16周)方案,其治愈率为32%~71%,显著高于短疗程疗法(≤2周)[11,12]。

氟喹诺酮作为TMP-SMX的替代药物,越来越多地被视为前列腺炎的治疗选择之一[11,12,24]。一些研究表明,使用诺氟沙星、环丙沙星或左氧氟沙星4~12周,患者的细菌学治愈率达80%~90%,平行甚至高于TMP-SMX[11,12]。氟喹诺酮类药物对常见病原菌有很好的杀菌活性,还能很好地穿透入前列腺组织和前列腺液,是治疗前列腺炎的重要药物。氟喹诺酮类药物通常被用于前列腺炎的初始经验性治疗,也可在使用其他药物治疗无效、不能耐受或出现耐药时作为替代药物使用[11,12,24]。在使用常规治疗方案后出现复发的患者,还可使用氟喹诺酮类药物进行长期抑菌治疗(常

规剂量减半）[1]。

D. G. 应该接受至少 6 周的 TMP-SMX 治疗，一些权威机构推荐总疗程为 2~3 个月。如足量 TMP-SMX 治疗仍不成功，可以换用氟喹诺酮类药物。D. G. 本次发作或后续如再发作，初始治疗可选用氟喹诺酮类药物[11,12,24]。

如使用氟喹诺酮治疗后，D. G. 的感染再次复发，可长期使用低剂量 TMP-SMX、氟喹诺酮或呋喃妥因等，可减轻与慢性细菌性前列腺炎相关的膀胱感染症状。这些患者中的多数最终会频繁地复发感染，长期、低剂量的抗感染治疗可以减轻膀胱细菌负荷，缓解症状，将细菌局限于前列腺内，防止尿道其他部位发生感染或损伤。慢性细菌性前列腺炎是持续抗菌药物治疗为数不多的指征之一。

（郑波 译，唐敏 校，郑波 审）

参考文献

1. Sobel JD, Kaye D. Urinary tract infections. In: Bennett JE et al, eds. *Mandell, Douglas, and Bennett's Principles and Practice of Infectious Diseases*. 8th ed. New York, NY: Churchill Livingstone; 2015:886–913.
2. Hooton TM Jr. Uncomplicated urinary tract infection. *N Engl J Med*. 2012;366:1028–1037.
3. Dielubanza EJ, Schaeffer AJ. Urinary tract infections in women. *Med Clin North Am*. 2011;95:27–41.
4. Ramakrishnan K, Scheid DC. Diagnosis and management of acute pyelonephritis in adults. *Am Fam Physician*. 2005;71:933–942. [published correction appears in *Am Fam Physician*. 2005;72:2182]
5. Nicolle LE. Uncomplicated urinary tract infection in adults including uncomplicated pyelonephritis. *Urol Clin North Am*. 2008;35:1–12.
6. Brown P et al. Acute pyelonephritis among adults: cost of illness and considerations for the economic evaluation of therapy. *Pharmacoeconomics*. 2005;23:1123–1142.
7. Raynor MC, Carson CC 3rd. Urinary infections in men. *Med Clin North Am*. 2011;95:43–54.
8. Kucheria R et al. Urinary tract infections: new insights into a common problem. *Postgrad Med J*. 2005;81:83–86.
9. Paintsil E. Update on recent guidelines for the management of urinary tract infections in children: the shifting paradigm. *Curr Opin Pediatr*. 2013;25(1):88–94.
10. Beetz R. Evaluation and management of urinary tract infection in the neonate. *Curr Opin Pediatr*. 2012:24(2):205–211.
11. Lipsky BA et al. Treatment of bacterial prostatitis. *Clin Infect Dis*. 2010;50:1641–1652.
12. Wagenlehner FME et al. Urinary tract infections and bacterial prostatitis in men. *Curr Opin Infect Dis*. 2014;27(1):97–101.
13. Nicolle LE et al. Infectious Diseases Society of America guidelines for the diagnosis and treatment of asymptomatic bacteriuria in adults. *Clin Infect Dis*. 2005;40:643–654. [published correction appears in *Clin Infect Dis*. 2005;40:1556]
14. Guzzo TJ, Drach GW. Major urologic problems in geriatrics: assessment and management. *Med Clin North Am*. 2011;95:253–264.
15. Rowe TA, Juthani-Mehta M. Diagnosis and management of urinary tract infection in older adults. *Infect Dis Clin North Am*. 2014;28:75–89.
16. Al Salman J et al. Infection in long term care facility in the Kingdom of Bahrain. *J Infect Public Health*. 2014;7:392–399.
17. Nicolle LE. Urinary tract infections in the elderly. *Clin Geriatr Med*. 2009;25:423–436.
18. Richards CL. Urinary tract infections in the frail elderly: issues for diagnosis, treatment and prevention. *Int Urol Nephrol*. 2004;36:457–463.
19. Eriksson I et al. Prevalence and factors associated with urinary tract infections (UTIs) in very old women. *Arch Gerontol Geriatr*. 2010;50:132–135.
20. Gupta K et al. International clinical practice guidelines for the treatment of acute uncomplicated cystitis and pyelonephritis in women: a 2010 update by the Infectious Diseases Society of America and the European Society for Microbiology and Infectious Diseases. *Clin Infect Dis*. 2011;52:e103–e120.
21. Bagshaw SM, Laupland KB. Epidemiology of intensive care unit-acquired urinary tract infections. *Curr Opin Infect Dis*. 2006;19:67–71.
22. Shuman EK, Chenoweth CE. Recognition and prevention of healthcare-associated urinary tract infections in the intensive care unit. *Crit Care Med*. 2010;38(Suppl):S373–S379.
23. Hooton TM et al. Diagnosis, prevention, and treatment of catheter-associated urinary tract infection in adults: 2009 international clinical practice guidelines from the Infectious Diseases Society of America. *Clin Infect Dis*. 2010;50:625–663.
24. Wagenlehner FM, Naber KG. Current challenges in the treatment of complicated urinary tract infections and prostatitis. *Clin Microbiol Infect*. 2006;12(Suppl 3):67–80.
25. Kalita A et al. Recent advances in adherence and invasion of pathogenic *Escherichia coli*. *Curr Opin Infect Dis*. 2014;27:459–464.
26. Agarwal J et al. Pathogenomics of uropathogenic *Escherichia coli*. *Indian J Med Microbiol*. 2012;30:141–149.
27. Gupta K, Trautner BW. Diagnosis and management of recurrent urinary tract infections in non-pregnant women. *BMJ*. 2013;346:f3140.
28. Schneeberger C et al. Asymptomatic bacteriuria and urinary tract infections in special patient groups: women with diabetes mellitus and pregnant women. *Curr Opin Infect Dis*. 2014;27:108–114.
29. Lumbiganon P et al. Screening and treating asymptomatic bacteriuria in pregnancy. *Curr Opin Obstet Gynecol*. 2010;22:95–99.
30. Golebiewska JE et al. Urinary tract infections during the first year after renal transplantation: one center's experience and a review of the literature. *Clin Transplant*. 2014;28:1263–1270.
31. Chen SL et al. Diabetes mellitus and urinary tract infection: epidemiology, pathogenesis and proposed studies in animal models. *J Urol*. 2009;182:S51–S56.
32. Nicolle LE. Urinary tract infection in diabetes. *Curr Opin Infect Dis*. 2005;18:49–53.
33. Gorter KJ et al. Risk of recurrent acute lower urinary tract infections and prescription pattern of antibiotics in women with and without diabetes in primary care. *Fam Pract*. 2010;27:379–385.
34. Epp A et al. Recurrent urinary tract infection. *J Obstet Gynaecol Can*. 2010;250:1082–1101.
35. Johnson JR et al. Systematic review: antimicrobial urinary catheters to prevent catheter-associated urinary tract infection in hospitalized patients. *Ann Intern Med*. 2006;144:116–126.
36. Tenke P et al. An update on prevention and treatment of catheter-associated urinary tract infections. *Curr Opin Infect Dis*. 2014;27:102–107.
37. Gupta K, Trautner B. In the clinic: urinary tract infection. *Ann Intern Med*. 2012;156:ITC3-1–ITC3-15.
38. Bent S et al. Does this woman have an acute uncomplicated urinary tract infection? *JAMA*. 2002;287:2701–2710.
39. Medina-Bombardo D, Jover-Palmer A. Does clinical examination aid in the diagnosis of urinary tract infections in women? A systematic review and meta-analysis. *BMC Fam Pract*. 2011;12:111–125.
40. Schmiemann G et al. The diagnosis of urinary tract infection: a systematic review. *Dtsch Arztebl Int*. 2010;107:361–367.
41. Simerville JA et al. Urinalysis: a comprehensive review. *Am Fam Physician*. 2005;71:1153–1162. [published correction appears in *Am Fam Physician*. 2006;74:1096]
42. Deville WL et al. The urine dipstick test useful to rule out infections. A meta-analysis of the accuracy. *BMC Urol*. 2004;4:4.
43. Koeijers JJ et al. Evaluation of the nitrite and leukocyte esterase activity tests for the diagnosis of acute symptomatic urinary tract infection in men. *Clin Infect Dis*. 2007;45:894–896.
44. Popovic M et al. Fosfomycin: an old, new friend? *Eur J Clin Microbiol Infect Dis*. 2010;29:127–142.
45. Aypak C et al. Empiric antibiotic therapy in acute uncomplicated urinary tract infections and fluoroquinolone resistance: a prospective observational study. *Ann Clin Microbiol Antimicrob*. 2009;8:27.
46. Olson RP et al. Antibiotic resistance in urinary isolates of Escherichia coli from college women with urinary tract infections. *Antimicrob Agents Chemother*. 2009;53:1285–1286.
47. Schito GC et al. The ARESC study: an international survey on the antimicrobial resistance of pathogens involved in uncomplicated urinary tract infections. *Int J Antimicrob Agents*. 2009;34:407–413.
48. Das R et al. Antimicrobial susceptibility of bacteria isolated from urine samples obtained from nursing home residents. *Infect Control Hosp Epidemiol*. 2009;30:1116–1119.
49. Katsarolis I et al. Acute uncomplicated cystitis: from surveillance data to a rationale for empirical treatment. *Int J Antimicrob Agents*. 2010;35:62–67.
50. Pitout JD et al. Emergence of Enterobacteriaceae producing extended-spectrum beta-lactamases (ESBLs) in the community. *J Antimicrob Chemother*. 2005;56:52–59.
51. Oteo J et al. Extended-spectrum β-lactamase producing Escherichia coli: changing epidemiology and clinical impact. *Curr Opin Infect Dis*. 2010;23:3206–3213.
52. Alam MF et al. The additional costs of antibiotics and reconsultations for antibiotic-resistant Escherichia coli urinary tract infections managed in general practice. *Int J Antimicrob Agents*. 2009;33:255–257.
53. Zalmanovici TA et al. Antimicrobial agents for treating uncomplicated urinary tract infection in women. *Cochrane Database Syst Rev*. 2010;(10):CD007182.

54. Masters PA et al. Trimethoprim-sulfamethoxazole revisited. *Arch Intern Med*. 2003;163:402–410.

55. Muratani T, Matsumoto T. Bacterial resistance to antimicrobials in urinary isolates. *Int J Antimicrob Agents*. 2004;24(Suppl 1):S28–S31.

56. Zinner SH, Mayer KH. Sulfonamides and trimethoprim. In: Bennett JE et al, eds. *Mandell, Douglas, and Bennett's Principles and Practice of Infectious Diseases*. 8th ed. New York, NY: Churchill Livingstone; 2015:410–418.

57. Raz R et al. Empiric use of trimethoprim-sulfamethoxazole (TMP-SMX) in the treatment of women with uncomplicated urinary tract infections, in a geographical area with a high prevalence of TMP-SMX-resistant uropathogens. *Clin Infect Dis*. 2002;34:1165–1169.

58. Horton JM. Urinary tract agents: nitrofurantoin, fosfomycin, and methenamine. In: Bennett JE et al, eds. *Mandell, Douglas, and Bennett's Principles and Practice of Infectious Diseases*. 8th ed. New York, NY: Churchill Livingstone; 2015:447–451.

59. Kashanian J et al. Nitrofurantoin: the return of an old friend in the wake of growing resistance. *BJU Int*. 2008;102:1634–1637.

60. Sandegren L et al. Nitrofurantoin resistance mechanism and fitness cost in *Escherichia coli*. *J Antimicrob Chemother*. 2008;62:495–503.

61. Monurol (fosfomycin tromethamine) [product information]. St. Louis, MO: Forest Pharmaceuticals; 2007.

62. Milo G et al. Duration of antibacterial treatment for uncomplicated urinary tract infection in women. *Cochrane Database Syst Rev*. 2005;(2):CD004682.

63. Gupta K et al. Short-course nitrofurantoin for the treatment of acute uncomplicated cystitis in women. *Arch Intern Med*. 2007;167:2207–2212.

64. Phenazopyridine hydrochloride. In: McEvoy GK, ed. AHFS Drug Information®. Bethesda, MD: American Society of Health-System Pharmacists; 2015. ISBN 978–1-58528–418-4. ISSN 8756–6028. STAT!Ref Online Electronic Medical Library. http://online.statref.com/Document .aspx?docAddress=qcp2nmM91_PjgjmrF9wecg%3d%3d&SessionId =21086CDHLHXXNOJM&Scroll=1&goBestMatch=true&Index=0 &searchContext=phenazopyridine|c2||10|1|0|0|1||c0. Last accessed August 18, 2015.

65. McNulty CAM et al. Clinical relevance of laboratory-reported antibiotic resistance in acute uncomplicated urinary tract infection in primary care. *J Antimicrob Chemother*. 2006;58:1000–1008.

66. Gupta K, Stamm WE. Outcomes associated with trimethoprim/sulfamethoxazole (TMP/SMX) therapy in TMP/SMX resistant community-acquired UTI. *Int J Antimicrob Agents*. 2002;19:554–556.

67. Brown PD et al. Prevalence and predictors of trimethoprim-sulfamethoxazole resistance among uropathogenic *Escherichia coli* isolates in Michigan. *Clin Infect Dis*. 2002;34:1061–1066.

68. Hooper DC, Strahilevitz J. Quinolones. In: Bennett JE et al, eds. *Mandell, Douglas, and Bennett's Principles and Practice of Infectious Diseases*. 8th ed. New York, NY: Churchill Livingstone; 2015:419–439.

69. Karlowsky JA et al. Fluoroquinolone-resistant urinary isolates of *Escherichia coli* from outpatients are frequently multidrug resistant: results from the North American Urinary Tract Infection Collaborative Alliance-Quinolone Resistance Study. *Antimicrob Agents Chemother*. 2006;50:2251–2254.

70. Lin DC, Bhally H. Nitrofurantoin-induced interstitial lung disease. *N Z Med J*. 2007;120:U2753.

71. Kammire LD, Donofrio PD. Nitrofurantoin neuropathy: a forgotten adverse effect. *Obstet Gynecol*. 2007;110(2, pt 2):510–512.

72. Committee on Infectious Diseases. The use of systemic fluoroquinolones. *Pediatrics*. 2006;118:1287–1292.

73. Sabharwal V, Marchant CD. Fluoroquinolone use in children. *Pediatr Infect Dis J*. 2006;25:257–258.

74. Velissariou IM. The use of fluoroquinolones in children: recent advances. *Expert Rev Anti Infect Ther*. 2006;4:853–860.

75. Scholes D et al. Risk factors associated with acute pyelonephritis in healthy women. *Ann Intern Med*. 2005;142:20–27.

76. Spoorenberg V et al. The additional value of blood cultures in patients with complicated urinary tract infections. *Clin Microbiol Infect*. 2014;20:O476.

77. Wagenlehner FM et al. Emergence of antibiotic resistance amongst hospital-acquired urinary tract infections and pharmacokinetic/pharmacodynamic considerations. *J Hosp Infect*. 2005;60:191–200.

78. Vouloumanou EK et al. Early switch to oral versus intravenous antimicrobial treatment for hospitalized patients with acute pyelonephritis: a systematic review of randomized controlled trials. *Curr Med Res Opin*. 2008;24:3423–3434.

79. Franco AV. Recurrent urinary tract infections. *Best Pract Res Clin Obstetr Gynaecol*. 2005;19:861–873.

80. Kodner CM et al. Recurrent urinary tract infections in women: diagnosis and management. *Am Fam Physician*. 2010;82:638–643.

81. Vellinga A et al. Predictive value of antimicrobial susceptibility from previous urinary tract infection in the treatment of re-infection. *Br J Gen Pract*. 2010;60:511–513.

82. Albert X et al. Antibiotics for preventing recurrent urinary tract infection in non-pregnant women. *Cochrane Database Syst Rev*. 2004;(3):CD001209.

83. Conway PH et al. Recurrent urinary tract infections in children. Risk factors and association with prophylactic antimicrobials. *JAMA*. 2007;298:179–186.

84. Craig JC et al. Antibiotic prophylaxis and recurrent urinary tract infection in children. *N Engl J Med*. 2009;361:1748–1759. [published correction appears in *N Engl J Med*. 2010;362:1250]

85. Dai B et al. Long-term antibiotics for the prevention of recurrent urinary tract infection in children: a systematic review and meta-analysis. *Arch Dis Child*. 2010;95:499–508.

86. Tanaka ST, Brock JW 3rd. Pediatric urologic conditions, including urinary infections. *Med Clin North Am*. 2011;95:1–13.

87. Greenfield SP. Antibiotic prophylaxis in pediatric urology: an update. *Curr Urol Rep*. 2011;12:126–131.

88. Wang C-H et al. Cranberry-containing products for prevention of urinary tract infections in susceptible populations. *Arch intern Med*. 2012;172:988–996.

89. Jepson RG, Craig JC. Cranberries for preventing urinary tract infections. *Cochrane Database Syst Rev*. 2008;(2):CD001321.

90. Rossi R et al. Overview on cranberry and urinary tract infections in females. *J Clin Gastroenterol*. 2010;44(Suppl 1):S61–S62.

91. Reid G, Bruce AW. Probiotics to prevent urinary tract infections: the rationale and evidence. *World J Urol*. 2006;24:28–32.

92. Fihn SD et al. Use of spermicide-coated condoms and other risk factors for urinary tract infection caused by *Staphylococcus saprophyticus*. *Arch Intern Med*. 1998;158:281–287.

93. Enzler MJ et al. Antimicrobial prophylaxis in adults. *Mayo Clin Proc*. 2011;86:686–701.

94. Chen YK et al. No increased risk of adverse pregnancy outcomes in women with urinary tract infections: a nationwide population-based study. *Acta Obstet Gynecol*. 2010;89:882–888.

95. Lumbiganon P et al. One-day compared with 7-day nitrofurantoin for asymptomatic bacteriuria in pregnancy: a randomized controlled trial. *Obstet Gynecol*. 2009;113:339–345.

96. Guinto VT et al. Different antibiotic regimens for treating asymptomatic bacteriuria in pregnancy. *Cochrane Database Syst Rev*. 2010;(9):CD007855.

97. Crider KS et al. Antibacterial medication use during pregnancy and risk of birth defects. *Arch Pediatr Adolesc Med*. 2009;163:978–985.

98. Briggs GG, Freeman RK, eds. *Drugs in Pregnancy and Lactation*. 10th ed. Baltimore, MD: Lippincott Williams & Wilkins; 2014.

99. Toffolo A et al. Long-term clinical consequences of urinary tract infections during childhood: a review. *Acta Paediatr*. 2012;101:1018–1031.

100. Hamilton-Miller JM. The urethral syndrome and its management. *J Antimicrob Chemother*. 1994;33(Suppl A):63–73.

101. Potts JM, Payne CK. Urologic chronic pelvic pain. *Pain*. 2012;153:755–758.

102. Chen YH et al. Emerging resistance problems and future perspectives in pharmacotherapy for complicated urinary tract infections. *Exp Opin Pharmacother*. 2013;14:587–596.

103. Liu H, Mulholland SG. Appropriate antibiotic treatment of genitourinary infections in hospitalized patients. *Am J Med*. 2005;118(Suppl 7A):14S–20S.

104. Marschall J et al. Antibiotic prophylaxis for urinary tract infections after removal of urinary catheter: meta-analysis. *BMJ*. 2013;346:f3147.

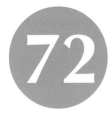

第72章 性传播疾病

Jeffery A. Goad，Karl M. Hess，and Albert T. Bach

核心原则	章节案例
发病与发展	
① 男性淋病发病初期表现为排尿困难伴脓性分泌物。伴随感染加重，分泌物会增多，甚至出现血丝。某些淋球菌菌株所致感染没有症状或症状极轻微。	案例 72-1(问题 2)
② 女性淋病患者最常见的症状是阴道分泌物异常。多数淋病女性宫颈存在异常，出现脓性或黏稠脓性宫颈分泌物、红斑、易剥落及异位水肿。盆腔炎症性疾病(pelvic inflammatory disease，PID)是女性淋病患者的严重并发症，可导致不育和慢性骨盆痛。	案例 72-1(问题 4)
③ 治疗淋病首选第三代头孢菌素如头孢曲松。由于淋球菌对氟喹诺酮高耐药，氟喹诺酮类药物不应再被用于淋病治疗。	案例 72-1(问题 6 和 7)
④ 根据暴露部位不同，淋球菌也能导致肛肠和咽喉感染。肛肠感染会导致直肠炎并伴有疼痛、肛门黏脓性渗出物、便秘、里急后重、肛门出血。咽喉感染以咽痛、咽部渗液或颈部淋巴结发炎为特征。治疗淋球菌所致肛肠或咽喉感染用药推荐头孢曲松。	案例 72-2(问题 2~4)
⑤ 播散性淋球菌感染(disseminated gonococcal infection，DGI)会导致复杂的淋病感染，最终导致脓包状肢端皮肤损伤、腱鞘炎、多关节痛或脑膜炎。治疗DGI 需要使用高剂量的头孢曲松。	案例 72-4(问题 2 和 3)
盆腔炎症性疾病	
① 盆腔炎症性疾病(pelvic inflammatory disease，PID)患者可在住院部或门诊接受治疗。轻中度 PID 可选择胃肠外抗生素进行治疗，但胃肠外和口服治疗的临床疗效是相同的。	案例 72-3(问题 1)
非淋球菌性尿道炎	
① 非淋球菌性尿道炎(nongonococcal urethritis，NGU)是一种男性常见性传播疾病，多由沙眼衣原体引起。	案例 72-5(问题 1)
② NGU 典型症状一般较淋球菌性尿道炎轻微，少见排尿困难和阴茎分泌物。仅靠症状和体征不能准确区分 NGU 和淋球菌性尿道炎。	案例 72-5(问题 2)
③ NGU 可选用阿奇霉素或多西环素治疗。对存在衣原体和支原体混合性感染的 NGU 患者，应首选阿奇霉素。	案例 72-5(问题 3 和 4)
性病性淋巴肉芽肿	
① 性病性淋巴肉芽肿(lymphogranuloma venereum，LGV)病程可分为三期，可使用的治疗药物包括多西环素、红霉素或阿奇霉素	案例 72-6(问题 1 和 2)
梅毒	
① 梅毒按病程可分为一期、二期、潜伏期和三期梅毒，青霉素 G 可用于治疗各期梅毒。	案例 72-7(问题 1、3 和 4) 案例 72-8(问题 1)
② 雅里希-赫克斯海默反应(Jarisch-Herxheimer reaction)是一种温和且自限性的抗生素治疗并发症；一期、二期梅毒患者在治疗过程中可能出现赫氏反应。	案例 72-8(问题 2)

软下疳

①　未行包皮环切术的男性感染软下疳的风险更高,治疗反应也不如已行包皮环切的患者。目前可选择的治疗药物包括阿奇霉素、头孢曲松、环丙沙星和红霉素等。

案例 72-9(问题 1 和 2)

阴道炎

①　阴道炎按病因可分为细菌性阴道炎、滴虫性阴道炎和外阴阴道念珠菌病等。常见症状包括瘙痒、烧灼感、刺痛及分泌物异常。通过症状、体征及实验室检查可鉴别诊断不同种类的阴道炎。

案例 72-10(问题 1)
案例 72-11(问题 2~4)
案例 72-12(问题 1)

②　外阴阴道念珠菌病虽然使用非处方药物可得到有效治疗,但患者在进行这种治疗前应充分评估。

案例 72-11(问题 1 和 6~9)

生殖器疱疹

①　生殖器疱疹可以从有症状或无症状患者处获得传染。初发单纯疱疹Ⅱ型病毒感染者常出现水疱,伴明显疼痛。该感染一般会复发,随时间推移复发率会下降。

案例 72-14(问题 1~3)

②　生殖器疱疹首选口服抗病毒药物治疗,如阿昔洛韦、伐昔洛韦等,也可选用这些药物或标准方案治疗以预防复发。

案例 72-14(问题 5)

生殖器湿疣

①　生殖器湿疣是由人类乳头瘤病毒感染所致,具有高度传染性。接种疫苗和使用避孕套能预防感染。

案例 72-17(问题 1)

②　生殖器湿疣即使经过治疗,仍常复发,治疗主要采取局部疗法,包括使用抗有丝分裂药物、免疫调节剂,以及化学和外科切除、冷冻疗法等。

案例 72-17(问题 1)

性传播疾病(sexually transmitted diseases,STDs)在最古老的文字记载中已有讨论,但直到近几十年才能对常见的 STDs 进行鉴别诊断,而一些特殊的 STDs 综合征迄今仍未阐明。例如,在常见的 STDs 中,细菌性阴道炎(bacterial vaginosis,BV),最初被称为阴道嗜血杆菌型阴道炎(haemophilus vaginalis vaginitis),作为一个综合征,在 20 世纪 50 年代才得到精确的阐述;到 60 年代才将引起生殖器疱疹(genital herpes)的病原体单纯疱疹病毒(herpes simplex virus,HSV)2 型与 HSV 1 型鉴别区分;生殖器衣原体感染在 70 年代才被清楚的定义;而人类免疫缺陷病毒(human immunodeficiency virus,HIV)直到 80 年代才被认识到是一种性传播病原体;自 1980 年以来,又有 8 种新的 STDs 病原体被陆续鉴定,包括人乳头状瘤病毒(human papilloma virus,HPV)、人 T-淋巴病毒(human T-lymphotropic virus,HTLV-1 和 2)、生殖器支原体(mycoplasma genitalium)、动弯杆菌属(mobiluncus species)、HIV-1、HIV-2 和人疱疹病毒 8 型(与卡波西肉瘤发生有关)[1]。美国疾病预防控制中心(Centers for Disease Control and Prevention,CDC)新近的报告显示丙型肝炎病毒(hepatitis C virus,HCV)不会通过性接触进行高效率传播,在 HCV 阳性患者中,同性恋 HIV 感染者比异性恋更有可能传染 HCV[2]。更多关于多种性传播疾病的资源可参见 CDC 网站:http://www.cdc.gov/std/training/othertraining.htm。

淋病

淋病(gonorrhea)是由一种革兰氏阴性球菌——淋病奈瑟球菌(neisseria gonorrhoeae)——感染引起的疾病。根据细菌感染部位的不同,可导致单纯性子宫颈、尿道、直肠和口咽部感染,不限性别。女性淋球菌感染也是引起盆腔炎症疾病的主要原因。播散性淋球菌感染(disseminated gonococcal infection,DGI),即淋球菌经血液传播到关节和其他组织,会导致复杂的淋病感染,继而造成脓疱性肢端皮肤病变、腱鞘炎、多关节疼痛或关节炎。DGI 可能导致罕见的肝周炎、心内膜炎或脑膜炎。1930 年后,磺胺(sulfonamide)成为第一个能有效治疗淋病的药物,直到被青霉素(penicillin)和四环素(tetracycline)所取代。但后两类药物随着淋球菌对其耐药日益严重,现已不再用于淋病的治疗。

1975—1997 年间实施开展的国家淋病控制项目,使美国淋病发病率下降了 74.3%。1996—2006 年间,淋病发病率一直在 115 例/100 000 人左右波动。2006—2009 年间,淋病发病率持续下降,在 2009 年降至历史最低点,即 98.1 例/100 000 人[3,4]。但从 2009 年起发病率却又有轻微增长,这种情况一直持续到 2013 年才得到遏制。2013 年美国淋病发病率为 106.1 例/100 000 人(共 333 004 个病例),低于 2012 年的 107.5 例/100 000 人。[4]目前正开展的"健康人类 2020（Healthy People 2020）"目标是将 15 至 44 岁男性和女性群体的淋病发病率分别控制在 198 例/100 000 人和 257 例/100 000 人（图 72-1）[5]。虽然从 2009 年至 2013

年，非裔美国人的淋病发病率降低了 9.1%，但发病率仍高于其他族群。在相同时期，其他族群的淋病发病率都有所上升[4]。

发病率(/100 000人)

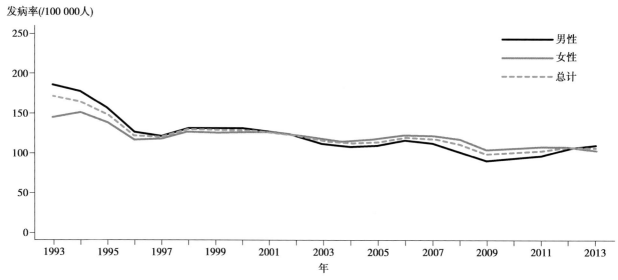

图 72-1　不同性别人群淋病发病率（1993—2013 年）。"健康人类 2020"目标是将 15~44 岁人群淋病发病率控制在女性（257 例/100 000 人）和男性（198 例/100 000 人）。来源：Centers for Disease Control and Prevention. *Sexually Transmitted Disease Surveillance 2013*. Atlanta，GA：US Dept of Health and Human Services；2014.

　　年龄在 20~24 岁的男性和 15~24 岁的女性具有最高的淋病发病率。女性发生淋病的额外风险因素包括：既往淋病或其他 STD 感染史、接纳新的性伴侣或存在多个性伴侣、性行为时不总是使用安全套、从事商业性服务或吸毒等[6]。虽然同性恋人群感染淋病的风险高于异性恋人群，但进入 1980 年后，因艾滋病流行，不安全性行为减少，男性同性恋人群的淋病发病率已明显下降。但目前男性同性恋人群的淋病发病率又处于上升趋势，已从 2006 年的 21.5% 上升至 2013 年的 35.1%[4]。

非复杂性淋病

传播

案例 72-1

问题 1：D. S.，23 岁的男性海军军官，近期驻扎于菲律宾。主诉排尿困难、尿痛并伴有大量黄色尿道分泌物 2 日。他承认上周和一个妓女有婚外性行为。陪同他来就诊的是他已怀孕的妻子 C. S.，C. S. 没有症状表现。D. S. 采取的性行为方式为阴道性交，与任何性伙伴间均无经肛门或口腔性行为史。若 D. S. 接触的妓女患有淋病，D. S. 和 C. S 患淋病的可能性有多大？

　　在没有采取保护措施的情况下与感染淋病的妓女发生 1~2 次经阴道性行为，男性尿道感染的可能性约为 50%；由于性工作者人群淋病流行率高，与其反复发生性接触，感染的风险会增大[7]。女性与已感染淋病的男性发生次级性接触，继发感染的概率高达 80%~90%[8]。因此，D. S. 和

C. S. 感染淋病的可能性高。考虑到 D. S. 同妓女有过性行为，D. S. 和 C. S. 均应接受 HIV 感染筛查。

症状和体征：男性

案例 72-1，问题 2：D. S. 的哪些症状和体征与淋病诊断相符？ 如果 D. S. 未接受治疗，将表现怎样的临床病程？

　　暴露于淋病感染源后，男性通常会在 1~7 日后出现明显的临床症状。排尿困难并伴有脓性分泌物是感染的首发症状，这两种症状 D. S. 均具备。这种脓性分泌物可能由抗淋球菌的抗体与补体结合后释放的趋化因子如 C5α 引起。随着病情进一步发展，分泌物量会增多并可带血。但有些淋球菌株引起的感染症状很轻或不表现症状，且革兰氏染色呈阴性。

　　无症状或症状较轻往往导致患者拖延治疗，成为感染源[9]。既往认为只有女性淋病患者可能不出现症状，但现在已认识到男性同样可成为无症状的淋球菌携带者[10]。

　　在抗菌药物问世前，淋球菌感染可能会侵袭至附睾，引起单侧附睾炎，一些研究显示其发病率可达 5% 或更高。但现在男性淋病患者附睾炎发生率已低于 1%。随着抗菌药物的有效治疗，反复罹患淋病导致的尿道狭窄和附睾炎引起的男性不育已很少见。

诊断：男性

案例 72-1，问题 3：D. S. 尿道分泌物革兰氏染色发现细胞内有革兰氏阴性双球菌，还需进行下一步的诊断性检查吗？

革兰氏染色发现尿道分泌物中存在革兰氏阴性双球菌已能明确诊断。直到最近,仍有一些专家推荐只对革兰氏染色阴性的尿道分泌物进行培养,但其实所有患者均应进行分泌物培养,以分离鉴别致病菌及测定其抗菌药物敏感性。培养通常使用富含巧克力的 Thayer-Martin 琼脂培养基,该培养基已加入万古霉素(vancomycin)、多黏菌素(co-listimethate)或制霉菌素(nystatin)。如果 D. S. 和妓女发生过舔阴性行为,还应取其咽拭子进行培养。对于 D. S. ,一次尿道分泌物培养即可明确诊断。

症状和体征:女性

案例 72-1,问题 4: D. S. 的妻子 C. S. 没有症状,如发生淋病将出现什么症状? 她的怀孕会导致不同的临床表现吗? 如果不采取治疗,女性淋病患者的自然病程会怎样发展?

女性泌尿生殖器淋球菌感染通常无症状。因为子宫颈是女性泌尿生殖器淋球菌感染的初始部位,所以阴道分泌物异常是最常见的症状。许多女性淋病患者具有宫颈异常状况,包括脓性或黏液脓性分泌物、红斑、易剥脱和异位水肿等[8]。女性泌尿生殖系淋球菌感染的潜伏期长短不一[11]。10%～20%的女性急性淋球菌感染可伴发严重并发症——盆腔炎症性疾病(pelvic inflammatory disease,PID),可致不孕和慢性盆腔痛[8,12]。女性淋病患者的症状和体征容易同一些高发并存感染的非特异性症状和体征相混淆,特别是沙眼衣原体或阴道滴虫感染。

女性患者下生殖道的临床症状即使已消失,但仍可能是淋球菌携带者,应继续接受治疗。孕妇泌尿生殖器的淋球菌感染可导致自发流产、胎膜早破、早产和急性绒毛膜羊膜炎(acute chorioamnionitis)等并发症[12-14]。其他部位的感染则可导致淋球菌性关节炎(见案例 72-4,问题 1)、结膜炎和新生儿眼炎等[15]。因此,C. S. 必须进行彻底的淋病相关检查和治疗。

诊断:女性

案例 72-1,问题 5: C. S. 如何排除淋病?

无论有无症状,男性或女性患者都应通过核酸扩增试验(nucleic acid amplification tests,NAATs),如聚合酶链式反应(polymerase chain reaction,PCR)来检测泌尿生殖器的淋球菌感染[16]。NAATs 并未被 FDA 批准用于检测非泌尿生殖器的淋球菌感染,在检测直肠和口咽部部位的感染时,样品需达到化学免疫发光法对敏感性和特异性的要求。淋球菌培养并不是常规诊断的理想方法,若需进行培养时应进行分离和鉴别,再行抗菌药物敏感性和耐药性检测。若怀疑治疗失败,即接受了 CDC 推荐的治疗方法,治疗 7 日后淋球菌检验呈阳性并且在此 7 日内没有性行为的患者,也需要进行淋球菌培养[16]。就 C. S. 而言,还应进行肛门拭子培养,因为直肠也是淋球菌的定殖部位。

治疗

案例 72-1,问题 6: 非复杂性淋病的各种治疗方案比较。

CDC 推荐的非复杂性淋病治疗方案见表 72-1。许多淋球菌株出现质粒介导的青霉素和四环素耐药性[产青霉素酶淋球菌(penicillinase-producing N. gonorrhoeae,PPNG)和耐四环素淋球菌(tetracycline-resistant N. gonorrhoeae,TRNG)](图 72-2)。此外,淋球菌产生染色体介导的对青霉素、四环素和头孢西丁(cefoxitin)显著耐药已有报道[17]。在 2013 年,淋球菌分离株监测项目(Gonococcal isolate surveillance project,GISP)获得的淋球菌株均对头孢曲松(ceftriaxone)敏感;因此治疗淋病 CDC 推荐采用头孢曲松 250mg 单剂肌注[18,19],代替单剂口服头孢克肟(cefixime)400mg 作为首选治疗方案,后者作为无法使用头孢曲松时的备选方案。由于淋球菌已对氟喹诺酮类(fluoroquinolones)抗菌药产生高度耐药性,CDC 已撤回对氟喹诺酮类如环丙沙星(ciprofloxacin)、氧氟沙星(ofloxacin)等药物用于治疗淋病的推荐[2,20]。考虑到相当部分淋病患者同时合并有沙眼衣原体感染,因此,对疑似合并感染者还推荐同时给予单剂阿奇霉素(azithromycin)治疗(案例 72-1,问题 7)[2,19]。

表 72-1
CDC 推荐的非复杂性淋病治疗方案

感染部位	药物选择(治愈率/%)	剂量	替代方案
尿道、盆腔、直肠[a]	头孢曲松(99.2)	250mg 肌注 1 次	头孢菌素单剂给药[b]
咽部	头孢曲松(98.9)	250mg 肌注 1 次	

[a] 由于淋病患者大部分会同时感染沙眼衣原体,许多临床医师推荐对所有的淋病患者进行治疗时,应再加单剂量阿奇霉素 1g 以治疗衣原体感染。

[b] 其他头孢菌素包括口服头孢克肟 400mg、肌注头孢唑肟 500mg、肌注头孢西丁 2g(同时口服 1g 丙磺舒)、肌注头孢噻肟 500mg

来源:Workowski KA, Bolan GA; Centers for Disease Control and Prevention (CDC). Sexually transmitted diseases treatment guidelines, 2015. *MMWR Recomm Rep.* 2015;64(RR-03):1-137.

肌注大观霉素(spectinomycin)曾被长期作为不能耐受氟喹诺酮及头孢菌素的淋病患者的替代治疗用药,因制造商原因现无法获得[21]。虽然治疗头孢菌素或 IgE 介导的青霉素过敏的患者的现有数据有限,但可能的治疗方式是

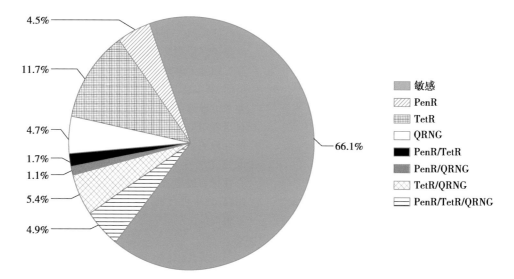

图 72-2　分离菌株中青霉素、四环素和/或环丙沙星耐药性（GISP，2013 年）。PenR，产青霉素酶的淋球菌和染色体介导的耐青霉素淋球菌；TetR，染色体和质粒介导的耐抗四环素淋球菌；QRNG，喹诺酮耐药淋球菌。来源：Centers for Disease Control and Prevention. *Sexually Transmitted Disease Surveillance 2013*. Atlanta，GA：US Dept of Health and Human Services；2014.

单剂量口服吉米沙星 320mg 和阿奇霉素 2g，或者单剂量肌注庆大霉素 240mg，同时口服阿奇霉素 2g[2,22]。对青霉素或头孢菌素过敏的淋病患者在使用头孢菌素治疗前必须进行脱敏处理[23]。

头孢曲松和其他头孢菌素

头孢曲松，一种第三代头孢菌素，单次小容量肌注给药可根除直肠和咽部的淋球菌，且孕妇也可安全使用[美国食品药品管理局（Food and Drug Administration，FDA）妊娠用药 B 级]。头孢曲松对沙眼衣原体感染和预防淋球菌感染后继发的尿道炎无效，上述情况可采用多西环素或 7 日疗程的氧氟沙星、左氧氟沙星治疗，两类药物的治疗效果相当[12]。其他能注射给药的头孢菌素[特别是头孢唑肟（ceftizoxime）、头孢克肟和头孢噻肟（cefotaxime）]治疗淋病同样安全有效，但它们在泌尿生殖道感染方面和头孢曲松相比没有任何优势，并且对咽部淋球菌感染的治疗效果还缺乏资料。单剂量口服头孢克肟 400mg 在单纯性泌尿生殖器和肛门直肠淋病感染中治愈率可达 92.3%[2]。但自 2012 年 CDC 不再推荐头孢克肟作为一线治疗方案，因从 2006 年到 2011 年间，美国淋球菌分离株对头孢克肟的敏感性逐渐下降[19]。其他口服的头孢菌素，例如头孢泊肟和头孢呋辛，由于疗效较差，也不再推荐；但 FDA 认可它们可用于治疗单纯性淋病。

氟喹诺酮类

自 1990 年以来，氟喹诺酮类药物就被常规用于淋病的治疗。然而 GISP 数据显示临床分离的淋球菌株对该类药物的耐药性逐年持续上升，这促使 CDC 对《性传播疾病治疗指南》（*Sexually Transmitted Disease Treatment Guidelines*）（图 72-3）进行相应的修改。由于耐药性增加，CDC 不再推

荐使用环丙沙星、左氟沙星、氧氟沙星或其他氟喹诺酮类药物治疗淋病。该建议也适用于其他与淋球菌感染相关疾病的治疗，如 PID 等[2,20]。

处方模式

CDC 在 2013 年实施的性传播疾病监测项目（Sexually Transmitted Disease Surveillance Program）中发现，96.9% 的患者接受了头孢曲松 250mg 的治疗。接受头孢克肟治疗的病例数由 2011 年的 5.3% 降至 2013 年的 0.02%[4]。该情况在意料之中，因为 CDC 在 2012 年建议避免将任何剂量的头孢克肟作为首选治疗手段。最常使用的药物依次为头孢曲松、阿奇霉素、"其他较少使用的药物"、头孢克肟（图 72-4）。在接受头孢曲松治疗的患者中，95.4% 和 4% 的患者采用阿奇霉素或强力霉素进行联合治疗[4]。

案例 72-1，问题 7：D. S. 的尿道炎应如何治疗？C. S. 完全没有症状，她的细菌培养结果尚未获取，是否应先给予经验性治疗？若需治疗，应使用何种药物？

D. S. 淋球菌感染局限于尿道（非复杂性），可按"案例 72-1，问题 6"所列几个治疗方案进行选择。首选头孢曲松，在没有头孢曲松的情况下也可选用头孢克肟。淋球菌已对喹诺酮类药物产生高耐药，应避免使用。D. S. 感染淋球菌发生在菲律宾，当地临床分离株一半以上对喹诺酮高耐药[20,24]。感染淋病的患者可能同时感染衣原体，因此对疑似混合感染患者，应在治疗初始阶段同时口服单剂阿奇霉素 1g[19,25]。口服单剂阿奇霉素能治疗衣原体和淋球菌混合感染，但该方案费用较高，胃肠道副作用较大，患者耐受不佳，并有诱导淋球菌对大环类酯类（macrolides）药物产生耐药而导致治疗失败的可能[2]。

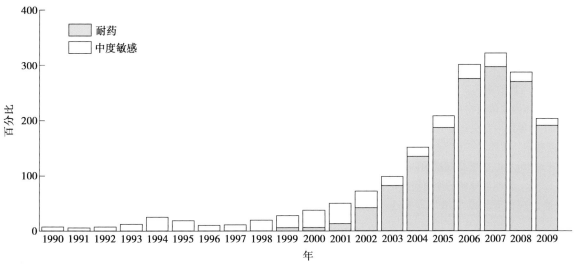

注：临床分离株环丙沙星耐药：MIC≥1µg/ml；中度敏感：0.125~0.5µg/ml。GISP在1990年首次监测淋球菌对环丙沙星的敏感性

图 72-3　环丙沙星耐药或中度敏感的淋球菌百分比（GISP，1990—2009 年）。来源：Centers for Disease Control and Prevention. *2009 Sexually Transmitted Disease Surveillance*. Atlanta，GA：US Dept of Health and Human Services；2010.

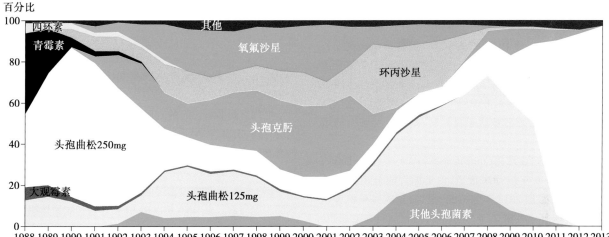

图 72-4　监测网参与机构用于淋病治疗的药物（GISP，1988—2013 年）。注：2013 年，"其他"包括未治疗（0.9%）、阿奇霉素 2g（1.7%）和其他更少使用的药物（<0.1%）。来源：Centers for Disease Control and Prevention. *Sexually Transmitted Disease Surveillance 2013*. Atlanta，GA：US Dept of Health and Human Services；2014.

性伴侣

尽管没有出现症状，C.S. 也应接受治疗。所有在近 60 日内与淋病患者有过性行为的伴侣均应接受治疗。若淋病患者在近 60 日内没有性行为，应对其最后一位有性接触的伴侣进行治疗。治疗对怀孕的性伴侣尤其重要，因为妊娠期的淋球菌感染会导致绒毛膜羊膜炎、早产和新生儿感染等。针对孕妇的淋球菌和衣原体感染，使用头孢菌素或阿奇霉素是安全的。

随访

案例 72-1，问题 8：如何判断 D.S. 和 C.S. 早先的药物治疗有效？

如果采用 CDC 指南推荐的方案治疗 D.S. 和 C.S. 所患非复杂性淋病，没有必要再进行有效性评估，因为治愈率接近 100%[2]。若有必要进行治愈效果检测，咽喉感染患者需治疗后 14 日进行[2]。如果 D.S. 经头孢曲松治疗后症状仍持续，则应行尿道分泌物培养以排除可能引起尿道炎的其他感染因素。

抗菌药物耐药的淋球菌

案例 72-1，问题 9：D.S. 自诉曾因一次淋球菌感染用过青霉素治疗。为什么现在青霉素已不被常规使用？

青霉素不能根除淋球菌是由于质粒（如 PPNG 等）或染

色体介导的耐药淋球菌(chromosomally mediated resistant *N. gonorrhoeae*,CMRNG)产生抗菌药物耐药性的结果。PPNG 是一种内酰胺酶(lactamase)质粒,该酶能水解青霉素 G 或氨苄西林(ampicillin)的内酰胺环而导致药物失效。染色体介导的耐药不涉及产生 β-内酰胺酶,但常导致对其他 β-内酰胺药物的耐药。CMRNG 的临床意义尚不明确,因为已证明体内抗菌药物在血中浓度水平仍远高于最小抑菌浓度,不会导致治疗失败。迄今为止,CMRNG 仍对头孢曲松高度敏感。四环素高水平耐药淋球菌被定义为携带质粒编码并对 16g/mL 或更高剂量的四环素耐药。这种菌株被称为 TRNC。虽然淋球菌的耐药问题在美国尚不突出,但因耐药性出现而导致改变治疗方案这一现象将被持续关注。

PPNG 菌株感染首次由美国在 1976 年报道。目前,PPNG 菌株主要在东南亚、远东和西非流行,感染率超过50%。根据 CDC 的 GISP 数据,美国的 PPNG 菌株感染在1991 年达到 11% 的峰值,此后检出率逐年下降,到 2007年已降至 0.4%(见图 72-2)[26]。TRNG 于 1985 年被首次分离鉴定,幸运的是大多数分离的 TRNG 菌株仍对 β-内酰胺类药物敏感。CDC 官方分别于 1985 年和 1987 年不再正式推荐四环素和青霉素用于淋病的治疗。到 20 世纪 90年代后期,TRNG 及 TRNG 合并 PPNG 菌株感染病例增长趋于稳定,分别约为 5% 和 1%。目前美国约 21% 的分离株对四环素和/或青霉素耐药,因此对于非复杂性生殖器淋病患者初始治疗已不考虑使用这两种药物,而首选肌注头孢曲松。若治疗后症状不见好转,则应进行细菌药敏试验。

喹诺酮耐药淋球菌(quinolone-resistant *N. gonorrhoeae*,QRNG)于 1990 年被首次报道,占美国大陆分离菌株的0.2%[3,17]。根据 2013 年的 GISP 报告,夏威夷州檀香山地区的淋球菌分离株,11% 为 QRNC;而在加利福尼亚州,QRNC 占比 31.8%~44.4%[27]。自 1990 年首次报道QRNG 以来,其耐药率逐年升高,并在全美广泛传播,导致CDC 指南反对在美国感染的淋病或其他相关疾病(如PID)上使用喹诺酮类药物[12,20]。GISP 在 2013 年收集的淋球菌株中,环丙沙星耐药率达 16.1%[4]。淋球菌的喹诺酮耐药性与其 GyrA 基因突变有关,这种突变基因常见于产 β-内酰胺酶菌株和染色体介导的耐青霉素和四环素菌株[28]。淋球菌对喹诺酮类敏感性降低甚至在指南推荐剂量完全耐药,这一现象对临床影响的重要性目前尚不清楚[29]。

D. S. 很可能是在菲律宾感染上淋病,且感染 QRNC为大概率事件。因此,适当的头孢菌素抗菌药如肌注头孢曲松应被推荐。若 D. S. 采用头孢曲松进行初始治疗,他所感染的淋球菌预期在 3 天内即能得到控制。迄今为止,美国尚未报道对头孢曲松耐药的淋球菌,但 GISP 的数据显示,尿道的淋球菌分离株对头孢克肟的敏感性在降低[19]。

肛门直肠炎和咽喉淋病

流行病学

案例 72-2

问题 1:M. B.,男,24 岁性活跃同性恋,自诉肛周发痒 2个月,伴便痛、便秘、血色黏液状分泌物,并有咽痛。结肠镜检查示直肠黏膜炎症,但无明显溃疡或肛裂。大便寄生虫检查阴性,梅毒检测(venereal disease research laboratory,VDRL)阴性。直肠和咽部标本培养淋球菌阳性。相较于异性恋男性,同性恋男性的淋病有何不同?

严格的异性恋男性罕见直肠感染,但男性同性恋患者肛肠(25%)和咽部(10%~25%)淋球菌感染较多见[8,30]。由于咽部[30,31]和肛肠部淋球菌感染常无症状表现,因此在男性同性恋群体中可能隐藏着大量淋球菌携带者。在前 1年中有口交或肛交史的男性同性恋群体应每年进行一次筛查。相较而言,淋球菌性尿道炎几乎都有症状。此外,近期证据发现咽部感染可经口交传播,这可能是同性恋男性罹患尿道淋病的重要原因[30,32]。

体征和症状

案例 72-2,问题 2:M. B. 的体征和症状与淋病吻合吗?

肛门直肠淋病引起的直肠炎(proctitis)症状包括肛门直肠疼痛、出血、脓性分泌物、便秘和里急后重感。男性同性恋直肠炎鉴别诊断包括淋球菌、沙眼衣原体、HSV 和梅毒感染。直肠炎病变仅局限于远端时还应同结直肠炎(proctocolitis)鉴别,后者常由志贺菌属、弯曲菌属细菌或溶组织内阿米巴导致。自 1996 年以来,直肠淋病和衣原体感染发病率急剧上升[33]。直肠感染衣原体常无症状,但据观察其发病率超过淋病,因此有必要同时检测这两种病原体[34]。虽然咽喉淋病常无症状,但系统或身体检查通常会发现喉咙疼痛、咽喉有渗出物或颈部淋巴腺炎。

治疗

案例 72-2,问题 3:根据 M. B. 的诊断其治疗应该如何进行?

治疗 M. B. 这样罹患肛门直肠淋病或咽喉淋病的患者,一般使用头孢曲松 125mg 单剂肌注(见表 72-1)[12]。还应同时给予阿奇霉素以治疗可能同时存在的衣原体感染。应规劝这些患者避免无保护措施的性行为,并接受 HIV 感染咨询和筛查。

案例 72-2,问题 4:对于单纯性肛门淋病或咽喉淋病患者还有哪些备选治疗方案?

单纯性肛门直肠淋病患者可用头孢曲松治疗。口服头孢克肟可作为替代方案，但不作为一线治疗手段。同泌尿生殖道感染一样，单纯性肛门直肠感染的替代治疗方案也包括单剂量头孢菌素，如头孢唑肟。由于大观霉素已不再上市使用，对青霉素和头孢菌素过敏的患者应在治疗前经脱敏处理。咽喉淋病患者可给予头孢曲松治疗，但相较肛门直肠部位，咽部淋球菌更难根除。如果上述部位感染淋球菌的患者同时合并感染衣原体，可加用阿奇霉素[19]。

预防

案例72-2,问题5：何种措施已被用于预防性传播感染？

正确使用避孕套可极大地避免感染和传播 STDs[2,35]。早前的研究显示杀精药壬苯醇醚-9(nonoxynol-9)具有抗淋球菌和衣原体作用，但最新证据提示该药实际上增加了使用者感染 HIV 或其他 STDs 的风险，FDA 现在已要求厂家在产品说明书中加入其不能预防 HIV 和其他 STDs 感染的警示声明[12,36]。性交后使用局部抗菌剂、排尿和清洗对预防 STDs 传播的价值很小。灌洗则会增加感染其他 STDs 的风险，如滴虫病[37]。

不推荐在性行为前后即刻使用抗菌药物预防感染，因其增加费用和细菌耐药性的发生。应采用快速的特异性检测和经验性症状处理以加强对淋病的监测和治疗。

盆腔炎症性疾病

盆腔炎症性疾病(pelvic inflammatory disease, PID)泛指各种女性上生殖道的炎症性疾病。该术语既不表示原发感染部位(输卵管)，也未指向致病微生物。PID 现已被用于间接表示阴道或子宫颈的微生物穿过无菌的子宫内膜，上行至输卵管导致的急性感染。急性输卵管炎也可用于描述输卵管的急性感染。因此，在本讨论中，PID 和输卵管炎这两个术语被交替使用来表示涉及输卵管的急性感染。

在美国 PID 年发病约 100 万妇女[38]。但国家疾病与治疗指数(NDTI)评估显示，2002 年到 2012 年间年龄在 15~44 岁的女性首次就诊于内科进行 PID 检查的次数减少至 39.8%[4]。许多急性 PID 都是经性传播途径感染，尤其是 16~24 岁，具有多个性伴侣的年轻女性[39]。发生 PID 的危险因素包括 15 岁前无保护措施的性行为、阴道灌洗、细菌性阴道炎、经期性行为和吸烟等[40]。目前尚不清楚宫内节育环(intrauterine device, IUD)是否会增加感染 PID 的风险，但有衣原体或淋菌性宫颈炎的患者避免放置 IUD[41]。在导致不孕的 PID 患者中，有三分之二是无临床症状患者，而高达三分之一者则是因诊断技术特异性低而导致的误诊。在美国，经历过首次 PID 的妇女约 12.1% 发生不孕[42]。据估计每年用于 PID 及其后遗症的治疗费用超过 42 亿美元[38]。

病因学

绝大部分 PID 病例由沙眼衣原体和淋球菌引起。其他阴道微生物如阴道加德纳菌(gardnerella vaginalis)、流感嗜血杆菌(haemophilus influenzae)、无乳链球菌(streptococcus agalactiae)、人型支原体(mycoplasma hominis)、解脲脲原体(ureaplasma urealyticum)、生殖道支原体(M. genitalium)和巨细胞病毒(cytomegalovirus, CMV)等也与 PID 有关，但其致病机制尚不清楚[12]。近 70% 的急性 PID 患者可能为多种微生物的混合感染，并涉及生殖道支原体和 BV[43]。在 70% 患急性 PID 妇女的上生殖道中已分离出革兰氏阴性兼性肠杆菌和多种厌氧菌[43]。确诊急性 PID 的女性应接受沙眼衣原体和淋球菌检测以及 HIV 筛查[2]。

症状和体征

复杂的表现、非特异性的体征症状变化使 PID 成为一种不易诊断的复杂综合征。淋球菌或衣原体所致 PID 常以月经期后不久腹痛为首发症状。但 PID 即使出现症状通常为非特异性，使得诊断延迟或误诊。阴道分泌物过多、月经过多、排尿困难及性交疼痛一般均与 PID 有关。盆腔检查包括宫颈痛、子宫及附件压痛。体温超过 38.3℃，宫颈异常或阴道脓性分泌物，阴道分泌物镜检可见白细胞(white blood cells, WBC)，红细胞沉降率和 C-反应蛋白升高，或实验室检出宫颈感染淋球菌或沙眼衣原体均支持 PID 诊断[2]。临床诊断 PID 的灵敏度为 65%~90%，而妇科腹腔镜和阴道超声技术诊断 PID 的特异性可达 100%，因此腹腔镜检查结合临床印象被作为诊断的金标准[2,44,45]。但令人遗憾的是，腹腔镜和阴道超声费用昂贵，加之急性 PID 患者常不易获得，而且不能诊断子宫内膜炎(endometritis)。因此仍需依靠临床表现进行 PID 诊断。降低 PID 发病率的关键在于年轻的性活跃女性主动接受衣原体感染筛查[46,47]。

临床后遗症

PID 患者可在盆腔或腹腔、单侧或双侧输卵管内形成脓肿。18% 的 PID 会发展为慢性腹痛，并可能导致输卵管及卵巢周围部位发生粘连。首次罹患 PID 后，约 12% 患者因继发输卵管炎症(输卵管炎)导致的管腔闭塞和纤维化而致不孕，再次发作后增加到 25%，3 次或更多次发作后可达 50%[42]。其他后遗症包括异位妊娠(9%)和慢性盆腔痛(18%)[48]。经历 1 次或多次 PID 的患者，发生异位妊娠的危险增加约 8 倍。

诊断和治疗

案例 72-3

问题 1：H. C. , 19 岁，性活跃女性，因"轻度排尿困难，脓性阴道分泌物，发热伴中度双侧下腹痛 3 日"就诊。查体有子宫和附件压痛，宫颈脓性分泌物，体温 39℃。实验室检查 VDRL、尿液分析和妊娠阴性。外周 WBC 轻度升高(11 000/μl)，多形核白细胞占 70%。H. C. 患有 PID 吗？应如何治疗？

虽然轻度或亚急性 PID 常无发热和白细胞增多,但若出现这些表现并伴子宫及附件压痛和宫颈分泌物增多,则很可能罹患急性 PID。推荐的 PID 药物治疗方案见表 72-2。PID 一经诊断应立即开始治疗以防止发生临床后遗症;实际上很少去确认病原体。H. C. 这样轻到中度 PID,可住院静脉给予抗菌药物治疗,但静脉和口服给药的临床疗效和总体效果相当,所以 H. C. 也可在门诊接受治疗。住院治疗 CDC 推荐多西环素 100mg 口服,每 12 小时 1 次,联用头孢替坦(cefotetan)2g 静注,每 12 小时 1 次,或联用头孢西丁 2g 静注,每 6 小时 1 次,至少持续至临床症状出现改善后 24 小时。一旦临床症状缓解,静脉用药即可停止,继续口服多西环素 100mg,每 12 小时 1 次,以完成 14 日的抗感染疗程。门诊治疗 CDC 推荐在单剂肌注头孢曲松 250mg 或头孢西丁 2g[同时口服 1g 丙磺舒(probenecid)]加上口服多西环素 100mg,每日 2 次,可以联用或不联用甲硝唑(metronidazole)500mg 口服,每日 2 次,疗程 14 日[2]。PID 药物治疗方案应包含一个四环素衍生物或具有抗沙眼衣原体活性的替代药物,但因其缺乏抗革兰氏阴性需氧菌和厌氧菌及淋球菌作用,因此不推荐单用四环素治疗 PID。加用甲硝唑则是考虑到对厌氧菌的覆盖,PID 患者的上生殖道已分离出厌氧菌,其可导致输卵管及其上皮发生破坏[2,49]。因 BV 与 PID 发生密切相关,因此甲硝唑被临床医生广泛使用[2]。在由于美国 QRNG 的高流行率,氟喹诺酮类药物如左氧氟沙星、氧氟沙星等已不再推荐用于 PID 的治疗[20]。

多西环素口服和静脉给药具有相同的生物利用度,因此应尽可能采取口服给药[2]。临床改善一般在开始治疗后的 3 日内出现。青霉素过敏和怀孕患者可联用克林霉素(clindamycin)和庆大霉素(gentamicin)进行治疗[2]。由于 H. C. 是一个性活跃的患者,过去 60 日内的所有性伴侣(如果 60 日内没有性行为,则为最近期的伴侣)都应接受经验性的抗感染治疗,以降低感染淋球菌或支原体尿道炎以及再感染的风险[2]。

表 72-2
CDC 推荐的急性 PID 抗菌治疗方案

治疗方式、药物、方案	优点	缺点	注意事项
住院治疗(胃肠外给药)			
方案 A			
头孢替坦 2g IV q12h 或头孢西丁 2g IV q6h + 多西环素 100mg IV 或 PO q12h[a] 症状改善后继续给予多西环素 100mg PO q12h,共 14d	有效覆盖淋球菌(包括耐药株)和沙眼衣原体	可能对厌氧菌效果欠佳	青霉素过敏患者也可能对头孢菌素过敏;怀孕患者使用多西环素可能导致胎儿骨骼生长可逆性抑制和儿童牙齿变色
方案 B			
林可霉素 900mg IV q8h + 庆大霉素 IV 或 IM,负荷量 2mg/kg,维持量 1.5mg/kg,q8h[b]	有效覆盖厌氧菌和革兰氏阴性肠杆菌	可能对淋球菌和沙眼衣原体效果欠佳	肾功能不全患者不宜选用氨基糖苷类,或需要调整剂量
备选方案			
氨苄西林/舒巴坦 3g IV q6h + 多西环素 100mg PO 或 IV q12h	有效覆盖淋球菌和沙眼衣原体	不能充分覆盖厌氧菌,需加用甲硝唑或氨苄西林/舒巴坦	孕妇或儿童不适用
门诊治疗(口服)[c]			
方案 A			
IM 单剂头孢曲松 250mg + 多西环素 PO 100mg q12h×14d,±甲硝唑 500mg q12h×14d	对淋球菌效果好,且能有效覆盖沙眼衣原体	可能对厌氧菌效果欠佳,需加用甲硝唑	最佳的头孢菌素尚不清楚;联用胃肠外和口服的治疗方案较复杂

表 72-2

CDC 推荐的急性 PID 抗菌治疗方案（续）

治疗方式、药物、方案	优点	缺点	注意事项
或 IM 单剂头孢西丁 2g+单次口服丙磺舒 1g+多西环素 PO 100mg q12h×14d，±甲硝唑 500mg q12h×14d 或其他非胃肠道三代头孢菌素（头孢唑肟或头孢噻肟）+ 多西环素 PO 100mg q12h × 14d ± 甲硝唑 500mg q12h×14d			

ᵃ 考虑到多西环素的口服生物利用度，口服用药应取代静脉用药。

ᵇ 可被单次日剂量方案（3~5mg/kg）取代。

ᶜ 主要用于轻至中度的急性 PID 患者。

IM，肌内注射；IV，静脉注射；PO，口服。

来源：Workowski KA，Bolan GA；Centers for Disease Control and Prevention（CDC）. Sexually transmitted diseases treatment guidelines，2015. *MMWR Recomm Rep.* 2015；64（RR-03）：1-137.

复杂性淋病

播散性淋球菌感染

症状和体征

案例 72-4

问题 1：S. P. ，28 岁，性活跃女性。右腕和左踝关节僵直、疼痛，并伴发热（38℃）。查体发现膝和腕关节红肿发热；腿和前臂发现有丘疹和小脓疱性皮损。类风湿因子胶乳凝集试验结果阴性。右膝渗出物白细胞计数达 34 000/μl（多形核白细胞 80%）。皮损标本培养阴性，但从咽喉、子宫颈、血和滑膜液中分离出淋球菌。胸部 X 线片、超声心动图以及心电图均正常，心脏听诊无杂音。请对 S. P. 的临床表现进行评估。

S. P. 的症状、体征以及实验室检查结果均与淋球菌菌血症（gonococcal bacteremia）相符，其发病率目前在男性或女性淋病患者中均低于 1%。淋球菌关节炎-皮肤炎综合征（gonococcal arthritis-dermatitis syndrome）或播散性淋球菌感染（disseminated gonococcal infection，DGI）是最常见的表现，如 S. P. 表现一样。症状包括发热、间发寒战、轻度小关节腱鞘炎和皮损，后者主要累及肢体远端，表现为淤点、丘疹、小脓疱和出血等[2]。

DGI 的诊断是通过 NAAT 或淋球菌感染常规部位（如尿道、宫颈、咽部和直肠）的标本培养，以及传播感染部位（如滑膜液、血液、皮肤和中枢神经系统）的培养来进行。但即使在感染早期即行血标本培养，也仅有 33% 的 DGI 患者阳性[12]。阳性率低的原因可能是标本接种率较低或菌血症恰处于间歇期。

治疗

案例 72-4，问题 2：S. P. 应如何治疗？需治疗多长时间她才对治疗有响应？

像 S. P. 这种罹患淋球菌性关节炎和菌血症的患者应住院治疗，每日肌注或静注头孢曲松 1g，直至临床症状得到改善，如发热和疼痛缓解维持 24~48 小时后可替换为口服药物治疗至少 7 日，方案参考抗菌药物敏感性表格（表 72-3）[2]。开始治疗时还应口服单剂量阿奇霉素 1g。腱鞘炎体征和症状在 48 小时内即可明显改善，对于已出现脓性滑膜液的脓毒性淋球菌关节炎，需反复抽吸排脓，恢复过程会较长。

表 72-3

DGI 治疗方案

青霉素不过敏ᵃ
胃肠外给药
首选ᵇ：头孢曲松 1g IV 或 IM q24h
备选ᵇ：头孢噻肟 1g IV q8h 或头孢唑肟 1g IV q8h
口服ᶜ
头孢克肟 400mg PO q12h

ᵃ 在症状改善前，胃肠外给药应持续 24~48h。

ᵇ 治疗应包括单剂量阿奇霉素 1g PO。

ᶜ 转为口服给药后持续治疗 7 日。

IM，肌内注射；IV，静脉注射；PO，口服。

来源：Workowski KA，Bolan GA；Centers for Disease Control and Prevention（CDC）. Sexually transmitted diseases treatment guidelines，2015. *MMWR Recomm Rep.* 2015；64（RR-03）：1-137.

淋球菌性心内膜炎和脑膜炎的治疗

案例 72-4,问题 3:淋球菌性心内膜炎和脑膜炎应如何治疗?

淋球菌性心内膜炎(gonococcal endocarditis)和脑膜炎(meningitis),仅见于 1%~3% 的 DGI 患者,需采用头孢曲松大剂量静脉注射治疗,方案为头孢曲松 1~2g,每 12 小时 1 次;脑膜炎疗程一般需要 10~14 天,而心内膜炎需要 4 周。

新生儿播散性淋球菌感染:治疗

案例 72-4,问题 4:新生儿 DGI 和脑膜炎应如何治疗?

对于新生儿 DGI 和脑膜炎可选用头孢曲松 25~50mg/kg(肌注或静注),每日 1 次;或头孢噻肟 25mg/kg(肌注或静注),每 12 小时 1 次。DGI 疗程一般为 7 日,脑膜炎则需 10~14 日[2]。虽然头孢曲松和头孢噻肟均对新生儿 DGI 和脑膜炎有效,但头孢噻肟对新生儿更安全。

沙眼衣原体

进入 20 世纪 80 年代后,美国关于衣原体感染的 STD 病例报告逐年增加。从 1993 年到 2012 年,衣原体病例报告从 178 例/100 000 人增加到 453.3 例/100 000 人[4]。统计数字的增长可能源于高灵敏度筛查方法的发展与普及,以及国家病例报告制度的完善,但也可能是衣原体感染率的客观增加[12]。2013 年,美国衣原体感染率首次下降到 446.6 例/100 000 人[4]。2013 年的监测数据显示女性感染率(623.1 例/100 000 人)是男性感染率(262.6 例/100 000 人)的三倍,但从 2005 年至 2013 年的监测数据显示与女性感染率上升的 6.2% 相比,男性的感染率上升了 21%。感染峰值年龄女性为 15~19 岁(3 043.3 例/100 000 人),男性为 20~24 岁(1 325.6 例/100 000 人)[4]。女性感染若未治疗,可能导致 PID、异位妊娠和不孕等多种严重的后遗症。男性和女性中均存在无症状感染者,因此,年龄在 25 岁以下的性活跃女性,或 25 岁以上具有感染风险者(如有多个性伴侣或有新的性伴侣)应接受衣原体感染常规筛查。在沙眼衣原体感染高发社区,性活跃的男性或同性恋高危人群也应考虑接受筛查[2]。

沙眼衣原体是细胞内专性寄生菌,可通过培养、直接免疫荧光检测法(direct immunofluorescence assay,DFA)、酶免疫分析法(enzyme immune-assay,EIA),或女性子宫和男性尿道拭子 NAATs 检测等方法确诊[12]。但临床标本很难检测出沙眼衣原体,这与检验人员未能掌握所需的细胞培养技术有关。由于很少有医疗机构具备沙眼衣原体的分离检测设施,多数沙眼衣原体感染的诊断和治疗主要依据临床印象和实验室检测。非培养诊断测试如 NAATs、DFA 和 EIA 等是探查沙眼衣原体的灵敏方法。连接酶链式反应(ligase chain reaction)和 PCR 是可从市场上获得的两种广泛应用的 NAATs 检测方法,使用相对简单,能用于尿液和生殖

器拭子的检测,灵敏度高于非核酸扩增的检测方法[15]。NAATs 比 EIAs 和 DFAs 敏感约 20%~35%,是检测有或无症状的男性和女性沙眼衣原体感染的推荐试验方法[2,16]。患者痊愈后没有必要检测,除非病人的治疗依从性不佳,症状持续存在或疑似再感染。不推荐在开始治疗后 3 周内再进行检测,因为在此期间易出现假阴性结果。此外,死亡病原体的持续清除也可能导致 NAATs 出现假阳性结果。

沙眼衣原体感染可导致女性宫颈炎、尿道炎、前庭大腺炎(bartholinitis)、子宫内膜炎、输卵管炎和肝周炎(perihepatitis),在男性引起尿道炎、附睾炎、前列腺炎、直肠炎和赖特综合征(Reiter syndrome)等[12]。沙眼衣原体感染的表现近似淋球菌感染,这也是出现这些临床症状的患者,治疗时选择对两者均有效药物的原因。

有关沙眼衣原体该如何体外培养及其结果的临床意义存在争议,特别是在 10%~15% 的治疗失败病例中[50]。因此 CDC 使用治愈率代替微生物敏感性作为推荐治疗药物的依据。仅阿奇霉素和多西环素的治愈率分别为 97% 和 98%[2,51]。备选药物包括红霉素、氧氟沙星和左氧氟沙星。其他喹诺酮药物抗衣原体作用不充分或不确切,因此不应被选用[2]。

非淋球菌性尿道炎

病原学

案例 72-5

问题 1:T. K.,26 岁,性活跃男性,主诉最后一次性行为 15 日后,出现轻度排尿困难和黏液样尿道分泌物。无发热和淋巴结肿大,也未见阴茎损害或血尿。前段尿标本革兰氏染色涂片检查显示 20 个中性粒细胞(polymor-phonuclear neutrophilic leukocytes,PMNs)/油镜视野(×1 000),未见革兰氏阴性双球菌。哪种病原体与非淋球菌性尿道炎(nongonococcal urethritis,NGU)有关?

在美国,NGU 是男性最常见的 STD[52,53]。沙眼衣原体是引起 NGU 的常见致病原,约占所有病例的 15%~40%。其他可能引起 NGU 的病原体包括生殖器支原体、阴道滴虫、HSV 和腺病毒(adenovirus)等,但引起 NGU 的最主要病因目前尚不清楚[12]。由于致病病原体的多样性和鉴别技术差异悬殊,需要权威的临床判断和更系统规范的实验室检查技术,才能进行准确的鉴别和对因治疗。若条件具备,应采用 NAAT 技术来排除沙眼衣原体和淋球菌感染。

症状和体征

案例 72-5,问题 2:描述 NGU 患者的临床表现。T. K. 的临床表现是否符合 NGU,如何鉴别 NGU 和淋菌性尿道炎?

T. K. 的症状很典型。与淋菌性尿道炎相比,典型的 NGU 一般症状较轻,少见排尿困难,阴茎排出物少。衣原体感染尿道无临床症状者多于淋菌性尿道炎。淋菌性尿道

炎潜伏期一般 2~7 日,而 NGU 为 2~3 周。

然而,基于临床症状和体征表现并不能可靠地鉴别 NGU 和淋菌性尿道炎。若存在尿道排出物等客观证据(挤压尿道获取),尿道分泌物中革兰氏染色≥2 个 WBC/油镜视野,白细胞酯酶试验阳性且显示≥10 个 WBC/高倍视野,经革兰氏染色或培养排除淋球菌即可诊断为 NGU。

治疗

案例 72-5,问题 3:T. K. 应如何治疗?

如果不能排除沙眼衣原体,治疗可以采用口服单剂阿奇霉素 1g,或者口服多西环素 100mg,每日两次,疗程 7 日。与多西环素相比,生殖器支原体对阿奇霉素的敏感性更高,因多西环素不能有效地清除生殖器支原体[2]。阿奇霉素单剂给药还能提高患者的依从性。但当确诊为衣原体尿道炎后,应给予多西环素 100mg 口服,每日 2 次,疗程 7 日。CDC 已批准口服红霉素(erythromycin)500mg 或琥乙红霉素(erythromycin ethylsuccinate)800mg 口服,每日 4 次,疗程 7 日作为备选治疗方案。此外,口服氧氟沙星 300mg,每日 2 次或每日口服左氧氟沙星 500mg,疗程 7 日,可作为另一种备选方案。但该方案与前两种方案相比并没有明显优势,对解脲脲原体效果不佳,并且费用更高[2,54]。应避免使用环丙沙星因其已有治疗失效的报道[55]。患者教育时应强调在疗程完成前(或者单剂给药后 7 日内)应禁欲[2]。有证据显示沙眼衣原体导致的 NGU 呈下降趋势,而解脲脲原体感染正在上升,后者使用阿奇霉素和多西环素两周内的治愈率分别为 73% 和 65%[56]。

感染复发

案例 72-5,问题 4:T. K. 使用多西环素治疗,每次 100mg,每日 2 次,疗程 7 日。治疗结束后持续 14 日没有症状,但随后再次出现排尿困难和黏液样尿道分泌物。T. K. 的复发感染应该如何治疗?

治疗 NGU 可能的主要问题是感染复发率高。如果症状持续或在治疗结束后复发,接受治疗的男性应随访。约 20%~60% 的患者在治疗完成后的 1~2 周会复发感染或持续存在尿道炎症[57]。复发率最高的是特发性尿道炎,即致病原既非沙眼衣原体又不是解脲脲原体。感染复发提示患者可能再次暴露于未经治疗的性伴侣,而持续的尿道炎症状(治疗期间症状未得到改善)提示可能为其他病原体感染,如生殖器支原体、解脲脲原体或阴道滴虫等[2,58,59]。若症状未改善或感染复发是由于患者依从性差,或未同时治疗性伴侣所导致,则应采取初始治疗方案重新治疗。对于初始治疗依从性良好且未再发生性接触的复发患者,若在初始治疗中未使用阿奇霉素,CDC 推荐使用单剂口服阿奇霉素 1g,如果患者使用阿奇霉素治疗失败,那么推荐口服莫西沙星 400mg,每日一次,疗程 7 日[2]。

男性急性附睾炎常伴有衣原体或淋球菌感染,尤其是 35 岁以下的青年或存在尿道分泌物者。大肠埃希菌(Esch-erichia coli)或假单胞菌(Pseudomonas)属是同性恋男性的常见致病菌。较年长男性附睾炎少见性传播途径感染,而更多是由于泌尿道器械检查、手术、全身性疾病或免疫低下等原因所致[2]。如果患者有尿道炎症状并伴有附睾压痛,临床表现符合衣原体或淋球菌感染,CDC 推荐使用头孢曲松 250mg,单剂肌注,并同时口服多西环素 100mg,每日 2 次,疗程 10 日。对肠道微生物引起的或经培养或 NAAT 检查淋球菌阴性的急性附睾炎,可口服氧氟沙星 300mg,每日 2 次,或者每日 1 次口服左氧氟沙星 500mg 治疗,疗程 10 日[2,49]。在进行插入性肛交的男性中,最可能引起急性附睾炎的原因是衣原体、淋病和肠道微生物,CDC 推荐方案为头孢曲松单剂量 250mg 肌注,同时每日口服左氧氟沙星 500mg 或口服氧氟沙星 300mg,每日 2 次,疗程 10 日[2]。

性伴侣

案例 72-5,问题 5:A. C.,T. K. 的女朋友,在 T. K. 最后一次就诊后的第 3 周也来求诊。尽管她尚无症状及体征,但她担心自己也存在感染。女性衣原体感染有什么临床特征?A. C. 是否应按疑似衣原体感染治疗?

在未获得衣原体培养结果前,推荐对男性 NGU 患者的女性性伴侣进行经验性治疗。许多性伴侣并无感染症状,但如果进行检测,约 30%~70% 培养结果阳性。A. C. 仔细检查是否存在黏液脓性宫颈炎和输卵管炎。虽然许多患衣原体宫颈炎的女性无临床症状,但约四分之一的患者存在黏液脓性分泌物[60]。从衣原体感染患者身上采集的分泌物行革兰氏染色检查可见许多中性粒细胞,但无淋球菌。

不论有无发现,均应采取与 NGU 治疗相同的多西环素方案开始治疗。若 A. C. 已怀孕,应避免使用四环素和氟喹诺酮类药物,可采用阿奇霉素 1g 单剂口服或者阿莫西林 500mg 口服,每日 3 次,疗程 7 日。替代方案包括口服红霉素 500mg 口服,每日 4 次,疗程 7 日或口服红霉素 250mg 口服,每日 4 次,疗程 14 日;琥乙红霉素 800mg,每日 4 次,疗程 7 日或琥乙红霉素 400mg,每日 4 次,疗程 14 日[2]。妊娠期妇女应避免使用依托红霉素(erythromycin estolate)因其增加肝毒性风险,可用安全有效的阿奇霉素[61,62]。红霉素易发生胃肠道不良反应,使其应用受限。孕妇在治疗结束三周后推荐复查 NAAT 以确保治愈[2]。异性恋男性和女性淋病患者常合并衣原体感染,因此这些淋病患者的治疗方案应同时对淋球菌和衣原体均有效,以防止淋病治愈后发生衣原体感染(附睾炎、黏液脓性宫颈炎、输卵管炎),并减少沙眼衣原体在生殖器中的蓄积。

性病性淋巴肉芽肿

病因、症状和体征

案例 72-6

问题 1:S. F.,32 岁,男性学生,和男性发生过性关系,因"腹股沟肿胀疼痛"就诊于当地性病门诊,约 2 周前阴茎曾出现小溃疡,但很快愈合。查体发现发热(39℃)并存在腹股沟腺病(腹股沟数个淋巴结炎性肿大),右侧周围有红斑。实验室检查血 WBC 轻度增高(WBC 计数 12 000/μl)。何种病原体会导致性病性淋巴肉芽肿(lymphogranuloma venereum, LGV)?描述其临床进程。S. F. 哪些主客观表现与 LGV 相符?

LGV 或 Nicolas-Favre 病曾一度被认为在美国及其他发达国家是罕见病,但近期已有在荷兰、英国以及美国纽约、德克萨斯和旧金山等地区暴发的报道[63,64]。自 2003 年以来,发达国家男同性恋患者中 LGV 病例,尤其是直结肠炎病例不断增加[65,66]。导致 LGV 的病原体通常是 L1,L2 或 L3 型沙眼衣原体,与引起尿道炎的衣原体血清型不同[67]。现已从异性恋男性患者中确定 LGV 感染病程的三个阶段[68]。

I 期的特征表现是在暴露后 3~30 日,生殖器出现小丘疹和疱疹并形成小溃疡,但迅速愈合不留瘢痕。这与 S. F. 发生的情况一致,有许多患者未注意到曾有过原发损害。II 期特征是出现疼痛明显的急性腹股沟淋巴结炎(腹股沟综合征,inguinal syndrome),常伴发热,与 S. F. 症状一致。若不治疗,感染淋巴结会破溃,形成许多慢性瘘管。腹股沟韧带上下腺病形成"沟槽征"。愈合缓慢但大多数患者并无严重后遗症。患者也可能发生生殖器肛门直肠综合征(anogenitorectal syndrome),并发结直肠炎及小肠和直肠周围淋巴组织增生。III 期特征表现包括肛周脓肿、直肠阴道瘘(女性患者)、直肠狭窄以及生殖器象皮肿(genital elephantiasis)等[68]。II 期 LGV 经恰当治疗常可避免这些晚期并发症。

同性恋男性 LGV 急性肛门直肠综合征多经肛交感染。患者感染初期可能发生肛门溃疡及腹股沟淋巴结炎(肛门淋巴引流至腹股沟淋巴结)。继之出现急性出血性结直肠炎,表现为里急后重、直肠痛、便秘和黏脓血性便。直肠活检可见类似克罗恩病(Crohn disease)样的肉芽肿性结肠炎,也可能发生盆腔周围淋巴结腺病。

治疗

案例 72-6,问题 2:S. F. 应如何进行治疗?

CDC 推荐的 LGV 治疗方案包括多西环素 100mg 口服,每日 2 次和红霉素 500mg 口服,每 6 小时 1 次,疗程 21 日[2]。疾病晚期可能需外科手术治疗。阿奇霉素每周 1g,疗程 3 周可能有效,但尚缺乏临床证据[2]。

梅毒

流行病学

梅毒(syphilis)是由梅毒螺旋体(Treponema pallidum)导致。美国在 20 世纪 80 年代晚期,由于可卡因使用泛滥和与之相关的不安全性行为,一期与二期梅毒发病率明显上升。但从 1990 年至 2000 年,梅毒的发病率又下降了 87.9%,回到 1941 年开始报道时的水平[4,69,70]。然而,自 2000 年起,一期、二期梅毒病例数一直稳定增长,至 2013 年高达 17 375[4]。另一点值得关注的是梅毒促进 HIV 的传播,HIV 阳性的男性同性恋患者有更高的梅毒感染比例[4,71]。自 2005 年以来,先天性梅毒(congenital syphilis,CS)的发病率并未增加,但 2013 年 CDC 收到 348 例先天性梅毒病毒报告,相当于每 100 000 名儿童中有 8.7 例,这比 2012 年增长了 0.3%(图 72-5)[3]。增长可能与西方国家女性 2010 年至 2013 年间的一期和二期梅毒发病率上升有关。针对一期、二期梅毒开展的"健康人类 2020"行动目标是将女性和男性发病率分别降至 1.4 例/100 000 人和 6.8 例/100 000 人(图 72-6)[5]。

梅毒的临床表现自首次被报道以来几无变化。早期诊断和治疗的实现,以及医师和患者对其认识的深入,重症梅毒的发病率已显著下降。目前青霉素仍是梅毒的首选治疗药物。

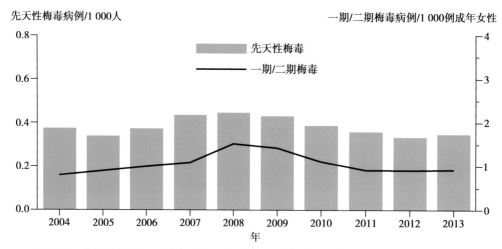

图 72-5　先天性梅毒——新生儿先天性梅毒和女性一期/二期梅毒发病率(2004—2013 年)。来源:Centers for Disease Control and Prevention. *Sexually Transmitted Disease Surveillance 2013*. Atlanta,GA:US Dept of Health and Human Services;2014.

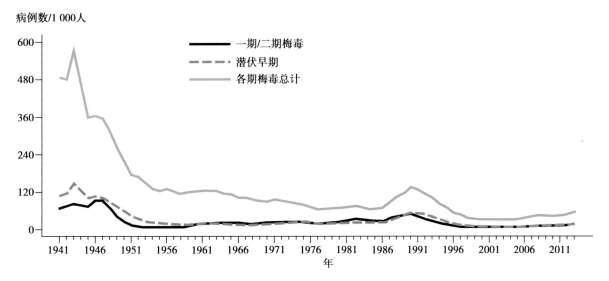

图72-6 梅毒——1941—2013年间美国各期梅毒的发病率。注:"健康人类2020"行动目标是将一期和二期梅毒每年新发案例数控制在女性1.4人/100 000人,男性6.8人/100 000人。来源:Centers for Disease Control and Prevention. *Sexually Transmitted Disease Surveillance 2013*. Atlanta, GA:US Dept of Health and Human Services;2014.

临床分期

案例72-7

问题1:D.M.,27岁,同性恋男性,因"全身不适、头痛和发热4日",就诊于STD门诊。他曾于8周前在阴茎上发生一个疼痛皮损,现已消退。查体无发热,体表遍布斑丘疹,累及足底部;全身淋巴结病。既往史除2年前曾患淋病,经普鲁卡因青霉素(procaine penicillin)治疗外,余无特殊。实验室检查血WBC计数正常,血清HIV抗原阴性。血浆反应素快速试验(rapid plasma reagin,RPR)和螺旋体抗体荧光吸附试验(fluorescent treponemal antibody absorption,FTA-Abs)阳性。根据梅毒的临床病程,确定D.N.的临床表现是否与梅毒相符?

一期梅毒

梅毒潜伏期平均3周,波动范围为10~90日[72]。潜伏期患者的淋巴和血液中可以检出梅毒螺旋体。初发硬下疳(chancre)表现为感染部位出现无痛性丘疹,并渐变成溃疡和硬结,无触痛,其内充满螺旋体。硬下疳通常发于异性恋男性患者的阴茎和同性恋男性的肛门或阴茎及女性阴部、会阴或宫颈。

唇、舌也偶可累及。局部淋巴结肿大、变硬,但无触痛。不幸的是,早年对典型硬下疳的记录极少,尤其是女性或同性恋男性患者[73]。初发硬下疳即使不治疗,也常在2~6周内自行缓解。生殖器溃疡的鉴别还应包括软下疳和生殖器疱疹。软下疳和生殖器疱疹发生的溃疡疼痛明显、表浅、不形成硬结、腹股沟淋巴结肿大且触痛明显。但与软下疳不同的是,生殖器疱疹有特征性的水疱过程,并常伴有尿道炎,宫颈炎和全身症状如发热和寒战。根据皮损是否疼痛、

丘疹或水疱样表现以及皮损为单一、多发等可以鉴别梅毒与疱疹。但完全区别软下疳与梅毒很难,虽然软下疳皮损触痛更明显,溃疡边缘更参差不齐和腹股沟淋巴结腺病更严重[72]。

二期梅毒

当硬下疳首次发生6周后,未经治疗的患者会出现二期梅毒症状和体征。就如D.M.目前表现,二期梅毒暴发造成的皮损多样且分布广泛。斑疹样梅毒疹常是该阶段最初表现,皮损呈圆形或椭圆形,原发于躯干,为玫瑰色或粉色斑疹。皮损成熟时变成丘疹或带鳞屑的结节(即所谓鳞屑样丘疹)。弥漫性鳞屑样丘疹应与牛皮癣、玫瑰糠疹和苔藓病等鉴别。梅毒损害累及手掌、足底和口腔(黏膜斑)为其特征性表现。此期常存在全身淋巴结腺病(generalized lymphadenopathy),可出现秃发斑(patchy alopecia)。二期梅毒最具传染性的皮损是扁平湿疣(condyloma latum)。扁平湿疣是原发皮损扩展所致,以表面湿润和硬化损害为特征,好发于会阴或肛周。实验室检查可查见贫血、白细胞增高和血沉加快。其他表现还包括轻度肝炎、非化脓性脑膜炎、眼色素层炎、神经病变及肾小球肾炎等[74]。

潜伏期梅毒

定义为未经治疗,无症状,但存在梅毒潜伏的血清学证据者。潜伏期梅毒可分为潜伏早期(持续时间<1年)和潜伏晚期(持续时间>1年)两个阶段。对未经治疗梅毒患者的Oslo研究发现,25%患者的二期梅毒常在第1年内复发[75]。这些复发患者具有传染性,而潜伏晚期梅毒的患者没有传染性,并且对梅毒螺旋体再感染具有免疫力。

三期梅毒

重症梅毒的发病率和死亡率由病理进程累及皮肤、骨

髋、中枢神经系统和心血管系统的不同存在差异。传染性肉芽肿(树胶样肿)是三期梅毒的特征性损害,现已不常见。大多数梅毒树胶样肿经针对性治疗可迅速缓解,但如已累及重要脏器(如心、脑、肝)时可能导致死亡[76]。梅毒心血管病最常见表现为主动脉瓣闭锁不全(aortic insufficiency)和主动脉炎(aortitis)伴升主动脉瘤(aneurysm of ascendingaorta)。

神经梅毒(neurosyphilis)按表现可分为早期或晚期无症状、脑膜类、脑实质损害或梅毒瘤。由于青霉素的广泛使用,40余年来神经梅毒已成罕见并发症。作为神经梅毒早期表现的梅毒脑脊膜炎(syphilitic meningiti),在HIV阳性患者中较常见[72,77]。晚期神经梅毒可以是无症状或有多种临床表现,最常见综合征包括脑膜血管梅毒(meningovascular syphilis)、全身瘫痪、运动性共济失调(脊髓痨)和视力萎缩等。无症状神经梅毒患者脑脊液(cerebrospinalfluid,CSF)检查有单核细胞增多、蛋白增高和VDRL反应阳性。

无症状的神经梅毒患者具有发生神经性疾病高风险。脑膜血管梅毒约占所有神经梅毒患者的38%,典型表现为突发偏瘫或半身不遂、失语或癫痫[78]。全身性瘫痪是因广泛的脑实质性损害所致,异常表现包括记忆相关的PARESIS(P,personality,个性;A,affect,情感;R,reflexes,反射(行为亢进);E,eye,眼征(Argyll Robertson瞳孔);S,sensorium,神志(幻觉、妄想、错觉);I,intellect,智力(近期记忆力、计算能力和判断力下降);S,speech,语言)。运动性共济失调继发于脊髓脱髓鞘病变,其症状包括:共济失调、脊髓痨步态、脚掌拍打地面、感觉异常、膀胱失常、阳痿和神经反射消失;位置感、深部痛和温度感丧失。Argyll Robertson瞳孔可见于偏瘫及共济失调的患者,表现为小而不规则瞳孔,存在调节反射但对光无反应。

实验室检查

案例72-7,问题2:评估D.M.的实验室检查结果。

暗视野检查

采集硬下疳和扁平湿疣渗出物行暗视野显微镜检查,如发现螺旋锥形态且移动的螺旋体即可确诊为梅毒。暗视野检查是最特异和敏感的方法,但前提是检验专家应非常有经验[79,80]。对疑似初发梅毒的患者,在得到明确的阴性结果之前,应在连续数日内接受3次暗视野检查,才可考虑阴性结果。这种技术和其他方法,如DFA和PCR,直接从渗出物或组织中检测螺旋体是诊断梅毒的主要方法。

血清学检验

梅毒初发阶段血清学反应可能呈阳性或阴性。当病史或查体提示患者可能为一期梅毒,应行VDRL检验或RPR检验。如果初期的血清学和暗视野检查均为阴性,仍需在接下来1~4周内复查血清学,以排除一期梅毒的可能。暗视野检查阳性,仍需检测RPR以建立基线值用于治疗后的随访评估。

二期梅毒血清学检验一定为阳性[72]。梅毒血清学诊断常用两种方法:非密梅毒螺旋体检验(nontreponemal test)和密梅毒螺旋体检验(treponemal test),前者测定血清反应素(心肌磷脂抗体)的浓度,后者直接测定梅毒螺旋体的特异性抗体。

非密梅毒螺旋体试验

该检验为非特异性的针对密梅毒螺旋体的定量检测方法,价格低廉,适合对大样本人群进行筛查。VDRL检验和RPR检验是应用最广泛的方法。RPR简便易操作,较VDRL应用更多。VDRL和RPR结果不能互换,因此应使用同一检测方法在治疗期间进行监测[2,81]。

VDRL定量检测结果是以能得到阳性反应的最大稀释倍数的血清浓度表示。当治疗奏效时,VDRL滴度应表现为持续下降(见案例72-7,问题5)。但有些患者因VDRL滴度终身维持低水平,将发生血清快速反应。假阳性反应时滴度通常很低(如VDRL或RPR滴度≤1:8)[82]。二期梅毒抗体的浓度非常高,RPR和VDRL的敏感度为100%[83]。

密梅毒螺旋体试验

特异性梅毒螺旋体检测如FTA-ABS、螺旋体粒子凝集试验(T. pallidum particle agglutination assay,TP-PA)和各种EIAs试验是为确证非梅毒螺旋体检测的阳性结果。FAT-ABS检测是最常用的方法。因其需要荧光显微镜,操作相对困难且费用昂贵,不宜用于初筛。

治疗

案例72-7,问题3:应该如何治疗D.M.?

CDC推荐使用青霉素G治疗所有阶段的梅毒(表72-4)[2]。除非肯定为青霉素过敏,否则不考虑使用备选抗菌药物。鉴于从未发现青霉素耐药的梅毒螺旋体感染,因此梅毒的治疗方案也基本一直没有变化。

如表72-4所示,对于一期、二期梅毒或病程在1年以内的潜伏期(CSF阴性)梅毒患者,推荐使用苄星青霉素G(benzathine penicillin G)2.4MU,单剂肌注。如果患者有青霉素禁忌,可选用四环素500mg口服,每日4次;或多西环素100mg口服,每日2次;两种替代方案的疗程均为14日。如果患者未怀孕,对青霉素过敏且不耐受四环素和多西环素,可每日肌注或静滴头孢曲松1g,疗程10~14日;也可以单剂口服阿奇霉素2g[2]。红霉素疗效不佳,CDC已不再推荐用于梅毒治疗。这些备选药物方案的最优剂量、疗程及其临床疗效均未完全确定,必须密切随访患者以便调整。近期有研究显示,阿奇霉素2g单剂口服至少等效于苄星青霉素G治疗方案[84,85]。声称有青霉素过敏史的患者应进行皮试,确实过敏者应先进行脱敏[2]。潜伏期梅毒(超过1年)和梅毒心血管病患者的治疗可采用苄星青霉素G 2.4MU,每周肌注1次,疗程3周[2]。

表 72-4

梅毒治疗指南

分期	推荐用药	备选药物
早期(一期,二期或潜伏期早期)ᵃ	苄星青霉素 G 2.4MU,单剂 IM	多西环素,100mg PO bid 或四环素,每次 500mg PO qid ×14d 或头孢曲松 1g,IM/IV qd×8~10d 或阿奇霉素 2g×1 次
潜伏晚期或持续时间未知的潜伏期梅毒	腰椎穿刺	腰椎穿刺
	CSF 正常:苄星青霉素 G 2.4MU/周,IM ×3 周	CSF 正常:多西环素,100mg PO bid×28d 或四环素 500mg PO qid×28d
	CSF 异常:按神经梅毒治疗	CSF 异常:按神经梅毒治疗
神经梅毒ᵇ(无症状或有症状)	水结晶青霉素 G(18~24 MU IV qd×10~14d)ᶜ	普鲁卡因青霉素 G 2.4 MU IM qd +丙磺舒 500mg qid,联用 10~14d
先天性梅毒	水结晶青霉素 G 100 000~150 000U/(kg·d),前 7 日按 50 000U/kg IV,q12h,后 10 日按 q8h 给药ᵈ	CSF 正常:苄星青霉素 G 50 000U/kg IM,单剂
	或普鲁卡因青霉素 G 每次 50 000U/kg IM qd×10 日	
妊娠期梅毒	按分期推荐	按分期推荐

ᵃ 一些专家推荐 HIV 感染患者 7 日后重复此治疗。

ᵇ因为疗程较潜伏期梅毒短,一些专家建议在完成推荐的神经梅毒治疗方案疗程后,继续肌注苄星青霉素 G 2.4MU,每周 1 次,持续 3 周,以到达一个与潜伏期相当的疗程。

ᶜ按每 4 小时静滴 3~4 MU,或持续输注。

ᵈ母亲在妊娠期使用红霉素治疗的所有新生儿,分娩时必须用青霉素 G 治疗。

Bid,每日 2 次;IM,肌内注射;IV,静脉注射;MU,百万单位;PO,口服;qid,每日 4 次。

来源:Workowski KA, Bolan GA; Centers for Disease Control and Prevention (CDC). Sexually transmitted diseases treatment guidelines, 2015. *MMWR Recomm Rep.* 2015;64(RR-03):1-137.

神经梅毒

案例 72-7,问题 4:D. M. 的 CSF 梅毒检验如果阳性,治疗有什么不同?

神经梅毒可发生于梅毒各个阶段。苄星青霉素 G 肌注常规剂量后,CSF 中检测不到,但并不意味着未进入脑膜组织[86]。采用推荐的肌注治疗方案可能发生治疗失败或导致在病程晚期进展出现神经梅毒。苄星青霉素 G 给予单次剂量后的血药浓度达峰时间(13~24 小时)较普鲁卡因青霉素(达峰时间 1~4 小时)延迟,但杀螺旋体有效血药浓度维持时间(7~10 日)较普鲁卡因青霉素(12~24 小时)更长[86]。20 世纪 70 年代,出现使用苄星青霉素 G 治疗失败的案例,迫使 CDC 推荐使用水结晶青霉素 G(aqueous crystalline penicillin G)3~4MU,静滴,每 4 小时 1 次,或每日 18~24MU 持续静脉输注,疗程 10~14 日。此外,神经梅毒也可使用普鲁卡因青霉素(每日 2.4MU,肌注)加丙磺舒(口服 500mg,每 6 小时 1 次)治疗,疗程 10~14 日。一些专家在水结晶青霉素和普鲁卡因青霉素疗程结束后,加用苄星青霉素 G 2.4MU,肌注,每周 1 次,最多 3 周[2]。青霉素过敏患者应进行皮试,若确定过敏,应对患者脱敏处理后使用合适的青霉素方案治疗。鉴于头孢曲松和青霉素交叉过敏率较低,数据显示每日使用头孢曲松 2g IM 或 IV,连续 10~14 日,可作为青霉素过敏患者的替代治疗药物[2]。世界卫生组织(World Health Organization)也推荐对青霉素过敏的非妊娠患者接受多西环素 200mg 口服,每日 2 次;或四环素 500mg 口服,每日 4 次,疗程 30 日的治疗方案[87]。

随访

案例 72-7,问题 5:D. M. 接受单剂肌注苄星青霉素 G 2.4MU 治疗后。如何对他的治疗效果进行监护?

一、二期梅毒患者在治疗开始后至少 6 个月和 12 个月时应接受查体和定量 VDRL 或 RPR 检测[2]。若 RPR 或 VDRL 滴度在 6 个月内下降少于 4 倍,需考虑重新治疗。合并感染 HIV 的患者应定期进行血清学检测[72]。潜伏期梅毒患者需在接受治疗后第 6、12 和 24 个月时接受检测。如果采用非青霉素治疗,必须密切进行血清学检验监测。这些患者最后 1 次随访时均应行 CSF 检查。神经梅毒患者应每 6 个月进行 1 次血清学监测和 CSF 监测,直到正常为止。如果在 2 年内不能恢复正常,应考虑重新开始治疗。若损害重新出现、病原体滴度增高 4 倍、或 1:8 滴度在 12 个月内不能降至 4 倍,也需要重新治疗。疑似治疗失败的患者,尤其是 CSF 检查结果异常时,应按神经梅毒的治疗方案进行治疗。当然,治疗前应排除假阳性结果。

大多数早期梅毒患者血清学检测一般在 2 年内转阴,但在病程晚期才接受治疗者,完全的血清学逆转有可能不能获得。口服多西环素或红霉素治疗的患者也很可能不能获得血清转阴[88]。血清学未转阴的患者,但滴度下降 4 倍应认为治疗充分有效。治疗可延缓三期梅毒的进程,但不能逆转已发生的心血管或神经系统损害。

妊娠

案例 72-8

问题 1:N. W. ,女,27 岁,妊娠第 19 周,VDRL 和 FAT-Abs 阳性,应如何治疗 N. W. ? 若她对青霉素过敏,治疗方案应如何调整?

虽然妊娠可能导致非密梅毒螺旋体检测假阳性[74],但密梅毒螺旋体检测(FAT-Abs)和非梅毒螺旋体检测(RPR)均为阳性能够排除结果假阳性的可能[80]。接下来应评估 N. W. 是否已接受充分的治疗。如果她此前已经充分的治疗和随访,而且无梅毒感染持续存在和复发的证据,她没必要再行治疗。目前妊娠是否影响梅毒的临床进程尚不清楚[89]。但她的胎儿应被仔细检查。如果 N. W. 此前未接受抗梅毒治疗,她应根据非妊娠妇女推荐的青霉素方案治疗。部分专家还建议在首次治疗接近 1 周时再给予 1 次 2.4MU 的苄星青霉素 G[2]。

梅毒孕妇的治疗应尽早开始。因梅毒可早在妊娠初期的 9 ~ 10 周通过与产道病损直接接触而播散[89,90]。如果梅毒孕妇不接受治疗,70% ~ 100% 的一期梅毒和 40% 的二期梅毒孕妇会流产、产死胎、或者生下患先天性梅毒的胎儿(见案例 72-8,问题 3)[91,92]。

目前对青霉素过敏孕妇的梅毒替代治疗方案并不令人完全满意。四环素和多西环素影响胎儿发育(牙釉质染色和骨骼生长抑制),应避免使用,尤其是孕中期或晚期[93]。红霉素曾被用于治疗妊娠梅毒患者,但其胎盘透过率不足[94],这也许是经红霉素治疗患者发生流产和死产增加的潜在原因。不推荐红霉素和阿奇霉素用作妊娠期梅毒的替代治疗[2]。有青霉素过敏史的孕妇在治疗前应进行皮试,如确实过敏,应脱敏后再使用青霉素治疗[2]。新上市的头孢菌素可能是替代青霉素用于青霉素过敏梅毒孕妇的最优选择,这一点 CDC 有推荐其使用的充分依据。充分的青霉素治疗可防止 98% 的胎儿感染梅毒[95,96]。至少在妊娠 28 ~ 32 周以及分娩时应进行血清学滴度定量检测。再次感染风险高的妇女或在梅毒发病率高的地理区域的妇女可考虑每月进行血清学滴度检测;此后,她应该像其他任何梅毒患者一样接受随访[2]。

雅里希-赫克斯海默反应

案例 72-8,问题 2:N. W. 接受苄星青霉素 G 2.4MU 肌注治疗 6 小时后,出现弥散性肌痛、寒战、头痛和皮疹加重、呼吸急促但血压正常。这是什么反应? 应如何处理?

N. W. 发生了雅里希-赫克斯海默反应(Jarisch-Herxheimer reaction,JHR),一种良性自限的抗梅毒螺旋体抗菌药物治疗并发症,早期梅毒患者常在治疗后数小时内发生[2]。诱因目前尚未完全阐明,可能与细胞因子的释放有关[97]。临床症状包括发热、寒战、肌肉痛、头痛、呼吸急促和高血压,病理机制尚不清楚,但不是青霉素过敏反应。典型发作一般在给予抗菌药物后 24 小时出现,正常情况下自行消退,一般在继续治疗期间也能缓解[2,98]。值得注意的是,多种抗菌药物均可发生赫氏反应,不仅仅局限于青霉素,在其他多种抗生素使用后也可能出现;也不仅只出现于梅毒的治疗中,莱姆病(Lyme disease)和回归热(relapsing fever)等其他螺旋体病的治疗过程中也可发生[99]。非妊娠女性患者反应为自限性,孕妇患者存在发生流产、早产和死胎的风险[2,100]。如果出现宫缩或胎动异常,应立即就医。眼部或神经梅毒患者出现 JHR 应密切监护,可在治疗开始前 24 小时给予泼尼松龙(prednisolone)10 ~ 20mg,每日 3 次,共 3 日,可能会避免发热,但不能控制局部炎症反应[86]。肿瘤坏死因子-α(tumor necrosis factor-α,TNF-α)已在螺旋体病治疗中显示有一定防止赫氏反应的作用[101]。虽然尚无确切有效的治疗措施,但一些专家仍推荐使用解热药、静脉输液或进行患者教育。期间不应停止抗菌药物治疗。

新生儿梅毒

案例 72-8,问题 3:如果 N. W. 的孩子被确诊先天性梅毒,那么这个婴儿应如何进行治疗?

母亲在妊娠期接受过梅毒治疗的新生儿应在出生时进行定量非密螺旋体血清学检查。如果结果为阳性,婴儿应随访,每 2~3 个月进行一次血清学检查,直到非密螺旋体检查结果为阴性[2]。新生儿血清学结果解读较困难,因为非梅毒螺旋体和梅毒螺旋体的 IgG 可以经胎盘转移至胎儿。治疗依据很大程度上是基于母亲的梅毒证据及其治疗是否充分、母体和新生儿非梅毒螺旋体血清学结果对照和新生儿临床或实验室梅毒证据。新生儿梅毒即使没有症状,也应在出生时给予治疗,当母亲治疗不清楚或不够充分、不能保证婴儿随访时更应如此。大多数病例应在治疗开始前行 CSF 检查以排除神经梅毒。

软下疳

软下疳(chancroid)是一种疼痛明显的生殖器溃疡病,常伴有痛性腹股沟淋巴结腺病,致病原是革兰氏阴性杆菌-杜克雷嗜血杆菌(haemophilus ducreyi)。软下疳流行于发展中国家,在美国发病率平稳下降。美国 2013 年共报告软下疳 10 例,较 2009 年的 28 例有所下降[4]。软下疳和其他生殖器溃疡病与 HIV 的传播有关。

症状和体征

案例 72-9

问题 1:T. G. ,男,31 岁,未割包皮的性活跃男性。因"阴茎和腹股沟处疼痛性皮损"就诊于 STD 门诊。2 日前发现包皮延展包裹的阴茎表面发生皮肤溃疡,边界清楚,无硬结;溃疡基底有黄灰色脓性渗出物。右侧腹股沟淋巴结肿大、压痛明显。脓性渗出物暗视野检查阴性,革兰氏染色发现革兰氏阳性和革兰氏阴性菌。T. G. 声称对青霉素过敏,但无其他药物过敏史。软下疳自然病程如何? T. G. 的症状、体征与软下疳是否相符? 需要进行哪些诊断程序?

未行包皮环切的男性软下疳感染风险可能较高,治疗的效果也不如已割包皮的男性。事实上,包皮环切已被证明可预防包括 HIV 在内的几乎所有的 STDs,同时还能保护女性免于阴道毛滴虫感染和 BV[2]。软下疳导致的疼痛明显的生殖器溃疡在感染后 3~10 日出现,初始为痛性红色丘疹,两日内发展成小脓疱和溃疡。如果符合以下所有条件,可怀疑软下疳:(a)出现一个或多个生殖器溃疡并伴有疼痛;(b)区域淋巴结病;(c)暗视野检查未见 T 螺旋体;(d)HSV PCR 检查或 HSV 培养结果阴性。如 T. G. 的表现,溃疡被灰色或黄色的渗出物覆盖。因溃疡面常存在多种微生物,革兰氏染色结果可能会造成误导,而杜克雷嗜血杆菌的培养分离困难,需要专门的标本采集方法和培养基[2]。

治疗

案例 72-9,问题 2:T. G 的软下疳应该如何治疗?

大多数杜克雷嗜血杆菌菌株能产生 TEM 型 β 内酰胺酶,而且多数菌株对传统的软下疳治疗抗菌药物例如磺胺和四环素已发生耐药[102,103]。目前 CDC 推荐治疗方案包括阿奇霉素 1g,单剂口服;头孢曲松 250mg,单次肌注;环丙沙星 500mg,口服,每日 2 次,疗程 3 日;或红霉素 500mg,口服,每日 3 次,疗程 7 日等。其中环丙沙星禁用于孕妇和哺乳期妇女。由于 T. G. 有青霉素过敏史,应首选阿奇霉素单剂口服的治疗方案。同时感染 HIV 或未行包皮环切的患者治疗效果可能欠佳,因此在诊断为软下疳的同时就应进行 HIV 的检测,如果检测为阴性,在诊断后的 3 个月应重复检测。软下疳患者应在治疗开始后 3~7 日接受随访。痊愈时间根据溃疡面积的大小而不同,较大溃疡的愈合可能需要超过 2 周[2]。因为 T. G. 在性行为方面很活跃,如果其性伴侣在出现症状前 10 日与他有过接触,就应该对她进行评估和治疗[2]。

阴道炎

美国每年因阴道炎(vaginitis)求诊的女性约 1 000 万人

次[104]。"阴道炎"泛指因感染或其他病因引起的非特异性阴道综合征,表现为瘙痒、烧灼感、刺痛和分泌物异常等。其中 BV(22% ~ 50%)最常见,其次是外阴阴道念珠菌病(vulvovaginal candidiasis, VVC)(17% ~ 39%)和滴虫病(trichomoniasis)(4%~35%)。但有约 30%的阴道炎仍不能确诊[105]。

细菌性阴道炎

细菌性阴道炎(bacterial vaginosis, BV)是生殖年龄妇女最常见的生殖道感染[106]。由于 BV 的确切患病率不尽相同,据估计其为 29.2%。并且在感染了阴道加德纳菌的性活跃女性中,有 84%的患者无明显症状[107]。BV 发病期间阴道内正常的乳酸杆菌菌群被活动弯曲杆菌属(*Mobiluncus* species)、普雷沃菌属(*Prevotella* species)、解脲脲原体(*Ureaplasma* species)、支原体(*Mycoplasma* species)和不断上升的阴道加德纳菌(*G. vaginalis*)取代,并与阴道分泌物增多伴恶臭有关[2]。

目前尚未完全确定 BV 的危险因素,但相关因素包括拥有多个性伴侣、新的性伴侣、阴道灌洗、不使用避孕套和阴道乳酸杆菌减少等,被认为与 BV 发生有关。性行为不活跃的女性很少受到影响[2]。而且研究证据表明女同性恋者也可通过性行为传播 BV[108]。不推荐对性伴侣进行常规治疗,因为治疗性伴侣(们)对 BV 患者的疗效和复发无影响[2]。

体征、症状和诊断

案例 72-10

问题 1:H. H. ,24 岁,性活跃女性,发生中量"鱼腥味"阴道分泌物史 1 周,性行为后更显著。阴道无瘙痒或烧灼感。检查见分泌物稀薄、白色、均质伴明显恶臭。阴道分泌物湿涂片检查见有少量白细胞和许多"线索状细胞"。阴道 pH 4.8。当分泌物和 10% KOH 混合时,有特征性的"鱼腥味"。H. H. 有 BV 的症状和体征吗? 需要进一步作哪些诊断性检查?

H. H. 的症状和体征符合典型的 BV 表现。临床诊断可通过分泌物革兰氏染色证实,结果会提示阴道加德纳菌等其他前文提及的微生物过度生长。阴道分泌物和 10% KOH 混合后产生一过性的鱼腥味,是由于生物源性二胺成分生成增多(胺实验阳性)。湿涂片发现的"线索状细胞"是脱落的阴道上皮细胞(有时附着有球杆菌病原体)、pH> 4.5 和特征性的 KOH"放气"检验结果均是 BV 的证据[2,109]。如果查见白细胞,应怀疑合并有其他感染(如阴道毛滴虫等)。BV 自我诊断的正确率仅为 3%~4%,因大多数女性会将出现这种症状的原因归结为未注意卫生[110]。

治疗

案例 72-10,问题 2:H. H. 应如何治疗?

出现 BV 症状的非妊娠期患者需要治疗。CDC 推荐方案包括:甲硝唑 500mg 口服,每日 2 次,疗程 7 日;0.75%甲硝唑凝胶阴道内用,每日 1 次,疗程 5 日;或 2%克林霉素乳膏,临睡前阴道内用,疗程 7 日[2]。FDA 已批准甲硝唑缓释剂 750mg,每日口服 1 次,疗程 7 日或克林霉素乳膏,阴道内单用以治疗 BV,这两种新方案的临床疗效与前述治疗方案相比,公开报道的资料有限。为此 CDC 推荐了替代方案,包括:替硝唑口服,每日 2g,疗程 2 日或每日 1g,疗程 5 日;克林霉素 300mg 口服,每日 2 次,疗程 7 日;或克林霉素阴道珠 10mg,临睡前使用,疗程 3 日[2]。医生应告知患者在使用甲硝唑期间及治疗结束后 72 小时内禁止饮酒,以避免可能的双硫仑样反应。此外,克林霉素乳膏使用油性基质,可能会损害乳胶避孕套和避孕膜。替代产品包括已在非孕妇中进行评估、已经证明可以提高治愈率和减少 BV 复发的益生菌,尽管需要更多的研究来确定它们在治疗中的作用[111,112]。

BV 可导致未足月产或早产,建议所有有症状的妇女接受治疗。如果妊娠期妇女需治疗 BV,CDC 推荐:口服甲硝唑 250mg,每日 3 次,疗程 7 日;或 500mg,每日 2 次,疗程 7 日;或克林霉素 300mg,每日 2 次,疗程 7 日。最新证据表明甲硝唑对胎儿没有损害,阴道内使用克林霉素乳膏对孕妇也是安全的[2]。

外阴阴道念珠菌病

白色念珠菌(Candida albican)是 80%~92%外阴阴道念珠菌病(vulvovaginal candidiasis,VVC)致病菌原体,而其余多由光滑念珠菌(Candida glabrata)和热带念珠菌(Candida tropicalis)感染所致[2,12,113,114]。在过去的 20 年间,后者在 VVC 分离鉴定的致病菌中占比逐年上升。约 75%的女性在其一生中至少会发生 1 次 VVC,而 40%~45%的女性有 2 次或更多次的感染[105]。约 5%的 VVC 患者会反复发生念珠菌感染(定义为 1 年内 VVC 发生 4 次或更多)。通常 VVC 并不归为 STD 范畴,因为独身女性也能发生 VVC。但性活跃女性 VVC 发生率上升[114]。因此,存在阴道症状的疑似 STD 患者常被诊断 VVC。

自我治疗评估

案例 72-11

问题 1:L. L. ,女,23 岁,因认为自己发生阴道念珠菌感染,拟购买非处方抗真菌药进行治疗。L. L. 请药师帮助选择抗真菌药。在推荐药物之前,应从 L. L. 处获取哪些信息?

药师应询问 L. L. 是否是第一次患阴道炎,或是否因相似症状被医师确诊为阴道念珠菌感染并进行治疗。非处方抗真菌药适用既往经医师确诊并治疗过的 VVC 患者。还应了解的其他信息包括目前症状、是否怀孕、是否在接受其他治疗和使用其他药物,以及药物过敏史等。存在下列任何情况的患者应及时就医:第一次发生 VVC、过去 12 个月内发生 VVC 超过 3 次、距离上一次发生 VVC 不到 2 个月、怀孕、年龄小于 12 岁、发热、下腹疼痛、背或肩痛、症状

严重或伴阴道分泌物恶臭者[115]。

症状和体征

案例 72-11,问题 2:L. L. 有两次阴道念珠菌感染史,最近一次在约 1 年前。两次均被医师诊断为 VVC,使用抗真菌药物治疗后效果较好。本次症状包括阴道和会阴部瘙痒、阴道疼痛、会阴部烧灼感并伴有白色稀薄如疏松奶酪状的分泌物;由于疼痛致使不能进行性生活。表现同既往的阴道念珠菌感染一样。L. L. 没有其他潜在健康问题。目前她在用口服四环素治疗粉刺,并应用炔诺孕酮/炔雌醇(Ortho Tri-Cyclen)避孕;月经周期规律,最近一次月经在 4 日前停止。L. L. 的哪些临床表现符合 VVC?VVC 还有哪些常见症状?

L. L. 的症状和体征符合 VVC(例如会阴和阴道瘙痒、阴道疼痛、会阴烧灼感、性交困难、白色豆腐渣样阴道分泌物)。女性也可能有无味、黏稠、白色的阴道分泌物,性状从豆腐渣到水样表现不一。也可能存在外阴红斑[104]。

鉴别诊断

案例 72-11,问题 3:如何鉴别 VVC 和其他阴道感染?

选择非处方抗真菌药治疗 VVC 前应和其他阴道感染进行鉴别,以避免耽误治疗。阴道分泌物的物理性状有助于鉴别 VVC。VVC 为无气味、黏稠白色豆腐渣样分泌物,阴道 pH 正常(pH<4.5),阴道分泌物可多可少。一些 VVC 患者仅出现阴道红斑、阴道分泌物很少或正常分泌物增多。表 72-5 列出了 VVC、BV 以及滴虫病的阴道分泌物特点。有 VVC 症状和体征的患者应用 10% KOH 湿涂片或革兰氏染色镜检念珠菌。KOH 使酵母或假菌丝更易被观察,约 70%的 VVC 因此而确诊。如果湿涂片为阴性,应采用专用培养基对分泌物行念珠菌培养。如果分离出念珠菌但患者无症状和体征,则无需进行治疗,因为念珠菌在 10%~20%的女性阴道中属于正常菌群,只在白色念珠菌或其他酵母菌的过度生长时才会导致 VVC 症状。有几种市售诊断试剂盒(如 Vagisil 筛查试剂盒和 Fem-V)可供选用,个别患者可用其测试阴道上皮 pH 水平来确定是否感染 VVC,对 pH 高度敏感但特异性低。

阴道分泌物和 pH 正常的外阴阴道念珠菌病

案例 72-11,问题 4:女性如果像 L. L. 这样出现阴道分泌物增多,症状类似 VVC,就一定有阴道感染吗?

当女性出现阴道分泌物增多,无论是否伴发症状,除必须考虑阴道感染的可能性外,还要排除其他原因。首先,应鉴别生理性和病理性的阴道分泌物。生理性阴道分泌物(见表 72-5)为无味、白色或透明、高黏性或絮状、酸性(pH 4.5)。在生理周期中段,随着宫颈黏液和阴道上皮细胞的增加,生理性的阴道分泌物可能增多。其他可致分泌物生理性增加的情况如填入异物(如卫生棉条)、过敏反应和接

表 72-5
阴道分泌物特征

性状	正常	念珠菌病	滴虫病	细菌性阴道病
颜色	白色或澄清	白色	黄色-绿色	白色至灰色
气味	无味	无味	恶臭	鱼腥臭
质地	絮状	絮状	均匀	均匀
黏度	高	高	低	低
pH	<4.5	4~4.5	5~6.0	>4.5
其他		厚重、豆腐渣样	泡沫状	稀薄

来源：Ries AJ. Treatment of vaginal infections：candidiasis，bacterial vaginosis，and trichomoniasis. *J Am Pharm Assoc（Wash）*. 1997；NS37（5）：563-569；Sobel JD. Vaginitis. *N Engl J Med.* 1997；337（26）：1896-1903；and Carr PL et al. Evaluation and management of vaginitis. *J Gen Intern Med.* 1998；13（5）：335-346.

触性皮炎等，后者可因使用阴道内杀精药、肥皂、除臭剂、灌洗、阴道润滑剂和避孕套引起。此外，外阴阴道炎样症状还与频繁使用热水浴缸、按摩浴缸或含有经化学处理的高氯水游泳池有关[116]。

VVC 的危险因素

案例 72-11，问题 5：哪些特定的女性人群易患 VVC？L.L. 属于高风险人群吗？

在妊娠期和服用高雌激素含量避孕药时，白色念珠菌定植和症状性 VVC 明显增加。雌激素能增加阴道上皮细胞对白色念珠菌的亲和力[117]。女性若存在如下状况具有 VVC 危险因素：高血糖（糖尿病未得到控制或控制较差）、疾病导致的细胞免疫功能低下（癌症、HIV 感染）、正服用广谱抗菌药物或免疫抑制剂（细胞毒药物、皮质类固醇）等[115]。有些 VVC 个案与口交有关，而与阴道性交无关。

L.L. 正在服用四环素，这可能增加了她发生 VVC 的风险。抗菌药因抑制阴道正常菌群（如乳酸杆菌），有增加白色念珠菌过度生长的风险。L.L 正服用的低雌激素口服避孕药倒是不会增加 VVC 的风险。使用避孕膜、阴道海绵和阴道内避孕环也可能是 VVC 的危险因素[115]。

应激诱发 VVC 和经期前罹患 VVC 的风险上升已得到证实[117]。两者机制尚不清楚。虽然多种饮食因素可促进阴道酵母菌过度增长，但食物在 VVC 病程中的作用尚不肯定[117]。

VVC 的治疗

阴道内给予唑类药物

案例 72-11，问题 6：何种阴道治疗对 L.L. 的 VVC 有效？

L.L. 适合选择非处方药物方案（表 72-6）治疗，因为她曾遭受过阴道酵母菌感染，症状和此次相似，而且为单纯性 VVC（定义为免疫功能正常宿主散发的轻中度临床疾病）。如果为复杂性 VVC（定义为感染反复发作、临床症状严重、非白色念珠菌感染、血糖控制不佳、免疫低下或妊娠），应及时就医[2]。L.L. 短时间外用唑类即可达有效治疗效果。此外，L.L. 应向她的医生咨询是否真有必要延长使用抗菌药物。如果医生已对她进行过评估，L.L. 可选用氟康唑（fluconazole）单剂口服或 3 日疗程的阴道内给药方案。

目前可用的唑类抗真菌药对 VVC 疗效相近，在完成疗程后治愈率达 80%~90%[2,12,118]。表 72-6 列出的唑类抗真菌药疗效都优于制霉菌素（nystatin），而 CDC 也不再推荐使用制霉菌素[2]。L.L. 的 VVC 治疗药物选择应基于既往治疗的结果、便利性、易于应用、疗程长短、剂型和费用等考虑。L.L. 如采用乳胶避孕套或避孕膜避孕，应选择一种非油性基质的药物（见表 72-6）。

表 72-6
用于 VVC 治疗的药物制剂

药物	可用剂型	商品名	给药方案
非处方药物			
布康唑（butoconazole）	2%阴道乳膏[a]	Femstat 3	未怀孕女性：睡前用施药器涂抹于阴道内，疗程 3 日
			孕中晚期女性：睡前用施药器涂抹于阴道内，疗程 7 日

表 72-6

用于 VVC 治疗的药物制剂（续）

药物	可用剂型	商品名	给药方案
克霉唑 （clotrimazole）	1%阴道乳膏[a]	Gyne-Lotrimin 7；Mycelex-7；Clotrimazole 7；多种仿制药	睡前用施药器涂抹于阴道内，连续使用7~14 日
	2%阴道乳膏[a]	Gyne-Lotrimin 3；多种仿制药	睡前用施药器涂抹于阴道内，疗程 3 日
咪康唑 （miconazole）	2%乳膏[a]	Monistat 7；Femizol-M；多种仿制药	睡前用施药器涂抹于阴道内，疗程 7 日
	4%乳膏[a]	Monistat 3；多种仿制药	睡前用施药器涂抹于阴道内，疗程 3 日
	100mg 阴道栓[a]	Monistat 7	睡前置入阴道内，疗程 7 日
	200mg 阴道栓[a]	Monistat 3	睡前塞入阴道内，疗程 3 日
	1 200mg 阴道栓[a]	Monistat 1 Daytime Ovule	睡前置入阴道内，单次使用
噻康唑 （tioconazole）	6.5%阴道软膏[a]	Vagistat-1	睡前用施药器涂抹于阴道内，单次使用

处方药

布康唑	2%阴道乳膏[a]	Gynazole 1	未怀孕女性：睡前用施药器涂抹于阴道内，单次使用
氟康唑	150mg 口服片	Diflucan	1 片，单次口服
特康唑 （terconazole）	0.4%阴道乳膏[a]	Terazol 7	睡前用施药器涂抹于阴道内，疗程 7 日
	0.8%阴道乳膏[a]	Terazol 3	睡前用施药器涂抹于阴道内，疗程 3 日
	80mg 阴道栓[a]	Terazol 3	睡前置入阴道内，疗程 3 日

[a]CDC 警示阴道内使用含油性基质的制剂会削弱避孕套和避孕膜等乳胶产品。

来源：Workowski KA，Berman S；Centers for Disease Control and Prevention（CDC）. Sexually transmitted diseases treatment guidelines，2013. *MMWR Recomm Rep.* 2015；64（RR-03）：1-137.

急性 VVC 的其他治疗措施

　　口服乳酸杆菌和含乳酸杆菌的酸奶被主张用于 VVC 治疗，但尚无支持这种治疗方式的确切证据[119]。硼酸（boric acid）胶囊600mg，在临睡前置入阴道深处，疗程 14 日，能有效治疗复发性 VVC，根除率达 70%，但有 4%患者会出现阴道烧灼感和刺痛；硼酸有毒，应谨防无意间摄入体内[2,12,119]。龙胆紫（gentian violet）制剂因沾染衣物和床上用品，并引起局部刺激和水肿，使其治疗念珠菌感染受到限制。

口服唑类药物

　　案例 72-11，问题 7：类似 L. L. 这样的急性 VVC 患者，口服唑类药物疗效的如何？

　　氟康唑是唯一被 CDC 推荐用于急性 VVC 治疗的口服抗真菌药。氟康唑 150mg 单剂口服的疗效与阴道内使用克霉唑 3~6 日相当[120,121]。虽然一些女性更愿意使用单次口服药物，而不愿选择阴道给药方式，但轻中度 VVC 患者使用口服给药应谨慎，因为有发生全身性不良反应及药物相互作用的可能。

唑类药物的副作用

　　案例 72-11，问题 8：L. L. 阴道外用或口服唑类药物可能发生哪些不良反应？

　　当在阴道内使用时，唑类药物相关的剂量依赖性不良反应表现类似于 VVC 的症状，因此很难区分疾病症状和药物的不良反应。如果治疗开始后，阴道症状恶化，患者应该咨询她的医生。如果在治疗开始 3 日后症状仍未改善或持续超过 7 日，患者也应求诊于医生以排除其他严重疾病、误诊或药物不良反应等[117]。外用唑类药物相关不良反应包括头痛、过敏性皮炎、外阴阴道瘙痒和刺痛、性交困难、烧灼感、疼痛和生殖器痛。口服氟康唑可能导致头痛、恶心、腹痛、腹泻、消化不良、头晕、味觉改变、血管性水肿，偶见过敏性反应。此外，据报道，咪康唑与华法林有相互作用，会增加出血和外瘀出血风险[122]。

患者咨询

案例 72-11,问题 9:L.L. 使用非处方阴道抗真菌药应被告知哪些事项?

应详细告知 L.L. 如何进行阴道用药的细节,包括施药器的清洁等。为避免药物泄漏及其导致的烦扰,L.L. 应在临睡前用药,以延长药物在阴道内的滞留时间。还应告知 L.L 阴道内外用的非处方抗真菌乳膏和栓剂均为油性基质,可能会损伤避孕套或避孕膜,降低其避孕效果。

L.L. 应被告知足疗程治疗的重要性。即使症状已缓解或遭遇月经期,也应治疗至疗程结束。应告知发生症状持续、或出现更严重症状(腹痛、发烧、恶臭或血性阴道分泌物等),或 2 个月内又出现酵母菌感染,均应就诊于她的医生。

还应建议 L.L. 避免穿紧身、不透气内裤(如尼龙内裤和裤袜)和紧身牛仔裤,因温暖潮湿的环境促进真菌生长。但一项关于 VVC 危险因素的研究显示 VVC 的发病与内裤的类型无关[123]。事实上,VVC 的许多危险因素并不总是与这种感染相关[115]。还应警示 L.L. 白色念珠菌感染与在高氯水中游泳、或频繁使用热水浴缸和按摩浴缸等有关。

复杂性 VVC

案例 72-11,问题 10:如果 L.L. 患有糖尿病且控制不佳,其 VVC 的治疗会有何不同?

存在控制不佳的糖尿病的患者发生 VVC,通常被认为是复杂性 VVC。诊断为复杂性 VVC 的情形还包括症状严重、反复感染、致病原为非白色念珠菌感染、患者免疫低下、虚弱、妊娠患者发生的 VVC 等。复杂性 VVC 约占 10%~20% 的 VVC 病例。复杂性 VVC 的治疗根据导致其复杂的原因而不同。重症 VVC(会阴部大面积红斑、水肿、剥脱和皲裂)可选用外用唑类制剂,疗程 7~14 日;或氟康唑 150mg,间隔 72 小时给药两次进行治疗。非白色念珠菌感染 VVC,可口服或阴道外用唑类药物治疗,疗程 7~14 日,但何种方案最佳尚不清楚;口服氟康唑对非白色念珠菌效果差应避免使用。可阴道用硼酸胶囊 600mg,每日 1 次,疗程 14 日,根除率达 70%[2]。

VVC 复发

案例 72-11,问题 11:L.L. 1 个月后又发生了 VVC,是 VVC 复发吗?应如何治疗?

VVC 在大多数女性均为偶发,约 5% 患者会出现复发,即每年发作 4 次及 4 次以上。要确定 L.L. 是否为 VVC 复发,需行阴道分泌物培养以获得念珠菌感染的病原学诊断,同时应排除 VVC 的潜在危险因素,例如未得到控制的糖尿病、糖摄入过量、放置宫内节育环和抗菌药物使用等[124]。鉴于 L.L. 两次发病间隔时间短且缺乏危险因素,不符合 VVC 复发的定义。即使 VVC 复发诊断成立的患者也可能

不能确定其潜在的致病原因。此外,性行为对 VVC 复发的影响并未阐明[114]。大多数 VVC 复发病例的病理机制并不清楚。

VVC 复发的治疗可采用延长疗程(7~14 日)的局部治疗方案,或三剂氟康唑口服方案(100、150 或 200mg),依次每 3 日给药 1 次。症状缓解后,还应进行 6 个月的维持治疗(表 72-7)。不管这些治疗方案是否有效,6 个月治疗结束后,30%~50% 的患者会出现复发[2]。对唑类耐药的白色念珠菌很罕见,因此在开始治疗前通常无需经培养及药敏试验来指导治疗。

表 72-7

VVC 复发的维持治疗方案

	剂量	频率
局部用药a		
克霉唑	200mg	间歇性给药
克霉唑阴道栓	500mg	间歇性给药
口服给药		
氟康唑片	100,150 或 200mg	每周 1 次,持续 6 个月

a 如表所示,CDC 没有推荐首选方案。
来源:Workowski KA,Bolan GA;Centers for Disease Control and Prevention(CDC). Sexually transmitted diseases treatment guidelines,2015. 2015;64(RR-03):1-137.

妊娠期 VVC

案例 72-11,问题 12:使用唑类制剂有致畸风险吗?

妊娠期出现阴道内念珠菌定植和有症状的 VVC 很常见[125]。无症状定植并不会增加孕妇和胎儿的风险,不需进行治疗[126],但有症状的 VVC 则需要治疗。用于治疗 VVC 的氟康唑常规口服剂量与胎儿缺陷无相关性,但较高剂量时可能产生致畸作用,因此孕妇应首选局部抗真菌药物。目前 CDC 推荐妊娠期 VVC 用 7 日疗程的局部抗真菌治疗方案,但经充分随访评估表明轻中度妊娠期 VVC 采用 3 日疗程方案即可取得相同疗效。制霉菌素在妊娠期用药评为 B 级,劣于唑类药物,因此不推荐使用。克霉唑对胎儿的危险虽然也被评为 B 级,但其阴道用药为 C 级[126]。

滴虫病

症状和体征

案例 72-12

问题 1:N.B.,女,31 岁,最近阴道有刺激感并伴有渗出性分泌物。分泌物湿涂片见大量毛滴虫。体检发现黄绿色阴道分泌物增多。哪些主客观证据支持诊断为滴虫病?

滴虫病 (trichomoniasis) 是由原生动物毛滴虫 (*T. vaginalis*) 引起的一种性传播疾病[2]。据估计美国滴虫病的总患病率约为 3.1%,其中非裔人群最高,达 13.3%。约 70%~85% 滴虫病女性患者无症状或仅有轻微症状。男性毛滴虫感染推测多发于泌尿道,但确切部位(如尿道和/或前列腺)尚不清楚。男性感染滴虫通常无症状。女性滴虫病的典型症状包括渗出性黄绿色分泌物、瘙痒、排尿困难和"草莓状"宫颈(即宫颈微量出血)。后者代表性地见于 2%~25% 的病例[127]。几乎所有的滴虫病病例的阴道 pH 都超过 5[128]。单独用巴氏涂片检查进行诊断,误诊率达 48.4%[127]。湿涂片显微镜检查费用较低、特异性高但敏感性较低[129]。其他测试选项包括培养、快速抗原测试和 NAATs 等[130]。

治疗

甲硝唑和替硝唑

案例 72-12,问题 2:N. B. 的滴虫病应该如何治疗?

治疗滴虫病唯一有效的是硝基咪唑(nitroimidazole)类药物。美国可用的硝基咪唑类药物仅有甲硝唑和替硝唑,均是 CDC 推荐的滴虫病一线治疗用药,给药方案均为 2g 单剂口服。患者的性伴侣也应同时接受治疗以防再次感染。据报道甲硝唑的治愈率为 84%~98%,而替硝唑为 92%~100%,性伴侣同时接受治疗可提高治愈率。替硝唑具有其他一些优势,如血清和泌尿系统中水平更高、半衰期更长和胃肠道不良反应更少[2]。

约 4%~10% 的滴虫分离株已对甲硝唑低水平耐药,对替硝唑治疗有 1% 的耐药;而高水平耐药性非常罕见[2,131]。如口服甲硝唑 2g 单剂无效,在排除再感染可能后,可用甲硝唑 500mg 口服,每日 2 次,疗程 7 日。如果治疗失败,可用甲硝唑或替硝唑 2g,每日口服 1 次,疗程 7 日。对硝基咪唑化合物过敏的患者,应对患者行甲硝唑脱敏后再治疗[2]。

不良反应

案例 72-12,问题 3:N. B. 采用单剂量口服甲硝唑 2g 的方案治疗。她在参加一个派对时,出现剧烈头痛,随之恶心、出汗和眩晕。N. B. 的这些症状是由甲硝唑引起的吗?

甲硝唑相关的不良反应轻微,包括恶心、呕吐(单剂治疗常见)、头痛、皮疹及酒精不耐受。酒精不耐受可能是由于甲硝唑抑制乙醛脱氢酶(aldehyde dehydrogenase)活性,导致血中乙醛浓度过高所致,该作用的确切危害尚有争议[132]。虽然还缺少可靠的证据,但生产商坚持在患者用药时应警示其饮酒后可能出现恶心、呕吐、潮红和呼吸急促等不良反应[123]。应用硝基咪唑药物治疗期间以及疗程结束后 72 小时内,避免摄入酒精应是基本原则。对于那些不能忍受口服甲硝唑或替硝唑的患者,咪康唑和甲硝唑的组合可能是有效的替代方案[133]。

妊娠

案例 72-13

问题 1:S. G,女,31 岁,在她妊娠头 3 个月,有滴虫病复发的病史。现有渗出性黄色阴道分泌物。湿涂片见大量毛滴虫,初步确诊为滴虫病。S. G 查阅了大量关于甲硝唑的资料,很担心自己和胎儿的安全。S. G 能使用甲硝唑吗?

妊娠期滴虫病与胎膜早破、早产和新生儿体重过低相关。在一项研究中,服用甲硝唑的女性早产率似乎有所上升,但其原因尚不清楚[134]。但在妊娠头 3 个月必须使用甲硝唑的患者仍需谨慎。甲硝唑可诱导兼性细菌的硝基还原酶发生突变,长期大剂量甲硝唑可诱导实验大鼠肺部和肝部肿瘤。虽然已证实甲硝唑可导致人中线面部缺损,但有两篇文献综述表明甲硝唑并非致畸因素[135,136]。与之相反的是无临床症状孕妇使用甲硝唑尽管可以清除病原体,但并未降低未足月产的发生率[137]。

治疗

案例 72-13,问题 2:应该如何治疗 S. G?

有症状的女性滴虫病患者均可使用甲硝唑 2g 单剂口服进行治疗。甲硝唑的妊娠用药风险为 B 级。替硝唑 2g 单剂口服可作为备选方案,但其妊娠用药评为 C 级[2]。

生殖器疱疹

疱疹(herpes)一词源于希腊文,意为"蔓延"。单纯疱疹病毒(herpes simplex virus, HSV)是一种包裹 DNA 病毒,有两种抗原不同的血清型:HSV-1 和 HSV-2。HSV-1 是唇疱疹(感冒疮)、疱疹性角膜炎和疱疹性脑炎的致病因。而 HSV-2 则导致生殖器疱疹(genital herpes)和新生儿疱疹。但在所有报告的原发性生殖器疱疹病例中,高达 50% 者是通过口交感染 HSV-1 所致[138,139]。

病因学

大多数人在幼年时即暴露于 HSV-1,超过半数的 HSV-1 抗体阳性者年龄小于 18 岁,而到 70 岁 90% 以上人口为阳性[140]。感染通常无症状,一般通过皮肤黏膜直接接触感染。原发感染早期常以口腔小水泡为特征的龈口炎为表现,偶可见体温升高,也可发生致命性脑炎或角膜炎。初次感染后,HSV-1 进入三叉神经节细胞潜伏下来,伴随宿主终生[141]。

初次感染 HSV-2 通常发生在青春期后,与发生性行为时间平行,但新生儿也可经感染的母亲传播。在初次感染后多数人体内的病毒潜伏于骶背根神经节,大多数感染者终生都无临床症状[141,142]。

在 HSV-1 和 HSV-2 感染,潜伏病毒均可激活。即使循环中存在抗体和致敏淋巴细胞,感染也可能复发。临床上表现为在同一部位周期性地发生皮损,发病间隔随不同个体差异很大。

流行病学

早在几千年前疱疹即为人所知,但直至 18 世纪才有关于生殖器疱疹的描述。自 1999 年以来,美国生殖器疱疹(HSV-2)血清阳性率一直稳定——19 ~ 49 岁人群约16.2%,女性 20.9%,非拉丁裔黑人 39.2%,至今仍是美国最常见的 STD 之一[143]。仅 2013 年,美国医师接诊的新发生殖器疱疹患者就超过 30 万例,其中约 20% 为非拉丁裔白人,而拉丁裔黑人阳性率更是两倍余前者[4]。

华盛顿大学人口统计分析显示患者患病前的平均性伴侣数在女性为 8.8 个,男性为 32.8 个,总体上每 1 000 次性行为就有 5 次可能感染 HSV-2[144]。从最近一次性暴露到发病的时间为 5 ~ 14 日[142]。虽然尚不清楚是否有必然的因果关系,HSV-2 感染者感染 HIV 的风险确实更高[145]。最近令人关注的是,从 1999 年开始,14 ~ 19 岁人群中 HSV-1 的血清反应阳性率下降了 23%,而 HSV-2 的发病率保持不变,这表明许多青少年在初次性行为时没有 HSV-1 抗体保护,感染 HSV-2 的可能性增大[146]。

症状和体征

案例 72-14

问题 1: B. J. ,28 岁,性活跃男性。因"阴茎皮损且疼痛明显,伴有触痛的腹股沟淋巴结腺病"就诊。皮损为局限于阴囊、阴茎头和阴茎根部区域的小疱。出现皮损前的一周出现发热、萎靡不振、头痛和瘙痒。皮损处病毒培养呈 HSV 阳性。请描述男性和女性生殖器疱疹的典型病程和临床表现。有哪些主客观证据支持 B. J. 罹患生殖器疱疹?

初发生殖器疱疹大多数会有症状,尤其是男性。如

B. J. 所述,症状一般在初次暴露后 1 周左右出现,包括刺痛、瘙痒、感觉异常及生殖器烧灼感。前驱症状可持续数小时或数日,随后出现许多小疱。小疱最终破裂发生溃疡并伴明显疼痛。生殖器疱疹皮损常伴疼痛和水肿,如是继发感染症状更严重,可导致排尿困难和尿潴留。皮损特征性分布于外生殖器两侧。男性患者皮损多见于阴茎头、冠状沟及阴茎根部,女性患者为外阴及阴道,但也可累及臀部、大腿和尿道[142]。女性 HSV-2 原发感染约 15% ~ 20% 无症状或表现为黏脓性宫颈炎[147]。直肠及肛周 HSV-2 感染多见于男男性行为和免疫低下者[148],其症状包括肛门直肠痛、分泌物异常、里急后重和便秘。

有 HSV-1 感染史的患者发生生殖器疱疹的症状可减轻,但对复发率没有影响[149]。原发感染的局部症状如疼痛、瘙痒、尿道或阴道分泌物异常会持续 11 ~ 14 日,完全消失需 3 ~ 6 周[142,150]。原发疱疹感染的临床进程见图 72-7。大部分患者仅有轻微症状或者无症状,往往不能觉察到自己患病,但在他们获得感染的第 1 年最具传染性[151]。

复发

案例 72-14,问题 2: B. J. 的感染可能复发吗?

大多数患者在初次感染后会复发[2],复发率因人而异。约 38% 患者会经历至少 6 次复发,约 10% 患者甚至复发超过 10 次[150]。自然感染 HSV-2 后可产生特异性免疫以防止外源性再感染,但不影响原发感染复发[152]。原发感染的严重程度和复发率与宿主的免疫力有关,尤其是 T 细胞免疫反应[142]。感染复发通常发生在原发感染部位或其附近,50% 患者会出现前驱症状。男性复发率略高于女性。与原发感染相比,复发感染导致的损害较轻且常为单侧[142]。全身性症状如淋巴肿大、发热、乏力等通常也较轻。病程持续时间较短(平均 1 周);局部症状如疼痛、瘙痒一般会持续4 ~ 5 日,皮损约持续 7 ~ 10 日[142]。虽然存在较大的个体差

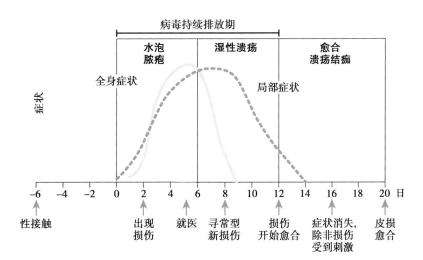

图 72-7 原发感染生殖器疱疹的临床进程。来源:Corey L,Wald A. Genital herpes. In:Holmes K et al. ,eds. *Sexually Transmitted Diseases.* 4th ed. New York,NY:McGraw-Hill;2008;399

异,但患者一般会在感染的第 1 年经历 4~5 次复发;其后两年复发频率降至每年 3 次左右[153,154]。原发感染 5 年后,复发频率将显著下降[155]。HSV-1 导致的生殖器感染较少,在感染后 1~2 年 50% 患者不会复发[156]。

传播

案例 72-14,问题 3:B. J. 声称他是首次发生这种皮损,而且在过去 14 个月内仅有一名女性伴侣。而性伴侣也没有生殖器疱疹和其他 STD 病史。他俩很疑惑 B. J. 是如何感染生殖器疱疹的。HSV 是如何传播的?

HSV 经直接接触活动性病灶或由有症状或无症状患者的周围部位、黏膜表面或分泌物中排出的病毒而传播[157]。生殖器 HSV-2 感染通常经性交(经阴道或肛门)传播,而生殖器 HSV-1 感染常由口交传播。HSV 在干燥环境中或暴露于室温下易被灭活,因此通过气雾和浮尘播散少见[158]。避孕套可有效防止女性携带者的病毒传播,但当女性患者有外周生殖器损害,避孕套并不能为男性提供完全保护[159]。研究表明避孕套的正确使用率与预防 HSV-2 成功率成正比,因此当有皮损存在时更应使用避孕套[160,161]。

生殖器疱疹患者只在排放病毒时才有传染性。患者在前驱期即开始排放病毒,这可能发生在真正的皮损首次出现前几小时至几日。然而,无症状患者可以从血清学诊断阴性,随后发展成临床病灶,或在诊断上有症状并复发的临床病灶。有症状的病毒脱落发生率是无症状的 HSV-2 血清阳性个体的两倍,但是无论性别如何,亚临床的病毒脱落(即不存在病变)仍然在大约 10% 的病程时间内发生[162]。从公共卫生的角度来看,未确诊的亚临床脱落可能更需要血清学检测来确认以减少传播[163,164]。溃疡期皮损传染性最强。从发病到最后一次病毒培养阳性,病毒释放的平均持续时间约 12 日[142]。从出现疱疹到结痂的平均时间(约10.5 日)与病毒排放的持续时间具有良好相关性。病毒排放持续期与结痂持续时间存在明显的重叠。女性患者愈合时间(19.5 日)长于男性(16.5 日)[142]。宫颈排放病毒的平均持续时间是 11.4 日。因此患者应被告之在皮损痊愈前避免性行为。但亚临床病毒脱落也可能传播 HSV-2。

生殖器疱疹感染可来自于从未有过生殖器损害的无症状患者。无症状或亚临床状态的病毒排放多见于潜伏病毒被激活导致感染复发的女性。复发感染的表现与原发感染极其相似,使得患者常常错误归咎最近的性伴侣,但实际上,导致病毒感染的暴露行为可能发生在很久以前[165]。通过采用 PCR 等敏感探查技术发现 HSV 感染正复发的女性患者有 28% 排放病毒,但 PCR 检测 HSV 阳性是否就一定具备传染性尚不清楚[166]。而且,从无症状患者处感染病毒,即使被感染者曾发生过单侧皮损,该病毒仍可感染生殖器的多个部位,并导致双侧损害[167]。

应建议血清 HSV 阳性的患者注意其性行为的安全性,任何时候均应坚持使用男性或女性避孕套,而不仅仅在有症状出现时使用[168]。

诊断性检验

案例 72-14,问题 4:B. J. 的病毒培养结果阴性,但 B. J. 和他性伴侣的 HSV-2 的血清学即时检验(point-of-care,POC)结果均为阳性。这些实验室检测结果应如何解读?

在缺乏实验室检测结果时,要准确地诊断生殖器疱疹非常困难,特别是对症状复发的诊断。由于生殖器疱疹的诊断对患者有潜在的生理和心理学严重影响,因此确诊必须获得病毒学或血清学证据。

HSV-1 或 HSV-2 感染的实验室诊断取决于病毒分离培养,但 PCR 法检测病毒 HSV DNA 法比病毒培养昂贵且应用不广泛,还可使用 EIA 或 DFA 检测 HSV 抗原。PCR 和 EIA 检测均能鉴别 HSV-1 和 HSV-2。PCR 检测 HSV DNA 是目前探查皮肤黏膜 HSV 感染最灵敏的方法,同时也是脑脊液标本检测 HSV 的首选方法[142]。测定血清学反应和抗体产物的方法有助于诊断原发感染,但在诊断复发感染或确定原发感染是何时发生时意义不大。借助血清学特异性分析有可能鉴别 HSV-1 和 HSV-2 的抗体。POC 使用 HSV-2 特异性抗体检测试剂盒,能快捷地鉴别 HSV-1 和 HSV-2,灵敏性和特异性均高[12,169,170]。

病毒培养较其他检测方法更易得到假阴性结果[12],因此应用抗原检测方法如 EIA 和 DFA 更为可靠。病毒培养阴性并不能排除 B. J. 存在原发感染的可能,尤其是其抗体检测结果为阳性。B. J. 的性伴侣 HSV-2 抗体阳性,但既往没有出现过症状,提示她可能早前从无症状病毒排放者处获得过感染。

治疗

案例 72-14,问题 5:B. J. 的皮损应如何治疗? 由于生殖器疱疹的高复发率,目前可推荐何种治疗和预防措施?

确诊生殖器疱疹后令人忧虑,因为目前尚无根治生殖器疱疹的方法。已尝试过抗病毒药物、光照灭活到疫苗研发等多种措施。目前只有阿昔洛韦(acyclovir,ACV)、泛昔洛韦(famciclovir,FCV)和伐昔洛韦(valacyclovir,VCV)能有效的治疗和预防生殖器疱疹。

理想的抗 HSV 药物应具备以下作用:(a)预防感染;(b)缩短病程;(c)阻止潜伏期进展;(d)防止潜伏期患者的复发;(e)减少疾病的传播以及(f)根除隐性感染[142]。但迄今为止,还没有药物能同时满足要求。

ACV、FCV 和 VCV 等 3 种抗病毒药在治疗某些 HSV 感染时短期有效。ACV 属于核苷类似物,是 HSV 特异性胸腺嘧啶核苷激酶的底物。经过一系列的磷酸化步骤,ACV 被转化为 ACV-三磷酸盐,竞争性抑制病毒 DNA 聚合酶而发挥作用。体外实验中 ACV 具有较强的抗 HSV-1 和 HSV-2 活性,但对水痘-带状疱疹病毒(varicella-zoster)及 CMV 作用微弱[171]。FCV 是喷昔洛韦(penciclovir)的前体药物,其口服生物利用度高于 ACV。FCV 在肠道和肝脏转化为活性形式喷昔洛韦,然后以与 ACV 相同的方式在 HSV 内快速磷酸化。VCV 是 ACV 的 L-缬氨酸酯化的前体药物,口服生物利用度也明显高于 ACV,口服产生的 ACV 血浓度接近 ACV 静脉给药的浓度水平,因而避免了 ACV 需要静脉给药的缺点[172]。上述 3 种药物治疗生殖器疱疹感染的疗效相近。

静脉给予 ACV(5mg/kg,每 8 小时 1 次)能显著缩短原发生殖器疱疹患者的病毒排放时间,缩短疾病症状和体征持续时间平均至 5 日;加快皮损愈合,与安慰剂相比,平均愈合时间缩短 6~12 日[12,173]。在免疫缺陷的患者中的应用也获得了相似的结果[174]。对于刚接受骨髓移植术免疫功能受损的 HSV 血清学阳性患者,口服和静脉给予 ACV 或 VCV 都可以预防 HSV 的再度活化[175]。对于合并 HIV 感染的 HSV 复发患者,可以口服 ACV 400mg,每日 3 次;FCV 500mg,每日 2 次;或 VCV 500mg,每日 2 次,疗程 5~10 日[2]。目前,静脉给药只推荐用于不能口服用药的严重生殖器疱疹或播散性 HSV 感染患者。

ACV 软膏(5%,聚乙烯乙二醇基质)局部治疗对于原发生殖器疱疹患者病毒排放时间、症状及皮损愈合等作用微弱,也不能降低复发率[175],因此不推荐用于原发生殖器疱疹感染的治疗。1% 喷昔洛韦乳膏治疗唇部 HSV 感染有效,用法为醒时每 2 小时 1 次[176],但推荐用于治疗生殖器疱疹的证据尚不充分。

原发或复发的生殖器 HSV-2 感染应用口服抗病毒药物治疗可促进皮损愈合,消除临床症状[177]。原发感染 1 周后才进行治疗,将不能改变疾病复发的自然进程。因此应加强患者的性传播风险教育,加深其对症状和体征的认识,以尽早进行抗病毒药物治疗[178]。大多数患者疾病复发的频次会随时间推移而降低。生殖器 HSV-2 感染复发可以选用 3 个口服抗病毒药物中的任意一个进行治疗(表 72-8)。应为感染复发的患者备用抗病毒药物,以便出现症状后能尽早开始治疗,而不是必须到诊所就诊才能获得,这样也许能阻止病情发展或减少症状持续时间 1~2 日[179,180]。

表 72-8

生殖器 HSV-2 感染的抗病毒治疗

	阿昔洛韦	泛昔洛韦	伐昔洛韦	疗程	注意事项
原发感染	400mg PO tid 或每次 200mg PO 每日 5 次	1g PO bid	250mg PO tid	7~10 日	未完全痊愈者可延长疗程
复发性感染	400mg PO tid 或 800mg PO bid 或 800mg PO tid×2 日	1g qd 或 500mg PO bid×3 日	125mg PO bid 或 1 000mg PO bid×1 日 或 500mg PO×1 日,随后 250mg bid×2 日	5 日	皮损开始的 24h 内,或前驱期中开始治疗,效果最好
每日抑制疗法	400mg PO tid[a]	500mg PO qd[b] 或 1g PO qd	250mg PO bid	每日	多次复发患者(年复发 ≥ 6 次),发率降低 ≥75%;满 1 年时应重新评估是否继续使用
严重播散型感染	5~10mg/kg IV q8h	无指征	无指征	时间不等	住院治疗直到临床症状缓解后替换为口服阿昔洛韦以完成 10 日疗程
HIV 感染者	400mg PO tid 或 200mg PO,每日 5 次	1g PO bid[c]	500mg PO bid	5~10 日	治疗至临床病情缓解
HIV 感染者抑制性治疗	400~800mg PO bid 或 tid	500mg PO bid[d]	500mg PO bid		

注:方案建议来源于 2002 年 CDC 的建议[13]。

[a] 已有证据表明阿昔洛韦应用长达 6 年均安全有效。

[b] 伐昔洛韦每日 500mg,在年复发 10 次以上的患者效果较差,这些患者应每次 1g,每日 1 次。

[c] 每日剂量已用到 8g,但有类似溶血性尿毒症综合征或血栓性血小板减少性紫癜的临床综合征发生。

[d] 可有效降低 HIV 感染患者 HSV 的复发和亚临床病毒排放。

Bid,每日 2 次;PO,口服;tid,每日 3 次

生殖器疱疹频繁复发(年5~8次)每日使用 ACV、FCV 或 VCV 进行抑制性治疗,可以减少70%~80%的复发次数[2,181]。复发随着时间的推移会逐步消失。因此持续抑制性治疗每经过1年,均应与患者讨论并尝试中断治疗[2]。抑制性治疗并不能完全消除病毒的传播。然而,一项纳入血清 HSV-2 反应不一致夫妇进行的随机对照临床试验表明,感染伴侣每日服用 VCV 500mg,其未感染伴侣的传染率显著下降[154]。观察期为8个月的该研究对象仅纳入年复发少于10次的异性恋伴侣。CDC 推荐了不同剂量的 VCV 方案,其中每日口服500mg 对复发频次高(年复发超过10次)的患者的疗效似乎不如每日1g 的方案[2]。但一项 meta 分析显示 VCV 剂量无论是每次250mg,每日2次,还是500mg,每日1次,其预防作用相当[182]。免疫缺陷患者的抑制性治疗,可能需要增加剂量或给药频次[183]。大多数 ACV 耐药 HSV 病例均发生在免疫缺陷人群,但发生率不到5%[184]。所有 ACV 耐药株均对 VCV 耐药,且其中大部分也同时对 FCV 耐药。治疗 ACV 耐药的严重生殖器 HSV 感染患者,可用膦甲酸钠(foscarnet)静注40~80mg/kg,每8小时1次,或者西罗福韦5mg/kg,每周1次,直至痊愈[2]。1%西多福韦(cidofovir)凝胶(在美国无商品化制剂,由药剂师配制)外用,每日1次,疗程5日,可作为静注膦甲酸钠的替代方案,但仍需更多的研究[2,185]。

B. J. 目前不适合采用 ACV 每日抑制性治疗方案。关于 ACV、FCV 以及 VCV 的使用说明详见表72-8。

不良反应

案例 72-14,问题6:应预计到 ACV、FCV 和 VCV 有哪些不良反应?

总体而言,ACV 包括 FCV 和 VCV 在内的所有制剂形式,其不良反应均相对罕见,因为这些药物对病毒胸腺嘧啶核苷激酶的亲和力远大于对人体细胞激酶的亲和力。

可出现血尿、血尿素氮和血清肌酐升高,主要发生于有肾脏疾病或同时使用肾毒性药物的患者,而且这些反应几乎全与静脉给药有关。另外在注射部位也可能发生严重的局部反应。在合并有 HIV/AIDS 的患者中,VCV 日用量达8g 时可发生溶血性尿毒症综合征(hemolytic uremic syndrome)或血栓性血小板减少性紫癜综合征(thrombotic thrombocytopenic purpuralike syndrome),但这些并发症在常规治疗剂量下不会出现。如前所述,动物实验显示当大剂量静脉用药或存在明显脱水时,ACV 可在肾小管形成结晶并导致肾功能不全[186]。因此 ACV 不宜快速输注,输注浓度不应高于10mg/ml。肾功能不全患者三种抗病毒药物均应进行剂量调整。

尽管神经毒性极少出现,但肾衰患者有出现昏迷和谵妄的个案报道[187,188]。

静脉给予 ACV 偶见皮肤刺激反应和静脉炎、可逆性白细胞减少[189]和肝脏转氨酶一过性升高。正常治疗剂量的 ACV 和 VCV 口服相对安全,并且不会产生任何严重的不良

反应。接受口服治疗的患者可能会出现恶心、头晕、腹泻和头痛等。

患者教育和咨询

案例 72-14,问题7:对生殖器疱疹患者,教育和咨询有何意义?其他的局部治疗或对症治疗措施有用吗?

大多数生殖器疱疹感染为良性,损伤可以自愈,除非患者存在免疫缺陷或皮损发生继发性感染。应指导患者保持病损区域清洁和干燥。为预防病毒自体转移,应教育患者不要触碰病灶。如果触到病灶应立刻洗手。局部施用麻醉剂虽然可以缓解皮损导致的生殖器疼痛,但应尽可能避免使用,因其与保持皮损部位干燥相冲突。禁止局部使用皮质类固醇药物,以免继发细菌感染。

患者咨询对象应包括原发患者和其性伴侣。应努力使患者的负罪感和焦虑心理得到释放和舒缓。在感染的急性症状缓解后,应对远期可能发生的情况进行讨论。

对反复发作的患者,应明确告知尽量避免可能的刺激因素,如日照、创伤或精神压力。要向患者充分解释治疗的局限性,并告知患者病情的严重程度以及复发次数都会随时间的推移逐渐下降。还要强调传染期时限,以及在此期间即使损害已消失,也应避免性行为,并强调持续采取保护措施的必要性。生殖器疱疹女性患者应定期常规行湿涂片检查,怀孕时应与医生讨论相关注意事项。

目前尚无完全有效的方法可以阻断 HSV-2 感染的传播。屏障式避孕措施,尤其是避孕套的使用,可减少 HSV 传播,但其仅局限于男性对女性的传播,而疱疹多发生于女性[159]。男性广泛使用避孕套能提升保护率,因此仍被推荐用于预防 HSV 感染[160]。壬苯醇醚-9 为一种杀精剂,在体外具有抗 HSV 活性,但对已发生的生殖器 HSV 感染无效,而且本身可引发生殖器溃疡,实际上增加了 HSV 传播的风险[190]。

并发症

案例 72-15

问题1:M. F. ,23岁,性活跃女学生。自3年前首次发生生殖器疱疹后,已有多次严重复发。M. F. 尝试过多种治疗,包括抑制性治疗和发作期的抗病毒治疗,无一奏效。M. F. 阅读了许多有关疱疹的非专业报刊,很关心其可能的并发症,尤其是宫颈癌。生殖器疱疹潜在的并发症有哪些?

既往有研究提示 HSV-2 可能是导致宫颈癌的致癌因素。但一项基于病例-对照的大样本纵向研究项目利用近20年的血清流行病学资料结合 meta 分析证明,HSV-2 与侵袭性宫颈癌的发生极可能不相关[191]。生殖器疱疹的严重并发症包括疱疹性脑膜炎和脑炎等中枢神经系统疾和全身播散性疾病[142]。

案例 72-16

问题 1：A. P. ，女性，26 岁，妊娠 32 周，因"生殖器皮损伴明显疼痛、头痛、发热、阴道分泌物增多，排尿困难 1 周"收治入院治疗，在其宫颈、外阴、小阴唇和大腿存在多处与生殖器疱疹一致的溃疡性皮损。A. P. 应如何进行治疗？

孕妇生殖器疱疹血清阳性率高于没有怀孕的妇女，有 HSV-2 血清学检测证据者约占所有孕妇的 20% ~ 30%，其中 2% 是在妊娠期被感染[192]。当母亲在分娩时感染 HSV、在妊娠早期感染 HSV 或有复发性感染，新生儿感染的概率可达 30% ~ 50%，但感染比例低于 1%[2]。不幸的是，很大比例的妊娠期感染，仅局限于宫颈且全无症状，因而常被漏诊。

治疗有生殖器疱疹复发史的孕妇应查找有无疾病活动的证据。孕妇全身性给予 ACV 和 VCV 尚未有对照试验研究，但 CDC 指出，没有证据表明胎儿受到伤害，ACV 可以在怀孕的所有阶段安全使用[2]。因此使用 ACV 治疗本例 HSV 的建议是合理的。一些小样本研究结果显示在分娩前几周给予 ACV 可以减少复发性发作和降低疱疹相关的剖宫产率[193]。而一个较大样本的随机研究发现，ACV 并不能降低原发感染患者的剖宫产率[194]。概括而言，有症状的生殖器疱疹孕妇似乎剖宫产更合适[195]。ACV（Zovirax）生产商建有与 ACV 应用相关的胎儿并发症数据库，迄今为止均未发现出生缺陷与 ACV 间存在联系[196]。因此妊娠期 HSV 感染是否使用 ACV 治疗应根据感染的严重程度而决定。有关胎儿暴露于 FCV 或 VCV 有何影响的数据仍较少。如果母亲存在活动性生殖器疱疹证据（有生殖器皮损或无症状的 HSV-2 宫颈炎），应在羊膜破裂后 4 小时内行剖宫产，以防止新生儿感染病毒[142]。如果临产时没有生殖器皮损，也可以推荐阴道分娩[12]。有证据表明高达 70% 的新生儿疱疹来自无症状的 HSV 感染母亲，在孕 36 周后使用 ACV 或 VCV 能减少疱疹发作和病毒对胎儿的传播[197]。

新生儿疱疹对新生儿是致命的全身性感染疾病，发病率和死亡率高，特别是 HSV-1 和 HSV-2 感染时[198]。新生儿感染 HSV 常发生在通过被感染的产道时，感染率较出生前高出 300 倍[195]。妊娠期最后 3 个月初次感染病毒的母亲将病毒传播给胎儿的风险最高（25% ~ 50%），而感染复发或在孕期头 3 个月感染的母亲对胎儿的传染性较低（小于 1%）[198]。

生殖器湿疣

案例 72-17

问题 1：S. L. ，女，19 岁，到妇科诊所进行年度盆腔检查。1 周后宫颈刮片查见发生中空细胞病，即行阴道镜检查发现宫颈扁平疣。S. L. 感染的病因是什么？应如何治疗？

人类乳头瘤病毒（human papillomavirus，HPV）是生殖器湿疣（genital warts）或尖锐湿疣（condylomata acuminata）的致病原。超过 90% 的生殖器湿疣由血清型 6 和 11 的 HPV 导致[199]。而包括 16 和 18 等的其他血清型 HPV 则导致了约 70% 的宫颈癌[200,201]。HPV 与中空细胞病和宫颈发育不良等宫颈刮片检查异常密切相关。在美国流行的血清型有 HPV 6、11、16 和 18，女性约 32.5% 被感染，而 14 ~ 59 岁男性中感染者为占 12.2%[202]。

宫颈上皮内瘤样病变（cervical intraepithelial neoplasia，CIN）是常用的宫颈癌分级指标，根据组织学变化分为 3 级：CIN-1、CIN-2 和 CIN-3。数值越大，发展成侵袭性宫颈癌的概率越高。大多数新发 HPV 感染会自行恢复，但随着进行性的组织学改变，自行恢复的可能性逐渐降低（CIN-1，60%；CIN-2，30%；CIN-3，10%）[203]。不同血清型的 HPV 根据其致癌性分为高风险型和低风险型，前者很可能导致癌症，而后者致癌性可能性不大。HPV 16、18、31、33、45、52 和 58 被认为是高风险型，而主要引发生殖器湿疣的 HPV 6 和 11 为低风险型。在女性，可见的湿疣好发于阴唇、阴道口和阴道。这些部位与宫颈也常发生亚临床损害，就如 S. L. 的表现。亚临床损害只能在涂敷乙酸后经阴道镜检才能发现。男性也可发生生殖器湿疣并通过性行为将 HPV 病毒传播给女性。男性肛门和阴茎癌与致瘤血清型 HPV 密切相关，尤其是 HPV 16[204]。HPV 治疗的目标是去除疣体。可用的治疗方法有多种，患者可用 0.5% 普达非洛（podofilox）溶液或凝胶、3.75% 和 5% 咪喹莫特（imiquimod）乳膏或 15% 赛儿茶素（sinecatechins）软膏对可见疣体自行治疗；而需由医护人员实施的治疗包括局部治疗[10% ~ 25% 的鬼臼树脂（podophyllin），80% ~ 90% 的三氯乙酸（trichloroacetic acid）和冷冻疗法]、外科治疗（激光或手术）和病灶内使用干扰素（interferon）[12]。一项近期的 meta 分析表明，局部使用干扰素的病灶清除率为 44%，远高于全身给药的 27.4%[205]。但上述治疗措施中没有一项能根除 HPV 感染或改变其自然进程。应根据患者湿疣发生的部位和数量、个人偏好、费用和便利性进行个体化治疗。

10% ~ 25% 鬼臼树脂为含二苯乙醇酮溶液配成的酊剂，常被医护人员用于治疗可见疣体。将药液涂抹于疣体上 3 ~ 4 小时后洗除，每周 1 ~ 2 次，直至疣体消失。0.5% 普达非洛溶液或凝胶是鬼臼树脂的活性成分制剂，可由患者自行棉签蘸取溶液或用手指揩取凝胶后涂抹于可见的疣体上，每日 2 次，连用 3 日，后停用 4 日，如此重复治疗 4 个周期，日用量不超过 0.5ml，或用药面积不超过 10cm²。肛周湿疣多使用普达非洛凝胶因该部位不适合使用溶液剂。鬼臼树脂如果大量吸收入体，具有潜在的中枢神经毒性。与鬼臼树脂相比，普达非洛具有保存期长、涂抹后无需清洗、全身毒性小的优点[206]。因此使用鬼臼树脂时应限制剂量，孕妇应避免使用。鬼臼树脂治疗后湿疣的复发率可能高达 50%。由于临床护理费用昂贵和复发率高，患者使用普达非洛溶液自行治疗 HPV 可获相同疗效且节省开支[207]。

咪喹莫特能诱导细胞因子并激活细胞介导免疫系统。最初试验中，免疫耐受患者中 37% ~ 50% 的疣体被完全清除，但 20% 的患者经历了复发[208]。5% 的乳膏最好在睡前使用,每周 3 次,每日 1 次,持续 16 周[209,210]。在用肥皂和水清洗乳膏之前,通常需保持 6~10 个小时。咪喹莫特可能需要长达 8 周的时间才能清除疣体。一半以上的患者会出现轻度到中度的局部刺激,尤其是每日使用而不是每周使用 3 次的患者。这种乳膏可能会削弱避孕套和隔膜的效果。

赛儿茶素是一种绿茶提取物,含有活性的儿茶素,据称有刺激免疫、抗增殖和抗肿瘤的作用。供局部使用的 15% 赛茶素软膏已在美国上市。关于该产品的临床数据非常有限,但文献报道其疗效优于咪喹莫特和普达非洛,对外生殖器湿疣的清除率达 55%[211]。使用方法是用手指蘸取后直接涂抹于疣体,每日 3 次,疗程 16 周。最常见的不良反应是局部皮肤红斑、瘙痒或烧灼感和疼痛[12]。

用液氮(liquid nitrogen)进行冷冻治疗,较鬼臼树脂更有效,但是需要特殊的设备和受过良好培训的专业人员。治疗后常见疼痛和皮肤起疱。全身不良反应小,适用于口腔、肛门、尿道和阴道湿疣的治疗。

三氯乙酸(80%~90%)用于某些生殖器湿疣的局部治疗,但疗效并不确切。干扰素因其价格昂贵和毒性,迄今仍未推荐用于生殖器湿疣的治疗。局部应用药物治疗效果不佳者,应考虑外科手术治疗。

预防

2006 年,第一种可以预防 HPV6、11、16 和 18 血清型的四价疫苗在美国批准上市。在 15~26 岁女性中的测试显示,疫苗对这四型 HPV 的保护率达 98%~100%[212,213]。疫苗对男性生殖器湿疣的保护为 62.1%~89.4%,其效果取决于之前是否曾暴露于 HPV,因此被批准的男性适用年龄为 9~26 周岁[214]。使用桥接数据,据估计 99%~100% 的 9~15 岁的儿童会发生血清转化。2014 年,九价 HPV 疫苗被批准取代四价疫苗。它比 16 和 18 血清型覆盖的 66% 种癌症类型的四价疫苗增加了额外的 5 种类型(31、33、45、52 和 58)和 15% 更多种类的子宫癌保护覆盖率[215]。疫苗需 3 剂连续接种,应在 9 岁时尽早进行。虽然 CDC 建议在性行为开始前的 11~12 岁接种,并将其作为青少年健康关爱活动的目标之一。由于与肛门-生殖器疾病相关的 HPV 血清型超过 30 种,既往 HPV 感染史不是接种 HPV 疫苗的禁忌证。需要强调的是,接种过疫苗并不能改变宫颈刮片随访计划。最后,现有的疫苗不是治疗性疫苗,对活动性 HPV 感染无效。

疫苗接种

STDs 的预防和控制在很大程度上依赖于教育和抗菌药物。但免疫接种不仅能为大多数个体,也可为罹患某些感染的患者,在暴露于 STDs 危险之前提供保护。接种疫苗预防乙型肝炎应是 STD 预防的样板,HBV 高效的疫苗已被列入学龄儿童强制接种目录。HPV 九价疫苗需求强劲,而一种新的二价 HPV 疫苗(HBV16 和 18)也被 FDA 批准上市,但其适应证不包括用于生殖器湿疣的预防。HSV 疫苗已被深入研究,但迄今尚无任何一种被提交审评。

（王强 译,夏培元 校,夏培元 审）

参考文献

1. Institute of Medicine: Committee on Prevention and Control of Sexually Transmitted Diseases. Washington, D.C.: National Academy Press; 1997.
2. Workowski KA, Bolan GA. Sexually transmitted diseases treatment guidelines, 2015. *MMWR Recomm Rep.* 2015;64(Rr-03):1–137.
3. CDC. Sexually Transmitted Disease Surveillance, 2009. Atlanta, GA: U.S. Department of Health and Human Services; 2010. http://www.cdc.gov/std/stats09/surv2009-complete.pdf. Accessed June 15, 2017.
4. CDC. Sexually Transmitted Disease Surveillance 2013. Atlanta, GA: U.S. Department of Health and Human Services; 2014. http://www.cdc.gov/std/stats13/surv2013-print.pdf. Accessed June 15, 2017.
5. U.S. Department of Health and Human Services. Healthy People 2020 topics and objectives: sexually transmitted diseases; 2011. https://www.healthy-people.gov/2020/topics-objectives/topic/sexually-transmitted-diseases/objectives. Accessed June 15, 2017.
6. Nelson HD et al. Screening for Gonorrhea and Chlamydia: Systematic Review to Update the U.S. Preventive Services Task Force Recommendations. Rockville, MD: U.S. Department of Health and Human Services; 2014. http://www.uspreventiveservicestaskforce.org/Home/GetFile/1/1729/gonochlames115/pdf. Accessed June 15, 2017.
7. Holmes KK et al. An estimate of the risk of men acquiring gonorrhea by sexual contact with infected females. *Am J Epidemiol.* 1970;91:170.
8. Hook EW, Hansfield H. Gonococcal infections in the adult. In: Holmes KK, ed. *Sexually Transmitted Diseases (electronic version).* New York, NY: McGraw-Hill Health Professions Division; 2008.
9. Turner CF et al. Untreated gonococcal and chlamydial infection in a probability sample of adults. [Comment]. *JAMA.* 2002;287:726.
10. Mehta SD et al. Unsuspected gonorrhea and chlamydia in patients of an urban adult emergency department: a critical population for STD control intervention. *Sex Transm Dis.* 2001;28:33.
11. Emmert DH et al. Sexually transmitted diseases in women. Gonorrhea and syphilis. *Postgrad Med.* 2000;107:181.
12. CDC. Sexually transmitted diseases treatment guidelines, 2010. *MMWR Recomm Rep.* 2010;59(RR-12):1–110.
13. CDC. Control of Neisseria gonorrhoeae infection in the United States: report of an external consultants' meeting convened by the division of STD prevention, National Center for HIV, STD, and TB Prevention, Centers for Disease Control and Prevention (CDC). Atlanta, GA: CDC; 2001. http://www.cdc.gov/std/gcmtgreport.pdf. Accessed June 15, 2017.
14. Watts D. Pregnancy and viral sexually transmitted infections. In: Holmes KK, ed. *Sexually Transmitted Diseases.* 4th ed. New York, NY: McGraw-Hill Health Professions Division; 2008.
15. Brocklehurst P. Update on the treatment of sexually transmitted infections in pregnancy–2. *Int J STD AIDS.* 1999;10:636.
16. CDC. Recommendations for the laboratory-based detection of Chlamydia trachomatis and Neisseria gonorrhoeae—2014. United States 2014. http://www.cdc.gov/mmwr/preview/mmwrhtml/rr6302a1.htm/. Accessed June 15, 2017.
17. CDC. Sexually Transmitted Disease Surveillance 2005 Supplement: Gonococcal Isolate Surveillance Project (GISP) Annual Report 2005; 2007. http://www.cdc.gov/std/GISP2005. Accessed June 15, 2017.
18. CDC. Sexually Transmitted Disease Surveillance 2013: Gonococcal Isolate Surveillance Project (GISP) Supplement & Profiles. Atlanta, GA: Department of Health and Human Services; 2015. http://www.cdc.gov/std/gisp2013/gisp-2013-text-figures-tables.pdf. Accessed Jue 15, 2017.
19. CDC. Update to CDC's Sexually transmitted diseases treatment guidelines, 2010: oral cephalosporins no longer a recommended treatment for gonococcal infections. United States 2012. http://www.cdc.gov/mmwr/preview/mmwrhtml/mm6131a3.htm. Accessed June 15, 2017.
20. CDC. Update to CDC's sexually transmitted diseases treatment guidelines, 2006: fluoroquinolones no longer recommended for treatment of gonococcal infections. *MMWR Morb Mortal Wkly Rep.* 2007;56:332.
21. CDC. Discontinuation of spectinomycin. *MMWR Morb Mortal Wkly Rep.* 2006;55(RR-13):370.
22. Kirkcaldy RD et al. The efficacy and safety of gentamicin plus azithromycin and gemifloxacin plus azithromycin as treatment of uncomplicated gonorrhea. *Clin Infect Dis.* 2014;59(8):1083–1091.
23. Park MA, Li JT. Diagnosis and management of penicillin allergy. *Mayo Clin Proc.* 2005;80:405.
24. Aplasca De L, Reyes MR et al. A randomized trial of ciprofloxacin versus cefixime for treatment of gonorrhea after rapid emergence of gonococcal

ciprofloxacin resistance in the Philippines. *Clin Infect Dis*. 2001;32:1313.

25. Lyss SB et al. Chlamydia trachomatis among patients infected with and treated for Neisseria gonorrhoeae in sexually transmitted disease clinics in the United States. *Ann Intern Med*. 2003;139(3):178–185.

26. CDC. Sexually Transmitted Disease Surveillance 2007 Supplement, Gonococcal Isolate Surveillance Project (GISP) Annual Report 2007. Atlanta, GA: U.S. Department of Health and Human Services, Centers for Disease Control and Prevention; March 2009. https://www.cdc.gov/std/gisp2007/gispsurvsupp2007complete.pdf. Accessed June 15, 2017.

27. CDC. GISP Profiles, 2013 – Figure I. Percentage of Isolates with Intermediate Resistance or Resistance to Ciprofloxacin, 2000–2013; 2015. http://www.cdc.gov/std/gisp2013/figi.htm. Accessed April 8, 2015.

28. Knapp JS et al. Molecular epidemiology, in 1994, of Neisseria gonorrhoeae in Manila and Cebu City, Republic of the Philippines. *Sex Transm Dis*. 1997;24:2.

29. Fox KK et al. Antimicrobial resistance in Neisseria gonorrhoeae in the United States, 1988–1994: the emergence of decreased susceptibility to the fluoroquinolones. *J Infect Dis*. 1997;175:1396.

30. Lafferty WE et al. Sexually transmitted diseases in men who have sex with men. Acquisition of gonorrhea and nongonococcal urethritis by fellatio and implications for STD/HIV prevention. *Sex Transm Dis*. 1997;24:272.

31. Jebakumar SP et al. Value of screening for oro-pharyngeal Chlamydia trachomatis infection. *J Clin Pathol*. 1995;48:658.

32. Bernstein KT et al. Chlamydia trachomatis and Neisseria gonorrhoeae transmission from the oropharynx to the urethra among men who have sex with men. *Clin Infect Dis*. 2009;49(12):1793–1797.

33. Geisler WM et al. Epidemiology of anorectal chlamydial and gonococcal infections among men having sex with men in Seattle: utilizing serovar and auxotype strain typing. *Sex Transm Dis*. 2002;29:189.

34. Kent C et al. Prevalence of rectal, urethral, and pharyngeal Chlamydia and gonorrhea detected in 2 clinical settings among men who have sex with men: San Francisco, California, 2003. *Clin Infect Dis*. 2005;41:67.

35. Feldblum PJ et al. The effectiveness of barrier methods of contraception in preventing the spread of HIV. *AIDS*. 1995;9(Suppl A):S85.

36. FDA. FDA Mandates New Warning for Nonoxynol 9 OTC Contraceptive Products Label must warn consumers products do not protect against STDs and HIV/AIDS; 2007. https://www.fda.gov/ForConsumers/ConsumerUpdates/ucm095726.htm. Accessed February 15, 2016.

37. Sutton M et al. The prevalence of trichomonas vaginalis infection among reproductive age women in the United States, 2001–2004. *Clin Infect Dis*. 2007;45:1319.

38. CDC. Self-Study STD Modules for Clinicians – Pelvic Inflammatory Disease (PID); 2014. http://www2a.cdc.gov/stdtraining/self-study/pid/default.htm. Accessed December 4, 2015.

39. Sutton MY et al. Trends in pelvic inflammatory disease hospital discharges and ambulatory visits, United States, 1985–2001. *Sex Transm Dis*. 2005;32:778.

40. Barrett S, Taylor C. A review on pelvic inflammatory disease. *Int J STD AIDS*. 2005;16:715.

41. Mohllajee AP et al. Does insertion and use of an intrauterine device increase the risk of pelvic inflammatory disease among women with sexually transmitted infection? A systematic review. *Contraception*. 2006;73:145.

42. Paavonen J et al. Pelvic inflammatory disease. In: Holmes K, ed. *Sexually Transmitted Diseases*. 4th ed. New York, NY: McGraw-Hill; 2008.

43. Haggerty C, Ness R. Newest approaches to treatment of pelvic inflammatory disease: a review of recent randomized clinical trials. *Clin Infect Dis*. 2007;44:953.

44. Ross JD. An update on pelvic inflammatory disease. *Sex Transm Infect*. 2002;78:18.

45. Gaitan H et al. Accuracy of five different diagnostic techniques in mild-to-moderate pelvic inflammatory disease. *Infect Dis Obstet Gynecol*. 2002;10:171.

46. Scholes D et al. Prevention of pelvic inflammatory disease by screening for cervical chlamydial infection. *N Engl J Med*. 1996;334:1362.

47. Addiss DG et al. Decreased prevalence of Chlamydia trachomatis infection associated with a selective screening program in family planning clinics in Wisconsin. *Sex Transm Dis*. 1993;20:28.

48. Westrom L et al. Pelvic inflammatory disease and fertility. A cohort study of 1,844 women with laparoscopically verified disease and 657 control women with normal laparoscopic results. *Sex Transm Dis*. 1992;19:185.

49. CDC. Updated recommended treatment regimens for gonococcal infections and associated conditions—United States, April 2007. http://www.cdc.gov/std/treatment/2006/GonUpdateApril2007.pdf. Accessed June 15, 2017.

50. Wang S et al. Evaluation of antimicrobial resistance and treatment failures for Chlamydia trachomatis: a meeting report. *J Infect Dis*. 2005;191:917.

51. Lau CY, Qureshi AK. Azithromycin versus doxycycline for genital chlamydial infections: a meta-analysis of randomized clinical trials. *Sex Transm Dis*. 2002;29:497.

52. Stamm WE. *Chlamydia trachomatis* infections of the adult. In: Holmes KK, ed. *Sexually Transmitted Diseases (electronic version)*. 4th ed. New York, NY: McGraw-Hill Health Professions Division; 2008.

53. Hughes G et al. New cases seen at genitourinary medicine clinics: England 1997. *Commun Dis Rep CDR Suppl*. 1998;8:S1.

54. Tartaglione TA et al. The role of fluoroquinolones in sexually transmitted diseases. *Pharmacotherapy*. 1993;13:189.

55. Hooton TM et al. Ciprofloxacin compared with doxycycline for nongonococcal urethritis. Ineffectiveness against *Chlamydia trachomatis* due to relapsing infection. *JAMA*. 1990;264:1418.

56. Stamm WE et al. Azithromycin for empirical treatment of the nongonococcal urethritis syndrome in men. A randomized double-blind study. *JAMA*. 1995;274:545.

57. Horner P et al. Role of *Mycoplasma genitalium* and *Ureaplasma urealyticum* in acute and chronic nongonococcal urethritis. *Clin Infect Dis*. 2001;32:995.

58. Sena AC et al. Chlamydia trachomatis, Mycoplasma genitalium, and Trichomonas vaginalis infections in men with nongonococcal urethritis: predictors and persistence after therapy. *J Infect Dis*. 2012;206:357–365.

59. Schwebke JR et al. Re-evaluating the treatment of nongonococcal urethritis: emphasizing emerging pathogens – a randomized clinical trial. *Clin Infect Dis*. 2011;52:163–170.

60. Meyers DS et al. Screening for chlamydial infection: an evidence update for the U.S. Preventive Services Task Force. *Ann Intern Med*. 2007;147:135.

61. Wehbeh HA et al. Single-dose azithromycin for Chlamydia in pregnant women. *J Reprod Med*. 1998;43:509.

62. Adair CD et al. *Chlamydia* in pregnancy: a randomized trial of azithromycin and erythromycin. *Obstet Gynecol*. 1998;91:165.

63. Kapoor S. Re-emergence of lymphogranuloma venereum. *J Eur Acad Dermatol Venereol*. 2008;22(4):409–416.

64. van Hal SJ et al. Lymphogranuloma venereum: an emerging anorectal disease in Australia. *Med J Aust*. 2007;187:309.

65. de Vrieze NH, de Vries HJ. Lymphogranuloma venereum among men who have sex with men. An epidemiological and clinical review. *Expert Rev Anti Infect Ther*. 2014;12(6):697–704.

66. Martin-Iguacel R et al. Lymphogranuloma venereum proctocolitis: a silent endemic disease in men who have sex with men in industrialised countries. *Eur J Clin Microbiol Infect Dis*. 2010;29(8):917–925.

67. Stamm W. Lymphogranuloma venereum. In: Holmes KK, ed. *Sexually Transmitted Diseases (electronic version)*. 4th ed. New York, NY: McGraw-Hill; 2008.

68. Mabey D et al. Lymphogranuloma venereum. *Sex Transm Infect*. 2002;78:90.

69. CDC. Primary and secondary syphilis—United States, 1998. *MMWR Morb Mortal Wkly Rep*. 1999;48:873.

70. CDC. Primary and secondary syphilis—United States, 2000–2001. *MMWR Morb Mortal Wkly Rep*. 2002;51:971.

71. CDC. Sexually transmitted disease surveillance 2006 supplement: Syphilis Surveillance Report. Atlanta, GA: U.S. Department of Health and Human Services, Centers for Disease Control and Prevention; 2007. http://www.cdc.gov/std/Syphilis2006/Syphilis2006Short.pdf. Accessed June 15, 2017.

72. Sparling P et al. Clinical manifestations of syphilis. In: Holmes K, ed. *Sexually Transmitted Diseases (electronic version)*. 4th ed. New York, NY: McGraw-Hill; 2008.

73. Chapel TA. The variability of syphilitic chancres. *Sex Transm Dis*. 1978;5:68.

74. Birnbaum NR et al. Resolving the common clinical dilemmas of syphilis. *Am Fam Physician*. 1999;59:2233.

75. Gjestland T. The Oslo study of untreated syphilis: an epidemiologic investigation of the natural course of syphilitic infection based on a restudy of the Boeck-Bruusgaard material. *Acta Derm Venereol*. 1955;35(Suppl 34):I.

76. Garnett GP et al. The natural history of syphilis. Implications for the transmission dynamics and control of infection. *Sex Transm Dis*. 1997;24:185.

77. Flood JM et al. Neurosyphilis during the AIDS epidemic, San Francisco, 1985–1992. *J Infect Dis*. 1998;177:931.

78. Pezzini A et al. Meningovascular syphilis: a vascular syndrome with typical features? *Cerebrovasc Dis*. 2001;11:352.

79. Association of Public Health Laboratories (APHL). Expert Consultation Meeting Summary Report: Laboratory Diagnostic Testing for Treponema pallidum. Atlanta, GA: Association of Public Health Laboratories (APHL); 2009. http://www.aphl.org/aphlprograms/infectious/std/Documents/ID_2009Jan_Laboratory-Guidelines-Treponema-pallidum-Meeting-Report.pdf. Accessed June 15, 2017.

80. Larsen SA et al. Laboratory diagnosis and interpretation of tests for syphilis. *Clin Microbiol Rev*. 1995;8:1.

81. Clyne B et al. Syphilis testing. *J Emerg Med*. 2000;18:361.

82. Farnes SW et al. Serologic tests for syphilis. *Postgrad Med*. 1990;87:37.

83. Hook EW, 3rd et al. Acquired syphilis in adults. *N Engl J Med*. 1992;326:1060.

84. Bai ZG et al. Azithromycin versus penicillin G benzathine for early syphilis. *Cochrane Database Syst Rev*. 2012;6:CD007270.

85. Hook EW, 3rd et al. A phase III equivalence trial of azithromycin versus benzathine penicillin for treatment of early syphilis. *J Infect Dis*. 2010;201(11):1729–1735.

86. Pao D et al. Management issues in syphilis. *Drugs*. 2002;62:1447.

87. World Health Organization (WHO). Guidelines for the Management of Sexually Transmitted Infections. Switzerland: World Health Organization; 2003. http://apps.who.int/iris/bitstream/10665/42782/1/9241546263_eng.pdf?ua=1. Accessed June 15, 2017.

88. Felman YM et al. Syphilis serology today. *Arch Dermatol*. 1980;116:84.

89. Genc M et al. Syphilis in pregnancy. *Sex Transm Infect*. 2000;76:73.

90. Nathan L et al. In utero infection with *Treponema pallidum* in early pregnancy. *Prenat Diagn*. 1997;17:119.

91. Doroshenko A et al. Syphilis in pregnancy and the neonatal period. *Int J STD AIDS*. 2006;17:221.

92. Larkin JA et al. Recognizing and treating syphilis in pregnancy. *Medscape Womens Health*. 1998;3:5.

93. Niebyl J. *Teratology and Drug Use During Pregnancy and Lactation*. Philadelphia, PA: JB Lippincott; 1994.

94. Heikkinen T et al. The transplacental transfer of the macrolide antibiotics erythromycin, roxithromycin and azithromycin. *BJOG*. 2000;107:770.

95. Mascola L et al. Congenital syphilis. Why is it still occurring? *JAMA*. 1984;252:1719.

96. Alexander JM et al. Efficacy of treatment for syphilis in pregnancy. *Obstet Gynecol*. 1999;93:5.

97. Radolf JD et al. *Treponema pallidum* and *Borrelia burgdorferi* lipoproteins and synthetic lipopeptides activate monocytes/macrophages. *J Immunol*. 1995;154:2866.

98. Silberstein P et al. A case of neurosyphilis with a florid Jarisch-Herxheimer reaction. *J Clin Neurosci*. 2002;9:689.

99. Negussie Y et al. Detection of plasma tumor necrosis factor, interleukins 6, and 8 during the Jarisch-Herxheimer reaction of relapsing fever. *J Exp Med*. 1992;175:1207.

100. Klein VR et al. The Jarisch-Herxheimer reaction complicating syphilotherapy in pregnancy. *Obstet Gynecol*. 1990;75:375.

101. Fekade D et al. Prevention of Jarisch-Herxheimer reactions by treatment with antibodies against tumor necrosis factor alpha. *N Engl J Med*. 1996;335:311.

102. Knapp JS et al. In vitro susceptibilities of isolates of Haemophilus ducreyi from Thailand and the United States to currently recommended and newer agents for treatment of chancroid. *Antimicrob Agents Chemother*. 1993;37:1552.

103. National guideline for the management of C. Clinical Effectiveness Group (Association of Genitourinary Medicine and the Medical Society for the Study of Venereal Diseases). *Sex Transm Infect*. 1999;75(Suppl 1):S43.

104. Mashburn J. Vaginal Infections Update. *J Midwifery Womens Health*. 2012;57:629–634.

105. Hainer B, Gibson M. Vaginitis: diagnosis and treatment. *Am Fam Physician*. 2011;83(7):807–815.

106. Taylor B et al. Does bacterial vaginosis cause pelvic inflammatory disease?. *Sex Transm Dis*. 2013;40(2):117–122.

107. Koumans EH et al. The prevalence of bacterial vaginosis in the United States, 2001–2004; associations with symptoms, sexual behaviors, and reproductive health. *Sex Transm Dis*. 2007;34(11):864–869.

108. Verstraelen H et al. The epidemology of bacterial vaginosis in relation to sexual behaviour. *BMC Infect Dis*. 2010;10:81–92.

109. Fanfair R, Workowski K. Clinical update in sexually transmitted diseases – 2014. *Cleve Clin J Med*. 2014;81(2):91–101.

110. Ferris DG et al. Women's use of over-the-counter antifungal medications for gynecologic symptoms. *J Fam Pract*. 1996;42:595.

111. Ling Z et al. The restoration of the vaginal microbiota after treatment for bacterial vaginosis with metronidazole or probiotics. *Microbiol Ecol*. 2013;65:773–780.

112. Munteanu B et al. Probiotics: a helpful additional therapy for bacterial vaginosis. *J Med Life*. 2013;6(4):434–436.

113. Ries AJ. Treatment of vaginal infections: candidiasis, bacterial vaginosis, and trichomoniasis. *J Am Pharm Assoc (Wash)*. 1997;37:563.

114. Sobel JD. Vaginitis. *N Engl J Med*. 1997;337:1896.

115. Lodise N. *Vaginal and Vulvovaginal Disorders*. Vol 18. Washington, DC: American Pharmacists Association; 2012.

116. Sobel JD. Vulvovaginitis: when *Candida* becomes a problem. *Dermatol Clin*. 1998;16:763.

117. Carr PL et al. Evaluation and management of vaginitis. *J Gen Intern Med*. 1998;13:335.

118. Bulletins ACOP. ACOG practice bulletin no. 72. *Obstet Gynecol*. 2006;107:1195.

119. Van Kessel K et al. Common complementary and alternative therapies for yeast vaginitis and bacterial vaginosis: a systematic review. *Obstet Gynecol Surv*. 2003;58:351.

120. O-Prasertsawat P, Bourlert A. Comparative study of fluconazole and clotrimazole for the treatment of vulvovaginal candidiasis. *Sex Transm Dis*. 1995;22:228.

121. Mikamo H et al. Comparative study on the effectiveness of antifungal agents in different regimens against vaginal candidiasis. *Chemotherapy*. 1998;44:364.

122. Kovac M et al. Miconazole and nystatin used as topical antifungale drugs interact equally strongly with warfarin. *J Clin Pharm Ther*. 2012;37:45–48.

123. Otero L et al. Vulvovaginal candidiasis in female sex workers. *Int J STD AIDS*. 1998;9:526.

124. Sobel JD. Management of patients with recurrent vulvovaginal candidiasis. *Drugs*. 2003;63:1059.

125. Cotch MF et al. Epidemiology and outcomes associated with moderate to heavy *Candida* colonization during pregnancy. *Am J Obstet Gynecol*. 1998;178:374.

126. Sobel JD. Use of antifungal drugs in pregnancy: a focus on safety. *Drug Saf*. 2000;23:77.

127. Petrin D et al. Clinical and microbiological aspects of *Trichomonas vaginalis*. *Clin Microbiol Rev*. 1998;11:300.

128. Haefner HK. Current evaluation and management of vulvovaginitis. *Clin Obstet Gynecol*. 1999;42:184.

129. Nye M et al. Comparison of APTIMA Trichomonas vaginalis transcription-mediated amplification to wet mount microscopy, culture, and polymerase chain reaction for diagnosis of trichomoniasis in men and women. *Am J Obstet Gynecol*. 2009;200(188):e1–e188.e187.

130. Meites E et al. Trichomonas vaginalis in selected US sexually transmitted disease clinics: testing, screening, and prevalence. *Sex Trans Dis*. 2013;40(11):865–869.

131. Kirkcaldy RD et al. Trichomonas vaginalis antimicrobial drug resistance in 6 US Cities, STD Surveillance Network, 2009–2010. *Emerg Infect Dis*. 2012;18(6):939–943.

132. Visapaa JP et al. Lack of disulfiram-like reaction with metronidazole and ethanol. *Ann Pharmacother*. 2002;36:971.

133. Schwebke J et al. Intravaginal metronidazole/miconazole for the treatment of vaginal trichomoniasis. *Sex Transm Dis*. 2013;40(9):710–714.

134. Klebanoff M et al. Failure of metronidazole to prevent preterm delivery among pregnant women with asymptomatic Trichomonas vaginalis infection. *N Engl J Med*. 2001;345:487–493.

135. Burtin P et al. Safety of metronidazole in pregnancy: a meta-analysis. *Am J Obstet Gynecol*. 1995;172:525.

136. Friedman GD. Cancer after metronidazole. *N Engl J Med*. 1980;302:519.

137. Klebanoff MA et al. Failure of metronidazole to prevent preterm delivery among pregnant women with asymptomatic trichomonas vaginalis infection. *N Engl J Med*. 2001;345:487.

138. Roberts CM et al. Increasing proportion of herpes simplex virus type 1 as a cause of genital herpes infection in college students. *Sex Transm Dis*. 2003;30:797.

139. Langenberg AG et al. A prospective study of new infections with herpes simplex virus type 1 and type 2. Chiron HSV Vaccine Study Group. *N Engl J Med*. 1999;341:1432.

140. Smith JS et al. Age-specific prevalence of infection with herpes simplex virus types 2 and 1: a global review. *J Infect Dis*. 2002;186(Suppl 1):S3.

141. Whitley RJ et al. Immunologic approach to herpes simplex virus. *Viral Immunol*. 2001;14:111.

142. Corey L, Wald A. Genital herpes. In: Holmes KK, ed. *Sexually Transmitted Diseases*. New York, NY: McGraw-Hill Health Professions Division; 2008.

143. CDC. Seroprevalence of herpes simplex virus type 2 among persons aged 14–49 years – United States, 2005–2008. *MMWR Morb Mortal Wkly Rep*. 2010;59(15):456–459.

144. Corey L. Challenges in genital herpes simplex virus management. *J Infect Dis*. 2002;186(Suppl 1):S29.

145. Glynn JR et al. Herpes simplex virus type 2: a key role in HIV incidence. *AIDS*. 2009;23(12):1595–1598.

146. Bradley H et al. Seroprevalence of herpes simplex virus types 1 and 2 – United States, 1999–2010. *J Infect Dis*. 2014;209(3):325–333.

147. Marrazzo JM, Martin DH. Management of women with cervicitis. *Clin Infect Dis*. 2007;44(Suppl 3):S102.

148. Lavery E, Coyle W. Herpes simplex virus and the alimentary tract. *Curr Gastroenterol Rep*. 2008;10(4):417–423.

149. Xu F et al. Trends in herpes simplex virus type 1 and type 2 seroprevalence in the United States. *JAMA*. 2006;296(8):964–973.

150. Benedetti J et al. Recurrence rates in genital herpes after symptomatic first-episode infection. *Ann Intern Med*. 1994;121:847.

151. Sen P, Barton SE. Genital herpes and its management. *BMJ*. 2007;334:1048.

152. Koelle DM et al. Antigen-specific T cells localize to the uterine cervix in women with genital herpes simplex virus type 2 infection. *J Infect Dis*. 2000;182:662.

153. Martinez V et al. Treatment to prevent recurrent genital herpes. *Curr Opin Infect Dis*. 2008;21(1):42–48.

154. Corey L et al. Once-daily valacyclovir to reduce the risk of transmission of genital herpes. *N Engl J Med*. 2004;350:11.

155. Benedetti JK et al. Clinical reactivation of genital herpes simplex virus

infection decreases in frequency over time. *Ann Intern Med*. 1999;131:14.

156. Engelberg R et al. Natural history of genital herpes simplex virus type 1 infection. *Sex Transm Dis*. 2003;30:174.

157. Wald A et al. Virologic characteristics of subclinical and symptomatic genital herpes infections. *N Engl J Med*. 1995;333:770.

158. Langenberg A et al. Development of clinically recognizable genital lesions among women previously identified as having "asymptomatic" herpes simplex virus type 2 infection. *Ann Intern Med*. 1989;110:882.

159. Wald A et al. Effect of condoms on reducing the transmission of herpes simplex virus type 2 from men to women. *JAMA*. 2001;285:3100.

160. Wald A et al. The relationship between condom use and herpes simplex virus acquisition. *JAMA*. 2005;143:707.

161. Rana R et al. Sexual behaviour and condom use among individuals with a history of symptomatic genital herpes. *Sex Transm Infect*. 2006;82(1):69–74.

162. Tronstein E et al. Genital shedding of herpes simplex virus among symptomatic and asymptomatic persons with HSV-2 infection. *JAMA*. 2011;305(14):1441–1449.

163. Kimberlin DW, Rouse DJ. Genital herpes. *N Engl J Med*. 2004;350:1970.

164. Mertz GJ et al. Risk factors for the sexual transmission of genital herpes. *Ann Intern Med*. 1992;116:197.

165. Diamond C et al. Clinical course of patients with serologic evidence of recurrent genital herpes presenting with signs and symptoms of first episode disease. *Sex Transm Dis*. 1999;26:221.

166. Wald A. Herpes. Transmission and viral shedding. *Dermatol Clin*. 1998;16:795.

167. Tata S et al. Overlapping reactivations of herpes simplex virus type 2 in the genital and perianal mucosa. *J Infect Dis*. 2010;201(4):499–504.

168. Stanaway JD et al. Case-crossover analysis of condom use and herpes simplex virus type 2 acquisition. *Sex Transm Dis*. 2012;39(5):388–393.

169. Ashley-Morrow R et al. Time course of seroconversion by HerpeSelect ELISA after acquisition of genital herpes simplex virus type 1 (HSV-1) or HSV-2. *Sex Transm Dis*. 2003;30:310.

170. Wald A et al. Serological testing for herpes simplex virus (HSV)-1 and HSV-2 infection. *Clin Infect Dis*. 2002;35(Suppl 2):S173.

171. Balfour HH, Jr. Antiviral drugs. *N Engl J Med*. 1999;340:1255.

172. MacDougall C, Guglielmo BJ. Pharmacokinetics of valaciclovir. *J Antimicrob Chemother*. 2004;53:899.

173. Leung DT et al. Current recommendations for the treatment of genital herpes. *Drugs*. 2000;60:1329.

174. Ioannidis JP et al. Clinical efficacy of high-dose acyclovir in patients with human immunodeficiency virus infection: a meta-analysis of randomized individual patient data. *J Infect Dis*. 1998;178:349.

175. Eisen D et al. Clinical utility of oral valacyclovir compared with oral acyclovir for the prevention of herpes simplex virus mucositis following autologous bone marrow transplantation or stem cell rescue therapy. *Bone Marrow Transplant*. 2003;31:51.

176. Spruance SL et al. Penciclovir cream for the treatment of herpes simplex labialis. A randomized, multicenter, double-blind, placebo-controlled trial. Topical Penciclovir Collaborative Study Group. *JAMA*. 1997;277:1374.

177. Au E et al. Antivirals in the prevention of genital herpes. *Herpes*. 2002;9:74.

178. Nadelman CM et al. Herpes simplex virus infections. New treatment approaches make early diagnosis even more important. *Postgrad Med*. 2000;107:189.

179. Drake S et al. Improving the care of patients with genital herpes. *BMJ*. 2000;321:619.

180. Strand A et al. Aborted genital herpes simplex virus lesions: findings from a randomised controlled trial with valaciclovir. *Sex Transm Infect*. 2002;78:435.

181. Fuchs J et al. Clinical and virologic efficacy of herpes simplex virus type 2 suppression by acyclovir in a multicontinent clinical trial. *J Infect Dis*. 2010;201(8):1164–1168.

182. Lebrun-Vignes B et al. A meta-analysis to assess the efficacy of oral antiviral treatment to prevent genital herpes outbreaks. *J Am Acad Dermatol*. 2007;57(2):238–246.

183. Conant MA et al. Valaciclovir versus aciclovir for herpes simplex virus infection in HIV-infected individuals: two randomized trials. *Int J STD AIDS*. 2002;13:12.

184. Reyes M et al. Acyclovir-resistant genital herpes among persons attending sexually transmitted disease and human immunodeficiency virus clinics. *Arch Intern Med*. 2003;163(1):76–80.

185. Lalezari J et al. A randomized, double-blind, placebo-controlled trial of cidofovir gel for the treatment of acyclovir-unresponsive mucocutaneous herpes simplex virus infection in patients with AIDS. *J Infect Dis*. 1997;176:892.

186. Perazella MA. Crystal-induced acute renal failure. *Am J Med*. 1999;106:459.

187. Revankar SG et al. Delirium associated with acyclovir treatment in a patient with renal failure. *Clin Infect Dis*. 1995;21:435.

188. Kitching AR et al. Neurotoxicity associated with acyclovir in end stage renal failure. *N Z Med J*. 1997;110:167.

189. Straus SE et al. Acyclovir for chronic mucocutaneous herpes simplex virus infection in immunosuppressed patients. *Ann Intern Med*. 1982;96:270.

190. Wilkinson D et al. Nonoxynol-9 for preventing vaginal acquisition of sexually transmitted infections by women from men. *Cochrane Database Syst Rev*. 2002;4:CD003939.

191. Lehtinen M et al. Herpes simplex virus and risk of cervical cancer: a longitudinal, nested case-control study in the Nordic countries. *Am J Epidemiol*. 2002;156:687.

192. Brown Z et al. Genital herpes complicating pregnancy. *Obstet Gynecol*. 2005;106(4):845–856.

193. Tyring SK et al. Valacyclovir for herpes simplex virus infection: long-term safety and sustained efficacy after 20 years' experience with acyclovir. *J Infect Dis*. 2002;186(Suppl 1):S40.

194. Watts DH et al. A double-blind, randomized, placebo-controlled trial of acyclovir in late pregnancy for the reduction of herpes simplex virus shedding and cesarean delivery. *Am J Obstet Gynecol*. 2003;188:836.

195. Brown ZA et al. Effect of serologic status and cesarean delivery on transmission rates of herpes simplex virus from mother to infant. *JAMA*. 2003;289:203.

196. Reiff-Eldridge R et al. Monitoring pregnancy outcomes after prenatal drug exposure through prospective pregnancy registries: a pharmaceutical company commitment. *Am J Obstet Gynecol*. 2000;182:159.

197. Sheffield JS et al. Valacyclovir prophylaxis to prevent recurrent herpes at delivery: a randomized clinical trial. *Obstet Gynecol*. 2006;108:141.

198. Corey L, Wald A. Maternal and neonatal herpes simplex virus infections. *N Engl J Med*. 2009;361(14):1376–1385.

199. Jansen K, Shaw A. Human papillomavirus vaccines and prevention of cervical cancer. *Annu Rev Med*. 2004;55:319–331.

200. Munoz N et al. Epidemiologic classification of human papillomavirus types associated with cervical cancer. *N Engl J Med*. 2003;348:518.

201. Bosch F, de Sanjosé S. Chapter 1: Human papillomavirus and cervical cancer – burden and assessment of causality. *J Natl Cancer Inst Monogr*. 2003;31:3–13.

202. Markowitz L et al. Seroprevalence of human papillomavirus types 6, 11, 16, and 18 in the United States: National Health and Nutrition Examination Survey 2003–2004. *J Infect Dis*. 2009;200(7):1059–1067.

203. Ostor AG. Natural history of cervical intraepithelial neoplasia: a critical review. *Int J Gynecol Pathol*. 1993;12:186.

204. Giuliano AR et al. Epidemiology of human papillomavirus infection in men, cancers other than cervical and benign conditions. *Vaccine*. 2008;26(Suppl 10):K17–K28.

205. Yang J et al. Interferon for the treatment of genital warts: a systematic review. *BMC Infect Dis*. 2009;9:156.

206. Longstaff E et al. Condyloma eradication: self-therapy with 0.15%–0.5% podophyllotoxin versus 20%–25% podophyllin preparations—an integrated safety assessment. *Regul Toxicol Pharmacol*. 2001;33:117.

207. Lacey CJ et al. Randomised controlled trial and economic evaluation of podophyllotoxin solution, podophyllotoxin cream, and podophyllin in the treatment of genital warts. *Sex Transm Infect*. 2003;79:270.

208. Perry CM et al. Topical imiquimod: a review of its use in genital warts. *Drugs*. 1999;58:375.

209. Gotovtseva EP et al. Optimal frequency of imiquimod (aldara) 5% cream for the treatment of external genital warts in immunocompetent adults: a meta-analysis. *Sex Transm Dis*. 2008;35(4):346–351.

210. Baker DA et al. Imiquimod 3.75% cream applied daily to treat anogenital warts: combined results from women in two randomized, placebo-controlled studies. *Infect Dis Obstet Gynecol*. 2011;2011:806105.

211. Tatti S et al. Polyphenon E: a new treatment for external anogenital warts. *Br J Dermatol*. 2010;162(1):176–184.

212. Garland SM et al. Quadrivalent vaccine against human papillomavirus to prevent anogenital diseases. *N Engl J Med*. 2007;356:1928.

213. Markowitz LE et al. Quadrivalent human papillomavirus vaccine: recommendations of the Advisory Committee on Immunization Practices (ACIP). *MMWR Recomm Rep*. 2007;56:1.

214. CDC. FDA licensure of quadrivalent human papillomavirus vaccine (HPV4, Gardasil) for use in males and guidance from the Advisory Committee on Immunization Practices (ACIP). *MMWR Morb Mortal Wkly Rep*. 2010;59(20):630–632.

215. Petrosky E et al. Use of 9-valent human papillomavirus (HPV) vaccine: updated HPV vaccination recommendations of the advisory committee on immunization practices. *MMWR Morb Mortal Wkly Rep*. 2015;64(11):300–304.

第73章　骨髓炎与化脓性关节炎

Jacqueline L. Olin, Linda M. Spooner, and Karyn M. Sullivan

核心原则	章节案例
骨髓炎	
① 急性血源性骨髓炎的特征是某一特定部位突然发作的局部疼痛及触痛,发热及炎性指标升高(红细胞沉降率、C反应蛋白),影像学检查可以发现相应的骨髓改变,血培养或骨髓培养(如有)可能分离出致病菌。	案例73-1(问题1和2) 表73-1
② 急性血源性骨髓炎初始经验性抗菌药物治疗应针对革兰氏阳性球菌,包括耐甲氧西林金黄色葡萄球菌(methicillin-resistant *Staphylococcus aureus*, MR-SA);抗菌药物的蛋白结合率及药物在骨组织的浓度并非决定治疗成败的关键因素,关键在于致病菌对所选的抗菌药物敏感,且采用足够高的剂量和长疗程。	案例73-1(问题3) 表73-2
③ 如果血培养或骨髓培养检出可能的致病菌,则应根据细菌的药敏结果有针对性地选择抗菌药物。如果无青霉素过敏史,甲氧西林敏感金黄色葡萄球菌(methicillin-sensitive *Staphylococcus aureus*, MSSA)感染可以采用苯唑西林或萘夫西林。药物治疗的总疗程(包括静脉给药及可能的口服给药)至少4周。	案例73-1(问题4-6) 表73-2,表73-3
④ 骨髓炎常继发于邻近的感染病灶(通常发生于创伤及骨科手术后)。常见的症状有疼痛、触痛、肿胀、红斑及感染或创伤部位流脓等。影像学检查常显示与感染一致的骨髓改变。	案例73-2(问题1和2) 表73-1
⑤ 继发性骨髓炎常常是多种细菌所致的混合感染。应积极进行外科干预并重新评估骨骼损伤及感染情况,并取得深部组织或骨组织标本进行细菌学培养。静脉抗菌治疗必须维持至少4周,抗菌药物必须根据培养所得的病原菌及药敏试验结果进行选择。	案例73-2(问题3和4)
⑥ 血运不足相关的骨髓炎常出现于糖尿病患者,神经病变及血流障碍导致下肢末端的慢性蜂窝组织炎及骨髓炎。多种革兰氏阳性、革兰氏阴性需氧菌或厌氧菌都可能为致病菌;因此最初的经验性治疗通常应包括万古霉素及抗假单胞菌属的β-内酰胺类。明确的目标治疗需要依赖于深部组织的细菌学培养结果。疗程应为6周或更长,此后还应考虑长期的抑菌治疗。	案例73-3(问题1和2)
⑦ 慢性骨髓炎可于既往骨感染数年后出现,特征性的表现为深达骨髓的流脓的窦道,其内可见慢性感染坏死骨质,尽可能采用外科手术去除坏死骨质非常重要。慢性骨髓炎常为混合菌感染,与先前的骨感染致病菌相同的细菌(尤其是金黄色葡萄球菌)在后续的慢性感染中也能被培养出。推荐依据细菌培养结果选择抗菌药物,并大剂量静脉给药至少6周,可有效抑制感染扩散至邻近健康骨组织。	案例73-4(问题1~4)
⑧ 骨髓炎病变附近的人工关节发生感染,治疗时通常需要外科手术取出感染假体。可以行关节穿刺或深部组织活检进行细菌培养,根据病原学结果选择合适的抗菌药物进行治疗。最常见的致病菌是金黄色葡萄球菌和凝固酶阴性的葡萄球菌。对于感染假体不能完全取出者,应考虑终身口服药物抑菌治疗。	案例73-5(问题1~3)

化脓性关节炎

① 非淋球菌性化脓性关节炎的特征表现为:发热、急性发作的关节疼痛及单关节腔积液。化脓性关节炎感染常由于其他部位感染入血所致,但原发感染部位并不一定都能明确。金黄色葡萄球菌是最常见的致病菌,抗菌治疗疗程6周,其中后2周可以转为口服抗菌治疗。　　案例73-6(问题1~3)

② 淋病奈瑟菌是年轻人、性活跃的成年人多关节受累的化脓性关节炎最常见的致病菌。播散性淋球菌感染(disseminated gonococcal infection,DGI)常表现有皮肤损害。此感染的诊断主要基于临床表现及性生活史,而关节腔穿刺液、血液细菌学培养常为阴性。静脉给予头孢曲松是较好的选择,而且在临床表现改善后还应继续使用1~2日。整个治疗疗程至少7~14日。　　案例73-7(问题1~3)

骨髓炎

骨髓炎是骨组织及骨周围组织的感染性炎症。人体任何部位骨骼均可发生骨髓炎,即使早诊断早治疗,其发病率仍然很高。尽管近来诊断技术不断优化(如放射性核素成像、计算机断层扫描、磁共振成像),抗菌药物治疗水平不断提高,以及骨科矫形手术前预防性使用抗菌药物等,但骨髓炎的治疗仍然非常棘手。

骨髓炎可发生于任何年龄段。长期以来,急性骨髓炎

的致病菌以链球菌和葡萄球菌最多见,其中金黄色葡萄球菌是最常见的致病菌,占所有感染病例的50%,而且近年来耐甲氧西林金葡菌(methicillin-resistant *Staphylococcus aureus*,MRSA)所致的感染也日益增加,并且可见于各个年龄段。除此以外,革兰氏阴性菌及厌氧菌所致的骨髓炎也越来越常见[1]。

骨髓感染可经过3条途径:来自远处感染灶的细菌血行播散;邻近感染源所致的直接骨感染;继发于血运不足的骨骼感染。表73-1总结了各种类型骨髓炎的临床特征[1-3]。如果患者的骨髓炎反复发作,可考虑为慢性骨髓炎。

表73-1

骨髓炎特征

特征	血源性	邻近部位感染	血运不足
发病年龄:儿童或成人	主要为儿童	成人	成人
感染部位	胫骨、股骨(儿童)、椎骨(成人)	股骨、腓骨、胫骨、颅骨、下颌骨	足
危险因素	菌血症	外科手术、创伤、蜂窝组织炎、关节假体	糖尿病、外周血管疾病
常见致病菌	金黄色葡萄球菌、革兰氏阴性菌;常为单一致病菌	金黄色葡萄球菌、革兰氏阴性菌、厌氧菌;常为混合感染	金葡菌、凝固酶阴性葡萄球菌、链球菌、革兰氏阴性菌、厌氧菌;常为混合感染
临床表现	发热、寒战、局部触痛、肿胀、活动受限	发热、局部温度高、肿胀、关节不稳定	疼痛、肿胀、流脓、溃疡形成

骨解剖及生理

骨可分为3部分:骨骺,位于骨的末端;干骺端(连接骨骺及部分骨骺生长版);骨干(骨的中段)。骨的快速生长区由丰富的血管网提供营养支持。骨外周大部分被纤维及细胞被膜围绕,被膜的外层是骨膜,内层即骨内膜。

供应骨组织的血管主要位于骨骺及干骺端,滋养动脉从骺生长板的干骺端一侧进入骨,在骺生长板内形成尖状的毛细血管网,汇入静脉窦中,最终通过滋养静脉穿出干

骺端。在静脉窦中,血流非常缓慢,如果细菌在此处繁殖,则会导致感染[4]。

不同年龄段的骨的血管系统不同,因而导致不同类型的骨髓炎。在新生儿及成年人,骨骺与干骺端血管相通,感染易于从干骺端向骨骺及邻近关节扩散。但在儿童期,骺板将这两个区域的血液供应分隔开,因此感染不易播散[4]。

血源性骨髓炎

血源性骨髓炎好发于青春期前儿童,但也可发生于老

年患者、留置中心导管的患者及静脉吸毒者[1]。儿童骨髓炎的特点是发病急、血源性感染、常常对单纯的抗菌药物治疗反应良好。而成人骨髓炎则倾向于亚急性或慢性起病，常继发于创伤、假体装置感染或其他损害。治疗成人骨髓炎，除了抗菌药物治疗以外，常常需要外科清创术干预[1-3]。

儿童的感染主要发生在快速发育的长骨的干骺端，那里血流缓慢，细菌易定植并繁殖。随着急性感染的进展（如水肿、炎症、小血管栓塞），骨内压力增高，进而影响血流并最终导致骨坏死。感染诱导释放的细胞因子可刺激破骨细胞活性从而改变骨完整性，而升高的骨内压力及骨坏死最终可导致失活的骨组织从健康骨组织分离（死骨）。随着感染持续扩散至骨外层及周围软组织，可形成脓肿及流脓的窦道[1,3]。

儿童血源性感染常发生于长骨，在股骨或胫骨形成单一感染灶[1]。新生儿血源性骨髓炎非常严重，常累及多块骨骼，尤其是长骨。感染可迅速通过骺板蔓延侵犯邻近关节导致化脓性关节炎，需要立即给予积极的治疗。椎骨受累常见于成人[1-3]。

引起血源性骨髓炎最常见的致病菌是金黄色葡萄球菌，在儿童病例中占85%以上[4]。医院获得性及社区获得性MRSA菌株所致的感染迅速增加，对骨髓炎的治疗提出了新的挑战。MRSA感染可增加抗感染治疗失败及发生并发症的风险，包括脓肿形成、深静脉血栓及脓毒性栓子[5]。革兰氏阴性菌（大肠埃希菌、克雷伯菌属、变形杆菌、沙门菌及假单胞菌属等）所致的骨髓炎病例也日益增多。铜绿假单胞菌感染常见于留置中心导管的患者及静脉吸毒者，而金葡菌及沙门菌属感染则易发于镰状细胞贫血症患者[1]。

血源性骨髓炎的临床特点依患者的年龄及感染部位不同而不同。在儿童，感染多表现为突发高热、寒战、局部疼痛、触痛及肿胀。新生儿则常因缺乏全身性症状而延误诊断，因此，骨髓炎的诊断应该主要基于局部症状如肿胀、肢体活动受限等。成人骨髓炎的全身症状也不常见，椎骨髓炎患者可表现为起病隐袭的局部背痛及触痛[1,3]。

急性骨髓炎

常见临床表现

案例73-1

问题1：L. D.，女孩，7岁，今日因为发热及逐渐加重的腿痛而未去上学，3~4年前，其左大腿曾受创。昨晚患儿开始出现跛行。L. D. 父母未提供其腿部创伤的具体病史，其既往史只有在2岁及5岁时两次发作中耳炎。在儿科诊室，检查时发现其左侧股骨远端局部触痛明显，不伴膝关节积液，无肿胀、局部皮温增高及创伤体征。白细胞计数8 000/μl，白细胞分类正常，左腿普通X线片未见异常，红细胞沉降率（erythrocyte sedimentation rate，ESR）58mm/h（正常值≤30mm/h）。在取了两份血液标本送检后，L. D. 被送回家严格卧床休息，使用对乙酰氨基酚（acetaminophen）退热治疗。两日后，L. D. 因为左腿剧烈疼痛及触痛、发热38.8℃住院。两日前采集的血样标本培养出金黄色葡萄球菌，但药敏结果还未检

出。C反应蛋白（C-reactive protein，CRP）14mg/dl（正常<2mg/dl）。左腿普通X线检查仍然未见异常，但磁共振扫描（MRI）提示其股骨远端有炎症。L. D. 哪些表现符合血源性骨髓炎的诊断？

L. D. 表现出了儿童急性血源性骨髓炎的常见症状与体征。患儿既往体健，本次发病主要为左侧股骨远端急性局限性疼痛与触痛，以及急性发作的高热、ESR增快、CRP增高。虽然入院前两次股骨普通X线片未见异常，但一般在感染发生至少10~14日后，普通X线检查才可能发现骨骼的破坏性改变[1]，因此在感染发生后最初两周内普通X线检查结果正常并不能排除急性骨髓炎的诊断。诊断可采用的检查包括放射性核素显像（骨扫描）、CT或MRI等[1,4]。MRI在软组织评估及发现早期骨髓水肿等方面较CT更敏感，但儿童行此检查时需要镇静[4]。如果是由社区获得性MRSA（CA-MRSA）导致的骨髓炎感染，则骨扫描的敏感性是最低的[4]。L. D. 入院时进行的MRI扫描提示其左股骨远端有炎症。虽然L. D. 未行骨组织活检并送细菌培养，但是其临床表现、骨MRI扫描结果阳性及血培养查见金黄色葡萄球菌等均确立了其骨髓炎的诊断。同多数儿童骨髓炎病例一样，引起L. D菌血症并播散至骨骼的特定机制目前并不清楚[4]。

对于每一例怀疑骨髓炎的儿童，均应常规进行相关的实验室检查，包括全血细胞计数（complete blood count，CBC）、ESR、血清CRP等。尽管这些检验指标对于诊断骨髓炎并不是特异性的，但有助于临床明确诊断。WBC计数增高符合骨髓炎的诊断，但在大多数骨髓炎患儿早期的检查并没有明显的白细胞增多，因此L. D. 白细胞计数8 000/μl也就不罕见。成人急性感染相较于复发或慢性感染，前者白细胞增多更常见。ESR及CRP升高，但均为全身性炎症反应的非特异性标志物。

血源性骨髓炎的易感因素包括任何可以导致菌血症的危险因素（例如血液透析分流器等留置导管、长期中心静脉置管等）。其他可引起菌血症甚而导致血源性骨髓炎的危险因素还包括静脉注射毒品、胃肠道或泌尿道等远处感染灶。而上述感染危险因素在L. D. 似乎并不存在。像L. D. 这样的儿童患者，既往没有骨折或穿透性创伤病史，急性血源性骨髓炎的最常见致病菌是金黄色葡萄球菌，包括MRSA[1,5,6]。

患者检查

案例73-1，问题2：在L. D. 接受首次抗感染药物治疗之前，还需要完善哪些患者个人及诊断信息？

在L. D. 接受抗菌药物治疗之前，必须明确其有无过敏史，尤其是青霉素过敏史。应向患者本人及其父母询问相关病史，必须全面查阅患者既往病历资料，尤其是有无药物过敏史。如果有过敏反应，应详细了解具体情况，包括症状、发病情况、可能的致敏因素、处理及相关的抗菌药物暴露史等。

血液及骨穿刺组织培养是明确病原菌的最佳选择，并且也是开始抗菌治疗之前的早期检查的必要组成部分。如果病原学培养是在应用抗菌药物治疗之后进行，往往会得到阴性结果。33%~50%的儿童骨及关节感染患者可有血培养阳性[6]。

就L. D的病例而言，血培养阳性及MRI扫描结果就已

经确立了其骨髓炎的诊断。但如果 L. D. 的血培养结果为阴性，则需要行骨穿刺取标本培养以明确病原菌[1]。一旦骨髓穿刺获得标本，在送检细菌学培养的同时应立即开始经验性抗菌药物治疗。

治疗

经验性抗菌药物治疗

案例 73-1,问题 3：L. D. 既往无药物过敏史,在以前治疗急性中耳炎时,曾使用阿莫西林(amoxicillin)而未见不良反应发生。本次应经验性选用什么抗菌药物启动治疗? 治疗骨髓炎时,药物骨组织浓度或药物蛋白结合率对抗菌药物选择有何影响?

在治疗血源性骨髓炎时,对于所选抗菌药物应大剂量静脉给药以使其在感染骨组织达到适宜浓度。而且抗菌药物治疗应越早开展越好,以增加完全清除感染的机会并避免可能的外科干预,因此在细菌学培养或药敏结果出来之前就应开始经验性抗菌药物治疗。

在送检细菌培养期间或即使细菌培养得到阴性结果,临床也可以依据患儿的年龄预测其可能的致病菌,并据此经验性选择相应抗菌药物。例如,新生儿骨髓炎最常见致病菌是金黄色葡萄球菌及链球菌属[1];金氏菌作为一种兼性厌氧的溶血杆菌,在 3 岁以下尤其是日托机构的儿童中的检出率也逐年增加[7,8]。表 73-2 总结了儿童急性血源性骨髓炎常见致病菌、推荐的抗菌药物及剂量等[2,4,9,10]。

表 73-2
儿童急性骨髓炎抗菌药物经验性治疗(静脉给药)

患者	可能的病原菌	抗菌药物	剂量	
			mg/(kg·d)	次/d
新生儿	金黄色葡萄球菌 B 组链球菌 革兰氏阴性菌	苯唑西林(或萘夫西林)+	25~50	2~4
		头孢噻肟	50	2~4
<3 岁	金黄色葡萄球菌	万古霉素或	40~60	4
		利奈唑胺或	30	3
		达托霉素	6	1
	流感嗜血杆菌(b 类)	苯唑西林(或萘夫西林)+	150~200	4
		头孢噻肟	100~180	4~6
	金氏金氏菌	头孢唑林或	50~100	3~4
		头孢呋辛	100~150	3~4
≥3 岁	金黄色葡萄球菌	万古霉素或利奈唑胺	40~60	4
		≤12 岁	30	3
		<12 岁或	600mg/剂	2
		达托霉素或	6	1
		苯唑西林(或萘夫西林)或	150~200	4
		头孢唑林或	50~100	3~4
		克林霉素	40	3~4
足部穿刺伤后感染	铜绿假单胞菌	头孢他啶	100~150	3
镰状细胞贫血症患儿	沙门菌属 金黄色葡萄球菌	苯唑西林(或萘夫西林)+	150~200	4
		头孢噻肟	100~180	4~6
		万古霉素+	40~60	4
		头孢噻肟	100~180	4~6

考虑到 L. D. 感染的流行病学及其血培养结果,应对其开展针对金黄色葡萄球菌骨髓炎的抗菌药物治疗。无论是儿童还是成人,MRSA 感染所致的急性骨髓炎病例逐年增加[4,6],在等待药敏结果期间即应经验性静脉给予万古霉素(vancomycin)。对于 L. D. 可覆盖 MRSA 的经验性治疗可选择的药物还包括达托霉素(daptomucin)或利奈唑胺(linezolid)[9]。但由于临床治疗经验有限,上述两种药物适宜应用于万古霉素不耐受的患者。克林霉素并不适用于

L. D.，但对于没有菌血症或血管内感染的病情相对较稳定的患者，可以经验性使用[9]。

在治疗骨髓炎时，抗菌药物在骨组织浓度的重要性目前还不明确，并且也无法根据药物的骨组织浓度高低预测治疗结局[2,11]。由于只有游离药物才能从血浆弥散到骨组织，而与蛋白结合的药物则不能，因此从理论上讲，药物血浆蛋白结合率会影响临床疗效。然而头孢唑林（cefazolin）（革兰氏阳性球菌敏感）和头孢曲松（革兰氏阴性杆菌和链球菌敏感）虽然都是蛋白结合率高的药物，但事实证明只要给予足够的剂量和适宜的疗程，治疗骨髓炎仍然能取得良好的疗效。因此，在选择适宜药物治疗骨髓炎时，抗菌药物的骨组织浓度及药物蛋白结合率（如果药物用法用量适宜）并不是特别重要的参考因素[2,11]。

抗菌药物目标治疗

案例73-1，问题4：L. D. 血培养检出的金黄色葡萄球菌对甲氧西林敏感。基于上述结果，合适的抗菌药物治疗方案是什么？还有哪些其他的用药频次较少且有效的抗菌药物可选择？

L. D. 对青霉素（penicillin）不过敏。虽然万古霉素对MSSA有效，但较β内酰胺类差，因此应该选择以β-内酰胺类为基础的治疗方案[1,6]。从万古霉素降级为苯唑西林（oxacillin）（或萘夫西林）150mg/（kg·d），每6小时1次的方案是合适的[2]。萘夫西林（nafcillin）和苯唑西林治疗等效，且使用剂量也是相同的，选择哪种药物主要基于医院处方药物供应情况考虑。L. D. 曾经使用过阿莫西林仅能说明其既往无青霉素过敏史，而与本次药物选择无关。

在诊断MSSA骨髓炎后，L. D遵医嘱持续静脉使用苯唑西林（或萘夫西林），每6小时1次。只要给予正确的剂量和疗程，抗葡萄球菌青霉素治疗此类感染是有效的。如果给L. D. 改用头孢唑林，可略微减少给药频次（每8小时1次），这对于家庭治疗患者更便利。对于L. D. 这个病例，不主张使用万古霉素治疗感染，因为细菌培养结果的是甲氧西林敏感的金黄色葡萄球菌，而万古霉素治疗此类细菌感染更易出现治疗失败[1,6]。如果还没有获得药敏结果或细菌对甲氧西林耐药，则需要采用静脉给予万古霉素的治疗方案。在住院期间，L. D. 需要继续使用苯唑西林治疗感染，并且根据其治疗反应评估其是否适宜院外治疗。

治疗疗程

案例73-1，问题5：L. D. 父母均有工作，不可能放弃工作将其转送至门诊抗菌药物治疗中心。L. D. 是否适合在家使用静脉抗菌药物治疗？或者选择口服抗菌药物治疗？L. D. 必须住院继续使用苯唑西林治疗吗？

治疗开始时，所有患者均需接受静脉抗菌药物治疗，因为早期强力的抗感染治疗为治愈感染提供了最佳的机会。然而L. D. 也没有必要住院完成整个治疗，可以为其行经外周静脉穿刺中心静脉置管（peripherally inserted central catheter, PICC），并经此给予抗菌药物。L. D. 是否可以回家继续静脉抗菌药物治疗，必须与其父母充分讨论后由她父母决定，如果L. D. 父母无力承担或是不愿在家监护静脉抗菌药物治疗，L. D. 就只能住院治疗至少1周，以评估静脉抗感染治疗的疗效。由于PICC管道相关并发症发生频率较高，花费较大，并且在家静脉输液治疗数周极不便利，因此在L. D. 出院时可考虑更换为口服抗菌治疗[7,12]。

如本案例问题6中将要讨论的那样，L. D. 可以口服抗菌药物完成全部疗程的大部分。但是在静脉治疗疗效确认之前不宜使用口服抗菌药物。无并发症的儿童急性骨髓炎当临床症状改善，CRP恢复正常时（一般3~7日），比较适宜转换为口服抗菌治疗[13,14]。抗菌治疗总疗程为3~4周，而IDSA指南推荐儿童MRSA骨髓炎抗菌治疗总疗程为4~6周[9,13,14]。新生儿骨髓炎则需静脉抗菌治疗4周[14]。

口服抗菌药物

案例73-1，问题6：静脉使用萘夫西林1周后，L. D. 未再发热，且诉左腿疼痛及触痛明显好转。其ESR为40mm/h，CRP为6mg/dl。治疗方案调整为在家口服抗菌药物以完成至少4周的抗菌总疗程。对L. D. 来说，她适宜何种口服抗菌药物治疗方案？她应间隔多长时间回医疗机构以随访评估病情？

需再次强调的是，只有对第一周的静脉抗菌治疗有明确的治疗反应，患者父母非常清楚用药依从性的重要性，同时患者本人可以吞咽并耐受口服药物治疗，此时方适宜转换为口服抗菌治疗。

假如患儿父母同意出院并监督患儿后续治疗，L. D. 目前就适宜开始口服抗菌治疗。L. D. 对静脉抗菌治疗已经迅速产生了反应：临床症状明显改善且ESR及CRP都已呈下降趋势。而口服抗菌治疗要起效，L. D. 必须严格按照医嘱服药，因此必须确保其用药依从性。L. D. 的父母已经与其老师一同制订计划以帮助其在白天服用口服抗菌药物。

为完成4周的抗菌治疗疗程，L. D. 需要口服头孢氨苄（cephalexin）胶囊或混悬剂，后者口感较双氯西林（dicloxacillin）混悬剂好（耐受性更好）。头孢氨苄起始剂量应为每剂37.5mg/kg，每6小时1次。随后必须每周随访以监测其依从性及疗效。如果L. D. 用药依从性欠佳，临床症状复发或ESR、CRP再次升高，则需再次使用静脉给药治疗并评估病情[4,14]。表73-3总结了儿童骨髓炎口服抗菌药物常用剂量[4,9]。

表 73-3

儿童骨髓炎口服抗菌药物剂量

药物	剂量	
	mg/(kg·d)	剂/d
青霉素 V	125	6
双氯西林	100	4
阿莫西林	100	4
头孢氨苄	150	4
克林霉素	40	3
利奈唑胺		
≤12 岁	30	3
>12 岁	600mg/剂	2

继发于邻近部位感染的骨髓炎

临床表现

案例 73-2

问题 1：M.K.，30 岁，男性，3 周前因车祸致左股骨开放性骨折，行切开复位及内固定术。M.K. 入院后在其开放性骨折伤处软组织未闭合前，预防性使用哌拉西林/他唑巴坦（piperacillin/tazobactam）72 小时。术后病程无特殊，直到昨天，患者诉左腿疼痛及手术切口出现流脓。体格检查发现其左大腿触痛、局部皮温增高、肿胀及发红，但患者无发热。实验室检查包括 WBC 计数、血肌酐、血尿素氮（BUN）都是正常的，但 ESR 为 38mm/h，CRP 为 8mg/dl。骨平片及骨 MRI 显示局部炎症及股骨骨折不愈合。M.K. 的哪些表现符合继发性骨髓炎的特点？

继发性骨髓炎较少出现与急性骨髓炎相类似的全身性的症状和体征。急性继发性骨髓炎最多见的主诉是感染部位疼痛、局部触痛、肿胀、红斑及流脓等。由于继发性骨髓炎患者往往要经过数周才出现明显症状，因此诊断时可行影像学检查，可能及早发现与骨质损坏相符的异常[1]。

M.K. 的临床表现符合继发于邻近感染灶的骨髓炎的表现，原发感染灶可能为左股骨骨折手术修复处。M.K. 表现出的局部症状，不伴发热及白细胞增多等，均是继发性骨髓炎的特征性表现。继发性骨髓炎的病例中，骨感染病原可能是外源性的，也可能是邻近组织感染播散所致。感染可发生于任何创伤后行或不行骨折固定术等骨科矫形手术的患者，最常受累的有胫骨、腓骨、股骨及髋关节[1]。

与最常发生于儿童的血源性骨髓炎不同，急性继发性骨髓炎多发生于成人，这主要是因为成人诱发因素的发生率较高，例如髋骨骨折、矫形手术、口腔肿瘤、经胸骨切开心脏外科手术、开颅手术及创伤等[1]。其他可能导致继发性骨髓炎的情况还有枪击伤、钉刺伤或软组织感染。

常见致病菌

案例 73-2，问题 2：M.K. 本次感染最常见的致病菌有哪些？

血源性骨髓炎常由单一致病菌引起，与之相反，邻近感染灶扩散所致骨髓炎常常是多种致病菌混合感染。虽然金黄色葡萄球菌仍然是继发性骨髓炎最常见的致病菌，但它常常也只是混合感染的一部分。其他常见致病菌还包括铜绿假单胞菌、变形杆菌、链球菌、克雷伯菌属、大肠埃希菌及表皮葡萄球菌等。大多数涉及下颌骨、骨盆及小骨骼（例如手和脚的骨骼等）的骨髓炎病例常为革兰氏阴性菌感染。足部穿刺伤后继发的骨髓炎常可分离出铜绿假单胞菌[1]。厌氧菌也可见于邻近感染灶扩散后引起的骨髓炎病例，最常见的厌氧菌是拟杆菌属和厌氧性球菌，可能的危险因素包括既往骨折或咬伤后的损伤等。邻近软组织感染也可以导致骨骼的厌氧菌感染，例如继发于严重褥疮的骶骨骨髓炎病例。为明确病原菌，M.K. 需行外科处理再评价，并于可能的感染部位取受累骨骼进行活检[1]。骨骼 X 线片及 MRI 扫描有助于确定可能的感染部位以指导活检手术。

初始治疗

案例 73-2，问题 3：M.K. 再次进入手术室行外科探查术，取骨组织并送细菌学培养。他体重 90kg，既往没有药物过敏史。术后初始抗感染方案为万古霉素 1g，静脉注射，每 12 小时 1 次，这个抗感染方案对 M.K. 是否恰当？

由于伤口附近或窦道组织的细菌学培养并不能真正反映骨感染的细菌情况，因此 M.K. 再次手术取得骨组织送细菌学培养[1]。感染的致病菌很可能为金黄色葡萄球菌及多种革兰氏阴性需氧菌，因此经验性使用广谱抗菌药物非常必要[1]。

在等待骨组织细菌学培养结果期间，M.K. 使用了万古霉素以应对可能的 MRSA 感染。目前临床医师使用万古霉素治疗骨髓炎时，大多采用 15～20μg/ml 的目标谷浓度[9]。鉴于 M.K. 的肾功能正常及体重，万古霉素给药剂量至少应为 1.5g，静脉注射，每 12 小时 1 次［15mg/(kg·剂)］。

为覆盖可能的革兰氏阴性需氧菌，可同时加用第三代或第四代头孢菌素类（头孢噻肟、头孢曲松、头孢他啶、或头孢吡肟）或氟喹诺酮类药物（环丙沙星、左氧氟沙星），可参照当地的细菌药敏情况进行选择。在革兰氏阴性菌对喹诺酮类耐药率达到 30% 的医疗机构，此类药物的使用应受到限制。

当骨组织病原学培养出厌氧菌或怀疑有厌氧菌感染时，即应启动相应的抗菌治疗。万古霉素对革兰氏阳性厌氧菌有效，但是它对革兰氏阴性厌氧菌——脆弱拟杆菌无效，如果骨组织培养出脆弱拟杆菌，应同时加用甲硝唑

(metronidazole)。或者也可以选择β-内酰胺类/β-内酰胺酶抑制剂(如哌拉西林/他唑巴坦)或碳青霉烯类以广谱覆盖需氧菌(包括铜绿假单胞菌)及革兰氏阴性厌氧菌。

在 M. K. 药敏结果尚未获得之前,其抗感染方案已更换为万古霉素 1.5g,静脉注射,每 12 小时 1 次,同时联用头孢吡肟 2g,静脉注射,每 8 小时 1 次。

目标治疗

案例 73-2,问题 4:M. K. 的骨组织活检培养出 MRSA,对万古霉素、利奈唑胺及甲氧苄啶/磺胺甲噁唑等敏感。其左腿疼痛较 2 日前有所缓解,且仍然不发热,目前 M. K. 的病情应如何治疗?可否考虑将其转换为口服抗菌治疗?

由于 M. K. 骨组织细菌学培养中未见革兰氏阴性菌生长,可以考虑停用头孢吡肟,应针对 MRSA 进行目标性抗菌治疗。因此可以继续对 M. K. 采用万古霉素(1.5g,静脉注射,每 12 小时 1 次)治疗,同时对其进行严密监测,随访其症状,维持万古霉素谷浓度于 15~20mg/L,并每周监测 M. K. 血浆 ESR、CRP 水平,全血细胞计数及代谢功能检查。在正确的家庭医疗保健指导下万古霉素治疗还可在家进行。研究显示口服抗菌治疗在骨组织也可达到足够的治疗浓度。基于目前 M. K. 临床症状改善及患者意愿,可将其治疗转换为口服利奈唑胺(600mg,每日 2 次)或 TMP-SMX[以 TMP 计,4mg/(kg·剂),每日 2 次]联合利福平(600mg,每日 1 次),疗程至少 8 周[9],并且还应严密随访至少两年,以监测其感染有无复发。

血运不足相关性骨髓炎

临床表现

案例 73-3

问题 1:M. S.,女性,55 岁,因"发现左足侧面宽 2cm、深 1cm 溃疡 1 个月余"就诊于糖尿病专科门诊。其初诊医师给予其环丙沙星 2 周的抗菌治疗以及常规伤口护理的指导。在其就诊前几日,M. S. 溃疡周围结痂组织裂开且自伤口处突出一小片坏死骨质,但她自述仅有溃疡周围组织轻微肿胀发红,否认疼痛、发热及寒战。M. S. 既往病史包括 2 型糖尿病、高血压病、周围神经病、慢性肾病(需每周血液透析 3 次)。实验室检查见 WBC 5 200/μl,分类正常;BUN 56mg/dl,血肌酐 5.6mg/dl;空腹血糖 240mg/dl,糖化血红蛋白(HgbA1c)12.4%;ESR 45mm/h。M. S. 的哪些表现符合血运不足继发性骨髓炎的诊断?

M. S. 患有 2 型糖尿病,并出现慢性下肢肢端血运不足。伴有血流受损的患者可能出现脚趾或足部小骨的骨髓炎,与 M. S. 的病例类似,感染最初常表现为蜂窝组织炎,继而进展为深部溃疡并最终影响溃疡下的骨骼。

与由邻近感染扩散所致骨髓炎类似,继发于血运不足

的骨髓炎通常也缺乏感染的全身症状(如发热、白细胞增多等),而局部症状如疼痛、肿胀、红斑等较为明显,但缺乏特异的临床表现[15]。

M. S. 可能在左足大脚趾底部的慢性皮肤溃疡下部出现了骨感染。由于她患有周围神经病,对皮肤损害所造成的疼痛并不敏感,而此部位的血液供应亦不足,最终可能导致慢性感染及继发性骨髓炎。由于溃疡的真实深度在临床上并不总是那么明显,因此诊断时详细的体格检查,全面地评估患者的危险因素是必不可少的[15]。M. S. 的 ESR 增高、空腹血糖增高(符合感染表现)、糖化血红蛋白增高(提示糖尿病控制欠佳)等均提示其可能存在感染。而且,糖尿病足溃疡面积超过 2cm²,或者溃疡深可见骨,常提示有发生骨髓炎的可能[15]。

抗菌药物选择

案例 73-3,问题 2:M. S. 被收住院,完善相关诊断检查、给予伤口护理及抗菌药物治疗。骨平片提示左侧第五跖骨远端骨质改变,符合骨髓炎表现。为其伤口进行清创处理,行骨组织活检并送细菌学培养。M. S. 既往没有药物过敏史,初始经验性给予万古霉素(1g,静脉注射,每 12 小时 1 次)及口服环丙沙星(750mg,每 12 小时 1 次)。初始经验性治疗是否合适?

在多数血运不足相关性骨髓炎的病例中,外科活检标本或伤口周围组织标本等常可培养出多种细菌,最常分离出的病原菌是金黄色葡萄球菌,也常见革兰氏阴性菌及厌氧菌等。伤口或其周围软组织培养分离出的细菌可能与骨活检标本培养出的细菌不一致[15,16],因此,血运不足相关性骨髓炎经验性抗菌药物治疗必须覆盖革兰氏阳性和革兰氏阴性需氧菌,以及可能的厌氧菌。没有哪个方案是有绝对优势的,因此根据当地细菌药敏情况经验性选择广谱抗菌治疗方案[1]。比较常用的覆盖革兰氏阴性菌的经验性抗菌方案是抗假单胞菌活性的 β 内酰胺类(头孢他啶、头孢吡肟)或者氟喹诺酮类(环丙沙星、左氧氟沙星)。如果临床高度怀疑有厌氧菌感染(如伤口恶臭),则上述方案中应加入甲硝唑;或者也可选用 β-内酰胺类/β-内酰胺酶抑制剂的复方制剂,如哌拉西林/他唑巴坦。

考虑到 M. S. 的糖尿病病史、透析情况及近期的抗菌药物使用史,M. S. 存在 MRSA 及耐药革兰氏阴性菌感染的高危因素。目前的万古霉素联合环丙沙星的初始治疗方案对其并不合适,原因如下:第一,M. S. 近期较长时间使用环丙沙星,可能诱导产生喹诺酮耐药的细菌,因此选择 β 内酰胺类为基础的抗菌方案更为合适;第二,在骨髓炎的初始治疗阶段宜采用静脉给药方式;第三,M. S. 为血液透析依赖的患者,其抗菌药物治疗方案应根据其现有肾功能进行相应的剂量调整。因此,对 M. S. 更合适的经验性抗菌治疗方案应该是:根据万古霉素的血药浓度及 M. S. 的血液透析方案,间歇给予万古霉素;头孢吡肟 1g,静脉滴注,每日 1 次(透析日于透析后给予)。

抗菌治疗方案的进一步优化应在伤口深部组织细菌学培养结果获得之后进行。糖尿病足骨髓炎患者适宜的静脉

抗菌治疗疗程取决于患者自身情况,部分患者需要长期的口服抑菌治疗。整个抗菌治疗疗程从 6 周到数月不等,这主要取决于伤口外科清创的程度及溃疡愈合率[15]。虽然长期使用可能出现血液系统及神经系统的不良反应,口服利奈唑胺(600mg,每 12 小时 1 次)仍可用于糖尿病伴 MR-SA 骨髓炎患者[17]。

应充分告知 M. S. 糖尿病足溃疡相关性骨髓炎非常难以治愈,即使对感染部位进行了充分的外科清创,并且也给予了足够疗程的静脉及口服抗菌药物治疗,其治愈率仍然很低。小的截肢术(1 或 2 个脚趾)常很难根除感染,因此为治愈这类感染,常需要行外科根治术如越过跖骨的、膝盖以下的或膝盖以上部分的截肢术[1]。

慢性骨髓炎

临床表现

案例 73-4

问题 1:J. F.,男性,52 岁,6 年前因农业事故导致右肱骨骨折,当时骨折愈合后未见明显不良后果。1 年前,在无明显诱因情况下,既往骨折部位出现流脓窦道,在此期间,J. F. 间断服用了多种抗菌药物,包括阿莫西林及左氧氟沙星。2 个月前,患者停用了口服抗菌药物,2 周前,J. F. 发现窦道流脓增加、右上臂疼痛红肿明显,遂又开始服用左氧氟沙星。取窦道分泌物行细菌学培养见表皮葡萄球菌、大肠埃希菌、微小消化性链球菌及拟杆菌属。由于伤口情况欠佳且流脓增加,医师对 J. F. 行感染骨及软组织外科清创术,术中将庆大霉素浸润的聚甲基丙烯酸甲酯(polymethylmethacrylate,PMMA)珠植入清创骨骼附近的组织中。骨培养检出奇异变形杆菌及 B. 脆弱拟杆菌,其中变形杆菌对氨苄西林、头孢唑林、左氧氟沙星及替加环素耐药,对头孢噻肟、头孢曲松、亚胺培南、庆大霉素及复方磺胺甲噁唑敏感;脆弱拟杆菌未行药敏检测。J. F. 病例中的哪些方面符合慢性骨髓炎的特点?

骨髓炎急性期如未经充分治疗,可能导致感染骨坏死,且出现与慢性病类似的骨感染反复发作。即使最初的治疗恰当,骨髓炎仍然可能复发,而且致病菌与急性期可能还不一致。部分学者认为既往的感染骨可能是再发感染的危险因素之一。临床症状和体征持续 10 日以上一般符合慢性骨髓炎表现并可能进展为骨坏死。慢性骨髓炎病例中常可见深达骨质的流脓窦道形成[1,18]。

J. F. 经农业事故之后,很可能患有慢性骨感染,其右上臂再次出现流脓窦道提示存在隐匿性的骨感染,只是被口服抗菌药物暂时抑制而已,但不能完全治愈。J. F. 窦道分泌物培养出包括正常皮肤菌群在内的多种细菌,但这种窦道分泌物培养出的细菌与真正引起骨感染的致病菌往往不一致。J. F. 再次发作的骨骼病变、流脓的窦道、局部症状突出而缺乏任何明显的全身症状,这些都是慢性骨髓炎的特点[18]。

外科手术及口服抗菌药物

案例 73-4,问题 2:2 周前,J. F. 右臂疼痛加剧且流脓增加,他又开始口服左氧氟沙星(500mg/d)。他对左氧氟沙星治疗反应不佳是否在意料之外?目前应如何处理?

J. F. 对抗菌治疗反应欠佳并非意料之外,原因有两点:一是抗菌治疗开始于外科手术清除坏死组织之前;二是患者骨组织培养出的细菌对目前使用的抗菌药物不敏感。

外科干预在慢性骨髓炎的治疗中占有非常重要的作用。如果没有尽快对感染部位切开减压并通畅引流,骨坏死的进程就会继续,而且如果最初不积极行外科手术清除坏死骨质(死骨)及其他血供差的感染组织,即使给予了最合适的静脉抗菌治疗,仍然可能会失败。

外科清创术后,应立即针对术中所获取骨组织标本的细菌培养结果开展合适的抗菌治疗。如前所述,窦道分泌物培养结果通常不能反映真正的致病菌,因此不能作为选择抗菌药物的依据。J. F 初始抗感染治疗应采用静脉给药的方式,这是因为慢性骨髓炎感染部位的血运已相对不足,口服药物更难保证有效的血药浓度。尽管慢性骨髓炎抗菌治疗疗程目前并无明确标准,但目前标准的推荐仍然是静脉抗菌疗程 6 周,然后根据治疗情况,口服抗菌治疗[1]。但近来大量基于慢性骨髓炎口服抗菌治疗的研究发现,抗菌药物对致病菌的敏感性与药物的给药途径相比,前者与临床疗效的相关性更好[19,20]。由于 J. F. 后期可能还需要进一步的外科处理以清除慢性感染骨,因此应由一位骨科医师持续对其病情进行评估。

静脉抗菌药物治疗

案例 73-4,问题 3:对 J. F. 应选择何种合理的抗菌治疗?

根据骨培养及药敏结果,J. F. 目前需要针对奇异变形杆菌及 B 脆弱拟杆菌进行大剂量抗菌治疗。为了治疗的方便性及后期可能的居家治疗,可采用头孢曲松(2g,静脉注射,每日 1 次)以覆盖奇异变形杆菌、甲硝唑(500mg,静脉注射,每 8 小时 1 次)以覆盖脆弱拟杆菌。由于甲硝唑生物利用度较高,可以在出院前以静脉给药同等的剂量迅速转换为口服治疗。厄他培南(ertapenem)可以作为家庭静脉抗菌治疗的良好选择,条件是所分离出的变形杆菌对其敏感,而且此药对厌氧菌也有良好抗菌活性,其每日 1 次的给药方案(1g,静脉注射,每日 1 次)对家庭治疗也比较方便。

在家给予静脉抗菌治疗 6~8 周后,应评估 J. F. 的治疗反应。如果患者临床症状明显改善,可开始口服抗菌治疗(复方磺胺甲噁唑及甲硝唑),疗程再持续 6~8 周甚至更长,这主要取决于患者右上臂窦道流脓、疼痛触痛等情况是否有改善。在长期用药情况下,应长期严密监护 J. F. 用药后可能的不良反应(肝功能障碍、血细胞减少、神经病变等）。如果治疗后窦道长期不愈合、或临床症状持续，应再次行外科探查术并送检骨组织标本行细菌学培养。

局部抗菌药物治疗

案例73-4,问题4： 在骨科手术过程中，J.F. 组织中植入含抗菌药物的 PMMA 珠，这种局部应用抗菌药物的合理性及有效性怎样？

为了使抗菌药物在血供差的感染骨达到较高的浓度，在手术中常将各种含有抗菌药物的材料置入感染部位。所采用的材料包括石膏丸、纤维蛋白、胶原蛋白、羟基磷灰石及 PMMA 等，这些材料中常常都预先浸渍注入氨基糖苷类或万古霉素等抗菌药物，材料中抗菌药物剂型设计为可缓慢释放。目前报道最多的应用局部抗菌药物载体系统的病例是在关节成形术中置入浸有抗菌药物的 PMMA 水泥或串珠等。但在慢性骨髓炎的治疗中，局部抗菌药物载体系统不能代替全身抗菌药物治疗[21]。

假体材料相关性骨髓炎

常见的临床表现

案例 73-5

问题1： A. T. ，女性，47 岁，1 年前因骨关节炎行左膝关节置换术。今日因"左膝关节疼痛进行性加剧 2 月余"就诊于骨科门诊。查体左膝关节疼痛明显，局部皮温增高，患者无发热，外周血白细胞计数 9 800/μl，关节腔穿刺液见有核细胞总数为 78 000 个/μl，中性粒细胞占 90%，穿刺液革兰氏染色显示多形核白细胞（PMN）4+，革兰氏阳性球菌 1+。在穿刺液细菌学培养结果出来之前，医师为其采用万古霉素联合环丙沙星的抗菌治疗，并计划行外科手术以评估是否需要去除人工关节。A. T. 是否为关节假体感染？

对于患类风湿关节炎及其他致残性疾病而导致关节明显损害的患者，关节置换术是非常常见的治疗手段之一。以合金制成的人工膝关节、肩关节、肘关节或髋关节等被牢固地连接于相邻骨骼以重建关节功能。由于细菌的血行播散或局部伤口感染的扩散，这些外源性假体组织就可能感染。细菌可感染邻近假体关节的骨组织，包括骨-接合剂连接面的感染，可能导致关节假体松动及功能障碍[22]。在假体关节感染中，葡萄球菌属是最常见的，包括凝固酶阴性的葡萄球菌如表皮葡萄球菌，其次是链球菌属、革兰氏阴性菌及厌氧菌等。虽然凝固酶阴性的葡萄球菌在培养中常被认为是污染菌，但这种菌却极易黏附于假体材料上，因此如果假体材料培养出该菌，应该考虑为致病菌。凝固酶阴性葡萄球菌常对甲氧西林耐药，但对万古霉素敏感。

假体关节部位慢性疼痛、红肿、触痛等都是假体相关性感染的典型临床表现，而且还可能出现伤口持续流脓。A. T. 左膝关节的局部症状持续时间相对较长，这可能是由于关节假体松动所致，但关节穿刺液的细胞计数及分类却提示为关节感染。而且，关节液中性粒细胞占绝对优势，革兰氏染色见阳性球菌等均支持关节假体感染。与这类病例常见的一样，A. T. 预先也没有明显的原发感染灶。有时候，通过血行播散至假体关节的感染源比较明确，如牙源性感染、蜂窝组织炎或尿路感染等。根据 A. T. 关节穿刺液革兰氏染色结果，在未获得细菌培养及药敏结果之前，经验性用药可选用万古霉素覆盖葡萄球菌属及链球菌属。因为革兰氏阴性菌也可导致假体关节感染，因此在关节液培养结果出来之前，还应加用抗革兰氏阴性菌的药物。

外科干预

案例 73-5,问题 2： A. T. 是否需要外科干预及抗菌治疗来治愈其感染？

以外科手术去除 A. T. 的关节假体，同时进行抗菌治疗并持续 6 周，这是目前根除假体关节感染的推荐[22,23]。手术包括两个阶段：首先是取出已感染的假体，放入注有抗菌药物的衬垫或间隔物，关节制动并行抗菌治疗 6 周；其次就是经过 2 周的抗菌治疗后，当关节腔液培养持续无菌时，可以再次置入新的关节假体。由于细菌在没有血管供应的骨水泥及假体材料上极易附着并繁殖，因此必须彻底完全清除假体材料才能最大可能治愈感染。持续 6 周的全身抗菌药物治疗，再加上外科手术干预，可以使 80%～90% 的病例恢复关节功能。如果不去除感染的关节假体、或是抗菌治疗疗程不足，再或是后期没有长期给予抑菌治疗，则治疗失败率会非常高[22,23]。

抗菌治疗

案例 73-5,问题 3： 手术医师未能将 A. T. 感染的关节假体全部去除，取出的衬里材料及其左膝关节假体的 3 个拭子标本均培养出 MRSA，此时应给予 A. T 怎样的抗菌治疗方案？疗程多长？

由于 A. T. 的假体未能完全去除，她需要万古霉素（15mg/kg，静脉注射，每 12 小时 1 次）同时口服利福平（300～450mg，口服，每日 2 次）2～6 周抗菌治疗，随后再联合利福平的口服抗菌治疗 6 个月[23]。依据细菌敏感性、药物是否过敏或不耐受，以及潜在的药物相互作用等，可考虑采用达托霉素（6～10mg/kg，静脉注射，每日 1 次）或利奈唑胺（600mg，口服或静脉注射，每 12 小时 1 次）作为万古霉素的替代[23,24]。但是 FDA 均未批准这两种药物用于关节假体感染，在使用过程中应严密监测其相关不良反应，例如评估肌酸激酶升高（达托霉素）及骨髓抑制和神经病变（利奈唑胺）[22]。

葡萄球菌所致关节假体感染，尤其是当感染假体无法去除时，应采用同时联合利福平的抗菌治疗，因为利福平可穿透细菌被膜及生物膜，增强抗菌药物的杀菌效应，但是决不能采用利福平（rifampin）单药治疗假体感染，因为其可迅速诱导细菌产生耐药性[25,26]。利福平可诱导多种药物（如华法林、抗惊厥药、唑类抗真菌药）的代谢，因此使用利福平治疗前，应全面评估患者的所有药物治疗方案，而且在用药期间，还需至少每月评估患者的肝功能基础情况，还应每周检测一次患者的全细胞计数和肾功能，以及定期进行万古霉素谷血浓度[27,28]。

化脓性关节炎

化脓性关节炎或感染性关节炎通常都是血源性感染，关节滑膜中丰富的血管网使得细菌极易穿透血管壁到达滑膜间隙。菌血症，尤其是淋病奈瑟氏菌或金葡菌菌血症，常并发关节感染。化脓性关节炎还可能由骨髓炎扩散至邻近关节发展而成，尤其是小于1岁的儿童特别常见，因为这个年龄段的儿童仍然保留有穿透骺生长板的毛细血管网[29]。

感染性关节炎的易感因素有多种。创伤可以直接接种细菌到滑膜上，或者使致病菌更容易穿透滑膜。患某些全身性疾病的患者，如糖尿病、类风湿关节炎（rheumatoid arthritis, RA）、骨关节炎、慢性肉芽肿性疾病、癌症或慢性肝病等，更易发生感染。怀孕或行经期间的妇女由于内分泌因素易患淋球菌性关节炎，经期妇女可能部分是由于其宫颈管脱落上皮的淋病奈瑟氏菌增加[29]。

非淋球菌性关节炎临床表现

案例 73-6

问题1：C. H.，男性，35岁，因左膝肿胀就诊于风湿科。2日前，患者左膝出现疼痛、肿胀。左膝关节无法弯曲。而且，患者连续4日监测体温波动于38.1～38.8℃。医师检查时发现患者左膝关节积液明显，行关节腔穿刺，取抽吸液送检细胞计数、革兰氏染色及细菌学培养等。既往病史除了2年前因蜂窝组织炎接受头孢氨苄治疗后出现荨麻疹，其余无特殊。C. H. 的白细胞为16 000 个/μl，ESR 为42mm/h，左膝关节滑膜液细胞计数示白细胞30 000 个/μl，且90%为中性粒细胞；革兰氏染色见成群革兰氏阳性球菌，细菌学培养正在进行中，体温38.5℃。C. H. 的哪些表现支持化脓性关节炎的诊断？

C. H. 单个关节突然发作的疼痛、肿胀，且伴有关节活动受限和发热，这些都是化脓性、非淋球菌性关节炎的典型表现，且关节液细胞计数显示中性粒细胞占优势，这也更加明确了诊断。C. H. 的膝关节感染可能是由远处、通常不易察觉的某处感染源通过血运传播而得，且最常见的致病菌是金黄色葡萄球菌。但如果C. H. 患有泌尿道感染，则关节感染的致病菌很可能是革兰氏阴性菌。受累关节有时自身也存在易感因素，如关节炎病史（如RA）或创伤。

90%的细菌性关节炎病例都是单个关节受累。成人感染性关节炎的其他常见受累部位包括髋关节、肩关节、胸锁关节及骶髂关节等；儿童则常见踝关节、肘关节受累。腕关节及手指间关节也可受累，但这些感染病例的致病菌更多为淋病奈瑟菌和结核分枝杆菌[29]。感染性关节炎最常见的全身症状是发热，局部症状包括疼痛肿胀及受累关节活动受限。

正如 C. H. 所表现的一样，大多数患者体格检查可见关节腔积液。当评估一个疑似化脓性关节炎的患者时，任何脓性关节积液都应考虑为脓毒性的，除非有其他明确的原因。当然，非感染性的情况也是存在的，例如单个关节受累的滑膜积液（急性类风湿关节炎、痛风、软骨钙化等）[29]。

关节液抽吸并送细菌学培养，结果分离出细菌是唯一明确细菌性关节炎的诊断性化验。C. H. 关节液涂片非常典型。通常细菌性关节炎滑膜液白细胞计数可显著增高，从50 000～200 000 个/μl 不等，感染期白细胞计数低于20 000 个/μl 非常罕见，除了细菌性关节炎的早期阶段或播散性淋球菌感染（disseminated gonococcal infection, DGI）患者。

C. H. 另一个与感染性关节炎相符的实验室检查结果是 ESR 升高，但病毒性或真菌性关节炎也可导致 ESR 升高。白细胞增多常见于年幼患者，成人较为少见。贫血有时也会伴随感染，尤其是有慢性病变的患者，或有易感因素如 RA 的患者。

患者的年龄不同，最常见的感染致病菌也不同。如 C. H. 一样大于30岁的成年人，以及大于2岁的儿童，金黄色葡萄球菌是最常见的致病菌；30岁以下的成年人则更多见奈瑟氏淋球菌。链球菌，如 A 组 β 溶血性链球菌，在儿童及成人都可以导致感染。其他病原菌，如 B 组链球菌、厌氧性链球菌、革兰氏阴性菌等也可以引发感染。其中革兰氏阴性菌致病病例大约占15%，且常侵犯多个关节。革兰氏阴性菌感染一般都存在易感因素，如 RA、骨关节炎或吸毒等。有静脉吸毒史的患者最常分离出的细菌是铜绿假单胞菌[29,30]。

初始抗菌治疗

案例 73-6，问题2：C. H. 自述在服用头孢氨苄3次剂量后，迅速（数小时内）在其躯干及上肢肢端出现强烈的瘙痒及皮疹，无喘鸣及气短。处理措施主要是停用头孢氨苄，并采用苯海拉明对症治疗。在这次皮疹瘙痒出现前，C. H. 也曾口服多种抗菌药物而没有出现问题，自从这次反应之后，未再服用任何抗菌药物。应如何处理 C.H. 目前的病情？

非淋球菌性关节炎的治疗包括通畅引流脓性关节液（采用针刺抽吸或外科干预）及正确的抗菌治疗。由于金黄色葡萄球菌是最常见的致病菌之一，初始经验性治疗可采用耐青霉素酶的青霉素类、头孢菌素类或万古霉素等。但是既往 C. H. 对头孢氨苄的反应应充分重视，如果再次给予其青霉素类或头孢菌素类可能诱发与前次相似的甚至是更严重的（如过敏反应）过敏症状。因此，考虑上述原因，再加上 C. H. 的化脓性关节炎致病菌可能是金黄色葡萄球菌，也可能是链球菌，故应尽可能早的给予其万古霉素

（15mg/kg，静脉注射，每 12 小时 1 次）以覆盖上述致病菌。对于无青霉素过敏史的患者，推荐采用苯唑西林或萘夫西林（2g，静脉注射，每 4 小时 1 次）治疗 MSSA 感染。由于社区获得性 MRSA 感染发生率较前明显增加[30]，即使没有青霉素过敏，初始经验性选用抗菌药物时也应考虑万古霉素。后期如果检出金黄色葡萄球菌是敏感菌，且患者无青霉素过敏史，则可根据药敏结果将万古霉素更换为苯唑西林或萘夫西林[29,30]。

治疗疗程

案例 73-6，问题 3：C. H. 的疗程应持续多久？应如何监测其治疗疗效？

目前并没有开展高质量研究以确定细菌性关节炎合适的抗菌治疗疗程[30]。既往基于早期的临床试验研究，推荐抗菌疗程为 2~3 周[31]。但是，目前则推荐初始静脉抗菌治疗至少 2 周，然后口服抗菌药物（尽可能根据药敏结果选择）至少 4 周[29,30]。

C. H. 至少应行抗菌治疗 4~6 周[29,30]，并且严密监测其治疗反应（关节局部症状有无缓解，是否还有发热，ESR 及 CRP 等指标有无下降），定期评估其关节积液情况。可频繁（早期可每日 1 次）穿刺抽吸关节液以监测细胞计数情况及送检细菌学培养等。如果治疗有效，一般在治疗后 3~4 日内，可见到关节液中白细胞计数下降及细菌学培养转阴。但如果革兰氏阳性菌感染在抗菌治疗 6 日后，关节液细菌学培养仍然阳性，则很可能预后不良（永久性关节功能障碍）。如果细菌学培养持续阳性，应采取更积极的外科干预措施以尽可能地保留关节功能[29,30]。

多数情况下，在静脉抗菌治疗 7 日后关节液细菌培养会转阴，而且关节炎症及其他一些症状也会消失。由于开始抗菌治疗前关节症状持续的时间与后续治疗至滑膜液培养无菌的疗程有明确相关性，因此初始治疗延迟，势必会延长整个治疗疗程。

与血源性骨髓炎一样，化脓性关节炎也需要在早期足量静脉抗菌治疗有反应之后，可采用口服抗菌治疗以完成整个抗菌疗程。但必须是在患者已没有发热，关节液培养阴性，ESR 或 CRP 恢复正常，关节疼痛减轻及活动度较前明显改善之后，方可考虑开始口服抗菌治疗[30]。虽然病例系列研究提示静脉与口服抗菌治疗之间存在阳性差异，但目前并没有设计良好的随机对照临床试验将两者进行比较[31,32]。由于 C. H. 对头孢氨苄过敏，因此为完成至少 3 周的抗菌疗程，为其选择有效的口服抗菌药物相对较为困难。因为革兰氏阳性菌对环丙沙星的耐药现象持续存在，所以不推荐此类药物。口服克林霉素是可以的，但是已发表的该药在成人化脓性关节炎患者中的应用经验并不多，而且还有可能并发抗生素相关性肠炎的风险。目前有少数病例系列研究报道将利奈唑胺用于化脓性关节炎的治疗[27]。如果分离出的金黄色葡萄球菌对复方磺胺甲噁唑敏感，可选择该药替代克林霉素用于后期的口服抗菌治疗，但是这种方案目前也鲜有报道。应告知 C. H. 静脉使用万古霉素（也可在家完成）是整个治疗最重要的环节。最后还应明确的是，关节腔内局部注射抗菌药物没有任何意义，目前大多数全身应用的抗菌药物都可以轻易穿透关节间隙进入滑膜液中[29,30]。

淋球菌性关节炎

在年轻的性活跃的成年人中，累及多关节的关节炎通常是由奈瑟淋球菌引起。多关节性关节炎是 DGI（播散性淋球菌感染）的常见特性。与仅累及单个关节的非淋球菌性关节炎不同，接近 50% 的淋球菌性关节炎病例都是多个关节受累[29,32]。临床上，患者通常最初表现为多个关节游走性疼痛，后期会出现发热、皮炎及腱鞘炎等。皮损是诊断 DGI 的重要线索，初始常为细小的红色丘疹，然后融合为较大的囊泡。其他症状如关节脓肿胀，仅在 30%~40% 的病例中出现。与血源性非淋球菌关节炎一样，淋球菌关节炎滑膜液中白细胞计数通常也会增高，但幅度不大。虽然奈瑟淋球菌在脓性关节液中检出率不到 50%，但血培养常为阳性，再结合患者的临床表现，可据此明确诊断[29,32]。

临床表现

案例 73-7

问题 1：E. D. ，女性，21 岁，因右膝、右肩疼痛，恶心呕吐就诊于免约诊所。体检发现其右膝肿胀，右肩活动受限，双手多处红斑、丘疹性皮损。阴道分泌物增多，体温 38.2℃，WBC 计数 15 000 个/μl。患者自述近期有两个性性伴侣。已行血液、关节液及阴道分泌物的细菌学培养，关节液革兰氏染色显示中性粒细胞（PMNs）4+，未见病原菌。为什么考虑 E. D. 患有淋球菌性关节炎呢？

E. D. 具有感染的全身症状（发热、恶心呕吐、白细胞增多）、皮损及多关节受累的关节症状，这些都是 DGI 的典型表现。虽然黏膜奈瑟淋球菌感染的证据并不是诊断播散性感染所必需的，但结合其近期性生活史及阴道分泌物增多的表现，都符合淋球菌感染的诊断[29,32]。

在诊室进行的患者检查及治疗

案例 73-7，问题 2：E. D. 还应做哪些检查？是否应在诊室就立即开始治疗？

应详细评估 E. D. 是否患有其他的性传播疾病，尤其是梅毒和 HIV 感染，可行梅毒血清学检测 [快速血浆试剂（rapid plasma reagent，RPR）或性病研究实验室（venereal disease research laboratory，VDRL）检测] 及 HIV 抗体检测。而且 E. D. 还应该进行妊娠试验检测，因为部分抗菌药物（包括多西环素）在妊娠期间是禁忌使用的。

由于奈瑟淋球菌可能产生青霉素酶，因此初始治疗建议使用头孢曲松（1g，肌内注射或静脉注射，每日 1 次），而且在诊所就诊当日就可以使用第一剂头孢曲松。注射给药可用至症状改善后 1~2 日,这个时候就可以采用口服头孢菌素继续治疗(头孢克肟 400mg,每日 2 次;或头孢泊肟 400mg,每日 2 次)。因为氟喹诺酮类耐药的奈瑟淋球菌在美国较为普遍,因此美国疾病预防控制中心(Centers for Disease Control and Prevention,CDC)已不再推荐环丙沙星与左氧氟沙星用于此类疾病的治疗。抗菌药物治疗疗程为 7~14 日[32,33]。

E. D. 的性伴侣也应该进行病情评估并治疗相关的性传播疾病。

治疗全过程

案例 73-7,问题 3:E. D. 的梅毒血清学检测(RPR)及妊娠试验均为阴性,她应如何完成其治疗疗程?

E. D. 针对 DGI 的治疗至少应该持续 7 日,而且还应采用阿奇霉素(1g,口服,每日 1 次)或多西环素(100mg,口服,每日 2 次,1 周)治疗可能伴发的衣原体感染。治疗 DGI 时,虽然推荐注射给药的疗程应至症状和体征消除后,这个过程一般为 2~4 日,但 E. D. 也可以采用口服途径完成治疗。除非更换治疗方案,目前她仍需要每日到诊所接受头孢曲松治疗。CDC 目前推荐的口服治疗方案可选用头孢克肟(cefixime)(400mg,每日 2 次)或头孢泊肟(cefpodoxime)(400mg,每日 2 次)[34]。DGI 的治疗指南可详见第 69 章的淋病部分。

(唐敏 译,刘芳 校,夏培元 审)

参考文献

1. Berbari EF et al. Osteomyelitis. In: Mandell GL et al., eds. *Mandell, Douglas, and Bennett's Principles and Practice of Infectious Diseases*. 8th ed. Philadelphia, PA: Elsevier Churchill Livingstone; 2015:1318.

2. Petolta H, Paakkonen M. Acute osteomyelitis in children. *N Engl J Med*. 2014;370:352–360.

3. Eid AJ, Berbari EF. Osteomyelitis: review of pathophysiology, diagnostic modalities and therapeutic options. *J Med Liban*. 2012;60:51–60.

4. Krogstad P. Osteomyelitis. In: Feigin RD et al., eds. *Textbook of Pediatric Infectious Diseases*. 7th ed. Philadelphia, PA: WB Saunders; 2014:711.

5. Mantadakis E et al. Deep venous thrombosis in children with musculoskeletal infections: the clinical evidence. *Int J Infect Dis*. 2012;16(4):e236–e243.

6. Kaplan SL. Recent lessons for the management of bone and joint infections. *J Infect*. 2014;68:S51–S56.

7. Thomsen I, Creech CB. Advances in the diagnosis and management of pediatric osteomyelitis. *Curr Infect Dis Rep*. 2011;13(5):451–460.

8. Dubnov-Raz G et al. Invasive pediatric Kingella kingae infections: a nationwide collaborative study. *Pediatr Infect Dis J*. 2010;29(7):639–643.

9. Liu C et al. Clinical practice guidelines by the Infectious Diseases Society of America for the treatment of methicillin-resistant *Staphylococcus Aureus* infections in adults and children. *Clin Infect Dis*. 2011;52(3):e18–e55.

10. Garcia C, McCracken GH. Antibacterial therapeutic agents. In: Feigin RD et al., eds. *Textbook of Pediatric Infectious Diseases*. 7th ed. Philadelphia, PA: WB Saunders; 2014:3182.

11. Landersdorfer CB et al. Penetration of antibacterials into bone: pharmacokinetic, pharmacodynamics and bioanalytical considerations. *Clin Pharmacokinet*. 2009;48(2):89–124.

12. Keren R et al. Comparative effectiveness of intravenous vs oral antibiotics for postdischarge treatment of acute osteomyelitis in children. *JAMA Pediatr*. 2015;169(2):120–128.

13. Majewski J et al. Route and length of acute uncomplicated hematogenous osteomyelitis: do we have the answers yet? *Hosp Pediatr*. 2014;4(1):44–47.

14. Howard-Jones AR, Isaacs D. Systematic review of duration and choice of systemic antibiotic therapy for acute haematogenous bacterial osteomyelitis in children. *J Paediatr Child Health*. 2013;49(9):760–768.

15. Lipsky BA et al. 2012 Infectious Diseases Society of America clinical practice guideline for the diagnosis and treatment of diabetic foot infections. *Clin Infect Dis*. 2012;54(12):e132–e173.

16. Senneville E et al. Needle puncture and transcutaneous bone biopsy cultures are inconsistent in patients with diabetes and suspected osteomyelitis of the foot [published correction appears in *Clin Infect Dis*. 2009;49(3):489]. *Clin Infect Dis*. 2009;48(7):888–893.

17. Falagas ME et al. Linezolid for the treatment of adults with bone and joint infections. *Int J Antimicrob Agents*. 2007;29(3):233–239.

18. Ware JK et al. Chronic osteomyelitis. In: Skeletal Trauma: Basic science, management, and reconstruction. 5th ed. Philadelphia PA, Saunders; 2015;609–635.

19. Spellberg B, Lipsky BA. Systemic antibiotic therapy for chronic osteomyelitis in adults. *Clin Infect Dis*. 2012;54(3):393–407.

20. Conterno LO, Turchi MD. Antibiotics for treating chronic osteomyelitis in adults (review). *Cochrane Database Syst Rev*. 2013;9:CD004439.

21. Soundrapandian C et al. Drug-eluting implants for osteomyelitis. *Crit Rev Ther Drug Carrier Syst*. 2007;24(6):493–545.

22. Zimmerli W, Sendi P. Orthopedic implant-associated infections. In: Bennett JE et al., eds. *Mandell, Douglas, and Bennett's Principles and Practice of Infectious Diseases*. 8th ed. Philadelphia, PA: Elsevier Churchill Livingstone; 2015:1328.

23. Osmon DR et al. Diagnosis and management of prosthetic joint infection: clinical practice guidelines by the Infectious Diseases Society of America. *Clin Infect Dis*. 2013;56(1):e1–e25.

24. Lamp KC et al. Clinical experience with daptomycin for the treatment of patients with osteomyelitis. *Am J Med*. 2007;120(10 Suppl 1):S13–S20.

25. Forrest GN, Tamura K. Rifampin combination therapy for nonmycobacterial infections. *Clin Microbiol Rev*. 2010;23(1):14–34.

26. Perlroth J et al. Adjunctive use of rifampin for the treatment of *Staphylococcus aureus* infections: a systematic review of the literature. *Arch Intern Med*. 2008;168(8):805–819.

27. Zimmerli W et al. Role of rifampin for treatment of orthopedic implant-related staphylococcal infections: a randomized controlled trial. Foreign-Body Infection (FBI) Study Group. *JAMA*. 1998;279(19):1537–1541.

28. Tice AD et al. Practice guidelines for outpatient antimicrobial therapy. IDSA guidelines. *Clin Infect Dis*. 2004;38:1651–1672.

29. Ohl CA, Forster D. Infectious arthritis of native joints. In: Mandell GL et al., eds. *Mandell, Douglas, and Bennett's Principles and Practice of Infectious Diseases*. 8th ed. Philadelphia, PA: Elsevier Churchill Livingstone; 2015:1302.

30. Sharff KA et al. Clinical management of septic arthritis. *Curr Rheumatol Rep*. 2013;15:332.

31. Syrogiannopoulos GA, Nelson JD. Duration of antimicrobial therapy for acute suppurative osteoarticular infections. *Lancet*. 1988;1(8575–8576):37–40.

32. Garcia-Arias M et al. Septic arthritis. *Best Prac Res Clin Rheumatol*. 2011;25:407–421.

33. Centers for Disease Control and Prevention, Sexually Transmitted Diseases Treatment Guidelines, 2015. http://www.cdc.gov/mmwr/preview/mmwrhtml/rr6403a1.htm. Accessed December 2, 2015.

34. Centers for Disease Control and Prevention, Update to CDC's Sexually Transmitted Diseases Treatment Guidelines, 2010: oral cephalosporins no longer a recommended treatment for gonococcal infrections. http://www.cdc.gov/mmwr/preview/mmwrhtml/mm6131a3.htm. Accessed June 15, 2015.

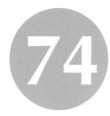

第74章 皮肤和软组织感染

Cheryl R. Durand and Kristine C. Willett

核心原则

<table>
<tr><td></td><td></td><td>章节案例</td></tr>
</table>

皮肤和软组织感染

① 蜂窝织炎(cellulitis)是一种皮肤和皮下脂肪的急性炎症,其特征性表现有局部压痛、疼痛、肿胀、皮温升高及伴或不伴明确皮损的红斑。

案例74-1(问题1)

② 蜂窝织炎最常见的致病菌是 A 组 β 溶血性链球菌(化脓性链球菌),其次为金黄色葡萄球菌。

案例74-1(问题1)
表74-1

③ 社区获得性耐甲氧西林金黄色葡萄球菌(community-acquired methicillin-resistant *S. aureus*,CA-MRSA)可能成为致病菌,特别是有高危因素的患者,如儿童、竞技运动员、囚犯、士兵、特定种族人群、美国原住民/阿拉斯加原住民、太平洋岛民、静脉吸毒者和男男性行为人群。这些高危人群的经验性治疗应覆盖 CA-MRSA。

案例74-1(问题1和4)

④ 大多数蜂窝织炎需要使用抗菌药物治疗,可选用较便宜的抗菌药物如双氯西林或头孢氨苄。有全身感染症状的蜂窝织炎需给予注射用抗菌药物。疗程至少5日。

案例74-1(问题1、和4)
案例74-2(问题1)

⑤ 当患者临床症状改善,体温正常大于24小时,应当考虑转换为口服抗菌药物治疗。

案例74-2(问题3和4)

⑥ 脓肿、疖和痈通常由金黄色葡萄球菌所致,应当切开引流。当存在全身炎症反应综合征时,需要给予抗菌药物治疗。

案例74-3(问题2和3)
表74-1

丹毒

① 治疗药物可选用对 A 组链球菌有效的口服或注射用青霉素(penicillins)。

案例74-4(问题1)
表74-1

糖尿病患者皮肤和软组织感染

① 皮肤和软组织感染在糖尿病患者中很常见,约25%的糖尿病患者有皮肤和软组织感染的病史。

案例74-5(问题1)

② 糖尿病患者轻度皮肤和软组织感染的治疗与蜂窝织炎相似(覆盖革兰氏阳性菌),但中-重度感染需要广谱覆盖。

案例74-5(问题1和2)
表74-1

坏死性软组织感染

① 坏死性软组织感染(necrotizing soft tissue infections)可迅速进展而导致局部反应(如坏死、皮肤感觉障碍)和严重全身反应(如低血压、休克)。

案例74-6(问题1)

② 坏死性软组织感染的初始治疗包括清创移除所有坏死组织、液体复苏和使用广谱抗菌药物。

案例74-6(问题1)
表74-1

动物咬伤

① 动物(猫和狗)口腔菌群包括需氧菌和厌氧菌,在被咬伤后需冲洗伤口以降低感染风险。阿莫西林/克拉维酸(amoxicillin/clavulanate)是首选的一线药物。

案例74-7(问题1和2)
表74-1

人咬伤

人咬伤的治疗与其他任何撕裂伤的治疗相同,根据病情需要进行清洁、冲洗、探查、清创、引流、切开和缝合。人咬伤感染可能由需氧菌和厌氧菌所致,应选用阿莫西林/克拉维酸、氨苄西林/舒巴坦(ampicillin/sulbactam)或厄他培南(ertapenem)治疗。

案例74-8(问题1)

表74-1

皮肤和软组织的感染可涉及皮肤各层或全层(表皮、真皮)、皮下脂肪、筋膜或肌肉。皮肤和软组织感染的专业术语和分类很多,大多基于感染的部位和致病菌种类[1]。本章重点讨论皮肤擦伤、皮肤穿透伤、溃疡、外科创伤、有意或无意的异物插入以及钝性软组织挫伤后所致的皮肤和软组织感染。创伤性皮肤软组织感染常不能分离确定致病菌,其治疗一般是根据感染严重程度、感染部位、免疫状况、感染触发因素(如擦伤、咬伤、插入异物)综合判断进行经验性治疗。

皮肤和软组织感染

蜂窝织炎(cellulitis)是一种皮肤和皮下脂肪的急性炎症,其临床特点为局部压痛、疼痛、肿胀、皮温升高以及伴或不伴明确皮损的红斑。通常在皮肤外伤或皮下病变后,细菌侵犯皮肤和皮下组织后导致。蜂窝织炎最常见的致病菌是A组β溶血性链球菌(化脓性链球菌)及其他链球菌(B、C、F或G组),少数为金黄色葡萄球菌(表74-1)[2]。但如果患者皮肤存在脓肿或穿透伤时,需要覆盖金黄色葡萄球菌[2]。由于社区获得性耐甲氧西林金黄色葡萄球菌(CA-MRSA)发病率呈上升趋势,因此治疗尚需覆盖该病原菌[3]。革兰氏阴性菌(如大肠埃希菌、铜绿假单胞菌和肺炎克雷伯菌)也可导致蜂窝织炎,但只有在免疫功能低下或使用对革兰氏阳性菌敏感的抗菌药物无效时才考虑这些致病菌感染的可能。伤口细菌培养常为阴性,并且很难分离出致病菌。

表74-1

皮肤和软组织感染潜在病原菌

	革兰氏阳性菌		革兰氏阴性菌		厌氧菌			
	葡萄球菌	链球菌	大肠埃希菌,克雷伯菌属,变形杆菌	巴斯特菌属	侵蚀性艾肯菌属	口腔厌氧菌	梭状芽孢杆菌	脆弱拟杆菌
蜂窝织炎	×	×						
糖尿病软组织感染	×	×	×					×
坏死性感染	×	×	×			×	×	×
丹毒		×						
动物咬伤	×	×	×	×		×		
人咬伤	×	×	×		×	×		

×,经验性抗菌药物治疗应该覆盖的病原菌

感染严重程度的判断是基于感染的全身症状、口服抗菌药物失败及免疫状态。不伴有全身感染症状的轻度蜂窝织炎患者通常需要给予抗链球菌药物治疗。患者出现全身感染证据则表明中-重度感染,除进行局部伤口护理外还需要静脉给予抗菌药物治疗。口服抗菌药物失败或免疫功能低下的患者可能发生严重感染。抗菌药物的选择是基于可能的病原菌和感染的严重程度。

除蜂窝织炎外,皮肤和软组织感染还包括脓肿(abscesses)、疖(furuncles)和痈(carbuncles)。皮肤脓肿为感染导致真皮和深层皮肤组织内脓液积聚[2]。疖是从毛囊起始并渗透到周围皮下组织的脓肿,而痈是由多个疖融合形成。

案例74-1

问题1:N.P.,女性,25岁,在公园慢跑时滑倒磨破了左腿,因"左腿疼痛加剧伴皮肤红肿2~3日"就诊于家庭医生。患处皮肤发红,疼痛,未化脓,触诊皮温升高。近24~36小时,患腿疼痛加剧,并且皮肤张力高。N.P.否认发热、寒颤。初步诊断为轻度蜂窝织炎,给予双氯西林治疗。对于N.P.,为什么选择双氯西林作为经验性治疗用药?

对于基础状况良好且没有全身感染的临床症状和表现

的蜂窝织炎患者,不管是否存在脓肿,选择口服双氯西林(dicloxacillin)是恰当的经验性治疗。双氯西林对链球菌、甲氧西林敏感金黄色葡萄球菌(methicillin-sensitive Staphylococcal,MSSA)具有较好的抗菌活性,并且较红霉素(erythromycin)和克林霉素(clindamycin)的耐受性更好。由于患者为非化脓性蜂窝织炎,青霉素 V 钾(penicillin VK)也可选用,但其不能覆盖葡萄球菌。如果蜂窝织炎界限清楚且未化脓,可以单用青霉素治疗,因为致病菌很可能是链球菌。至于其他多种对葡萄球菌和链球菌有活性的抗菌药物对皮肤软组织感染的疗效已被评估。近期一篇文献综述的结论称,基于现有的证据无法对蜂窝织炎的抗感染治疗方案给出明确的推荐[3,4]。头孢氨苄(cephalexin)在药效、耐受性及价格上与双氯西林相当,但对大多数基础状况良好的蜂窝织炎患者,头孢氨苄的抗阴性菌活性(双氯西林不具备)是不必要的。因此,N. P. 需要给予抗感染治疗,可选用双氯西林或头孢氨苄。

在 CA-MRSA 感染的发生率(菌株分离率>10%)具有重要临床意义的地区,特别是对那些有额外风险因素的人群(如儿童、竞技运动员、囚犯、士兵、特定种族人群、美国原住民/阿拉斯加原住民、太平洋岛民、静脉吸毒者和男男性行为人群),其经验性治疗应覆盖 CA-MRSA[5]。对于存在皮肤脓肿但没有全身感染症状的患者,通常只需要引流,因为在 CA-MRSA 感染风险人群中,对无并发症的皮肤脓肿使用抗菌药物治疗并不比安慰剂有效[6]。目前,多数 CA-MRSA 依然对复方新诺明(trimethoprim-sulfamethoxazole,SMZ-TMP)、克林霉素和多西环素(doxycycline)敏感[2]。尽管复方新诺明对金黄色葡萄球菌具有良好的活性,但其对化脓性链球菌(A 组链球菌)的活性较弱,故经验治疗一般不单用该药。如果使用这些药物,建议在用药后 24~48 小时评估症状是否出现好转(在患者有能力的情况下,可让其自行评估)。一些临床医师因担心诱导耐药而避免使用克林霉素。在 CA-MRSA 发生率高的地区,实验室应检测克林霉素诱导耐药表型。如果 N. P. 来自 CA-MRSA 高发地区,且具有感染的危险因素,那么为覆盖可能的致病菌可给予 SMZ-TMP 或多西环素联合 β-内酰胺类抗菌药物(如青霉素、头孢氨苄或阿莫西林)治疗。然而,在 CA-MRSA 高发地区的一些调查发现,头孢氨苄对 CA-MRSA 同样有效,虽然并不是所有研究都支持这个结果[7-9]。只要 CA-MRSA 不要求必须覆盖,单一口服用药方案可以降低抗菌药物的选择压力和药品费用[10]。

案例 74-1,问题 2:如果 N. P. 对青霉素过敏,应该为她选用什么抗菌药物?

对于有青霉素或头孢菌素过敏史的患者,可以选用克林霉素治疗[2]。在一些地区,A 组链球菌对大环内酯类的耐药率达 15%~20%,使得这类药物的应用价值降低。克林霉素对 A 组链球菌的覆盖优于大环内酯类,但其会导致 20%的患者出现腹泻且是引起抗生素相关肠炎的一种主要药物。莫西沙星(moxifloxacin)和左氧氟沙星(levofloxacin)也可作为替代药物,服用方便,只需每日 1 次给药。

案例 74-1,问题 3:应该给予 N. P. 多大的药物剂量?

双氯西林的推荐剂量为 500mg,口服,每 6 小时 1 次。青霉素 V(penicillin V)剂量为 250~500mg,口服,每 6 小时 1 次;口服克林霉素剂量为 300~450mg,每 6 小时 1 次。由于 N. P. 选用的双氯西林,剂量 500mg,口服,每 6 小时 1 次是合适的。多西环素的剂量为 100mg,口服,每 12 小时 1 次,SMZ-TMP 的剂量为 1~2 片双倍剂量药物,口服,每 12 小时 1 次。莫西沙星的推荐剂量为 400mg,口服,每日 1 次,左氧氟沙星为 500mg,口服,每日 1 次。

案例 74-1,问题 4:N. P. 的治疗疗程是多长?

蜂窝织炎治疗推荐的疗程为 5 日,但如果临床症状无明显改善可适当延长治疗时间[2]。合理的疗程推荐应用至体温正常且临床症状改善后 2~3 日。应该告诉 N. P. ,治疗 1~2 日后才会起效(而红斑可能会存留较长时间)。另外,还应告知她,如果治疗几日后症状无改善或恶化应复诊。

案例 74-1,问题 5:N. P. 还需要行什么检查以进一步明确诊断?

对于基础状况良好的轻度蜂窝织炎患者,没有必要鉴别其致病菌。只有 20%~30%的患者可以通过针吸、细针吸取活检和穿刺活检分离出致病菌[2]。恰当的经验治疗对大多数患者有效,而鉴别致病菌对治疗的帮助不大且显著增加费用。但是,对于中-重度化脓性感染患者,当患者初始治疗失败、存在免疫力低下、有潜在关节或肌腱损伤以及严重感染危及生命需住院治疗时,细菌培养可能有益于治疗。此时,应当在给予抗菌药物治疗前,留取原发伤口区域拭子及在病灶边缘针吸或穿刺活检,行革兰氏染色和细菌培养,另外还应行血培养和伤口组织培养。如果伤口有坏死组织、恶臭、存在捻发音,还需做厌氧菌培养。即使送了伤口组织和血培养,许多感染者的培养结果也为阴性(74%)。蜂窝织炎患者血培养阳性率低于 5%。可根据培养结果及病情变化调整后续的治疗。由于 N. P. 仅有轻度蜂窝织炎,故不需要做细菌培养,给予经验性治疗即可。除全身治疗外,N. P. 应使用肥皂和水保持伤口清洁(如果存在开放性伤口)并保护该区域。蜂窝织炎的治疗还应包括休息、制动和抬高感染部位,必要时予外科引流或清创。伤口应每日评估,包括局部压痛、疼痛、红斑、肿胀、溃疡、坏死和伤口引流。

案例 74-1,问题 6:N. P. 的蜂窝织炎可以局部使用抗菌药物吗?

局部应用抗菌药物治疗皮肤感染尚有争议[11]。大多数外用抗菌药物还没有经过设计良好的临床试验验证疗效。尽管莫匹罗星(mupirocin)治疗某些类型的外伤感染优于安慰剂,但对于病情严重患者的治疗效果仍不明确。对于中-重度感染病例,莫匹罗星及其他局部外用抗菌药物(新霉素、杆菌肽、多黏菌素 B)均不能替代或增强全身用抗菌药物的作用。局部用抗菌药物收效甚微且增加医疗费用,偶可引起接触性皮炎。因此,N. P. 不宜使用局部抗菌药物而应全身应用抗菌药物治疗。

案例 74-2

问题 1:O. A. ,男性,49 岁,在人行道上摔伤后,左侧臀部疼痛逐渐加重 3~4 日,伴发热、全身乏力、嗜睡以及恶心就诊于急诊科。查体:臀部肿胀、皮温升高、触痛明显。体温 39.8℃,急性病容。诊断"中-重度蜂窝织炎"收治入院。既往无其他病史。O. A. 的经验性治疗可选用何种抗菌药物?

中-重度感染病例需要住院治疗和给予注射用抗菌药物。可选用萘夫西林(nafcillin)或苯唑西林(oxacillin)[2]。如果头孢唑林(cefazolin)较萘夫西林便宜,也可选择头孢唑林(1~2g,静脉注射,每 8 小时 1 次)。第二、三代头孢菌素如头孢呋辛(cefuroxime)、头孢西丁(cefoxitin)、头孢曲松(ceftriaxone)、头孢噻肟(cefotaxime)及某些氟喹诺酮类抗菌药物同样有效,但治疗多数蜂窝织炎没有更多临床优势。存在 MRSA 感染危险因素(穿透性创伤,MRSA 感染史,鼻腔定植,静脉药物滥用及存在全身炎症反应综合征)的患者应使用万古霉素(vancomycin)或具有抗链球菌和 MRSA 活性的药物治疗。利奈唑胺(linezolid)也可作为替代药物选择,但该药与 5-羟色胺类药物有潜在的药物相互作用。其他可用药物包括达托霉素(daptomycin)、特拉万星(telavancin)、达巴万星(dalbavancin)、奥利万星(oritavancin)和头孢洛林(ceftaroline)。尽管这些药物治疗严重蜂窝织炎同样有效,但由于成本和药物可获得性,它们不如万古霉素常用。

因此,O. A. 应该选用萘夫西林、苯唑西林或头孢唑林中相对便宜和耐受性更好的一种。一旦体温恢复正常且临床症状改善,应停用注射用药物改为口服药物继续治疗,疗程至少 5 日(或用至临床症状改善)。

案例 74-2,问题 2:治疗 2 日后,O. A. 出现皮肤斑丘疹,应该如何调整治疗方案?

在治疗期间,一旦出现皮肤斑丘疹(无论早发或迟发),应立即停药,以免造成严重后果。若患者青霉素过敏,但又需要注射给药时,可改用克林霉素、万古霉素、利奈唑胺、莫西沙星或左氧氟沙星。由于这些药物疗效相当,选择时应基于药物价格、使用方便性及是否存在 MRSA 感染危险因素等综合考虑。

案例 74-2,问题 3:治疗 48 小时后获得了细菌培养和药敏结果,此时 O. A. 该如何调整治疗药物?

如果细菌培养结果为链球菌,患者无青霉素过敏史,应该换用青霉素治疗,因其疗效和耐受性均较好,且费用较萘夫西林便宜。如果细菌培养结果为葡萄球菌属(金黄色葡萄球菌)对甲氧西林敏感,应该继续沿用经验性治疗方案。如果致病菌对甲氧西林耐药,应换用万古霉素 15mg/kg,每 12 小时 1 次或前文提及的替代药物。由于假定 O. A. 对青霉素过敏(由于斑丘疹),且不需要针对 MRSA 治疗,故其应该继续使用克林霉素或万古霉素。对于青霉素过敏的患者但没有经历严重过敏反应,例如荨麻疹和过敏反应,头孢唑林也可以是一种选择。

案例 74-2,问题 4:治疗 72 小时后,O. A. 的症状明显好转,并且体温已正常 24 小时。是否应改为口服治疗?

如果 O. A. 可以耐受口服治疗,当其体温正常 24 小时以上,症状明显改善,则可改为口服药物治疗。临床医生选择口服药物应根据细菌培养结果(如果已获得)、可能的病原菌(如果没有培养结果)、使用的方便性以及费用等综合考虑。

案例 74-2,问题 5:蜂窝织炎辅以抗炎药治疗的作用?

非糖尿病患者联合使用抗菌药物和抗炎药(如非甾体抗炎药和糖皮质激素),可以缩短蜂窝织炎消退的时间[2]。虽然支持的证据不足,但观察到患者加用泼尼松龙 5~30mg/d 治疗后,症状缓解明显加快[2,12,13]。

案例 74-3

问题 1:M. C. ,22 岁,大学足球队员,因左侧大腿疼痛 3~4 日来急诊室就医。查体:左侧大腿内侧可见一约 2cm×3cm 脓肿。患区皮温升高伴触痛。M. C. 无发热,无淋巴管炎。需行何种检查以明确诊断?

存在皮肤脓肿、大型疖(浅表皮肤脓肿)和痈(多个疖相互连接)的患者,建议行脓液革兰氏染色和培养[2]。但典型的患者可能无需进一步检测就可得到充分治疗。M. C. 有 CA-MRSA 感染的危险因素(竞技运动员),如果培养出 CA-MRSA,应采取感染控制措施以防止暴发[14]。发热的患者应在使用抗菌药物前抽取血培养,尽可能地分离病原菌。

案例 74-3,问题 2:此类患者的致病菌与其他一般的蜂窝织炎患者的致病菌是否相同?

脓肿、疖和痈最常由葡萄球菌感染引起,主要是金黄色葡萄球菌[2,6]。脓肿也可能由多种微生物所致。静脉注射毒品的患者发生皮肤脓肿或蜂窝织炎,致病菌的种类与普通患者并无差异。静脉吸毒是感染 CA-MRSA 的危险因素,如果这类患者反复感染或使用抗 MSSA 抗菌药物治疗失败时,需高度怀疑 CA-MRSA 感染可能。虽然表皮葡萄球菌、革兰氏阴性菌(包括铜绿假单胞菌)和厌氧菌少见,但仍可能导致感染,对于初始治疗无效的患者应考虑这些病原菌感染的可能。

案例 74-3,问题 3: 怎样选择恰当的经验性治疗?

通常不需要抗菌药物治疗。所有脓肿,大型疖和痈应切开引流[2]。皮肤脓肿的患者出现全身性炎症反应综合征时,可在切开和引流的基础上辅以抗菌药物治疗,但加用抗菌药物治疗并不能提高治愈率。抗菌药物的选择应基于感染的严重程度并考虑是否覆盖 CA-MRSA。轻-中度感染使用多西环素或复发新诺明治疗即可,而严重感染可经验性给予万古霉素、达托霉素、利奈唑胺、特拉万星或头孢洛林治疗[2,14]。如果治疗 48 小时内炎症没有出现缓解,抗感染治疗还应覆盖革兰氏阴性菌和耐药链球菌。

丹毒

丹毒(erysipelas)是一种浅表皮肤感染,主要致病菌为 A 组链球菌,而 C 组、G 组、B 组链球菌(儿童)也可导致感染[15,16]。每年约有千分之一的人罹患这种皮肤感染,与糖尿病、慢性静脉功能不全和心血管疾病相关[16]。丹毒的诊断是基于皮损的特征及伴随的全身症状[15]。皮损区域连续、坚硬、水肿、边缘突起、边界清楚[16]。病程早期,皮损呈鲜红色,随着皮损老化和生长转变为棕色。皮损向周围进行性扩大、融合。虽然原发的伤口通常不明显,但早期的皮损一般是由于皮肤上的一个小破损感染所致。不推荐皮损部位穿刺、皮肤表面拭子,这对查找病原菌帮助不大[15]。丹毒患者可伴有全身症状如高热、畏寒、频发寒战及全身不适,这些全身症状有别于其他局部皮肤病。

案例 74-4

问题 1: D. D. ,男性,70 岁,因面部红肿来急诊室就医。2 日前,面部出现一小片红斑且肿胀。近 3 日感全身不适,伴发热。查体:D. D. 右颊部有一 0.4cm 宽的皮损,颜色鲜红、发亮且浮肿。病变区连续,边缘清楚。D. D. 初始可给予何种抗菌药物?

丹毒使用对 A 组链球菌敏感的抗菌药物治疗能很快见效[17]。一般口服青霉素 V 250~300mg,每 6 小时 1 次;对于严重感染的患者可静脉给予青霉素 G 2~4MU,每 6 小时 1 次,患者全身症状(如发热、精神萎靡)一般可在 24~48 小时内得到改善[17],而皮肤病变需治疗几日后才会好转。如果 D. D. 在用药 72 小时后情况无好转,则需对病情重新评估。如果 D. D. 对青霉素过敏,可以考虑选择大环内酯类、克林霉素或口服氟喹诺酮类药物(如莫西沙星)[15,17]。头孢曲松与青霉素之间交叉过敏风险较低(<1%),也可作为青霉素过敏的患者(无过敏反应)的替代选择。如果当地 A 组链球菌对大环内酯类抗菌药物耐药率高,则该类药物不宜作为经验性治疗。为了防止感染复发,即使症状、体征很

快消失,也应持续应用抗菌药物 10 日,否则可导致慢性感染或留下瘢痕。

糖尿病患者的皮肤和软组织感染

糖尿病患者发生皮肤和软组织的感染很常见。约 25% 的糖尿病患者有皮肤和软组织感染的病史,5%~15% 的糖尿病患者可能需行截肢治疗[18]。另外,治疗皮肤和软组织感染除增加医疗费用外,还可能导致残疾,显著降低患者的生活质量。糖尿病患者有发生足部问题的特定风险,其主要原因是由于长期的糖尿病引起神经功能障碍和外周血管疾病。对疼痛敏感度的下降使患者能够耐受皮肤的持续损伤,直至溃疡形成。另外,轻微创伤(如切割、异物嵌入)常被忽视,如未及时治疗可导致继发感染和伤口扩大。对这些普通的感染采取适当的预防措施可以降低截肢率。轻度感染的经验性治疗与非糖尿病患者软组织感染治疗相同,因其致病菌仍主要为需氧革兰氏阳性链球菌。中-重度感染多为多种病原体混合感染,需选用广谱抗菌药物。从糖尿病足部溃疡培养出的病原菌平均有 2~6 种,很难区分定植和感染[19,20]。20% 以上的糖尿病患者伤口可分离出下列致病菌(排序无特定意义):金黄色葡萄球菌、表皮葡萄球菌、粪肠球菌、其他链球菌、变形杆菌、大肠埃希菌、克雷伯菌属、消化链球菌及拟杆菌属[20]。虽然感染常由多种微生物所致,但治疗即使不能覆盖所有致病菌,仍会有效[19]。为了准确地查明致病菌,即便是与溃疡不相连的感染组织也应该取活检。如果不能取活检,应该获取伤口的脓性渗出物或刮出物进行培养以鉴别其真正的致病菌,不主张仅取表浅的拭子培养[18]。虽然抗菌药物的应用很重要,但伤口引流和外科清创去除坏死组织是必要和根本的治疗措施[20]。除非感染波及骨骼,感染部位的组织培养可能价值不大。尽管厌氧菌很难培养出来,但如果出现脓肿或组织失活、坏死、恶臭或由腹部手术所致伤口,均应考虑进行厌氧菌培养。

案例 74-5

问题 1: T. U. ,男性,67 岁,糖尿病患者,来医院行常规体检,无特殊主诉。T. U. 有 2 型糖尿病病史 15 年,血糖控制较差,近 3 年反复发生足部溃疡。查体:足底溃疡伴炎症反应,伤口可挤出脓液。T. U. 未感觉患部疼痛,未意识到溃疡已经恶化。体温正常,体格检查示淋巴结轻度肿大,白细胞计数升高。T. U. 是否有活动性感染,是否需要抗菌药物治疗?

无论是否患有糖尿病,所有的开放性伤口均有细菌定植,但只有感染性伤口需抗感染治疗[19,20]。通常很难鉴别开放性伤口是否存在感染,但如果病变部位有红肿、疼痛、脓性分泌物等症状及体征则提示存在感染。根据 T. U. 的症状,考虑存在感染,需要进行治疗。

案例 74-5,问题 2: T. U. 应该接受何种抗感染治疗?

在开始抗菌药物治疗之前,必须首先确认感染伤口的存在,因为通常糖尿病患者的伤口可能并未被感染,因此不需要抗感染治疗。针对感染伤口,临床医生在选择抗菌药物治疗时须考虑感染的严重程度(轻度与中-重度)、患者是否有 MRSA 或铜绿假单胞菌感染的危险因素或是否在过去 1 个月内接受了任何抗菌药物治疗。轻度的糖尿病足感染不应局部使用抗菌药物治疗,因为其有效性的证据不足。外用制剂不能充分渗透进入组织,并且很多制剂不利于伤口愈合[21]。轻度感染通常由需氧革兰氏阳性链球菌引起,经验性治疗与其他软组织感染相似[19]。耐青霉素酶的青霉素(如双氯西林)及头孢氨苄对大多数病例有效。药物的选择应基于药物耐受性和价格。替代药物包括克林霉素、阿莫西林/克拉维酸和左氧氟沙星。如果怀疑厌氧菌感染(伤口恶臭、感染较重或感染时间较长或近期使用过抗菌药物),可单用克林霉素或阿莫西林/克拉维酸,或加用甲硝唑(metronidazole)[18]。由于甲硝唑对需氧菌无效,所以如果选用甲硝唑治疗,还需联合使用一种对需氧菌有较好活性的抗菌药物。有明显血管病变、捻发音或坏疽的患者,还应该行 X 线检查除外骨髓炎。

对于中-重度感染的治疗,可根据症状和体征选用口服或注射用抗菌药物(严重感染推荐静脉用药),并应根据可能的致病菌进行选择。对于葡萄球菌、链球菌和肠杆菌感染,治疗可选择左氧氟沙星、头孢西丁、头孢曲松、氨苄西林/舒巴坦(ampicillin/sulbactam)、莫西沙星、厄他培南、亚胺培南/西司他丁(imipenem/cilastatin)或替加环素(tigecycline)[20,21]。左氧氟沙星和头孢曲松均无抗厌氧菌活性,因此,如果怀疑厌氧菌(缺血性或坏死性伤口),应加用克林霉素或甲硝唑[22]。但还需要考虑的是,克林霉素可能更容易引起艰难梭菌相关的腹泻。

此外,当存在 MRSA 或铜绿假单胞菌感染危险因素时,选用抗菌药物应考虑覆盖这些病原菌。MRSA 引起的感染可选用万古霉素、达托霉素或利奈唑胺治疗。较新的抗菌药物包括达巴万星、特拉万星、奥利万星和头孢洛林对 MRSA 所致的皮肤和软组织感染有效,但治疗糖尿病足感染的有效性尚缺乏数据[23]。铜绿假单胞菌感染可能在病原菌高度流行的地区,气候温暖的地区及足部经常暴露于水中的地区的患者中更为常见,可选用哌拉西林/他唑巴坦治疗。具有抗铜绿假单胞菌活性的抗菌药物还包括头孢吡肟(cefepime)、头孢他啶(ceftazidime)、氨曲南(aztreonam)、亚胺培南/西司他丁、美罗培南(meropenem)或多利培南(doripenem)。如果长期使用氨基糖苷类抗菌药物可导致严重不良反应,糖尿病患者应避免使用。

T. U. 是一位高龄糖尿病患者伴有感染(中-重度)的全身症状和体征,由于其不存在 MRSA 和铜绿假单胞菌感染的危险因素,经验性抗感染治疗可选用头孢西丁、头孢曲松、氨苄西林/舒巴坦、左氧氟沙星、莫西沙星或厄他培南。

案例 74-5,问题 3:尽管给予积极的抗感染治疗和清创,T. U. 的感染扩散需要截肢。在外科手术后,T. U. 还需要使用多长时间抗菌药物?

抗菌药物可能需用至感染的体征和症状消失。通常疗程 1~2 周,但中-重度感染患者或感染治愈缓慢的患者可能需要更长的治疗时间(2~4 周)[20]。一旦患者临床症状改善,应考虑口服治疗;即使溃疡没有完全愈合,也可以停止治疗[18,20]。

当感染无法控制或危及生命时,最佳治疗方法是通过截肢移除病灶。若病灶被清除,抗菌药物治疗应再持续 2~5 日[20]。

案例 74-5,问题 4:T. U. 发生足部并发症可采用什么措施来预防?

许多糖尿病相关的足部并发症可以通过恰当的足部护理来预防(表 74-2),这些预防措施应该受到重视。有神经病变或高龄的糖尿病患者应定期(每 1~2 日)仔细地检查足部。

表 74-2

糖尿病患者的足部护理

每日检查足部有无破口、水疱及抓伤。特别注意足趾缝,并用镜子检查足底
每日用温水洗脚后彻底擦干
涂润肤乳防止皮肤结茧和龟裂
保证所穿的鞋大小合适,并且每日检视
定期修剪趾甲,保证趾甲平整
不要使用化学制剂去除鸡眼或硬茧

坏死性软组织感染

坏死性软组织感染(necrotizing soft tissue infections)是指当炎症进展迅速导致皮肤或皮下组织出现坏死。不同于简单的蜂窝织炎,坏死性感染可表现出以下临床症状:水肿超过红斑区域、皮肤水疱或大疱、局部皮肤苍白变色、皮下气肿(捻发音),但无淋巴管炎和淋巴结炎。常见临床表现包括高热、定向障碍、嗜睡或感染部位僵硬感[2]。偶可出现沿感染途径的广泛红斑。坏死性软组织感染进展迅速,可导致其他局部反应(如坏死、皮肤感觉障碍)和严重的全身反应(如低血压、休克)[24]。坏死性软组织感染很少见[26],在美国每年仅约 1 000 例发病[25-26],但是可致命。坏死性软组织感染在健康人群中也可发生,但在静脉或皮下注射毒品的人群中更为常见[27]。

坏死性蜂窝织炎(necrotizing cellulitis)可以累及皮肤和皮下组织;坏死性筋膜炎(necrotizing fasciitis)累及深浅筋膜;当病变侵及肌肉时称为肌坏死(myonecrosis)。A 组 β 溶血性链球菌、金黄色葡萄球菌及其他葡萄球菌、假单胞菌属及其他革兰氏阴性菌、梭状芽孢杆菌、消化链球菌、脆弱拟杆菌和弧菌属均可导致坏死性皮肤软组织感染[24,28]。气性坏疽(gas gangrene)是由梭状芽孢杆菌亚种所致的肌坏死,通常为丙型芽孢杆菌(占 70%)[24]。但伤口内积气并不能表明是丙型芽孢杆菌感染,因为革兰氏阴性菌(大肠杆菌、变形菌属和克雷白菌)和厌氧链球菌也可导致伤口内产气,创伤亦可导致气体进入组织。气性坏疽的特点是起病急,疼痛日益加重,并与受伤程度不相称。梭状芽孢杆菌性肌坏死(真性气性坏疽)、链球菌性气性坏疽(A 组 β 溶血性链球菌所致)以及细菌协同性坏疽(由厌氧菌和需氧菌引起,通常为革兰氏阴性菌)均为描述坏死性皮肤感染的术语。其他常用的术语还有 Fournier 坏疽(一种发生在阴囊的细菌协同性坏疽)、非梭状芽孢杆菌性捻发音性坏疽(非梭状芽孢杆菌性气性坏疽)及坏死性筋膜炎(除梭状芽孢杆菌性肌坏死以外所有的坏死性软组织感染,或有时只是链球菌性坏疽)[25]。坏死性软组织感染的首要治疗措施包括扩大清创以清除所有坏死组织和伤口引流,同时予以早期液体复苏及广谱抗菌药物治疗[25]。

案例 74-6

问题 1:M. T. ,男性,45 岁,一个流浪街头的酗酒者。在当地一间酒馆外与人打架致鼻部破损、面部裂伤来急诊室就医。查体:除面部伤口外,左小腿有一处重度发炎、红肿、坏死。该部位剧痛,患部存在捻发音,有脓性分泌物。M. T. 诉其腿部感染是由于 1 周前的刀伤所致。应该给予何种抗菌药物治疗?

除了处置鼻部皮损和缝合面部裂伤外,临床医生还需评估其小腿的感染情况。在应用抗菌药物前,取伤口脓性分泌物行革兰氏染色及培养。由于 M. T. 存在捻发音,提示存在坏死性感染,应立即请外科会诊,将伤口切开,并取感染组织行革兰氏染色及培养。在手术评估前,应完成液体复苏,给予静脉抗菌药物治疗。组织内的气体可由多种病原体引起,经验性抗感染治疗应覆盖革兰氏阳性菌、肠杆菌和脆弱拟杆菌。初始治疗可给予哌拉西林/他唑巴坦、氨苄西林/舒巴坦或碳青霉烯类,并联合抗 MRSA 药物(万古霉素、达托霉素或利奈唑胺)[2]。如果怀疑 A 组 β 溶血链球菌还可加用克林霉素。加用克林霉素治疗的目的并非是因其抗菌效果,而是其能抑制蛋白合成,进而降低细菌产生的毒素和宿主对细胞因子的反应[2,29]。

替代治疗方案包括头孢曲松联合甲硝唑,氟喹诺酮联合甲硝唑。如果感染组织革兰氏染色明确革兰氏阳性链球菌占优势,则宜选用窄谱的抗菌药物治疗。噬肉菌病(flesh-eating disease)是一种坏死性筋膜炎,通常由 A 组 β 溶血性链球菌强毒素株引发,治疗上可选用高剂量的青霉素 G(300 万 U,静脉注射,每 4 小时 1 次)联合克林霉素(900mg,静脉注射,每 8 小时 1 次),该方案也适用于气性坏疽的治疗[2,29]。

链球菌致坏死性感染的治疗可辅以注射用免疫球蛋白 G(IV immunoglobulin G,IVIG),可单剂 2g/kg 或 0.4g/(kg·d)用 2 日,也可第 1 日给予 1g/kg,第 2、3 日再给予 0.5g/kg[30]。IVIG 的确切益处尚未有临床试验证实,而且最佳使用剂量也不清楚。IVIG 可能是通过与引起全身感染的链球菌所释放的超抗原结合发挥作用[30,31]。

动物咬伤

动物所致的任何皮肤伤口均应该做进一步检查以明确有无深层组织的损伤,这一点对于手部或涉及其他关节咬伤尤为重要。一旦被咬伤后,应尽可能快的用清水彻底清洗伤口[32]。对穿透伤的冲洗,可极大地减少感染的风险。没有必要留取标本做细菌培养,伤口冲洗应尽早进行。

动物咬伤后多达 18% 的人群可能发生需氧或厌氧菌感染[33]。化脓性伤口或脓肿可能为需氧菌和厌氧菌混合感染,而非脓性伤口多由链球菌或葡萄球菌引起[2]。多杀巴斯德菌在猫咬伤中特别重要,因为该菌占猫口腔内细菌的 75%[2,33]。一些狗咬伤的病例无需使用抗菌药物治疗,但猫咬伤者 75% 以上会发生感染,故所有猫咬伤者均需使用抗菌药物[32]。

案例 74-7

问题 1:P. J. ,男孩,18 岁,因腿被邻居家狗咬伤 3 小时来急诊室就医。他小腿内侧有一 14cm 长的撕裂伤,可见 4 处明显齿痕。未伤及骨骼。P. J. 既往体健,无慢性疾病史。除了缝合撕裂伤外,P. J. 还需什么治疗?

所有咬伤的标准处理为充分冲洗伤口[32]。应先评估 P. J. 是否存在深部组织损伤、血运障碍及骨骼损伤。冲洗撕裂伤口后,应疏松缝合或用胶布粘合[32]。尽管闭合伤口的安全性尚存在争议,但闭合伤口后可获得良好的治疗反应。

案例 74-7,问题 2:因为 P. J. 有多处贯通伤,清洗困难,适宜接受抗菌治疗。他应该使用什么抗菌药物?

是否需要使用抗菌药物尚有争议,原则上应该根据伤口情况而定[2,34]。如果患者存在以下情况,需给予一个疗程的抗菌药物治疗:①伤及手部或关节周围;②损伤较深或冲洗困难;③患者免疫功能低下(如糖尿病、脾切除);④伤口血液灌注不足。对于狗咬伤,只要没有深部组织损伤,伤口能被很好地冲洗,一般无需使用抗菌药物,特别是健康成人或儿童的下肢伤口[32]。

应根据特定动物咬伤最有可能引入的致病菌,选择恰当的抗菌药物。尽管多杀巴斯德菌常被认为是狗咬伤后感染的主要致病菌,但选择的抗菌药物还要覆盖其他常见的致病菌。推荐口服阿莫西林/克拉维酸 875mg/125mg,每 12 小时 1 次进行治疗[2,32]。替代方案包括第二代头孢菌素(如头孢呋辛)联合克林霉素或甲硝唑。如果患者对青霉素过敏,可选用多西环素、莫西沙星或碳青霉烯类药物[2]。治疗后应密切观察疗效,如果 48 小时后病情无改善或恶化,则需重新评估病情。除非感染征象仍然存在,抗感染治疗不宜超过 5 日。如果患者明确存在感染,且涉及关节部位,有淋巴结扩散或涉及手、头部,应该给予注射用抗菌药物治疗。注射用抗菌药物治疗应持续至感染症状改善,而后转换为口服抗菌药物继续治疗至少 7 日或用至临床感染症状完全消失。

如果咬人的动物来自狂犬病流行区域或为野生动物所伤，则需预防狂犬病（rabies）[32]。并应联系当地防疫部门了解该地区感染狂犬病的风险。若 P. J. 近 5 年没有接受过破伤风类毒素强化免疫，则应给予破伤风类毒素。如果 P. J. 从未接受过破伤风免疫，则应给予破伤风类毒素的同时注射破伤风免疫球蛋白。

人咬伤

案例 74-8

问题 1：C. K.，男性，40 岁，因"财务纠纷"被邻居咬伤左前臂伴疼痛 24 小时。C. K. 既往体健，无慢性病史。其左前臂有一 6cm×8cm 红肿区，有明显的人咬伤痕迹，无骨、关节异常。C. K. 应该如何治疗？

人咬伤的治疗与其他撕裂伤的治疗相同，根据病情需要进行清洁、冲洗、探查、清创、引流、切开及缝合[32]。所有人咬伤均需尽快清洁，任何撕裂伤或贯通伤均需充分冲洗。如果疑有深部组织损伤或出现伤口脓肿，应行外科清创、引流和切开。如果伤口内有积脓征象，需切开引流。E. D. 还需全身应用抗菌药物，以杀灭潜在的致病菌。如果伤情严重（伤及皮下组织、关节或创面较大）或不能口服抗菌药物，则需给予注射用抗菌药物治疗。人咬伤最常见的病原体有 β 溶血性链球菌、葡萄球菌、艾肯杆菌、梭杆菌、消化链球菌、普氏菌、卟啉单胞菌属和棒状杆菌亚种[2]。治疗可选用阿莫西林/克拉维酸，氨苄西林/舒巴坦或厄他培南。青霉素过敏患者可选择环丙沙星（ciprofloxacin）或左氧氟沙星联合甲硝唑，或莫西沙星单用。

（詹世鹏 译，唐敏 校，夏培元 审）

参考文献

1. Dryden MS. Complicated skin and soft tissue infections. *J Antimicrob Chemother.* 2010;65(Suppl 3):iii35.
2. Stevens DL et al. Practice guidelines for the diagnosis and management of skin and soft tissue infections: 2014 update by the infectious diseases society of America. *Clin Infect Dis.* 2014;59(2):e10–e52.
3. Moellering RC Jr. The growing menace of community-acquired methicillin-resistant *Staphylococcus aureus. Ann Intern Med.* 2006;144:368.
4. Kilburn SA et al. Interventions for cellulitis and erysipelas. *Cochrane Database Syst Rev.* 2010;(6):CD004299.
5. Liu C et al. Clinical practice guidelines by the Infectious Diseases Society of America for the treatment of methicillin-resistant *Staphylococcus aureus* infections in adults and children. *Clin Infect Dis.* 2011;52:e18.
6. Rajendran PM et al. Randomized, double-blind, placebo-controlled trial of cephalexin for treatment of uncomplicated skin abscesses in a population at risk for community-acquired methicillin-resistant *Staphylococcus aureus* infection. *Antimicrob Agents Chemother.* 2007;51:4044.
7. Wells RD et al. Comparison of initial antibiotic choice and treatment of cellulitis in the pre- and post-community-acquired methicillin-resistant *Staphylococcus aureus* eras. *Am J Emerg Med.* 2009;27:436.
8. Madaras-Kelly KJ et al. Efficacy of oral beta-lactam versus non-beta-lactam treatment of uncomplicated cellulitis. *Am J Med.* 2008;121:419.
9. Khawcharoenporn T, Tice A. Empiric outpatient therapy with trimethoprim-sulfamethoxazole, cephalexin, or clindamycin for cellulitis. *Am J Med.* 2010;123:942.
10. Jenkins TC et al. Skin and soft-tissue infections requiring hospitalization at an academic medical center: opportunities for antimicrobial stewardship. *Clin Infect Dis.* 2010;51:895.
11. Pangilinan R et al. Topical antibiotic treatment for uncomplicated skin and skin structure infections: review of the literature. *Expert Rev Anti Infect Ther.* 2009;7(8):957.
12. Bergkvist PI, Sjobeck K. Antibiotic and prednisolone therapy of erysipelas: A randomized double blind placebo controlled study. *Scand J Infect Dis.* 1997;29:377–382.
13. Dall L et al. Rapid resolution of cellulitis in patients managed with combination antibiotic and anti-inflammatory therapy. *Cutis.* 2005; 75:177–180.
14. Barton M et al. Guidelines for the prevention and management of community-associated methicillin-resistant Staphylococcus aureus: a perspective for Canadian health care providers. *Can J Infect Dis Med Microbiol.* 2006;17(Suppl C):4C.
15. Bonnetblanc JM, Bedane C. Erysipelas: recognition and management. *Am J Clin Dermatol.* 2003;4:157.
16. Pereira de Godoy JM et al. Epidemiological data and comorbidities of428 patients hospitalized with erysipelas. *Angiology.* 2010;61:492.
17. Bernard P. Management of common bacterial infections of the skin. *Curr Opin Infect Dis.* 2008;21:122.
18. Matthews PC et al. Clinical management of diabetic foot infection: diagnostics, therapeutics and the future. *Expert Rev Anti Infect Ther.* 2007;5:117.
19. Cunha BA. Antibiotic selection for diabetic foot infections: a review. *J Foot Ankle Surg.* 2000;39:253.
20. Lipsky BA et al. Clinical practice guidelines for the diagnosis and treatment of diabetic foot infections. *Clin Infect Dis.* 2012;54:e132–e173.
21. Rao N, Lipsky BA. Optimising antimicrobial therapy in diabetic foot infections. *Drugs.* 2007;67:195.
22. Lipsky BA. Medical treatment of diabetic foot infections. *Clin Infect Dis.* 2004;39(Suppl 2):S104.
23. Kosinski MA, Lipsky BA. Current medical management of diabetic foot infections. *Expert Rev Anti Infect Ther.* 2010;8(11):1293–1305.
24. Kihiczak GG et al. Necrotizing fasciitis: a deadly infection. *J Eur Acad Dermatol Venereol.* 2006;20:365.
25. Hasham S et al. Necrotising fasciitis. *BMJ.* 2005;330:830.
26. Sarani B et al. Necrotizing fasciitis: current concepts and review of the literature. *J Am Coll Surg.* 2009;208:279.
27. Phan HH, Cocanour CS. Necrotizing soft tissue infections in the intensive care unit. *Crit Care Med.* 2010;38(Suppl): S460.
28. Wong CN et al. Necrotizing fasciitis: Clinical presentation, Microbiology and determinants of mortality. *J Bone Joint Surg Am.* 2003;85(8):1454–1460.
29. Seal DV. Necrotizing fasciitis. *Curr Opin Infect Dis.* 2001;14:127.
30. Darenberg J et al. Intravenous immunoglobulin G therapy in streptococcal toxic shock syndrome: a European randomized, double-blind placebo-controlled trial. *Clin Infect Dis.* 2003;37:333.
31. Johansson L et al. Getting under the skin: the immuno-pathogenesis of Streptococcus pyogenes deep tissue infections. *Clin Infect Dis.* 2010;51:58.
32. Moran GJ et al. Antimicrobial prophylaxis for wounds and procedures in the emergency department. *Infect Dis Clin North Am.* 2008;22:117.
33. Looke D, Dendle C. Bites (mammalian). *Clin Evid.* 2010;7:914.
34. Smith PF et al. Treating mammalian bite wounds. *J Clin Pharm Ther.* 2000;25:85.

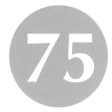 **第 75 章　中性粒细胞减少癌症患者感染的预防与治疗**

Richard H. Drew

核心原则

章节案例

定义

1 癌症患者选择化疗,可能并发中性粒细胞减少(定义为中性粒细胞计数<500 个/μl 或预计 48 小时内降至 500 个/μl 以下)和发热(定义为单次测定口腔温度高于 38.3℃或体温高于 38.0℃持续 1 小时以上)。

案例 75-1(问题 4)

2 细菌是中性粒细胞减少伴发热患者最主要的病原体,尤其是在中性粒细胞减少初期。

案例 75-1(问题 1 和 6)

临床表现

1 发热通常是感染后最早(经常是唯一)表现出的症状。

案例 75-1(问题 4)

2 应进行准确的病史记录和完整的体格检查。若有呼吸道的症状和体征,应完成胸片和血氧饱和度的分析。

案例 75-1(问题 5)

3 在使用抗菌药物前,应采集两套血标本进行血培养(每套两个培养瓶)。另外,应根据临床症状和体征,采集可疑感染部位的标本(如粪便、尿液、皮肤、静脉注射部位,呼吸道标本)进行革兰染色和培养。应完成血常规、电解质、凝血、C 反应蛋白、尿常规和器官功能的评估(如肝、肾功能)。

案例 75-1(问题 5)

治疗的关键信息

1 应对患者进行危险程度分层,以确定其发生感染相关严重并发症的可能性。高风险患者包括病程迁延(>7 日)和严重中性粒细胞减少(<100 个/μl)、或有特殊基础疾病(低血压、吞咽障碍或引起腹泻的严重黏膜炎、肺炎、新发腹痛、肝或肾功能不全、或神经性改变)。高风险患者应考虑预防性使用抗菌药物和抗真菌药物。

案例 75-1(问题 2、3 和 7)

2 如缺乏感染部位和致病原的特异性证据,临床病情不稳定,初始经验治疗可单用有抗假单胞菌活性的第三代头孢菌素(如头孢他啶)、第四代头孢菌素(如头孢吡肟)或有抗假单胞菌活性的碳青霉烯药物(如亚胺培南-西司他丁或美罗培南)。为达满意的 β-内酰胺药物的药效学特性,可采取延长输注时间(3~4 小时)的策略。若患者血流动力学不稳定,可再联合一种抗菌药物(如万古霉素、氨基糖苷类或氟喹诺酮类药物)。通常,抗病毒治疗严格限制应用于有明确的血清学或病毒感染的临床证据的患者。

案例 75-1(问题 7~9)
案例 75-2(问题 1、2、4 和 5)
案例 75-4(问题 4)

监测指标

1 初始经验性治疗是否需要调整及调整的时机取决于危险分层(低风险还是高风险)、感染部位或致病菌的明确、发热持续或消退,以及病情的稳定性。

案例 75-2(问题 6)

2 对初始经验性抗感染治疗无反应的高危患者,应考虑在治疗第 4~7 日时加用抗真菌治疗。除经验性覆盖念珠菌属外,持续中性粒细胞减少(即>10 日)的高危患者经恰当的抗细菌治疗 4~7 日后仍有持续或反复发热,应考虑加用抗真菌治疗。病情稳定的低危患者无需常规抗真菌治疗。

案例 75-3(问题 1 和 2)
案例 75-4(问题 1 和 2)

治疗争议

①	是否在初始经验性治疗时加用万古霉素仍存争议。原则上中性粒细胞减少患者仅有发热，而无其他感染的证据时，不应在初始经验治疗时常规加用万古霉素(病情不稳定者除外)。	案例 75-2(问题 3)
②	尚无完美的初始抗真菌治疗方案。但接受氟康唑预防的患者需进行抗真菌的经验治疗时，应考虑选择对三唑类药物耐药的念珠菌感染和霉菌感染有活性的药物。	案例 75-4(问题 3 和 4)
③	虽然造血集落刺激因子可预防高风险癌症患者发生中性粒细胞减少，但这些药物在对抗菌药物治疗无反应的中性粒细胞减少发热患者中应用仍存在争议。	案例 75-1(问题 3) 案例 75-4(问题 5)

由于化疗、免疫治疗和造血干细胞移植(hematologic stem cell transplantation，HSCT)等技术的进步，许多罹患实体瘤和血液系统恶性肿瘤的患者生存期已得到延长。虽然取得了这些进展，但感染并发症仍然是导致这些患者发病和死亡的主要原因。对这些免疫功能低下的患者进行感染风险评估、预防、快速诊断和有效管理虽然挑战巨大，但可改善患者结局[1,2]。

本章着重探讨因癌症导致免疫功能低下患者的感染并发症。主要包括以下主题：感染的危险因素和流行病学、抗微生物预防治疗原则、经验性初始治疗的抗菌药物选择、调整和疗程，经验性抗真菌和抗病毒药物使用及造血生长因子的应用。

感染的危险因素

当患者由于基础疾病或化疗导致一个及以上宿主防御功能显著破坏或缺陷时，可出现免疫功能不全。免疫损伤的危险因素包括中性粒细胞减少、体液免疫(抗体和补体)和细胞免疫屏障受损；化疗导致的皮肤和黏膜屏障破坏更增大了感染的风险。不同的免疫损害可导致机体不同部位(取决于特定的免疫缺损原因)发生细菌、真菌、病毒或原虫感染(不常见)。

中性粒细胞减少

粒细胞或中性粒细胞具有防御细菌或真菌感染的重要功能。中性粒细胞减少(血液循环中的粒细胞计数下降)使机体感染风险增加。临床术语粒细胞减少和中性粒细胞减少同义。中性粒细胞减少的严重程度常以中性粒细胞绝对计数(absolute neutrophil count，ANC)或粒细胞总数(多形核及杆状核白细胞)来表示。

为制定指南和实施临床试验，我们常把中性粒细胞减少定义为 ANC<500 个/μl 或 ANC<1 000 个/μl 但预期 48 小时内会下降至低于 500 个/μl[2-4]。中性粒细胞减少患者发生感染的风险、严重程度和类型与中性粒细胞减少的程度、下降速率和持续时间正相关[5]。一般而言，感染的发生率和严重程度与 ANC 数量成反比，ANC>1 000 个/μl 时，感染风险较低[3,5,6]；ANC<500 个/μl 时，感染的风险显著增加。而 ANC 的恢复是决定中性粒细胞减少患者感染并发症临床转归的最重要因素之一。短期内(≤7 日)中性粒细胞减少的发热患者，或者中性粒细胞减少不严重(ANC>100 个/μl)，很少发生严重的、危及生命的感染[2,3,7]。相反，患者粒细胞严重缺乏超过 7 日面临严重感染的风险极大[2,3,8]。

生理屏障的损害

完整的皮肤和黏膜是机体(胃肠道、鼻窦、肺部和泌尿生殖器)防御微生物入侵的第一道生理屏障。肿瘤和治疗(如外科手术、放疗)，或其他侵入性质治疗措施(如静脉或尿道留置导管、静脉穿刺、测量肛温)等均可破坏该屏障的完整性。装置相关性感染，包括中心静脉导管相关感染，通常是皮肤定植菌经皮肤穿刺处(如凝固酶阴性葡萄球菌)移行导致。继发于胃肠道黏膜损害如黏膜炎(常继发于化疗或移植物抗宿主病)的感染，通常由肠道细菌或真菌(如念珠菌)所致。

恶性肿瘤相关的免疫系统改变

恶性肿瘤如白血病(急性或慢性)、淋巴瘤(如非霍奇金淋巴瘤)和骨髓增生异常综合征可侵入骨髓，导致中性粒细胞减少。这在晚期或难治性恶性肿瘤患者中最为显著，中性粒细胞减少要么反映骨髓浸润，要么是多周期的免疫抑制化疗的结果。与之不同的是，易发生感染的实体瘤患者常伴有解剖学异常(如阻塞或糜烂)。通过手术、化疗和/或放疗来治疗肿瘤，可能会使上述风险增加。

免疫球蛋白缺乏患者(如低丙种球蛋白血症、慢性淋巴细胞白血病或脾切除术患者)发生荚膜细菌感染的风险加大，因这些细菌只在抗体引导下才能被有效地吞噬，致病菌包括脑膜炎双球菌，流感嗜血杆菌和肺炎链球菌等。而霍奇金病、器官移植和艾滋病能破坏细胞免疫系统，增加如分枝杆菌、李斯特菌、弓形虫、病毒和真菌等专性和兼性的细胞内微生物感染的风险。某些血液恶性肿瘤和骨髓增生异常综合征患者也可能由于白细胞恶变导致免疫缺陷。

影响机体免疫防御的药物治疗

某些化疗药物(如氟达拉滨)可显著抑制细胞免疫和体液免疫[9,10]。糖皮质激素对细胞免疫系统特别是在T淋巴细胞和巨噬细胞层面具有抑制作用;因此,接受糖皮质激素治疗的患者(HSCT受者发生移植物抗宿主病)对病毒、细菌、真菌和原虫的易感性增加[11]。使用糖皮质激素而继发感染并发症呈剂量依赖性,泼尼松每日剂量大于10mg或累积剂量大于700mg或其他等效剂量的激素,感染风险随剂量增加而增大[8]。因此,接受高剂量糖皮质激素(泼尼松日剂量大于20mg或其他等效剂量的激素)或长期治疗的患者都面临发生机会性病原体感染的风险[2,3,9]。此外,使用糖皮质激素可能会减轻感染的常见症状,如发烧和炎症。移植物抗宿主病及其治疗可引起细胞介导的严重免疫缺陷。最新研究表明,化疗用单克隆抗体(如阿仑单抗、硼替佐米、利妥昔单抗、奥法木单抗)也能明显削弱患者免疫系统,使其易于发生病毒、细菌或真菌感染[12,13]。

微生物定植或潜在感染

微生物定植(colonization)是指在机体任何特定部位分离到微生物(如粪便、鼻咽部),但无感染的临床征象。大多数中性粒细胞减少患者的感染不是由宿主内源性微生物群落导致就是由定植于人体消化道、上呼吸道或皮肤等的医院获得性病原体导致,因此微生物定植是中性粒细胞减少患者感染的先决条件。在定植有耐甲氧西林金黄色葡萄球菌(methicillin resistant *Staphylococcus aureus*,MRSA)感染的患者中已有较好的研究,在免疫抑制期间(特别是HSCT的植入前阶段)潜在感染是发生感染尤其是病毒感染的危险因素,病毒感染包括巨细胞病毒(cytomegalovirus,CMV)、单纯疱疹病毒和带状疱疹病毒感染。患者在免疫抑制期间发生这些病原体感染通常是潜伏性感染导致,而不是新发感染[2,3,9,14,15]。

造血干细胞移植

骨髓移植因强化免疫抑制治疗和移植输入使患者易于继发机会性感染。感染既可是新获得感染,也可是被激发的宿主潜伏感染[9]。对潜在恶性病的新疗法(包括使用核苷类似物,针对CD20和CD52单克隆抗体)及使用非血缘关系的供体干细胞,均使这些患者发生感染的风险加大[9]。与自体或同源骨髓移植受体相比,同种异体骨髓移植患者感染的风险更大,尤其是需要接受移植物抗宿主病治疗的患者[9]。导致感染的病原体随着移植后的时间而变化。移植后免疫抑制药物的应用(如糖皮质激素、抗胸腺细胞球蛋白和阿仑单抗)也会显著增加感染发生的风险[9]。

放射性治疗

使用放射疗法治疗恶性肿瘤而导致的副作用(如黏膜炎、皮肤破损或血细胞计数降低)也使中性粒细胞减少患者更易发生感染。

脾功能缺失

脾脏产生调理素化抗体,协助机体免于产荚膜细菌感染(如肺炎链球菌、流感嗜血杆菌及脑膜炎奈瑟菌)。脾功能缺失可能继发于放疗或是移植物抗宿主病的并发症[3]。

常见病原体

案例 75-1

问题1:B.C.,女性,41岁,两年前诊断为急性非淋巴细胞性白血病,经阿糖胞苷和柔红霉素联合化疗后获得完全缓解33个月。本次因白血病复发在肿瘤中心放置中心静脉导管进行化疗。本次入院,将用大剂量阿糖胞苷和米托蒽醌再次诱导化疗。在化疗引起的中性粒细胞减少期间,B.C.这样的患者最可能感染的病原体有哪些?

细菌是中性粒细胞减少伴发热患者感染最常见的病原体,尤其是在疾病初期[16]。菌血症(可见于约25%的中性粒细胞减少伴发热患者)最多见的致病菌为需氧的革兰氏阴性杆菌(包括铜绿假单胞菌、大肠埃希菌和肺炎克雷伯菌)或需氧的革兰氏阳性球菌(如凝固酶阴性葡萄球菌、金黄色葡萄球菌、肠球菌和草绿色链球菌)[17]。自20世纪90年代中期以来,革兰氏阴性菌感染比例逐渐减少而革兰氏阳性菌感染比例逐渐增加[2,18]。目前在中性粒细胞减少的癌症患者发生的感染中,革兰氏阳性细菌约占有确定微生物证据感染的60%~70%[2,19]。其可能原因是频繁采用留置静脉导管,高强度化疗及广泛应用广谱抗菌药物。

金黄色葡萄球菌(包括MRSA)、凝固酶阴性葡萄球菌、链球菌(包括肺炎链球菌和草绿色链球菌)和棒杆菌属正日益上升为重要的致病菌[19]。而且,肠球菌[包括万古霉素耐药肠球菌(vancomycin-resistant enterococci,VRE)]的感染发生率也在逐渐增加。因疾病或长期使用皮质类固醇导致细胞免疫受损的患者,还可发生胞内致病菌如单核细胞增多性所致李斯特菌脑膜炎[20]。一般来说,厌氧菌感染在血液系统恶性肿瘤并发中性粒细胞减少患者感染较少见,然而,其却常见于消化道肿瘤或胃肠功能严重损害患者,如艰难梭状芽孢杆菌。

卡氏肺孢子菌(*pneumocystis jiroveci*),曾被称为卡氏肺孢子虫或卡式肺囊虫,是HIV感染患者肺部感染最重要的病原体[21,22]。该菌也是一些癌症患者肺部感染的主要致菌病,在长期接受皮质类固醇治疗的实体瘤或血液系统恶性肿瘤患者易发亚急性起病,有发热、低血氧饱和度和弥散性肺部影像学改变等表现[21,22]。

侵袭性真菌感染(invasive fungal infections,IFIs)在中性粒细胞减少的肿瘤患者和HSCT患者中的发病率和死亡率均高[23,24]。由于侵袭性真菌感染的定义、检测方法、患者人群,以及预防性使用抗真菌药物的不同,侵袭性真菌感染在中性粒细胞减少伴感染的发病率不同[25]。血液肿瘤患者比实体瘤患者发生真菌感染的风险更高。与细菌感染相似,真菌侵袭性感染的风险也与中性粒细胞减少程度和持续时间相关。IFIs 常见于病程晚期,持续中性粒细胞减少(>7 日)或急性髓细胞白血病(acute myelogenous leukemia,AML)经强化诱导治疗、接受同种异体造血干细胞及处于移植物抗宿主病治疗的患者均是全身性真菌感染的高危人群[23,24]。在中性粒细胞减少持续期间死亡的患者中,多达50%存在深部真菌感染的证据[23]。在对特殊人群应用氟康唑进行预防以前,念珠菌属是需考虑的侵袭性真菌感染的主要致病菌。大多数中性粒细胞减少的癌症患者的真菌感染由念珠菌和曲霉菌所致[26-28]。其他不太常见但非常重要的病原真菌包括接合菌病(如毛霉和根霉属)及其他新出现的病原体(非白色念珠菌、贝基利毛孢菌、马拉色菌、新型隐球菌和镰刀菌属)[26-28]。目前,黄曲霉菌属和其他真菌已是死亡的主要原因(尤其是长期中性粒细胞减少和GVHD 的患者)[23,29],最近有报道显示,随着新的预防策略和肿瘤化疗方案的优化和进展,IFIs 患者的生存率有所改善[30]。

如前所述,中性粒细胞减少的肿瘤患者发生的病毒感染绝大多数都不是新发感染,而是潜伏感染的激活。主要病原体包括乙肝病毒(hepatitis B virus,HBV)、单纯疱疹病毒(herpes simplex virus,HSV)和带状疱疹病毒(varicella zoster virus,VZV)[2,3,9,14,15],其他如巨细胞病毒等感染在HSCT 患者既可能是激活的潜伏感染,也可能是新发感染。若患者在移植前血清病毒检测呈阳性,则发生病毒重新激活的风险也增大。呼吸道病毒(如呼吸道合胞病毒(respiratory syncytial virus,RSV)、流感病毒和副流感病毒)、胃肠道病毒(如轮状病毒和诺瓦克病毒)及其他季节性病毒感染也偶尔发生。

感染风险分层

对患者发生中性粒细胞减少可能性进行风险分层在决定患者的感染预防、诊断策略、经验性治疗(药物选择、给药途径、时间)和重点监护部位时具有重要意义[2-4,9,14,15,31]。一般来说,潜在的恶性肿瘤、疾病状态(如处于活跃期还是非活跃期)、中性粒细胞减少程度和持续时间及化疗类型均影响风险程度。具有发生并发症最高风险的患者包括持续(>7 日)和严重的中性粒细胞减少(<100 个/μl)或有其他基础病症(低血压、吞咽困难或引起腹泻的严重黏膜炎、肺炎、新发腹痛、肝功能或肾功能不全或神经性病变)[3,4]。与之相反,中性粒细胞减少持续时间短(≤7 日),且无其他严重基础疾病的患者并发感染的风险低[3,4,32]。中性粒细胞减少患者无发热但是具有确定的感染征象也应列为高风险人群。患者症状和体征、癌症类型、化疗方案、合并基础疾病、中性粒细胞减少特别是严重或有持续发热病史也应纳入危险分层评估。特殊实体瘤(乳腺癌、肺癌、结直肠癌、卵巢癌)和淋巴瘤患者最常发生中性粒细胞减少伴发热,最易致中性粒细胞减少(>20%)的化疗方案详见相关章节[31](见"第十七篇 肿瘤")。

美国国家综合癌症网络中心将癌症患者的感染风险分为低、中和高三级[3]。虽然目前有多种风险评估工具可以

使用[3,14,15],但以国际癌症支持治疗协会(Multinational Association for Supportive Care in Cancer,MASCC)指数最为常用[33]。年龄大于 60 岁、有既往真菌感染史的恶性血液肿瘤患者,症状严重(尤其是低血压)、器官功能障碍(肝脏及肾脏)、需住院治疗、存在慢性阻塞性肺病等均是导致 MASCC 评分较低(即<21)的重要变量因素,因此,患者存在以上任一因素均可认为是感染高危人群。而患实体瘤的年轻患者(<20 岁),无其他症状或很轻微(包括无低血压),以及无器官功能障碍的患者并发感染的危险较低。

感染的预防

控制感染

案例 75-1,问题 2:B. C. 在中性粒细胞减少期间需要预防性使用抗菌药物吗? 若需要,应使用何种药物?

外源性污染所致感染可通过将患者隔离于经特殊设计,能保持无菌环境的层流病房来预防。病房配置有可除掉 99% 直径大于 3μm 颗粒的高效特殊的空气层流滤过器。通过食用无菌的食物和水、局部皮肤护理及强化的微生物监测等综合措施以实现保护性隔离。然而,这些措施工作量繁重,很难完全实现,并且费用昂贵,因此仅建议用于高危患者(如同种异体 HSCT 患者)[4]。拟进行或已进行HSCT 患者均需隔离治疗,避免接触植物、鲜花和某些食物(如生水果和蔬菜),减少真菌感染风险[9,34]。对患者进行密切关注和保持手卫生也是至关重要的。此外,还应对患者进行环境接触隔离,防止耐药细菌(如 MRSA、VRE 或多重耐药革兰氏阴性致病菌)。最后,应使患者与其家人或护理人员隔离,防止潜在的呼吸道病毒疾病传播。

抗菌药物预防用药

经风险分层的高危患者在出现中性粒细胞减少但无发热时早期应用抗菌药物(即抗细菌、抗真菌及抗病毒药物)能显著减少发热和感染的风险。这种预防治疗的目的是减少致病性的内源性微生物或防止获得新的微生物感染。必须权衡预防用药的潜在获益与应用抗菌药物可能出现的相关不良反应的风险,包括药物相互作用,出现耐药性(应特别注意的是抗菌药物)或二重感染。使用抗菌药物预防(如氟喹诺酮类)也可能会影响该类抗生素在后续经验性治疗中的使用。

通常,感染风险最低的肿瘤患者(如接受标准化疗方案的实体瘤患者,预计中性粒细胞减少短于 7 日的患者),不应常规预防使用抗细菌或抗真菌药物[3,4]。预防使用抗病毒药物一般只适用于有既往感染史(如 HSV)的患者。而同种异体 HSCT 和急性白血病、或接受阿仑单抗治疗、或恶性肿瘤控制不佳、或发生肺炎、或因 GVHD 需要大剂量皮质类固醇治疗的患者,易出现严重中性粒细胞减少(ANC ≤ 100 细胞/μl)或持续时间长(>10 日),发生感染的风险最高,应接受抗细菌、抗真菌或抗病毒(特殊情况)药物

预防[3,4]。

抗真菌

对于感染低风险的中性粒细胞减少患者,不推荐常规预防性使用抗真菌药物,然而对于易感人群,其发生系统性真菌感染的风险增大[23]。由于即使发生真菌感染,其明确诊断困难,且免疫力低下的患者发生严重侵袭性感染时缺乏临床表现,因此对于特殊的中间风险患者及高风险患者开展有效的预防策略十分必要。对于有预防性使用抗真菌药物指征的患者,选用药物主要取决于侵袭性真菌感染的风险。

抗真菌药物

口服不吸收的抗真菌药物

口服不吸收的抗真菌药物如制霉菌素[35,36]、克霉唑[37]和两性霉素 B[38]用于预防中性粒细胞减少患者真菌感染已有研究。虽然口服两性霉素 B 和克霉唑可减少口咽部念珠菌病的发病,但这些药物用于侵袭性真菌感染的一级预防几无作用[9]。为提高疗效和减少静脉给药的相关不良反应,有研究采用两性霉素 B 脱氧胆酸盐雾化给药来预防这些患者侵袭性真菌感染[39],而且两性霉素 B 脂质体雾化给药已用于白血病和 HSCT 患者预防[40]。虽然雾化给药有望成为一种治疗策略,但其最佳用量、雾化装置及配制的两性霉素 B 雾化剂的稳定性等仍未建立标准。

两性霉素 B

有学者对全身性预防使用抗真菌药进行了总结[41]。较早的多个研究对静脉给予两性霉素 B 的预防作用进行了评估[42-44]。通常,由于两性霉素 B 去氧胆酸盐的毒性(如输液相关反应、肾毒性和电解质紊乱)限制,其只作为预防措施的次要选项。因此,两性霉素 B 一般不作为高危患者预防的首选用药,除非患者无法耐受其他抗真菌药物。如若必须使用,建议使用两性霉素 B 脂质体制剂,尤其是对于使用两性霉素 B 导致肾毒性风险高的患者。

全身用唑类抗真菌药物

全身用唑类抗真菌药物(如伊曲康唑、氟康唑、伏立康唑、泊沙康唑)也可考虑用于某些患者,但这类药物的在抗菌谱、不良反应、药物相互作用、血药浓度监测的必要性上有较大差异。最新的三唑类药物艾沙康唑,虽然相较于对照药物有潜在优势,但尚无其在中性粒细胞减少患者中的应用研究。

伊曲康唑在真菌预防方面已得到了充分的研究。另外,伊曲康唑在体外对许多念珠菌属(如白色念珠菌)和曲霉菌属具体较强抗菌作用,能降低念珠菌全身感染的风险[45-47]。伊曲康唑口服液的生物利用度较胶囊剂有所改善,但仍具有明显的胃肠道不良反应[48,49]。伊曲康唑由于其负性肌力作用而禁用于心脏射血分数降低的患者。新型唑类抗真菌药物已基本取代伊曲康唑用于真菌感染风险增加的患者(如那些为治疗 GVHD 而正接受免疫抑制治疗的患者)预防真菌感染。

氟康唑预防治疗可减少 HSCT 患者发生浅表(如口咽念珠菌病)及全身真菌感染[50,51],但对白血病患者无效[7,52,53]。氟康唑现有口服和静脉制剂,口服制剂的生物利用度不受胃酸影响;静脉制剂主要用于危重患者或吞咽困难的患者。虽然氟康唑具有预防作用,但因其缺乏可靠的体外抗真菌活性,因此其在高危患者中的预防使用受到限制。值得注意的是,在一些公共机构临床中非白色念珠菌(如克柔念珠菌、光滑念珠菌、近平滑念珠菌)的分离率正在逐年上升[54]。

泊沙康唑能改善患者生存率,减少确定的和可能的侵袭性真菌感染。对正接受化疗的 AML 和骨髓异常综合征患者的预防,较之于标准的预防用药(伊曲康唑或氟康唑),可明显减少侵袭性曲霉菌感染[55]。泊沙康唑还能有效预防接受移植物抗宿主病治疗的同种异体 HSCT 患者的真菌感染[56]。目前泊沙康唑有口服剂型(溶液剂和片剂)和注射剂型。由于口服溶液在服用时需同时吃高脂饮食,且口服片剂现已具有较高的生物利用度,因此片剂已在很大程度上取代溶液剂[57,58]。由于口服溶液需与高脂食物同服以提高吸收,而口服片剂生物利用度。对于有口腔黏膜炎的患者及正接受抑酸治疗的患者,泊沙康唑口服吸收可能减少[59]。此外,因为注射剂型中的赋形剂的潜在毒性,注射用泊沙康唑不推荐用于严重肾功能损害的患者。

虽然伏立康唑治疗侵袭性曲霉感染的疗效已被证明,但其作为预防性用药目前仍缺乏足够说服力的临床对照试验数据[60-62]。伏立康唑的不良反应(尤其是肝毒性、皮疹、光毒性)及潜在的药物相互作用相对多于其他药物(其他唑类和棘白菌素类),限制了其在真菌感染高风险患者中的应用。与静脉使用泊沙康唑类似,由于其具有潜在的肾毒性,因此肾功能受损患者应避免使用该制剂。为达到最佳的吸收效果,口服伏立康唑应于餐前或餐后 1 小时给予。

棘白菌素类

棘白菌素类药物(卡泊芬净、米卡芬净和阿尼芬净)可作为真菌感染高风险患者的预防用药。在自体或同种异体 HSCT 患者对米卡芬净和氟康唑的比较研究显示,基于治疗终点(包括无真菌感染出现,没有因中性粒细胞减少发热而调整抗真菌方案)的综合评估,米卡芬净优于氟康唑[63]。虽然两组间念珠菌血症、生存率和不良反应发生率相似,但接受米卡芬净的同种异体 HSCT 患者发生曲霉感染有降低的趋势。目前米卡芬净已被美国 FDA 批准用于 HSCT 受者真菌感染的预防。

预防性使用抗真菌药物的选择和监测

中性粒细胞减少的肿瘤患者使用抗真菌药物进行一级预防应当仅针对中危或高危的侵袭性真菌感染患者[3,4]。接受缓解或挽救化疗的急性淋巴细胞白血病患者具有 IFD

中危风险,应考虑预防性应用抗真菌药物。虽然自体 HSCT 受者不一定能从真菌预防中获益(尤其是那些无明确黏膜炎证据的患者),但那些持续中性粒细胞减少、黏膜损伤或接受嘌呤类似物治疗的患者应该进行一级预防[9]。预防念珠菌属感染可选择氟康唑、伊曲康唑、伏立康唑、泊沙康唑、米卡芬净和卡泊芬净等[3,4];其中氟康唑是最常用药物。在氟康唑耐药的念珠菌属(如克柔念珠菌、光滑念珠菌)定植时,应优先选用棘白菌素类(如米卡芬净)药物[3,4,9,63]。相应的,具有真菌感染高风险的患者(如 AML/骨髓增生异常综合征患者,或有移植物抗宿主病接受高强度免疫抑制药物治疗患者)在危险期内应考虑选用具有抗真菌活性的药物(如泊沙康唑、伏立康唑、棘白菌素类药物或两性霉素 B)[3,4,9]。抗真菌活性药物也推荐用于中性粒细胞减少持续(至少 2 周)或即将进行 HSCT 粒细胞持续缺乏的患者。

正接受长春碱类(如长春新碱)化疗的患者应避免使用伊曲康唑、泊沙康唑和伏立康唑预防真菌感染,因为后者对细胞色素 P450 3A4(CYP3A4)同工酶的抑制作用可显著降低长春花生物碱类药物的清除。氟康唑对 CYP3A4 的抑制作用显著低于上述 3 种唑类药物。伏立康唑还能抑制其他细胞色素 P450 同工酶,其发生潜在的药物相互作用范围广。艾沙康唑对长春碱类药物的作用虽未见相关报道,但该相互作用的确实存在。

预防给药应覆盖整个中性粒细胞减少期。对于急性白血病、骨髓增生异常综合征(MDS)和自体 HSCT 患者,预防给药应维持到移植后 75 日或贯穿白血病患者的诱导治疗期[64]。如患者有曲霉菌感染史,接受化疗期间应考虑使用伏立康唑进行预防[9]。虽然也可以考虑加用第二个预防性药物(如卡泊芬净),但对于二级预防联合用药的益处尚不清楚。

既往因感染念珠菌或丝状真菌发生侵袭性疾病的患者,也可预防性使用抗真菌药物。对于这类患者,在接受化疗或干细胞移植后免疫抑制期间应考虑使用这种预防策略(即二级预防)。

与氟康唑可预测的血药浓度不同,伊曲康唑、伏立康唑、泊沙康唑的血药浓度变化很大,尤其是口服给药。因此,监测这些药物的血清浓度可有助于优化剂量,同时也减轻浓度相关的毒性。然而,由于缺乏前瞻性、对照临床试验,目前尚缺乏明确的预防性使用的目标浓度。对伊曲康唑,推荐稳态浓度为 $>0.5\mu g/ml$。作为预防用药,伏立康唑稳态血药浓度推荐在 $0.5\sim4\mu g/ml$。临床研究关于泊沙康唑预防使用的最佳谷浓度存在差异,但谷浓度范围为 $0.5\sim0.7\mu g/ml$[65,66]。

口服不吸收的抗菌药物

由于消化道是潜在病原体的重要贮备库,清洁肠道方法已得到深入研究。现在非口服吸收的抗菌药物已被口服可吸收抗菌药物替代[3,4]。

可吸收抗菌药物

磺胺甲噁唑-甲氧苄啶

虽然磺胺甲噁唑-甲氧苄啶(trimethoprim-sulfamethox-

azole,TMP-SMZ)可显著降低中性粒细胞减少患者的细菌感染发生率[67,68],但并未减少这类人群的死亡率。与之相反的是不论有无中性粒细胞减少,TMP-SMZ 均能有效预防卡氏肺孢子菌肺炎的发生。该药潜在的不良反应包括诱导骨髓抑制、过敏反应、高钾血症、肾毒性、胰腺炎和诱导产生耐药菌(如大肠埃希菌)及发生二重感染等,因此在其预防应用时应仔细权衡利弊。此外,接受具黏膜毒性化疗和 TMP-SMZ 预防治疗的患者发生草绿色链球菌感染的风险增加[69,70]。因此 TMP-SMZ 不应常规用于一级预防(下述患者除外)。

TMP-SMX 可用于预防急性白血病和 HSCT 患者的卡氏肺孢子菌肺炎(pneumocystis jiroveci pneumonia,PCP)。感染 PCP 风险最高的恶性肿瘤患者(如接受高强度化疗的急性淋巴细胞白血病、获得性免疫缺陷综合征、HSCT 受者、接受阿仑单抗治疗、GVHD 患者及预期中性粒细胞减少持续超过 10 日的患者),应使用 TMP-SMZ 预防感染[3,9]。使用 T 细胞耗竭药物(如氟达拉滨或克拉屈滨)的患者、长期或大剂量使用皮质类固醇(每日泼尼松 >20 mg 或等效激素)的癌症患者和自体 HSCT 受者也应考虑预防使用 TMP-SMZ[9]。这些患者一级预防治疗的疗程应持续至 6 个月(HSCT 受者)或更长时间(免疫抑制状态持续的患者)。接受阿仑单抗治疗的患者,使用 TMP-SMZ 预防感染一般不少于 2 个月,直至 $CD4^+$ 细胞计数 >200 个$/\mu l$[3]。需预防 PCP 但对 TMP-SMZ 不耐受的患者,可考虑使用阿托伐醌、氨苯砜或喷他脒(静脉或喷雾剂均可)[3,9]。

氟喹诺酮类药物

氟喹诺酮类药物(如环丙沙星和左氧氟沙星),在部分肿瘤中心被用于成人高危患者的感染预防[71,72]。但值得关注的是,在接受氟喹诺酮预防治疗的患者中,革兰氏阳性菌(包括草绿色链球菌)[73]和耐药革兰氏阴性杆菌(特别是铜绿假单胞菌和大肠埃希菌)的感染率上升[69,70,74,75];Meta 分析结果表明,接受这些氟喹诺酮药物预防治疗的高危患者,其死亡率降低[71,76]。由于治疗中耐药微生物的出现抵消了氟喹诺酮预防治疗的获益,低风险患者原则上应避免常规预防性使用[4]。然而,对于具有细菌感染中风险及高风险的患者(如 ANC $\leqslant100/\mu l$ 超过 7 日)应考虑预防使用氟喹诺酮药物,直至出现发热(启动经验性治疗)或严重中性粒细胞减少缓解[4,9]。发生口腔黏膜侵袭性草绿色链球菌感染高风险的患者,推荐使用左氧氟沙星,而非环丙沙星[4]。不管是否选用氟喹诺酮药物进行预防,在确定预防药物选择前,应密切监测当地致病细菌的耐药流行情况。

青霉素类药物

因为侵袭性肺炎链球菌感染的风险增加,对于特殊患者[尤其是脾切除、HSCT(由于脾功能缺失和 B 细胞免疫受损)和因 GVHD 正接受免疫抑制的患者]应考虑预防使用青霉素[3]。慢性 GVHD 患者青霉素预防应用应覆盖免疫抑制治疗全程。HSCT 受者应在移植后 3 个月开始预防性使用青霉素,并持续到移植后 1 年。在肺炎球菌对青霉素显著耐药的地区应考虑替代的预防策略。

抗病毒药

大多数癌症患者的 HSV 感染是由于病毒潜伏感染后的再激活所致。高危患者(如血清 HSV 阳性的接受同种异体 HSCT、接受诱导或再诱导治疗的急性白血病患者)及以前因 HSV 再激活需要治疗的患者均需预防性使用抗病毒药物。对于大多数患者,初始选用口服或注射用阿昔洛韦、口服伐昔洛韦都是合理的。泛昔洛韦尚无用于该适应证的临床数据。接受膦甲酸或更昔洛韦(常用于 CMV 感染的预防和治疗)的患者无需再额外预防 HSV,因为这些药物对单纯疱疹病毒有效。在中性粒细胞减少期间及 HSCT 后至少 1 个月,应预防性使用抗病毒药物[3,4]。对于接受同种异体 HSCT 的患者并发 GVHD 时,可延长预防时间。接受阿仑单抗的患者在完成治疗后可能也需要延长预防时间至 2 个月,或预防至 CD4$^+$ 细胞计数恢复到 >200 个/μl(以时间较晚者为准)。

与 HSV 相似,VZV 在癌症患者中最常见的是再激活。对于 VZV 血清阳性的 HSCT 患者也应给予长期预防(自体 HSCT 患者 6~12 个月,同种异体 HSCT 患者至少 1 年)[4],尤其是服用硼替佐米或阿仑单抗的患者[3]。同种异体 HSCT 患者如持续免疫抑制治疗,应考虑延长预防性使用抗病毒药物时间。与 HSV 类似,接受阿仑单抗的患者在完成治疗后可能也需要延长预防时间至 2 个月,或预防至 CD4$^+$ 细胞计数恢复到 >200μl(以时间较晚者为准)。抗 HSV 病毒药物对 VZV 的预防也有效。一项研究表明,异体 HSCT 患者静脉使用阿昔洛韦 35 日后,继续使用低剂量伐昔洛韦(每日 500mg,每周 3 次)预防是安全有效的[77]。

巨细胞病毒再激活或原发巨细胞病毒感染的高风险患者(例如同种异体 HSCT 患者,接受阿仑单抗治疗的患者和需要高剂量类固醇药物治疗的 GVHD 患者)应考虑对该病原体进行抗病毒预防。第一个策略是对所有有感染风险的患者进行预防(普遍预防)。鉴于更昔洛韦注射剂、更昔洛韦口服制剂、膦甲酸注射剂和西多福韦注射剂(对 CMV 最有效的药物)的毒性,第二个策略为抢先治疗,即在感染症状出现前,根据病毒复制的血清学证据(基于 CMV 的 pp65 抗原或连续两次 CMV PCR 检测)给予抗病毒药物。膦甲酸和西多福韦注射剂通常作为二线药物(如使用更昔洛韦后继发中性粒细胞减少)使用。已有研究评估了口服缬更昔洛韦(更昔洛韦的口服前药)作为抢先治疗在这类人群中应用的潜在作用,目前认为该药在不涉及胃肠道的 GVHD 的情况下是一个可行的选择[78-82]。最后,第三个预防策略是联合使用有效性较差但安全性更好的药物(如阿昔洛韦或伐昔洛韦)并积极监测(对同种异体 HSCT 患者需监测到 6 个月)病毒复制的血清学证据,当存在病毒复制的血清学证据时,开始给予口服缬更昔洛韦或注射用更昔洛韦治疗。对于正接受免疫抑制治疗的慢性 GVHD 患者,CMV 的监测时间可能需延长至 CD4$^+$ 细胞计数恢复至 100 个/μl 及以上。

既往感染乙型肝炎病毒(hepatitis B virus,HBV)感染或丙型肝炎病毒(hepatitis C virus,HCV)感染的患者接受免疫抑制治疗可使病毒再激活。接受免疫抑制治疗的 HBV 感染患者可发生感染再激活(尤其是同种异体 HSCT 受者和接受抗-CD20 或抗-CD52 单抗治疗的患者)。因此,通常对感染风险增加的患者进行血清学筛查[检测乙肝表面抗原(HBsAg)和乙肝核心抗体(HBcAb)]。检测阳性的患者应考虑采取预防措施。患者的筛查测试结果中有一个或多个呈阳性,常需进一步检测病毒复制是否活跃(利用定量 PCR 检测 HBV DNA)。如患者有病毒复制的证据应考虑给予抢先治疗。尽管在癌症患者中预防性抗乙肝病毒治疗的数据有限,但由于拉米夫定单药治疗的病毒耐药率较高,核苷(酸)类似物阿德福韦和替诺福韦已很大程度上取代拉米夫定单药治疗。其他可考虑用于 HBV 预防的药物包括恩替卡韦和替比夫定。

中性粒细胞减少患者由呼吸道合胞病毒、流感和副流感病毒引起的呼吸道感染少见。正接受癌症治疗的患者虽然对流感病毒疫苗的反应可能会减弱,但仍应该每年都接种灭活流感疫苗[4]。接种疫苗的时机应尽可能地安排在化疗周期之间(结束化疗后 >7 日或下次疗程 2 周前)。与之相反,免疫功能低下患者不应接受鼻内活病毒疫苗[4]。

造血生长因子

造血集落刺激因子(hematopoietic colony-stimulating factors,CSFs)包括粒细胞集落刺激因子(granulocyte CSF,G-CSF)、聚乙二醇粒细胞集落刺激因子(pegylated G-CSF)和粒细胞-巨噬细胞集落刺激因子(granulocyte-macrophage CSF,GM-CSF)是肿瘤患者的重要辅助治疗药物[83,84]。对接受骨髓抑制或重度骨髓抑制化疗癌症患者的研究表明,化疗时同步使用 CSFs 可缩短中性粒细胞减少的持续时间。使用何种集落刺激因子常常取决于医生的偏好,而非相关临床数据。

造血生长因子(特别是 G-CSF 或聚乙二醇 G-CSF)能够减少患者因化疗所致的中性粒细胞减少发热的风险[10,31,85-87]。导致中性粒细胞减少的危险因素包括年龄(>65 岁)、病史(包括曾发生中性粒细胞减少发热病史、营养状态、不稳定的并发症和存在活动性感染)、疾病特征(特别是涉及导致白细胞减少的骨髓相关表现)及治疗方案(包括化疗和放疗)的骨髓毒性大小[31,85-87]。中性粒细胞减少伴发热低风险(<10%)的患者不应常规使用造血生长因子[4,31,87]。然而指南推荐中性粒细胞减少伴发热的高危患者(风险>20%)使用造血生长因子作为一级预防[84]。另外一些指南也推荐年龄 ≥65 岁的弥漫性侵袭性淋巴瘤患者使用 CSFs 进行一级预防(特别是有严重并发症和接受短周期密集化疗方案的患者)。尽管中度风险的患者(中性粒细胞减少伴发热的风险为 10%~20%)使用 CSFs 并无明显获益,但应根据患者的具体情况进行考虑[84]。对于同时接受放疗和化疗的患者,因为 CSFs 可导致血小板减少[88]或者降低肿瘤反应[89],应避免常规预防使用。在化疗结束后造血生长因子通常继续使用 3~4 日,直至 ANC 恢复并稳定[10,84]。长效的聚乙二醇化集落刺激因子只给药一次,因方便治疗在某些情况下可作为优先选择[31,90]。

是否使用 CSFs 进行二级预防(即预防正经历第二周期化疗或后续化疗周期患者的中性粒细胞减少伴发热)应基

于对患者中性粒细胞减少伴发热的风险反复评估[84]。对于既往发生中性粒细胞减少伴感染的患者或中性粒细胞减少限制了化疗药物剂量但未预先使用 CSFs 的患者应考虑使用 CSFs 进行二级预防[84]。

其他药物

虽然接种疫苗进行预防超出了本章的范畴，但接种特定的疫苗已被推荐用于自体和同种异体 HSCT 受者（主要由于机体内多种疫苗可预防疾病抗体滴度的下降），推荐接种的疫苗包括（但不限于）肺炎球菌疫苗和流感疫苗[9]。该人群应尽量避免使用活疫苗。然而由于移植后机体的免疫反应可能迅速发生改变，因此许多疫苗均建议推迟至移植后 3 个月再接种[6]。此外在一些特殊情况下，建议进行血清抗体反应测定[9]。

具有严重低丙球蛋白血症（血清 IgG 小于 400mg/dl）和感染复发的 HSCT 患者，虽然缺乏支持使用较充分的证据，仍建议静脉补充免疫球蛋白。静脉注射用免疫球蛋白可辅助用于预防和治疗 CMV 感染。与之相反的是对中性粒细胞减少癌症患输注粒细胞，已被证明既不能有效预防也不能治疗感染[91]。

中性粒细胞减少癌症患者的感染

临床症状和体征

案例 75-1，问题 4：B. C. 化疗 7 日后出现发热，38.9℃（口温）。生命体征：血压 109/70mmHg、心率 102 次/min、呼吸 25 次/min。查体示：口咽部未见渗出和点片物、心肺未见异常。中心静脉导管穿刺处局部清洁无压痛，无红斑和硬结。会阴和直肠无压痛，未触及肿块。
实验室检查结果如下：
　　HCT：20%
　　Hb：7g/dl
　　WBC：1 400/μl，其中多形核细胞 3%，杆状核细胞 1%，淋巴细胞 70%，单核细胞 22%
　　血小板：17 000/L
　　血糖：160mg/dl
　　血清肌酐：1.1mg/dl
　　BUN：24mg/dl
　　B. C. 有哪些感染的症状和体征？B. C. 这样的患者最常见的感染部位和来源是什么？

患者 B. C. 中性粒细胞数为 48/μl（WBC 为 1 400/μl，其中多形核细胞 3%；杆状核细胞为 1%），因此具有发生感染的高风险。中性粒细胞减少患者的发热被定义为单次口温≥38.3℃或无明显诱因体温≥38.0℃持续>1 小时[3,4]。发热是中性粒细胞减少患者发生感染的最早征象（经常是唯一的）。然而作为感染的典型特征，在中性粒细胞减少患者人群发生改变或缺乏[4]。而且只有 48%~60% 发热的中性粒细胞减少患者是有潜伏的和确定的感染[3]。中性粒细胞减少肿瘤患者非感染性发热原因包括炎症、肿瘤进展、

肿瘤细胞溶解、药物不良反应和输液反应等[3,14,15]。除非证明有其他原因，否则不管是否发热，中性粒细胞减少肿瘤患者有感染的症状和体征就应作为感染患者进行治疗[3]。

在确定感染的患者中，最常见的感染部位是皮肤、口腔、咽喉、食管、鼻窦、腹部、直肠、肝脏、血流、肺部和泌尿道[3,92]。肺是中性粒细胞减少癌症患者最常见的感染部位，发热和干咳往往是肺炎仅有的临床表现[92]。由于炎症反应受损导致咳痰减少，痰液革兰染色检查常仅发现少量中性粒细胞。肺部放射影像学证据常微弱或缺乏，胸部检查也常不能明确诊断[93]。肺炎与中性粒细胞减少患者的高死亡率相关，特别是存在菌血症患者。在出现休克的这些患者中，死亡率高达约 80%[94]。

侵袭性措施，如静脉穿刺、中心静脉置管（例如西克曼导管）和皮肤活检，常与疏松结缔组织炎和全身性感染相关。但由于患者中性粒细胞减少，常常仅表现出一部分感染的症状和体征（例如疼痛，发热，红斑，肿胀）[92]。这些侵袭性措施伤口处的定植菌可能导致局部感染和潜在的全身性细菌或真菌感染，而菌血症主要是细菌通过皮肤、消化道和直肠未知的溃疡等受损部位进入血流所引起。

感染的确定

案例 75-1，问题 5：如何确定 B. C. 这样的患者发生了感染？

因为常常缺乏感染的症状和体征，临床医生必须在发热出现时获得准确的病史（包括癌症类型和治疗方案、新的感染征象、抗菌药物预防情况、既往感染病史及合并疾病等）并进行细致的查体。须仔细查找感染常见部位存在的细微的炎症症状和体征，这些部位包括口咽部、骨髓穿刺部位、肺、牙周黏膜、皮肤、血管导管置入部位、甲床和会阴（包括肛门）。在给予抗菌药物前，应留取两套血培养（每套包括两个培养瓶）[3,4,14]。留置中心静脉导管的患者，留取的两套血培养应有一套来源于导管血，以帮助排除导管相关性感染[4]。根据临床症状和体征采集其他标本（如粪便、尿液、皮肤、静脉输液部位和呼吸道标本）进行革兰染色和培养[4]。但这些培养的结果可能受先前或正进行的预防治疗的影响[2]。呼吸道有症状时应进行胸片和血氧饱和度测定[4]。有上呼吸道感染症状（鼻炎）或咳嗽的患者应进行呼吸道病毒检测[4]。如怀疑患者发生肺部曲霉菌感染，应考虑进一步的放射影像检查（如 CT 检查）[29]。为帮助确定给药剂量及监测治疗相关的毒性反应，应进行患者血细胞计数、电解质、凝血功能、C 反应蛋白和尿分析检验并评估器官（肝、肾）功能[4]。

近年来基于非培养诊断检测技术已取得明显进展，使其可帮助确定支持（某些情况下是排除）感染的诊断[95]。这些检测包括 C 反应蛋白[96-98]和降钙素原[98-100]测定。然而这些检测不是常规项目，在中性粒细胞减少癌症患者治疗中的意义不明确[4]。半乳甘露聚糖（曲霉病特异性）[101]和 β-D-葡聚糖检测可帮助确定真菌感染诊断[102,103]。连续的检测半乳甘露聚糖，已用于在侵袭性真菌感染出现明显

的症状和体征前开始对患者进行抗真菌治疗[104]。除开这些检测的敏感性和特异性存在争议外，半乳甘露聚糖和β-D-葡聚糖的检测结果还受到曾用过的和已在用的抗真菌药物的影响[29]。就目前而言，这些检查应严格限制在持续发热并排除其他病原菌感染的患者使用[4]。

定植细菌的意义

案例 75-1，问题 6：对 B. C. 常规棉拭子从腋窝、鼻咽部和直肠部位取样培养获得结果：杰氏棒杆菌（腋窝）、金黄色葡萄球菌（腋窝和口咽部）和屎肠球菌（直肠）。这些培养结果的意义是什么？如 B. C. 这样的患者应当常规连续地进行培养监测吗？

肿瘤患者的微生物定植及其感染受多种因素影响。从感染患者分离到的微生物既有内源性定植菌，也有住院期间获得的细菌[105]。导致细菌定植的因素包括：医护人员之间和患者之间的传播（如手卫生不及时充分）；直接从环境传播（如消毒不彻底的浴缸、水池和马桶）和食物（如生水和蔬菜）传播而来；吸入受污染的空气（如空调、通风系统）；静脉输液装置等。

为确定患者是否已获得潜在病原微生物及其发生的定植，可通过连续采集身体不同部位标本进行培养监测以实现；采集标本部位包括鼻咽部、腋窝、尿液和直肠。这种监测培养有助于达到感染控制的目的。但当患者未发生感染时，所获得的信息对临床的帮助很小。因此，出于控制感染的目标，监测培养一般仅限制用于特定的患者，这些病例应进行前鼻孔（针对 MRSA），或者直肠标本（针对万古霉素耐药肠球菌或多重耐药革兰氏阴性杆菌）监测培养。

简而言之，B. C. 的监测培养结果表明她也有数种与免疫抑制宿主感染相关的潜在致病菌定植，这些结果可能对决定治疗其发热的经验性抗菌药物选择并无帮助。

经验性抗菌药物治疗

原理

案例 75-1，问题 7：B. C. 应立即开始抗生素治疗吗？在既未确定发热原因，又未明确致病菌的情况下给予抗菌药物治疗合理吗？

伴有发热和/或其他感染症状和体征的中性粒细胞减少的癌症患者，应立即行风险评估并开始给予抗菌药物治疗。一经获得培养阳性结果，就应立即开始广谱抗菌药物治疗。即使未能获得培养结果，经验性抗菌治疗也不能延迟。早期的研究证明，未经治疗的革兰氏阴性菌感染的中性粒细胞减少患者，在发热开始后 24~48 小时内出现较高死亡率。继发于铜绿假单胞菌菌血症的大致死亡率为91%[6]。经验性的使用广谱抗菌药物，可显著降低感染相关病死率。这些观察结果强调需要尽早开始经验性抗菌药物治疗，以减少感染的发病率和致死率。

初始经验抗感染方案

案例 75-1，问题 8：当 B. C. 开始经验性治疗时，需要考虑哪些病原体和患者的个体因素？

由美国国家综合癌症网络（National Comprehensive Cancer Network，NCCN）[3]、美国感染性疾病学会（Infectious Diseases Society of America，IDSA）[4] 和欧洲医学肿瘤学会（European Society of Medical Oncology，ESMO）[14] 共同制定的实践指南，确定了治疗中性粒细胞减少肿瘤患者发热的抗菌药物的经验性选择。对感染部位或病原体不明确的患者，其理想的经验性治疗方案仍有争议。对需要静脉给药的高危患者常可选择单药治疗方案，包括选择一个具有抗假单胞菌活性的三代头孢菌素（如头孢他啶）或四代头孢菌素（如头孢吡肟），或抗假单胞菌的碳青霉烯类（如亚胺培南/西司他丁或美罗培南）[3,4,15]。对于临床状态不稳定的患者，初始治疗可额外加用其他抗菌药物（如氟喹诺酮类、氨基糖苷类和万古霉素）[4]。在这一患者人群中，替代的初始经验性静脉给药方案（不含万古霉素的方案）已有研究[3,4,14,15,34]。然而，这些经验性治疗方案的临床疗效无显著差异，因此大多数患者只需单药治疗。

最佳的抗菌谱

案例 75-1，问题 9：由于缺乏特定部位感染的体征和症状，对 B. C. 来说，合理的初始经验性抗感染治疗方案是什么？

尽管不断有新的抗菌药物被研发出来，但由于致病细菌谱及其对抗菌药物敏感性的变化，对发热中性粒细胞减少患者的经验性抗感染治疗是一个困难的问题。经验性抗感染治疗应当能够覆盖中性粒细胞减少肿瘤患者最常见分离的革兰氏阴性杆菌（如大肠埃希菌、肺炎克雷伯菌和铜绿假单胞菌）、葡萄球菌和草绿色链球菌[3,13]。因未经治疗的铜绿假单胞菌菌血症死亡率很高[65]，经验性抗感染治疗方案通常应包括具有抗假单胞菌强效的抗菌药物。

对某一具体患者选择初始的经验性抗感染方案时应综合考虑患者感染的风险、可能的病原菌、抗菌药物对特定感染部位的疗效和医疗机构病原菌耐药情况。对耐药模式的考虑在多重耐药病原体显著增多的地区尤其重要，这些病原体包括 MRSA、VRE、产超广谱 β-内酰胺酶细菌（如肺炎克雷伯菌和大肠埃希菌）[18]。需考虑的患者因素应包括病情稳定性、过敏因素、曾用或正用的抗菌药物和器官功能损害（如肾脏和肝脏）。应尽力鉴别低风险的患者，可对这些患者选用口服抗感染药物进行治疗。最后考虑剂量方案、费用、潜在的药物严重毒性等。治疗方案除具备广谱抗菌活性外，还应杀灭可能的致病菌。然而，目前仍缺乏在人体关于抑菌剂和杀菌剂效果比较的对照研究证据。

总之，包括监测培养分离到的多种微生物，均可能是 B. C. 的致病菌。这些与最初 48 小内的高死亡率相关的致病菌，在等待培养和药敏结果的同时进行经验性抗感染治疗。因此应立即对 B. C. 实施对常见分离的革兰氏阴性杆菌（包括铜绿假单胞菌）具备最佳活性的经验抗感染治疗方案。

口服抗菌药物

低风险的中性粒细胞减少伴发热的成人患者,可以口服抗感染药物治疗,作为初始治疗或在静脉治疗后作为维持治疗(序贯治疗)[2,4,106-108]。患者须耐受口服给药方式。一般采用口服抗感染治疗的患者必须是没有微生物学和其他临床感染的证据(除发热外)、病情稳定和能够被密切观察的患者。中性粒细胞计数小于 100 个/μl、具有下列任一情况的患者不宜采用口服抗感染治疗:严重合并症、院内感染、恶性肿瘤未控制、肺炎、HSCT 术后不久、脱水、低血压、慢性肺病、肝功能异常(>3 倍正常上限值)或肾功能异常(血清肌酐>2mg/dl)、体征和症状持续超过 7 日[4]。通过国际协作研究已成功建立了针对成人的风险评分系统,根据评分结果判定为低风险的患者可给予口服抗感染治疗[33]。

初始接受静脉药物治疗的低风险儿童患者,头孢克肟可作为一种有效地替代治疗方案[109],但目前还缺乏足够的证据推荐该药。头孢克肟对假单胞菌也缺乏活性。在这种情况下使用的大多数口服方案中,含氟喹诺酮类药物的方案一直是主流。已接受氟喹诺酮类药物预防的患者,则应排除在此方案外。对于低风险的中性粒细胞减少伴发热成人患者,口服环丙沙星联合阿莫西林-克拉维酸(两种药物均每 8 小时一次)是有效且常用的口服方案[110,111]。方案中的环丙沙星可用口服左氧氟沙星替换,如患者对 β-内酰胺类抗菌药物过敏,可使用口服克林霉素替代[112,113]。虽然使用莫西沙星可使方案简化,但其对假单胞菌无效,因此,该药只用于假单胞菌感染低风险的患者。

有足够家庭条件的患者(如离急救机构近,有救助电话)和希望回家治疗的患者应按门诊者予以静脉或口服治疗。治疗通常应在诊所或医院启动[4]。门诊患者在开始治疗的前 3 日连续进行监护,包括家庭护理或诊室访视,以了解治疗进展和发现问题。若监护期内患者病情稳定和治疗反应较好,后续可采用电话随访。

门诊者使用抗菌药物的指征与前面口服抗菌药物治疗的指征相似。因此,在门诊持续静脉使用抗菌药物的患者可视为低风险患者并密切随访。

单药静脉治疗

通常,对大多数中性粒细胞减少肿瘤患者的初始经验性治疗提倡使用具有抗假单胞菌活性的 β-内酰胺药物的静脉制剂(如抗假单胞菌的头孢菌素、碳青霉烯、或 β-内酰胺类/β 内酰胺酶抑制剂)单药治疗[3,4]。目前尚无令人信服的关于单药治疗比较优劣的数据报道。

抗假单胞菌头孢菌素类药物

头孢他啶单药治疗与联合治疗疗效相当。但这些临床试验的部分研究显示,头孢他啶对于明确的葡萄球菌和链球菌感染的疗效欠佳,经验性地加入抗葡萄球菌的糖肽类

药物(如万古霉素),可显著改善这些患者的临床转归。此外,产 1 型 β-内酰胺酶或超广谱 β-内酰胺酶的致病菌,尤其是革兰氏阴性菌(如肺炎克雷伯菌),头孢他啶单药治疗可能无作用。感染这些细菌可能与住院时间长或曾接受抗感染药物治疗有关。因此在常规给予头孢他啶单药治疗之前,应检查当地常见的革兰氏阴性致病菌的体外药物敏感性监测数据。

头孢吡肟是美国 FDA 批准可用于中性粒细胞减少发热患者经验性单药治疗的四代头孢菌素药物。与三代头孢相比较,其具有与主要由染色体介导的 β-内酰胺酶亲和力低的优势。与头孢他啶相似,头孢吡肟单药治疗中性粒细胞减少发热的成人和儿童患者的疗效已被许多随机对照试验评估。头孢吡肟较头孢他啶具有更强的抗革兰氏阳性菌(甲氧西林敏感葡萄球菌属、草绿色链球菌属和肺炎链球菌)活性,头孢吡肟较强的抗革兰氏阳性菌活性(相对于头孢他啶)可能会减少部分患者对万古霉素的经验使用的需求。然而该优势在 MRSA 高流行的医疗机构可以忽略不计,因头孢类药物(包括头孢吡肟在内,除头孢洛林外)对该病原体无抗菌活性。虽然有一篇 2007 年发表的 meta 分析认为,经头孢吡肟经验治疗中性粒细胞减少患者的死亡率增高[114,115],但根据美国 FDA 随后的分析结论,头孢吡肟组的死亡率与对照组并无显著差异。

碳青霉烯类药物

碳青霉烯类是唯一具有独特广谱活性的抗菌药物,其对大多数革兰氏阳性和革兰氏阴性菌及厌氧菌均有较好的抗菌活性。此外,碳青霉烯类可用于面临产超广谱 β-内酰胺酶革兰氏阴性菌(如肺炎克雷伯菌和大肠埃希菌)感染风险的患者。亚胺培南(与脱氢肽酶抑制剂西司他丁钠的复合制剂)和美罗培南是该类药物中目前已被研究可单药治疗性中性粒细胞减少发热患者的药物。

亚胺培南-西司他丁钠单药应用与 β-内酰胺类联合氨基糖苷类治疗的临床疗效评价比较研究,结果表明两者均有较好的疗效,亚胺培南-西司他丁钠的恶心、呕吐的发生较头孢他啶或美罗培南高[116,117]。消化道不良反应与剂量(3~4g/d)和输液速度均相关。肾功能正常的患者一般使用剂量为 2g/d(每 6 小时给药 1 次)。

美罗培南单药治疗中性粒细胞减少发热的成人和儿童患者的疗效评估结果,支持其单药应用作为中性粒细胞减少发热患者的经验治疗方案。美罗培南治疗中枢神经系统感染较亚胺培南更具优势(癫痫发生频率更少)。

虽然多利培南拥有相似的抗菌活性,但尚缺乏用于中性粒细胞减少患者的研究评估数据。厄他培南与其他碳青霉烯类相比,体外实验中未显示对不动杆菌属和包括铜绿假单胞菌的假单胞菌属细菌的抗菌活性,因此厄他培南不适合用于中性粒细胞减少发热患者的经验性治疗。当高度怀疑腹腔内存在感染时,应考虑抗厌氧菌活性强的(包括碳青霉烯)药物进行经验性治疗。

常规使用碳青霉烯类药物可能增加药物治疗成本(相对于头孢菌素)和增加发生碳青霉烯耐药的可能。因此,许多医疗机构选择将碳青霉烯类药物用于治疗经验治疗无

效、有第三代和第四代头孢菌素耐药的病原体感染史、临床上病情不稳定或抗菌谱范围需要覆盖抗厌氧菌的患者。

β-内酰胺类/β-内酰胺酶抑制剂

多个随机对照临床试验比较了哌拉西林/他唑巴坦单药治疗与其他不同的抗菌药物在中性粒细胞减少患者的疗效，公布的数据表明，哌拉西林/他唑巴坦的疗效与头孢吡肟相当[118,119]。虽然哌拉西林/他唑巴坦单药治疗的经验相对于抗假单胞菌的碳青霉烯和头孢菌素仍然不足，但仍是单药治疗的合理选择[4]。对于假单胞菌感染风险的患者，应使用较大剂量哌拉西林/他唑巴坦（肾功能正常成人患者，每 4 小时静脉注射 3.375g 或每 6 小时静脉注射 4.5g）[3]。使用哌拉西林/他唑巴坦可干扰用于包括曲霉菌等 IFIs 诊断的半乳甘露聚糖试验结果。

初始抗生素联合应用（除万古霉素外）

案例 75-2

问题 1：患者 B. L.，男，13 岁，持续疲乏、咽喉痛 3 周。初步检查显示贫血和血小板减少，白细胞计数 130 000 个/L，多为不成熟淋巴细胞。进一步检查表明，B. L. 患急性淋巴细胞白血病可能性大。初始缓解诱导治疗给予替尼泊苷联合阿糖胞苷，继以泼尼松、长春新碱和左旋门冬酰胺酶。治疗后第 7 日，B. L. 出现发热（39.1℃）和寒战。检查显示 ANC 为 48 个/μl，血肌酐为 1.0mg/dl，血 BUN 为 15mg/dl。医生想采用头孢他啶联合庆大霉素为 B. L. 开始经验性治疗。该联合方案在中性粒细胞减少发热患者的治疗意义是什么？不同的抗菌药物联合方案的疗效有差别吗？

在选用三、四代头孢菌素和碳青霉烯类之前，临床更倾向于联合使用抗菌药物治疗发热的中性粒细胞减少肿瘤患者，因其能覆盖更多的常见病原菌[3,120]。此外药物联用可能发挥协同作用[120,121]。但中性粒细胞减少患者的感染病原菌已经从革兰氏阴性菌向革兰氏阳性菌大幅转变，这些传统的联用方案的疗效已有限。尽管如此，一些临床医生仍喜欢以联合用药开始经验治疗，特别是对于临床病情不稳定的患者[3]。抗菌药物的联用是否能阻止细菌产生耐药性仍不清楚。

直到 20 世纪 80 年代，大多数中性粒细胞减少发热患者均接受包含一种氨基糖苷（庆大霉素、妥布霉素或阿米卡星）加一种 β-内酰胺类，如抗假单胞的青霉素类或三代头孢菌素的 2 类药物联合治疗。这种联用方案是用于中性粒细胞减少发热患者最常见的经验治疗方案的一种。

实施完成了许多研究以评价一个氨基糖苷药物联合一个抗假单胞菌的头孢菌素（头孢他啶和头孢吡肟）的疗效[3]。加有 β-内酰胺酶抑制剂的抗假单胞菌的青霉素类（与氨基糖苷类联用）也被认为是疗效相当的方案。研究表明全疗程的阿米卡星联合头孢他啶的疗效比短程（3 日）的阿米卡星联合全疗程的头孢他啶疗效更好[122]。然而，氨基糖苷类药物使用时间越长，相关毒性发生的可能越大。

由于碳青霉烯类药物更多的是评价其单药治疗应用于中性粒细胞减少患者的疗效，关于一个氨基糖苷类与亚胺培南-西司他丁或美罗培南联用的研究不多。在一项对这种联用方案的临床评价研究中，发现亚胺培南-西司他丁联用阿米卡星的疗效优于亚胺培南-西司他丁单用[123]。对于临床病情不稳定的患者，推荐碳青霉烯类药物（联合氨基糖苷类和万古霉素）进行初始经验性治疗。

因为氨基糖苷类具有对多种细菌的杀菌效能，通常被认为是联合用药方案的基础。然而加用氨基糖苷类药物意味着治疗药物监测的费用增加，使用氨基糖苷类进行经验治疗也并不总是会获得预期的疗效[123,124]，它可能增加了发生肾毒性和耳毒性的风险[124]，尤其是同时接受其他有肾毒性的药物（如顺铂和环孢霉素）治疗的患者。

案例 75-2,问题 2：治疗 7 日后，尽管施行了水化，B. L. 的 Scr 和 BUN 分别升至 2.0g/dl 和 45mg/dl。因为 B. L. 发生了肾毒性反应（考虑由氨基糖苷诱发），还能应用哪些联合用药方案（不包含氨基糖苷类药物）？这些方案与含有氨基糖苷类药物的方案一样有效吗？

如前所述，环丙沙星联用其他抗菌药物（一个氨基糖苷或一个具有抗假单胞菌活性的 β-内酰胺类）作为中性粒细胞减少发热患者可疑感染的初始经验治疗已得到充分研究[3,125-128]。环丙沙星与克林霉素可联用于因发生速发型过敏反应而不能接受含 β-内酰胺类药物的联用方案的患者[4]。但在这些研究中接受环丙沙星治疗患者的革兰氏阳性菌感染发生率出现增高。此外在体外研究显示，环丙沙星抗铜绿假单胞菌活性已呈显著下降（许多医疗机构<70%）。因此联合用药要使用环丙沙星，应选择与体外具有较强抗铜绿假单胞菌活性的药物联用。可供选择的，对于青霉素存在速发型过敏反应的患者，联用氨曲南和万古霉素可作为合理的经验治疗方案[4]。

初始经验性联合抗菌药物治疗只用于临床病情不稳定（低血压、心动过速、呼吸急促、精神状态改变等）的患者。对于这些患者，通常静脉给予抗假单胞的 β-内酰胺抗菌药物联合氨基糖苷类和万古霉素治疗。还可加用全身用抗真菌药物（如氟康唑或棘白菌素），特别是没有接受抗真菌药物预防的患者。

万古霉素经验性应用

案例 75-2,问题 3：B. L. 一开始采用了头孢他啶和万古霉素两药联用治疗，方案中加入万古霉素的理由是什么？

正如前面已讨论过的那样，革兰氏阳性细菌已是中性粒细胞减少患者的主要病原体。因为头孢菌素不具有抗耐甲氧西林金黄色葡萄菌的活性，因此经验性治疗方案中常加入万古霉素。临床金黄色葡萄球菌感染中由耐甲氧西林金黄色葡萄菌导致的比例正逐渐上升（一些医疗机构已达60%）。万古霉素的广泛使用使导致肠球菌中万古霉素耐药率上升的原因之一。最近已有较多万古霉素中度敏感和个别完全耐药感染病例报道,而万古霉素较高的谷浓度(>15μg/ml)与患者肾毒性相关。

主要因相关临床试验的观察终点存在差异,初始经验性治疗应用万古霉素的必要性仍有争议[129]。研究显示,在抗铜绿假单胞菌青霉素联合氨基糖苷的初始治疗方案中加用万古霉素后,中性粒细胞减少发热的肿瘤患者体温恢复更快,菌血症持续天数更少,治疗失败的概率更低[130,131];与之相似的是,万古霉素与头孢他啶联用的治疗效果优于头孢他啶单用或与其他药物联用[132]。但另外的研究结果表明,患者死亡率并不因延迟万古霉素的使用而增加[133-136]。一般认为在发热的最初48小时,金黄色葡萄球菌(大多为凝固酶阴性)感染的死亡率很低(<4%)。初始治疗未使用万古霉素的患者发生草绿色链球菌感染相关的死亡率较高[137],而一些草绿色链球菌对青霉素耐药或耐受[137,138]。总之,万古霉素可能用于这类感染或对青霉素过敏患者合理的替代治疗药物。

中性粒细胞减少发热患者初始经验治疗方案中是否应该加入万古霉素仍在讨论中[129]。一般不鼓励将万古霉素常规经验使用[3,4]。然而,对于侵袭性革兰氏阳性细菌(如草绿色链球菌)分离率高的医疗机构,初始经验治疗方案中应包括万古霉素。此外,对于严重侵袭性革兰氏阳性菌感染风险极高的患者,初始经验性治疗应给予万古霉素。上述患者包括临床疑导导管相关性感染、皮肤或软组织感染、肺炎、正接受强化化疗(如大剂量阿糖胞苷)发生严重黏膜损伤、或既往有β-内酰胺类耐药肺炎球菌或MRSA定植史、曾接受氟喹诺酮类或TMP-SMZ预防治疗如果发生感染、或血培养革兰氏阳性菌(在鉴定和药敏试验之前)、或脓毒血症无明确病原体等[4]。在包含氨基糖苷的联合治疗方案中加用万古霉素应谨慎,因为有数据表明同时使用万古霉素将增加氨基糖苷类药物的肾脏毒性[139]。近期研究发现,接受哌拉西林-他唑巴坦治疗的患者,联用万古霉素可增加患者发生肾毒性的风险[8,140-142]。

替代万古霉素抗革兰氏阳性菌的药物

侵袭性革兰氏阳性菌感染有多种治疗方案。利奈唑胺是可口服和静脉给药的噁唑烷酮类药物。一项比较了利奈唑胺和万古霉素用于经验性治疗安全性和有效性的随机、双盲试验[143]结果表明,利奈唑胺可导致血小板减少和继发中性粒细胞减少,特别疗程较长时(根据产品说明书,疗程>14日)更易出现。考虑到肿瘤化疗患者的骨髓储备减少,这些不良事件应当特别关注。此外,目前也不建议利奈唑胺用于治疗导管相关性感染(包括脓毒症)。该患者人群中出现利奈唑胺耐药肠球菌的现象也应引起重视。因此利奈唑胺主要用于中性粒细胞减少耐药或难治性革兰氏阳性菌感染(如MRSA或VRE)。泰地唑胺,一种有静脉和口服两种剂型的噁唑烷酮类药物。尽管泰地唑胺较利奈唑胺更具优势,包括血液系统不良反应及药物相互作用更少,但现在仍缺乏支持泰地唑胺用于这一人群的相关研究。此外,泰地唑胺目前也不推荐用于中性粒细胞减少患者。

奎奴普丁-达福普汀仅能静脉给药,其潜在的药物相互作用和患者耐受性(包括肌痛和关节痛)使其不能用于本病的经验治疗。达托霉素在体外对许多多重耐药革兰氏阳性菌(包括VRE和MRSA)具有较强抗菌作用。相较于一直应用的万古霉素,达托霉素治疗癌症患者的导管相关革兰氏阳性菌感染的早期治疗反应和总体疗效有所提高[144,145];达托霉素需要静脉给药且不能用于治疗肺炎。但该药在中性粒细胞减少人群中的应用尚缺乏研究。替加环素在体外具有很好的抗MRSA和VRE活性(包括许多革兰氏阴性菌和厌氧病原菌),对铜绿假单胞菌无作用,因此不考虑将其单药进行治疗。特拉万星是新的糖肽类药物,对某些革兰氏阳性菌(包括MRSA),但迄今为尚未见在中性粒细胞减少患者应用研究报告。头孢洛林是一种具有抗MRSA活性的头孢菌素,其最近获批用于治疗复杂性皮肤及皮肤组织感染、社区获得性肺炎[146-148]。然而,头孢洛林在中性粒细胞减少患者中应用的报道很少。此外,头孢洛林偶可导致中性粒细胞减少,常在大剂量和/或长疗程使用时发生。因此这些替代药物(达托霉素和利奈唑胺最常用)通常用于万古霉素不适用的情况(因为耐药或不耐受)[3,4]。

就B. L.而言,基于上述讨论对他经验性使用万古霉素不恰当,应当停止应用,除非培养结果表明有需要否则不能使用。

抗菌药物剂量、用法及监测

抗菌药物静脉间歇性输注、持续输注延长输注时间

案例75-2,问题4: B. L.的抗菌药物应该间歇性输注(即分次给予一定剂量)或连续输注?

β-内酰胺类抗生素的药效学活性呈现时间依赖性(即不受浓度影响),体外感染模型显示细菌暴露高于最低抑菌浓度(minimum inhibitory concentration, MIC)时间的延长能改善杀菌效果和提高患者生存率。基于这些研究结果及中性粒细胞减少癌症患者发生菌血症预后不良,实施完成了多个非对照、开放的临床研究以评估经验疑似感染的癌症患者治疗采用β-内酰胺类(如头孢他啶)静脉连续输注的效果[149-151]。还有研究使用美罗培南治疗中性粒细胞减少伴发热的患者,结果提示美罗培南延长输注的疗效可能优于传统输注方式[152]。然而,这种给药方法需要专用的静脉输液通道,除非另有其他的静脉给药通道,否则将限制B. L.接受妥布霉素的间歇性输注。与连续输注相反,特定的β-内酰胺类药物(尤其是碳青霉烯类、三代或四代头孢菌素或哌拉西林/他唑巴坦)延长输注时间(3~4小时)在多种感染药效学模型中均获得效果(特别是能提升药物浓度高于MIC的持续时间),在研究中表现出更好的疗效。然而,这在前瞻性、随机对照试验中未得到验证。此外,β-内酰胺类延时输注给药还可能降低给药总剂量,从而节约治疗支出。但支持这一策略的临床资料有限,也未特别在中性粒细胞减少伴感染的患者人群进行评估。

氨基糖类剂量合并给药(延长给药间隔或每日1次给药)

案例75-2,问题5:类似 B. L. 的中性粒细胞减少伴发热患者,氨基糖苷类药物剂量合并(每日1次)给药有何意义?

因为氨基糖苷类具有浓度依赖性的药效学特征和便易于给药,分别在动物和中性粒细胞减少患者完成了多个能够较好反映氨基糖苷类每日剂量单次合并给药的药动学特征和疗效的临床研究。结果显示阿米卡星[153,154]和庆大霉素[155,156]在中性粒细胞减少患者体内的药动学特征与其他人群相比无明显区别。包括阿米卡星、庆大霉素和妥布霉素的每日剂量合并已进行了临床试验,但其中大多数的研究并未设计比较氨基糖苷类每日1次合并给药与间歇给药方案的差异[157]。总之,所有研究均表明合并给药与传统给药相比疗效相似但肾毒性更小。因此,使用氨基糖苷类每日剂量单次给药经验性治疗中性粒细胞减少患者感染是合理的[157]。

影响疗效的宿主因素

案例75-2,问题6:哪些因素可能影响 B. L. 抗菌治疗的效果?

为达到中性粒细胞减少伴感染患者获得好的临床结局,最重要预后因素是粒细胞计数的恢复和适宜的抗感染治疗。严重顽固的中性粒细胞减少患者(治疗期间粒细胞数量始终<100个/μl 或者初始 ANC 100~500个/μl 但在治疗过程中持续下降)对抗菌药物的反应不及那些骨髓恢复的患者,所以初始粒细胞数量似乎没有治疗过程中粒细胞表现出恢复趋向重要。尽管其他骨髓恢复指标(比如绝对白细胞计数,绝对单核细胞计数或网织红细胞指数)要先于 ANC 500个/μl 的指标几日,但临床应用不及 ANC 广泛。感染部位同样也会影响治疗转归。感染性休克和肺炎与中性粒细胞减少菌血症患者高死亡率密切相关。

初始经验性抗菌治疗方案的调整

案例75-3

问题1:M. H. ,女,24岁,近期确诊为卵巢癌,化疗后呈现中性粒细胞减少(ANC<150个/μl)。中性粒细胞减少5日后出现高热38.3℃,随即使用每8小时静脉注射头孢他啶 2g 进行经验性治疗。尽管仍发热,48小时反馈初始培养结果阴性。M. H. 该继续沿用同样的治疗方案还是应该调整?培养结果对药物调整有何影响?经验治疗需持续多长时间?

初始经验治疗是否需要调整取决于患者的风险分组(如低风险 VS 高风险)、明确感染部位或致病菌、初始治疗的反应及临床病情的稳定性。如果病情无恶化或没有新发感染症状和体征,通常需要3~5日的经验性治疗,以确定经验性抗菌药物的初步疗效[4]。有恶性血液病或接受造血干细胞移植的患者,退热可能会延迟(最长可达5日)。在此期间,需每日对病史、体格检查、实验室检查结果、治疗反应和与抗菌药物相关的不良反应进行评估。如果明确了感染部位,怀疑或确定有细菌耐药或病情恶化,则需对初始经验性抗菌治疗做出调整。

过早停用抗菌药物可能使患者感染复发,并增加发生感染相关疾病的发病率和死亡率的风险。有研究将不明原因发热经验性治疗7日后退热的癌症患者随机分为停用组和抗菌治疗组两组[158]。结果显示,中性粒细胞减少缓解的患者无论是否继续抗菌治疗均未有感染复发。然而两组中中性粒细胞减少患者至 ANC>500个/μl 时,继续治疗组和停用抗菌药物组持续发热但无感染并发症的比例分别为94%和41%。因此,对于无明确感染来源的初始经验性治疗有效的患者,应继续用药至患者 ANC>500个/μl 并持续升高,且患者情况良好,体温正常至少24小时。对于体温正常且病情稳定但持续中性粒细胞减少的患者,可考虑继续口服抗菌药物治疗(如环丙沙星联合阿莫西林/克拉维酸)。如初始经验治疗方案中含万古霉素,若该方案适合则应继续该方案治疗。相反,若初始使用万古霉素不恰当,或体内培养结果、诊断或症状不支持继续使用万古霉素,则应该停止万古霉素治疗。

感染的确定

案例75-3,问题2:治疗第3日,M. H. 的体温恢复正常(36.4℃)。然而3日前采集的2组血培养结果均显示有耐甲氧西林但对万古霉素敏感的金黄色葡萄菌生长。她的 ANC 为170个/μl。其治疗该如何调整?抗菌治疗需持续多长时间?

如前所述,初始经验治疗的调整需根据培养结果、感染部位特异性和感染症状而定(表75-1)。例如,初始单药治疗未进行厌氧覆盖(常用一种碳霉烯类或哌拉西林他唑巴坦)可能使腹痛部位扩大。如怀疑为梭状芽孢杆菌导致腹泻时,应使用甲硝唑或口服万古霉素初始治疗[4]。水疱样变提示病毒性感染(例如单纯疱疹病毒或带状疱疹),应用阿洛韦后可能起效[14]。疑似静脉导管感染,只要可能应移除导管,并与皮肤及软组织感染一样需针对 MRSA 进行治疗[4]。肺炎治疗时抗菌药物覆盖范围应与医院相关感染治疗指南一致(见第67章)[159]。发生严重或威胁生命的肺部感染时,应增加抗真菌治疗(见表75-1)。分离到耐药致病原时治疗也需调整,如 MRSA 等革兰氏阳性耐药菌感染可用万古霉素、利奈唑胺或达托霉素治疗,且利奈唑胺和达托霉素还可用于耐万古霉素肠球菌(VRE)的治疗。对多重耐药的革兰氏阴性菌,碳青霉烯类常用于产超广谱 β-内酰胺类病原菌的治疗。而对于产碳青霉烯酶类肠杆菌,则需采用多黏菌素、黏菌素或替加环素治疗。

表 75-1

中性粒细胞减少伴发热患者抗感染和抗病毒药物的应用[a]

疾病状态	治疗[b]
初始经验性治疗(感染部位不明确)	
低风险(出现中性粒细胞减少≤7日,临床症状稳定,无并发症)	
药物口服治疗	成人:环丙沙星[a]+阿莫西林-克拉维酸钾;如青霉素过敏时克林霉素换用;莫西沙星 儿童:头孢克肟
需要静脉治疗	(参见下述高风险)
高风险(发生中性粒细胞减少>7日,临床症状不稳定或有并发症)	
	哌拉西林他唑巴坦、抗铜绿假单胞菌的碳青霉烯类[c]、头孢他啶、头孢吡肟 临床症状不稳定者:考虑加用氨基糖苷类、氟喹诺酮类或万古霉素
初始治疗的调整	
不明原因发热	
退热且培养结果为阴性	继续原抗菌药物治疗 低风险患者:如初始静脉注射,可考虑换为口服序贯给药
持续发热(2~4日)无临床 或微生物学感染证据	临床症状稳定:继续原抗菌药物治疗
	不稳定:住院(如为门诊病人),静脉给药治疗(如果初始为口服治疗),扩大抗菌谱包括 厌氧菌、耐药革兰氏阴性菌、耐药革兰氏阳性菌。考虑针对念珠菌属的抗真菌治疗;如曾 接受唑类抗真菌药预防治疗,应考虑抗霉菌治疗
	在第4~7日考虑经验性使用抗真菌药治疗,尤其是中性粒细胞减少>7日,或患者有其他 真菌感染风险因素存在
	如初始治疗未使用万古霉素:重新评估革兰氏阳性感染的风险,考虑加用
确诊的感染	
多药耐药致病原	MRSA:加用万古霉素、利奈唑胺或达托霉素[d] VRE:加用利奈唑胺或达托霉素 ESBL:换用碳青霉烯类;产碳青霉烯酶肠杆菌属:多黏菌素或替加环素
头、眼、耳、鼻、喉	
坏死性溃疡	如果初始治疗包含厌氧菌治疗(碳青霉烯类或 β-内酰胺/β-内酰胺酶抑制剂,如哌拉西 林/他唑巴坦),考虑加用克林霉素或甲硝唑或换用抗铜绿假单胞菌的碳青霉烯类(亚胺 培南西司他丁或美罗培南);考虑加用抗真菌或抗病毒治疗 HSV 感染
口腔疱疹病变	加用针对单纯疱疹病毒的抗病毒治疗
鹅口疮	加用抗真菌药(如氟康唑)治疗 如对氟康唑耐药,则考虑广谱唑类药物(泊沙康唑,伏立康唑)或棘白菌素药物
食管炎	(抗真菌治疗参见鹅口疮) 评估 CMV 感染的风险;如果有高风险,考虑用更昔洛韦或膦甲酸
窦腔胀痛、眶周蜂窝织炎、鼻 溃疡	如怀疑霉菌感染:加用两性霉素 B 脂质体剂型。使用万古霉素经验性治疗眶周蜂窝组 织,重新评估经验治疗方案的抗葡萄球菌活性,考虑应用万古霉素

表 75-1

中性粒细胞减少伴发热患者抗感染和抗病毒药物的应用[a]（续）

疾病状态	治疗[b]
胃肠道	
急性腹痛/肛周脓肿	如初始治疗未用碳青霉烯类或 β-内酰胺/β-内酰胺酶抑制剂（如哌拉西林-他唑巴坦），考虑加用甲硝唑或换用亚胺培南-西司他丁钠或美罗培南，保证覆盖铜绿假单胞菌以治疗肛周感染 直肠周围疼:考虑覆盖肠球菌感染（非定植），考虑抗真菌治疗
腹泻	如怀疑有或确定为艰难梭状芽孢杆菌感染，加用甲硝唑。严重和/或复杂梭状芽孢杆菌感染，应口服万古霉素 隔离确诊轮状病毒或诺如病毒感染患者
呼吸道	
肺炎	非典型病原体（支原体、军团菌）加用氟喹诺酮类或大环内酯类; 加用万古霉素或利奈唑胺（注意:达托霉素由于可被肺泡表面活性剂灭活，不用于肺炎治疗） 对于其他（特殊病原体）危险因素或临床/实验室感染证据的患者:考虑添加有抗霉菌活性的抗真菌药物 （季节性）考虑使用奥司他韦对抗流感 加用一个氨基糖苷类或换用抗铜绿假单胞菌的碳青霉烯类 PCP:使用 TMP-SMZ 或（对磺胺类药物过敏的患者）用喷他脒 CMV:高风险人群加用更昔洛韦 考虑流感暴发时，首选奥司他韦（优选）或按指征针对性用药
水泡样病变	HSV,VZV 治疗:阿昔洛韦,泛昔洛韦或伐昔洛韦
蜂窝组织炎或伤口感染	考虑加用万古霉素（或其他抗 MRSA）治疗
血管导管感染,植入等通道感染	立即拔除导管。经验性加用万古霉素（或抗 MRSA）治疗。根据培养和药敏试验结果调整治疗
中枢神经系统	具有抗假单胞菌活性的 β-内酰胺类（头孢吡肟、头孢他啶或美罗培南）联合万古霉素。如未使用美罗培南则加用氨苄西林
脑炎	大剂量阿昔洛韦
泌尿道	根据致病原和药敏结果进行治疗
血流感染	革兰氏阴性:加用氨基糖苷类药物和换用抗铜绿假单胞菌的碳青霉烯类 革兰氏阳性:加用万古霉素、利奈唑胺或达托霉素

[a] 除外接受过氟喹诺酮类药物预防治疗的患者。

[b] 所有调整都应基于临床和微生物学证据。

[c] 抗铜绿假单胞菌的碳青霉烯类是指亚胺培南-西司他丁或美罗培南。多利培南虽然体外显示出相当的抗菌活性，但尚无此类人群中应用的研究。

[d] 达普霉素不用于肺炎治疗。

CMV,巨细胞病毒;ESBL,超广谱 β 内酰胺酶;HSV,单纯性疱疹病毒;MRSA,耐甲氧西林金黄色葡萄球菌;PCP,肺孢子菌;TMP-SMZ,复方新诺明;VRE,耐万古霉素肠球菌;VZV,水痘带状疱疹病毒。

来源:National Comprehensive Cancer Network. Myeloid growth factors(version 1. 2015). www. nccn. org. Accessed September 4,2015;Freifeld A et al. Clinical practice guideline for the use of antimicrobial agents in neutropenic patients with cancer:2010 update by the Infectious Diseases Society of America. *Clin Infect Dis.* 2011;52:e56.

疗程长短应根据致病菌种类和感染部位而定（通常最长可达 14 日），或持续至患者 ANC ≥ 500/μl 并呈上升趋势[4]。

对于那些已明确感染但对调整治疗方案无反应的患者，应考虑是否有新感染灶或感染恶化。需再次进行临床、实验室和影像学检查。血流动力学不稳定的患者，需扩大抗菌谱，并考虑经验性使用抗真菌药治疗[4]。

病因不明的感染

案例 75-4

问题 1：S. B.，女，55 岁，确诊为慢性粒细胞白血病。因发热 4 日伴夜间盗汗入院。入院时体温 39.1℃，白细胞计数（WBC）为 100 000 个/μl，中性粒细胞（ANC）为 500 个/μl。已采血和尿标本进行培养。经验性使用头孢他啶开始治疗。随后 3 日，S. B. 仍持续发热和中性粒细胞减少。培养结均阴性。她的治疗应如何进行？

持续的发热可能由感染未获处理所致，也可能由非感染性疾病导致。除某些需要考虑抗真菌治疗的患者以外，临床病情稳定的患者通常不需要调整经验性治疗方案，除非出现病情变化或者培养结果有新的用药指针[3,4]。然而，血流动力学不稳定的持续发热患者，在无确定的感染源时，应调整治疗方案[160]，扩大抗菌谱以覆盖耐药革兰氏阳性菌及革兰氏阴性菌及厌氧菌[3,4]。采用头孢他啶或头孢吡肟单药初始治疗者可改为万古霉素联合抗铜绿假单胞菌的碳青霉烯类（如亚胺培南西司他丁或美罗培南）再联用一个氨基糖苷类或氨曲南或环丙沙星治疗[3,4]。针对念珠菌的抗菌治疗也应考虑在内（见案例 75-4，问题 3）。

案例 75-4，问题 2：治疗第 4 日，S. B. 始终感觉"不适"并诉出现腹痛。该主诉有何意义？她的抗感染治疗方案是否需要再次调整？

因 S. B. 新出现腹痛症状提示发生小肠结肠炎，其抗感染治疗方案应进行调整。虽然头孢吡肟的抗菌谱能覆盖几乎所有常见的革兰氏阴性病原菌，但对特定的革兰氏阳性菌和厌氧菌（如 MRSA 或 VRE）活性有限。应考虑将头孢吡肟改为亚胺培南/西司他丁或另一种对需氧菌和厌氧菌均有效的广谱抗菌药物。

案例 75-4，问题 3：S. B. 改为亚胺培南/西司他丁进行治疗，但仍持续低热，病情并未好转。S. B. 存在患系统性真菌感染的风险吗？真菌感染在中性粒细胞减少癌症患者有何意义？

抗真菌治疗

中性粒细胞减少伴发热的患者发生侵袭性真菌感染的概率因定义、检测方法、患者人群和先前是否预防性使用抗真菌药等差异而大幅变化。恶性血液病患者通常发生真菌

感染率高于实体瘤患者[136]。与细菌感染的风险因素相似，侵袭性真菌感染也与中性粒细胞减少的程度和持续时间密切相关[137-139]。绝大部分伴有中性粒细胞减少的癌症患者真菌感染由念珠菌属和曲霉菌属引起，其他少见但仍重要还有接合病菌（如毛霉菌和根霉属）及新出现（非白色念珠菌、毛孢子菌、马拉色菌、新型隐球菌和镰孢菌属）等致病真菌[137-139]。

系统性真菌感染的早期诊断和尽早治疗对患者的生存至关重要。但临床要准确并及时确诊侵袭性真菌感染仍是一大挑战。因此中性粒细胞减少并持续发热（4~7 日）患者即使使用广谱抗菌药治疗，也应考虑给予经验性抗真菌治疗，尤其是那些中性粒细胞减少超过 7 日的患者[4,161]。顽固性发热或血流动力学不稳定的患者应在早期（第 2~4 日）开始经验性抗真菌治疗[4]。

新的诊断检测方法（如 β-D-葡聚糖检验或半乳甘露聚糖分析），加上其他的诊断支持，使早期抢先治疗（即医疗机构在疾病症状出现前根据生物标志物证据进行治疗）成为可能[162]。这些技术也可帮助决定是否进行经验性抗真菌治疗，例如持续发热的患者在接受恰当抗菌治疗后临床症状稳定，无真菌感染的临床或影像学证据，血清学检测未显示侵袭性真菌感染，身体各部位也未发现真菌定植，因此该患者可能还应进行经验性抗真菌治疗[4,104]。

经验性抗真菌制剂的选择应考虑先前曾使用或正用的抗真菌预防治疗、真菌感染的风险、抗真菌相关毒性的危险、药物相互作用、给药途径、临床病情稳定性及费用等因素[23]。中性粒细胞减少癌症患者经验性抗真菌的临床研究结果很难评估，因为不同试验的设计存在差异，包括纳入了低风险人群、缺乏盲法、联用抗菌药物不一致模糊了抗真菌治疗的终点观察、先期预防性使用抗真菌药、安全性和有效性评价复合终点的使用及不同的终点评判标准[25]。尽管一些特定的研究显示经验性抗真菌治疗可以降低真菌相关的死亡，但对总死亡率没有影响[23]，尤其是对侵袭性真菌感染和顽固性中性粒细胞减少的患者更是如此。

对需要治疗的患者，抗真菌范围直接针对念珠菌属[4]。抗菌治疗 4~7 日后仍持续或再发热及中性粒细胞减少持续（超过 10 日）的高风险患者应考虑进行抗真菌治疗[4]。

案例 75-4，问题 4：S. B. 是否应考虑使用两性霉素 B 或阿昔洛韦治疗？

从经验上讲，两性霉素 B 脱氧胆酸盐（amphotericin B deoxycholate，AmBD）因其在体外显示有明确的抗绝大多数念珠菌属和曲霉菌属的活性，在这种情况下是最常用的。应用两性霉素 B 脂性制剂在治疗临床怀疑或确诊真菌感染的本病人群中的治疗作用已得到临床试验评价，较之于两性霉素 B 脱氧胆酸盐，两性霉素 B 脂质体（LAmB）[143-166]、两性霉素 B 脂质复合物[165]和两性霉素 B 胶体分散体[167]可减轻肾毒性，而且两性霉素 B 脂质体不易发生输液相关副作用[164]。尽管有限的数据提示 AmBD 持续滴注可降低肾毒性，但在确诊感染的患者中此种给药方法的疗效尚不清楚[168]。因此 AmBD 持续滴注不作为常规推荐。考虑到

可方便地获得其他药物,经验性应用两性霉素 B 通常保留用于其他抗真菌药治疗无效的真菌感染的高风险患者。开始两性霉素 B 经验性治疗时,通常在给药前应尽量降低肾毒性(如盐水稀释)、在输注前给予药物降低输注相关的不良反应。治疗过程中密切监护患者耐受性、肾功能和电解质。

氟康唑较两性霉素 B 更适用于病情稳定且真菌感染或耐药念珠菌(如 C. krusei 和 C. glabrata 的某些菌株)感染的低风险人群[4,169,170]。怀疑有真菌(曲霉病)感染的患者、血流动力学不稳定或曾接受唑类药物预防的患者不应再用氟康唑治疗。虽然伊曲康唑体外相对于两性霉素 B 显示出更强的抗曲霉菌活性和更小的肾毒性,但因其口服溶剂耐受性差、胶囊制剂的生物有效性不稳定、与其他唑类药物潜在的交叉耐药性、缺乏肠外给药方式和作为替代治疗考虑等限制了在临床的应用。泊沙康唑体外显示出对各种酵母菌和真菌的广谱抗真菌活性,目前已有口服和静脉给药两种剂型;伏立康唑(一种唑类抗真菌药较氟康唑抗曲霉菌和非白色念珠菌活性更强)在本病人群的应用已有临床研究报道。与 LAmB 比较,伏立康唑不满足预先设立的非劣效标准[166]。但仍有学者认为伏立康唑可以作为两性霉素 B 的替代药物用于有真菌感染风险需进行经验性抗真菌治疗的患者(曾接受唑类预防性用药)或用于怀疑有侵袭性念珠菌感染的患者[161]。因较氟康唑具有潜在的药物相互作用风险(包括免疫抑制剂和化疗药物)和不良事件(如光毒性和肝毒性),伏立康唑治疗期间需密切监测。严重肾功能不全患者禁用静脉给予伏立康唑。此外,疑有吸收不良的患者用泊沙康唑和伏立康唑时应考虑监测血药浓度[4,9]。最近,艾沙康唑(一种广谱三唑类抗真菌药物)已被批准用于侵袭性曲霉和毛霉菌感染的治疗[171]。该药有口服和静脉两种剂型。相较于伏立康唑,其具有较高的口服生物利用度、药代动力学可预测、药物相互作用更少。在治疗侵入性曲霉病感染上,艾沙康唑的疗效并不亚于伏立康唑。

棘白菌素类抗真菌药(如卡泊芬净、米卡芬净和阿尼芬净)体外具有抗念珠菌(包括非白色念珠菌)和曲霉菌的活性。用于本病人群的经验性抗真菌治疗时,与 LAmB 疗效至少相当[172,173]且卡泊芬净更易耐受,由于棘白菌素的安全性和抗真菌药性,因此被考虑用于需要初始经验性抗真菌治疗和真菌感染因风险增加(曾预防性使用唑类抗真菌药)的患者。FDA 现已批准卡泊芬净的这种应用。其他棘白菌素类抗真菌药物药(如米卡芬净和阿尼芬净)用于中性粒细胞减少伴发热患者的经验治疗尚缺乏公开的证据。

总之,经验性抗真菌治疗适用于中性粒细胞减少超过 7 日、且经恰当抗细菌治疗后持续发热(4~7 日)或再发烧的患者[4]。病情稳定的低风险患者没有必要常规采用抗真菌治疗[4]。持续发热患者如病情稳定、CT 检查无感染征、血清或培养阴性可暂不考虑抗真菌治疗[4]。正接受氟康唑预防性用药的患者需经验性抗真菌治疗时,应考虑使用具有抗唑类耐药念珠菌或真菌活性药物[4]。如果是采用抗真菌药进行预防,则应考虑换用其他类别的抗真菌药或换静脉给药治疗[4]。

抗病毒治疗

中性粒细胞减少发热的患者如缺乏病毒感染的证据不应经验性应用抗病毒治疗[4]。但临床存在皮肤或黏膜单纯疱疹或水痘带状疱疹感染时应当进行抗病毒治疗(如阿昔洛韦、伐昔洛韦)[4]。如使用口服治疗,通常伐昔洛韦优于阿昔洛韦,因其生物利用度更高,给药频次更少。巨细胞病毒不是中性粒细胞减少发热患者常见的致病源,除非患者正接受骨髓移植术[174]。然而,当患者明确有巨细胞病毒感染时(血清抗原、PCR 查 CMV DNA 或 mRNA 阳性),初始应给予更昔洛韦、缬更昔洛韦、膦甲酸或不常用的西多福韦治疗。因为更昔洛韦或缬更昔洛韦会导致或使加重中性粒细胞减少应用这些药物时需警示患者并密切监护。经验性使用神经氨酸酶抑制剂(如奥司他韦或扎那米韦)只能用于有流感病毒暴发或暴露于流感病毒的人群[4]。同样的,如果证实有呼吸道合胞病毒感染,也应选用适当的抗病毒药进行治疗[4]。

抗微生物辅助治疗

案例 75-4,问题 5:S. B 使用米卡芬净 2 日后热退,但仍中性粒细胞减少,ANC 480 个/μl。开始接受柔红霉素联合阿糖胞苷的诱导化疗方案治疗其慢性粒细胞白血病。在化疗后将进一步降低 ANC 7~9 日。有什么方法可以促进 S. B. 的骨髓恢复并缩短中性粒细胞减少的时间吗?

前面已经讨论过,中性粒细胞减少持续时间是影响中性粒细胞减少癌症患者预后的最重要因素。因此增强这类患者的免疫功能应给予足够的重视。

粒细胞输注

白细胞输注是强化患者防御感染最早应用的治疗措施之一。在 20 世纪 70 年代,粒细胞输注即作为辅助治疗手段用于经抗菌药物治疗 24~48 小时无效的持续中性粒细胞减少的感染患者。但由于获得足够数量可供输注的细胞较为困难,以及同种异体排斥反应和感染传播等问题,该方法的临床应用受限。加之白细胞输注的疗效存有争议,使得这一策略的应用减少[175]。因此粒细胞输注不宜常规用于这类人群。但经恰当的抗微生物治疗后现进展性细菌或真菌感染的患者可以考虑采用[3]。

造血细胞生长因子

因这类药物对其他感染相关指标(如发热时间长、抗菌药物使用和治疗费用)尚未显示有一致和显著的疗效,中性粒细胞减少发热患者使用 CSFs 作为抗菌药物的辅助治疗现仍有争议[4,31,83-85]。对于已经接受 CSFs 作为初级或二级预防的发热伴中性粒细胞减少的患者,可继续给予 CSFs[84]。已接受非格司亭作为一级或二级预防的患者不需要再接着使用 CFSs,因为高 CSF 浓度持续长期存在。

对于感染并发症风险较高且未接受 CSF 预防的患者可

考虑使用[3,85]。高风险因素包括对初始经验治疗无效的临床病情不稳定患者、中性粒细胞减少预计持续存在（≥7日）、严重中性粒细胞减少（ANC<100 个/μl）、年龄超过 65 岁、未控制的恶性肿瘤、脓毒症、多器官功能衰竭（脓毒症特征）及存在侵袭性真菌感染[84,85]。

免疫球蛋白

目前关于免疫球蛋白辅助治疗中性粒细胞减少的癌症患者特定感染的证据只有一些病例报告。继发于 CMV 的肺炎患者采用免疫球蛋白辅助治疗（联合更昔洛韦）可能获益。此外低丙种球蛋白症患者应考虑静脉补充免疫球蛋白 G。

应用 G-CSF 虽然可能缩短 S.B. 化疗诱导的中性粒细胞减少持续时间，但其病情稳定，故没有应用指征。

（刘耀 译，夏培元 校，夏培元 审）

参考文献

1. Bodey GP. The changing face of febrile neutropenia-from monotherapy to moulds to mucositis. Fever and neutropenia: the early years. *J Antimicrob Chemother.* 2009;63(Suppl 1):i3–13.
2. de Naurois J et al. Management of febrile neutropenia: ESMO Clinical Practice Guidelines. *Ann Oncol.* 2010;21(Suppl 5):v252–v256.
3. Network Comprehensive Cancer Network. Prevention and treatment of cancer-related infections (v2.2015). www.nccn.org. Accessed September 3, 2015.
4. Freifeld A et al. Clinical practice guidelines for the use of antimicrobial agents in neutropenic patients with cancer: 2010 update by the Infectious Diseases Society of America. *Clin Infect Dis.* 2011;52:427–431.
5. Bodey G. Quantitative relationships between circulating leukocytes and infection in patients with acute leukemia. *Ann Intern Med.* 1966;64:328–332.
6. Schimpff SC et al. Significance of Pseudomonas aeruginosa in the patient with leukemia or lymphoma. *J Infect Dis.* 1974;130(Suppl):S24–S31.
7. Boogaerts M et al. Intravenous and oral itraconazole versus intravenous amphotericin B deoxycholate as empirical antifungal therapy for persistent fever in neutropenic patients with cancer who are receiving broad-spectrum antibacterial therapy. A randomized, controlled trial. *Ann Intern Med.* 2001;135:412–422.
8. Gomes DM et al. Comparison of acute kidney injury during treatment with vancomycin in combination with piperacillin-tazobactam or cefepime. *Pharmacotherapy.* 2014;34:662–669.
9. Tomblyn M et al. Guidelines for preventing infectious complications among hematopoietic cell transplantation recipients: a global perspective. *Biol Blood Marrow Transplant.* 2009;15:1143–1238.
10. Crawford J et al. Hematopoietic growth factors: ESMO clinical practice guidelines for the applications. *Ann Oncol.* 2010;21:248–251.
11. Stuck AE et al. Risk of infectious complications in patients taking glucocorticosteroids. *Rev Infect Dis.* 1989;11:954–963.
12. Zanfi C et al. Daclizumab and alemtuzumab as induction agents in adult intestinal and multivisceral transplantation: rejection and infection rates in 40 recipients during the early postoperative period. *Transplant Proc.* 2010;42:35–38.
13. Park SH et al. Infectious complications associated with alemtuzumab use for allogeneic hematopoietic stem cell transplantation: comparison with anti-thymocyte globulin. *Transpl Infect Dis.* 2009;11:413–423.
14. Marti FM et al. Management of febrile neutropenia: ESMO clinical recommendations. *Ann Oncol.* 2009;20(Suppl 4):166–169.
15. Hughes WT et al. 2002 guidelines for the use of antimicrobial agents in neutropenic patients with cancer. *Clin Infect Dis.* 2002;34:730–751.
16. Barton TD, Schuster MG. The cause of fever following resolution of neutropenia in patients with acute leukemia. *Clin Infect Dis.* 1996;22:1064–1068.
17. Rolston KV. Challenges in the treatment of infections caused by gram-positive and gram-negative bacteria in patients with cancer and neutropenia. *Clin Infect Dis.* 2005;40(Suppl 4):S246–S252.
18. Ramphal R. Changes in the etiology of bacteremia in febrile neutropenic patients and the susceptibilities of the currently isolated pathogens. *Clin Infect Dis.* 2004;39:S25–S31.
19. Cordonnier C et al. Epidemiology and risk factors for gram-positive coccal infections in neutropenia: toward a more targeted antibiotic strategy. *Clin Infect Dis.* 2003;36:149–158.
20. Mathur P et al. A study of bacteremia in febrile neutropenic patients at a tertiary-care hospital with special reference to anaerobes. *Med Oncol.* 2002;19:267–272.
21. Bollee G et al. Clinical picture of Pneumocystis jiroveci pneumonia in cancer patients. *Chest.* 2007;132:1305–1310.
22. Thomas CF Jr, Limper AH. Pneumocystis pneumonia. *N Engl J Med.* 2004;350:2487–2498.
23. Wingard JR. Empirical antifungal therapy in treating febrile neutropenic patients. *Clin Infect Dis.* 2004;39:S38–S43.
24. Bohme A et al. Treatment of invasive fungal infections in cancer patients—recommendations of the Infectious Diseases Working Party (AGIHO) of the German Society of Hematology and Oncology (DGHO). *Ann Hematol.* 2009;88:97–110.
25. Bennett JEP. Forum report: issues in clinical trials of empirical antifungal therapy in treating febrile neutropenic patients. *Clin Infect Dis.* 2003;36:S117–S122.
26. Hagen EA et al. High rate of invasive fungal infections following nonmyeloablative allogeneic transplantation. *Clin Infect Dis.* 2003;36:9–15.
27. Martino R, Subira M. Invasive fungal infections in hematology: new trends. *Ann Hematol.* 2002;81:233–243.
28. Ninin E et al. Longitudinal study of bacterial, viral, and fungal infections in adult recipients of bone marrow transplants. *Clin Infect Dis.* 2001;33:41–47.
29. Walsh TJ et al. Treatment of aspergillosis: clinical practice guidelines of the Infectious Diseases Society of America. *Clin Infect Dis.* 2008;46:327–360.
30. Hahn-Ast C et al. Overall survival and fungal infection-related mortality in patients with invasive fungal infection and neutropenia after myelosuppressive chemotherapy in a tertiary care centre from 1995 to 2006. *J Antimicrob Chemother.* 2010;65:761–768.
31. Aapro MS et al. 2010 update of EORTC guidelines for the use of granulocyte-colony stimulating factor to reduce the incidence of chemotherapy-induced febrile neutropenia in adult patients with lymphoproliferative disorders and solid tumours. *Eur J Cancer.* 2011;47(1):8–32.
32. Flowers CR et al. Antimicrobial prophylaxis and outpatient management of fever and neutropenia in adults treated for malignancy: American Society of Clinical Oncology clinical practice guideline. *J Clin Oncol.* 2013;31:794–810.
33. Klastersky J et al. The Multinational Association for Supportive Care in Cancer risk index: a multinational scoring system for identifying low-risk febrile neutropenic cancer patients. *J Clin Oncol.* 2000;18:3038–3051.
34. Feld R et al. Methodology for clinical trials involving patients with cancer who have febrile neutropenia: updated guidelines of the Immunocompromised Host Society/Multinational Association for Supportive Care in Cancer, with emphasis on outpatient studies. *Clin Infect Dis.* 2002;35:1463–1468.
35. Schimpff SC et al. Infection prevention in acute nonlymphocytic leukemia. Laminar air flow room reverse isolation with oral, nonabsorbable antibiotic prophylaxis. *Ann Intern Med.* 1975;82:351–358.
36. Young GA et al. A double-blind comparison of fluconazole and nystatin in the prevention of candidiasis in patients with leukaemia. Antifungal Prophylaxis Study Group. *Eur J Cancer.* 1999;35:1208–1213.
37. Owens NJ et al. Prophylaxis of oral candidiasis with clotrimazole troches. *Arch Intern Med.* 1984;144:290–293.
38. Akiyama H et al. Fluconazole versus oral amphotericin B in preventing fungal infection in chemotherapy-induced neutropenic patients with haematological malignancies. *Mycoses.* 1993;36:373–378.
39. Drew R. Potential role of aerosolized amphotericin B formulations in the prevention and adjunctive treatment of invasive fungal infections. *Int J Antimicrob Agents.* 2006;27(Suppl 1):36–44.
40. Rijnders BJ et al. Aerosolized liposomal amphotericin B for the prevention of invasive pulmonary aspergillosis during prolonged neutropenia: a randomized, placebo-controlled trial. *Clin Infect Dis.* 2008;46:1401–1408.
41. Maertens J et al. European guidelines for antifungal management in leukemia and hematopoietic stem cell transplant recipients: summary of the ECIL 3—2009 Update. *Bone Marrow Transplant.* 2011;46(5):709–718.
42. Gotzsche PC, Johansen HK. Routine versus selective antifungal administration for control of fungal infections in patients with cancer. *Cochrane Database Syst Rev.* 2002;(9):CD000026.
43. Bodey GP et al. Antifungal prophylaxis during remission induction therapy for acute leukemia fluconazole versus intravenous amphotericin B. *Cancer.* 1994;73:2099–2106.
44. Mattiuzzi GN et al. Liposomal amphotericin B versus the combination of fluconazole and itraconazole as prophylaxis for invasive fungal infections during induction chemotherapy for patients with acute myelogenous leukemia and myelodysplastic syndrome. *Cancer.* 2003;97:450–456.

45. Nucci M et al. A double-blind, randomized, placebo-controlled trial of itraconazole capsules as antifungal prophylaxis for neutropenic patients. *Clin Infect Dis*. 2000;30:300–305.

46. Menichetti F et al. Itraconazole oral solution as prophylaxis for fungal infections in neutropenic patients with hematologic malignancies: a randomized, placebo-controlled, double-blind, multicenter trial. GIMEMA Infection Program. Gruppo Italiano Malattie Ematologiche dell' Adulto. *Clin Infect Dis*. 1999;28:250–255.

47. Harousseau JL et al. Itraconazole oral solution for primary prophylaxis of fungal infections in patients with hematological malignancy and profound neutropenia: a randomized, double-blind, double-placebo, multicenter trial comparing itraconazole and amphotericin B. *Antimicrob Agents Chemother*. 2000;44:1887–1893.

48. Winston DJ et al. Intravenous and oral itraconazole versus intravenous and oral fluconazole for long-term antifungal prophylaxis in allogeneic hematopoietic stem-cell transplant recipients: a multicenter, randomized trial. *Ann Intern Med*. 2003;138:705–713.

49. Marr KA et al. Itraconazole versus fluconazole for prevention of fungal infections in patients receiving allogeneic stem cell transplants. *Blood*. 2004;103:1527–1533.

50. Chandrasekar PH, Gatny CM. Effect of fluconazole prophylaxis on fever and use of amphotericin in neutropenic cancer patients. Bone Marrow Transplantation Team. *Chemotherapy*. 1994;40:136–143.

51. Goodman JL et al. A controlled trial of fluconazole to prevent fungal infections in patients undergoing bone marrow transplantation. *N Engl J Med*.1992;326:845–851.

52. Ellis ME et al. Controlled study of fluconazole in the prevention of fungal infections in neutropenic patients with haematological malignancies and bone marrow transplant recipients. *Eur J Clin Microbiol Infect Dis*. 1994;13:3–11.

53. Winston DJ et al. Fluconazole prophylaxis of fungal infections in patients with acute leukemia. Results of a randomized placebo-controlled, double-blind, multicenter trial. *Ann Intern Med*. 1993;118:495–503.

54. Safdar A et al. Hematogenous infections due to *Candida parapsilosis*: changing trends in fungemic patients at a comprehensive cancer center during the last four decades. *Diagn Microbiol Infect Dis*. 2002;44:11–16.

55. Cornely OA et al. Posaconazole vs. fluconazole or itraconazole prophylaxis in patients with neutropenia. *N Engl J Med*. 2007;356:348–359.

56. Ullmann AJ et al. Posaconazole or fluconazole for prophylaxis in severe graft-versus-host disease. *N Engl J Med*. 2007;356:335–347.

57. Krishna G et al. Pharmacokinetics and absorption of posaconazole oral suspension under various gastric conditions in healthy volunteers. *Antimicrob Agents Chemother*. 2009;53:958–966.

58. Duarte RF et al. Phase 1b study of new posaconazole tablet for prevention of invasive fungal infections in high-risk patients with neutropenia. *Antimicrob Agents Chemother*. 2014;58:5758–5765.

59. Gubbins PO et al. Pharmacokinetics and safety of oral posaconazole in neutropenic stem cell transplant recipients. *Antimicrob Agents Chemother*. 2006;50:1993–1999.

60. Wingard JR et al. Results of a randomized, double-blind trial of fluconazole vs. voriconazole for the prevention of invasive fungal infections in 600 allogeneic blood and marrow transplant patients. *Blood*. 2007;110:55a.

61. Vehreschild JJ et al. A double-blind trial on prophylactic voriconazole (VRC) or placebo during induction chemotherapy for acute myelogenous leukaemia (AML). *J Infect*. 2007;55:445–449.

62. Wingard JR et al. Randomized, double-blind trial of fluconazole versus voriconazole for prevention of invasive fungal infection after allogeneic hematopoietic cell transplantation. *Blood*. 2010;116:5111–5118.

63. van Burik JA et al. Micafungin versus fluconazole for prophylaxis against invasive fungal infections during neutropenia in patients undergoing hematopoietic stem cell transplantation. *Clin Infect Dis*. 2004;39:1407–1416.

64. Marr KA et al. Prolonged fluconazole prophylaxis is associated with persistent protection against candidiasis-related death in allogeneic marrow transplant recipients: long-term follow-up of a randomized, placebo-controlled trial. *Blood*. 2000;96:2055–2061.

65. Ashbee HR et al. Therapeutic drug monitoring (TDM) of antifungal agents: guidelines from the British Society for Medical Mycology. *J Antimicrob Chemother*. 2014;69:1162–1176.

66. Andes D et al. Antifungal therapeutic drug monitoring: established and emerging indications. *Antimicrob Agents Chemother*. 2009;53:24–34.

67. Trimethoprim-sulfamethoxazole in the prevention of infection in neutropenic patients. EORTC International Antimicrobial Therapy Project Group. *J Infect Dis*. 1984;150:372–379.

68. Hughes WT et al. Successful intermittent chemoprophylaxis for *Pneumocystis carinii* pneumonitis. *N Engl J Med*. 1987;316:1627–1632.

69. Arning M et al. Infection prophylaxis in neutropenic patients with acute leukaemia—a randomized, comparative study with ofloxacin, ciprofloxacin and co-trimoxazole/colistin. *J Antimicrob Chemother*. 1990;26(Suppl D):137–142.

70. Elting LS et al. Septicemia and shock syndrome due to viridans streptococci: a case-control study of predisposing factors. *Clin Infect Dis*. 1992;14:1201–1207.

71. Gafter-Gvili A et al. Effect of quinolone prophylaxis in afebrile neutropenic patients on microbial resistance: systematic review and meta-analysis. *J Antimicrob Chemother*. 2007;59:5–22.

72. Cullen M et al. Prevention of febrile neutropenia: use of prophylactic antibiotics. *Br J Cancer*. 2009;101(Suppl 1):S11–S4.

73. Carratala J et al. Emergence of quinolone-resistant Escherichia coli bacteremia in neutropenic patients with cancer who have received prophylactic norfloxacin. *Clin Infect Dis*. 1995;20:557–560.

74. Horvathova Z et al. Bacteremia due to methicillin-resistant staphylococci occurs more frequently in neutropenic patients who received antimicrobial prophylaxis and is associated with higher mortality in comparison to methicillin-sensitive bacteriemia. *Int J Antimicrob Agents*. 1998;10:55–58.

75. Oppenheim BA et al. Outbreak of coagulase negative staphylococcus highly resistant to ciprofloxacin in a leukaemia unit. *BMJ*. 1989;299:294–297.

76. Gafter-Gvili A et al. Meta-analysis: antibiotic prophylaxis reduces mortality in neutropenic patients. *Ann Intern Med*. 2005;142:979–995.

77. Oshima K et al. One-year low-dose valacyclovir as prophylaxis for varicella zoster virus disease after allogeneic hematopoietic stem cell transplantation. A prospective study of the Japan Hematology and Oncology Clinical Study Group. *Transpl Infect Dis*. 2010;12(5):421–427.

78. Takenaka K et al. Oral valganciclovir as preemptive therapy is effective for cytomegalovirus infection in allogeneic hematopoietic stem cell transplant recipients. *Int J Hematol*. 2009;89:231–237.

79. Einsele H et al. Oral valganciclovir leads to higher exposure to ganciclovir than intravenous ganciclovir in patients following allogeneic stem cell transplantation. *Blood*. 2006;107:3002–3008.

80. Ayala E et al. Valganciclovir is safe and effective as pre-emptive therapy for CMV infection in allogeneic hematopoietic stem cell transplantation. *Bone Marrow Transplant*. 2006;37:851–856.

81. Busca A et al. Oral valganciclovir as preemptive therapy for cytomegalovirus infection post allogeneic stem cell transplantation. *Transpl Infect Dis*. 2007;9:102–107.

82. van der Heiden PL et al. Oral valganciclovir as pre-emptive therapy has similar efficacy on cytomegalovirus DNA load reduction as intravenous ganciclovir in allogeneic stem cell transplantation recipients. *Bone Marrow Transplant*. 2006;37:693–698.

83. Smith TJ et al. Recommendations for the use of white blood cell growth factors: American Society of Clinical Oncology Clinical Practice Guideline Update. *J Oncol Pract*. 2015;33(28):3199–3212.

84. National Comprehensive Cancer Network. Myeloid growth factors (version 1.2015). www.nccn.org. Accessed September 4, 2015.

85. Crawford J et al. Hematopoietic growth factors: ESMO recommendations for the applications. *Ann Oncol*. 2009;20(Suppl 4):162–165.

86. Smith TJ et al. 2006 update of recommendations for the use of white blood cell growth factors: an evidence-based clinical practice guideline. *J Clin Oncol*. 2006;24:3187–3205.

87. Oncology NCCNCPGi. Myeloid growth factors (v.1.2010). http://wwwnccnorg/professionals/physician_gls/pdf/myeloid_growthpdf. Accessed June 21, 2010.

88. Bunn PA Jr et al. Chemoradiotherapy with or without granulocyte-macrophage colony-stimulating factor in the treatment of limited-stage small-cell lung cancer: a prospective phase III randomized study of the Southwest Oncology Group. *J Clin Oncol*. 1995;13:1632–1641.

89. Staar S et al. Intensified hyperfractionated accelerated radiotherapy limits the additional benefit of simultaneous chemotherapy—results of a multicentric randomized German trial in advanced head-and-neck cancer. *Int J Radiat Oncol Biol Phys*. 2001;50:1161–1171.

90. Aapro M et al. Prophylaxis of chemotherapy-induced febrile neutropenia with granulocyte colony-stimulating factors: where are we now? *Support Care Cancer*. 2010;18:529–541.

91. Seidel MG et al. Randomized phase III study of granulocyte transfusions in neutropenic patients. *Bone Marrow Transplant*. 2008;42:679–684.

92. Bodey GP. Unusual presentations of infection in neutropenic patients. *Int J Antimicrob Agents*. 2000;16:93–95.

93. Sickles EA et al. Clinical presentation of infection in granulocytopenic patients. *Arch Intern Med*. 1975;135:715–719.

94. Malik I et al. Clinical characteristics and therapeutic outcome of patients with febrile neutropenia who present in shock: need for better strategies. *J Infect*. 2001;42:120–125.

95. Chen SC, Kontoyiannis DP. New molecular and surrogate biomarker-based tests in the diagnosis of bacterial and fungal infection in febrile neutropenic patients. *Curr Opin Infect Dis*. 2010;23(6):567–577.

96. Sato M et al. Prediction of infectious events by high-sensitivity C-reactive protein level before undergoing chemotherapy for acute myeloid leukaemia. *Scand J Infect Dis*. 2010;42:97–101.

97. Avabratha KS et al. Significance of C-reactive protein during febrile neutropenia in pediatric malignancies. *Indian Pediatr*. 2009;46:797–799.

98. Martinez-Albarran M et al. Procalcitonin and C-reactive protein serum levels as markers of infection in a pediatric population with febrile neutropenia and cancer. *Pediatr Hematol Oncol*. 2009;26:414–425.

99. Sakr Y et al. The role of procalcitonin in febrile neutropenic patients: review of the literature. *Infection*. 2008;36:396–407.

100. Carnino L et al. Procalcitonin as a predictive marker of infections in chemoinduced neutropenia. *J Cancer Res Clin Oncol*. 2010;136:611–615.

101. Penack O et al. Aspergillus galactomannan testing in patients with long-term neutropenia: implications for clinical management. *Ann Oncol*. 2008;19:984–989.

102. Verweij PE et al. The changing face of febrile neutropenia-from monotherapy to moulds to mucositis. Moulds: diagnosis and treatment. *J Antimicrob Chemother*. 2009;63(Suppl 1):i31–i35.

103. Girmenia C et al. Clinically driven diagnostic antifungal approach in neutropenic patients: a prospective feasibility study. *J Clin Oncol*. 2010;28:667–674.

104. Maertens J et al. Preemptive antifungal therapy: still a way to go. *Curr Opin Infect Dis*. 2006;19:551–556.

105. Segal BH et al. Antibacterial prophylaxis in patients with neutropenia. *J Natl Compr Canc Netw*. 2007;5:235–242.

106. Castagnola E et al. Clinical and laboratory features predicting a favorable outcome and allowing early discharge in cancer patients with low-risk febrile neutropenia: a literature review. *J Hematother Stem Cell Res*. 2000;9:645–649.

107. Koh A, Pizzo PA. Empirical oral antibiotic therapy for low risk febrile cancer patients with neutropenia. *Cancer Invest*. 2002;20:420–433.

108. Vidal L et al. Oral versus intravenous antibiotic treatment for febrile neutropenia in cancer patients. *Cochrane Database Syst Rev*. 2013;(10):CD003992.

109. Paganini HR et al. Oral administration of cefixime to lower risk febrile neutropenic children with cancer. *Cancer*. 2000;88:2848–2852.

110. Freifeld A et al. A double-blind comparison of empirical oral and intravenous antibiotic therapy for low-risk febrile patients with neutropenia during cancer chemotherapy. *N Engl J Med*. 1999;341:305–311.

111. Kern WV et al. Oral versus intravenous empirical antimicrobial therapy for fever in patients with granulocytopenia who are receiving cancer chemotherapy. International Antimicrobial Therapy Cooperative Group of the European Organization for Research and Treatment of Cancer. *N Engl J Med*. 1999;341:312–318.

112. Rolston KV et al. Oral moxifloxacin for outpatient treatment of low-risk, febrile neutropenic patients. *Support Care Cancer*. 2010;18:89–94.

113. Kern WV et al. Oral antibiotics for fever in low-risk neutropenic patients with cancer: a double-blind, randomized, multicenter trial comparing single daily moxifloxacin with twice daily ciprofloxacin plus amoxicillin/clavulanic acid combination therapy—EORTC infectious diseases group trial XV. *J Clin Oncol*. 2013;31:1149–1156.

114. Yahav D et al. Efficacy and safety of cefepime: a systematic review and meta-analysis. *Lancet Infect Dis*. 2007;7:338–348.

115. Paul M et al. Empirical antibiotic monotherapy for febrile neutropenia: systematic review and meta-analysis of randomized controlled trials. *J Antimicrob Chemother*. 2006;57:176–189.

116. Freifeld AG et al. Monotherapy for fever and neutropenia in cancer patients: a randomized comparison of ceftazidime versus imipenem. *J Clin Oncol*. 1995;13:165–176.

117. Raad II et al. How should imipenem-cilastatin be used in the treatment of fever and infection in neutropenic cancer patients? *Cancer*. 1998;82:2449–2458.

118. Bow EJ et al. A randomized, open-label, multicenter comparative study of the efficacy and safety of piperacillin-tazobactam and cefepime for the empirical treatment of febrile neutropenic episodes in patients with hematologic malignancies. *Clin Infect Dis*. 2006;43:447–459.

119. Corapcioglu F et al. Monotherapy with piperacillin/tazobactam versus cefepime as empirical therapy for febrile neutropenia in pediatric cancer patients: a randomized comparison. *Pediatr Hematol Oncol*. 2006;23:177–186.

120. Ohyashiki K. Monotherapy versus dual therapy based on risk categorization of febrile neutropenic patients. *Clin Infect Dis*. 2004;39(Suppl 1):S56–S58.

121. De Jongh CA et al. Antibiotic synergism and response in gram-negative bacteremia in granulocytopenic cancer patients. *Am J Med*. 1986;80:96–100.

122. The EORTC International Antimicrobial Therapy Cooperative Group. Ceftazidime combined with a short or long course of amikacin for empirical therapy of gram-negative bacteremia in cancer patients with granulocytopenia. *N Engl J Med*. 1987;317:1692–1698.

123. Furno P et al. Monotherapy or aminoglycoside-containing combinations for empirical antibiotic treatment of febrile neutropenic patients: a meta-analysis. *Lancet Infect Dis*. 2002;2:231–242.

124. Paul M et al. Beta-lactam versus beta-lactam-aminoglycoside combination therapy in cancer patients with neutropaenia. *Cochrane Database Syst Rev*. 2002;(2):CD003038.

125. Griggs JJ et al. Ciprofloxacin plus piperacillin is an equally effective regimen for empiric therapy in febrile neutropenic patients compared with standard therapy. *Am J Hematol*. 1998;58:293–297.

126. Peacock JE et al. Ciprofloxacin plus piperacillin compared with tobramycin plus piperacillin as empirical therapy in febrile neutropenic patients. A randomized, double-blind trial. *Ann Intern Med*. 2002;137:77–87.

127. Flaherty JP et al. Multicenter, randomized trial of ciprofloxacin plus azlocillin versus ceftazidime plus amikacin for empiric treatment of febrile neutropenic patients. *Am J Med*. 1989;87:278S–282S.

128. Chan CC et al. Randomized trial comparing ciprofloxacin plus netilmicin versus piperacillin plus netilmicin for empiric treatment of fever in neutropenic patients. *Antimicrob Agents Chemother*. 1989;33:87–91.

129. Paul M et al. Empirical antibiotics targeting Gram-positive bacteria for the treatment of febrile neutropenic patients with cancer. *Cochrane Database Syst Rev*. 2014;(1):CD003914.

130. Shenep JL et al. Vancomycin, ticarcillin, and amikacin compared with ticarcillin-clavulanate and amikacin in the empirical treatment of febrile, neutropenic children with cancer. [comment]. *N Engl J Med*. 1988;319:1053–1058.

131. Karp JE et al. Empiric use of vancomycin during prolonged treatment-induced granulocytopenia. Randomized, double-blind, placebo-controlled clinical trial in patients with acute leukemia. *Am J Med*. 1986;81:237–242.

132. Kramer BS et al. Randomized comparison between two ceftazidime-containing regimens and cephalothin-gentamicin-carbenicillin in febrile granulocytopenic cancer patients. *Antimicrob Agents Chemother*. 1986;30:64–68.

133. Dompeling EC et al. Early identification of neutropenic patients at risk of grampositive bacteraemia and the impact of empirical administration of vancomycin. *Eur J Cancer*. 1996;32A:1332–1339.

134. Koya R et al. Analysis of the value of empiric vancomycin administration in febrile neutropenia occurring after autologous peripheral blood stem cell transplants. *Bone Marrow Transplant*. 1998;21:923–926.

135. Granowetter L et al. Ceftazidime with or without vancomycin vs. cephalothin, carbenicillin and gentamicin as the initial therapy of the febrile neutropenic pediatric cancer patient. *Pediatr Infect Dis J*. 1988;7:165–170.

136. Paul M et al. Additional anti-Gram-positive antibiotic treatment for febrile neutropenic cancer patients. *Cochrane Database Syst Rev*. 2005;(3):CD003914.

137. Shenep JL. Viridans-group streptococcal infections in immunocompromised hosts. [Review] [92 refs]. *Int J Antimicrob Agents*. 2000;14:129–135.

138. Kennedy HF et al. Antimicrobial susceptibility of blood culture isolates of viridans streptococci: relationship to a change in empirical antibiotic therapy in febrile neutropenia. *J Antimicrob Chemother*. 2001;47:693–696.

139. Rybak MJ et al. Prospective evaluation of the effect of an aminoglycoside dosing regimen on rates of observed nephrotoxicity and ototoxicity. *Antimicrob Agents Chemother*. 1999;43:1549–1555.

140. Burgess LD, Drew RH. Comparison of the incidence of vancomycin-induced nephrotoxicity in hospitalized patients with and without concomitant piperacillin-tazobactam. *Pharmacotherapy*. 2014;34:670–676.

141. Dilworth TJ et al. Evaluation of vancomycin in combination with piperacillin-tazobactam or oxacillin against clinical methicillin-resistant *Staphylococcus aureus* isolates and vancomycin-intermediate *S. aureus* isolates in vitro. *Antimicrob Agents Chemother*. 2014;58:1028–1033.

142. Moenster RP et al. Acute renal failure associated with vancomycin and beta-lactams for the treatment of osteomyelitis in diabetics: piperacillin-tazobactam as compared with cefepime. *Clin Microbiol Infect*. 2014;20:O384–O389.

143. Jaksic B et al. Efficacy and safety of linezolid compared with vancomycin in a randomized, double-blind study of febrile neutropenic patients with cancer. *Clin Infect Dis*. 2006;42:597–607.

144. Chaftari AM et al. Efficacy and safety of daptomycin in the treatment of Gram-positive catheter-related bloodstream infections in cancer patients. *Int J Antimicrob Agents*. 2010;36:182–186.

145. Rolston KV et al. Daptomycin use in neutropenic patients with documented gram-positive infections. *Support Care Cancer*. 2014;22:7–14.

146. Rimawi RH et al. Ceftaroline—a cause for neutropenia. *J Clin Pharm Ther*. 2013;38:330–332.

147. Varada NL et al. Agranulocytosis with ceftaroline high-dose monotherapy or combination therapy with clindamycin. *Pharmacotherapy*. 2015;35:608–612.

148. Yam FK, Kwan BK. A case of profound neutropenia and agranulocytosis associated with off-label use of ceftaroline. *Am J Health Syst Pharm*.

2014;71:1457–1461.

149. Dalle JH et al. Continuous infusion of ceftazidime in the empiric treatment of febrile neutropenic children with cancer. *J Pediatr Hematol Oncol.* 2002;24:714–716.

150. Egerer G et al. Efficacy of continuous infusion of ceftazidime for patients with neutropenic fever after high-dose chemotherapy and peripheral blood stem cell transplantation. *Int J Antimicrob Agents.* 2000;15:119–123.

151. Marshall E et al. Low-dose continuous-infusion ceftazidime monotherapy in low-risk febrile neutropenic patients. *Support Care Cancer.* 2000;8:198–202.

152. Feher C et al. Effect of meropenem administration in extended infusion on the clinical outcome of febrile neutropenia: a retrospective observational study. *J Antimicrob Chemother.* 2014;69:2556–2562.

153. Krivoy N et al. Pharmacokinetic analysis of amikacin twice and single daily dosage in immunocompromised pediatric patients. *Infection.* 1998;26:396–398.

154. Tod M et al. Population pharmacokinetic study of amikacin administered once or twice daily to febrile, severely neutropenic adults. *Antimicrob Agents Chemother.* 1998;42:849–856.

155. MacGowan AP et al. The pharmacokinetics of once daily gentamicin in neutropenic adults with haematological malignancy. *J Antimicrob Chemother.* 1994;34:809–812.

156. Peterson AK, Duffull SB. Population analysis of once-daily dosing of gentamicin in patients with neutropenia. *Aust N Z J Med.* 1998;28:311–315.

157. Mavros MN et al. Once versus multiple daily dosing of aminoglycosides for patients with febrile neutropenia: a systematic review and meta-analysis. *J Antimicrob Chemother.* 2011;66:251–259.

158. Pizzo PA et al. Duration of empiric antibiotic therapy in granulocytopenic patients with cancer. *Am J Med.* 1979;67:194–200.

159. American Thoracic Society et al. Guidelines for the management of adults with hospital-acquired, ventilator-associated, and healthcare-associated pneumonia. *Am J Respir Crit Care Med.* 2005;171:388–416.

160. Wade JC, Glasmacher A. Vancomycin does not benefit persistently febrile neutropenic people with cancer. *Cancer Treat Rev.* 2004;30:119–126.

161. Pappas PG et al. Clinical practice guidelines for the management of candidiasis: 2009 update by the Infectious Diseases Society of America. *Clin Infect Dis.* 2009;48:503–535.

162. Maertens J et al. Galactomannan and computed tomography-based preemptive antifungal therapy in neutropenic patients at high risk for invasive fungal infection: a prospective feasibility study. *Clin Infect Dis.*

2005;41:1242–1250.

163. Prentice HG et al. A randomized comparison of liposomal versus conventional amphotericin B for the treatment of pyrexia of unknown origin in neutropenic patients. *Br J Haematol.* 1997;98:711–718.

164. Walsh TJ et al. Liposomal amphotericin B for empirical therapy in patients with persistent fever and neutropenia. National Institute of Allergy and Infectious Diseases Mycoses Study Group. *N Engl J Med.* 1999;340:764–771.

165. Wingard JR et al. A randomized, double-blind comparative trial evaluating the safety of liposomal amphotericin B versus amphotericin B lipid complex in the empirical treatment of febrile neutropenia. L Amph/ABLC Collaborative Study Group. *Clin Infect Dis.* 2000;31:1155–1163.

166. Walsh TJ et al. Voriconazole compared with liposomal amphotericin B for empirical antifungal therapy in patients with neutropenia and persistent fever. *N Engl J Med.* 2002;346:225–234.

167. White MH et al. Randomized, double-blind clinical trial of amphotericin B colloidal dispersion vs. amphotericin B in the empirical treatment of fever and neutropenia. *Clin Infect Dis.* 1998;27:296–302.

168. Eriksson U et al. Comparison of effects of amphotericin B deoxycholate infused over 4 or 24 hours: randomised controlled trial. *BMJ.* 2001;322:579–582.

169. Malik IA et al. A randomized comparison of fluconazole with amphotericin B as empiric anti-fungal agents in cancer patients with prolonged fever and neutropenia. *Am J Med.* 1998;105:478–483.

170. Winston DJ et al. A multicenter, randomized trial of fluconazole versus amphotericin B for empiric antifungal therapy of febrile neutropenic patients with cancer. *Am J Med.* 2000;108:282–289.

171. Miceli MH, Kauffman CA. Isavuconazole: a new broad-spectrum triazole antifungal agent. *Clin Infect Dis.* 2015;61(10):1555–1565.

172. Walsh TJ et al. Caspofungin versus liposomal amphotericin B for empirical antifungal therapy in patients with persistent fever and neutropenia. *N Engl J Med.* 2004;351:1391–1402.

173. Maertens JA et al. A randomized, double-blind, multicenter study of caspofungin versus liposomal amphotericin B for empiric antifungal therapy in pediatric patients with persistent fever and neutropenia. *Pediatr Infect Dis J.* 2010;29:415–420.

174. Fassas AB et al. Cytomegalovirus infection and non-neutropenic fever after autologous stem cell transplantation: high rates of reactivation in patients with multiple myeloma and lymphoma. *Br J Haematol.* 2001;112:237–241.

175. Illerhaus G et al. Treatment and prophylaxis of severe infections in neutropenic patients by granulocyte transfusions. *Ann Hematol.* 2002;81:273–281.

第76章　人免疫缺陷病毒感染的药物治疗

Jessica L. Adams and Mackenzie L. Cottrell

核心原则	章节案例
① 急性逆转录病毒综合征的临床表现并无特异性,病毒血症初始暴发时可出现发热、淋巴结肿大、皮疹、乏力及夜间盗汗等症状。有以上症状并伴发机会感染、存在高危性行为或吸毒史的患者,必须进行人类免疫缺陷病毒(human immunodeficiencyvirus,HIV)检查。感染2周后,HIV可通过现有的抗原/抗体实验室检测手段诊断,而2周以内的早期疑似感染者,可进行HIV RNA核酸检测。	案例76-1(问题1)
② HIV RNA病毒载量可对病毒在体内的复制水平定量,CD4细胞计数可用以评估免疫系统功能。	案例76-1(问题2)
③ 当知晓高效抗逆转录病毒疗法(highly active antiretroviral therapy,HAART)的获益、风险和依从性的重要性后,每一位有意愿并承诺终生治疗的患者应当开始抗逆转录病毒治疗。需要立即启动HAART的临床适应证包括:怀孕;AIDS相关并发症如机会性感染;CD4细胞计数少于200/μl;HIV相关性肾病(HIV-associated nephropathy,HIVAN);合并HBV和/或HCV感染;CD4计数迅速下降(每年减少>100/μl);较高的基线病毒载量(>100 000拷贝/ml);急性/早期HIV感染。美国卫生和人类服务部(Department of Health and Human Services,DHHS)指南推荐了最优的抗逆转录病毒治疗方案。	案例76-1(问题3)
④ 抗逆转录病毒治疗的目标包括抑制病毒载量、保护和强化免疫系统、减少药物不良反应、提高患者依从性、预防HIV感染相关的发病和死亡。	案例76-1(问题4)
⑤ 治疗的一般原则包括高效抗逆转录病毒治疗方案的选择,对选定药物进行优化,以提高患者的生存质量。	案例76-1(问题5和6)
⑥ 治疗启动后,短期目标包括改善患者临床症状,1个月内HIV RNA病毒载量至少应降低3倍(0.5 log),2个月内应降低10倍(1.0 log),在3~4个月内CD4计数应有所增加。长期评估应包括每3~6个月监测1次HIV RNA和CD4细胞计数,以明确治疗是否失败,同时确定患者的用药依从性、耐受性及生活质量。	案例76-1(问题7和8)
⑦ 治疗失败的患者应尽快改变治疗方案,以避免耐药突变的累积。调整的一般原则是,治疗方案至少应替换入两种新的有效药物(新的药物通常更有效)。为防止新的耐药发生,应避免在治疗失败的原方案中加入单一的药物。若必须停用方案中的某个药物,整个治疗方案应同时停止。最后,由于可能已发生耐药,治疗失败的方案绝对不应重新启用。	案例76-1(问题9和10)
⑧ 对已接受过抗逆转录病毒治疗的患者,应考虑其对治疗方案的耐受性、并发症、药动学参数、抗病毒史及耐药性检查结果。耐药性检查应在HIV RNA超过1 000拷贝/ml时进行。判断抗病毒药的耐药性有两种方法:病毒突变基因型检测,和病毒在不同浓度药物下的生长表型检测。DHHS指南推荐有经治患者的抗病毒方案。	案例76-2(问题1~3)

⑨ 抗逆转录病毒药物之间及与同时应用的其他药物间常会出现药物相互作用，需加用任何一种新的药物时都应该仔细审视有无药物相互作用。　案例 76-3(问题 1)

⑩ 为了母体健康和预防 HIV 病毒母婴传播，妊娠期应使用抗逆转录病毒药物。DHHS 有专门指导妊娠期抗逆转录病毒药物的使用指南。　案例 76-4(问题 1)

⑪ 对于具高风险 HIV 感染的阴性人群的暴露前预防，已有临床研究显示使用抗逆转录病毒药物是安全的。恩曲他滨/替诺福韦富马酸盐的合剂已获 FDA 批准，可于疾病控制和预防中心查阅该药物的使用和监测指南。　案例 76-5(问题 1)

⑫ 职业暴露(如针头刺伤)后或非职业暴露(如高风险行为)后应启动暴露后预防，48 小时内应开始预防使用抗逆转录病毒药物，最迟不应超过 72 小时。按照疾病控制和预防中心指南的推荐，应根据暴露的危险程度和患者情况选择抗逆转录病毒药物。　案例 76-6(问题 1)

引言

强效抗逆转录病毒药物的联合治疗，亦称高效抗逆转录病毒疗法(highly active antiretroviral therapy，HAART)，显著地改变了 HIV 感染的自然进程，改善了 HIV 感染者的生活质量，新报告的获得性免疫缺陷综合征(acquired immu-nodeficiency syndrome，AIDS) 相关机会性感染和死亡数量呈显著下降趋势[1,2]。在大部分病例中，HAART 的应用使 HIV 感染从致命性疾病转变为可控的慢性疾病。HIV 感染治疗的新进展主要表现为更多的新药问世，包括抗逆转录病毒已有药物类别中更强效的新制剂、新型抗逆转录病毒药物和更强效的联合药物新制剂。

尽管过去 10 年中 AIDS 的诊治有了显著进步，但是由于患者依从性、药物耐药性、长期的毒副作用、药物价格，以及 HIV 在第三世界国家迅速蔓延等因素，有效控制 AIDS 的流行仍是巨大的挑战。

本章集中讨论 HIV 感染的抗逆转录病毒治疗。虽然目前已有许多治疗选择，专家共识也为临床决策提供了框架[3-5]，但全面透彻地理解病毒致病机制对治疗至关重要，通过理解治疗原则及其与发病机制的关系，临床医师才能够迅速识别有价值的信息。由于治疗的复杂性，本章节主要介绍成人 HIV 感染的治疗，大概介绍关于围产期传播、暴露前预防和职业或非职业 HIV 暴露后预防等的临床概念。有关这些概念的更深入的讨论和儿童 HIV 的治疗，请参考相关指南(http://www.aidsinfo.nih.gov/)。

流行病学

尽管在许多工业化国家，AIDS 相关的机会性感染和死亡数量已明显下降[2,6]，但 HIV 感染目前仍是世界上主要的致死原因之一。HIV 感染是全球十大死亡原因之一[7]。受制于经济和政治上的原因，新增患者应用新的和有效的抗逆转录病毒治疗及其监护并不普及。经济发达国家(如北美、西欧、澳大利亚及新西兰)的感染者较欠发达国家(如非洲、南亚、东南亚、太平洋及加勒比海地区的许多国家)的患者更容易得到治疗。由于世界大部分的 HIV 感染者集中于这些欠发达地区，这种情形必须给予高度关注[6]。

截止 2016 年，HIV 全球感染者约有 3 670 万人：其中成年人 3 450 万(52% 为女性)，小于 15 岁的儿童约 210 万。自 2010 年，AIDS 发病率下降了 18%(180 万新增病例)，AIDS 相关死亡事件下降 33%(100 万人)。大约三分之二(70%) 的 HIV 感染成人和儿童生活在非洲地区，其中 2016 年约四分之三(72%) 的 AIDS 相关死亡事件发生在该地区。由于 HIV 治疗投入的增加，自 2001 年来非洲地区因 AIDS 导致的死亡下降了 52%。2000 年，"联合国千年宣言"(United Nations Millennium Declaration) 呼吁采取前所未有的强大措施制止并扭转 HIV 的蔓延，对 HAART 的投入成为全球优先事项。这项措施的推行，使至 2016 年有超过 1 300 万非洲的 HIV 感染者(约 54%) 获得 HAART 治疗(2000 年的比例<1%)。通过不懈努力，全球现有约 53% 的 HIV 感染者接受了 HAART 治疗。

在美国，1994 至 2007 年期间，抗逆转录病毒治疗已经使 AIDS 患者死亡率下降了 67%，并持续缓慢下降(从 2009 到 2012 下降 20%)。尽管获得极大成功，2014 年美国仍有 6 721 名患者因感染 HIV 病毒而死亡[2]。由于贫穷、歧视及社交和性交封闭等综合因素，少数民族感染 HIV 的比例有较大差异[8]。非洲裔人约占美国总人口的 12%，2015 年感染 HIV 人数约占新增患者的 45%。西班牙裔/拉丁裔人约占美国总人口的 18%，2015 年感染 HIV 人数约占新增患者的 24%。与白人相比，黑人男性终生受感染的风险高 6 倍，女性高 20 倍，西班牙裔和拉丁裔男性比白人高 3 倍，女性则高 4 倍[9]。性传播仍是感染的主要传播途径，其中男性同性性行为约占 63%，异性性行为约占 25%[9]。

病理生理学

HIV 感染可通过多种途径传播，包括无防护措施的性行为(包括肛交和阴道性交)、注射吸毒、输入污染的血液制品及母婴传播而获得(包括妊娠期和哺乳期的传播)[3]。医务人员也可因职业性暴露导致感染，如通过针刺或被患者的血液溅到易感的黏膜组织。偶有通过口交感染的报道[10,11]。

迄今有记录的 HIV 感染中，约 80% 由未加防护的性接触导致[2,6]。HIV 通过性行为传播依赖多种因素，包括 HIV 病毒亚型、感染者所处的病程阶段及被感染者的遗传易感性和病毒株适应性（或致病性）。感染指数即患者的血液中 HIV RNA 的数量（即病毒载量）是病毒传播最重要的预测因子之一。最近的研究发现，已受 HIV 感染的配偶单方在接受 HAART 治疗抑制病毒复制后，将病毒传播给另一方的概率可降低 95% 以上[12]。男同性恋者的肛交是性传播中最危险的因素，其次是男性经阴道传染给女性，再次是女性经阴茎传染给男性[13]。

HIV 攻击并吸附于免疫系统的特定细胞，包括朗格汉斯细胞、树突细胞、T 淋巴细胞（包括 CD4 细胞、辅助 T 细胞和 T 细胞）及巨噬细胞[13-16]。然而，最新的研究表明，感染早期病毒（HIV-1 初始传播病毒）可能无法在单核细胞衍生的巨噬细胞中有效复制，这引发了巨噬细胞在病毒初始传播中作用的质疑[17]。HIV 主要侵袭表达有可结合 HIV 的特异性受体蛋白，即 CD4 受体的靶向免疫细胞。然而现有证据表明，对于某些类型细胞，如朗格汉斯细胞，存在病毒侵袭的补偿性机制[18]。一旦 HIV 与 CD4 受体结合，在辅助受体蛋白（CCR-5，CXCR-4）参与下，病毒膜与细胞膜发生融合[19,20]。CCR-5 被发现存在于单核和 T 淋巴细胞上，在 HIV 新感染者其表达显著增加[21,22]。CXCR-4 主要见于 T 淋巴细胞，在长期抗病毒治疗的患者中表达显著增加。CD4 受体复合物引起 HIV 关键蛋白（gp41 和 gp120）构象变化，使病毒与宿主细胞间发生紧密相互作用[22,23]。HIV 与细胞融合并将病毒 RNA 和复制所需特异性酶等病毒内容物释放至宿主细胞质中（图 76-1）。单链病毒 RNA 在逆转录酶催化下逆转录成双链前病毒 DNA，经整合酶作用嵌入宿主细胞 DNA 中。接着 HIV 利用宿主细胞原件进行转录、翻译并合成不成熟的病毒颗粒，通过出芽、裂解宿主细胞而播散。HIV 蛋白酶必须对大的前体多聚肽进行剪切以使之成为成熟的功能蛋白，从而使这些不成熟的病毒颗粒变得有感染性[24,25]。一旦完成这一步骤，成熟的病毒可以感染新的宿主细胞并复制出更多具有感染性的病毒。

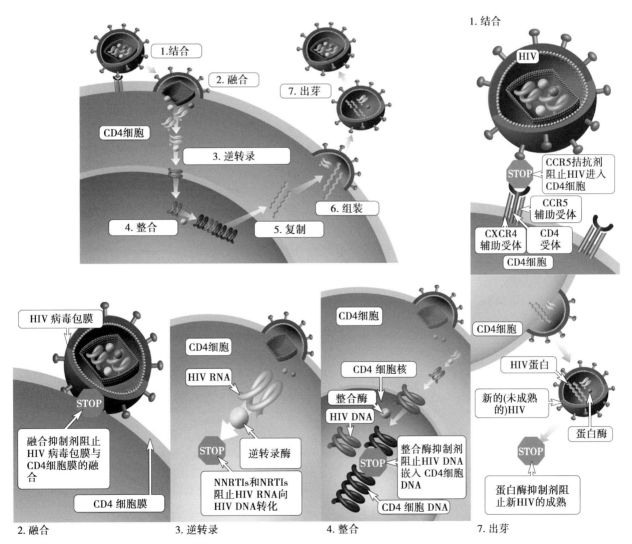

图 76-1　HIV-1 生命周期的图示。5 类现用的抗逆转录病毒药物。CCR5 拮抗剂和融合抑制剂能够抑制病毒进入靶细胞；核苷酸类似物或非核苷酸类逆转录酶抑制剂（分别是 NRTIs、NtRTI 和 NNRTIs）能阻止病毒的逆转录；整合酶抑制剂能抑制病毒 DNA 与宿主细胞 DNA 的整合；蛋白酶抑制剂可以干扰 HIV 生命周期的最后一个步骤，水解病毒蛋白从而产生非传染性的病毒颗粒。（来源：根据美国国立卫生研究院提供的教育材料改编而成，AIDSinfo. nih. gov. ）

随着时间推移,初始暴发 HIV 感染的宿主细胞发生破坏,其机制包括:(a)病毒直接溶解细胞效应(如形成多核体,细胞功能的丧失);(b)机体免疫反应发现并清除被感染宿主细胞(如通过细胞毒 T 淋巴细胞);(c)宿主细胞完成生命周期[26]。此外,HIV 感染可以持续抑制新的 CD4+ 细胞产生[27]。

患者一旦感染,即会发生病毒血症,导致各种组织(如淋巴结等)和各种细胞(CD4,巨噬细胞,单核细胞)的潜伏感染[26,28]。大多数感染型 HIV 病毒颗粒(约 99%)存在于全身淋巴结和其他富含免疫细胞的组织[14,26,29,30]。免疫系统产生抗体对抗 HIV,然而由于快速产生的新的 HIV 颗粒和新的具遗传多样性的病毒株(由于 HIV 逆转录酶催化复制的非保真性),抗体的反应总是乏力[31]。初次病毒血症暴发将导致 CD4 细胞的一过性减少(图 76-2)。该阶段 HIV 感染者开始出现一些非特异的症状如发热、淋巴结肿大、皮疹、乏力和夜间盗汗[3]。

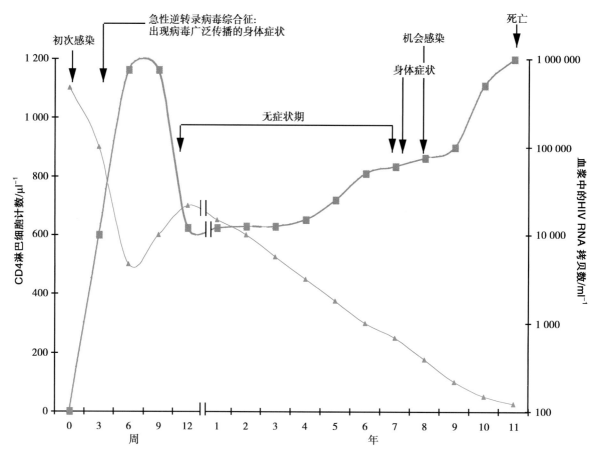

图 76-2 未经治疗的 HIV 感染者的疾病发展过程——免疫学、病毒学和临床转归相互关系概览。临床症状包括发热、夜间盗汗和消瘦等。病毒载量;CD4 T 淋巴细胞数。(来源:Fauci AS et al. Immunopathogenic mechanisms of HIV infection. AnnIntern Med. 1996;124;654;Perelson AS et al. HIV-1 dynamics in vivo;virion clearance rate,infected cell life-span,and viralgeneration time. Science. 1996;271;1582.)

该阶段被称为急性逆转录病毒综合征。

大多数情况下,患者没有意识到已被感染。6 个月内,宿主免疫反应能把感染控制到一个平衡点,即病毒颗粒每日产生的数量与清除的数量达到平衡。这种稳定状态的病毒载量称为"病毒调定点"。

调定点越高,疾病进展的危险就越大。这是由于病毒复制量越大,病毒广泛播散与免疫细胞受损机会就越大。患者为什么会出现高低不同的病毒调定点,目前尚无定论,可能因病毒免疫应答、细胞受体数量、病毒亚型、病毒适应性的不同或这些因素共同作用的结果。对病毒致病机制的深入认识可催生出新的治疗模式:在感染急性期使用抗逆转录病毒药物[3]降低病毒调定点可能有助于降低疾病进展的风险(即在停止 HAART 治疗的患者中,长期生存且潜伏感染的 T 记忆细胞是病毒重新复制的主要因素),但及时正确地将没有典型症状的急性感染期患者明确诊断出来仍是一大难题[32]。

一旦病毒血症的初始暴发被控制,病毒调定点被建立,HIV 感染就进入到病毒复制和机体免疫系统对其抑制的相持阶段。根据数学模型计算,HIV 每日约产生 100 亿病毒颗粒[14,33-35],机体为控制感染必须产生相应的免疫应答。随着病程进展,HIV 对人体内 T 细胞不断破坏使宿主发生机会性感染的风险不断增加。血浆中 HIVRNA 水平(也称作病毒载量)的直接测定能预测疾病的进展情况[36-38]。病毒载量越高表明宿主越难以控制感染,免疫细胞被破坏的风险就越大。长期无进展者(无症状持续超过 10 年的 HIV 感染者约占全部 HIV 感染者的 5%)较病情快速进展者(5

年内发展为 AIDS,约占全部 HIV 感染者的 20%)其病毒载量基线长期处于较低的状态[39,40]。

如果不进行干预,HIV 感染的自然病程会导致 T 细胞以每年 50~100/μl 的速度减少[26]。T 细胞的丢失有多少就表明免疫功能缺陷有多严重,并且是发生各种特殊机会性感染的前兆。如患者 T 细胞超过 200/μl 时,罕见卡氏肺孢子菌感染肺炎,而 CD4 细胞计数超过 75/μl 时,巨细胞病毒视网膜感染也很少发生。当免疫系统被显著破坏,如 CD4[+]细胞少于 200/μl 或新的机会性感染发生时,就可诊断为 AIDS(表 76-1,表 76-2)。值得注意的是,并不是所有 HIV 感染者都可被诊断为 AIDS。一般来说,未经恰当的药物治疗,患者常在感染 10~15 年后死亡[26]。

表 76-1

美国 CDC MMWR HIV 感染监测病例分级(2014 年修订)

阶段	基于年龄特异性 CD4[+]T 淋巴细胞计数或 CD4[+]T 淋巴细胞百分率的 HIV 感染分级[a]					
	CD4[+]T 淋巴细胞试验的年龄段					
	<1 年		1~5 年		≥6 年	
	/μl[-1]	%	/μl[-1]	%	/μl[-1]	%
0[b]	基于 CD4 计数及年龄段的独立分级					
1	≥1 500	≥34	≥1 000	≥30	≥500	≥26
2	750~1 499	26~33	500~999	22~29	200~499	14~25
3	<750	<26	<500	<22	<200	<14

[a] 分期首先基于 CD4[+]T 淋巴细胞计数,其次为 CD4[+]T 淋巴细胞百分率。3 种情况的分期可不基于计数或百分比:①满足 0 级标准,无论 CD4[+]T 淋巴细计数检测结果及机会性感染诊断如何均为 0 级;②如果第 0 阶段的标准未得到满足,并且确定了确定机会性疾病的第 3 阶段(见表 76-2),则意味着无论 CD4 T 淋巴细胞检测结果如何,阶段均为 3 级;③如果不符合 0 级标准,且缺少关于其他阶段的上述标准的信息,那么该阶段被归为未知。

[b] 以下任一可确立为 0 阶段:

(1)基于测试历史(之前的阴性/不确定的测试结果):首次阳性结果前 180 日内曾有阴性或不确定的 HIV 检测结果(抗体,抗原/抗体组合,或 NAT)。首次阳性测试结果可能由阳性补充试验结果证实。

(2)基于测试的算法:一系列测试作为实验室测试算法的一部分证实了 HIV 病毒特异性标志物的存在,这些测试在抗体测试结果阴性或不确定的 0~180 日之前或之后证明存在 HIV 特异性病毒标志物,如 p24 抗原或核酸(RNA 或 DNA)。

来源:Adapted from http://www.cdc.gov/mmwr/preview/mmwrhtml/rr6303a1.htm.

表 76-2

美国 CDC MMWR HIV 感染监测病例定义(2014 年修订)(附录 3:HIV 感染机会性疾病的定义)

细菌感染,多发或复发[a]	卡波西肉瘤
支气管、气管或肺部念珠菌病	Burkitt 淋巴瘤
食管念珠菌病	免疫母细胞性淋巴瘤
宫颈癌	原发性脑淋巴瘤
弥散性或肺外球孢菌病	弥散性或肺外的鸟型复合分枝杆菌或堪萨斯分枝杆菌感染
肺隐球菌病	
慢性隐孢子虫肠炎(>1 个月)	任何部位(肺内或肺外)的结核分枝杆菌感染
除肝、脾、淋巴结外的巨细胞病毒病,病程>1 个月	弥散性或肺外的其他种别或未鉴定种别的分枝杆菌感染
巨细胞病毒性视网膜炎(视力丧失)	卡氏肺孢子菌(先前称为卡氏肺孢子虫)肺炎
HIV 相关性脑病[c]	反复发作的肺炎[b]
单纯疱疹:慢性溃疡(>1 个月)或支气管炎、肺炎、食管炎(病程>1 个月)	进行性多灶性白质脑病
	反复发作的沙门菌败血症
弥散性或肺外组织胞浆菌病	脑弓形虫病,发病时间>1 个月
慢性隐孢子虫肠炎(病程>1 个月)	HIVc 消耗综合征

[a] 限 6 岁以下儿童。

[b] 限成人、青年及 6 岁以上儿童。

[c] 该类疾病诊断标准,特别是 HIV 引发脑病及消瘦综合征参见以下参考文献:CDC. 1994 Revised classification system for human immunodeficiency virus infection in children less than 13 years of age. *MMWR*. 1994;43(RR-12):1-10;CDC. 1993 Revised classification system for HIV infection and expanded surveillance case definition for AIDS among adolescents and adults. *MMWR Recomm Rep*. 1992;41(RR-17)1-19.

来源:Adapted from http://www.cdc.gov/mmwr/preview/mmwrhtml/rr6303a1.htm.

病毒载量和 CD4 淋巴细胞数量的相互影响可比作一列火车驶向特定的目的地,假如终点是免疫系统的摧毁(最终的死亡),那么 T 细胞数量就是火车离终点的距离,病毒载量(血浆中 HIV RNA 水平)则是火车的速度,更快的速度及更短的距离使火车更快地到达终点,病毒载量的增加和 T 细胞的减少会导致免疫系统的加速恶化直至被摧毁(死亡)。有效的抗逆转录病毒疗法可抑制病毒复制,通过延缓机会性感染和死亡,显著改变感染的自然进程[41]。

药物治疗

HIV 的药物治疗可直接抑制 HIV 生命周期的关键环节(见图 76-1,表 76-3)。逆转录酶抑制剂核苷和核苷酸类似物(nucleoside RT inhibitors,NRTIs)包括齐多夫定(zidovudine)、地达诺新(didanosine)、拉米夫定(lamivudine)、阿巴卡韦(abacavir)、恩曲他滨(emtricitabine)、司坦夫定(stavudine);核苷酸逆转录酶抑制剂目前只有替诺福韦(tenofovir),通过把错误的核苷酸引入新产生的前病毒 DNA 中从而抑

制逆转录酶[42]。这些药物使 HIV DNA 链不能继续复制延长。非核苷逆转录酶抑制剂(non-nucleoside reverse transcriptase inhibitors,NNRTIs)有奈韦拉平(nevirapine)、地拉韦定(delavirdine)、依非韦伦(efavirenz)、利匹韦林(rilpivirine)、依曲韦林(etravirine),通过直接与酶结合阻止 RNA 逆转录成 DNA[43]。蛋白酶抑制剂(protease inhibitors,PIs)有沙奎那韦(saquinavir)、福沙那韦(fosamprenavir)、奈非那韦(nelfinavir)、茚地那韦(indinavir)、洛匹那韦(lopinavir)、阿扎那韦(atazanavir)、利托那韦(ritonavir)、替拉那韦(tipranavir)和达卢那韦(darunavir),直接与 HIV 蛋白酶的催化部位结合,使酶失活以抑制 HIV 病毒的成熟[44,45]。与出现在 HIV 生命周期早期阶段的逆转录酶不同,蛋白酶出现在病毒颗粒的成熟期,因此,无论细胞内的 HIV 复制处于哪一阶段,蛋白酶失活都能抑制感染细胞内病毒的复制。而逆转录酶抑制剂仅在前病毒 DNA 形成和插入宿主细胞遗传物质之前,保护新感染的细胞,阻止其成为潜伏感染细胞。但对正在活跃生产病毒株的感染细胞,这些药物均无作用。

表 76-3

治疗成人 HIV 感染的抗逆转录病毒药物的特点[3,5]

药物	剂量	药代动力学参数	注意事项
核苷类逆转录酶抑制剂			
阿巴卡韦(ABC) Ziagen 剂型 片剂:300mg 口服溶液:20mg/ml Epzicom:ABC 600mg+3TC 300mg Trizivir:ABC 300mg+ZDV 300mg+3TC 150mg Triumeq:ABC 600mg+3TC 300mg+DTG 50mg	300mg,BID 或 600mg,QD Epzicom:1 片 QD Trizivir:1 片 BID Triumeq:1 片 QD	口服生物利用度 83% 血清 $t_{1/2}$:1.5h 细胞内 $t_{1/2}$:12~26h 清除:乙醇脱氢酶和葡萄糖醛酸转移酶;82%代谢物经肾清除	饮食无影响;酒精可提高 41%阿巴卡韦暴露量 给药前要求进行 HLA 检测
拉米夫定(3TC) Epivir 剂型: 片剂:150mg,300mg 溶液:10mg/ml 双汰芝:3TC 150mg+ZDV 300mg Epzicom:3TC 300mg+ABC 600mg 三协唯:3TC 150mg+ZDV 300mg+ABC 300mg Triumeq:ABC 600mg+3TC 300mg+DTG 50mg	150mg BID 或 300mg QD 如用双汰芝:1 片 BID 如用 Epzicom:1 片 BID 如用三协唯:1 片 BID 如用 Triumeq:1 片 QD	口服生物利用度 86% 血清 $t_{1/2}$:5~7h 细胞内 $t_{1/2}$:18~22h 清除:70%原型药物从肾脏排泄	饮食无影响
恩曲他滨(FTC) Emtriva 剂型: 胶囊:200mg 口服溶液:10mg/ml Truvada:FTC 200mg+TDF 300mg Atripla:FTC 200mg+TDF 300mg+EFV 600mg Complera:FTC 200mg+RPV 25mg+TDF 300mg Stribild:FTC 200mg+EVG/c 150/150mg+TDF 300mg Descovy:FTC 200mg+TAF 300mg Odefsey:FTC 200mg+RPV 25mg+TAF 25mg Genvoya:FTC 200mg+EVG/c 150/150mg+TAF 10mg	CrCl>50ml/min 的患者 200mg QD 根据肾功能情况调整剂量: CrCl 30~49ml/min:200mg q48h CrCl 15~29ml/min:200mg q72h CrCl<15ml/min 200mg q96h Truvada:1 片 QD,但不适用于 CrCl<30ml/min 的患者 Atripla:1 片 QD,但不适用于 CrCl<50ml/min 的患者 Complera:1 片 QD,但不适用于 CrCl<70ml/min 的患者 Stribild:1 片 QD,但不适用于 CrCl<70ml/min 的患者	口服生物利用度:93% 血清 $t_{1/2}$:10h 细胞内 $t_{1/2}$:>20h 清除:86% 药物从肾脏重吸收	饮食无影响

表 76-3

治疗成人 HIV 感染的抗逆转录病毒药物的特点[3,5]（续）

药物	剂量	药代动力学参数	注意事项
富马酸替诺福韦酯（TDF） Viread 剂型： 片剂：150,200,250,300mg 口服粉：40mg/g Truvada：TDF 300mg+FTC 200mg Atripla：TDF 300mg+FTC 200mg+EFV 600mg Complera：FTC 200mg+RPV 25mg+TDF 300mg Stribild：FTC 200mg+EVG/c 150/150mg+ TDF 300mg	CrCl>60ml/min 的患者 300mg QD Truvada：1 片 QD，但不适用于 CrCl<30ml/min 的患者 Atripla：1 片 QD，但不适用于 CrCl<50ml/min 的患者 Complera：1 片 QD Stribild：1 片 QD，但不适用于 CrCl<70ml/min 的患者	口服生物利用度禁食 时为 25%，高脂饮食 时为 39% 血清 $t_{1/2}$：17h 细胞内 $t_{1/2}$：>60h 清除：主要通过肾小 球滤过和肾小管主动 分泌	可不考虑饮食影响
非首选核苷逆转录酶抑制剂			
替诺福韦艾拉酚胺（TAF）制剂 Descovy：TAF 25mg+FTC 200mg Odefsey：FTC 200mg+RPV 25mg+TAF 25mg Genvoya：FTC 200mg+EVG/c 150/150mg+ TAF 10mg	CrCl>30ml/min 的患者 25mg QD Descovy：1 片 QD Odefsey：1 片 QD Genvoya：1 片 QD	口服生物利用度：40% 血清 $t_{1/2}$：0.51 小时 细胞内 $t_{1/2}$：150~180 小时 消除：主要通过肾小 球滤过和肾小管主动 分泌	可不考虑饮食影响
齐多夫定（ZDV） Retrovir（R） 剂型 口服溶液：10mg/ml 胶囊：100mg 片剂：300mg 静脉制剂：10mg/ml 双汰芝：ZDV 300mg+3TC 150mg 三协唯：ZDV 300mg+3TC 150mg+ABC 300mg	300mg BID 或 200mg TID 双汰芝（R）或三协唯（R）：1 片 BID	口服生物利用度 60% 血清 $t_{1/2}$：1.1h 细胞内 $t_{1/2}$：3h 清除：肝脏葡萄糖醛 酸化；葡萄糖醛酸化 代谢物肾脏排泄	饮食无影响（生产商 推荐餐前 30min 或餐 后 1h 服药）
地达诺新（ddI） 惠妥滋 剂型： 惠妥滋 EC（R）：125,200,250,400mg 胶囊 儿童用水溶性粉剂（溶解后含抗酸剂）： 10mg/ml 非专利 ddI 肠溶胶囊	>60kg：400mg QD（同服 TDF，则 250mg QD） <60kg：250mg QD（同服 TDF，则 200mg QD）	口服生物利用度 30~40% 血清 $t_{1/2}$：1.6h 细胞内 $t_{1/2}$：25~40h 清除：肾脏排泄约 50%	食物会减少药物吸收 （下降 55%）；空腹服 用 ddI（餐前 1h 或餐 后 2h） ATV 和 TPV/r 应至少 间隔 2 小时分开服用
司坦夫定（d4T） 泽瑞特 剂型： 溶液：1mg/ml 片剂：15,20,30,40mg	>60kg：40mg BID <60kg：30mg BID 缓释制：>60kg，100mg QD；<60kg，75mg QD	口服生物利用度 86% 血清 $t_{1/2}$：1.0h 细胞内 $t_{1/2}$：3.5h 清除：肾脏排泄 50%	饮食无影响
非核苷逆转录酶抑制剂[a]			
利匹韦林（RPV） Edurant 剂型： 片剂：25mg Complera：RPV 25mg+TDF 300mg+ FTC 200mg Odefsey：RPV 25mg+TAF 25mg+ FTC 200mg	25mg QD Complera：1 片 QD	口服生物利用度未 确定 血清 $t_{1/2}$：约 50h 细胞内 $t_{1/2}$：未知 清除：通过肝脏 CYP3A4 代谢，85% 经粪便排出	与中高热量的食物同 服（提高吸收率 40%）

表 76-3

治疗成人 HIV 感染的抗逆转录病毒药物的特点[3,5]（续）

药物	剂量	药代动力学参数	注意事项
依非韦伦（EFV） Sustiva 制剂： 胶囊：50,100,200mg 片剂：600mg Atripla：EFV 600mg+TDF 300mg+FTC 200mg	睡前 600mg 睡前服用 Atripla 1 片 不适用于 CrCl<50ml/min 的患者	口服生物利用度 ~60%~70% 血清 $t_{1/2}$：40~55h 细胞内 $t_{1/2}$：未知 清除：通过肝脏 CYP3A4 和 CYP2B6 代谢（是 CYP3A4 的诱导剂/抑制剂）	避免高脂饮食，否则浓度 ↑50%（CNS 毒性风险增加）
依曲韦林（ETV） Intelence 剂型： 片剂：100,200mg	200mg BID	口服生物利用度未知 血清 $t_{1/2}$：40±20h 细胞内 $t_{1/2}$：未知 清除：通过肝脏 CYP3A4、CYP2C9、CYP2C19 代谢（也是 3A4 诱导剂，2C9 和 2C19 抑制剂）	饭后服用
奈韦拉平（NVP） Viramune 制剂： 混悬液：50mg/5ml 片剂：200mg	200mg QD×14 日，然后 200mg BID	口服生物利用度>90% 血清 $t_{1/2}$：25~30h 细胞内 $t_{1/2}$：未知 清除：通过 CYP2B6 和 CYP3A4 代谢（是一种 CYP3A4 的诱导剂）；80% 以葡萄糖醛酸苷代谢物的形式经尿液排出	饮食无影响
蛋白酶抑制剂			
达芦那韦（DRV） Prezista 剂型： 片剂：75,150,600,800mg 混悬剂：100mg/ml Prezcobix：DRV 800mg+COBI 150mg	DRV 800mg+RTV 100mg QD DRV 耐药突变率 ≥ 1 患者： DRV 600mg+RTV 100mg BID Prezcobix：1 片 QD	口服生物利用度单用，37%，与 RTV 联用82% 血清 $t_{1/2}$：15h 细胞内 $t_{1/2}$：未知 清除：通过肝脏 CYP3A4（抑制剂）代谢	与食物同服，↑ C_{max} 和 AUC30%
阿扎那韦（ATV） Reyataz 剂型： 胶囊：100,150,200,300mg Evotaz：ATV 300mg+COBI 150mg	400mg QD 阿扎那韦/RTV：300/100mg Evotaz：1 片 QD	口服生物利用度 60%~70% 血清 $t_{1/2}$：6~7h 细胞内 $t_{1/2}$：未知 清除：通过肝脏 CYP3A4（中等抑制剂）代谢	与食物同服，避免酸抑制剂（妨碍 ATV 的溶解和吸收）
洛匹那韦（LPV）/利托那韦（RTV） Kaletra 剂型： 片剂：LPV 200mg+RTV 50mg 溶液：LPV 80mg+RTV 20mg/ml	2 片或 5ml BID 或 4 片或 10ml QD（仅推荐首次治疗的患者采用）	口服生物利用度未测定 血清 $t_{1/2}$：5~6h 细胞内 $t_{1/2}$：未知 清除：通过肝脏 CYP3A4（抑制剂）代谢	与食物同服（可增加48%AUC），片剂在室温下稳定

表 76-3

治疗成人 HIV 感染的抗逆转录病毒药物的特点[3,5]（续）

药物	剂量	药代动力学参数	注意事项
非首选蛋白酶抑制剂			
茚地那韦(IDV) Crixivan 剂型： 胶囊：200,333,400mg	800mg q8h(单用蛋白酶抑制剂时 BID 给药无效) IDV/RTV：IDV 800mg+100mg 或 200mg RTV BID	口服生物利用度 65% 血清 $t_{1/2}$：1.5~2h 细胞内 $t_{1/2}$：未知 清除：通过肝脏 CYP3A4 代谢（是 CYP3A4 抑制剂）	必须空腹服用（餐前 1h 或餐后 2h），可以和脱脂牛奶或低脂饮食同服 必须水化（至少 24 小时饮用 1.5L 液体）以降低肾结石的风险
奈非那韦(NFV) Viracept 剂型： 口服混悬液粉末： 50mg/平勺,200mg/茶勺 片剂：250mg 和 625mg	750mg TID 或 1 250mg BID	口服生物利用度 20%~80% 血清 $t_{1/2}$：3.5~5h 细胞内 $t_{1/2}$：未知 清除：通过肝脏 CYP3A4 代谢	与正餐或点心同服（可增加 2~3 倍药物暴露量）
沙奎那韦(SQV) Invirase(硬胶囊) 剂型： 硬胶囊：200mg 片剂：500mg	不推荐未增效的沙奎那韦 沙奎那韦/利托那韦 1 000/100 BID；1 600/100 QD 并持续监测	口服生物利用度 4%（用作单一蛋白酶抑制剂） 血清 $t_{1/2}$：1~2h 细胞内 $t_{1/2}$：未知 清除：通过肝脏 CYP3A4(抑制剂)代谢	餐后 2 小时内与利托那韦同服
福沙那韦(FPV) Lexiva 片剂：700mg	对于首次应用 ARV 的患者： FPV 1 400mg BID 或 FPV 1 400mg+RTV 200mg QD 或 FPV 700mg+RTV 100mg BID 使用过 PI 的患者：FPV 700mg+RTV 100mg BID	口服生物利用度未测定 血清 $t_{1/2}$：7.1~10.6h（APV） 细胞内 $t_{1/2}$：未知 清除：通过肝脏 CYP3A4(抑制剂)代谢	饮食无影响,但不能与高脂饮食同服
替拉那韦(TPV) Aptivus 胶囊：250mg	TPV 500mg+RTV 200mg BID 只能和 RTV 联用	口服生物利用度未测定 血清 $t_{1/2}$：6h 细胞内 $t_{1/2}$：未知 清除：通过肝脏 CYP3A4 代谢（抑制剂和诱导剂）	与食物同服,提高生物利用度
融合酶抑制剂			
恩夫韦肽(T-20) Fuzeon	90mg 皮下注射 BID,上臂、大腿或腹部	口服生物利用度为 IV 的 84.3% 血清 $t_{1/2}$：3.8h 细胞内 $t_{1/2}$：不适用 清除：不通过肾脏和肝脏清除	以 1.1ml 无菌注射用水配制,轻叩药瓶 10 秒摇匀,防止泡沫产生与药物粘壁 配制后应立即使用或在冰箱中保存 24h,使用前将 T-20 从冰箱中取出,放置至室温后注射

表 76-3

治疗成人 HIV 感染的抗逆转录病毒药物的特点[3,5]（续）

药物	剂量	药代动力学参数	注意事项
趋化因子受体拮抗剂（CCR5）			
马拉维罗（MVC） Selzentry 剂型： 片剂：150，300mg	300mg BID（与核苷逆转录酶抑制剂联用，如 NVP、TPV、ENF） 150mg BID 与 CYP3A 抑制剂联用，（添加或不添加 CYP3A 诱导剂），CYP3A 抑制剂包括：蛋白酶抑制剂（除了替拉那韦/利托那韦），利托那韦，地拉夫定，酮康唑，伊曲康唑，克拉霉素和其他强 CYP3A 抑制剂（例如，奈法唑酮和泰利霉素） 600mg BID 和 CYP3A 诱导剂联用（不需要添加强 CYP3A 抑制剂），CYP3A 诱导剂包括：依非韦伦，依曲韦林（TMC125），利福平，卡马西平，苯巴比妥和苯妥英）	口服生物利用度约 33% 血清 $t_{1/2}$：14~18h 清除：通过肝脏 CYP3A 代谢；20% 通过尿液回收，76% 通过粪便回收	饮食无影响（与高脂饮食同服，C_{max} 和 AUC 下降 30% 给药前一定要进行 Trofile 测定实验
整合酶抑制剂			
多替拉韦（DTG） Tivicay 剂型 片剂：50mg Triumeq：DTG 50mg+ABC 600mg+3TC 300mg	50mg QD 50mg BID 与 EFV、FPV/R、TPV/R 或利福平同服时 当存在 INSTI 突变时，50mg BID Triumeq：1 片 QD	口服生物利用度：未知 血清 $t_{1/2}$：~14 小时 细胞内 $t_{1/2}$：未知 清除：由 UGT1A1（主要）CYP3A4（次要）肝脏代谢；53% 由粪便排出	由于抑制管状分泌，血清肌酐增加而不降低肾小球滤过率。基线增加平均范围 = 0.15（−0.32 to 0.65）mg/dl
埃替拉韦（EVG） Vitekta 剂型： 片剂：85，150mg Stribild：EVG 150mg + COBI 150mg + FTC 200mg+TDF 300mg Genvoya：EVG 150mg + COBI 150mg + FTC 200mg+TAF 10mg	85mg QD 与 ATV/r 或 LPV/r 同服 150mg QD 与 DRV/r 600/100mg BID，FPV/r 700/100mg BID 或 TPV/r 500/200mg BID 同服 50mg BID 当 INSTI 突变时 Stribild：1 片 QD	口服生物利用度：未建立 血清 $t_{1/2}$：RTV 给药 9h 细胞内 $t_{1/2}$：未知 清除：经 CYP3A 和 UGT1A1/3 肝脏代谢；6.7% 通过尿液回收，94.8% 由粪便排出	须同服利托那韦加强 EVG，不建议与食物同服
拉替拉韦（RAL） Isentress 剂型： 片剂：400mg，1 200mg HD 咀嚼片：25，100mg 单剂量口服混悬液：100mg	400mg BID 或 1 200mg（HD）QD	口服生物利用度：未建立 血清 $t_{1/2}$：9h 细胞内 $t_{1/2}$：未知 清除：通过 UGT1A1 葡糖醛酸化经肝脏代谢；32% 通过尿液回收，51% 粪便回收	可不考虑饮食（高脂肪饮食使 Cmax 降低 34%，AUC 提高 19%）

表 76-3

治疗成人 HIV 感染的抗逆转录病毒药物的特点[3,5]（续）

药物	剂量	药代动力学参数	注意事项
药代动力学增强剂			
利托那韦（RTV） Norvir 剂型： 口服溶液：80mg/ml 胶囊：100mg 片剂：100mg	RTV 是一种 PI，目前主要用作其他 PIs 和 EVG 的药代动力学增强剂，100~400mg/d 分 1 至 2 次服用	口服生物利用度未测定 血清 $t_{1/2}$：3~5h 细胞内 $t_{1/2}$：未知 清除：通过肝脏 CYP3A4 广泛代谢（是强效 CYP3A4 抑制剂，对其他同工酶是诱导剂/抑制剂）	与食物同服可提高耐受性。剂量应根据胃肠道副作用进行调整。胶囊剂保存在冰箱，但是溶液剂和片剂不能保存在冰箱。含 43% 乙醇溶液
Tybost （COBI） 可比司他 剂型： 片剂：150mg Stribild：EVG 150mg + COBI 150mg + FTC 200mg+TDF 300mg Prezcobix：DRV 800mg+COBI 150mg Evotaz：ATV 300mg+COBI 150mg	150mg QD 与 ATV 300mg QD 同服 150mg QD 与 DRV 800mg QD 同服 Stribild：1 片 QD，不适合 CrCl <70mL/min 的患者 Prezcobix：1 片 QD Evotaz：1 片 QD	口服生物利用度：不确定的 血清 $t_{1/2}$：3~5 小时 细胞内 $t_{1/2}$：未知 清除：通过肝脏 CYP3A4 广泛代谢（是强效 CYP3A4 抑制剂，对其他同工酶是诱导剂/抑制剂），8.2% 从尿液回收，86.2%粪便回收	不可与 RTV 互换 由于抑制肾小管分泌而增加血清肌酐但不会降低肾小球滤过率。如果从基线值增加>0.4mg/dL 需监测肾脏安全性

a 非核苷逆转录酶抑制剂（NNRTIs）的临床试验中，服用奈韦拉平、地拉韦啶和依非韦伦的患者中分别有 7%、4.3% 和 1.7% 的患者出现皮疹而中止试验。上述 3 种 NNRTIs 临床试验中很少报告 Stevens-Johnson 综合征病例。

ABC，阿巴卡韦；ARV，抗病毒药物；ATV，阿扎那韦；AUC，曲线下面积；BID，每日 2 次；CNS，中枢神经系统；CrCl，肌酐清除率；COBI，可比司他；ddI，去羟肌苷；d4T，司坦夫定；DLV，地拉韦啶；DRV，达芦那韦；DTG，多替拉韦；EFV，依非韦伦；ENF，恩夫韦肽；ETV，依曲韦林；EVG，埃替拉韦；FPV，福沙那韦；FTC，恩曲他滨；HLA，人白细胞抗原；IDV，茚地那韦；IV，静脉注射；LPV，洛匹那韦；MVC，马拉维罗；NFV，奈芬纳韦；NNRTI，非核苷逆转录酶抑制剂；NRTIs，核苷逆转录酶抑制剂；NVP，奈韦拉平；PI，蛋白酶抑制剂；PO，口服；QD，每日 1 次；QID，每日 4 次；RAL，拉替拉韦；RPV，利匹韦林；RTV，利托那韦；SC，皮下注射；SQV，沙奎那韦；3TC，拉米夫定；TAF，替诺福韦艾拉酚胺；TDF，富马酸替诺福韦二吡呋酯；TID，每日 3 次；TPV，替拉那韦；TPV/r，替拉那韦/利托那韦；T-20，恩夫韦肽；ZDV，齐多夫定

融合抑制剂如恩夫韦地（enfuvirtide），阻断因病毒与 CD4 和 CCR5 或 CXCR-4 复合受体结合后导致的 HIV 病毒与 CD4+ 细胞的紧密结合。恩夫韦地通过与 gp41-gp120-CD4 受体区域的双螺旋复合结构域结合，抑制病毒与 T-细胞的融合[46]。最新类别的抗病毒药物是复合受体阻滞剂及整合酶抑制剂。马拉维罗（maraviroc）是一个 CCR5 辅助受体阻滞剂，能阻断 HIV 与细胞的紧密结合及其感染[47]。整合酶抑制剂（INSTIs：拉替拉韦（Raltegravir）、多替拉韦（dolutegravir）、埃替拉韦（elvitegravir））能阻止 HIVDNA 整合到免疫细胞基因组[48]。该类药物是 HIV 治疗的最后一道防线，具药代动力学增强作用，可强烈抑制肝药酶 CYP3A4（代谢 PIs、NNRTIs 和 INSTIs）的活力[49]。该类药物与某些蛋白酶抑制剂或埃替拉韦联用能减慢其代谢，增加血药浓度从而降低服药剂量。例如蛋白酶抑制剂利托那韦，主要利用其对其他药物的增强作用而非药物本身的抗

HIV 活性，而最新型的药代动力学增强剂可比司他 cobi-cistat 并不直接影响 HIV 的复制过程。

随着新药与强效抗逆转录治疗方案的涌现，研究人员已展望从感染者体内彻底清除 HIV 的可能性，要达此目标就需要彻底抑制所有细胞中和潜伏于身体各处的 HIV 复制[13]，但根治的一个障碍是不同细胞亚群的半衰期不一致（如外周 T 细胞的半衰期是 1~2 日，而巨噬细胞长达 14 日）[50,51]，此外还发现了半衰期长达 6~44 个月的感染 T 细胞[52,53]，因而可能需要至少 60 年才可彻底消除感染[52-54]。让根治更为困难的另外一个因素是，HIV 可存活于机体中抗逆转录药物浓度较低的部位，这些地方可成为 HIV 能继续复制的避难所（如中枢神经系统和睾丸）。一旦停止治疗，理论上未受损害的病毒就从这些部位释放出来再次感染宿主。所以为防止获得 HIV，目前的研究已转向于识别与摧毁受感染细胞的免疫治疗。

诊断

问题 1：E. J.，男，27 岁，主诉发热、夜间盗汗、消瘦、口腔白斑，自述这些症状已持续 4~6 周，E. J. 自己承认有静脉吸毒史，已戒毒 3 年，E. J. 被诊断患白色念珠菌所致的鹅口疮。HIV 感染可疑，同意进行 HIV 检测。为什么是 HIV 可疑？如何确诊？

健康且免疫正常的人群发生鹅口疮等机会性感染非常少见，因为完整的细胞免疫能保护细胞免于感染。而免疫缺陷的个体，如 HIV 感染者，明显的免疫低下将置患者于发生机会性感染的风险之中。健康人出现带状疱疹（带状疱疹病毒）、结核、鹅口疮、复发性白色念珠菌阴道炎等感染，值得进一步评估其感染 HIV 的可能性。而肺孢子虫肺炎、鸟复合分枝感染菌血症和巨细胞病毒感染性视网膜炎等更为严重的疾病，通常发生于严重免疫功能缺陷的患者，并强烈提示 HIV 感染。尽管 E. J. 已戒除了静脉吸毒，但过往的吸毒行为已让他暴露于 HIV 感染的风险中。考虑到其个人经历和现在的临床表现，HIV 检测是必要的。

检测 HIV 病毒复制过程产生的抗原或宿主免疫应答产生的抗体是目前诊断 HIV 感染的主要实验室方法。HIV 感染初始为潜伏期，无法采用实验室手段持续测定抗原或抗体标志物[55]。HIV RNA 是感染后能在血浆中检测到的第一个实验室标记物，感染后 10 日可通过核酸试验（NAT）测定，HIVRNA 测定后 4~10 日方可检测 p24（病毒复制过程中产生的一种蛋白质）。HIV 感染的免疫应答首先表现为抗 HIV 免疫球蛋白（Ig）M 蛋白的产生（于检测到 HIV RNA 后 10~13 日），然后产生 IgG（于检测到 HIV RNA 后 18~38 日）。从感染 HIV 到抗体检出之间的时间段称为血清转换窗口，该窗口的持续时间依据检测灵敏度或抗体类型而不同，而感染的确诊需建立在完全的 IgG 应答出现之后。

酶联免疫吸附分析（enzyme-linked immunosorbent assays，ELISA）和确证性的 Western 杂交检测抗-HIV IgG 抗体虽然敏感性高（>99%），但结果分析约 1~2 周，且血清转化窗约需 1~2 个月，因而难以用于早期诊断[55]。检测抗 HIV IgM 抗体的第三代 HIV 检测方法则有效缩短了血清转换窗口期[55]。第四代检测方法，即通过检测 p24 抗原和抗 HIV-1 和抗 HIV-2 IgM/IgG 的抗原/抗体组合检测则进一步缩短该时间窗。目前美国疾病预防控制中心（CDC）指南建议使用美国食品药品管理局（FDA）批准的第四代抗原/抗体联合检测中的一种[56,57]。第四代联合检测的灵敏度>99.7%，测试结果可在 3 小时内获得，使阳性患者能够及时得到临床诊治[55]。除非有理由怀疑是非常早期的感染，否则不需要进一步进行非反应性抗原/抗体组合测定，但为区分 HIV-1 和 HIV-2 抗体，应使用免疫测定法进一步测试。HIV RNA 的核酸测定一般用于免疫测定未能明确抗体分化类型或抗原/抗体测试结果为阴性的早期感染者[55]。

替代标志物数据

目前指南推荐对所有准备接受治疗的感染者尽早启动治疗[3]，但启动治疗前，必须对患者免疫破坏的严重程度和疾病的进展情况进行评估。如前所述，HIV 主要感染和破坏 T 细胞，病毒载量越大，T 细胞破坏越多，机会性感染的危险越大。因此有必要对 E. J. 的病毒载量和 T 细胞数量进行定量以助"分期"，确定感染的严重程度和评估疾病进展的风险，并为将来的治疗提供一个参考点（如基线）。

不同 T 淋巴细胞亚群（如 CD4 和 CD8）的识别和检测采用荧光标记的单克隆抗体经流式细胞计数确定[58]。即使临床稳定的患者，重复测定的结果也有很大差异。患者样品检测结果在实验室内和实验室间，有约 30% 的变异度[3]。所以重要的是，要认识到 T 细胞计数应从动态趋势进行解读，而不能仅按某一次具体值。在同一实验室的固定时间采样可降低变异度。

对 HIV 病毒载量的测定有 3 种方法——逆转录聚合酶链反应（reverse transcriptase-polymerase chain reaction，RT-PCR）、支链 DNA（branched-chain DNA，bDNA）检测和基于核酸序列的扩增（nucleic acid sequence-based amplification，NASBA）[59]。RT-PCR 是对病毒 RNA 扩增并计数。相比之下，bDNA 检测则是扩增并计数来自与病毒 RNA 结合的靶探针的信号，而 NASBA 可以实时、高通量地扩增病毒 RNA。所有方法报告的血中 HIV RNA 载量均为每毫升血浆中 RNA 的拷贝数，不同方法的最低检测限不同。应该认识到血浆病毒 RNA 水平测定的是游离的病毒数而非淋巴结内的病毒量，后者的病毒浓度更高，血浆 HIV 水平测定仅间接反映了淋巴结内复制病毒的溢出量[60,61]。

与 CD4 计数相似，病毒载量检测（拷贝/ml）结果变异可达 3 倍（0.5log）[3]。当临床医师确定患者的病毒载量基线值时，必须考虑许多因素。从发生 HIV 感染到免疫反应能控制感染的阶段会出现病毒血症暴发。因此感染 6 个月内的病毒载量检测结果可能不能准确反映真实的基线值[3]。此外，一些激活免疫系统的因素，如新的机会性感染或免疫接种[62]，也会导致病毒载量检测结果暂时升高，在这些情况发生 4 周内获得的检测结果也不能准确地反映病毒载量测量的基线值[3]。

一些临床医师会建议在决定是否进行治疗方案选择之前，在 1~4 周至少进行 2 次独立的病毒载量测定[3]。与 T 细胞计数一样，病毒载量也应动态地评估。

除量化病毒载量外，也应该通过基因型或者表型测定进行基线耐药检测[3]指导初始用药方案的选择。由于北美和欧洲从未接受过抗逆转录病毒疗法的感染者，对至少一种药物耐药的病毒传播率（即药物抗性传播）升至 11%~12%，因此推荐对绝大多数患者在治疗行耐药检测[63]（进一步讨论见耐药性、病毒基因型、表型及病毒适应性章节）。

案例 76-1，问题 2：E. J. 的 HIV-1/2 抗原/抗体组合免疫分析呈阳性，抗体分化免疫分析检测到 HIV-1 抗体。他在接下来的一周的随访中知晓了检测结果。在确定治疗方案之前还需要进行哪些实验室检查呢？

E. J. 应该进行 T 细胞数和病毒载量的基线测定,并确定其感染病毒基因型。还需要完成全血细胞计数、电解质和肝肾功能检查,以及乙型、丙型肝炎血清学检查。如果要使用如阿巴卡韦和马拉维罗等特别的药物,还需要进行一些特殊的检查。在应用阿巴卡韦前,需要对 HLA-B5701 等位基因进行筛查,因为基因阳性的患者有很高的过敏风险。在应用马拉维罗的患者中,应该做受体取向测定,以判断病毒主要侵袭 CCR5 复合受体还是 CXCR-4 受体,或同时侵袭两种受体[3]。实验室的结果可帮助选择治疗方案和确定供未来治疗中遇到问题时参考的基线值。

抗逆转录病毒疗法

案例 76-1,问题 3:E. J. 的 T 细胞计数和病毒载量结果分别为 225/μl 和 14 500 拷贝/ml(RT-PCR 方法),抗逆转录病毒治疗应开始吗?

在决定抗逆转录病毒治疗前应同时评估治疗潜在的获益与风险,包括近期和长期的不良反应和可能发生的药物耐药性和交叉耐药性,见后续讨论。所有了解 HAART 获益、风险及依从性的重要性,有意愿且能够长期坚持治疗的患者均应开始抗逆转录病毒治疗。最近,美国卫生和人类服务部(Department of Health and Human Services,DHHS)艾滋病治疗指南专家组对 2015 年指南进行了修订,主要基于两项大型随机临床试验的结果[抗逆转录病毒治疗的时机选择(Strategic Timing of AntiRetroviral Treatment,START)研究和 TEMPRANO ARNS 12136 研究]。上述试验研究了 CD4 计数 > 500/μl 与 CD4 计数降至 < 350/μl 时启动 HAART 的风险和获益,结果显示发病率和死亡率会随着初始 HAART 的推迟而显著增加,该发现促使指导小组将之前关于在任何基线 CD4 计数时推荐开始 HAART 的证据强度提升到最高(AI;RCT 证据支持的强推荐)[64],而之前启动 HAART 的支持证据强度根据基线 CD4 细胞计数依次为 3 类递增的(>500/μl,低强度;350~500/μl,中等强度;<350/μl,高强度)[64]。2015 年版指南进一步明确了启动 HAART 对于预防 HIV 的益处,推荐无论基线如何均应开始 HAART 治疗,并推荐启动 HAART 以防止围产期和异性性传播(AⅠ证据等级)或其他传播风险(AⅢ证据等级)。而其他需要紧急启动 HAART 的临床状况包括妊娠;AIDS 相关并发症如机会性感染;CD4 计数<200/μl;HIVAN 相关肾病;乙型肝炎和/或 C 型肝炎共感染;CD4 计数迅速下降(>100/μl/年);较高的基线病毒载量(100 000 拷贝/ml)和急性/早期 HIV 感染[3]。对无症状的患者,在决定治疗前,需评估标志物数据(T 细胞计数和病毒载量)、并发疾病、既往的治疗依从性(如果有)和治疗意愿,以及耐药性检测结果。

T 细胞计数和病毒载量检测结果对评价感染的严重程度至关重要(见表 76-1)。免疫功能正常的健康人,T 细胞计数大于 1 200/μl。HIV 慢性感染者因 T 细胞受到破坏,当计数低于 500/μl 时,发生机会性感染的风险增加。长期以来的临床试验和观察性队列研究结果均显示,在 CD4 细胞计数小于或等于 350/μl 时开始抗逆转录病毒治疗,患者

会明显获益,而多个队列研究分析显示,当 CD4 细胞小于或等于 500/μl 时开始抗逆转录病毒治疗即能获益[3]。早期有证据提示在 CD4 计数>500/μl 的患者中启动 HAARE 可促进免疫恢复,降低 HIV 传播风险,并降低非 AIDS 相关疾病的风险。前面提到的 START 和 Temprano ANRS 12136 两项随机试验证实了该结果,即相对于推迟治疗,在 CD4 计数>500/μl 时即启动 HAART 有明确益处[65,66]。疾病进展的风险与 CD4 细胞计数密切相关,低 CD4 计数(<200/μl)可预示疾病进展的短期和长期风险[67-69]。此外,观察显示高病毒载量(>100 000 拷贝/ml),年龄的增加,经静脉吸毒获得感染,AIDS 诊断史也增加了疾病进展的风险。

初始治疗不能轻率启动。抗逆转录病毒治疗可提高患者的生活质量和生存时间,但也存在显著的风险。治疗一旦开始就需终生坚持。对一些患者,尤其是相对健康的患者要认识到这一点很困难。此外,患者还需克服对药物不良反应、毒性及治疗费用的担心。因此医师应该根据这些指南,与患者共同讨论治疗的获益与风险。至关重要的是,医师要与患者开诚布公地讨论其担忧和所关心的问题,评估患者开始治疗的意愿及是否能终生坚持治疗。经过仔细的讨论,应由患者做出最后决定。

E. J. 存在许多疾病进展的高危因素,患有鹅口疮并有一些非特异的全身症状(发热、夜间盗汗、消瘦),其标志物数据(T 细胞<500/μl,病毒载量>100 000 拷贝/ml)显示他正处于疾病进展的高风险。基于此,应与他就疾病进展的风险、开始治疗或延迟治疗可能的不良事件和遵从治疗的意愿进行充分告知和讨论。

在建立患者个体化治疗方案之前,重要的是认识到治疗的益处与局限以确立可达到的现实目标。

案例 76-1,问题 4:经过仔细的讨论,E. J. 同意开始治疗。什么是治疗的目标?选择合适的治疗方案还需要考虑哪些因素和信息?

治疗目标

目标 1:最大化地持续抑制病毒载量

最大化地抑制病毒常常能使 T 细胞数量显著增加和改善临床结局。根据我们对病毒致病机制的了解,低水平的病毒复制可降低 T 细胞受感染和破坏的风险,从而能保护免疫反应的完整性。因此治疗应尽可能长时间地将病毒复制抑制到不可检测的水平(<50 拷贝/ml)[3,5]。作用更强,毒副反应更低,耐药基因突变屏障更高和给药方式更方便(每日 1 次或 2 次)的新抗逆转录病毒药物的上市,使大多数患者能达到抑制病毒的合理目标值,甚至那些曾接受过多次次优方案或治疗失败的患者也能达到治疗效果。但对曾接受过治疗的患者,治疗方案的设计必须特别关注既能抑制病毒载量又不易诱导药物耐药,以避免将来药物受限,设计这些患者的补救方案时咨询专精于抗逆转录药物耐药情况的专家是至关重要的。

初始治疗的患者选择治疗方案时也应考虑药物耐药

性。任何已知的病毒种群均存在导致耐药株产生的自发性突变。种群数量越大,突变风险越高。HIV 复制是对错配高度敏感的过程,特别是在逆转录酶参与下。处于高复制率时,HIV 基因组(约 10 000 核酸长度)中的任意位点都可能发生突变,每日可产生成千上万具有复制能力的病毒突变株[4,35]。抗逆转录病毒治疗不充分而形成的选择性压力,使突变病毒株对治疗方案敏感性降低,最终在宿主内大量繁殖并替代原病毒种群,其中特别值得注意的是会产生抗逆转录病毒药物之间的交叉耐药性。因此应用能完全抑制病毒复制的治疗方案,才能减少病毒突变和产生交叉耐药。

美国食品药品管理局(Food and Drug Administration, FDA)已批准了 20 余种用于联合治疗的抗逆转录病毒药物,但许多药物具有相似的耐药谱。对治疗方案中的一个或多个药物发生耐药,耐药谱相似的其他药物也随之丧失作用(如交叉耐药)[4]。药物耐药性的产生与否与特定药物的基因屏障有关,具有低基因屏障的药物,只要病毒中一个或两个关键基因位点的突变,就可能产生耐药性。NNRTIs 就是典型的低基因突变屏障药物,病毒基因组中的许多单个点突变可导致第一代 NNRTIs(奈韦拉平和依法韦仑)的活性丧失,与第一代药物相比,第二代 NNRTIs(利匹韦林和特拉韦林)的耐药基因突变屏障有所增强。与 NNRTIs 不同,蛋白酶抑制剂(PIs)具有宽广的基因屏障,病毒基因需要产生多重突变才能产生耐药[4]。

但应认识到,低基因屏障药物并不意味着疗效差。含 NNRTIs 的强力治疗方案高效且治疗反应持久,治疗方案整体的抑制作用是否强大是决定耐药性产生的关键[3]。当病毒复制被抑制时,耐药性发生的概率就会降至最小。当病毒开始复制时,复制越活跃则耐药性发生的风险越大。而发生病毒复制时,抗逆转录病毒治疗方案中纳入一个基因屏障低的药物,将面临药物效力的丧失和/或产生交叉耐药。因此,应选择抑制病毒复制作用最强,且患者能严格依从的治疗方案。

目标 2:保护和强化免疫系统

病毒复制水平的降低通常会使 CD4 细胞数量增加,从而增强和保护免疫系统。细胞数量上升的患者发生机会性感染和死亡的风险也随之降低。得益于治疗方案的革新与优化,使免疫系统的保护与增强成为可能,即使已接受过治疗的患者也能够获益,但须谨慎制订方案以减少耐药发生。虽然 CD4 细胞计数长期低下患者的免疫难以完全恢复,但值得尽力尝试。尽管药物治疗已取得了明显的进步,仍需认识到 HIV 是一个不可治愈的疾病。

目标 3:降低药物不良反应,增加依从性,改善生存质量

联合药物治疗能够有效地抑制 HIV 复制和改善生存率。虽然复方制剂和以利托那韦增效的蛋白酶抑制剂的应用大幅度简化了治疗,但需要患者终身依从抗逆转录病毒治疗方案,仍然是一个复杂和艰巨的任务。已有数个每日 1 次的治疗方案被推荐用于一线治疗(表 76-3 和表 76-4),

然而维持患者的良好依从性仍然是治疗中的难题,并决定着治疗的成败。首次治疗通常是治疗成功的最佳机会。相较于早期的抗逆转录病毒药物,新型的抗逆转录病毒药物不良反应更低,但亦会出现对治疗难以耐受的情况,随之影响患者的依从性。机体组分的改变(已知有脂代谢异常),增加的脂肪和甘油三酯、骨骼关节的骨折,心血管病的风险、乳酸酸中毒均是应重点关注的问题[3]。

减少不良反应

尽管新的抗逆转录病毒药物比早期药物的毒性明显降低,但长期的 HAART 治疗并非没有风险。因抗逆转录病毒治疗导致的代谢综合征包括机体脂肪异常再分布,脂质异常(如高胆固醇血症、高甘油三酯血症和 LDL 增加和 HDL 减少)及新发糖尿病[70-72]。相对年轻的患者(30~40 岁)接受 HAART 治疗后发生冠状动脉疾病、心梗和血管相关并发症已有报道[73-78]。大量观察性研究显示采用 HAART 治疗特别是含蛋白酶抑制剂,心血管疾病发生的风险升高[79-81]。此外,核苷类似物能抑制线粒体 DNA 聚合酶,导致脂肪萎缩;但在新型 NRTIs 中较少发生[82]。最后,代谢异常也会出现于尚未接受 HAART 的 HIV 患者,因此代谢异常可能由 HIV 感染所引发,或已有的代谢紊乱因 HAART 而加剧[71]。

蛋白酶抑制为基础 HAART 方案治疗的患者中,高达 40% 的患者被报道因发生胰岛素抵抗导致葡萄糖耐受[83]。鉴于其风险,2 型糖尿病患者应谨慎应用蛋白酶抑制剂。被推荐采用以 PI 为基础的 HAART 的患者,应在治疗前和疗程中进行空腹血糖测定(每 3~6 月 1 次)[3]。由 HAART 导致的 2 型糖尿病患者的治疗与普通 2 型糖尿病患者相同。

HAART 相关的血清甘油三酯、总胆固醇和 LDL 升高,以及 HDL 轻度降低[71,84,85],可早在初始治疗 2 周之内出现[71]。虽然所有的蛋白酶抑制剂都可能导致,但含有利托那韦的方案更易发生,而接受阿扎那韦单药治疗的患者发生较少[71]。NNRTIs 也可导致脂质改变,但发生率较低。依非韦伦和奈韦拉平能增加接受 HAART 患者的 HDL 水平,而奈韦拉平对脂代谢影响最小(如显著增加 HDL 但对 LDL 作用弱)[86]。司坦夫定是 NRTIs 中影响脂代谢最显著的药物,两项前瞻性研究显示,接受司坦夫定为基础的 HAART 方案的患者的甘油三酯和总胆固醇较齐多夫定或替诺福韦为基础的方案显著增高[87-93]。HAART 所致高脂血症患者的治疗应与其他类型的高脂血症患者一样,需密切注意药物相互作用。

据报道多达 40%~50% 的患者发生体质成分的改变[脂肪丢失(手臂、大腿、脸部、臀部),脂肪累积(颈背部脂肪堆积或"水牛背"),腹围增加][71],因定义与评估差异该发生率数据与真实略有出入。该并发症的危险因素包括较高的 BMI 值、应用抗逆转录病毒药物的时间较长、开始 HAART 时 CD4 细胞计数较低、年龄增大、女性和 HIV 感染时间较长等。脂肪萎缩可能由核苷类似物导致,脂肪堆积则被认为由 PI 所引起,由于是联合用药,很难准确界定具体的不良事件由哪种药物导致[71]。

表 76-4

推荐用于 HIV 感染初始治疗的抗病毒药物[a]

	首选[a]	替代
PIs(1 或 2 种 PIs+2 种 NRTIs)	达芦那韦/利托那韦+恩曲他滨/替诺福韦富马酸酯或恩曲他滨/替诺福韦艾拉酚胺	达鲁那韦/利托那韦+阿巴卡韦/拉米夫定[b]
		达鲁那韦/可比司他[c]+阿巴卡韦/拉米夫定[b] 或恩曲他滨/替诺福韦富马酸酯或恩曲他滨/替诺福韦艾拉酚胺
		阿扎那韦/利托那韦+恩曲他滨/替诺福韦富马酸酯或恩曲他滨/替诺福韦艾拉酚胺
		阿扎那韦/可比司他[c]+恩曲他滨/替诺福韦富马酸酯或恩曲他滨/替诺福韦艾拉酚胺
整合酶抑制剂	拉替拉韦每日 2 次+恩曲他滨/替诺福韦富马酸酯或恩曲他滨/替诺福韦艾拉酚胺	
	埃替拉韦/可比司他/恩曲他滨/替诺福韦富马酸酯[c] 或埃替拉韦/可比司他/恩曲他滨/替诺福韦艾拉酚胺	
	多替拉韦+恩曲他滨/替诺福韦富马酸酯或恩曲他滨/替诺福韦艾拉酚胺	
	多替拉韦/阿巴卡韦/拉米夫定[b]	
NNRTIs(1 种 NNRTI+2 种 NRTIs)		依非韦伦+恩曲他滨/替诺福韦富马酸酯
		利匹韦林/恩曲他滨/替诺福韦富马酸酯[d] 或恩曲他滨/替诺福韦艾拉酚胺
不推荐:不应该提供	所有单一疗法,双核苷方案,三重 NRTI 方案	

　　[a] 该表格提供的治疗指南是针对从未接受过或受过有限治疗的 HIV 患者。为达成治疗目标,基于临床试验数据,优先考虑具有以下疗效的方案:血浆 HIV RNA 持续抑制(特别是病毒载量基线高的患者)、CD4[+]T 细胞计数持续增高(绝大多数病例超过 48 周)、临床转归好(如延迟进展至 AIDS 死亡)。对方案的其他考虑包括药物用量、给药频率、食物要求、用药方便性、药物毒性及药物相互作用等。特别要指出的是,所有抗逆转录病毒药物在应用时均可能发生严重毒性反应和药物不良事件。

　　[b] 仅适用于 HLA-B * 5701 阴性的患者。

　　[c] 仅适用于预计 CrCl>70ml/min 的患者。

　　[d] 仅适用于预计 HIV RNA<100 000 拷贝/ml,CD4 计数>200/μl 的患者。

　　AIDS,获得性免疫缺陷综合征;HIV,人类免疫缺陷病毒;NNRTIs,非核苷类逆转录酶抑制剂;NRTIs,核苷类逆转录酶抑制剂;PIs,蛋白酶抑制剂

　　脂肪萎缩的原因尚不清楚,似乎体外制线粒体 DNA 聚合酶作用越强的药物(如司坦夫定)越易导致脂肪萎缩。齐多夫定、替诺福韦或者阿巴卡韦等其他 NRTI 替换司坦夫定后,患者的手臂和大腿的脂肪明显增加,躯干脂肪减少(经放射检查如双线源 CT 扫描),但这种改善程度轻微以致可能临床意义不大[72,89-93]。使用具有脂肪溶解作用的重组人生长激素,可减小水牛背和腹围尺寸,但一旦停药就会重新生长[71]。提莫瑞林是 2010 年上市的生长激素释放因子,皮下注射2mg,每日 1 次,可特异性减少 HIV 感染者脂肪萎缩所致的腹部脂肪沉积[94]。手术切除和吸脂术也可能有效,但存在复发并伴有不良事件(肠道穿孔、腹腔内出血)[95]。脸颊消瘦向凹陷处注射脂肪或高分子材料有较好的效果,但须频繁进行费用高昂的治疗且缺乏长期安全性数据[96]。

　　其他重要的慢性不良反应包括核苷类似物相关的乳酸酸中毒、股骨头坏死和骨质疏松[71]。乳酸酸中毒主要与上

一代 NRTI(司坦夫定、齐多夫定和迪达诺辛)的使用有关,后者不再是首选的抗逆转录病毒药物,但有报道也可由核苷类似物引起。处理是终止药物治疗直至乳酸水平正常,然后再选择不含司坦夫定或核苷类似物的 HAART 方案重新开始治疗[3]。替诺福韦艾拉酚胺(tenofovir alafenamide,TAF)是新型的替诺福韦制剂,较替诺福韦富马酸酯(tenofovir disoproxil fumarate,TDF)具有长期肾毒性和骨毒性小的优点[97]。随着 TAF 的上市(FDA 于 2017 年 6 月批准),如何在药物经济性与安全性间取得平衡,是医师在选择基于替诺福韦方案时需考虑的重要问题。

提高患者依从性

　　治疗成功需要何种程度的依从性尚不清楚,且因抗逆转录病毒类别而有所不同,但一般认为需要服用至少 90%~95% 的处方剂量方可防止耐药性产生,而对 HIV 感染者依从性的研究表明,只有大约 62% 的患者服用了 ≥90%

的处方剂量的抗逆转录病毒药物[98]。需要注意的是,患者常因各自不同的原因而不依从用药,漏服药物的 4 个最常见原因是:单纯性遗忘、日常安排变化、忙于其他事务和离家外出[99]。与依从性差的相关因素包括:(a)用药量(服用药物数量越大,患者依从性越差);(b)治疗方案的复杂性(特殊的饮食要求、递增或递减药物剂量、服药频次);(c)特殊储存要求;(d)生活方式及日常活动干扰用药;(e)与基础治疗医师和其他健康专家的交流差。在 HIV 感染人群中,精神疾病或药物滥用也会明显降低依从性。在制订患者个体化的治疗方案时纳入这些因素一并考虑,可以提高依从性,从而提高临床治疗效果,改善患者生活质量。

为了更好地应对复杂的、多维的、患者特异性的问题,提高其依从性并坚持治疗,DHHS HIV 治疗指南建议诊所建立多学科联合小组,由值得信赖的主治医师、药剂师、社会工作者、护士、心理医师等负责患者的治疗。此外,临床医生应对患者开展依从性相关的教育(包括告知依从性的重要性)并让患者参与抗逆转录病毒治疗选择过程。选择一个让患者可以理解并承诺可长期坚持的治疗方案对终生依从治疗尤为关键。因此,了解患者的日常日程安排,以及能否遵从抗逆转录病毒治疗的特殊要求(即食物要求、药物相互作用等)非常重要。例如,利匹韦林应该与全餐(理想≥500kcal)一起食用,因此对于经常不吃饭或饮食不规律的患者可能不是最佳选择。依法韦仑可能引起嗜睡,通常在睡前空腹服用以减轻中枢神经系统反应,这对于上夜班的人不适宜。让患者参与选择他们的抗逆转录病毒方案,最大限度地选择一种对其日常工作负担最小的方案,有助于治疗依从性的障碍。在选定抗逆转录病毒治疗方案并开始治疗后,应迅速识别难以坚持的患者(通过患者自我报告、取药记录、药片计数等),辨别他们不能坚持的原因(服药疲劳、支付能力、遗忘等),并采用有针对性的干预措施来改进其依从性。2015 DHHS HIV 治疗指南(https://aidsinfo. nih. gov/contentfiles/lvguidelines/ AA_Tables. pdf) 中的表 13 列举了提高依从性的特定策略。

目标 4:预防人类免疫缺陷病毒相关的发病和死亡

随着成功地治疗 HIV(抑制病毒的载量和重建免疫功能),患者发生 HIV 相关性机会性感染的风险减少。通过实现目标 1 至 3,自然就能达成目标 4,而这正是 HIV 感染药物治疗的终极目标。现今的 HAART 治疗手段使 HIV 感染者更常死于非 HIV 相关的疾病(如心血管疾病、肝脏疾病和非 HIV 相关的恶性肿瘤)[100]。虽然这表明 HIV 的治疗取得了显著成就,但也使同时面临 HIV 相关疾病和其他基础疾病风险的患者的治疗更加复杂,并增加了药物-药物或药物-疾病间相互作用的风险。

患者个体化治疗方案的选择是一个复杂的决定,有多种有效的联用方案可供选用,但需遵循下列一般原则[3,5]。

治疗的一般原则

大多数患者确诊后就会开始初始抗病毒治疗[3,5]。许多现行的方案可使绝大多数患者的病毒载量降至不可测的水平且效果持久。目前疗效得到改善的原因包括:方案简

化(如每日服用更少的药片、服药频次减少、使用剂量固定的复方制剂)、方案整体药效的增强和药物短期不良反应的最小化。因此,如果初始治疗选择了恰当的患者个体化的 HAART 方案,患者将能够依从治疗并因治疗从病毒学与临床两方面获益。

案例 76-1 问题 5:问诊时,E. J. 承认偶尔晚餐时饮酒,但 3 年内未使用过任何毒品。E. J. 自述无药物过敏史,目前服用奥美拉唑抑制胃酸。E. J. 是一名建筑工人,白天特别忙,因此希望每日服药 1 次。E. J. 的全血细胞计数、电解质、肝、肾功能都在正常范围内。他的病毒基线基因型未提示任何获得性耐药,HLA-B * 5701 阴性。E. J. 对采用何种方案没有特别倾向,并表现出强烈的治疗意愿。那么选择方案时应当考虑哪些因素?

首先选择合适类型的抗逆转录病毒方案。一般而言,基于 PI 或基于 INSTI 的组合是 HAART 治疗首选(表 76-5)。目前没有明确证据证明哪一种方案更优,药物选择需基于患者个体因素,如合并的疾病、合用的药物及服用药物的数量负担等。避免使用无药物联合或协同作用的方案,如拉米夫定和埃曲他滨的联用不会有任何额外获益,因其耐药谱相似。如需采用蛋白酶抑制剂为基础的 HAART,可优先选择利托那韦增效方案。利托那韦是强效的细胞 P450 酶和 P 糖蛋白的抑制剂,与包括其他蛋白酶抑制剂在内的很多药物存在显著的相互作用。可利用其作用减慢其他蛋白酶抑制剂的代谢或增加其吸收。一些患者应用洛匹那韦、替拉那韦和达鲁那韦时需要联用利托那韦,以达到所需的病毒学治疗浓度。联用利托那韦方案的病毒抑制作用远高于各制剂单用的方案,并且联用利托那韦的方案常可降低每日服用药片的数量,无需考虑药物/食物的限制。另一种药效增强剂可比司他(cobicistat)也可与阿扎那韦或达芦那韦(以及 INSTI elvitegravir)联合使用,产生与利托那韦类似的增效作用而非直接抗病毒作用。利托那韦和可比司他是 CYP3A4 的强效抑制剂,由于能与多种药物的相互作用,与其联用的药物需根据药物相互作用的程度进行剂量调整[3,5]。

避免使用已发现对特殊人群有害的方案。如避免在未采取可靠避孕措施的育龄期或孕早期妇女使用依非韦伦(孕期 D 级),该药已在动物实验中发现可致畸。奈韦拉平对基线 CD4 细胞数较高(女性>250/μl,男性>400/μl)的患者易产生肝毒性。

案例 76-1,问题 6:E. J 应该接受何种初始抗逆转录病毒方案?

进行患者个体化治疗方案选择时,应遵循以下步骤:

第 1 步:确定 HAART 治疗方案的类型

仔细评估每一种治疗方案的优缺点(见表 76-5),例如蛋白酶抑制剂对现患心血管疾病、高脂血症、糖尿病及其家族史的患者不考虑优先使用[3,71]。

表 76-5

初始抗逆转录病毒治疗方案中不同药物组合的优缺点

ARV[a] 种类	可能的优点	可能的缺点
两种 NRTI	■ 疗效确切的联合抗逆转录病毒治疗的基础 ■ 脂肪分布不均和血脂异常少于以 PI 为基础的方案	■ 罕见但严重的乳酸中毒和肝脂肪变性(d4T>ddI=ZDV>TDF 或 TAF=ABC=3TC=FTC) ■ 低耐药基因突变屏障(单突变耐药)
NNRTI	■ 半衰期长 ■ EFV 和 RPV 可提供单片剂方案	■ 低耐药基因突变屏障 ■ 与上市的 NNRTI 间有交叉耐药 ■ 皮疹 ■ 可能经细胞色素 P-450 发生药物相互作用 ■ 对 NNRTI 的耐药较 PIs 和 INSTIs 更易传播
PI	■ 较高的耐药基因突变屏障 ■ 少见耐药所致的治疗失败(增效 PI 方案) ■ 对间歇性依从的耐受好	■ 代谢综合征(脂肪分布变化、血脂异常、胰岛素抵抗) ■ 细胞色素 P450 的底物、抑制剂、诱导剂(发生药物相互作用)
INSTI	■ 可耐受性 ■ 与 EVG 和 DTG 提供单一片剂方案 ■ 研究显示不良反应较 RAL 联用依非韦仑少见 ■ 较以 NNRTI 和 PI 为基础的方案与 RAL 和 DTG 的药物相互作用较少 ■ 实现快速抑制病毒载量	■ 应用于初治患者的长期经验较基于 PI 的方案相对不足 ■ 较以增效 PI 为基础的方案耐药基因突变屏障低

[a] 改编自 2016 年 7 月版的美国卫生和人类服务部(DHHS)治疗指南。有关每种 ARV 药物优缺点的讨论,请参阅完整指南。

ABC,阿巴卡韦;ARV,抗逆转录病毒;DTG,多替拉韦;EVG,埃替格韦;FTC,恩曲他滨;NNRTI,非核苷逆转录酶抑制剂;NRTI,核苷逆转录酶抑制剂;PI,蛋白酶抑制剂;INSTI,整合酶转移抑制剂;RAL,拉替拉韦;TAF,替诺福韦艾拉酚胺;TDF,替诺福韦富马酸酯;3TC,拉米夫定

E. J. 在讨论后表现出很强控制疾病的意愿并愿意接受治疗。使用以 PI 或 INSTI 为基础的联合治疗方案都是合适的,可选的治疗方案见表 76-4。

第 2 步:方案中药物的优化

下一步就需要选择方案中的具体药物。多数情况下,具有绝对禁忌或明显的药物间相互作用的药物应避免选用。本案例中核苷或核苷酸逆转录酶抑制剂包括拉米夫定、替诺福韦富马酸酯或替诺福韦艾拉酚胺、恩曲他滨和阿巴卡韦等,都是 E. J 的可选药物。就药物相互作用而言,PI 或 INSTI 均可以与奥美拉唑一起服用。

第 3 步:生活质量的考虑

当选择一个治疗方案时,对患者生活质量的评估、潜在药物的不良反应和患者偏好,应给予对药物相互作用、禁忌同等重视,治疗方案是否奏效有时就决定于这些考虑。结合 E. J. 的生活方式和工作需要,拟首选对日常生活干扰最小的治疗方案,因此每日服药 1 次的方案或每日 2 次的方案是恰当的(见表 76-3),能每日 1 次更好。可选的治疗方案包括基于 PI 的方案,达芦那韦联合利托那韦加用恩曲他滨/替诺福韦富马酸酯或者恩曲他滨/替诺福韦复方制剂,每日 1 次;或者以 INSTI 为基础的方案,拉替拉韦每日 2 次联用恩曲他滨/替诺福韦富马酸酯或者恩曲他滨/替诺福韦艾拉酚胺每日 1 次,埃替拉韦/可比司他/恩曲他滨/替诺福韦或者埃替拉韦/可比司他/恩曲他滨/替诺福韦拉替拉韦的组合片剂每日 1 次,dolutegravi 加用恩曲他滨/替诺福韦富马酸酯或者恩曲他滨/替诺福韦阿拉芬酰胺每日 1 次,或者达芦替韦/阿巴卡韦/拉米夫定组合片剂每日 1 次。

案例 76-1,问题 7:E. J. 开始使用恩曲他滨、替诺福韦、埃替拉韦和可比司他(复方制剂每日 1 次,Stribild)。治疗应如何监护?是否需要进行其他的检查?如何增加依从性?

短期疗效的评价

评价抗逆转录病毒治疗方案是否有效有 3 个重要的标准:临床评估、替代标志物的反应和治疗的耐受性,也包括患者对治疗方案的依从性[3,5]。有临床症状(如疲劳、夜间盗汗和体重下降等症状;新发机会性感染)的患者,在接受一个恰当的抗逆转录病毒治疗后通常即可缓解,体力和精力增强,整个身心状况改善,但一些患者的疗效可能不显著。因此在治疗后的每一次随访时,都应该对患者的临床症状进行仔细的评估。

所有患者均需反复进行病毒载量定量和 T 细胞计数,这些前驱指标能帮助医生判断治疗反应的程度,保证病毒载量持续降低。有效的治疗可使病毒载量在第 4 周与第 8

周时,至少分别下降三分之一(0.5log)与十分之一(1.0log)[3,5],且病毒载量将在接下来的12~16周继续下降,多数患者可降至检测限以下[3,5]。方案的长期疗效与其治疗初期的病毒抑制强度相关,对病毒抑制效果越强,该方案的疗效越持久[101]。但药物对病毒抑制的速度和强度受多个因素的影响,包括患者的临床状态(如已进展的疾病——T细胞数低和病毒量高),对治疗的依从性和方案的总体治疗作用[3,5]。

随着病毒复制持续减弱,T细胞被破坏减慢最终可出现细胞种群恢复。这种T细胞上升的程度差异明显,部分患者增长幅度大(≥500/μl),而其他患者上升很少,甚至无变化。如果T细胞数量未迅速出现改变,在治疗开始后应每3~4个月测定1次T细胞计数[3,5]。

免疫重建综合征是指在启动强效抗逆转录病毒治疗后,机体免疫重建可引起一些症状恶化的表象[102-104]。在进展期HIV感染患者(CD4细胞数<100/μl),因严重的免疫功能障碍导致机体不能对亚临床感染产生适当的免疫反应,结果是这些感染通常在宿主未察知下反复发生(即疾病静止期)。在初始治疗的12周中,会出现因免疫记忆细胞再分布所致的增强免疫反应[105-107]和感染部位的炎症反应。免疫重建综合征可以出现在存在任何静止期疾病的器官系统内(如中枢系统、眼睛和淋巴结),大多数患者发生于强效抗逆转录病毒治疗的第1到4周内[3]。

患者对治疗方案的耐受性,包括参与治疗方案的选择、简化服药方式和避免难以忍受的副作用等,对于患者的意志力及对治疗方案的依从性均至关重要。如果患者依从性差,将会增加临床治疗失败及耐药进展的风险。每次诊疗都应该评估患者的依从性,并分析患者不依从的类型及原因,即便依从性不是当前的主要问题,强化依从和积极的鼓励也是必要的[3]。

案例76-1,问题8:开始治疗后,E.J.病毒载量值由第4周时的7 000拷贝/ml降至第14周的不足50拷贝/ml(检测不到),而T细胞数从225/μl上升到525/μl。其夜间盗汗、发热症状消失,感觉"极好",也未出现药物相关的问题。E.J.的治疗有效吗?治疗应该如何监护?

E.J.采用恩曲他滨、替诺福韦、埃替拉韦和可比司他的治疗已显效,从临床看,他的症状已平息,并且总体健康状况显著改善。从检测指标看,病毒载量下降理想,现在已低于可测量的水平,T细胞计数则增长至300/μl。此外,未发生药物相关不良时间。就目前情况,应该继续实施原治疗方案,无需做任何调整。

远期疗效的评估

一旦治疗方案稳定下来,远期的治疗目标就是保持最大限度地抑制病毒复制、维系临床症状和免疫功能的持续改善并维持对药物的耐受性。应该定期监测病毒载量(每3~4个月)和T细胞数(每3~6个月)[3,5]。这些指标使临床医师监测病毒活动和免疫学状态的变化趋势,有助于早期确定治疗失败。在治疗开始的3~6个月随访中,应对患者进行临床评估和治疗耐受性质询。

治疗失败

案例76-1,问题9:E.J.应用恩曲他滨、替诺福韦、埃替拉韦和可比司他的方案已超过1年,迄今其T细胞计数稳定在550/μl,病毒载量仍低于检测限。但述新出现了发热和萎靡,并述其一直遵从治疗也未服用新的药物。复测显示他现在的病毒载量3 000拷贝/ml,T细胞计数375/μl(双样本测定和复核),E.J.的治疗方案需要调整吗?

判定治疗失败应基于:(a)临床症状;(b)标志物数据;(c)治疗的耐受性和依从性[3,5]。

许多患者治疗失败的最初表现是变化的临床症状和体征,表现可轻微(如增加的全身症状、新发生的口腔白斑)或严重(如新的机会性感染),发生这些变化即提示治疗失败并需要调整治疗方案。

疗效的评判还应包括替代标志物数据的评估(如T细胞及病毒载量),多数时候这些标志物数据的变化先出现于可察觉的症状和体征。因此对标志物数据的仔细评估使在任何免疫损害发生前提前干预。病毒学失败定义为在充分的抗病毒治疗下,仍有新的或存在持续的病毒复制,提示治疗失败。例如,患者血清病毒复制水平从治疗初期被抑制到检测限下后,又被反复重新检出,应评估为为治疗可能失败。那些治疗从未达到把病毒抑制到检测限下的患者,其病毒复制增高(定义为增高3倍或更高),也应该看作治疗失败[3,4]。

评估病毒载量时,重要的是要认识到其数值可因疫苗接种或并发其他感染而增高(见案例76-1,问题2)。因此要对患者病史全面复习,仔细排除引起病毒载量增加的其他因素。此外,对病毒载量检测结果的解读应是随时间演变的趋势而不是单次检测的水平高低,因此最初病毒增加的4周内应反复检测和评估病毒载量。部分患者会出现一过性的病毒"闪点"(病毒载量增加至刚好能检测的水平,如50~1 000拷贝/ml),然后在下一次随访时又回到不可检测[107,108]。病毒"闪点"的临床意义未知,而且它们虽然不是治疗失败的直接反应,但提示病毒复制有可能在近期发生突破,其原因可能是患者治疗依从性差或抗病毒治疗的强度不够[109,110]。应密切随访这些患者,必要时调整其HAART方案。

病毒复制增加的结果是导致T细胞的破坏。不论病毒载量有无增加,只要T细胞计数持续下降就表示治疗失败,需要更改治疗方案。

治疗失败的其他可能原因包括依从性差或药物相互作用。对依从性差的患者,应详细与患者就药物的耐受性,漏服药物的次数和不依从的时间节点,以及生活方式的改变进行讨论。重新制订方案时应考虑到患者将来的用药依从性及耐药株产生的风险。而长期依从性不佳的患者,更改治疗方案后治疗成果的可能性有限。停止患者的抗病毒治疗,相较其断续的、部分或完全不遵从方案而言,发生耐药的风险更低。不依从的程度和持续时间对于耐药性产生的准确影响不能全面评估并与耐药基因突变屏障有关,但要防止病毒发生突变,仍然需要维持足够的抗病毒强度。

显著的药物相互作用可降低药物口服的生物利用度,或增加代谢导致血清药物浓度降低而使治疗失败[3]。而且很多药物为确保吸收良好有特别的饮食要求。每次随访都应仔细地询问患者新使用的药物,并对这些药物可能带来的药物相互作用进行评估(表76-6)。

表 76-6

抗逆转录病毒药物的代谢和潜在的药物相互作用

类别	主要代谢途径及药物相互作用	例外
NRTIs	完全清除,药物作用少	ABC 通过乙醇脱氢酶代谢与酒精竞争性代谢
NNRTIs	CYP3A4 底物 CYP3A4 诱导剂	RPV 仅是 CYP3A4 底物 ETR 也是 CYP2C9,CYP2C19 底物/抑制剂
PIs	CYP3A4 和 PGP 底物 CYP3A4 抑制剂	RTV 也是 CYP2D6 底物/抑制剂 ATV 还抑制 UGT1A1 TPV 也是 CYP2D6 抑制剂和 PGP 诱导剂
INSTI	UGT1A1	EVG 是一种 CYP3A4 底物,联合 COBI 为有效的 CYP3A4 抑制剂。 DTG 也是 UGT1A3 和 PGP 底物
CCR5	CYP3A4 底物	

ABC,阿巴卡韦;CCR5,趋化因子受体拮抗剂;COBI,可比司他;DTG,多替拉韦;EVG,埃替拉韦;ETR,依曲韦林;INSTI,整合酶抑制剂;NRTIs,核苷酸转录酶抑制剂;NNRTIs,非核苷酸转录酶抑制剂;PIs,蛋白酶抑制剂;PGP,P-糖蛋白;RPV,利匹韦林;RTV,利托那韦;TPV,替拉那韦

目前 E. J. 出现提示治疗失败的许多症状和体征:无其他原因新出现的发热和不适、在过去 4 周以内也无其他感染和疫苗接种但病毒载量可以检测并达 3 000 拷贝/ml、T 细胞从 550/μl 降至 375/μl 而且未用任何可能影响目前治疗的其他药物并一直依从治疗。因此,有必要对目前治疗方案进行调整。

案例 76-1,问题 10:什么样的抗逆转录病毒治疗方案可考虑用于 E. J. ?

除了在案例 76-1,问题 5 中所列的一般治疗原则外,为治疗失败后患者选择更换治疗方案时还应考虑其他因素[3,4]。

改变治疗方案总的原则

1. 如果可能,新方案中应至少包括 2 种,最好 3 种有效药物。选择新方案时应充分考虑到抗病毒药物间可能的交叉耐药,可借助耐药性检测得到有价值的信息(见案例 76-2,问题 2)。

2. 在抗逆转录病毒药物治疗中发生病毒的持续复制与增长很可能已发生耐药。因此在治疗完全失败前应立即调整方案,持续无效的方案更易导致耐药突变的累积(特别是蛋白酶抑制剂),这样会限制未来的治疗选择。

3. 推荐采用耐药性检测指导将来药物的选择。还在接受失败方案或停止治疗 4 周内的患者最适宜进行耐药性检测,通过测定病毒基因型、表型或虚拟表型可提高检测耐药病毒株的可能性。当病毒拷贝数<1 000/ml 时,这些检测并不一定能查到突变。而对仅有持续低水平病毒血症的患者,测定可能不适用。

4. 为了防止产生耐药性,绝不应将一个新药加入原来失败的方案。该原则的例外是确定因治疗不足导致初始治疗未达到目标(如到 16~20 周才检测到病毒),而病毒载量呈总体下降趋势时,一些临床医师会增加一种药物以对方案进行强化。

5. 只要可能,不应重启已停用的失败方案,因失败方案耐药的病毒株仍然会在机体内不同部位继续潜伏,重新启用过去已经失败过的方案会导致耐药病毒在体内大量复制,再次导致治疗失败。在某些情况下(例如伴发有进展性疾病,治疗选择受限或患者已使用过大多数抗逆转录病毒药物),为实现抑制病毒复制的目标,重新启用某些药物或方案与新的药物联用可能是必要的。

6. 当治疗失败由药物毒性直接导致(并非疗效差),应选择同类别的药物进行替换,以尽量减少交叉耐药发生的可能。

7. 如果必须停用方案中的某一个药物,建议停用整个方案,并随之开展新方案治疗以免发生耐药。该原则一种例外情况,即方案中包含两种半衰期不同的药物如 NNRTIs 和 NRTIs,因为 NNRTIs 有更长的半衰期,同时停药就有可能造成仅为 NNRTIs 单药治疗的后果。因此许多专家建议继续使用 NRTIs 1~2 周,直到 NNRTI 从体内完全消除(覆盖其药动学的"尾端")。

应认识到许多可选治疗方案都是基于理论上的益处或有限的数据。此外,很多可能的选择都会因患者的药物治疗史、药物不良反应和耐受性受到限制。因此,在调整更换治疗前临床医师应与患者仔细讨论这些问题。

E. J. 现行的治疗方案已经失败,必须选择一个新的抗逆转录病毒方案。在依据耐药性试验结果选择敏感药物时,还应该考虑到患者的生活质量。就 E. J. 而言,根据耐药性检测的结果,其合理的方案是选择利托那韦增强的 PI 联合 2 种或以上的核苷类药物。

有抗逆转录病毒治疗史的患者需考虑的因素

案例 76-2

问题 1:H. G. ,56 岁,男,HIV 阳性,有过多种抗逆转录病毒药物不规范的治疗史。20 世纪 80 年代末至 1990 年初采用齐多夫定单药治疗,当拉米夫定上市后,改用齐多夫定联用拉米夫定,直到 20 年前治疗失败并发生齐多夫定引起的肌病。此后 H. G. 断断续续接受了多种不同方案的治疗,均未获得持续的临床好转。目前正使用恩曲他滨/替诺福韦富马酸酯和阿扎那韦/利托那韦治疗,其 CD4 计数为 55/μl,病毒载量为 48 000 拷贝/ml,这些指标稳定了 9 个月。有不规范抗病毒药物治疗史的患者与初治患者有怎样的不同呢?为类似 H. G. 的患者选择治疗方案时有什么特殊的考虑?

感染超过 20 年的患者可能已尝试过各种不同试验性的和 FDA 批准的治疗方案,因此可选的方案已几乎用尽,而具有较高耐药屏障的新型药物与较老的药物间没有交叉耐药性,可用于这些患者。达芦那韦可首选用于初治患者,并因其耐药基因突变的高屏障和与其他 PIs 较少的交叉耐药,也可用于有复杂治疗史的经治患者[3,4]。第二代 NNRTIS,依曲韦林和利匹韦林相较于第一代 NNRTIs 依法韦仑和奈韦拉平具最小的交叉抗性[3,4]。马拉维若(maraviroc)是第一个被 FDA 批准的 CCR5 受体拮抗剂,是 CCR5 辅助受体的 HIV-1 感染者治疗失败后的有效选择。但不推荐用于双辅助受体(CXCR-4 和 CCR5)的病毒亚群或仅利用 CXCR-4 受体的患者。因此在选用马拉维罗前应进行受体取向检测。另外,INSTIs 具新颖的作用机制,可用于逆转录酶与蛋白酶广泛突变的患者。一些经历了广泛药物治疗的患者因病毒已发生多种形式的耐药,极大地限制了药物的选择。这类患者要实现病毒载量的完全抑制或免疫系统的重建几无可能[3,4]。

经过多种抗病毒治疗的患者还使临床面临一些特别的难题,医师必须考虑以下因素。

1. 治疗耐受性:进展至 AIDS 的患者常对许多药物治疗的耐受性低。原因尚不完全清楚,有可能是因 HIV 介导的免疫改变和细胞因子紊乱引起。因此,医生进行评估时应警惕药物引起的不良事件。

2. 药物间相互作用:许多进展至 AIDS 的患者因机会性感染的一级和二级预防及对并发基础疾病的治疗而服用多种药物,导致药物间相互作用的危险性增加。所以,在增加任何一种药物时,无论是处方药或非处方药,都应该仔细评估与现在使用的抗逆转录病毒药物之间是否存在相互作用(见表 76-6)。反之,如果要调整抗病毒治疗方案,也应仔细排查与正使用的治疗药物间的相互作用。

3. 生物利用度改变:进展至 AIDS 的患者许多严重腹泻、厌食、体重下降、消耗和胃酸缺乏等导致对多种药物吸收不良,因此许多药物,特别是一些对饮食有特殊要求的 PIs 的生物利用度会受影响(见表 76-3)。任何饮食方式或消化功能的改变,均需仔细评估对抗病毒治疗药物的影响。

4. 抗逆转录病毒药物史和耐药性检测:全面详细的药物史及耐药性检测的结果是指导更换治疗方案最有价值的信息。对曾经有过多种抗逆转录病毒治疗史的患者,关键是要确定既往无效的方案并找到治疗失败的真实原因。这些患者可选择的药物方案已极大受限,因此确定之前的治疗失败是否确实由病毒原因抑或其他原因(如不耐受治疗或疗程不够)尤其关键。此外,引发治疗不耐受或哪种药物导致不良反应的细节信息也有助于选择合适的新方案。某些时候,如果药物不良反应轻或可以恰当地治疗和控制,仍可再次启用。

耐药性、病毒基因型、表型及病毒适应性

案例 76-2,问题 2:病毒基因型和表型检测有助于为 H. G. 选择最佳的治疗方案吗?都有哪些检测方法?这些检测有何局限性和应在何时进行?什么是病毒的适应性,它在临床决定中有何意义?

病毒的基因型和表型检测可揭示其对抗逆转录病毒药物的耐药模式。基因型分析用于评估病毒遗传物质的突变,而表型用于评估病毒在持续增加的药物浓度中生存的能力。耐药性的产生有 3 种可能的原因:

1. 一开始即感染了耐药株[111-113]。

2. 敏感病毒发生无效、错配后自然选择出的耐药株[35]。

3. 通过未能完全抑制病毒复制的抗病毒治疗选择性压力而产生的耐药株[3,4]。

当 HIV 基因组中编码的氨基酸被其他氨基酸替代时就发生了突变,例如 3TC 的耐药即是病毒蛋白链中的 184 号氨基酸蛋氨酸被缬氨酸取代[114,115],该突变被称作 M184V 突变。这些氨基酸的突变会改变编码的蛋白质,又能改变其形状、大小或改变逆转录酶的底物或引物[115],结果是结合药物的位点减少,与天然底物的亲和力增加,或病毒能促使抗病毒药物与酶分离(如对药物焦磷酸化)[113]。突变是否引起临床耐药、毒株活性降低或无显著影响,取决于突变的氨基酸位点。事实上,某些突变或多重突变可导致病毒对药物的敏感性增加(超敏株),而一些关键氨基酸的改变则导致对多种抗病毒药的交叉耐药[4,114]。

易发生耐药的关键酶研究较多,即逆转录酶(RT酶)、蛋白酶和最近的整合酶。依赖 RT 酶的复制过程易出现错配。鉴于 HIV 基因组约有 10 000 个核苷酸的长度,由 RT 引发的突变发生频率约复制 10 000 个核苷酸就会发生

1 次,因此几乎每 1 次病毒复制都会产生 1 次突变。每日有超过 100 亿病毒颗粒产生,HIV 基因组的每个任意位点都可能会发生 1 000 ~ 10 000 次突变[35]。抗逆转录病毒药物的关键突变由临床专家小组定期更新。

随时间推移,研究人员已发现无数病毒亚种群,即"准种"。在任何一段时间和一个宿主内都存在多个不同的"准种"。此外,在身体的任何部位(例如中枢神经系统、睾丸、淋巴结)也存在多个不同的"准种"。在整个病毒群体中这些突变株仅能代表所分离的一小部分种群,较之野生型病毒一定存在复制缺陷[114]。但这些突变株在抗病毒治疗的选择性压力下仍可复制。例如野生株的复制被抗病毒药物抑制后,治疗下更适合生存的任一突变株,其突变就成为一种竞争优势[114]。应该认识到发生耐药性的病毒一定会进行复制,只有病毒复制被完全抑制时,才不易出现耐药株。

基因型分析是以 PCR 扩增病毒遗传物质并测序,通过对 RT 酶或蛋白酶关键序列的分析可以确定突变,这些分析可快速完成。但是只有当体内 25% 以上的 HIV 病毒株发生突变时才能检出,当突变的 RNA 样本大于 1 000 拷贝/ml 时结果才可靠。由于耐药株是在抗逆转录药物的筛选压力下产生,因而对一些稀少但具重要临床意义的分离株,这些检测可能提供不了有价值的信息[3,4]。

表型分析检测不同药物浓度下病毒增殖情况,以确定其对药物的敏感性(如半数抑制浓度 IC_{50} 等)。因其一次仅能评估一株分离病毒,可能遗漏对其他临床相关分离株的测定[5]。目前应用的另一种称为虚拟表型分析的方法可将想了解的分离株基因信息导入已完成表型和基因型分析的大数据库进行比对[3]。

另一项临床能进行的检测是"病毒适应性"或"复制能力"。导致耐药的病毒基因突变常常会损害其复制能力[116,117],适应性检测就是在表型评估中对复制能力的量化测定。在确定表型之前,进行病毒分离株扩增,以野生敏感株为对照,评估其复制能力。复制能力为对照株的 70% ~ 120% 适应性正常,小于 70% 即可认为是适应性低下。总之,病毒的基因突变越多,就会变得越弱,适应性就越低(虽然在某些情况下,突变的相互作用会导致病毒出现相对的适应)。最近的研究表明虽然病毒复制持续存在,但是低适应性的病毒因破坏免疫的作用不及适应性正常的病毒[115]。该发现对那些治疗方案选择已受限的患者非常重要,因这些患者可以沿用不能完全抑制病毒复制但可使病毒产生差适应性和减少 T 细胞破坏的 HAART 方案。

与为 HIV 感染者所作的任何临床决定一样,结合患者的药物治疗史对这些检测结果仔细评估是制订出恰当治疗方案的基石。强烈建议向专家咨询病毒耐药的模式。

鉴于 H. G. 已接受过广泛的抗病毒药物治疗,现治疗失败后,进行基因型、表型或虚拟表型分析可能有助于治疗方案的调整。

特殊情况

CD4 细胞恢复不佳

案例 76-2,问题 3:H. G. 开始用替诺福韦艾拉酚胺、恩曲他滨、多替拉韦,和达芦那韦方案治疗。在接下来的 6 个月,T 细胞数增加到 325/μl,病毒载量下降至 5 000 拷贝/ml。在最近两次随访中,病毒载量分别为 2 000 拷贝/ml 和<50 拷贝/ml,CD4 计数分别为 275/ml 和 225/ml,无新临床症状或不良反应出现。此外,H. G. 坚称自己完全依从治疗,有必要调整治疗方案吗?

大多数情况下,病毒载量的下降会使 CD4 细胞计数上升;然而,在某些情况下,CD4 细胞在病毒载量抑制下却无法恢复[5]。在这种情况下,维持原治疗方案并密切监护病情也许是明智之举,不推荐加用药物强化方案或改变给药方案以增加 CD4 细胞计数[3]。

治疗药物监测

多项队列研究纳入疾病等基本情况一致且服用同一剂量的患者,结果显示各种抗逆转录病毒药物其药物代谢动力学存在明显的个体差异[3,117-120]。导致这种差异有很多因素,如药物基因组学、环境、生理条件、依从性和药物间相互作用等。大多数抗病毒药物均有药物剂量效应,药物浓度越高,病毒抑制效应越迅速和持久。而且其毒性也遵从剂量-效应关系。

目前在一些特定情况下推荐进行治疗药物浓度监测(therapeutic drug monitoring,TDM)[3,119]对发生明确的药物相互作用或存在胃肠功能、肝肾功能异常损害的患者,TDM 确定血药浓度的高低,以便通过剂量调整得以纠正。TDM 还有助于保证一种新的联合抗病毒方案不会发生任何不可预测的不良药物相互作用。对已接受过治疗的患者,药物浓度及其病毒敏感性的数据可帮助确定最佳的给药剂量。相应的,如果患者正遭受可能是药物浓度依赖的不良反应(如依非韦伦的神经精神不良反应),也能从 TDM 获益。TDM 也用于依从性监护或对孕妇和儿童等特殊人群的药物代谢动力学监护。

目前药理学专家推荐下一次抗逆转录药物服用前,应及时测定两次服药间药物的谷浓度。依非韦伦(通常晚上服用)的半衰期长,可于服后 12 小时取样以反映服药后 24 小时的血药浓度。影响抗逆转录病毒药物谷浓度值的因素很多,为正确地解读血药浓度,患者应提供此前几天的服药剂量记录,列出合并用药的清单以查对药物相互作用和最后一次服药的准确时间。TDM 采样时间也应该准确记录。另一个影响因素是药物浓度随时间演变在患者体内的变异性。虽然未曾全面地评估过,但严格控制影响因素(给药剂量、饮食、药物相互作用、依从性等研究条件)下的药动学研究,可将随时间演变的药物浓度差异(日间差)最小化。但在患者自行服用药物时,这些因素每日都在变化,导致每次随访时测定的药物浓度有很大变异,因此在调整剂量前,可能需要采集多个样本才能确定药物浓度的变化趋势[158]。最后,为了减小实验室间的变异和测定误差,推荐由开展抗逆转录病毒药物浓度测定常规项目并采用内部和外部质量控制标准的实验室进行 TDM。

药物相互作用

案例 76-3

问题 1:J. F. ,男,37 岁,HIV 阳性。过去 4 年一直服用恩曲他滨、替诺韦富马酸酯和达芦那韦。他最近甘油三酯、低密度脂蛋白和总胆固醇显著升高。在开始进行 J. F. 的药物降脂治疗前有哪些事项需要考虑?

抗逆转录病毒药物的相互作用极常见,因此无论是 HIV 相关或无关的治疗药物方案改变时均应加以考虑。本病例中,利托那韦通过抑制 CYP3A4 同工酶的代谢活性而显著升高 HMG-CoA 还原酶抑制剂的浓度[3]。HMG-CoA 还原酶抑制剂浓度增加可能会使 J. F. 面临肌痛和横纹肌溶解的风险。J. F. 的高脂血症需要采用 HMG-CoA 还原酶抑制剂治疗,应当考虑使用仅由 CYP3A4 部分代谢或通过另一途径代谢的抑制剂。辛伐他汀和洛伐他汀不可与利托那韦联用,但普伐他汀、匹伐他汀、瑞舒伐他汀和阿托伐他汀减量后可以使用[3]。DHHS AIDS 成人治疗指南列出了与抗逆转录病毒药物联用时具体的药物相互作用及使用建议[3]。表 76-6 列出了每类抗逆转录病毒药物的代谢和转运途径,以及各类药物间可能的相互作用。

妊娠与哺乳

案例 76-4

问题 1:T. D. ,女,32 岁,HIV 感染。抗逆转录病毒治疗包括多替拉韦/阿巴卡韦/拉米夫定每日 1 次。她的病毒完全被抑制,CD4 细胞计数为 786/μl。T. D. 自行检测到妊娠阳性。正用的抗逆转录病毒方案在妊娠期间合适吗? 能不能阻断母婴间的传播?

围生期 HIV 指南[75]推荐正接受病毒抑制方案的患者怀孕时,只要耐受性好应沿用原方案。该指南指出"一般来说,除非已知对妇女、胎儿或婴儿不良作用超过获益,否则妊娠妇女应采用与非孕妇的相同的治疗方案。"依非韦伦是当前所有抗逆转录病毒药物中唯一一个妊娠 D 级的药物,不推荐在妊娠前 8 周使用。依非韦伦被发现在动物实验中有致畸作用,并且回顾性研究中已有人类胎儿神经管缺陷的病例报告[122-125]。围产期传播预防指南建议将阿巴卡韦/拉米夫定、恩曲他滨/替诺韦富马酸酯或拉米夫定与替诺韦富马酸酯作为妊娠期 HAART 治疗的一线 NRTIs 药物。阿扎那韦/利托那韦和达伦那伦/利托那韦是孕期开始的首选 PIs 类药物,拉替拉布是孕期初始治疗时整合酶抑制剂的首选。齐多夫定/拉米夫定、洛匹那韦/利托那韦、依法韦仑及瑞利韦林(rilpivirine)可作为怀孕 8 周后的备选药物[120]。多数妊娠期推荐方案均基于这些可在妊娠期间获得最好的安全性和疗效(动物及人类)的药物[122]。

当产妇的病毒载量持续超过 1 000 拷贝/ml 时,推荐在 38 周进行剖宫产手术以减少母婴传播的风险。当病毒载量小于 1 000 拷贝/ml 时,几无证据显示剖宫产手术较阴道分娩更低的母婴传播风险。本例中,临床医师需和患者谨慎的商榷以做出决定。此外,如果母亲的病毒负荷大于 1 000 拷贝/ml 或分娩时不明确,当分娩发作时,推荐静脉给予齐多夫定 2mg/kg 滴注 1 小时,接下来在分娩过程(从发作直至生产)中继续 1mg/(kg·h)。婴儿自出生开始,推荐口服齐多夫定 2mg/kg 每 6 小时 1 次,持续 6 周。诊断性病毒学检测如 HIV DNA 的 PCR 或 RNA 分析推荐在婴儿 14~21 日、1~2 龄月和 4~6 月龄时进行。因为母亲的 HIV 抗体会通过胎盘,直到婴儿 18 月龄都能检测到[122],因此不推荐进行抗体检测。

不推荐能方便获得清洁水源和配方奶地区的 HIV 阳性的母亲进行母乳喂养,尽管使用了抗逆转录病毒药物进行预防,但母乳喂养传播 HIV 的风险仍明显高于配方奶喂养[122,126]。

由于 J. F. 的抗逆转录病毒治疗方案完全抑制病毒且可耐受,按指南推荐应继续目前的方案。如果在整个怀孕过程中仍然无法检测到病毒,那么是否进行剖宫产手术或自然分娩将由 J. F. 和她的医生决定。

暴露前预防

案例 76-5

问题 1:F. C,22 岁,HIV 阴性,健康男性,有多个男性性伴侣。多数情况下均使用避孕套,但希望能对 AIDS 的预防提供额外的保护。F. C. 适合什么样的预防方法?

暴露前预防(pre-exposure prophylaxis,PrEP)是指用抗逆转录病毒药物预防 HIV 感染。恩曲他滨 200mg/替诺韦富马酸酯 300mg 的复合制剂已被 FDA 批准适用于预防 HIV 感染高危人群[127]。美国 HIV 感染预暴露临床试验指南推荐将 PrEP 提供给男男性生活频繁的成人,性生活活跃的异性恋者,以及使用注射吸毒等感染 HIV 病毒高风险的人群[128]。此外,指南推荐当配偶一方为 HIV 感染的异性恋患者,PrEP 应考虑作为受孕和妊娠期间的预防措施之一。HIV 检测应在使用恩曲他滨/替诺韦富马酸酯复合制剂之前即刻进行,服药后 3 个月复查 1 次。如果发现感染 HIV,则应立即停止服用恩曲他滨/替诺韦富马酸酯复合制剂以避免耐药性的产生。PrEP 应在行为风险咨询与药物依从性咨询时一并提供。除了常规的 HIV 检测和行为风险咨询外,肾功能测试应在基线,3 个月及之后的每 6 个月检测 1 次,性传播疾病(sexually transmitted infections,STI)应在基线和每 6 个月筛查 1 次[128]。

F. C. 可考虑服用恩曲他滨/替诺韦富马酸酯每日 1 片预防 HIV 感染。他需要做 HIV 的基线测试、STI 和肾功能测试,以及药物依从性和行为风险咨询。如果需监测和重复 HIV 检测,他需要连续服用恩曲他滨/替诺韦富马酸酯 3 个月后随访监测并行 HIV 测定。

暴露后预防

案例 76-6

问题 1：L. T. ，女，47 岁，HIV 病房护士。在给一个新确诊尚未开始 HAART 的 HIV 男性患者进行常规检查抽血时，不小心用污染的针头将自己扎伤。有可用的干预方案阻断从污染针头感染 HIV 吗？应用何种药物？疗程多长？

暴露后预防（postexposure prophylaxis，PEP）是对接触过疑似或确诊 HIV 感染者的血液或体液的个体，使用抗逆转录病毒药物进行预防。职业暴露发生的 2 小时内需立即评估是否应给予首剂抗逆转录药物[129,130]进行预防。暴露后预防越早越好，通常应开始于暴露后 72 小时内。经皮肤暴露较黏膜暴露的风险大；中空针头风险又明显高于实心针；深穿刺伤风险明显高于表浅伤；暴露于大体积感染体液的风险高于小体积的体液。患者个体因素也必须考虑，如 HIV 患者是否已接受 HAART 治疗并且病毒载量得到抑制还是仍有较高的病毒载量。无论类型或风险因素如何，现行指南建议所有暴露后的医务人员均应开展 PEP，当暴露源来自病毒阳性或疑似阳性患者，PEP 应持续 28 日；如果暴露源患者状态未知但后来被确定为 HIV 阴性，PEP 可在 28 日前终止[129,130]。当暴露或可能暴露于 HIV 后，建议所有医护人员使用三药 PEP 的推荐的治疗方案，其中含拉替拉韦或多替拉韦任意一种的两药 NRTI，备选方案包括两种 NRTI 联用 PI[130]。

当已知暴露源患者是具有 HIV 治疗经验的患者，PEP 所用药物的选择通常取决于该患者的治疗方案和耐药情况[129,130]。

L. T. 应立即开始 PEP 方案，优选恩曲他滨/替诺福韦富马酸酯每日 1 次，联合拉替拉韦每日 2 次或多替拉韦每日 1 次，整个疗程应持续 4 周。详细了解暴露来源的患者情况是必要的，例如该患者存在严重的药物耐药性时，L. T. 可能根据该患者的耐药模式优化她的抗逆转录病毒预防方案。L. T. 应采用 ELISA 法对其在暴露时、暴露后的第 6 周、12 周和 6 个月进行 HIV 抗体检测。她还需要进行抗逆转录病毒毒性反应的基线和随访实验室检查，以监测不良反应，至少应该包括全血细胞计数，肝肾功能检查，使用蛋白酶抑制剂时检查空腹血糖等。其他检测项目应根据所用药物而定[129,130]。

非职业性 HIV 暴露的预防指南也遵循相似的危险因素和分层治疗的模式。在暴露于 HIV 感染者的血液、生殖器分泌物或其他潜在的感染性体液后 72 小时内就诊，因这些暴露存在 HIV 传播的实际风险，被暴露人应立即开始采用与职业暴露类似的预防方案，疗程 4 周，并进行同样的检查和 HIV 检测[131]。

跟踪治疗进展

HIV 感染的治疗在持续取得进步，治疗与预防领域不断有重要的数据在涌现。呈现于学术会议和专业杂志的大量数据实时反映了 HIV 治疗上的热点和在棘手难点上的进步。但意见纷呈，许多医生，甚至包括积极治疗 HIV 患者的医生，对治疗方案的选择仍非常谨慎，并且常常感到迷惑。

不断革新的传媒技术也在持续推动医疗信息的传播，互联网使全球范围内的医生能相互交流想法、新的理念和获取宝贵的信息资源。此外，许多研究中心、患者游说团体和学术研究机构都设立有网站，展示及发布大量高质量的医学信息。但互联网也使许多不完全的、误导性的或不正确的信息得以发布。因此医师必须要保持警惕并且认真评估从不同网站上获得的信息。

医师应该遵循几条基本标准以评价一个网站的质量：

1. 作者的资质。作者是否有资质撰写这篇论文或完成这项研究？是否提供了他或她所在科研机构或相关的资质证明？

2. 引用规范性。文中提供的参考文献是否能证明陈述？所有引用的相关信息是否注明？

3. 时效性。文章何时发表？网站内容是否及时更新？

4. 公开性。网站的所有权属谁？发表的内容是否与任何商业公司有利益相关？

不能满足以上标准的网站，浏览时需谨慎。一般来说，能提供最准确的 HIV 相关信息的网站都来自于研究机构、政府组织、医学学术社团和患者游说组织。表 76-7 提供了一些高质量的网站站点，它们能及时准确地提供相关信息。定期对这些高质量的网站进行关注，有助于及时了解 HIV 的治疗与研究进展。

表 76-7

HIV 网络资源

政府网站
American Foundation for AIDS Research：http://www.amfar.org
Centers for Disease Control and Prevention：http://www.cdc.gov
Consensus Panel Guidelines Online：http://www.aidsinfo.nih.gov
Government HIV Mutation Charts：http://hiv-web.lanl.gov
National Institute of Allergy and Infectious Diseases：http://www.niaid.nih.gov
National Prevention Information Network：https://npin.cdc.gov/
United Nations AIDS Website：http://www.unaids.org/
大学网站
University of Stanford HIV Drug Resistance Database：http://hivdb.stanford.edu/
AIDS Treatment/Advocacy Groups
Project Inform：http://www.projectinform.org/
San Francisco AIDS Foundation：http://www.sfaf.org/index.html

表 76-7

HIV 网络资源（续）

其他相关网站
The AIDS Map：http：//www. aidsmap. com
Clinical Care Options：http：//www. clinicalcareoptions. com
HIV Drug Interactions：http：//www. hiv-druginteractions. org
HIV and Hepatitis：http：//hivandhepatitis. com
HIV Treatment Information：http：//i-base. info/
Medscape：http：//www. medscape. com
Physician's Research Network：http：//www. prn. org
The Body for Clinicians：http：//www. thebodypro. com

结语

过去 30 年来抗逆转录病毒疗法取得重大进展，HIV-1 感染对于那些进行抗逆转录病毒治疗的感染者而言成为一种可控制的慢性疾病。HIV 的药物治疗手段不断革新，但 HIV 病原学和药物作用机制仍可为评估新的疗法提供最基本的框架。虽然仍未达到临床治愈，但是通过预防、PrEP、PEP 及预防围产期传播，可有效地遏制病毒的流行。

（枉前 译，李玉良 校，夏培元 审）

参考文献

1. Murphy EL et al. Viral Activation Transfusion Study Investigators. Highly active antiretroviral therapy decreases mortality and morbidity in patients with advanced HIV disease. *Ann Intern Med*. 2001;3:17.
2. Centers for Disease Control and Prevention. HIV *Surveillance Report, 2015*; vol. 27. http://www.cdc.gov/hiv/library/reports/hiv-surveillance.html. Published November 2016. Accessed August 7, 2017.
3. Panel on Antiretroviral Guidelines for Adults and Adolescents. Guidelines for the use of antiretroviral agents in HIV-1-infected adults and adolescents. Department of Health and Human Services. https://aidsinfo.nih.gov/guidelines/html/1/adult-and-adolescent-treatment-guidelines/0/. Accessed August 7, 2017.
4. Wensing AM et al. 2017 Update of the drug resistance mutations in HIV-1. *Top Antivir Med*. 2017;24(4):132-141.
5. Gunthard HF et al. Antiretroviral Drugs for Treatment and Prevention of HIV Infection in Adults 2016 Recommendations of the International Antiviral Society–USA Panel. JAMA. 2016;316(2):191-210.
6. World Health Organization. HIV/AIDS Data and Statistics. http://www.who.int/hiv/data/en/ Accessed August 07, 2017.
7. World Health Organization. Media Centre. The top 10 causes of death. 2014. http://www.who.int/mediacentre/factsheets/fs310/en. Accessed June 12, 2015.
8. Adimora A. Sexual networks, social forces, and the HIV epidemic: written congressional testimony for the September 16, 2008 Hearing. https://www.gpo.gov/fdsys/pkg/CHRG-110hhrg56578/pdf/CHRG-110hhrg56578.pdf Accessed August 07, 2017.
9. Centers for Disease Control and Prevention. HIV in the United States At a Glance; 2015. http://www.cdc.gov/hiv/basics/index.html. Accessed June 15, 2015.
10. Lane HC et al. HIV seroconversion and oral intercourse. *Am J Public Health*. 1991;81:658.
11. Page-Shafer K et al. Risk of HIV infection attributable to oral sex among men who have sex with men and in the population of men who have sex with men. *AIDS*. 2002;16:2350.
12. Cohen MS et al. Prevention of HIV-1 infection with early antiretroviral therapy. *N Engl J Med*. 2011;365:493.
13. Shaw GM et al. HIV transmission. *Cold Spring Harb Perspect Med*. 2012;2:a006965.
14. Perelson AS et al. HIV-1 dynamics in vivo: virion clearance rate, infected cell life-span, and viral generation time. *Science*. 1996;271:1582.
15. Fahey JL et al. Quantitative changes in T helper or Tsuppressor/cytotoxic lymphocyte subsets that distinguish acquired immune deficiency syndrome from other immune subset disorders. *Am J Med*. 1984;76:95.
16. Cohen MS et al. Acute HIV-1 infection. *N Engl J Med*. 2011;364:1943.
17. Salazar-Gonzalez JF et al. Genetic identity, biological phenotype, and evolutionary pathways of transmitted/founder viruses in acute and early HIV-1 infection. *J Exp Med*. 2009;206:1273.
18. Haase AT et al. Targeting early infection to prevent HIV-1 mucosal transmission. *Nature*. 2010;464:217.
19. Deng HK et al. Identification of a major co-receptor for primary isolates of HIV-1. *Nature*. 1996;381:661.
20. Dragic T et al. HIV-1 entry into CD4$^+$ cells is mediated by the chemokine receptor CC-CKR-5. *Nature*. 1996;381:667.
21. Berson JF et al. A seven-transmembrane domain receptor involved in fusion and entry of T-cell-trophic human immunodeficiency virus type 1 strains. *J Virol*. 1996;70:6288.
22. Levy J. Infection by human immunodeficiency virus—CD4 is not enough. *N Engl J Med*. 1996;335:5280.
23. Wild C et al. A synthetic peptide from HIV-1 gp41 is a potent inhibitor of virus-mediated cell-cell fusion. *AIDS Res Hum Retroviruses*. 1993;9:1051.
24. Bugelski PJ et al. HIV protease inhibitors: effects on viral maturation and physiologic function in macrophages. *J Leukoc Biol*. 1994;56:374.
25. Kohl NE et al. Active human immunodeficiency virus protease is required for viral infectivity. *Proc Natl Acad Sci U S A*. 1988;85:4686.
26. Fauci AS et al. Immunopathogenic mechanisms of HIV infection. *Ann Intern Med*. 1996;124:654.
27. Hellerstein M et al. Directly measured kinetics of circulating T lymphocytes in normal and HIV-1 infected humans. *Nat Med*. 1999;5:83.
28. Daar ES et al. Transient high levels of viremia in patients with primary human immunodeficiency virus type 1 infection. *N Engl J Med*. 1991;324:954.
29. Fox CH et al. Lymphoid germinal centers are reservoirs of human immunodeficiency virus type 1 RNA [published correction appears in J Infect Dis. 1992;165:1161]. *J Infect Dis*. 1991;164:1051.
30. Panteleo G et al. HIV infection is active and progressive in lymphoid tissue during the clinically latent stage of disease. *Nature*. 1993;362:355.
31. Richman DD et al. Rapid evolution of the neutralizing antibody response to HIV type 1 infection. *Proc Natl Acad Sci U S A*. 2003;100:4144.
32. Pilcher CD et al. Acute HIV revisited: new opportunities for treatment and prevention [published correction appears in J Clin Invest. 2006;116:3292]. *J Clin Invest*. 2004;113:937.
33. Ho DD et al. Rapid turnover of plasma virions and CD4 lymphocytes in HIV-1 infection. *Nature*. 1995;373:123.
34. Wei X et al. Viral dynamics in human immunodeficiency virus type 1 infection. *Nature*. 1995;373:117.
35. Coffin JM. HIV population dynamics in vivo: implications for genetic variation, pathogenesis, and therapy. *Science*. 1995;267:483.
36. Mellors JW et al. Prognosis in HIV-1 infection predicted by the quantity of virus in plasma [published correction appears in Science. 1997;275:14]. *Science*. 1996;272:1167.
37. O'Brien WA et al. Changes in plasma HIV-1 RNA and CD4$^+$ lymphocyte counts and the risk of progression to AIDS. Veterans Affairs Cooperative Study Group on AIDS. *N Engl J Med*. 1996;334:426.
38. Mellors JW et al. Plasma viral load and CD4$^+$ lymphocytes as prognostic markers of HIV-1 infection. *Ann Intern Med*. 1997;126:946.
39. Panteleo G et al. Studies in subjects with long-term nonprogressive human immunodeficiency virus infection. *N Engl J Med*. 1995;332:209.
40. O'Brien TR et al. Serum HIV-1 RNA levels and time to development of AIDS in the multicenter hemophilia cohort study. *JAMA*. 1996;276:105.
41. Sepkowitz KA. Effect of HAART on natural history of AIDS-related opportunistic disorders. *Lancet*. 1998;351:228.
42. Yarchoan R, Broder S. Development of antiretroviral therapy for the acquired immunodeficiency syndrome and related disorder: a progress report. *N Engl J Med*. 1987;316:557.
43. Merluzzi VJ et al. Inhibition of HIV-1 replication by a nonnucleoside reverse transcriptase inhibitor [published correction appears in Science. 1991;251:362]. *Science*. 1990;250:1411.
44. Deeks SG et al. HIV-1 protease inhibitors: a review for clinicians. *JAMA*. 1997;277:145.

45. Acosta E et al. Pharmacodynamics of human immunodeficiency virus type 1 protease inhibitors. *Clin Infect Dis*. 2000;30(Suppl 2):S151.

46. Reeves JD, Piefer AJ. Emerging drug targets for antiretroviral therapy. *Drugs*. 2005;65:1747.

47. Westby M, van der Ryst E. CCR5 antagonists: host-targeted antivirals for the treatment of HIV infection. *Antivir Chem Chemother*. 2005;16:339.

48. Adams JL et al. Pharmacology of HIV integrase inhibitors. *Curr Opin HIV AIDS*. 2012;7:390.

49. Larson KB. Pharmacokinetic Enhancers in HIV Therapeutics. *Clin Pharmacokinet*. 2014;53:865.

50. Maldarelli F. Targeting viral reservoirs: ability of antiretroviral therapy to stop viral replication. *Curr Opin HIV AIDS*. 2011;6:49.

51. Perelson AS et al. Decay characteristic of HIV-1-infected compartments during combination therapy. *Nature*. 1997;387:188.

52. Finzi D et al. Latent infection of CD4$^+$ T cells provides a mechanism for lifelong persistence of HIV-1, even in patients on effective combination therapy. *Nat Med*. 1999;5:512.

53. Zhang L et al. Quantifying residual HIV-1 replication in patients receiving combination antiretroviral therapy. *N Engl J Med*. 1999;340:1605.

54. Pomerantz RJ. Residual HIV-1 disease in the era of highly active antiretroviral therapy. *N Engl J Med*. 1999;340:1672.

55. Branson BM et al. Laboratory testing for the diagnosis of HIV infection: updated recommendations. 2014. http://stacks.cdc.gov/view/cdc/23447. Accessed June 13, 2015.

56. Abbott Laboratories. Summary of Safety and Effectiveness Architect HIV Ag/Ab Combo Reagent Kit. https://www.fda.gov/downloads/BiologicsBloodVaccines/BloodBloodProducts/ApprovedProducts/LicensedProductsBLAs/BloodDonorScreening/InfectiousDisease/UCM216314.pdf. Accessed June 13, 2015.

57. Bio-Rad Laboratories. Summary of Safety and Effectiveness GS HIV Combo Ag/Ab EIA. https://www.fda.gov/BiologicsBloodVaccines/BloodBloodProducts/ApprovedProducts/PremarketApprovalsPMAs/ucm264723.htm

58. World Health Organization (WHO). Laboratory Guidelines for enumerating CD4 T Lymphocytes in the context of HIV/AIDS; 2007. http://www.who.int/hiv/amds/LaboratoryGuideEnumeratingCD4TLymphocytes.pdf. Accessed June 13, 2015.

59. Peter JB, Sevall JS. Molecular-based methods for quantifying HIV viral load. *AIDS Patient Care STDS*. 2004;18:75.

60. Lafeuillade A et al. Human immunodeficiency virus type 1 kinetics in lymph nodes compared with plasma. *J Infect Dis*. 1996;174:404.

61. Harris M et al. Correlation of virus load in plasma and lymph node tissue in human immunodeficiency virus infection. INCAS Study Group. Italy, Netherlands, Canada, Australia, and (United) States. *J Infect Dis*. 1997;176:1388.

62. Brichacek B et al. Increased plasma human immunodeficiency virus type 1 burden following antigenic challenge with pneumococcal vaccine. *J Infect Dis*. 1996;174:1191.

63. Frentz D et al. Temporal changes in the epidemiology of transmission of drug-resistant HIV-1 across the World. *AIDS Rev*. 2012;14:17.

64. US Department of Health and Human Services. Statement by the HHS Panel on Antiretroviral Guidelines for Adults and Adolescents Regarding Results from the START and TEMPRANO Trials, 2015. https://aidsinfo.nih.gov/news/1592/statement-from-adult-arv-guideline-panel---start-and-temprano-trials. Accessed September 09, 2015.

65. INSIGHT START Study Group. Initiation of antiretroviral therapy in early asymptomatic HIV infection. *N Engl J Med*. 2015;373:795–807.

66. Temprano ANRS 12136 Study Group. A trial of early antiretrovirals and isoniazid preventive therapy in Africa. *N Engl J Med*. 2015;373:808–822.

67. Gras L et al. CD4 cell counts of 800 cells/mm^3 or greater after 7 years of highly active antiretroviral therapy are feasible in most patients starting with 350 cell/mm3 or greater. *J Acquir Immune Defic Syndr*. 2007;45(2):183–192.

68. Kaufmann GR et al. Characteristics, determinants, and clinical relevance of CD4 T cell recovery to <500 cells/microL in HIV type-1 infected individuals receiving potent antiretroviral therapy. *Clin Infect Dis*. 2005;41:361.

69. Moore RD, Keruly JC. CD4$^+$ cell count 6 years after commencement of highly active antiretroviral therapy in persons with sustained virologic suppression. *Clin Infect Dis*. 2007;44:441.

70. Calvo M et al. Update on metabolic issues in HIV patient. *Curr Opin HIV AIDS*. 2014;9:332.

71. Dube MP et al. Guidelines for the evaluation and management of dyslipidemia in human immunodeficiency virus (HIV)-infected adults receiving antiretroviral therapy: recommendations of the HIV medicine association of the Infectious Disease Society of America and the Adult AIDS Clinical Trials Group. *Clin Infect Disease*. 2003;37:613.

72. Dube MP et al. Glucose metabolism, lipid, and body fat changes in antiretroviral-naive subjects randomized to nelfinavir or efavirenz plus dual nucleosides. *AIDS*. 2005;19:1807.

73. Friis-Moller N et al. Combination antiretroviral therapy and the risk of myocardial infarction [published correction appears in N Engl J Med. 2004;350:955]. *N Engl J Med*. 2003;349:1993.

74. Henry K et al. Severe premature coronary artery disease with protease inhibitors. *Lancet*. 1998;351:1328.

75. Holmberg SD et al. Protease inhibitors and cardiovascular outcomes in patients with HIV-1. *Lancet*. 2002;360:1747.

76. Iloeje UH et al. Protease inhibitor exposure and increased risk of cardiovascular disease in HIV-infected patients. *HIV Med*. 2005;6:37.

77. Mary-Krause M et al. Increased risk of myocardial infarction with duration of protease inhibitor therapy in HIV-infected men. *AIDS*. 2003;17:2479.

78. The DAD Study Group. Class of antiretroviral drugs and the risk of myocardial infarction. *N Engl J Med*. 2007;356:1723.

79. Cianflone K et al. Protease inhibitor effects on triglyceride synthesis and adipokine secretion in human omental and subcutaneous adipose tissue. *Antivir Ther*. 2006;11:681.

80. Lenhard JM et al. HIV protease inhibitors block adipogenesis and increase lipolysis in vitro. *Antiviral Res*. 2000;47:121.

81. Mallon PW. Pathogenesis of lipodystrophy and lipid abnormalities in patients taking antiretroviral therapy. *AIDS Rev*. 2007;9:3.

82. Martinez E et al. Switching from zidovudine/lamivudine to tenofovir/emtricitabine improves fat distribution as measured by fat mass ratio. *HIV Med*. 2015;16:370.

83. Hadigan C et al. Metabolic abnormalities and cardiovascular disease risk factors in adults with HIV and lipodystrophy. *Clin Infect Dis*. 2001;32:130.

84. Currier J. Management of metabolic complications of therapy. *AIDS*. 2002;16(Suppl 4):S171.

85. Distler O et al. Hyperlipidemia and inhibitors of HIV protease. *Curr Opin Clin Nutr Metab Care*. 2001;4:99.

86. van Leth F et al. Nevirapine and efavirenz elicit different changes in lipid profiles in antiretroviral-therapy-naive patients infected with HIV-1. *PLoS Med*. 2004;1:e19.

87. Keiser PH et al. Substituting abacavir for hyperlipidemia-associated protease inhibitors in HAART regimens improves fasting lipid profiles, maintains virologic suppression, and simplifies treatment. *BMC Infect Dis*. 2005;5:2.

88. Negredo F et al. Virological, immunological, and clinical impact of switching from protease inhibitors to nevirapine or to efavirenz in patients with human immunodeficiency virus infection and long-lasting viral suppression. *Clin Infect Dis*. 2002;34:504.

89. Boyd MA et al. Changes in body composition and mitochondrial nucleic acid content in patients switched from failed nucleoside analogue therapy to ritonavir-boosted indinavir and efavirenz [published correction appears in J Infect Dis. 2006;194:870]. *J Infect Dis*. 2006;194:642.

90. Carr A et al. HIV protease inhibitor substitution in patients with lipodystrophy: a randomized, controlled, open-label, multicentre study. *AIDS*. 2001;15:1811.

91. Hatano H et al. Metabolic and anthropometric consequences of interruption of highly active antiretroviral therapy. *AIDS*. 2000;14:1935.

92. Moyle GJ et al. A randomized comparative trial of tenofovir DF or abacavir as replacement for a thymidine analogue in persons with lipoatrophy. *AIDS*. 2006;20:1043.

93. Saag MS et al. Switching antiretroviral drugs for treatment of metabolic complications in HIV-1 infection: summary of selected trials. *Top HIV Med*. 2002;10:47.

94. Falutz J et al. Effects of tesamorelin (TH9507), a growth hormone-releasing factor analog, in human immunodeficiency virus-infected patients with excess abdominal fat: a pooled analysis of two multicenter, double-blind placebo controlled phase 3 trials with safety extension data. *J Clin Endocrinol Metab*. 2010;95:4291.

95. Moyle G. Plastic surgical approaches for HIV-associated lipoatrophy. *Curr HIV/AIDS Rep*. 2005;2:127.

96. Guaraldi G et al. Comparison of three different interventions for the correction of HIV-associated facial lipoatrophy: a prospective study. *Antiviral Ther*. 2005;10:753.

97. Wang H et al. The efficacy and safety of tenofovir alafenamide versus tenofovir disoproxil fumarate in antiretroviral regimens for HIV-1 therapy Meta-analysis. *Medicine*. 2016; 95:41(e5146).

98. Ortego C et al. Adherence to Highly Active Antiretroviral Therapy (HAART): a meta-analysis. *AIDS Behav*. 2011;15:1381.

99. Stone VE. Strategies for optimizing adherence to highly active antiretroviral therapy: lessons from research and clinical practice. *Clin Infect Dis*. 2001;33:865.

100. Palella FJ, Jr et al. Mortality in the highly active antiretroviral therapy era:

changing causes of death and disease in the HIV Outpatient Study. *J Acquir Immune Defic Syndr*. 2006;43:27.

101. Powderly WG et al. Predictors of optimal virological response to potent antiretroviral therapy. *AIDS*. 1999;13:1873.

102. Jacobson MA et al. Cytomegalovirus retinitis after initiation of highly active antiretroviral therapy. *Lancet*. 1997;349:1443.

103. Kempen JH et al. Risk of immune recovery uveitis inpatients with AIDS and cytomegalovirus retinitis. *Ophthalmology*. 2006;113:684.

104. Race EM et al. Focal mycobacterial lymphadenitis following initiation of protease-inhibitor therapy in patients with advanced HIV-1 disease. *Lancet*. 1998;351:252.

105. Lederman MM et al. Immunologic responses associated with 12 weeks of combination antiretroviral therapy consisting of zidovudine, lamivudine, and ritonavir: results of AIDS Clinical Trials Group Protocol 315. *J Infect Dis*. 1998;178:70.

106. Pakker NG et al. Biphasic kinetics of peripheral blood T cells after triple combination therapy in HIV-1 infection: a composite of redistribution and proliferation. *Nat Med*. 1998;4:208.

107. Roederer M. Getting to the HAART of T-cell dynamics. *Nat Med*. 1998;4:145.

108. Lee PK et al. HIV-1 viral load blips are of limited clinical significance. *J Antimicrob Chemother*. 2006;57:803.

109. Sungkanuparph S et al. Intermittent episodes of detectable HIV viremia in patients receiving nonnucleoside reverse-transcriptase inhibitor-based or protease inhibitor-based highly active antiretroviral therapy regimens are equivalent in incidence and prognosis. *Clin Infect Dis*. 2005;41:1326.

110. Marias J et al. Transient rebounds of HIV plasma viremia are associated with the emergence of drug resistance mutations in patients on highly active antiretroviral therapy. *J Infect*. 2005;51:195.

111. Boden D et al. HIV-1 drug resistance in newly infected individuals. *JAMA*. 1999;282:1135.

112. Hecht FM et al. Sexual transmission of an HIV-1 variant resistant to multiple reverse-transcriptase and protease inhibitors. *N Engl J Med*. 1998;339:307.

113. Yerly S et al. Transmission of antiretroviral-drug-resistant HIV-1 variants. *Lancet*. 1999;354:729.

114. Tang MW, Shafer RW. HIV-1 antiretroviral resistance: scientific principles and clinical applications. *Drugs*. 2012;72(9):e1–e25.

115. Deeks SG et al. Persistence of drug-resistant HIV-1 after a structured treatment interruption and its impact on treatment response. *AIDS*. 2003;17:361.

116. Leigh Brown AJ et al. Transmission fitness of drug-resistant human immunodeficiency virus and the prevalence of resistance in the antiretroviral-treated population. *J Infect Dis*. 2003;187:683.

117. Acosta EP et al. Position paper on therapeutic drug monitoring of antiretroviral agents. *AIDS Res Hum Retroviruses*. 2002;18:825.

118. Pretorius E et al. The role of therapeutic drug monitoring in the management of patients with human immunodeficiency virus infection. *Ther Drug Monit*. 2011;33(3):265–274. http://www.ncbi.nlm.nih.gov/pubmed/21566505.

119. Molto J et al. Variability in non-nucleoside reverse transcriptase and protease inhibitors concentrations among HIV-infected adults in routine clinical practice. *Br J Clin Pharmacol*. 2007;63(6):715–721.

120. Nettles RE et al. Marked intraindividual variability in antiretroviral concentration may limit the utility of therapeutic drug monitoring [published correction appears in Clin Infect Dis. 2006;43:672]. *Clin Infect Dis*. 2006;42:1189.

121. Chersich MF, et al. Efavirenz use during pregnancy and for women of child-bearing potential. *AIDS Res Ther*. 2006;3:11.

122. Panel on Treatment of HIV-Infected Pregnant Women and Prevention of Perinatal Transmission. Recommendations for Use of Antiretroviral Drugs in Pregnant HIV-1-Infected Women for Maternal Health and Interventions to Reduce Perinatal HIV Transmission in the United States. https://aidsinfo.nih.gov/guidelines/html/3/perinatal-guidelines/0/#. Accessed August 7, 2017.

123. DeSantis M et al. Periconceptional exposure to efavirenz and neural tube defects. *Arch Intern Med*. 2002;162:355.

124. Fundaro C et al. Myelomeningocele in a child with intrauterine exposure to efavirenz [published correction appears in AIDS. 2002;16:1443]. *AIDS*. 2002;16:299.

125. Saitoh A et al. Myelomeningocele in an infant with intrauterine exposure to efavirenz. *J Perinatol*. 2005;25:555.

126. World Health Organization. HIV transmission through breastfeeding. http://www.who.int/nutrition/publications/HIV_IF_Transmission.pdf. Accessed May 28, 2011.

127. Truvada (emtricitabine/tenofovir disoproxil fumarate) [package insert]. Foster City, CA: Gilead Sciences, Inc.; 2013.

128. U.S. Public Health Service. Preexposure Prophylaxis for the Prevention of HIV Infection in the United States—2014 Clinical Practice Guideline. U.S. Department of Health and Human Services and Center for Disease Control. http://www.cdc.gov/hiv/pdf/PrEPguidelines2014.pdf. Accessed May 31, 2015.

129. Kuhar DT et al. Updated U.S. Public Health Service guidelines for the management of occupational exposures to human immunodeficiency virus and recommendations for postexposure prophylaxis. *Infect Control Hosp Epidemiol*. 2013;34(9):875–892.

130. HIV Prophylaxis Following Occupational Exposure. New York State Department of Health AIDS Institute. www.hivguidelines.org. Updated October 2014. Accessed May 31, 2015.

131. HIV Prophylaxis Following Non-Occupational Exposure. New York: NY: New York State Department of Health AIDS Institute. www.hivguidelines.org. Updated October 2014. Accessed May 31, 2015.

第 77 章　人类免疫缺陷病毒感染者的机会性感染

Emily L. Heil and Amanda H. Corbett

核心原则

		章节案例
1	艾滋病即获得性免疫缺陷综合征,以机体免疫力逐步丧失进而伴发机会性感染(opportunistic infections,OIs)及恶性肿瘤为主要特征。高效抗逆转录病毒治疗,可显著降低 OIs 及 OI 相关恶性肿瘤的发生。	
2	卡氏肺孢菌炎需使用甲氧苄啶-磺胺甲噁唑治疗,不能耐受磺胺类药物的患者可选用氨苯砜、阿托伐醌或喷他脒替代治疗。中重度感染患者需使用激素治疗。对于 CD4⁺T 淋巴细胞计数低于 200/μl 的患者,推荐使用上述药物进行一级预防。	案例 77-1(问题 1~5)
3	弓形虫感染好发于 CD4⁺T 淋巴细胞计数低于 100/μl 的患者,如同时患者弓形虫 IgG 抗体为阳性,应接受一级预防:甲氧苄啶-磺胺甲噁唑、氨苯砜+乙胺嘧啶+亚叶酸、阿托伐醌±乙胺嘧啶+亚叶酸。弓形虫感染的治疗方案包括:磺胺嘧啶+乙胺嘧啶+亚叶酸、克林霉素+乙胺嘧啶+亚叶酸及甲氧苄啶-磺胺甲噁唑。	案例 77-2(问题 1、3 和 4)
4	巨细胞病毒感染所致的视网膜炎好发于 CD4⁺T 淋巴细胞计数低于 50/μl 的 HIV 感染者。对于该类患者,不推荐常规进行一级预防,发生感染后可采用静脉注射更昔洛韦、口服缬更昔洛韦、静脉注射膦甲酸、静脉注射西多福韦及眼内植入更昔洛韦进行治疗。	案例 77-3(问题 1 和 2)
5	隐球菌脑膜炎好发于 CD4⁺T 淋巴细胞计数低于 50/μl 的 HIV 感染者。对于该类患者,不推荐常规进行一级预防,一线治疗方案包括:两性霉素 B+氟胞嘧啶诱导治疗,随后单用氟康唑维持治疗。	案例 77-4(问题 1~5 和 8)
6	结核分枝杆菌(*Mycobacterium tuberculosis*)感染可发生于任何 CD4⁺T 淋巴细胞计数水平的 HIV 感染者,有时症状不典型。9 个月的异烟肼是 HIV 感染者潜伏性结核(tuberculosis,TB)感染的首选方案。药物敏感性 TB 的初始治疗推荐使用利福平(利福布汀)+异烟肼+吡嗪酰胺+乙胺丁醇四联抗 TB 治疗。	案例 77-5(问题 1) 案例 77-6(问题 1) 案例 77-7(问题 1)
7	CD4⁺T 淋巴细胞计数低于 50/μl 的 HIV 感染者,鸟复合分枝杆菌感染可为局限性肺部感染或播散性感染,可使用阿奇霉素、克拉霉素进行一级预防。急性感染期的一线治疗方案为:克拉霉素(或阿奇霉素)+乙胺丁醇±利福平(或利福布汀)。	案例 77-8(问题 1、5 和 7)

引言

获得性免疫缺陷综合征(acquired immunodeficiency syndrome,AIDS),以机体免疫力逐步丧失进而伴发机会性感染(opportunistic infections,OIs)为主要特征。随着高效抗逆转录病毒治疗(highly active antiretroviral therapy,HAART)的发展,美国 AIDS 相关死亡率下降[1,2]。自第 1 例 OI 患者确诊以来,患者的 5 年生存率由无 HAART 时代的 7% 上升

至 HAART 后时代的 65%[3]。OIs 相关感染率下降,非感染相关性病死率升高,最终 AIDS 患者的病死率下降[4]。HIV 感染者易患多种疾病,但 OIs 最常见,并由几个常见的病原菌引起,如卡氏肺孢菌[*Pneumocystis jiroveci*(*carinii*)]、巨细胞病毒(cytomegalovirus,CMV)、真菌及分枝杆菌[5]。

修订后的 HIV 感染分类系统拓展并定义了需监测的病种,包括按 CD4⁺T 淋巴细胞计数对疾病进行分层和根据临床将疾病进行亚组分型(见第 76 章的表 76-1 和表 76-2)。这些 AIDS 相关 OIs 也可发生在无症状的 HIV 感染者[5]。

机会性感染的自然病程

CD4⁺T 淋巴细胞下降

免疫系统中,CD4⁺T 淋巴细胞作为一种"辅助细胞",有调节其他关键免疫细胞的功能,CD4⁺T 细胞的缺失是诱发 AIDS 的根本病理生理机制(参见第76章中的综合免疫学文献,更详细解释了免疫功能和炎症与 HIV 的关系)。被感染的 CD4⁺T 淋巴细胞在短时间内能维持正常功能,最终功能缺失,表现为对可溶性有丝分裂原的异常反应。正是这种细胞功能的缺陷及 CD4⁺T 淋巴细胞绝对计数的减少,导致了 OIs 及神经系统病变的发生。未接受抗逆转录病毒治疗的 HIV 感染者,CD4⁺T 淋巴细胞计数以每年 40~80/μl 的速度逐年降低。在 AIDS 典型症状出现前 1.5~2 年,CD4⁺T 淋巴细胞计数会加速下降[6]。如不进行治疗,从最初被感染进展到 AIDS 的平均病程约为 10 年。

CD4⁺T 淋巴细胞计数值有助于明确 OIs 的诊断、判断患者是否需要预防感染,并是独立的预后评判指标。因此,CD4⁺T 淋巴细胞计数已成为反映免疫抑制状态及判断抗病毒治疗效能的首要指标。HIV-1 核糖核酸(RNA)是另一个预测生存率及抗病毒治疗效能的临床指标。

OIs 的严重程度不等,从相对较轻的感染(如口腔念珠菌或片状白斑)到 CMV 视网膜炎乃至威胁生命的卡氏肺孢子菌肺炎均可能发生,其危险性也因免疫抑制程度不同而不同[7]。免疫功能轻度抑制(CD4⁺T 淋巴细胞计数 200~500/μl)的无症状患者,易感染疱疹病毒、念珠菌或发生常见病原体导致的肺炎、肠道感染及脑膜炎。CD4⁺T 细胞计数低于 200/μl 时,免疫系统功能严重受损,发生 OIs(如 PCP)、机会性肿瘤、消耗综合征及神经系统并发症的风险显著增加。CD4⁺T 淋巴细胞计数降至 50~100/μl 时,常见侵袭性念珠菌感染、弓形虫脑病、隐球菌病和各种原虫感染。CD4⁺T 细胞计数低于 50/μl 时,患者处于严重免疫抑制状态,可发生非霍奇金淋巴瘤、CMV 感染及播散性鸟-胞内分枝杆菌复合(Mycobacterium avium complex, MAC)感染(图 77-1)。CD4⁺T 淋巴细胞计数<200/μl 时,如不进行治疗,其平均存活时间为 3.1 年,发生 AIDS 相关性 OIs 的平均时间为 18~24 个月[6,8]。随着 HAART 的应用,AIDS 患者 3 年病死率明显下降,当然,这种下降很大程度上还与 OIs 预防策略的开展有关[8]。

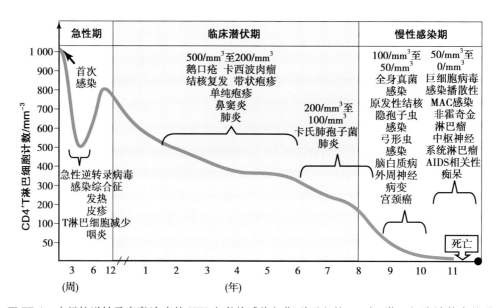

图 77-1 未经抗逆转录病毒治疗的 HIV 患者从感染初期到死亡的 CD4⁺T 淋巴细胞计数自然进程。(来源:Illustration by Mary Van, PharmD.)

机会性感染对病毒数量及患者生存率的影响

急性 OIs 可上调 HIV 的病毒复制,导致 HIV 感染者血浆和淋巴组织中的 HIV-1 RNA 水平增高,引起复制的增强的原因可能是潜伏感染于细胞内的 HIV-1 的复制被抗原介导活化所致。为评估 OIs 对患者存活率的影响,一项在蛋白酶抑制剂应用前开展的队列研究,纳入 2 081 名 HIV 感染者,其将 CD4⁺T 淋巴细胞计数和 OIs 发生率作为独立变量,随访期平均为 30 个月。研究者发现 PCP、CMV、MAC、食管念珠菌感染、卡波西肉瘤(Kaposi sarcoma, KS)、非霍奇金淋巴瘤、进行性多灶性白质脑病(progressive multifocal leukoencephalopathy, PML)、痴呆、消耗综合征、弓形虫感染和隐孢子虫感染均与患者死亡独立相关[9]。另外,于 1984 年在男同性恋者中进行了一项多中心 HIV 感染的前瞻性纵向队列研究,结果显示,血浆 HIV-1 RNA 水平较好的预示了 CD4⁺T 细胞绝对值下降率、AIDS 临床进展及死亡[10]。HAART 治疗以来,有多项新近的研究表明,患者 CD4⁺T 淋巴细胞计数是启动治疗最强的预测因素[8]。

抗逆转录病毒药物对机会性感染自然进程的影响

减少机会性感染发生率和病死率

HIV 阳性患者 OIs 发生率和因 AIDS 导致的死亡率,随着蛋白酶抑制剂的上市应用、联合治疗、预防治疗及医疗监护手段的改良已得到减少。HAART 作为一种抗逆转录病毒的治疗策略，可期望将初治患者体内病毒数减少至 50 拷贝/ml 以下。美国卫生部（US Department of Health and Human Services，HHS）及 Henry J. Kaiser 家族基金会专家组一致推荐将 HAART 作为 HIV 感染者的一线治疗方案[11]。新的抗逆转录病毒药物的出现和对 OIs 的有效监护治疗管理已显著提高美国 HIV 感染者的生活质量并延长其生命[12]。1996 年，将利托那韦加入到一个抗逆转录病毒治疗方案应用的初步结果显示，免疫功能严重抑制的 HIV 感染者的机会感染率及死亡率显著下降，这是关于 OIs 和死亡率显著降低的首次报道[13]。HAART 刚问世时，AIDS 相关性 OIs 的发病率下降幅度最大，并持续到后 HAART 时代[14]。而近期的一项分析显示，1994 年至 2007 年间 HIV 感染者 OIs（89‰下降至 13.3‰）及机会性肿瘤（23.4‰下降至 3‰）发生率均明显下降[2]。

机会性感染自然进程的变化

OIs 是 HIV 患者免疫状态长期受到抑制的结果[7]。在 HAART 治疗应用于临床前，约 40% 的 AIDS 患者会发生 CMV 视网膜炎，其中大多数患者的 CD4+T 淋巴细胞计数 < 100/μl。而开展 HAART 治疗后，无论是 CMV 视网膜炎的发病率还是其进展速度，均较前明显下降[15,16]。

不过不幸的是，HAART 治疗可使进展期的 AIDS 患者感染症状加重或隐性感染出现症状。抗逆转录病毒治疗增强了患者的免疫功能，相应的感染炎症反应的临床症状更加明显[12]，该现象被称为免疫重建炎症综合征（immune reconstitution inflammatory syndrome，IRIS）。基于回顾性的观察证据，估计 IRIS 在 AIDS 患者进行抗逆转录病毒治疗初期的发病率为 10% ~ 40%[17-20]。IRIS 发生时，患者 CD4+T 淋巴细胞计数出现特征性的快速上升，但这些细胞并不具备完整的功能，只是具有记忆功能的亚型细胞数量的上升。

HAART 治疗初期的典型改变包括，CD4+T 淋巴细胞数量上升和 HIV-1 RNA 下降至检测限以下。此时增加的 CD4+T 淋巴细胞，主要是低增殖能力的记忆性 T 细胞，而功能及效应细胞仍在减少，由此增加了患者在免疫重建过程中组织器官发生 OIs 的风险，进而发生 IRIS[21]。

机会性感染的好转与痊愈

随着 HAART 的治疗应用于临床，AIDS 患者 OIs 的好转甚至痊愈成为可能[22-26]。这些 OIs 包括 KS[26]、PML[24]、CMV[15,16]、微孢子虫和隐孢子虫感染[23]及传染性软疣[25]（一种由痘病毒科病毒引起的感染）。此外，还有报道显示慢性乙型肝炎患者（不符合 CDC 定义的 AIDS 适应证），在接受 HAART 治疗后免疫力得到恢复且临床症状好转[22]。需要指出的是，其实感染并未根除，部分病例的好转也只是暂时的。OIs 的临床痊愈更可能是免疫功能改善的结果，因此这种保护性免疫仅在进行有效 HAART 治疗时才会持续存在。

机会性感染的药物治疗

要对 HIV 相关性 OIs 实施有效的药物治疗，需要了解

OIs 的自然进程，包括：要认识到，OIs 是伴随 CD4+T 淋巴细胞减少而发生；掌握其临床表现、诊断技术及有效的治疗和预防策略。药物治疗管理内容复杂，原因是 OIs 治疗需多种药物联用，且需与抗 HIV 病毒治疗同时进行，涉及药物依赖、药物毒性、药物间的相互作用、耐药性及费用等问题。HIV 感染者对诸如氟胞嘧啶、甲氧苄啶-磺胺甲噁唑（trimethoprim-sulfamethoxazole，TMP-SMX）及乙胺嘧啶等药物的耐受性通常较低，然而，可选用其他替代药物进行治疗。

1995 年，美国公共卫生署（US Public Health Service，USPHS）和美国感染病协会（Infectious Diseases Society of America，IDSA）发布了 HIV 感染者 OIs 的预防指南，并在 1997 年[27]、1999 年[28]及 2002 年[29]进行了修订。指南推荐意见涵盖如何预防暴露于条件致病菌的感染，如何通过使用药物进行预防及接种疫苗预防感染的发生（一级预防）与反复发作（二级预防）。2004 年，美国 CDC 公布了第 1 版的 AIDS 患者 OIs 治疗指南[30]，并在 2009 年发布了新的指南，推荐了超过针对 30 种病原菌所致的 OIs 的预防及治疗策略[12]。最新的指南可以在以下网站查询：www. aidsinfo. nih. gov。

一级预防

一级预防是指对高危无症状者采取预防措施以防止 OIs 的出现。考虑到慢性 HIV 感染者必然伴随免疫系统的破坏，对这些患者采取一级预防是非常重要的[31]。现有循证医学证据已证实，针对 PCP 和 MAC 的感染预防措施已显著延长患者的生存时间，并延迟感染的发生[32,33]（参见"PCP、MAC"感染预防）。

指南强烈推荐针对 PCP、弓形虫、结核分枝杆菌、MAC 进行一级预防。对于所有 HIV 感染者均推荐接种疫苗以预防肺炎链球菌、乙型肝炎病毒、甲型肝炎病毒、水痘-带状疱疹病毒（varicella-zoster virus，VZV）及流感病毒的感染。除外某些特殊的情况，不推荐对患者针对真菌（新生隐球菌、荚膜组织胞浆菌）、CMV 及细菌感染进行一级预防（表 77-1）。

一级预防治疗的中止

应用 HAART 可减少 OIs 的发生率[16,23,26]，因此当患者 CD4+T 淋巴细胞计数升高，感染风险降低后，可暂停预防治疗。这在 CD4+T 淋巴细胞计数升高，停止针对 PCP 感染预防用药的患者中得到了很好的验证[13]。在一项关于 PCP 感染预防的观察研究中，针对 PCP 的一级及二级预防中止后，没有观察到出现 PCP 感染[34]。研究结果表明，对 HAART 治疗反应较好，CD4+T 淋巴细胞计数呈持续上升的患者，中止一级预防是安全的。OIs 指南建议：接受 HAART 治疗的患者 CD4+T 淋巴细胞计数持续 > 200/μl 超过 3 个月，可中止针对 PCP 的一级预防；CD4+T 淋巴细胞计数 > 100/μl 超过 3 个月，可考虑中止针对 MAC 的一级预防[12]；此外，指南还推荐 CD4+T 淋巴细胞计数持续 > 200/μl 超过 3 个月，可中止针对弓形虫的一级预防[12]。

表 77-1

成人和青少年 HIV 感染者的 OIs 一级预防

病原菌	预防用药方案			
	指征	首选药物	替代药物	中止/继续预防指征
作为标准治疗方案强烈推荐				
卡氏肺孢子菌	CD4$^+$T 淋巴细胞计数<200/μl 或口咽部念珠菌感染	口服 TMP-SMX 1DS/d 或 TMP-SMX 1SS/d	口服 TMP-SMX 1DS tiw;氨苯砜 50mg bid 或 100mg/d;氨苯砜 50mg/d+乙胺嘧啶 50mg qw+口服亚叶酸 25mg qw;雾化吸入(Respirgard Ⅱ雾化器)喷他咪 300mg qm,口服阿托伐醌 1 500mg/d;口服阿托伐醌 1 500mg/d+乙胺嘧啶 25mg/d+亚叶酸 25mg/d	接受 HAART 治疗的患者,CD4$^+$T 淋巴细胞计数>200/μl 持续 3 个月或以上,可中止针对 PCP 的预防。如果 CD4$^+$T 淋巴细胞计数<200/μl,需重新开始预防用药
对异烟肼敏感的结核分枝杆菌感染	未经治疗的 TB,诊断试验阳性但无活动性 TB 证据 TB 诊断试验阴性,曾与活动性 TB 患者接触但本人无活动性 TB 感染表现 有未治疗或不恰当治疗 TB 病史但无活动性 TB 证据	口服,异烟肼 300mg qd 或 900mg biw 连续 9 个月,同时联用口服维生素 B$_6$ 50mg/d	口服利福平 600mg/d×4 个月或进行抗逆转录病毒治疗同时,使用利福布汀并调整剂量×4 个月	
耐药 TB 感染	同上;异烟肼耐药性 TB 高风险暴露	需结合当地卫生管理部门细菌耐药监测结果,选择治疗药物	无	
弓形虫	弓形虫 IgG 抗体阳性且 CD4$^+$T 淋巴细胞计数<100/μl	口服 TMP-SMX 1 DS/d	口服 TMP-SMX 1 SS/d;口服 TMP-SMX 1 DS/d tiw;口服氨苯砜 50mg/d+乙胺嘧啶 50mg qw+亚叶酸 25mg qw;口服氨苯砜 200mg qw+乙胺嘧啶 75mg qw+亚叶酸 25mg qw;口服阿托伐醌 1 500mg/d±乙胺嘧啶 25mg/d+亚叶酸 10mg/d	接受 HAART 治疗的患者,CD4$^+$T 淋巴细胞计数>200/μl 持续 3 个月或以上,可中止针对弓形虫的预防。如果 CD4$^+$T 淋巴细胞计数<100~200/μl,需重新开始预防用药
MAC	CD4$^+$T 淋巴细胞计数<50 /μl 且排除活动性感染	口服阿奇霉素 1 200mg qw;口服克拉霉素 500mg bid;口服阿奇霉素 600mg biw	口服利福布汀 300mg/d	接受 HAART 治疗的患者,CD4$^+$T 淋巴细胞计数>100/μl 持续 3 个月或以上,可中止针对 MAC 的预防。如果 CD4$^+$T 淋巴细胞计数<50/μl,需重新开始预防用药

表 77-1

成人和青少年 HIV 感染者的 OIs 一级预防(续)

病原菌	预防用药方案			
	指征	首选药物	替代药物	中止/继续预防指征
VZV	未暴露预防:CD4+T 淋巴细胞计数 ≥200/μl 且未接种过疫苗、既往无水痘、带状疱疹感染病史;血清 VZV 抗体阴性 暴露后预防:与水痘、带状疱疹患者有明确的接触史	未暴露预防:接种水痘疫苗,接种第 1 剂后,间隔 3 个月再接种剩下两剂 暴露后预防:VZV 暴露 96 小时内给予 VZIG 125IU/10kg(最大剂量 635IU)		
一般推荐				
肺炎链球菌	适用于 CD4+T 淋巴细胞计数 >200/μl 或<200/μl 的患者 适用于已接受接种 PPV23 疫苗的患者	PCV13 0.5ml×1 PCV13 接种至少 8 周后接种 PPV23 0.5ml IM(也可在监测患者 CD4≥200 后接种) PPV23 接种至少一年以后需再次接种一剂 PCV13 疫苗	无	
HBV	所有易感人群(HbcAb 阴性)	乙肝疫苗 3 剂	无	
HPV	女性 13~26 岁 男性 13~26 岁	HPV 4 价疫苗 0.5ml,0、1~2 和 6 个月 IM HPV 2 价疫苗 0.5ml,0、1~2 和 6 个月 IM		
流感病毒	所有患者(每年流感流行季节前)	接种当季推荐的灭活疫苗(减毒疫苗禁用于所有 HIV 感染者)		
HAV	所有易感人群(HAVAb 阴性)或慢性肝炎(包括乙肝和丙肝)患者	甲肝疫苗 2 剂	无	
对大多数病人不推荐;仅适用于某些特殊情况				
细菌	中性粒细胞减少患者	G-CSF 5~10mg/(kg·d) SC×24 周或 GM-CSF 250mg/m² SC×24 周	无	
新生隐球菌	CD4+T 淋巴细胞计数<50/μl	口服氟康唑 100~200mg/d	口服伊曲康唑 200mg/d	

表 77-1

成人和青少年 HIV 感染者的 OIs 一级预防(续)

病原菌	预防用药方案			
	指征	首选药物	替代药物	中止/继续预防指征
荚膜组织胞浆菌	CD4+T 淋巴细胞计数 < 100/μl, 区域性流行	口服伊曲康唑 200mg/d	无	
CMV	CD4+T 淋巴细胞计数 <50/μl 且 CMV 抗体阳性	口服缬更昔洛韦 900mg/d	无	

Bid,每日 2 次;biw,每周 2 次;CMV,巨细胞病毒;DS,强效剂(双倍剂量:TMP 160mg,SMX 800mg);G-CSF,粒细胞集落刺激因子;GM-CSF,粒细胞-巨噬细胞集落刺激因子;HAART,高效抗逆转录病毒治疗;HAV,甲肝病毒;HBcAb,乙肝病毒核心抗体;HBV,乙肝病毒;HPV,人乳头瘤病毒;IM,肌内注射;INH,异烟肼;MAC,鸟分枝杆菌复合群;PCV13,13 价肺炎链球菌多糖疫苗;PPV23,23 价肺炎链球菌结合疫苗;qm,每月 1 次;qw,每周 1 次;RIF,利福平;SC,皮下给药;SS,普通剂(TMP 80mg,SMX 400mg);TB,结核;tiw,每周 3 次;TMP-SMX,甲氧苄啶-磺胺甲噁唑;TST,结核菌素皮肤试验;VZIG,水痘带状疱疹免疫球蛋白;VZV,水痘-带状疱疹病毒。

来源:Panel on Opportunistic Infections in HIV-infected Adults and Adolescents. Guidelines for prevention and treatment of opportunistic infections in HIV-infected adults and adolescents;recommendations from CDC,the National Institutes of Health,and the HIV Medicine Association of the Infectious Diseases Society of America. https://aidsinfo. nih. gov/guidelines/html/4/adult-and-adolescent-oi-prevention-and-treatment-guidelines/.

急性期治疗

快速诊断与及时治疗对于急性感染治疗非常重要。大多数常见 OIs 可分为两类。第一类包括卡氏肺孢子菌、结核分枝杆菌、隐球菌、CMV、MAC 及组织胞浆菌引起的感染,可用常规或研究中的药物进行治疗,治疗结果可为有效或显效。如果患者 CD4+T 淋巴细胞未升高,且病毒复制未能有效抑制,就停止维持性治疗或二级预防,感染可能复发。另一类为隐孢子虫、微孢子虫感染及 PML,这一类 OIs 病原体尚缺乏有效的治疗方案。

二级预防及长期抑制性治疗

二级预防可预防患者曾发生过的感染复发。在部分病例中,当患者 CD4+T 淋巴细胞计数升高达到一定水平后,可中止二级预防治疗。USPHS 及 IDSA 强烈推荐对曾感染卡氏肺孢子菌、弓形虫(减少剂量)、MAC、CMV、沙门氏菌属细菌、地方流行性真菌及新生隐球菌的患者进行二级预防[12]。

二级预防及抑制性治疗的中止

USPHS/IDSA 指南推荐对于接受 HAART 治疗且 CD4+T 淋巴细胞计数升高达到一定水平的患者,可中止针对某些病原菌的一级/二级预防[12]。中止感染预防的标准是在专项临床研究结果上建立的,根据 CD4+T 淋巴细胞计数及初发感染的治疗持续时间不同(二级预防),推荐的标准不同。

接受 HAART 和 PCP 二级预防的患者,如 CD4+T 淋巴细胞维持在 100/μl 以上 ≥3 个月,可中止针对 PCP 的二级预防。对于播散型 MAC 感染二级预防的患者,如患者已完成为期 12 个月的抗 MAC 治疗,无 MAC 感染迹象、症状,同时进行 HARRT 治疗应答较好,CD4 细胞维持(或平均水平)在 100/μl 以上 ≥3 个月,可中止针对 MAC 的二级预防。同样的,弓形虫感染患者经完整的初始治疗,感染症状和体征完全消失,对 HAART 治疗反应良好,CD4+T 淋巴细胞维持在 200/μl 以上 ≥3 个月,可中止针对弓形虫的二级预防。同样的标准还用于隐球菌感染患者的二级预防,患者接受 HAART 治疗后,CD4+T 淋巴细胞计数能维持在 200/ul 以上超过 6 个月的时间,则可中止针对隐球菌的二级预防。接受 HAART 和播散型 CMV 感染抑制性治疗患者,CD4+T 淋巴细胞维持在 100/μl 以上 ≥6 个月,可中止针对 CMV 的抑制性治疗[12,16]。是否中止 CMV 的抑制性治疗应咨询眼科医生的意见并受众多因素的影响,包括 CD4+T 淋巴细胞上升的幅度及持续时间、病毒的抑制程度、视网膜病变的解剖定位及对侧眼睛的视力情况等,因此应定期进行眼科检查。

尽管关于何时能够中止一级/二级预防治疗已有大量的证据,但关于患者 CD4+T 淋巴细胞再次降低,并面临可能再次发生 OIs 风险,应如何重新开始感染的预防治疗仍没有数据。对于一级预防而言,已推荐将同一 CD4 计数值作为中止或重新开始感染预防的临界值。对于 PCP 的感染预防,最新的指南推荐将 CD4 计数值低于 200/μl 作为重新开始一级/二级预防的临界值;而对于弓形虫感染的临界值为 100 ~ 200/μl;对于 MAC 感染的临界值为 50/μl[12]。

卡氏肺孢子菌感染肺炎

过去对肺孢子菌这种病原体一直知之甚少,直至 1983 年人们才对其有了一个较为全面的认识[35]。此后因发现其核糖体 RNA 序列与真菌同源,才将其由原虫类重新划归为真菌。肺孢子菌形态上与卡氏肺孢子虫相似,故而它的生命周期与孢囊相似,每个孢囊最多含有8个孢子。但与真正的孢囊/孢子体相比,它的滋养体或囊外成分具有不同的染色特征(如不被甲苯胺蓝O或Grocott-Gomori染色)。此外,现在的文献将能引起PCP感染的病原体称为卡氏肺孢子菌(Pneumocystis jiroveci),而与以前卡氏肺孢子虫(Pneumocystis carinii)的称呼完全不同。在美国,卡氏肺孢子菌感染性肺炎(P. jiroveci carinii pneumonia,PCP)是发病率排名第二的HIV相关OIs[2]。在过去的20年里,AIDS相关PCP感染的住院率及病死率均明显降低,而在此期间,PCP的高风险人群也发生了很大的变化,现在的PCP感染者多由黑人、女性或来自美国南部地区的患者构成[36]。

临床预防

案例 77-1

问题1:J. R.,38岁,男性,5年前因带状疱疹就诊时被诊出HIV血清阳性,但他拒绝抗逆转录病毒治疗,而选择在家自行服用草药。4周前患者出现轻微的干咳伴有持续低热,期间未发生过寒战或胸膜炎性胸痛。胸部X线片提示双侧弥漫对称性的间质浸润,动脉血氧分压(PaO$_2$)80mmHg。3个月前他最后一次CD4$^+$T淋巴细胞计数为180/μl,病毒定量为60 000拷贝/ml,当时他拒绝进行PCP一级预防。通过生理盐水雾化吸入后促排的痰液和肺泡灌洗液标本进行吉姆萨染色,发现囊内小体及囊外滋养体。J. R. 的临床表现是否与PCP感染一致?

AIDS患者与非AIDS患者发生PCP感染的临床特征不尽相同,在AIDS患者身上其表现更为轻微,一般为低热、咳嗽、气促和呼吸困难[13]。J. R. 有长达4周的低热、干咳,与PCP症状描述相符[12];HIV感染病史和实验室吉姆萨染色发现滋养体支持HIV相关PCP感染的诊断;胸片提示特征性的弥漫性间质浸润改变与PCP完全一致。关于卡氏肺孢子菌感染宿主后的潜伏期的情况仍无充分数据,一些研究者推测绝大多数人感染卡氏肺孢子菌后不会出现临床症状,除非被感染者免疫系统功能受损。而另一些人则认为临床症状的出现是因为二次感染而不是感染的再激活[37]。

抗感染药物选择

案例77-1,问题2:J. R. 被确诊为PCP感染,愿意接受治疗。选择药物时,我们应考虑哪些患者因素?何种抗菌药物是合理的选择?药学监护的重点是什么?

急性PCP的治疗应取决于临床表现的严重程度。动脉氧分压(arterial oxygen status,PaO$_2$)是提示患者预后的重要指标。初始治疗方案必须加以考虑的关键因素包括动脉血气分析、PCP是否初次发作、是否需要肠外营养、既往的药物不良反应史或过敏史。此外还需考虑药物相互作用。

根据氧合情况,可将患者疾病的严重程度分为轻、中、重三级。轻度PCP患者自主呼吸时,肺泡-动脉血氧分压差[A-a gradient,P(A-a)O$_2$]<35或PaO$_2$>70mmHg,中-重度PCP患者P(A-a)O$_2$>35或PaO$_2$<70mmHg。对中~重度PCP患者应用糖皮质激素治疗时,计算P(A-a)O$_2$和PO$_2$非常重要。P(A-a)O$_2$(正常值范围5~15mmHg)可通过以下公式计算:P(A-a)O$_2$=PIO$_2$-(1.25×PaCO$_2$)-PaO$_2$。其中PIO$_2$指吸入气氧分压(室内自主呼吸情况下为150mmHg),PaCO$_2$和PaO$_2$分别代表动脉CO$_2$分压和O$_2$分压,均以mmHg表示。

还有几项临床检验指标可用于评估和监测PCP的治疗。如血清和肺泡灌洗液中乳酸脱氢酶的浓度,可用于患者疗效监测及预后判断,因缺乏特异性,不能单独使用。PCP胸部X线片的表现也很多样化,最典型的胸部X线片改变为双侧弥漫对称性的间质性肺炎,其他如胸腔积液、空洞、肺气肿和结节等不典型改变均可能出现。而正常的胸部X线片结果多与临床转归改善相关。

未经治疗的HIV相关性PCP感染的自然过程表现为进行性低氧血症和呼吸困难。患者入院时,如有高龄、迟发PCP感染、贫血、PaO$_2$降低、伴有其他疾病及肺KS等均为入院时PCP死亡率的早期预测因素[38]。与非HIV感染者相比较,HIV相关的PCP感染需要更长时间的治疗[35]。部分患者在治疗3~5日后PaO$_2$可能进一步降低,中重度(PaO$_2$<70mmHg)患者对这一临床恶化期的耐受性极差。在一些情况较差的患者中,这一变化可能导致呼吸衰竭从而需行气管插管。尽管许多人将入住ICU作为提示预后不良的危险因素,但许多使用机械通气和静脉输注抗感染药物的患者,均取得了较好的疗效。借助于糖皮质激素的有效应用,目前PCP感染并发呼吸衰竭的患者经过积极治疗,仍可以获得较好的预后(表77-2)。

甲氧苄啶-磺胺甲噁唑

患者是否需要住院治疗,取决于其临床症状的严重与否。患者临床表现为轻PCP,氧合指数较好且无临床加重的趋势,可在院外治疗。患者虽然氧合指数较好(PaO$_2$>70mmHg),但临床症状有加重的征兆,则仍需住院治疗。治疗措施包括鼻导管吸氧及静脉给予TMP-SMX(每日TMP 15~20mg/kg,SMX 75~100mg/kg)持续治疗21日[12,39]。肾功能不全的患者需调整剂量,TMP能抑制二氢叶酸还原酶活性,SMX可通过竞争对氨基苯甲酸而抑制二氢叶酸的合成,此复方制剂对抑制胸腺嘧啶核苷的合成有协同作用。

除非患者既往对TMP-SMX发生过威胁生命的不良反应,否则是PCP治疗的首选药物。它优于或等效于其他所有的替代药物,70%的患者可获得显著疗效。因其有较高的生物利用度,可口服给药,常用日剂量为15mg/kg(TMP),分3次(每8小时给药1次),连续21日。强效片剂(双倍剂量,含有TMP 160mg及SMX 800mg),其标准用法为每次2片,每日3次(每8小时给药1次)。

表 77-2

卡氏肺孢子菌肺炎的治疗

治疗药物	剂量	给药途径	不良反应
已认可的			
TMP-SMX	每日 15～20mg/kg TMP（75～100mg/kg SMX）静脉给药 或同等剂量分 3～4 次口服给药 或 2 DS 片剂 tid	IV，PO	超敏反应、高血钾、皮疹、发热、中性粒细胞减少、转氨酶升高、肾毒性（因可降低肾毒性，故每日 15mg/kg 的给药剂量优于 20mg/kg）
喷他脒依西酸盐	每日 4mg/kg，输注时间应控制在 60～90 分钟×21d	IV	胰腺炎、低血压、血糖升高或降低、肾毒性
阿托伐醌[a]	750mg bid 进餐时服用×21d（暂停）	PO	头痛、恶心、腹泻、皮疹、发热、转氨酶升高
TMP[a]+氨苯砜	每日 15mg/kg（TMP） 100mg/d×21d（氨苯砜）	PO PO	瘙痒、不能耐受的胃肠道反应、骨髓抑制 高铁血红蛋白血症、溶血性贫血（G6PD 缺乏患者禁用）
克林霉素＋伯氨喹	600mg IV q8h 或 300～450mg PO q6h（克林霉素） 15～30mg/d ×21d（伯氨喹）	IV，PO PO	皮疹、腹泻 高铁血红蛋白血症、溶血性贫血（G6PD 缺乏患者禁用）
强的松	抗 PCP 治疗开始 72 小时内给药 40mg q12h×5d 继而 40mg qd×5d 继而 20mg qd×11d	PO	用于中到重型 PCP 患者［PaO$_2$<70mmHg 或 P（A-a）O$_2$>35mmHg］

[a] 仅适用于中到重型 PCP 的患者。

Bid，每日 2 次；DS，强效剂（TMP160mg，SMX 800mg）；G-6PD，葡萄糖 6 磷酸脱氢酶；IV，静脉注射；PCP，卡氏肺孢子菌肺炎；PO，口服；PaO$_2$，动脉血氧分压；P（A-a）O$_2$，肺泡-动脉血氧分压差；qd，每日 1 次；q6h，每 6 小时 1 次；q8h，每 8 小时 1 次；q12h，每 12 小时 1 次；TMP-SMX，甲氧苄啶-磺胺甲噁唑；TMP，甲氧苄啶

　　尽管使用 TMP-SMX 治疗疗效显著，但仍有 25%～50% 的患者因其不良反应而不能耐受。这些不良反应包括：皮肤不良反应（红斑、丘疹、麻疹、罕见的严重荨麻疹、剥脱性皮炎及 Stevens-Johnson 综合征）；胃肠道不适（恶心、呕吐、腹痛）；血液系统不良反应（白细胞减少、贫血、血小板减少）；中枢神经系统毒性；血钾升高及肝功能损害。大多数患者表现为轻度过敏反应（皮疹），可使用止痒药物或抗组胺药物，不必中止治疗[40]。少部分过敏患者需暂时停药，并在皮疹消退后再次开始治疗。逐渐增加剂量或采用快速口服脱敏法可减少不良反应的发生。发生严重不良反应的患者不应再次尝试使用 TMP-SMX，需换用其他药物进行治疗（参见第 32 章）。

　　本案例中 J. R. 表现为轻到中度的 PCP（PaO$_2$80mmHg），既往未患过 PCP，且对 TMP-SMX 无药物不良反应史，可不住院，仅在院外接受 TMP-SMX 治疗即可。

TMP-SMX 的替代治疗

案例 77-1，问题 3：J. R. 在 TMP-SMX 治疗第 7 日出现剥脱性皮炎，应如何更改治疗方案？

　　J. R. 在使用 TMP-SMX 后出现严重不良反应，应停药并不能再次使用该药物或使用脱敏疗法，因此他须选择另外一种药物以替代 TMP-SMX（见表 77-2）。

　　静脉注射喷他脒依西酸盐（pentamidine isethionate）可用于治疗急性 PCP，其作用机制尚不明确，可能与其可以干扰氧化磷酸化，抑制核酸的生物合成及干扰二氢叶酸还原酶的功能有关。但喷他脒的药物毒性较 TMP-SMX 更为严重[41]。在一项纳入 106 名接受静脉喷他脒治疗的患者为期 5 年的临床研究中，观察到 76 例（72%）发生了不良反应，包括肾损伤、血糖代谢异常、肝损伤、高钾血症及高淀粉酶血症，其中 31 例（18%）严重病例因此停药。肾损伤和低血糖是导致停药的最常见原因。肾损害的发生率为 25%～50%，同时使用脱水治疗及肾毒性药物是导致其不良反应发生的危险因素。低血糖发生率约为 5%～10%，多在治疗 5～7 日或停药后才出现。血糖升高是患者 β 细胞减少的结果，最终有 2%～9% 的患者发展为糖尿病。其他较少见的不良反应还包括血小板减少、体位性低血压、室性心动过速、白细胞减少、恶心、呕吐、腹痛及食欲减退[41]。

　　静脉使用喷他脒的患者应进行密切的监护，治疗过程中应每日或隔日监测血糖、血钾、血尿素氮及肌酐水平。其

他需定期复查的指标包括全血细胞计数、肝功能、淀粉酶、脂肪酶和血钙[42]。当喷他脒的剂量减少至每日 3mg/kg 或 4mg/kg，隔日 1 次时，肾毒性（肌酐清除率<10ml/min）的发生率降低，但当患者出现胰腺炎的症状和体征时应停药。喷他脒引起胰腺炎的危险因素包括既往发生过胰腺炎或与易导致胰腺炎药物联用。治疗 PCP 时雾化给药不能代替静脉给药方式[42]。

阿托伐醌（atovaquone）混悬液 750mg，每日 2 次，可用于轻、中度 PCP 的治疗，其作用机制为抑制原虫体内嘧啶的合成。动物实验已证实该药物可抑制卡氏肺孢子菌及弓形虫的感染。阿托伐醌已被美国食品药品管理局（Food and Drug Administration，FDA）批准用于轻、中度 PCP 不能耐受 TMP-SMX 治疗的患者。同时它还是针对 PCP 及弓形虫感染一级/二级预防的备选药物[12]。与其他治疗 PCP 的药物比较，阿托伐醌的耐受性好，其不良反应包括皮疹、发热、肝功能异常和呕吐。用于轻至中度 PCP 患者治疗，阿托伐醌的不良反应较 TMP-SMX 少但疗效也较差[43]；与注射用喷他脒疗效相当，但喷他脒毒性更加显著[44]。大多数关于阿托伐醌的研究均使用吸收不完全的口服片剂，而混悬液剂型可提高生物利用度至少 30%，与脂类食物同时服用吸收加倍。

氨苯砜（dapsone）口服剂型与 TMP 联用，可作为不能耐受 TMP-SMX 的轻、中度 PCP 患者的替代治疗方案。氨苯砜多年来一直被用于麻风病的治疗，单独应用氨苯砜 200mg/d 治疗（不是预防）PCP 是无效的，但氨苯砜 100mg/d 与 TMP 20mg/（kg·d）联用则是一种有效的替代治疗方法[46]。在一项小样本量的临床研究中发现，TMP-SMX 与 TMP-氨苯砜疗效差异不大（TMP-SMX 93%；TMP-氨苯砜 90%）[47]。TMP 与氨苯砜联用时其血药浓度均比单用时有所升高，且联合用药能产生一种抑制叶酸合成的新的嘧啶[48]。TMP-氨苯砜不能用于既往对磺胺类药物过敏，且表现为 I 型超敏反应、表皮坏死或 Stevens-Johnson 综合征的患者。氨苯砜有血液系统毒性，可表现为溶血性贫血、高铁血红蛋白血症、中性粒细胞减少症和血小板减少症。葡萄糖-6 磷酸脱氢酶（glucose-6-phosphate dehydrogenase，G-6PD）缺乏患者不能分解过氧化氢，如接受氨苯砜的治疗，发生血液系统不良反应风险增加。

有研究报道，在使用伯氨喹（primaquine）（每日 30mg/kg）的基础上联用克林霉素（clindamycin）（静脉注射 600mg，每 6 小时 1 次或口服 600mg，每日 3 次），治疗成功率可达 70%~100%。其常见的不良反应为皮疹，但往往不用停药即可消退。一些患者出现中毒症状（发热、皮疹、粒细胞减少及高铁血红蛋白症），需要停药[48-50]。同氨苯砜一样，由于 G-6PD 缺乏的患者发生溶血性贫血风险增加，故在开始本方案治疗前应进行 G-6PD 的筛查，避免用于 G-6PD 缺乏的患者。

一项纳入 181 例轻、中度 PCP 患者的双盲试验对这 3 种治疗方案的有效性及安全性进行了评估。TMP-SMX 和 TMP-氨苯砜根据患者体重计算给药剂量，克林霉素-伯氨喹给药剂量为克林霉素 600mg 每日 3 次+伯氨喹 30mg/kg 每日 1 次。中、重度 PCP 患者（P（A-a）O₂>45）均使用强的松

（40mg，每日 2 次，共 5 日，继而 40mg，每日 1 次，共 21 日）治疗。皮疹是最常见的剂量相关性不良反应（TMP-SMX 19%；氨苯砜-TMP 10%；克林霉素-伯氨喹 21%）。血液系统不良反应多见于克林霉素-伯氨喹组，肝功能损害（较基线水平升高 5 倍以上）多见于 TMP-SMX 组。克林霉素-伯氨喹组在治疗第 7 日显示出更高的生活质量评分，但到第 21 日时，再次评价与其他两组对比无显著差异[45]。在轻、中度 PCP 患者的治疗中，3 组药物疗效无明显差异。

J. R. 因发生严重不良反应需住院继续 PCP 的治疗。他在使用 TMP-SMX 时发生了严重不良反应，因此同样含有磺胺成分的氨苯砜-TMP 也不适用。注射用喷他脒是一个可供选择的药物，但因其不良反应较多且更为严重，只有在患者为重型 PCP 时才推荐使用。阿托伐醌可用于不耐受 TMP-SMX 治疗的无胃肠功能紊乱的轻症 PCP 患者，但治疗效果不如 TMP-SMX 及喷他脒。克林霉素-伯氨喹在治疗轻、中度 PCP 时与 TMP-SMX 等效，且可经口服给药，对于本例患者是最佳选择。

经检测，J. R. 的 G-6PD 检查结果正常，随后给予克林霉素-伯氨喹的治疗方案，疗程 14 日，这样 J. R. 可完成它总时长为 21 日的药物治疗（见表 77-2）。

糖皮质激素的应用

案例 77-1，问题 4：J. R. 的 PCP 是否需要使用糖皮质激素进行治疗？如果是，那么糖皮质激素应用于 PCP 的治疗应何时开始，应如何给药？

糖皮质激素的应用对于那些临床表现较重，且 PaO₂<70mmHg 或 P（A-a）O₂>35mmHg 的急性 PCP 患者非常重要[13]。许多患者在进行药物治疗初期有一个临床急性加重期，可能与药物迅速杀灭肺孢子菌时出现的急性炎症反应有关。对于中、重度 PCP 患者（未吸氧状态下，PaO₂<70mmHg 或 P（A-a）O₂>35mmHg）在药物治疗开始的 72 小时以内使用泼尼松，可避免威胁生命的临床急性加重症状出现[51]，对于治疗超过 72 小时后发生的急性呼吸衰竭，糖皮质激素仍有一定的作用[52]。应用泼尼松的推荐方案为 40mg，每 12 小时 1 次，连续 5 日，继而 40mg，每日 1 次，连续 5 日，继而 20mg，每日 1 次，连续 11 日，总疗程为 21 日[53]。需静脉给药的患者，可使用甲泼尼松龙，给药剂量为泼尼松的 75%。糖皮质激素的使用有激活某些潜在感染（如 TB）或使某些未表现出临床症状的现有感染恶化（特别是真菌感染）的风险[54]。但短期糖皮质激素的辅助治疗，患者获益远大于相关的风险。短期使用糖皮质激素治疗常见的不良反应包括溃疡性食管炎、食欲增加、体重增加、水钠潴留、头痛及转氨酶升高。用药同时需警惕患者发生血糖升高、胃肠道出血及不可控制的血压升高等不良反应。

J. R. 仅有轻度的低氧血症（PaO₂>70mmHg），可不使用糖皮质激素治疗。

预防

案例 77-1，问题 5：J. R. 住院后的治疗反应良好。他现在可以开始进行二级预防，当他出院时应选择何种方案进行二级预防？

TMP-SMX 的预防作用早已为人熟知[50]，使其在临床被广泛应用甚至推动了 PCP 预防指南的制定（见表 77-2）[13]。CD4+T 淋巴细胞计数<200/μl 的未接受 HAART 和肺孢子菌预防的患者，在第 6、12 和 36 个月 PCP 的发病率分别为 8.4%、18.4% 和 33.3%。这些数据构成了 AIDS 患者进行感染预防的基础[55]。除了 CD4+T 淋巴细胞计数<200/μl，其他可能高发 PCP 风险的人群还包括 CD4+T 淋巴细胞计数低于 14% 的患者、有 AIDS 相关性疾病病史，有口咽部念珠菌感染病史及 CD4+T 淋巴细胞计数处于 200~250/μl 的患者[12]。J. R. 未接受一级预防而发生 PCP 感染。为防止感染复发，除非抗逆转录治疗后 J. R. 能免疫重建，否则需终身接受二级预防。

PCP 的一级预防（急性事件发生前）和二级预防（急性事件发生后）的用药和剂量给药方案完全相同[12]。TMP-SMX 强效剂每日 1 片是最有效的预防方案，普通一剂每日 1 片与之效果近似，但药物毒性较少。对于曾发生轻度过敏反应（不威胁生命的皮疹或发热）的患者，仍可采取重新给予初始剂量或半剂量药物方案，或逐次递增药物剂量（脱敏疗法）进行治疗。脱敏疗法要优于替换药物和直接再次给予初始剂量治疗[56]。脱敏疗法是从小剂量开始给药，然后在数日至数周的时间内逐渐增加剂量至目标剂量。此外，使用 TMP-SMX 预防 PCP 失败的患者，发生急性感染后，仍对治疗量 TMP-SMX 有较好反应。尽管如此，J. R. 使用 TMP-SMX 治疗时曾发生威胁生命的药物不良反应，不能进行脱敏治疗，应选用其他替代药物进行预防。

可选用的替代预防治疗方案包括:氨苯砜、氨苯砜+乙胺嘧啶（含亚叶酸）、阿托伐醌混悬液及使用 Respirgard Ⅱ 雾化器吸入喷他脒（见表 77-2）。TMP+SMX 还对弓形虫及某些细菌感染有预防作用，氨苯砜+乙胺嘧啶（pyrimethamine）、阿托伐醌单用或与乙胺嘧啶联用方案也能预防弓形虫感染[12]。还有一些未经临床验证的给药方案，包括口服克林霉素-伯氨喹、间断静脉给予喷他脒、口服乙胺嘧啶-磺胺嘧啶及使用其他雾化吸入装置吸入喷他脒[12]。在 PCP 预防方面，TPM-SMX 的作用要优于氨苯砜或雾化吸入喷他脒[57]。

接受雾化吸入喷他脒预防的患者中，可观察到肺外的（淋巴结、脾、肝、骨髓、肾上腺、胃肠道）卡氏肺孢子菌感染[58]，这在静脉给药预防的患者中几乎不会发生。此外，雾化吸入喷他脒可改变患者胸部 X 线片的表现（肺上叶浸润、囊性病变、气胸、伴结节样改变的空洞形成及胸腔积液），导致诊断更具难度。

指南推荐在 CD4+T 淋巴细胞计数上升超过感染危险值后，可停止针对某些病原菌感染的药物预防[13]。许多研究结果支持 CD4+T 淋巴细胞计数>200/μl 超过 3 个月的患者，可中止针对 PCP 的二级预防[12]。一项欧洲的队列研究发现，患者的 CD4+T 淋巴细胞计数在 101~200/μl，病毒定量<400 拷贝/ml 时，PCP 发生率非常低，不用考虑预防治疗。表明正在接受有效的抗逆转录病毒治疗患者 CD4+T 淋巴细胞计数>100/μl，中止 PCP 感染预防用药可能是安全的[59]。指南建议，如患者 CD4+T 淋巴细胞计数再次降至

200/μl 以下，或 CD4+T 淋巴细胞计数虽然>200/μl 但 PCP 复发，均应重新开始预防用药[12]。J. R. 住院期间对克林霉素-伯氨喹治疗反应良好。但该方案用于二级预防效果还不确切，不推荐使用。考虑到 J. R. 对 TMP-SMX 过敏，氨苯砜（加或不加乙胺嘧啶）或阿托伐醌的预防方案对他更加合适。

弓形虫脑病

临床表现

案例 77-2

问题 1:W. O. ,40 岁,男性,在接受戒毒（酒精和吗啡类毒品）治疗时被发现 HIV 阳性。曾因食管念珠菌感染就诊于艾滋病诊疗机构,当时其 CD4+T 淋巴细胞计数为 60/μl（正常值 1 000/μl）,HIV 病毒定量 150 000 拷贝/ml,弓形虫 IgG 滴度为 1:256,遂开始 HAART 治疗,随后的 2 年内其疾病控制较好。本次因 24 小时内癫痫连续发作 2 次就诊于急诊科。其时应用的治疗药物包括每日服用恩曲他滨、替诺福韦、地瑞那韦/利托那韦及每月 1 次雾化吸入喷他脒 300mg。患者有发热（37.7℃）、行走困难,CD4+T 淋巴细胞计数为 90/μl（之前为 230/μl）,HIV 病毒定量 70 000 拷贝/ml（之前为 4 000 拷贝/ml）,白细胞计数（WBC）为 4 200/L（正常值 3 800~9 800/L）。头颅磁共振（MRI）显示脑干部有多处环形病变。诊断考虑为弓形虫脑病,为避免该疾病的传播,W. O. 是否应被隔离治疗?

弓形虫是一种寄生性原生物，通过环境因素传播并感染人类，这些因素包括食用生/半熟的肉类和接触猫的粪便。免疫力正常的人群感染弓形虫后临床症状表现轻微，类似单核细胞增多症，为一过性且无明显的后遗症（妊娠期妇女除外）。而在包括 AIDS 在内的细胞免疫功能受损（特别是 CD4+T 淋巴细胞计数<100/μl）患者，弓形虫感染容易复发，且表现出严重的临床症状[12]。W. O. 出现的脑病（大脑或脑干的炎症）是 HIV 感染者最常见的弓形虫感染表现。

所有 HIV 感染者都应检查弓形虫 IgG 抗体，以明确患者是否有潜在的感染。在美国，多达 70% 的健康成年人弓形虫血清学检查阳性。HIV 感染者的弓形虫感染呈地域流行性，在美国 3%~10% 的 AIDS 患者发展为弓形虫脑病。法国、萨尔瓦多及塔希提岛等国家，由于习惯食用生/半熟的肉类，这些国家 40~50 岁人群弓形虫 IgG 阳性率高达 90%，其 AIDS 患者弓形虫脑病发病率为 25%~50%[60]。

经口和先天获得是弓形虫的主要传播途径。因此 W. O. 不需被隔离。应告知 HIV 感染特别是弓形虫 IgG 抗体阴性的患者，避免食用生/半熟的肉类（肉食加工过程中内部温度需达到 80~95℃），且在接触生肉或污物后需洗手,蔬菜和水果在食用前均需清洗干净。HIV 感染者需避

免与流浪猫接触，如果养猫则需将猫留在家中，每日更换猫用便池，与猫接触后需彻底洗手[12]。

诊断

案例 77-2，问题 2：是否有充足的临床证据支持 W. O. 弓形虫脑病的诊断？

弓形虫脑病的确诊，需在脑组织中找到弓形虫的囊孢或滋养体，所以临床诊断多为疑似诊断。弓形虫脑病的症状和体征可以是局灶性的（大脑局部有感染灶或炎症病变），也可以是弥漫性的（脑内炎症扩散）。通常 CD4$^+$T 淋巴细胞计数<100/μl 的患者易患弓形虫脑病。弓形虫 IgG 滴度能准确反映既往感染，但不能用于判断是否有急性感染，此外，脑脊液（cerebrospinal fluid，CSF）弓形虫 PCR 检查结果并不总是可靠。大多数患者头颅 CT 或 MRI 上表现出单个或多发环形病损。对于有脑病症状而 IgG 阴性的患者，以及那些对诊断性抗弓形虫治疗反应不佳的患者，可考虑行脑组织活检[61]。弓形虫脑病缺乏特异性诊断依据，因此在治疗疑似弓形虫脑病患者的过程中，应密切注意和检测有无其他引起脑病的原因（如中枢神经系统淋巴瘤或TB）。W. O. 的临床诊断依据还是比较充分的，包括 HIV 阳性，CD4$^+$T 淋巴细胞计数<100/μl，血清弓形虫 IgG 滴度为1：256，MRI 提示脑干环形损害。类似这种感染的出现加上CD4$^+$T 淋巴细胞计数下降和 HIV RNA 水平增加，可能是抗逆转录病毒治疗失败的信号，应重新评估 W. O. 的抗 HIV治疗及患者对治疗的依从性。

预防

案例 77-2，问题 3：W. O. 需接受针对弓形虫感染的预防治疗吗？

与其他 HIV 相关的 OIs 类似，弓形虫的治疗可被分为一级预防、急性感染治疗和二级预防。目前推荐一级预防适用于 CD4$^+$T 淋巴细胞计数<100/μl 且弓形虫 IgG 抗体阳性的患者（见表 77-2）。许多用于 PCP 感染预防的药物，对弓形虫同样有效，包括 TMP-SMX、氨苯砜-乙胺嘧啶-亚叶酸、阿托伐醌，单用或与乙胺嘧啶/亚叶酸联用都可用于弓形虫感染的一级预防[12]。这些预防用药的应用，大大降低了弓形虫脑病的发病率[2,12]。TMP-SMX（强效剂 1 片，口服，每日 1 次）被推荐为预防弓形虫感染的一线用药。目前的资料尚不支持使用大环内酯类抗感染药物与雾化吸入喷他脒来预防弓形虫感染，乙胺嘧啶同样不推荐单独用于弓形虫感染的一级预防[62,63]。

弓形虫感染一级预防的中止指征是患者经 HAART 后，CD4$^+$T 淋巴细胞计数增加至 200/μl 以上≥3 个月。如患者CD4$^+$T 淋巴细胞计数降至 200/μl 以下，应再次开始感染预防。

W. O. 一直以来都在接受每月 1 次的喷他脒雾化吸入以预防 PCP 感染。考虑到 W. O. CD4$^+$T 淋巴细胞计数低下

且弓形虫 IgG 抗体阳性，需要接受针对弓形虫感染的一级预防。

治疗

急性期治疗

案例 77-2，问题 4：应如何治疗 W. O. 的弓形虫脑病？

治疗急性弓形虫脑病患者的一线治疗方案为：磺胺嘧啶（sulfadiazine）4g/d，分 3~4 次服用，联用乙胺嘧啶首剂负荷量 200mg，随后每日 50~70mg（顿服）+亚叶酸 10~25mg/d[12]。症状消失后诱导治疗应再持续 6 周（整个疗程约 8周），然后进行维持治疗（二级预防）。约 40% 的患者不能耐受磺胺嘧啶的不良反应而中止治疗[64]，也有成功脱敏的报道[65]。应该严密监测 W. O. 的临床和影像学变化，如果疗效不佳，需考虑其他诊断。

替代治疗包括乙胺嘧啶+亚叶酸+克林霉素（600~900mg，静脉注射，每 6 小时 1 次或 600mg，口服，每 6 小时 1次），疗程至少 6 周。一项对照性研究比较了乙胺嘧啶+磺胺嘧啶和乙胺嘧啶+克林霉素两种方案的有效性和安全性。结果表明两种方案均有效，但乙胺嘧啶+磺胺嘧啶的效果优于乙胺嘧啶+克林霉素。两种方案不良反应发生概率相当，但接受乙胺嘧啶+克林霉素治疗的患者，发生严重不良反应导致治疗中止概率更小（11% vs 30%）[66]。因为 TMP-SMX复方制剂中的 SMX 是唯一易获得的磺胺类药物，对不能采用口服给药方案的患者，TMP-SMX 可不经口服，是一种治疗选择。但实验室和临床资料均不支持单用该药来进行抗弓形虫治疗[67]。此外，临床表现为弓形虫脑病及既往有惊厥史的患者可考虑使用抗惊厥药物；有局灶性炎症或水肿的患者，可谨慎使用糖皮质激素治疗。

案例 77-2，问题 5：W. O. 目前接受磺胺嘧啶-乙胺嘧啶治疗。使用磺胺嘧啶治疗弓形虫脑病有什么限制吗？

与其他接受磺胺类药物治疗的 HIV 感染者类似，使用磺胺嘧啶治疗的最常见不良反应为皮疹[64]。虽然与 TMP-SMX 一样有各种脱敏方案被推荐，但换用替代治疗方案可能更加简便[40,65]。

用药过程中需监测患者的肾功能。血清肌酐升高、血尿或尿量减少都可能继发于磺胺嘧啶引起的结晶尿，磺胺嘧啶的水溶性较其他磺胺类药物差，用药期间需注意补液（2~3L/d），以防止结晶性肾病的发生。在出现结晶尿时，可采用加大补液量并碱化尿液的治疗。

案例 77-2，问题 6：乙胺嘧啶常见不良反应有哪些？

乙胺嘧啶可致骨髓抑制，因此应避免与其他同样易导致骨髓抑制的药物联用（如齐多夫定、更昔洛韦）。使用乙胺嘧啶同时应加用亚叶酸（10~25mg/d）以避免骨髓抑制的

发生(但也不能完全避免),需逆转骨髓抑制时,可将亚叶酸的剂量增加至 50~100mg/d[12]分次服用。叶酸(而不是亚叶酸)因其可能被原生动物摄取而对抗乙胺嘧啶-磺胺嘧啶的作用,应避免使用[68]。同样,患者在治疗期间应避免同时服用含有大量叶酸的维生素。

W. O. 未同时服用其他易致骨髓毒性或诱导乙胺嘧啶发生骨髓抑制不良反应的药物,而且他的中性粒细胞数目正常,可以接受乙胺嘧啶-磺胺嘧啶的治疗。

抑制性治疗(二级预防)

案例 77-2,问题 7:W. O. 完成了急性弓形虫脑病治疗后,需要接受抑制性治疗吗?

大多数抗原虫药物不能根除弓形虫囊孢,因此除非患者在接受 HAART 后免疫重建,否则往往需要终身接受抑制性治疗[12]。对于不能耐受磺胺类药物的患者,可使用乙胺嘧啶+克林霉素替代方案,但仅有乙胺嘧啶+磺胺嘧啶联合用药方案能提供对 PCP 的预防。有两个针对弓形虫脑病抑制性治疗的小样本量研究结果表明,乙胺嘧啶+磺胺嘧啶治疗方案与乙胺嘧啶+克林霉素及单用乙胺嘧啶相比,疗效更为确切[66]。阿托伐醌联用或不联用乙胺嘧啶的方案,对于弓形虫脑病和 PCP 的预防同样有效,但其治疗费用高昂且仅有一种味道不佳的液体制剂。

已完成初始治疗,并接受二级预防的弓形虫脑病患者,保持在无症状状态复发风险很低,接受 HAART 超过 6 个月,其 CD4+T 淋巴细胞计数持续>200/μl。此时,医生应该结合头颅 MRI 结果,来决定是否中止二级预防。如患者正接受 HAART,其 CD4+T 细胞计数>200/μl 以上超过 3 个月,中止弓形虫脑病的一级/二级预防是安全的。当 CD4+T 淋巴细胞计数降至 200/μl 以下时,应该重新开始二级预防[12]。

W. O. 的 CD4+T 淋巴细胞计数<100/μl,因此他将继续接受针对弓形虫脑病的乙胺嘧啶-磺胺嘧啶抑制性治疗。而他正在接受雾化吸入喷他脒的治疗以预防 PCP 的发生,但乙胺嘧啶-磺胺嘧啶对 PCP 同样具有预防作用,因此可以停用喷他脒。对他来说,乙胺嘧啶-克林霉素的方案对 PCP 的预防无效,故暂不做考虑[12]。

替代治疗

案例 77-2,问题 8:对于不耐受磺胺嘧啶治疗且不愿接受脱敏治疗的患者,应选择何种替代治疗方案?

可用克林霉素(1 200mg,静脉注射,每 6 小时 1 次或 600mg,口服,每 6 小时 1 次)与标准剂量的乙胺嘧啶+亚叶酸联用[12]。此外在数量有限的患者中,乙胺嘧啶+亚叶酸再联合下列任意一种药物:阿奇霉素(1.2~1.5g/d)或克拉霉素(1g,每日 2 次)或阿托伐醌(750mg,口服,每日 4 次)显示出一定的疗效[12]。

巨细胞病毒视网膜炎

诊断

案例 77-3

问题 1:P. Z.,男性,39 岁,艾滋病患者,主诉为视野内出现移动的黑点,伴有闪光,开车时很难辨认路标。最近的实验室辅助检查结果如下:

血尿素氮(BUN):17mg/dl(正常值,8~25)

血清肌酐(SCr):0.8mg/dl(正常值,0.5~1.7)

CD4+T 淋巴细胞计数:40/μl(正常值,1 000)

HIV 病毒定量:80 000 拷贝/ml(3 个月前检查结果)

白细胞(WBC):1 200/L,中性粒细胞百分比(N%)63%

P. Z. 现在的体重为 63kg,正在使用的治疗药物包括替诺福韦、恩曲他滨、阿扎那韦、利托那韦、氨苯砜(预防 PCP)及阿奇霉素(预防 MAC)。既往应用 AZT 与 TMP-SMX 时曾发生过严重的血液系统不良反应。CMV IgG 抗体阳性,眼底检查发现其左眼近视网膜处有数处出血和瘢痕组织(干酪和番茄酱样改变),P. Z. 的视力问题最可能的原因是什么?

P. Z. 的临床症状及眼底检查提示有视网膜炎症,考虑可能为 CMV 感染所致。HIV 患者的 CMV 感染率很高,但仅在患者 CD4+T 淋巴细胞计数<50/μl 时,被再次激发出典型的临床症状。在 HAART 开始应用于临床以前,CMV 感染在 AIDS 患者中的发病率约为 30%;在 HAART 普遍开展后,新发病例 CMV 终末器官疾病的发生率降低了 75%~80%,现在约为每年 6%[12,69]。虽然 CMV 感染能引起结肠炎、肺炎、食管炎和肝炎,但视网膜炎仍是 AIDS 患者最常见的活动性感染,占 CMV 终末器官疾病的 75%~85%。一项针对 HAART 应用后 CMV 视网膜炎患者的统计发现,感染存在明显的人口统计学差异,这些患者大多数都接受了 HAART 且 CD4+T 淋巴细胞计数非常低[70],他们的感染特征与 HAART 未应用前的患者相似。CMV 视网膜炎的诊断金标准为视网膜穿刺活检,但很少有病例能取得该部位的活检结果,血清检查也仅能提示既往 CMV 感染,并不能辨别是否活动性感染。这类患者常发生播散性 CMV 感染,治疗期间监测血浆、尿液及痰液的 CMV 检测可用于评估患者对治疗的反应,治疗期间 CMV 检测阳性的患者,疾病更容易复发[71]。临床上对 CMV 性视网膜炎的诊断,往往基于散瞳后的视网膜检查和间接眼底镜检查,就像 P. Z. 一样,检查发现蓬松、白色的视网膜斑,并伴有视网膜出血。

患者一旦诊断为 CMV 视网膜炎,应进行眼外 CMV 感染的全面检查。P. Z. 可能需要终生接受规律的眼科学检查及视网膜照相。与 HIV 的治疗类似,CMV 病毒的脱氧核糖核酸(DNA)定量检查,对评估治疗效果及预测其临床转归有重要作用[12]。

药物治疗

案例 77-3,问题 2:CMV 视网膜炎的治疗选择有哪些? 哪个方案适用 P. Z. ?

CMV 视网膜炎的治疗有多种方案可供选择:口服缬昔洛韦;静脉注射用更昔洛韦。注射更昔洛韦再序贯口服缬更昔洛韦;注射用膦甲酸钠,注射用西多福韦等。替代方案包括静脉注射联用更昔洛韦与膦甲酸或眼内注射更昔洛韦、膦甲酸及西多福韦[12]。胃肠外给药的更昔洛韦与膦甲酸联合用药与单用效果相似,但毒性增加,多用于难治性病例的治疗(表 77-3)[72]。

更昔洛韦眼内植入与眼内注射在治疗 CMV 视网膜疾病中作用效果相似,它们的优势仅局限于被感染的眼,但可能增加对侧视网膜炎和眼外 CMV 疾病发生的风险,因此推荐同时给予全身抗 CMV 治疗(如口服或静脉应用更昔洛韦)。与单纯使用眼内治疗相比,采用全身抗巨细胞病毒治疗的方案可降低 50%的死亡率[73]。眼内埋植更昔洛韦同时给予口服缬更昔洛韦的方案与单用更昔洛韦静脉注射或口服缬更昔洛韦相比,防止 CMV 视网膜炎的复发疗效更好[12]。因此,人们常将这种治疗方案作为 CMV 视网膜炎特别是发生视力损害的患者的首选方案,而另一些人则将单用口服缬更昔洛韦作为首选方案。药物的选择依赖于药物的疗效、毒性、疾病的分期和患者的生活质量等因素。

更昔洛韦

更昔洛韦(ganciclovir)是一种非环状的核苷药物,抗 CMV 活性优于阿昔洛韦。其作用机制与其他核苷类似,更昔洛韦需首先被转运入细胞内并磷酸化,再与内源性核苷竞争结合病毒的 DNA 聚合酶,进而抑制病毒复制。更昔洛韦口服不易吸收(生物利用度约为 5%~9%),其口服制剂已不再销售。静脉注射的更昔洛韦呈双相分布(终末半衰期为 2.5 小时)。该药物在体内主要依靠肾小球过滤及肾小管分泌消除。

其剂量依赖的药物不良反应为骨髓抑制,约 50%的患者可能发生中性粒细胞减少,也可见血小板减少。在更昔洛韦治疗期间,应每周监测中性粒细胞(ANCs)和血小板绝对计数,如 ANC<1 000/mm³,或血小板计数<50 000/mm³,需增加监测频率至每周 2 次[27,74]。更昔洛韦还有眼内埋植剂(见表 77-3),有肾功能不全的患者必需根据肾功能情况调整药物剂量(表 77-4)。

患者发生更昔洛韦所致的骨髓抑制不良反应,可给予粒细胞集落刺激因子(granulocyte colony-stimulating factor, G-CSF)和粒细胞-巨噬细胞集落刺激因子(granulocyte-macrophage colony-stimulating factor,GM-CSF)治疗。G-CSF(非格司亭)和 GM-CSF(沙格司亭)[75,76]已被成功用于激发白细胞,但均未获得 FDA 批准用于该适应证,但其临床治疗效果良好。由于 GM-CSF 可能刺激 HIV 在巨噬细胞系中的复制[77],患者应同时接受抗逆转录病毒治疗。

缬更昔洛韦

缬更昔洛韦(valganciclovir)是一种口服的单价酯类前体药,吸收后能迅速被水解成更昔洛韦。从缬更昔洛韦转化而来的更昔洛韦绝对生物利用度为 60%,口服缬更昔洛韦(900mg)与静脉注射更昔洛韦(5mg/kg)所能达到的血药浓度相似。有研究报道,口服缬更昔洛韦与注射用更昔洛韦在新发 CMV 视网膜炎 AIDS 患者的诱导治疗中效果相当[78],同时它们所致的不良反应的发生频率及严重程度均相似。基于上述资料,口服缬更昔洛韦在 CMV 视网膜炎的诱导治疗中,疗效与安全性均与注射用更昔洛韦相同,因此,该药物也可用于 CMV 视网膜炎 AIDS 患者的长期维持治疗。

西多福韦

西多福韦(cidofovir)是一种拟核苷酸药物,其在细胞内磷酸化后变为活性二磷酸盐代谢物。在所有的抗 CMV 药物中,西多福韦抗病毒效能最高,并兼具抗单纯疱疹病毒(herpes simplex virus,HSV)和 VZV(包括阿昔洛韦耐药的种群)的作用。因核苷酸类似物不需要病毒编码的激酶激活,西多福韦的激活不需要病毒的参与,可用于对更昔洛韦治疗反应不佳的患者。西多福韦口服吸收不佳(生物利用度<5%),细胞内半衰期达 17~65 小时。其用法为诱导期每周注射给药 1 次,维持期每 2 周注射给药 1 次。

西多福韦溶解性差,约有 80%的药物以原型通过肾小球滤过及肾小管分泌经尿液排出体外。西多福韦有肾脏毒性,使用丙磺舒(滴注前 3 小时予丙磺舒 2g,然后在用药后的第 2 小时和第 8 小时各予丙磺舒 1g)可抑制肾小管分泌,减少药物肾毒性。每次给药前均需提前 1 小时予以 1L 生理盐水进行预水化,如患者可以耐受,可在西多福韦给药中及给药后重复水化。西多福韦的肾毒性明显并呈剂量依赖性,故应禁止与其他肾毒性药物联用(如 NSAIDs 和氨基糖苷类等),治疗过程中应密切监测患者肾功能变化(BUN、SCr、尿蛋白)(见表 77-4)。对于肾功能减退患者,应调整给药剂量(表 77-5)。

西多福韦药物临床试验中约有 20%的患者发生中性粒细胞减少,故应将全血细胞计数检查列入常规基线检查项目。此外眼张力减退(眼压降低)及葡萄膜炎(眼色素层神经束炎)也有报道,因此患者还应每月常规进行眼科检查[12]。

西多福韦的治疗应用有限,其优势在于可每周或隔周使用,但肾脏毒性限制了应用。西多福韦在治疗 CMV 视网膜炎方面与膦甲酸和更昔洛韦疗效相当,但目前仍无临床对照试验研究报道。此外,西多福韦对眼外的 CMV 感染(如胃肠感染、肺炎、脑炎)是否有效,尚需进一步研究。

膦甲酸

膦甲酸(foscarnet)是一种焦磷酸类似物,可选择性抑制病毒 DNA 聚合酶及逆转录酶活性。目前推荐用于诱导治疗的膦甲酸剂量(60mg/kg,每 8 小时 1 次或 90mg/kg,静脉注射,每 12 小时 1 次),其体内血药浓度高于体外实验抗 CMV 的浓度(见表 77-4)[79]。膦甲酸剂量相关的毒性反应为肾脏毒性,与药物在肾脏溶解度差,易析出结晶有关[74]。一项与更昔洛韦比较的试验显示,用膦甲酸治疗 CMV 视网膜炎的患者,其生存时间较用更昔洛韦的患者延长 4 个月,但对于已有肾功能不全的患者[肌酐清除率<1.2ml/(min·kg)],膦甲酸组存活率较差[80]。

表 77-3

巨细胞病毒视网膜炎治疗方案

	更昔洛韦 IV	缬更昔洛韦 PO	膦甲酸 IV	更昔洛韦 IV+膦甲酸钠 IV	西多福韦 IV
给药剂量	诱导剂量:5mg/kg q12h×14~21d；维持治疗:5mg/(kg·d)；难治性 MCV 的诱导治疗:7.5mg/kg q12h×14~21d；维持治疗:10mg/(kg·d)(肌酐清除率小于 70ml/min 的患者应调整给药剂量,见表 77-4)	诱导剂量:900mg q12h ×14~21d；维持治疗:900 mg qd；替代治疗:联用更昔洛韦眼内植入 900 mg qd	诱导剂量:90mg/kg q12h×14~21d；维持治疗:90~120mg/(kg·d) 治疗同时需充分水化(750~1 000ml 0.9%氯化钠或5%葡萄糖)	曾使用更昔洛韦治疗患者的诱导治疗:膦甲酸 90mg/kg q12h+更昔洛韦 5mg/(kg·d),疗程 14~21d；维持治疗:膦甲酸钠 90~120mg/(kg·d)+更昔洛韦 5mg/(kg·d)；曾使用膦甲酸钠患者的诱导治疗:膦甲酸钠 90~120mg/(kg·d)+更昔洛韦 5mg/kg q12h；再诱导:膦甲酸 90mg/kg q12h×更昔洛韦 5mg/kg 14~21d	诱导治疗:5mg/kg qw×2w
可能的药物不良反应	中性粒细胞减少;血小板减少;导管相关性感染;	与更昔洛韦相同	肾毒性;骨髓抑制;贫血;导管相关性感染;恶心/过敏;复发性外阴溃疡	与静脉用更昔洛韦及静脉用膦甲酸相同	肾毒性;中性粒细胞减少;丙磺舒不良反应(皮疹,发热,恶心,疲乏);眼色素层炎;脱发;张力减退
重要的药物相互作用	中性粒细胞减少(AZT)、肿瘤化疗药物(地达罗辛)	与更昔洛韦相同	与其他有肾毒性的药物(如两性霉素 B,氨基糖苷类)联用,毒性增加	与静脉用更昔洛韦及静脉用膦甲酸相同	与其他肾毒性药物(如两性霉素 B,氨基糖苷类,喷他脒,NSAIDs)联用,毒性增加
辅助治疗	G-CSF/GM-CSF 升白治疗	与更昔洛韦相同	以水化治疗为基础,补充电解质(钾/钙/镁);止吐治疗	与静脉用更昔洛韦及静脉用膦甲酸相同	以丙磺舒、水化治疗为基础;止吐;抗组胺剂;对乙酰氨基酚常在术前应用,防止丙磺舒毒性反应发生
优点	系统性治疗;抗 HSV 活性	生物利用度增加从而减少口服药物量	系统性治疗;抗 HSV(包括阿昔洛韦耐药 HSV)活性;抗 HIV 活性	比单药使用时药效增加;疾病复发时治疗仍有效	系统性治疗;不需留置静脉导管;给药频次较少

表 77-3

巨细胞病毒视网膜炎治疗方案（续）

	更昔洛韦 IV	缬更昔洛韦 PO	膦甲酸 IV	更昔洛韦 IV+膦甲酸钠 IV	西多福韦 IV
缺点	骨髓抑制；需每日给药；需留置导管	口服给药需有与更昔洛韦相同的血药浓度；与更昔洛韦相比临床资料缺乏	肾毒性；需每日静脉给药/留置导管；需水化治疗，需输液泵或调速装置以延长每日输液时间	与静脉单独使用更昔洛韦或膦甲酸相同，延长每日输液时间，影响生活质量	需要丙磺舒及水化治疗；丙磺舒药物毒性；肾脏毒性（可能被延长）
用药监护	诱导治疗：（a）WBC 分类计数，血小板计数；（b）每周复查 SCr 水平	与更昔洛韦相同	诱导治疗：（a）每周 2 次复查 SCr 水平；（b）每周 2 次复查电解质包括：血清钙、镁、磷酸盐、钾；（c）每周 1 次复查血红蛋白、红细胞比容	与静脉注射更昔洛韦及膦甲酸相同	在每一次诱导治疗前 48h 内需监测：（a）SCr，尿蛋白定量；（b）WBC 分类计数 眼内压及裂隙灯检查每月至少 1 次
	维持治疗：（a）每周复查 WBC 分类计数，血小板计数；（b）每 24 周复查 SCr 水平		维持治疗：（a）每周复查 SCr 水平；（b）每周复查电解质包括：血清钙、镁、磷酸盐、钾；（c）每 24 周复查血红蛋白、红细胞比容 1 次		
药物警示与禁忌证	中、重度的血小板减少（血小板计数<25×10⁹/L）	与更昔洛韦相同	同时应用其他肾毒性药物（如两性霉素 B、氨基糖苷类及静脉用喷他脒）或已有严重肾功能损害的患者（SCr>168mmol/L 或肌酐清除率<50ml/min）	与静脉注射更昔洛韦及膦甲酸相同	与静脉用膦甲酸相同，下列情况除外：基础肌酐水平升高（>1.5mg/dl）或肌酐清除率下降（<55ml/min），或（静脉输液后）尿蛋白 2+ 下列情况需中止治疗：尿蛋白 3+，血清肌酐较基础水平升高 0.5mg/dl，眼内压较基线水平降低 50%

AZT，齐多夫定；CMV，巨细胞病毒；C-CSF，粒细胞集落刺激因子；GM-CSF，粒细胞-巨噬细胞集落刺激因子；HIV，人类免疫缺陷病毒；HSV，单纯性疱疹病毒；IV，静脉给药；NSAIDs，非甾体抗炎药；PO，口服；q12h，每 12 小时 1 次；qw，每周 1 次；SCr，血清肌酐；WBC，白细胞计数。

来源：Whitley RJ et al. Guidelines for the treatment of cytomegalovirus diseases in patients with AIDS in the era of potent antiretroviral therapy：recommendations of an international panel. International AIDS Society-USA. *Arch Intern Med.* 1998;158;957；Panel on Opportunistic Infections in HIV-infected Adults and Adolescents. Guidelines for prevention and treatment of opportunistic infections in HIV-infected adults and adolescents：recommendations from CDC, the National Institutes of Health, and the HIV Medicine Association of the Infectious Diseases Society of America. https://aidsinfo. nih. gov/guidelines/html/4/adult-and-adolescent-oi-prevention-and-treatment-guidelines/；and product information.

表77-4
巨细胞病毒感染治疗用药的剂量调整

药物	正常剂量	肌酐清除率/ml·min⁻¹·1.73m⁻²	剂量调整			
西多福韦	诱导剂量：5mg/kg IV qw×2w	SCr 较基线水平升高 0.3~0.4	3mg/kg			
	维持剂量：5mg/kg IV qow	SCr 较基线水平升高>0.5 或尿蛋白 3+	中止治疗			
		肾功能不全患者禁用： 1. SCr 持续>1.5mg/dl 2. 计算 CrCl<55ml/min 3. 尿蛋白定量 100mg/dl(或>2+)				
膦甲酸	诱导剂量：	CrCl[ml/(min·kg)]	诱导剂量		维持剂量	
	60mg/kg IV q8h 至		低剂量	高剂量	低剂量	高剂量
	90mg/kg IV q12h	>1.4	60mg/kg IV q8h	90mg/kg IV q12h	90mg/kg IV qd	120mg/kg IV qd
	维持剂量：90~120mg/kg IV qd	1.0~1.4	45mg/kg IV q8h	70mg/kg IV q12h	70mg/kg IV qd	90mg/kg IV qd
		0.8~1.0	50mg/kg IV q12h	50mg/kg IV q12h	50mg/kg IV qd	65mg/kg IV qd
		0.6~0.8	40mg/kg IV q12h	80mg/kg IV qd	80mg/kg IV q48h	105mg/kg IV q48h
		0.5~0.6	60mg/kg IV qd	60mg/kg IV qd	60mg/kg IV q48h	80mg/kg IV q48h
		0.4~0.5	50mg/kg IV qd	50mg/kg IV qd	50mg/kg IV q48h	65mg/kg IV q48h
		<0.4	不推荐使用		不推荐使用	
更昔洛韦	静脉给药：诱导剂量：5mg/kg IV q12h	CrCl(mL/min)	诱导剂量		维持剂量	
		>70	5mg/kg q12h		5mg/kg qd	

表 77-4

巨细胞病毒感染治疗用药的剂量调整（续）

药物	正常剂量	肌酐清除率/ml·min⁻¹·1.73m⁻²	剂量调整	
	维持治疗：5~6mg/(kg·d)×5日/周	50~69	2.5mg/kg q12h	2.5mg/kg qd
		25~49	2.5mg/kg qd	1.25mg/kg qd
		10~24	1.25mg/kg qd	0.625mg/kg qd
		<10	1.25mg/kg tiw（透析后给药）	0.625mg/kg tiw（透析后给药）
缬更昔洛韦	诱导剂量：900mg PO bid；维持治疗：900mg PO qd	CrCl(mL/min)	诱导剂量	维持剂量
		40~59	450mg bid	450mg qd
		25~39	450mg qd	450mg 隔日 1 次
		10~25	450mg 隔日 1 次	450mg biw
		血液透析	不推荐使用	不推荐使用

Bid，每日 2 次；biw，每周 2 次；CrCl，肌酐清除率；IV，静脉注射；PO，口服给药；qd，每日 1 次；qow，隔周 1 次；qw，每周 1 次；SCr，血清肌酐；tid，每日 3 次；tiw，每周 3 次

来源：Safrin S et al. Comparison of three regimens for treatment of mild to moderate *Pneumocystis carinii* pneumonia in patients with AIDS. A double-blind, randomized, trial of oral trimethoprim-sulfamethoxazole, dapsone-trimethoprim, and clindamycin-primaquine. ACTG 108 Study Group. *Ann Intern Med.* 1996;124:792；Lee BL et al. Dapsone, trimethoprim, and sulfamethoxazole plasma levels during treatment of *Pneumocystis* pneumonia in patients with the acquired immunodeficiency syndrome(AIDS). Evidence of drug interactions. *Ann Intern Med.* 1989;110:606；Panel on Opportunistic Infections in HIV-infected Adults and Adolescents. Guidelines for prevention and treatment of opportunistic infections in HIV-infected adults and adolescents:recommendations from CDC, the National Institutes of Health, and the HIV Medicine Association of the Infectious Diseases Society of America. https://aidsinfo.nih.gov/guidelines/html/4/adult-and-adolescent-oi-prevention-and-treatment-guidelines/; and product information.

P. Z. 的 ANC 降低,考虑到更昔洛韦或缬更昔洛韦可能发生骨髓抑制,可加用 G-CSF 治疗。因其肾功能正常(血清肌酐为 0.8ml/dl),可选择膦甲酸或西多福韦治疗。

肾毒性

案例 77-3,问题 3:P. Z. 将接受膦甲酸 90mg/kg,静脉注射,每 12 小时 1 次的治疗,每次持续静滴 2 小时,如何才能将肾毒性发生的风险降至最低?

使用膦甲酸治疗期间,充分水化对防止肾毒性的发生非常重要。为增加尿量,可在首次输注膦甲酸前使用 750~1 000ml 的生理盐水或 5% 葡萄糖,随后根据膦甲酸剂量不同给予 500~1 000ml 的液体。根据 P. Z. 的肌酐清除率调整药物剂量可降低药物肾脏毒性(见表 77-5),应至少每周 2 次监测肌酐水平,并根据肌酐清除率变化调整药物剂量。此外,CMV 感染本身也可导致肾急性间质性改变而使肌酐急剧升高。治疗期间应避免联用其他肾脏毒性药物。

不良反应

案例 77-3,问题 4:除了肾毒性,膦甲酸还有哪些毒性作用?

膦甲酸是焦磷酸的类似物,在体内可与游离钙结合,导致低钙血症。为减少电解质紊乱相关并发症,膦甲酸需缓慢滴注(1~2 小时),以避免其血药浓度过高[81]。在诱导治疗期间应每周 2 次监测血清游离钙和磷酸盐水平,维持治疗期间则应每周监测 1 次。曾有一例同时接受膦甲酸及胃肠外喷他脒治疗的 AIDS 患者发生致命性低钙血症的报道,因此应避免这种联用[82]。

膦甲酸还可导致阴茎溃疡,特别好发于未进行包皮环切术的患者,注意生殖器卫生可能可以减少阴茎溃疡的发生。膦甲酸的其他不良作用还包括癫痫、低镁血症、贫血、呕吐、发热及皮疹,在诱导治疗期间应每周两次复查血清白蛋白、镁、钾等生化指标,进入维持治疗阶段则可每周复查 1 次。总之,患者对膦甲酸的治疗耐受性低于更昔洛韦[80]。

剂量调整

案例 77-3,问题 5:尽管每日使用 2L 的生理盐水水化治疗,在使用膦甲酸 12 日后,P. Z. 出现血清肌酐的升高,从 0.8mg/dl 上升至 1.2mg/dl。接下来膦甲酸的治疗剂量应如何调整?

缬更昔洛韦、更昔洛韦、膦甲酸及西多福韦均高度依耐肾脏清除,因此即使患者的肌酐清除率仅有微小的变化,也应调整药物剂量(或调整给药间隙)(见表 77-5)。因此治疗期间监测患者肌酐清除率非常重要。P. Z. 的肌酐清除率估算为 1.2ml/(min·kg),其膦甲酸剂量应调整为 70mg/kg,静脉注射,每 12 小时 1 次(见表 77-5)[12]。

表 77-5

HIV 感染合并结核患者的抗结核治疗推荐

诱导治疗	维持治疗	备注
以利福平为基础的治疗(不予 PIs 及 NNRTIs 同时使用)		
INH/RIF(或 RFB)/PZA/EMB(或 SM)每日 1 次或每周 2~3 次,持续治疗 2 个月	INH/RIF(或 RFB)每日 1 次或每周 2~3 次(疗程视 TB 感染部位不同而定)	含有 RIF 的方案,可能与抗逆转录病毒药物有显著的药物相互作用

EMB,乙胺丁醇;INH,异烟肼;NNRTIs,非核苷酸类抗逆转录药物;PIs,蛋白酶抑制剂;PZA,吡嗪酰胺;RFB,利福布汀;RIF,利福平;SM,链霉素。

来源:Panel on Opportunistic Infections in HIV-infected Adults and Adolescents. Guidelines for prevention and treatment of opportunistic infections in HIV-infected adults and adolescents:recommendations from CDC,the National Institutes of Health,and the HIV Medicine Association of the Infectious Diseases Society of America. https://aidsinfo. nih. gov/guidelines/html/4/adult-and-adolescent-oi-prevention-and-treatment-guidelines/.

长期抑制性治疗

案例 77-3,问题 6:P. Z. 完成 21 日的膦甲酸诱导治疗后,应如何开展随后的维持治疗?

目前临床应用的 CMV 感染的治疗,药物不能完全根除感染,除非 HAART 治疗成功重建其免疫,P. Z. 在诱导治疗后需终生接受长期维持性治疗。有效的抑制性治疗方案包括静脉注射或口服更昔洛韦、静脉注射膦甲酸、静脉注射膦甲酸联合更昔洛韦、静脉注射西多福韦。更昔洛韦植入剂同样有效,但已停产(见表 77-4)。口服缬更昔洛韦已被批准用于急性感染的诱导治疗及抑制性治疗,但已公开发表的相关临床资料仍十分有限。一些无对照的病例报告显示,反复玻璃体内注射更昔洛韦、膦甲酸和西多福韦能有效预防 CMV 视网膜炎。但这种预防仅局部有效,并不能保护对侧眼睛和其他脏器,一般需联合口服缬更昔洛韦治疗。

现有指南建议,对正在接受 HAART 的患者,如患者持续(>6 个月)CD4$^+$T 淋巴细胞计数大于 100~150/μl,且疾病缓解达 30 周以上,可考虑中止预防用药。是否中止取决于患者 CD4$^+$T 淋巴细胞数量的增加及持续时间长短、HIV 病毒拷贝数、视网膜损伤出现的部位及视力丧失的程度[13]。对于所有曾进行抗 CMV 视网膜炎治疗的患者,停药后均应继续定期进行眼科检查,以便及早发现 CMV 视网膜炎的复发或免疫重构性视网膜炎。

复发或难治性 CMV 视网膜炎

案例 77-3,问题 7:使用膦甲酸维持治疗 5 个月后,随访眼底检查提示 P. Z. 的 CMV 视网膜炎仍在进展,应采取怎样的治疗措施?

大多数未接受 HAART 的 CMV 感染患者,在维持治疗阶段 CMV 视网膜炎均易复发[12]。初次复发大部分可采用与之前相同的治疗方案进行诱导和维持,大部分患者均可有效控制病情进展。P.Z. 能够耐受膦甲酸的治疗,所以他应再次接受另一个疗程的诱导治疗。在再次诱导治疗后,P.Z. 应接受更高剂量的维持治疗[120mg/(kg·d)][12]。

鉴别患者是 CMV 视网膜炎复发还是顽固性 CMV 视网膜炎非常重要。视网膜炎复发,如 P.Z. 这种情况,是指临床可见明显的病毒再次活动迹象,可能的原因包括免疫功能降低、药物在眼内难以达到有效血药浓度或发生病毒耐药。复发的病例可通过使用同一种药物重复诱导和维持治疗得以控制,对于发生病毒耐药而复发的患者,则需要更换治疗药物。CMV 病毒对更昔洛韦耐药的机制有两个,约20% 更昔洛韦耐药病毒株出现 UL54 基因偏好的 DNA 多聚酶突变。这种突变一般也会导致西多福韦耐药,但对膦甲酸影响较小[12];而大多数更昔洛韦耐药的 CMV 病毒株会发生 UL97 基因的突变,突变使更昔洛韦不能磷酸化而失去作用,但西多福韦和膦甲酸仍然有效。接受强化更昔洛韦治疗(>6~9 个月)的患者,可能出现 UL54 和 UL97 发生突变的对昔洛韦高度耐药病毒株[83]。对大多数患者来说,使用更昔洛韦和膦甲酸治疗出现复发时,可考虑换用西多福韦治疗。虽然临床上已有对更昔洛韦和膦甲酸耐药的 CMV 毒株出现,但它们在临床治疗失败中的意义尚不明确。因更昔洛韦和膦甲酸作用机制不同,所以对一种药物耐药的病毒株有可能对另一种药物仍然敏感[84]。耐药或复发的 CMV 视网膜炎可通过局部玻璃体内注射更昔洛韦/膦甲酸(参见"CMV 局部治疗")。

顽固性 CMV 视网膜炎是指治疗无效导致病情持续进展的情况。临床可见于以下两种情况:①诱导治疗期间应答不佳或无应答;②维持治疗期间疾病控制不理想。临床试验中将顽固性 CMV 视网膜炎定义为:尽管接受重复诱导和维持治疗,但 10 周内仍出现 2 次复发。对于顽固性 CMV 视网膜炎,可再次接受大剂量更昔洛韦 7.5mg/kg,每 12 小时 1 次诱导治疗,并序贯予以更昔洛韦 10mg/kg 每日 1 次,或在诱导治疗阶段采用更昔洛韦+膦甲酸联合用药方案[27]。此外,顽固性 CMV 视网膜炎还可使用玻璃体内局部注射更昔洛韦/膦甲酸进行治疗[12]。

局部治疗

案例 77-3,问题 8:玻璃体内注射在 CMV 视网膜炎治疗中的意义?

玻璃体内注射

使用小号注射器进行玻璃体内注射更昔洛韦或膦甲酸是将药物选择性投放至感染灶的一种给药方法。更昔洛韦给药剂量为 0.2~2mg,膦甲酸给药剂量为 1.2~2mg,疾病活动期每周给药 2~3 次,维持期每周给药 1 次[27]。玻璃体内注射的常见并发症包括细菌性眼内炎、玻璃体内出血及视网膜脱落等。随着眼内植入技术的出现,玻璃体内注射已不再常用,更重要的是与全身用药相比,单纯局部眼内注射治疗会导致对侧眼发生 CMV 视网膜炎及眼外 CMV 疾病的风险增大(见表 77-3)。

眼内植入更昔洛韦

案例 77-3,问题 9:P.Z. 适合进行更昔洛韦眼内植入吗?

更昔洛韦植入剂(在美国已停产)是通过外科方法在眼内放入更昔洛韦药库,对于减少视野缺损有较好的疗效,但白内障、玻璃体积血、视网膜脱离等眼部并发症更加常见[85]。

P.Z. 应使用膦甲酸再次诱导治疗,并使用大剂量维持,其他治疗方案或玻璃体内给药,目前均不合适。

缬更昔洛韦

案例 77-3,问题 10:缬更昔洛韦在 CMV 一级预防中的作用?

缬更昔洛韦问世后已完全取代了口服更昔洛韦的地位,而后者也未再销售。口服缬更昔洛韦的血药浓度曲线下面积几乎与静脉用更昔洛韦相同。在维持治疗阶段,服用缬更昔洛韦的剂量为 900mg,每日 1 次。

缬更昔洛韦的许多数据来源于对口服更昔洛韦临床试验数据的分析,在最新的 OIs 治疗指南中,也将口服更昔洛韦替换为缬更昔洛韦。已有两个临床试验对口服更昔洛韦在 CMV 视网膜炎一级预防中的意义进行了评估[86,87]。其中一项研究发现,口服更昔洛韦可降低 1 年发病率约50%[86],但该结果并未在另一项研究中得到证实[90]。不过这两项临床试验在设计上差异很大,这可能导致迥异的研究结果。据一项成本效益分析的估算,使用口服更昔洛韦预防,按预期寿命的估算,每年的费用将超过 170 万美元[88]。将缬更昔洛韦用于 CD4$^+$T 淋巴细胞计数<50/μl 患者的 CMV 视网膜炎一级预防,对于患者生存率的提高尚未得到证明[12]。就具体患者而言,是否应用缬更昔洛韦进行一级预防,应考虑中性粒细胞减少和贫血等不良反应,以及能否延长患者生存时间尚未被证实等问题。应用缬更昔洛韦进行预防不作为常规方案进行推荐(见表 77-2)[12]。

隐球菌感染

临床表现及预后

案例 77-4

问题 1:A.S.,女性,28 岁,体重 48kg,HIV 感染者。她男朋友是一名静脉吸毒者,2 年前死于 AIDS。A.S. 有发热(39.4℃)和 2 周剧烈头痛的病史,实验室检查结果如下:

血红蛋白(Hgb):11.2g/dl

白细胞(WBC)计数:4 100/μl

血小板:73 000/L

血清肌肝(SCr):0.9mg/dl

血糖:94mg/dl

CD4$^+$T 淋巴细胞计数:47/μl

A. S. 对治疗的依从性很差,接受齐多夫定(AZT)、拉米夫定、膦沙那韦及利托那韦治疗后,已经 1 年多没有复诊了。体格检查未发现颈强直,除了中度嗜睡,神经系统检查未见异常;胸部 X 线片及 3 次血液细菌及真菌培养均阴性。CT 扫描未见异常。腰穿抽取脑脊液(CSF)检查结果示:

糖:45mg/dl

蛋白质:90mg/dl

WBC:10/μl

隐球菌抗原滴度:1:2 048IU

颅内压(ICP):240mmH₂O(正常值,80~220)

A. S. 的临床表现是否支持 AIDS 合并隐球菌脑膜炎的诊断? 可能的预后如何?

在 HARRT 开展前,隐球菌感染在美国 AIDS 患者中发病率约 6%~10%,脑膜炎是其最常见的临床表现[89]。随着 HARRT 开展及使用氟康唑预防,隐球菌感染的发病率明显降低[89]。2010 年的队列研究结果显示,隐球菌感染排在 AIDS 患者中枢神经系统(CNS)感染发病率的第 2 位[2]。正常免疫状态下,隐球菌是肺部的正常定植菌,当免疫系统受损后,肺部是其最早入侵的部位。隐球菌感染好发于细胞免疫重度受损(CD4⁺T 淋巴细胞计数<50/μl)的患者。与细菌性脑膜炎不同的是,隐球菌脑膜炎起病更加隐匿;常见的临床表现为发热及头痛,此外还可能有恶心、呕吐、假性脑膜炎、畏光及精神状态改变。有不到 10% 的患者可出现局灶性神经病变及癫痫发作,脑脊液生化检查可见糖降低,蛋白含量增加。脑脊液中隐球菌抗原滴度及培养通常为阳性。脑脊液检查异常结合患者临床表现即可作出诊断。如不接受 HAART 的患者预后很差,平均存活时间约 5 个月。接受 HAART,但未进行维持性治疗的患者,6 个月内的复发率为 50%。出现神志改变,脑脊液中白细胞计数<20/μl,隐球菌抗原滴度升高(>1:1 000)及初始 ICP>200mmH₂O,均提示预后不佳[89]。

A. S. 的 CD4⁺T 淋巴细胞计数为 92/μl,发热达 39.4℃,既往 1 周有头痛病史。其临床表现符合 AIDS 患者隐球菌性脑膜炎的诊断。患者脑脊液生化检查白细胞计数 10/μl,隐球菌抗原滴度升高及 ICP>200mmH₂O 均提示预后不佳[90]。如果不接受治疗,隐球菌性脑膜炎将导致死亡。

治疗

两性霉素 B

案例 77-4,问题 2:A. S. 的急性隐球菌性脑膜炎应如何治疗?

目前针对隐球菌性脑膜炎的推荐治疗方案为两性霉素 B[0.7mg/(kg·d),静脉注射]加氟胞嘧啶[100mg/(kg·d),口服,分 4 次]诱导治疗 14 日;病情稳定后(无发热和症状缓解),继以口服氟康唑(400mg/d)进行巩固

治疗,持续 8 周直至患者脑脊液培养结果转阴;接着序贯予以氟康唑(200mg/d)长期维持治疗[90]。如患者经 HAART 免疫功能重建后,可以停药。以脂类为载体的两性霉素 B(特别是两性霉素 B 脂质体),其有效剂量应为 4~6mg/(kg·d)[91,92]。

尽管上述治疗方案已很有效,但迅速降低 A. S. 的颅内压对其临床转归同样至关重要。ICP>200 mmH₂O 的患者,推荐重复腰穿抽取(10~20ml/次)脑脊液减压(A. S. 的 ICP 为 240mmH₂O)。此外,还可考虑给 A. S. 插入脑室内分流器降低其 ICP[12]。

案例 77-4,问题 3:在 A. S. 隐球菌性脑膜炎急性期,在两性霉素 B 治疗基础上联用氟胞嘧啶治疗的依据是什么? 这样做有什么弊端?

两性霉素 B(amphotericin B)通过与真菌细胞膜的固醇结合引起胞质内容物的外泄而发挥作用。氟胞嘧啶(flucytosine)是一种抗真菌代谢药物,在真菌细胞内去氨基变为 5-氟尿嘧啶(5-fluorouracil,5-FU)取代真菌 RNA 中的尿嘧啶来抑制真菌蛋白的合成,5-FU 也能够被转化为 5-氟脱氧鸟嘧啶单磷酸,是有抑制参与 DNA 合成和细胞核分裂的胸苷酸合成酶作用。氟胞嘧啶作为嘌呤类似物,约 10% 转化为具有抗代谢活性的 5-FU,因此有潜在的导致骨髓抑制的风险。

一项在非 HIV 患者中进行的经典的前瞻性研究结果支持这两种药物的联合使用[93]。研究中随机给予患者单用两性霉素 B 0.4mg/(kg·d),每日 1 次,6 周之后改为 0.8mg/(kg·d),隔日 1 次,持续 4 周;或两性霉素 B 联合氟胞嘧啶[150mg/(kg·d),分 4 次口服]治疗,持续 6 周。联合用药组很少出现治疗失败或复发,具有更快的脑脊液内杀菌作用,且较少出现中毒性肾损害,但最终病死率两组并无明显差异,且联合用药组约 1/4 患者出现了白细胞减少和/或血小板减少的不良反应。

如果联用氟胞嘧啶,应密切监测患者的肾功能及血常规。A. S. 是 HIV 患者且正在接受同样有骨髓毒性的 AZA 治疗,发生粒细胞减少的风险将增加。

一项对比性试验评价了单用高剂量两性霉素 B[0.7mg/(kg·d),静脉注射]或联合小剂量氟尿嘧啶(25mg/kg,每 6 小时一次)治疗 2 周的效果[90]。研究纳入了 381 例急性隐球菌性脑膜炎急性期患者,目前推荐的 HIV 合并急性隐球菌性脑膜炎的治疗方案均基于该项研究结果。该研究的第 2 阶段对病情稳定或有好转的患者重新随机分组,分别给予氟康唑或伊曲康唑巩固治疗 8 周。研究结果表明 60% 的两性霉素 B 联用氟尿嘧啶的患者及 51% 的单用两性霉素 B 治疗的患者,治疗 2 周后脑脊液培养转阴,两组间无显著差异。重要的是,联合用药组在第 2 周时的药物毒性并无显著增加。氟康唑与伊曲康唑疗效相似。多变量分析显示,加用氟尿嘧啶及随机加用氟康唑是脑脊液培养转阴率提高的两个独立相关因素。近期一项研究纳入 299 例患者,将患者随机分入 3 组:两性霉素 B[(1mg/(kg·d)]治疗 4 周;两性霉素 B[1mg/(kg·d)]+

氟胞嘧啶[100mg/(kg·d)分次给药]治疗2周;两性霉素B[1mg/(kg·d)+氟康唑(400mg,每日2次)治疗2周。使用两性霉素B+氟胞嘧啶联合治疗的患者死亡率最低且脑脊液中真菌清除率显著上升。其不良反应发生率相似,但联合用药中,中性粒细胞减少不良反应发生率增加。两性霉素B+氟康唑联合治疗无明显获益[94]。

氟康唑

案例77-4,问题4:对A. S.的急性隐球菌脑膜炎能否使用氟康唑代替两性霉素B进行治疗?

氟康唑(fluconazole)是一种三唑类抗真菌药,能抑制真菌细胞色素P450酶,从而切断羊毛固醇转化为麦角固醇的途径。缺少麦角固醇引起真菌细胞膜出现缺陷,并丧失其选择性通透性。与伊曲康唑不同,氟康唑口服吸收良好,甚至在胃内pH值升高时亦然。氟康唑能够透过血-脑屏障且安全性高,其可能作为隐球菌性脑膜炎初始治疗的二线药物。美国国家变态反应与传染病研究所(National Institute of Allergy and Infectious Diseases, NIAID)真菌研究组与艾滋病临床研究组(AIDS Clinical Trial Group, ACTG)进行的一项前瞻性随机多中心试验,共纳入194名患者,对两性霉素B[平均剂量为0.4~0.5mg/(kg·d),静脉注射,是否联用氟胞嘧啶由研究者决定]和氟康唑(200mg/d,口服,首日负荷剂量400mg/d)治疗10周的疗效和安全性进行评估[95]。尽管两组患者病死率无明显差异(两性霉素B 14% vs 氟康唑18%),但接受氟康唑治疗的患者大多死于治疗后的2周内(15% vs 8%,P=0.25);且在治疗成功的患者中,首次脑脊液培养转阴的平均时间两性霉素B(16日)较氟康唑短(30日)。在另一个小样本的前瞻性随机试验中,20名男性AIDS患者随机接受氟康唑(400mg/d,口服)或两性霉素B[0.7mg/(kg·d),静脉注射,第1周每日给药1次,以后每周给药3次]联用氟尿嘧啶[150mg/(kg·d)]治疗[96],观察10周。治疗结束时氟康唑组有4人死亡,而两性霉素B组均存活(P=0.27)。氟康唑组14名患者中有8人对治疗无反应,两性霉素B组患者均对治疗有反应。氟康唑组中脑脊液培养阳性持续时间平均为41日,两性霉素B组仅为14日(P=0.02)。基于这些结果,大多数临床医生将单独使用两性霉素B或联合氟胞嘧啶作为急性隐球菌性脑膜炎的初始治疗的首选方案。最近有研究建议增加氟康唑剂量,但能否改善预后尚不明确。在一些发展中国家,因两性霉素B不总是能够获得,仍有一些试验在研究使用高剂量氟康唑代替两性霉素B的治疗方案。A. S.的脑膜炎病情严重,她应首选两性霉素B进行治疗。

巩固治疗

案例77-4,问题5:A. S.的隐球菌性脑膜炎疗程应为多久?

A. S.完成了两性霉素B联合氟胞嘧啶为期两周的急

性期诱导治疗后,如病情稳定,应转为口服氟康唑400mg/d进行巩固治疗。巩固治疗需持续8~10周,其后终生接受氟康唑200mg/d进行维持治疗(参见"维持治疗")[90]。

维持治疗

案例77-4,问题6:A. S.治疗成功后,是否应进行维持治疗?

除非在接受HAART后免疫功能重建,否则在诱导治疗和巩固治疗后,A. S.及所有AIDS合并隐球菌性脑膜炎患者都应终生接受维持治疗[12,89,90]。没有接受二级预防的患者复发率较高,生存期也较短[97]。氟康唑(200mg/d)是维持治疗的首选方案。一项纳入61名AIDS患者的随机安慰剂对照研究结果显示,安慰剂组有4例脑膜炎复发,氟康唑组未出现复发[98]。另一项多中心对照临床研究中,患者随机接受两性霉素B[1mg/(kg·d),静脉注射,每周1次]或氟康唑(200mg/d,口服)进行二级预防[99]。研究纳入的189名患者中,两性霉素B组有18%复发,氟康唑组仅为2%,且两性霉素B组中发生严重毒性反应的病例更多[90]。新型三唑类抗真菌药物泊沙康唑及伏立康唑用于治疗隐球菌性脑膜炎的经验不足,且与抗病毒药物同时使用,有更多的药物相互作用[12]。

根据OIs相关的指南推荐[12],成人及青少年患者完成隐球菌性脑膜炎急性期治疗,症状消失,且经HAART后CD4$^+$T淋巴细胞计数>200/μl超过6个月以上,隐球菌性脑膜炎复发的风险较低。中止这些患者维持治疗是合理的。考虑到再燃的可能性,有的专家建议在中止之前重复腰穿脑脊液检查,以确定患者脑脊液培养结果为阴性。如患者CD4$^+$T淋巴细胞计数再次低于200/μl,则需再次启动二级预防。

一级预防

案例77-4,问题7:隐球菌性脑膜炎进行一级预防有何意义?

HIV感染者隐球菌性病一级预防的相关临床试验研究仍不充分[100,101]。既往一项开放性历史对照研究中,共纳入329例CD4$^+$T淋巴细胞计数<68/μl的HIV患者,采用氟康唑(100mg/d)进行一级预防,以HAART开展前的337例HIV感染者为历史对照组[100]。对照组中有16例发生(4.8%)隐球菌性脑膜炎感染,氟康唑组仅1例发生(0.3%)。另一项预防真菌感染前瞻性随机研究中,428名进展期HIV患者分为两组,分别接受氟康唑200mg/d和克霉唑(10mg,每日5次),平均随访时间35个月。共有32例患者被确诊为侵袭性真菌感染,多为隐球菌感染(17例),其中氟康唑组2例,克霉唑组15例。氟康唑作为预防用药,在有限的观察中,CD4$^+$T淋巴细胞计数<50/μl的患者受益最大,但对生存率的影响并不明显[101]。在乌干达进行的一项随机双盲安慰剂对照临床试验中,使用氟康唑(200mg,口服,每周3次)对CD4$^+$T淋巴细胞计数<200/μl

的成年 HIV 感染者进行一级预防,结果显示,氟康唑能有效预防隐球菌感染,安慰剂对照组发生 18 例隐球菌性脑膜炎感染,而氟康唑组仅出现 1 例。但两组的全因死亡率无明显差异[100]。

在长期接受氟康唑治疗的 HIV 感染者中已有产生耐药的报道[102],加之预防应用不能延长患者生命,并存在可能的药物相互作用和费用等问题。出于以上考虑,目前指南并不推荐对隐球菌性脑膜炎进行常规预防(见表 77-1)[12]。

其他治疗

案例 77-4,问题 8:对于急性隐球菌性脑膜炎的治疗方案,还有哪些研究?

大剂量氟康唑单用(800~2 000mg/d,共 6 个月)与大剂量氟康唑+氟胞嘧啶[每日 100~150mg/(kg·d),共 4 周][103-105]比较的多中心试验已结束。结果显示,氟康唑和氟胞嘧啶联合用药,在患者生存率和脑脊液杀菌清除率两方面,均优于氟康唑单药。使用氟康唑与氟胞嘧啶口服生物利用度高、经济安全,该联合用药方案特别适用于发展中国家。另外,更高剂量的氟康唑(1 800~2 000mg/d),对那些不易获得氟胞嘧啶的患者可能是最佳选择。

结核分枝杆菌

临床表现

案例 77-5

问题 1:C. J. ,男性,45 岁,是一名正在服刑期间的 AIDS 患者,主诉发热、咳嗽和间断性夜间盗汗。纯化蛋白衍生物(purified protein derivative,PPD)皮试阴性,两次抗酸杆菌(acid-fast bacilli,AFB)痰涂片检查结果均为阴性;胸部 X 线片示右肺中叶肺门淋巴结可疑的局限性浸润影,未见空洞。为什么考虑 C. J. 感染结核分枝杆菌可能性大?正应用的抗逆转录病毒治疗药物包括阿巴卡韦、拉米夫定和依非韦仑,3 个月前其 CD4+T 淋巴细胞计数为 120/μl,病毒载量为 5 200 拷贝/ml。

在因感染导致死亡的疾病中,TB 排名第二,仅次于 HIV 感染。据 2013 年数据统计,约有 900 万新发感染,150 万人死亡[106],其中 95% 的死亡病例发生于中-低收入国家。2013 年 480 000 例患者感染的 TB 为耐药菌感染,同年美国新发 TB 病例数为 9 582 万,较 2012 年下降 3.6%[107]。随着对 HIV 与 TB 之间的关系的认识加深,以及国家对临床和公共卫生资源的投入增加,美国的 TB 发病率得以控制并出现下降趋势[107]。

C. J. 表现出的发热、咳嗽、夜间盗汗等症状及胸部 X 线片的改变符合 TB 的特征。结合 HIV 病史及服刑史增加其感染 TB,包括多重耐药株的可能性。C. J. 可开始进行标准四联抗 TB 药物治疗:异烟肼+利福平(或利福布汀)+吡嗪酰胺+乙胺丁醇[12](见第 68 章及表 77-5)。

案例 77-5,问题 2:C. J. 的 PPD 试验阴性,抗酸杆菌痰涂片结果阴性且胸部 X 线片未发现空洞影,为何仍然考虑 TB 诊断?

HIV 感染者 CD4+T 淋巴细胞计数<200/μl,常发生肺外 TB。肺外易感部位包括淋巴结、骨髓、脾、肝、脑脊液及血液[13]。这些患者胸部 X 线片可表现为肺门或纵隔淋巴结肿大及中、下肺野的局部浸润。

HIV 感染合并 TB 的患者,很少出现肺尖浸润灶或空洞。此外,合并发生 PCP,也可干扰胸部 X 线片表现。而且因 HIV 患者的无反应性(指免疫处于一种无反应状态,PPD 试验阴性),其 TB 的确诊主要依赖于痰或其他组织液和体液标本的阳性培养结果。与其他 AIDS 相关的 OIs 不同,进展期患者发生 TB 时,可能有相对较高的 CD4+T 淋巴细胞计数。

HIV 感染者:药物敏感性 TB

案例 77-6

问题 1:K. D. ,男性,26 岁,HIV 感染者,常规临床随访发现他密切接触的一位家庭成员是药物敏感但未经治疗的 TB 活动期患者。K. D. 的 CD4+T 淋巴细胞计数为 350/μl。已行结核菌素皮试(5 个单位 PPD)和另外两个皮肤抗原试验,嘱其 48 小时后复诊。K. D. 既往 PPD 试验阴性,出现过迟发型超敏反应。应如何解释 K. D. 的皮肤试验结果?他有结核菌暴露史,应该接受预防治疗吗?

现有的指南推荐,除非存在用药禁忌,否则对于所有 PPD 试验在 5mm 以上,无活动性 TB 证据(胸部 X 线片正常且无临床症状)的 HIV 患者,不管其是否接种了卡介苗,都应进行预防(异烟肼 300mg/d 口服+维生素 B6 50mg/d,9 个月)[12]。感染 HIV 的患者禁止接种卡介苗,因其可能导致 TB[12]。PPD 皮试在 HIV 患者出现 5mm 以上的反应应视为阳性结果[12]。虽然尚缺乏系统研究资料,但几乎没有异烟肼预防失败的报道。对于潜在的依从性较差的患者,可使用异烟肼(900mg,口服,每周 2 次)联合维生素(B6 50mg,口服,每周 2 次),持续 9 个月,并对用药情况进行密切监护。如不能使用异烟肼或患者曾暴露于已知的异烟肼耐药结核菌株,作为替代可单用利福平或利福布汀 4 个月,并密切关注与患者应用的抗逆转录病毒治疗药物间的相互作用[12,108]。与活动性 TB 患者有密切接触史的 HIV 患者,不论年龄大小,PPD 皮试结果如何或既往是否进行过药物预防,均应进行药物预防。在任何一种药物预防治疗开始前,必须先排除存在活动性 TB 的可能。应对 K. D. 进行胸部 X 线片检查和临床评估以排除活动性 TB。因不同试验不能得到一致的结论,CDC 不再推荐对这些患者常规进行无反应性测试[12]。

HIV 感染者:蛋白酶抑制剂、非核苷酸类逆转录酶抑制剂、CCR5 拮抗剂及整合酶抑制剂

案例 77-7

问题 1: F. C. ,女性,36 岁,6 个前月被确诊为 HIV 感染,本次就诊发现有活动性 TB(胸部 X 线片提示肺部浸润影,痰 AFB 染色和培养呈阳性,分离菌株对所有抗结核药敏感)。她目前服用的药物有替诺福韦,恩曲他滨,阿扎那韦,利托那韦及氟康唑,患者 $CD4^+T$ 淋巴细胞计数为 300/μl。F. C. 进行抗结核治疗时必须应考虑什么因素?

合并 TB 的 HIV 患者使用蛋白酶抑制剂(protease inhibitors,PI)会增加其与利福霉素类药物(利福平、利福布汀)间的相互作用。利福霉素为肝细胞色素 P450 酶(如CYP3A4)的强力诱导剂,可诱导 PI 的代谢,减低其治疗作用。而 PI 可抑制利福霉素的代谢使其血药浓度升高,从而增加其毒性,发生利福布汀相关性眼葡萄膜炎(眼内色素层炎症)等(参见第 68 章)。

根据最新的指南,利福平不能与任何蛋白酶抑制剂(增效的或无利托那韦、可比司他),依曲韦林、奈韦拉平、利匹韦林、埃替拉韦联合使用[11,108]。利福平可与标准剂量的依非韦仑(600mg,口服,每日 1 次)联用,但必须密切监测抗病毒治疗应答情况。对于体重大于 60kg 的患者,一些临床医生推荐将依非韦仑的剂量增加至 800mg,口服,每日 1

次[11,108]。当利福平与雷特格韦联用时,指南推荐雷特格韦的剂量应为 800mg,口服,每日 2 次,同时,仍需监测抗病毒治疗的应答情况。不推荐利福平与马拉维若的联用,必须联用时马拉维若的剂量应为 600mg,口服,每日 2 次(联用强力 CYP3A4 抑制剂时,剂量应调整为 300mg,口服,每日 2 次)[11]。如与利福平联用,度鲁特韦剂量应调整为 50mg 每日 2 次[11]。利福布汀与利托那韦、可比司他-蛋白酶抑制剂增效剂联用时,利福布汀剂量需减半(由 300mg/d 减量至 150mg/d)[11]。利福布汀与依法韦仑联用时剂量应为每日 450~600mg。与奈韦拉平、依曲韦林、利匹韦林联用时利福布汀可不调整剂量,但利匹韦林需增加剂量至每日 50mg[108]。利福布汀不应与依曲韦林+利托那韦-蛋白酶抑制剂增效剂联用[11]。替诺福韦/恩曲他滨/埃替格韦/可司他不应与利福布汀联用;与度鲁特韦、雷特格韦联用时可不调整剂量[11]。有 3 项临床试验均证实了,在进行抗结核治疗同时予以抗逆转录治疗可降低死亡率并减少 HIV 相关疾病的发生[109-111],故不推荐在完成抗结核治疗后再给予 HIV 治疗[12]。

F. C. 近期才开始接受 PI 抗病毒治疗且应答良好,为防止出现病毒快速复制或病毒耐药,PI 的治疗不能中止。因此建议利福布汀减量(150mg 每日 1 次或 300mg 每周 3 次)并合用阿扎那韦/利托那韦。考虑到 F. C. 正接受阿扎那韦/利托那韦治疗,她的抗结核治疗方案将以利福布汀为基础,包括每日服用异烟肼、利福布汀、吡嗪酰胺及乙胺丁醇,持续治疗 8 周后,再以异烟肼+利福布汀每日 1 次或每周 3 次,持续治疗 6 个月。

表 77-6

利福平/利福布汀与 NNRTIs 及 PIs 联用的推荐治疗方案

抗逆转录病毒治疗	利福布汀联用	利福平联用	备注
所有利托那韦/可比司他-蛋白酶抑制剂增效剂	150mg qd 或 300mg tiw。推荐进行治疗药物监测	不推荐	
膦沙那韦	考虑更换抗逆转录病毒治疗药物	不推荐	
阿扎那韦	利福布汀 150mg qd 或 300mg tiw	不推荐	
奈韦拉平	可谨慎与利福布汀(常规剂量)联用。尚无相关临床数据。	不推荐	
依非韦林	利福布汀每日 450~600mg 或 600mg tiw(同时还联用 PIs 时除外)	依非韦林推荐常规剂量 600mg qd。一些专家推荐,与利福平联用时,依非韦林剂量增加至 800mg qd	
依曲韦林	利福布汀 300mg qd(需联用增效 PIs)	不推荐	
利匹韦林	利匹韦林增加剂量至每日 50mg	不推荐	
马拉维若	马拉维若 300mg bid(与 CYP3A4 诱导/抑制剂联用时除外),利福布汀 300mg qd	不推荐联用 如需联用,马拉维若剂量 600mg bid,如再联用一种 CYP3A4 抑制剂,马拉维若剂量 300mg bid	

表 77-6

利福平/利福布汀与 NNRTIs 及 PIs 联用的推荐治疗方案(续)

抗逆转录病毒治疗	利福布汀联用	利福平联用	备注
雷特格韦	无需调整剂量	雷特格韦 800mg bid,需严密监测抗病毒治疗应答情况	
度鲁特韦	无需调整剂量	度鲁特韦 50mg bid,如发生整合酶链转移抑制剂抵抗,停药	
埃替格韦/可比司他/替诺福韦/恩曲他滨	不推荐联用	不推荐联用	

Bid,每日 2 次;CYP3A4,细胞色素 P-450 3A4; qd,每日 1 次;tiw,每周 3 次。

来源:Panel on Antiretroviral Guidelines for Adults and Adolescents. Guidelines for the use of antiretroviral agents in HIV-1 infected adults and adolescents. Department of Health and Human Services. January 10,2011;1-166.

鸟复合分枝杆菌感染

临床表现

案例 77-8

问题 1:M. E. ,女性,38 岁,HIV 感染者,有静脉吸毒史,本次就诊因发热、夜间盗汗、食欲缺乏、近 4 个月来体重下降 9kg,超过原体重的 15%。由于不能耐受药物不良反应从去年起拒绝接受抗逆转录病毒治疗。既往有反复发作的带状疱疹、PCP 和隐球菌性脑膜炎病史。目前每日使用 1 片强效 TMP-SMX,每当感觉带状疱疹"快出现"时自服伐昔洛韦,拒绝进行分枝杆菌预防治疗。体格检查示:恶病质,肝脾轻度肿大。相关实验室检查:

　　Hct:23%

　　WBC:3 500/L,其中中性粒细胞 68%,T 淋巴细胞 22%,单核细胞 8%

　　CD4$^+$T 淋巴细胞计数:25/μl

　　HIV 病毒载量:200 000 拷贝/ml

　　AST:135U/L

　　ALT:95U/L

　　ALP:186U/L

皮肤试验无反应,胸部 X 线片未见明显异常,基于以上证据拟诊为 MAC 感染,M. E. 的哪些临床表现符合 MAC 感染的证据?

　　播散型 MAC 感染常发生于艾滋病终末期的患者。尸检可在肺及其他多个器官组织中发现 MAC 病原体[112]。HIV 感染者体内最常见的是鸟分枝杆菌(>95%),CD4$^+$ T 淋巴细胞计数<100/μl 是 AIDS 患者发生播散型 MAC 感染的高危因素,CD4$^+$ T 淋巴细胞计数<50/μl 的患者发生感染的风险最高[12]。预后不良的指征包括曾发生 OIs、血浆 HIV RNA 定量水平高、呼吸道或胃肠道 MAC 抗原的定植及体外对 MAC 的免疫应答减弱等[12]。

　　鸟分枝杆菌广泛存在于食物、水、土壤和室内尘埃内。

侵入人体最可能的途径是经呼吸道或经消化道。常见的与 MAC 感染有关的症状有发热、夜间盗汗、食欲减退、抑郁、体重明显下降(超过 10%)、淋巴结肿大和腹泻[12]。M. E. 有发热、夜间盗汗、食欲缺乏、体重明显下降和轻度肝脾肿大等,符合 MAC 感染临床表现。尤其是 CD4$^+$ T 淋巴细胞计数仅为 25,使其极易发生该感染。

治疗

初始治疗

案例 77-8,问题 2:在获得血培养 MAC 阳性结果之前,M. E. 即开始药物治疗为什么是合理的?

　　诊断播散型 MAC 感染的确诊依赖于外周血培养,但一般应先进行血涂片查找 AFB[12]。传统的固体培养基培养法周期较长,获得结果可能需要 8 周的时间。通过肉汤放射分析系统(radiometric broth system,RBS)检测分枝杆菌释放的经 C15-标记的 CO_2,7~10 日就可探查到有无 MAC 生长[113]。用传统方法鉴别结核杆菌和非典型分枝杆菌需要数周到数月的时间,而采用 DNA 探针技术可在数小时内作出诊断[113]。定量血培养已被用于监测药物疗效,但临床上尚未常规施行。RBS 也可提供体外药物敏感性的测定,但需要再等待 7~10 日的时间。即使这些新技术已很普及,大大改进了检测方法,但往往也不能在 2~3 周内得到结果。因此为控制病情,临床上宜尽早对患者进行经验性治疗。虽然 MAC 主要从血中分离,但因为在淋巴结、肝脏、骨髓组织中富有 MAC 感染的靶细胞单核细胞,细胞内 MAC 浓度较高(可达 10^{11}CFU/ml),通过组织活检涂片经抗酸染色可快速获得诊断。

以药敏试验结果为基础的治疗

案例 77-8,问题 3:M. E. 的药物治疗应以药敏试验结果为基础进行吗?

　　目前,有关 MAC 体外药物敏感试验结果与疗效的相关性尚未建立[113,114]。此外,药敏结果也可能与临床疗效不相关,体外药敏出现耐药时,联合其它药物治疗是可能增效的。最后,一些药物的最小抑菌浓度与最大杀菌浓度之间存在较大差异,这样根除病原菌变得非常困难,特别是在一个严重免疫缺陷的宿主。尽管有这些局限性,由于大环内酯类抗生素与临床结果的相关性,建议仅对其进行体外药敏试验[115]。

药物治疗

案例 77-8,问题 4:M. E. 应选择怎样的方案进行治疗?

目前指南推荐二联或三联方案治疗 MAC 感染,每种方案均包括至少 1 种大环内酯类药物。克拉霉素(500mg,口服,每日 2 次)是首选药物,也可用阿奇霉素替代。方案中的第 2 种药物为乙胺丁醇[15mg/(kg·d)],口服]。第 3 种药物有多种选择,包括利福布汀(300mg/d),阿米卡星[10~15mg/(kg·d)]及氟喹诺酮类药物。第 3 种药物的选择主要根据患者 MAC 感染的严重程度包括较高 MAC 定量、CD4+ T 淋巴细胞计数<50/μl、药物相互作用、肝肾功能情况、患者对治疗的耐受性、依从性及治疗费用等多方面进行考虑。阿米卡星[10~15mg/(kg·d)]常用于 MAC 急性感染的治疗,因毒副作用一般不长期使用。完成 12 个月以上 MAC 治疗的患者,持续保持无临床症状,且在接受 HAART 后,CD4+ T 淋巴细胞计数持续升高>100/μl(维持 6 个月以上),可以中止抗 MAC 的维持治疗[12]。

尽管目前已有用四联药物方案进行治疗,但一项研究显示含大环内酯药物的三联方案(克拉霉素+乙胺丁醇+利福平)的疗效优于四联(环丙沙星+氯法齐明+乙胺丁醇+利福平)方案[116]。含大环内类酯药物的方案能快速清除 MAC 菌血症,延长患者的生存期。利福布汀每日 600mg 的剂量,约 1/3 患者出现了葡萄膜炎,当剂量减至每日 300mg 时,葡萄膜炎发生率降至 5.6%。应用较高剂量的利福布汀有利于菌血症的清除,但与低剂量比延长患者生存期上无明显差异。

MAC 感染期间也可并发 IRIS。IRIS 导致的发热及淋巴结肿大与活动期 MAC 感染难以鉴别。IRIS 好发于 CD4+ T 淋巴细胞计数极低合并 MAC 感染的 HIV 患者开始抗逆转录病毒治疗初期阶段,一般呈自限性不需进行治疗,但对于病情严重者应使用类固醇激素治疗。为降低 IRIS 发生的风险,对于未开始抗逆转录病毒治疗的并发 MAC 患者,应先进行抗 MAC 治疗 2 周后再开始抗逆转录病毒治疗[12]。

M. E. 的抗 MAC 感染方案是克拉霉素(500mg,每日 2 次)+乙胺丁醇[15mg/(kg·d)]。之所以选择二联用药方案而不是三联,是考虑到 M. E. 的依从性较差。是否加用第 3 种药物需考虑因素还包括病情严重程度、药物相互作用、耐受性、肝肾功能及治疗花费等。必须告知 M. E.,她的治疗可能起效较慢,一旦治疗有效,应坚持治疗,并重新开始 HAART 治疗。

监护治疗

案例 77-8,问题 5:应如何对 M. E. 的药物治疗进行监护?

MAC 治疗的根本目的在于清除或减少鸟分枝杆菌的数量、减轻症状、提高生活质量并延长生存时间。应监测其症状缓解情况(体温和盗汗频率)和微生物学反应(CFU/ml)。预计在用药 2~4 周即可出现,临床症状改善和分枝杆菌定量下降,但也有可能视患者疾病情况不同而需要更长时间。如 4~8 周后未见好转,应再次进行分枝杆菌的血培养并进行克拉霉素和阿奇霉素的药敏试验。如果出现耐药或可疑耐药,应根据药敏结果增加两种新的抗菌药物(可不包含大环内酯类抗菌药物)。如药敏结果显示对大环内酯类抗菌药物敏感,应继续原方案治疗,并考虑是否存在依从性、药物吸收、耐受性和药物相互作用等问题[12]。如确是药物吸收出现问题,可考虑用静脉制剂。对 M. E. 的随访中还应监护治疗相关的不良反应。抗 MAC 感染的许多药物均有药物相互作用,所以每使用一种新的治疗药物都必须加以关注。少数病例应及时调整药物剂量或更换药物以避免发生不良反应或出现治疗失败[12,115]。

预防

案例 77-8,问题 6:MAC 感染的一级预防应选用什么药物?

最新的官方指南推荐,对 CD4+ T 淋巴细胞数低于 50/μl 的患者采用克拉霉素(500mg,口服,每日 2 次)或阿奇霉素(1 200mg,每周 1 次或 600mg,每周 2 次)进行预防治疗。虽然阿奇霉素联用利福布汀较单用阿奇霉素效果更好,但治疗费用、不良反应及两药间的药物相互作用均增加,而且该联用方案不能提高生存率,因此不作为常规推荐。如果对克拉霉素和阿奇霉素均不耐受,可以用利福布汀(300mg/d)预防(表 77-1)[12]。

曾有研究将 682 例 CD4+ T 淋巴细胞计数<100/μl,MAC 血培养阴性的 HIV 患者随机分为两组,分别接受克拉霉素(500mg,口服,每日 2 次)和安慰剂。结果显示,克拉霉素组 MAC 菌血症发生率减少了 69%,病例更少(6% vs 16%)。更重要的是在随访的 10 个月中,克拉霉素组患者的存活率更高(68% vs 59%),平均存活时间更长。这是第 1 个 MAC 感染预防相关的前瞻性研究,表明预防 MAC 感染可延长患者的存活时间,降低发生播散型 MAC 感染的风险[33]。

另一项纳入 CD4+ T 淋巴细胞数低于 100/μl 的 HIV 患者的研究中,对阿奇霉素(1 200mg,每周 1 次)、利福布汀(300mg/d)和两药联用三者的疗效和安全性进行比较。结果显示 MAC 菌血症的发生率分别为 13.9%、23.3% 和 8.3%,3 组间患者生存时间无显著性差异,但联合用药组药物的不良反应发生率明显升高[122]。虽然联用方案的效果明显优于阿奇霉素单用,但因其增加治疗费用和毒副反应及不能延长生存期,仅考虑为备选方案[117]。

克拉霉素、阿奇霉素都是治疗的一线用药,如何选择药物应取决于患者的依从性及潜在的药物相互作用因素。对于依从性差的患者,可选用阿奇霉素(1 200mg,每周 1 次或 600mg,每周 2 次)。与克拉霉素不同,阿奇霉素不影响P450 酶,与其他药物发生相互作用也较少。如 M.E. 的 CD4+ T 淋巴细胞数低于 50/μl,进行 MAC 感染的预防治疗,将使其获益。

CD4+ T 淋巴细胞计数增加>100/μl 持续 3 个月以上的患者,可中止一级预防(表 77-2),但如 CD4+ T 淋巴细胞下降至<100/μl 时,应重新开始 MAC 感染的预防治疗[12]。

黏膜与皮肤念珠菌病

案例 77-9

问题 1:P.J.,男,45 岁,1 年前发现 HIV 阳性,即开始阿巴卡韦、拉米夫定、地瑞那韦/可比司他治疗。P.J. 是海洛因成瘾者,自从确诊后就未再次就诊。本次就诊主诉吞咽困难、吞咽疼痛和弥散性痛。检查发现口咽部有白色斑、CD4+ T 淋巴细胞数为 280/μl。导致患者吞咽困难和吞咽痛最可能的原因是什么?

对于 CD4 计数低于 200/μl 的 HIV 感染者,发生口腔、食管疾病最常见的病因为念珠菌感染,也可由 CMV、HSV 感染及口疮溃疡导致。症状包括吞咽困难、吞咽疼痛和鹅口疮(由念珠菌感染引起)。口腔溃疡常见于 HSV 感染,极少部分由念珠菌,CMV 感染或口疮性溃疡引起。念珠菌感染时疼痛多为弥散性,而 HSV、SMV 感染和口疮性溃疡疼痛多局限。发热主要见于 CMV 感染[12]。大多数感染由白色念珠菌引起,但由于氟康唑暴露增加,已出现非白色念珠菌如光滑念珠菌导致的严重性难治口腔感染病例[12]。口咽部出现局部白色斑的患者很可能发生口腔念珠菌病(鹅口疮),应进行抗真菌治疗。口咽部念珠菌病可考虑采用氟康唑口服制剂(100mg,每日 1 次)治疗,用药方便,较局部处理耐受性好。患者也可同时进行局部抗真菌治疗(如"漱口并吞服"制霉菌素混悬液一茶匙(约 6g)或克霉唑片,每日 4~5 次)。食管念珠菌病首选治疗方案是持续较大剂量氟康唑 14~21 日(400mg,口服或静脉注射,每日 1 次),备选药物包括:伊曲康唑、泊沙康唑(口咽部疾病)、伏立康唑、阿尼芬净、卡泊芬净、米卡芬净及两性霉素 B(食管疾病)[13]。不推荐针对念珠菌病进行预防[12]。

P.J. 有口咽部念珠菌感染,伴有吞咽困难及疼痛,可拟诊为念珠菌食管炎。应经验性给予氟康唑(200mg/d)治疗 14~21 日。如果效果不佳,则应进行内镜检查,取活检并进行真菌培养以明确诊断。如能确诊念珠菌感染,应检查 P.J. 的治疗依从性及所用药物之间可能存在的相互作用。如果患者依从性良好且不存在药物吸收障碍,应考虑泊沙康唑或伊曲康唑溶液。不过在此之前,应首先考虑增加氟康唑的剂量,如仍不能控制,再改为静脉给药的抗真菌治疗。如果不采取二级预防,念珠菌感染很容易复发。对

氟康唑治疗有效的反复发作性或严重的食管炎患者,均应考虑给予氟康唑的长期维持治疗(100~200mg/d),但耐药性可能增加[12]。

(李薇 译,杨波 校,夏培元 审)

参考文献

1. Glynn MK et al. The status of national HIV case surveillance, United States 2006. *Public Health Rep.* 2007;122(Suppl 1):63–71.

2. Buchacz K et al. AIDS-defining opportunistic illnesses in US patients, 1994–2007: a cohort study. *AIDS.* 2010;24:1549.

3. Djawe K et al. Mortality risk after AIDS-defining opportunistic illness among hiv-infected persons—San Francisco, 1981–2012. *J Infect Dis.* 2015;212(9):1366–1375.

4. Hooshyar D et al. Trends in perimortal conditions and mortality rates among HIV-infected patients. *AIDS.* 2007;21:2093.

5. Selik RM et al. Revised surveillance case definition for HIV infection, United States, 2014. *MMWR Recomm Rep.* 2014;63(RR03):1–10.

6. Pantaleo G et al. New concepts in the immunopathogenesis of human immunodeficiency virus infection. *N Engl J Med.* 1993;328:327.

7. Moore RD, Chaisson RE. Natural history of opportunistic disease in an HIV-infected urban clinical cohort. *Ann Intern Med.* 1996;124:633.

8. Egger M et al. Prognosis of HIV-1-infected patients starting highly active antiretroviral therapy: a collaborative analysis of prospective studies. *Lancet.* 2002;360:119.

9. Chaisson RE et al. Impact of opportunistic disease on survival in patients with HIV infection. *AIDS.* 1998;12:29.

10. Mellors JW et al. Plasma viral load and CD4+ lymphocytes as prognostic markers of HIV-1 infection. *Ann Intern Med.* 1997;126:946.

11. Panel on Antiretroviral Guidelines for Adults and Adolescents. Guidelines for the use of antiretroviral agents in HIV-1 infected adults and adolescents. Washington, D.C.: Department of Health and Human Services. http://www.aidsinfo.nih.gov/contentfiles/adultandadolescentgl.pdf. Accessed June 1, 2015.

12. Panel on Opportunistic Infections in HIV-infected Adults and Adolescents. Guidelines for prevention and treatment of opportunistic infections in HIV-infected adults and adolescents: recommendations from CDC, the National Institutes of Health, and the HIV Medicine Association of the Infectious Diseases Society of America. https://aidsinfo.nih.gov/guidelines/html/4/adult-and-adolescent-oi-prevention-and-treatment-guidelines/0. Accessed June 1, 2015.

13. Micheals S. Difference in the incidence rates of opportunistic infections before and after the availability of protease inhibitors. In: Conference on Retroviruses and Opportunistic Infections (CROI). Chicago, IL; February 1–5, 1998. Abstract 108.

14. Schwarcz L et al. Declining incidence of AIDS-defining opportunistic illnesses: results from 16 years of population-based AIDS surveillance. *AIDS.* 2013;27:597–605.

15. Jacobson MA et al. Cytomegalovirus retinitis after initiation of highly active antiretroviral therapy. *Lancet.* 1997;349:1443.

16. Tural C et al. Long-lasting remission of cytomegalovirus retinitis without maintenance therapy in human immunodeficiency virus-infected patients. *J Infect Dis.* 1998;177:1080.

17. Breton G et al. Determinants of immune reconstitution inflammatory syndrome in HIV type 1-infected patients with tuberculosis after initiation of antiretroviral therapy. *Clin Infect Dis.* 2004;39:1709.

18. Murdoch DM et al. Incidence and risk factors for the immune reconstitution inflammatory syndrome in HIV patients in South Africa: a prospective study. *AIDS.* 2008;22:601.

19. Ratnam I et al. Incidence and risk factors for immune reconstitution inflammatory syndrome in an ethnically diverse HIV type 1-infected cohort. *Clin Infect Dis.* 2006;42:418.

20. Shelburne SA et al. Incidence and risk factors for immune reconstitution inflammatory syndrome during highly active antiretroviral therapy. *AIDS.* 2005;19:399.

21. Mori S, Levin P. A brief review of potential mechanisms of immune reconstitution inflammatory syndrome in HIV following antiretroviral therapy. *Int J STD AIDS.* 2009;20:447.

22. Carr A, Cooper DA. Restoration of immunity to chronic hepatitis B infection in HIV-infected patient on protease inhibitor. *Lancet.* 1997;349:995.

23. Carr A et al. Treatment of HIV-1-associated microsporidiosis and crypto-

sporidiosis with combination antiretroviral therapy. *Lancet.* 1998;351:256.

24. Elliot B et al. 2.5 year remission of AIDS-associated progressive multifocal leukoencephalopathy with combined antiretroviral therapy. *Lancet.* 1997;349:850.

25. Hicks CB et al. Resolution of intractable molluscum contagiosum in a human immunodeficiency virus-infected patient after institution of antiretroviral therapy with ritonavir. *Clin Infect Dis.* 1997;24:1023.

26. Murphy M et al. Regression of AIDS-related Kaposi's sarcoma following treatment with an HIV-1 protease inhibitor. *AIDS.* 1997;11:261.

27. [No authors listed]. 1997 USPHS/IDSA guidelines for the prevention of opportunistic infections in persons infected with human immunodeficiency virus. USPHS/IDSA Prevention of Opportunistic Infections Working Group. *MMWR Recomm Rep.* 1997;46(RR-12):1.

28. [No authors listed]. 1999 USPHS/IDSA guidelines for the prevention of opportunistic infections in persons infected with human immunodeficiency virus. U.S. Public Health Service (USPHS) and Infectious Diseases Society of America (IDSA). *MMWR Recomm Rep.* 1999;48(RR-10):1.

29. Centers for Disease Control and Prevention. Guidelines for preventing opportunistic infections among HIV-infected persons—2002. Recommendations of the U.S. Public Health Service and the Infectious Diseases Society of America. *MMWR Recomm Rep.* 2002;51(RR-8):1.

30. Benson CA et al. Treating opportunistic infections among HIV-infected adults and adolescents: recommendations from CDC, the National Institutes of Health, and the HIV Medicine Association/Infectious Diseases Society of America [published corretion appears in MMWR Morb Mortal Wkly Rep. 2005;54:311]. *MMWR Recomm Rep.* 2004;53(RR-15):1.

31. Whitley RJ et al. Guidelines for the treatment of cytomegalovirus diseases in patients with AIDS in the era of potent antiretroviral therapy: recommendations of an international panel. International AIDS Society-USA. *Arch Intern Med.* 1998;158:957.

32. Fischl MA et al. Safety and efficacy of sulfamethoxazole and trimethoprim chemoprophylaxis for Pneumocystis carinii pneumonia in AIDS. *JAMA.* 1988;259:1185.

33. Pierce M et al. A randomized trial of clarithromycin as prophylaxis against disseminated Mycobacterium avium complex infection in patients with advanced acquired immunodeficiency syndrome. *N Engl J Med.* 1996;335:384.

34. Schneider MM et al. Discontinuation of prophylaxis for Pneumocystis carinii pneumonia in HIV-1-infected patients treated with highly active antiretroviral therapy. *Lancet.* 1999;353:201.

35. Young L. Pneumocystis carinii pneumonia. In: Walzer PD, ed. *Pneumocystis carinii Pneumonia.* 2nd ed. New York, NY: Marcel Dekker; 1994:vii.

36. Kelley CF et al. Trends in hospitalizations for AIDS-associated Pneumocystis jirovecii pneumonia in the United States (1986 to 2005). *Chest.* 2009;136:190.

37. Montgomery AB. Pneumocystis carinii pneumonia in patients with the acquired immunodeficiency syndrome. Pathophysiology and therapy. *AIDS Clin Rev.* 1991;127.

38. Walzer PD et al. Early predictors of mortality from Pneumocystis jirovecii pneumonia in HIV-infected patients: 1985–2006. *Clin Infect Dis.* 2008;46:625.

39. Sattler R, Jelliffe R. Pharmacokinetic and pharmacodynamic considerations for drug dosing in the treatment of Pneumocystis carinii pneumonia. In: Walzer PD, ed. *Pneumocystis carnii Pneumonia.* Rev ed. New York, NY: Marcel Dekker; 1993:467.

40. Gluckstein D, Ruskin J. Rapid oral desensitization to trimethoprim-sulfamethoxazole (TMP-SMZ): use in prophylaxis for Pneumocystis carinii pneumonia in patients with AIDS who were previously intolerant to TMP-SMZ. *Clin Infect Dis.* 1995;20:849.

41. O'Brien JG et al. A 5-year retrospective review of adverse drug reactions and their risk factors in human immunodeficiency virus-infected patients who were receiving intravenous pentamidine therapy for Pneumocystis carinii pneumonia. *Clin Infect Dis.* 1997;24:854.

42. Conte JE, Jr et al. Intravenous or inhaled pentamidine for treating Pneumocystis carinii pneumonia in AIDS. A randomized trial. *Ann Intern Med.* 1990;113:203.

43. Hughes W et al. Comparison of atovaquone (566C80) with trimethoprim-sulfamethoxazole to treat Pneumocystis carinii pneumonia in patients with AIDS. *N Engl J Med.* 1993;328:1521.

44. Dohn MN et al. Oral atovaquone compared with intravenous pentamidine for Pneumocystis carinii pneumonia in patients with AIDS. Atovaquone Study Group. *Ann Intern Med.* 1994;121:174.

45. Safrin S et al. Comparison of three regimens for treatment of mild to moderate Pneumocystis carinii pneumonia in patients with AIDS. A double-blind, randomized, trial of oral trimethoprim-sulfamethoxazole, dapsonetrimethoprim, and clindamycin-primaquine. ACTG 108 Study Group. *Ann Intern Med.* 1996;124:792.

46. Medina I et al. Oral therapy for Pneumocystis carinii pneumonia in the acquired immunodeficiency syndrome. A controlled trial of trimethoprim-sulfamethoxazole versus trimethoprim-dapsone. *N Engl J Med.* 1990;323:776.

47. Lee BL et al. Dapsone, trimethoprim, and sulfamethoxazole plasma levels during treatment of Pneumocystis pneumonia in patients with the acquired immunodeficiency syndrome (AIDS). Evidence of drug interactions. *Ann Intern Med.* 1989;110:606.

48. Benfield T et al. Second-line salvage treatment of AIDS-associated Pneumocystis jirovecii pneumonia: a case series and systematic review. *J Acquir Immune Defic Syndr.* 2008;48:63.

49. Helweg-Larsen J et al. Clinical efficacy of first- and second-line treatments for HIV-associated Pneumocystis jirovecii pneumonia: a tri-centre cohort study. *J Antimicrob Chemother.* 2009;64:1282.

50. Kim T et al. Clindamycin-primaquine versus pentamidine for the second-line treatment of Pneumocystis pneumonia. *J Infect Chemother.* 2009;15:343.

51. Sistek CJ et al. Adjuvant corticosteroid therapy for Pneumocystis carinii pneumonia in AIDS patients. *Ann Pharmacother.* 1992;26:1127.

52. LaRocco A, Jr et al. Corticosteroids for Pneumocystis carinii pneumonia with acute respiratory failure. Experience with rescue therapy. *Chest.* 1992;102:892.

53. Bozzette SA et al. A controlled trial of early adjunctive treatment with corticosteroids for Pneumocystis carinii pneumonia in the acquired immunodeficiency syndrome. California Collaborative Treatment Group. *N Engl J Med.* 1990;323:1451.

54. Bozzette SA, Morton SC. Reconsidering the use of adjunctive corticosteroids in Pneumocystis pneumonia? *J Acquir Immune Defic Syndr Hum Retrovirol.* 1995;8:345.

55. Ioannidis JP et al. A meta-analysis of the relative efficacy and toxicity of Pneumocystis carinii prophylactic regimens. *Arch Intern Med.* 1996;156:177.

56. Leoung GS et al. Trimethoprim-sulfamethoxazole (TMP-SMZ) dose escalation versus direct rechallenge for Pneumocystis carinii pneumonia prophylaxis in human immunodeficiency virus-infected patients with previous adverse reaction to TMP-SMZ. *J Infect Dis.* 2001;184:992.

57. Bozzette SA et al. A randomized trial of three antipneumocystis agents in patients with advanced human immunodeficiency virus infection. NIAID AIDS Clinical Trials Group. *N Engl J Med.* 1995;332:693.

58. Noskin GA, Murphy RL. Extrapulmonary infection with Pneumocystis carinii in patients receiving aerosolized pentamidine. *Rev Infect Dis.* 1991;13:525.

59. Furrer H et al. May Pneumocystis prophylaxis be safely discontinued in virologically suppressed patients with CD4 counts below 200 cells/microliter? The Collaboration of Observational HIV Epidemiological Research Europe. In: Conference on Retroviruses and Opportunisitic Infections (CROI). San Francisco, CA; February 16–19, 2010:789.

60. Montoya J, Remington J. Toxoplasma gondii. In: Mandell G et al, eds. *Mandell, Douglas, and Bennett's Principles and Practice of Infectious Diseases.* 5th ed. New York, NY: Churchill Livingstone; 2000:2858.

61. Mathews C et al. Early biopsy versus empiric treatment with delayed biopsy of non-responders in suspected HIV-associated cerebral toxoplasmosis: a decision analysis. *AIDS.* 1995;9:1243.

62. Jacobson MA et al. Primary prophylaxis with pyrimethamine for toxoplasmic encephalitis in patients with advanced human immunodeficiency virus disease: results of a randomized trial. Terry Beirn Community Programs for Clinical Research on AIDS. *J Infect Dis.* 1994;169:384.

63. Leport C et al. Pyrimethamine for primary prophylaxis of toxoplasmic encephalitis in patients with human immunodeficiency virus infection: a double-blind, randomized trial. ANRS 005-ACTG 154 Group Members. Agence Nationale de Recherche sur le SIDA. AIDS. Clinical Trial Group. *J Infect Dis.* 1996;173:91.

64. de la Hoz Caballer B et al. Management of sulfadiazine allergy in patients with acquired immunodeficiency syndrome. *J Allergy Clin Immunol.* 1991;88:137.

65. Tenant-Flowers M et al. Sulphadiazine desensitization in patients with AIDS and cerebral toxoplasmosis. *AIDS.* 1991;5:311.

66. Katlama C et al. Pyrimethamine-clindamycin vs. pyrimethamine-sulfadiazine as acute and long-term therapy for toxoplasmic encephalitis in patients with AIDS. *Clin Infect Dis.* 1996;22:268.

67. Torre D et al. Randomized trial of trimethoprimsulfamethoxazole versus pyrimethamine-sulfadiazine for therapy of toxoplasmic encephalitis in patients with AIDS. Italian Collaborative Study Group. *Antimicrob Agents Chemother.* 1998;42:1346.

68. Frenkel JK, Hitchings GH. Relative reversal by vitamins (*p*-aminobenzoic, folic, and folinic acids) of the effects of sulfadiazine and pyrimethamine on Toxoplasma, mouse and man. *Antibiot Chemother (Northfield).* 1957;7:630.

69. Jabs DA et al. Longitudinal study of the ocular complications of AIDS: 1. Ocular diagnoses at enrollment. *Ophthalmology.* 2007;114:780.

70. Holland GN et al. Characteristics of untreated AIDS-related cytomegalovirus retinitis. II. Findings in the era of highly active antiretroviral therapy (1997 to 2000). *Am J Ophthalmol.* 2008;145:12.

71. Jennens ID et al. Cytomegalovirus cultures during maintenance DHPG therapy for cytomegalovirus (CMV) retinitis in acquired immunodeficiency

syndrome (AIDS). *J Med Virol*. 1990;30:42.

72. [No authors listed]. Combination foscarnet and ganciclovir therapy vs monotherapy for the treatment of relapsed cytomegalovirus retinitis in patients with AIDS. The Cytomegalovirus Retreatment Trial. The Studies of Ocular Complications of AIDS Research Group in Collaboration with the AIDS Clinical Trials Group. *Arch Ophthalmol*. 1996;114:23.

73. Jabs DAet al. Comparison of treatment regimens for cytomegalovirus retinitis in patients with AIDS in the era of highly active antiretroviral therapy. *Opthalmology*. 2013;120:1262–1270.

74. [No authors listed]. Morbidity and toxic effects associated with ganciclovir or foscarnet therapy in a randomized cytomegalovirus retinitis trial. Studies of ocular complications of AIDS Research Group, in collaboration with the AIDS Clinical Trials Group. *Arch Intern Med*. 1995;155:65.

75. Hardy WD. Combined ganciclovir and recombinant human granulocyte-macrophage colony-stimulating factor in the treatment of cytomegalovirus retinitis in AIDS patients. *J Acquir Immune Defic Syndr*. 1991;4(Suppl 1):S22.

76. Jacobson MA et al. Ganciclovir with recombinant methionyl human granulocyte colony-stimulating factor for treatment of cytomegalovirus disease in AIDS patients. *AIDS*. 1992;6:515.

77. Perno CF et al. Effects of bone marrow stimulatory cytokines on human immunodeficiency virus replication and the antiviral activity of dideoxynucleosides in cultures of monocyte/macrophages. *Blood*. 1992;80:995.

78. Martin DF et al. A controlled trial of valganciclovir as induction therapy for cytomegalovirus retinitis. *N Engl J Med*. 2002;346:1119.

79. Aweeka F et al. Pharmacokinetics of intermittently administered intravenous foscarnet in the treatment of acquired immunodeficiency syndrome patients with serious cytomegalovirus retinitis. *Antimicrob Agents Chemother*. 1989;33:742.

80. [No authors listed]. Mortality in patients with the acquired immunodeficiency syndrome treated with either foscarnet or ganciclovir for cytomegalovirus retinitis. Studies of Ocular Complications of AIDS Research Group, in collaboration with the AIDS Clinical Trials Group. *N Engl J Med*. 1992;326:213.

81. Jayaweera DT. Minimising the dosage-limiting toxicities of foscarnet induction therapy. *Drug Saf*. 1997;16:258.

82. Youle MS et al. Severe hypocalcaemia in AIDS patients treated with foscarnet and pentamidine. *Lancet*. 1988;1:1455.

83. Smith IL et al. High-level resistance of cytomegalovirus to ganciclovir is associated with alterations in both the UL97 and DNA polymerase genes. *J Infect Dis*. 1997;176:69.

84. Baldanti F et al. Single amino acid changes in the DNA polymerase confer foscarnet resistance and slow-growth phenotype, while mutations in the UL97-encodedphosphotransferase confer ganciclovir resistance in three doubleresistant human cytomegalovirus strains recovered from patients with AIDS. *J Virol*. 1996;70:1390.

85. Oktavec KC et al. Clinical outcomes in patients with cytomegalovirus retinitis treated with ganciclovir implant. *Am J Opthalmol*. 2012;153:728–733.

86. Brosgart CL et al. A randomized, placebo-controlled trial of the safety and efficacy of oral ganciclovir for prophylaxis of cytomegalovirus disease in HIV-infected individuals. Terry Beirn Community Programs for Clinical Research on AIDS. *AIDS*. 1998;12:269.

87. Spector SA et al. Oral ganciclovir for the prevention of cytomegalovirus disease in persons with AIDS. Roche Cooperative Oral Ganciclovir Study Group. *N Engl J Med*. 1996;334:1491.

88. Rose DN, Sacks HS. Cost-effectiveness of cytomegalovirus (CMV) disease prevention in patients with AIDS: oral ganciclovir and CMV polymerase chain reaction testing. *AIDS*. 1997;11:883.

89. Powderly WG. Cryptococcal meningitis and AIDS. *Clin Infect Dis*. 1993;17:837.

90. van der Horst CM et al. Treatment of cryptococcal meningitis associated with the acquired immunodeficiency syndrome. National Institute of Allergy and Infectious Diseases Mycoses Study Group and AIDS Clinical Trials Group. *N Engl J Med*. 1997;337:15.

91. Baddour LM et al. Successful use of amphotericin B lipid complex in the treatment of cryptococcosis. *Clin Infect Dis*. 2005;40(Suppl 6):S409.

92. Leenders AC et al. Liposomal amphotericin B (AmBisome) compared with amphotericin B both followed by oral fluconazole in the treatment of AIDS-associated cryptococcal meningitis. *AIDS*. 1997;11:1463.

93. Bennett JE et al. A comparison of amphotericin B alone and combined with flucytosine in the treatment of cryptoccal meningitis. *N Engl J Med*. 1979;301:126.

94. Day JN et al. Combination therapy for crytpococcal meningitis. *N Engl J Med*. 2013;368:1291–302.

95. Saag MS et al. Comparison of amphotericin B with fluconazole in the treatment of acute AIDS-associated cryptococcal meningitis. The NIAID Mycoses Study Group and the AIDS Clinical Trials Group. *N Engl J Med*. 1992;326:83.

96. Larsen RA et al. Fluconazole compared with amphotericin B plus flucytosine for cryptococcal meningitis in AIDS. A randomized trial. *Ann Intern Med*. 1990;113:183.

97. Chuck SL, Sande MA. Infections with Cryptococcus neoformans in the acquired immunodeficiency syndrome. *N Engl J Med*. 1989;321:794.

98. Bozzette SA et al. A placebo-controlled trial of maintenance therapy with fluconazole after treatment of cryptococcal meningitis in the acquired immunodeficiency syndrome. California Collaborative Treatment Group. *N Engl J Med*. 1991;324:580.

99. Powderly WG et al. A controlled trial of fluconazole or amphotericin B to prevent relapse of cryptococcal meningitis in patients with the acquired immunodeficiency syndrome. The NIAID AIDS Clinical Trials Group and Mycoses Study Group. *N Engl J Med*. 1992;326:793.

100. Parkes-Ratanshi R et al. Successful primary prevention of cryptococcal disease using fluconazole prophylaxis in HIV-infected Ugandan adults. In: Conference on Retroviruses and Opportunistic Infections (CROI). Montreal, Canada; February 8–11, 2009. Abstract 32.

101. Powderly WG et al. A randomized trial comparing fluconazole with clotrimazole troches for the prevention of fungal infections in patients with advanced human immunodeficiency virus infection. NIAID AIDS Clinical Trials Group. *N Engl J Med*. 1995;332:700.

102. Berg J et al. The hidden danger of primary fluconazole prophylaxis for patients with AIDS. *Clin Infect Dis*. 1998;26:186–187.

103. Mayanja-Kizza H et al. Combination therapy with fluconazole and flucytosine for cryptococcal meningitis in Ugandan patients with AIDS. *Clin Infect Dis*. 1998;26:1362.

104. Milefchik E et al. Fluconazole alone or combined with flucytosine for the treatment of AIDS-associated cryptococcal meningitis. *Med Mycol*. 2008;46:393.

105. Nussbaum JC et al. Combination flucytosine and high-dose fluconazole compared with fluconazole monotherapy for the treatment of cryptococcal meningitis: a randomized trial in Malawi. *Clin Infect Dis*. 2010;50:338.

106. World Health Organization. Tuberculosis Fact Sheet No. 104. http://www.who.int/mediacentre/factsheets/fs104/en/. Reviewed March 2015. Accessed June 17, 2017.

107. Centers for Disease Control and Prevention. TB Incidence in the United States 1953–2013. Atlanta, GA: Centers for Disease Control and Prevention; 2013. http://www.cdc.gov/tb/statistics/default.htm. Accessed June 20, 2017.

108. Centers for Disease Control and Prevention. Managing drug interactions in the treatment of HIV-related tuberculosis; June 2013. http://www.cdc.gov/tb/publications/guidelines/tb_hiv_drugs/pdf/tbhiv.pdf. Accessed July 2015.

109. Abdool Karim SS et al. Timing of initiation of antiretroviral drugs during tuberculosis therapy. *N Engl J Med*. 2010;362:697.

110. Havlir DV et al. Timing of antiretroviral therapy for HIV-1 infection and tuberculosis. *N Engl J Med*. 2011;365(16):1482–1491. http://www.ncbi.nlm.nih.gov/pubmed/22010914. Accessed June 20, 2017.

111. Blanc FX et al. Earlier versus later start of antiretroviral therapy in HIV-infected adults with tuberculosis. *N Engl J Med*. 2011;365(16):1471–1481. http://www.ncbi.nlm.nih.gov/pubmed/22010913. Accessed June 20, 2017.

112. Chaisson RE et al. Incidence and natural history of Mycobacterium avium-complex infections in patients with advanced human immunodeficiency virus disease treated with zidovudine. The Zidovudine Epidemiology Study Group. *Am Rev Respir Dis*. 1992;146:285.

113. Woods GL. Disease due to the Mycobacterium avium complex in patients infected with human immunodeficiency virus: diagnosis and susceptibility testing. *Clin Infect Dis*. 1994;18(Suppl 3):S227.

114. Inderlied C. Microbiology and minimum inhibitory concentration testing for Mycobacterium avium complex prophylaxis. *Am J Med*. 1997;102(Suppl 3):2.

115. Griffith DE et al. An official ATS/IDSA statement: diagnosis, treatment, and prevention of nontuberculous mycobacterial diseases. *Am J Respir Crit Care Med*. 2007;175:367.

116. Shafran et al. A comparison of two regimens for the treatment of Mycobacterium avium complex bacteremia in AIDS: rifabutin, ethambutol, and clarithromycin versus rifampin, ethambutol, clofazimine, and ciprofloxacin. Canadian HIV Trials Network Protocol 010 Study Group. *N Engl J Med*. 1996;335:377.

117. Havliretal. Prophylaxis against disseminated Mycobacterium avium complex with weekly azithromycin, daily rifabutin, or both. California Collaborative Treatment Group. *N Engl J Med*. 1996;335:392.

第 78 章 真菌感染

John D. Cleary and Russell E. Lewis

核心原则

		章节案例
①	由于免疫功能低下患者越来越多、使用侵入性装置以及人口老龄化,侵袭性真菌感染跃居常见医院感染第四位。	
②	一般来说,酵母菌感染比霉菌更易治疗。然而,即使给予恰当治疗,两种感染的病死率仍很高。	表 78-2
③	获得性真菌感染的最常见危险因素包括:免疫低下宿主、使用广谱抗细菌药物和物理屏障破坏(包括侵入性导管插入术)。	案例 78-3(问题 1 和 3)
④	诊断实验(如血清半乳甘露聚糖或 β-葡聚糖)可作为抗真菌治疗的监测工具。	案例 78-3(问题 2)
⑤	美国感染病学会(Infectious Disease Society of America,IDSA)和真菌研究小组可提供相应指南和循证医学治疗证据	案例 78-5(问题 1)
⑥	皮肤真菌感染最常见病原菌为癣菌,最有效的抗真菌药物包括伊曲康唑和特比萘芬。	案例 78-1(问题 1~3)
⑦	孢子丝菌属是与皮下感染相关的最常见的真菌病原体之一,两性霉素、特比萘芬和伊曲康唑对其有效。	案例 78-2(问题 1~3)图 78-1
⑧	念珠菌为住院患者系统性真菌感染最常见的病原体。如有念珠菌血症必须及时、合理地治疗。延迟治疗或不遵守 IDSA 指南将导致病死率显著增加。预防和治疗播散性念珠菌病,棘白菌素类和氟康唑备受推崇。	案例 78-3(问题 1~4 和 11)表 78-4~表 78-6
⑨	虽然氟康唑对白色念珠菌有效,但是对包括光滑念珠菌和克柔念珠菌在内的非白色念珠菌无效。	案例 78-3(问题 5)
⑩	因为传统的两性霉素有常见的输液相关不良反应、肾毒性和电解质紊乱。对于侵袭性真菌感染也可选择包括脂质体两性霉素 B、三唑类和棘白菌素类等其他药物。	案例 78-3(问题 6~10)表 78-3
⑪	对于尿培养鉴定为酵母菌的住院患者,可能为单纯尿路念珠菌病,也可能为播散性念珠菌病的局部器官感染表现。由于两者鉴别诊断困难,故而治疗药物的选择较为棘手。	案例 78-4(问题 1)
⑫	芽生菌病、组织胞浆菌病、球孢子菌病有特定地域流行性特点。长疗程使用多烯类和/唑类抗真菌治疗有效。	案例 78-5(问题 1~3)案例 78-6(问题 1~3)案例 78-7(问题 1~3)图 78-2~图 78-4,表 78-7
⑬	对严重免疫受损患者而言,曲霉是最重要的真菌病原体。针对播散性曲霉感染最有效的治疗方法是立即开始伏立康唑单药或联合其他抗真菌药物治疗。	案例 78-8(问题 1~3)图 78-5,表 78-8
⑭	新生隐球菌与机会性感染有关,特别是获得性免疫缺陷综合征(acquired immunodeficiency syndrome,AIDS)患者,中枢神经系统(central nervous system,CNS)是其常见的感染部位。AIDS 患者隐球菌脑膜炎的初始治疗包括两性霉素 B 加氟胞嘧啶,继之长程氟康唑序贯治疗。	案例 78-9(问题 1~3)

目前,真菌感染已然位列常见医院感染第四位。与侵袭性酵母菌感染相关的可归因死亡率约接近40%,而典型真菌感染的病死率是观察比率的两倍(即侵袭性曲霉病)。这种增长可能部分归因于免疫功能低下患者的不断增多,如器官移植、肿瘤化疗相关的白细胞减少和获得性免疫缺陷综合征(acquired immunodeficiency syndrome, AIDS)。本章回顾常见真菌感染的真菌学、诊断和药物治疗学。对于真菌更具体的基本生物学、流行病学、发病机制、免疫学、诊断和真菌感染的监测可参考《临床真菌学》(Clinical Mycology)[1]。还可参考其他章节,包括第65章、第66章、第70章、第73章、第75章、第76章和第77章。

真菌学

形态学

感染人类的致病性真菌是通过孢子繁殖且不具行动能力的真核生物,它们以两种形式存在:丝状霉菌和单细胞酵母。这些形式并不相互排斥,而取决于生长条件,真菌可以一种或两种这样的形式存在(表78-1)。

表 78-1

生物分类

菌丝(霉菌)
透明丝孢霉
曲霉,假霉样真菌
皮肤丝状菌:絮状麦皮癣菌,发癣菌,小孢子菌
暗色丝状菌
链格孢属,花霉,双极霉,分枝孢子菌,膝弯孢霉,外小杯菌,佩德罗索着色芽生菌,瓶霉菌属,镰刀菌
接合菌
伞枝犁头霉,印度毛霉,微小根毛霉
双相型真菌
芽生菌,球孢子菌,副球孢子菌,组织胞浆菌,孢子丝菌
酵母菌
念珠菌,新生隐球菌

双相型真菌(如组织胞浆菌和皮炎芽生菌)以霉的形式生长在自然界(27℃),但是当感染宿主(37℃)后,很快转化为寄生酵母形式。从菌丝到酵母的转变能力,是此类真菌感染发病的一个重要因素。其他致病性真菌,如曲霉仅以霉菌的形式生长,而新生隐球菌通常以酵母的形式生长。念珠菌以出芽的形式生长,新出芽的细胞保持附着于母体细胞,并形成假菌丝。真菌是需氧菌,易于生长在培养细菌的常规培养基中。在25~35℃,大多数真菌生长最好。引起皮肤和皮下疾病的真菌,在高于37℃的温度时不易生长。这种生长温度选择性,可部分解释为何局限于皮肤或皮下组织原发灶的病原体很少播散至其他部位。

分类

真菌感染最好是依据感染身体部位来分类(表78-2)。浅部真菌病涉及角质化的皮肤(角质层)和头发。皮肤真菌病可以更深地延伸至表皮,也可能会感染指趾甲。皮下组织真菌病感染真皮和皮下组织;真菌可通过接种,或污染物植入,亦或因营养问题而进入到这些部位。真菌引起人体内脏器官发病是为系统性真菌病。定义标准化对侵袭性真菌感染的日常医疗护理有用,且已经被应用于流行病学和临床试验。每一种感染均参考本准则执行。呼吸道是最主要的侵入门户,但肺部感染可以有症状亦可无症状。全身性念珠菌感染通常来源于胃肠道或皮肤的原发病灶。在这些病例中,病原体可以从原发灶血行播散到全身,造成播散性疾病。条件性致病真菌主要发生在免疫低下宿主,需要积极及时的治疗。引起的机会性感染的真菌种类逐渐增多,特别是随着AIDS的流行;不过,现在广泛使用的高效抗逆转录病毒疗法使得AIDS患者机会性真菌感染发生有所减少[2]。非条件致病性真菌(主要病原体)通常对免疫正常宿主致病。然而,当感染发生在免疫功能低下宿主时,一些主要病原体会导致独特的临床症状,如AIDS患者的组织胞浆菌病[1]。

感染的发病机制

内源性

真菌感染途径分为外源性和内源性。作为人体共生菌群的唯一致病真菌是糠秕孢子菌和念珠菌,糠秕孢子菌会导致非炎症性表皮花斑癣。这些酵母菌感染主要来源于患者自身的正常菌群(内源性感染)。这些内源性皮肤或黏膜的真菌感染通常发生在机体免疫力降低和病原体大量增殖时。过度湿热、口服避孕药、妊娠、糖尿病、营养不良和免疫抑制,糠秕孢子菌和念珠菌更容易引发内源性局部感染。全身性念珠菌感染发生在免疫功能低下或遗传缺陷宿主(见表78-2)[3,4],原本定植在患者皮肤或消化道的病原体可经血源性播散至全身。

外源性

真菌感染源于周围环境,即外源性感染。在皮肤癣菌(癣真菌)病例中,病原体来自于污垢、动物或其他感染者。皮下组织真菌病起因于皮肤直接接种被污染的材料,通常是荆棘或其他植物。由曲霉菌和接合菌(如根霉、犁头霉、毛霉)引起的皮肤和皮下组织感染,常常源于伤口敷料和模型材料被污染[1,5]。已经观察到药物引起的疾病继发于健康和免疫受损的患者使用酿酒酵母(营养保健品)或继发于使用受污染的无菌产品(即喙状明脐菌)。

外源性真菌,定植或携带于医护人员的手部,亦能感染患者;因此,对医护人员需强调手卫生,特别是在护理危重患者时[6]。除念珠菌感染,吸入被感染性孢子污染的灰尘,是系统性真菌病主要病因,主要感染灶在肺部。

表 78-2

真菌病的临床分类

分类	感染部位	范例	潜在基因缺陷
表皮	最外面的皮毛	马拉色菌病（花斑癣）	
皮肤	深的表皮及指甲	皮肤癣菌病	
皮下	真皮和皮下组织	孢子丝菌病	
全身性	超过一个内脏器官的疾病		
条件性		念珠菌病	甘露糖结合凝集素 1 Toll 样受体 4
		隐球菌病	Dectin-1
		曲霉病	
		毛霉病	
非条件性		组织胞浆菌病	
		芽生菌病	
		球孢子菌病	干扰素-γ 受体 1 Dectin-1 甘露糖结合凝集素 1

　　如果局部或全身宿主防御能力不能控制原发感染，该病原体可以血行扩散至其他器官。一些系统性真菌病已经确定地理（流行）区域，在这些区域更常见该类真菌。例如，组织胞浆菌病和芽生菌病最常见于红河、密西西比河和俄亥俄河流域地区，而球孢子菌病在美国西南部和加州中央谷流行。

宿主防御

　　宿主对真菌感染的防御能力包括非免疫性（又称非特异性免疫或天然抵抗力）和免疫性（也称为特异免疫或获得性抵抗力）机制。非免疫抵抗力主要发挥防止定植和侵入易感组织的作用。皮肤上的正常菌群和黏膜屏障可防止多种病原性细菌和真菌定植（抗定植力）。使用广谱抗菌药物治疗的患者，真菌定植和感染的风险增大。完整的皮肤和黏膜屏障功能，也是重要的防御措施。皮肤缺损（静脉导管、烧伤、外科手术及外伤）是导致局部真菌入侵和真菌血症的危险因素，尤其是念珠菌属。在机动车事故或 GI 手术后的创伤期间，酵母菌从肠内到腹膜的易位通常与此类感染相关。当这些物理屏障被突破，则由多核白细胞（中性粒细胞）和单核细胞连同防御凝集素（即甘露糖结合蛋白）一起提供早期宿主防御。中性粒细胞的抗真菌活性不但包括吞噬和细胞内杀伤，也包括由分泌性溶酶体酶诱导的细胞外杀伤。中性粒细胞减少症是最常见的中性粒细胞缺陷疾病，易罹患真菌感染；但中性粒细胞的功能缺陷，例如童年慢性肉芽肿和髓过氧化物酶缺乏症患者，也与真菌感染的频率增加有关，特别是念珠菌和曲霉感染。最后，体温生理调节以及感染所致的发热反应是强效的非特异性免疫防御机制。抗体和补体对预防某些真菌感染有潜在作用，但它们不是获得性抵抗力的主要效应物。细胞免疫、抗原介导的特异性 T 淋巴细胞、细胞因子和活化的巨噬细胞，是抗真菌的主要获得性（免疫）宿主防御机制。细胞免疫缺陷患者（如免疫抑制的器官移植受者、淋巴瘤和白血病患者、艾滋病和使用皮质类固醇或细胞毒性药物治疗的患者）真菌感染的风险最大。尽管进行合理的抗真菌治疗，严重免疫缺陷往往治疗效果差。增加真菌感染风险相关的其他因素还包括使用肠外营养（total parenteral nutrition, TPN）[1]。有趣的是，特异性 T 细胞功能障碍的患者（即 HIV 感染）似乎存在针对黏膜而不是全身念珠菌感染的独立风险。

抗真菌药物

作用机制

　　表 78-3 列出了美国食品药品管理局（Food and Drug Administration, FDA）批准用于治疗真菌感染的局部和全身

表 78-3

批准使用的抗真菌药物

制剂（商品名）	剂型
全身性给药	
两性霉素 B（Abelcet, AmBisome, Amphotec）	静脉用
两性霉素 B-脱氧胆酸盐（非专利的）	静脉用
阿尼芬净（Eraxis）	静脉用

表 78-3

批准使用的抗真菌药物（续）

制剂（商品名）	剂型
全身性给药	
卡泊芬净（Cancidas）	静脉用
氟康唑（Diflucan）	静脉用,片剂,口服混悬剂
氟胞嘧啶（Ancobon）	胶囊
灰黄霉素（非专利的）	片剂,口服混悬剂
艾沙康唑（Cresemba）	静脉用,胶囊
伊曲康唑（Sporanox）	静脉用,胶囊,口服溶液剂
酮康唑（Nizoral）	片剂
米卡芬净（Mycamine）	静脉用
泊沙康唑（Noxafil）	口服混悬液
碘化钾	溶液
特比萘芬（Lamisil）	片剂,口服颗粒
伏立康唑（Vfend）	静脉用,片剂,口服混悬液
局部给药，I 类	
两性霉素 B	乳剂,洗剂,软膏,口服混悬液[a]
布替萘芬（Lotrimin Ultra）	乳剂
布康唑（Gynazole）	阴道霜剂
环吡酮（Loprox）	乳剂,凝胶剂,洗剂,洗发水,溶液,混悬液
氯碘羟喹（Vioform）	乳剂,软膏
克霉唑	乳剂,洗剂,锭剂,溶液,片剂,阴道栓剂
益康唑（Spectazole）	乳剂
酮康唑（Nizoral）	乳剂,泡沫,凝胶剂,洗发水
咪康唑	液体粉末气雾剂,含服片剂,乳剂,洗剂,软膏,粉末,栓剂,阴道片剂
萘替芬（Naftin）	乳剂,凝胶
制霉菌素	乳剂,漱口液,软膏,粉末,混悬液,片剂
奥昔康唑（Oxistat）	乳剂,洗剂
聚乙烯吡咯酮碘	气溶胶,灌洗液,凝胶,软膏,溶液,栓剂
硫代硫酸钠（Exoderm）	洗剂
硫康唑（Exelderm）	乳剂,溶液
特比萘芬（Lamisil）	乳剂,喷雾剂
特康唑（Terazol 7）	乳剂,栓剂
噻康唑（Vagistat）	软膏
托萘酯（非专利的）	气雾剂,乳剂,凝胶剂,粉末,溶液
十一烯酸	粉末

[a] 在美国不能购买到

抗真菌药。灰黄霉素和碘化钾临床应用较为局限,并不用于治疗全身性真菌感染。灰黄霉素有抑制真菌生长的作用,其通过抑制细胞微小管的聚合而抑制真菌细胞的有丝分裂,从而干扰有丝分裂纺锤体的形成,只对皮肤真菌有抗菌活性。碘化钾的抗真菌机制尚不清楚,仅用于淋巴皮肤孢子丝菌病。

12 个常用全身性抗真菌药物可按结构分为 5 类,它们由 4 个相互排斥的机制发挥作用。多烯类中的两性霉素 B（amphotericin B,AmB）和制霉菌素通过结合真菌细胞膜的麦角甾醇,从而造成细胞膜损伤,导致膜除极化和细胞渗漏[7]。与胆固醇相比,两性霉素 B 对麦角固醇的亲和力更强[8]。这种现象被认为是通过亲水氢键和疏水氢键,以及非特异性的范德华力介导。使用 P^{32} 磁共振波谱检查证明,在麦角甾醇侧链的双键（不存在于胆固醇）出现,说明两性霉素 B 对麦角固醇有更强的亲和力[7]。但是,两性霉素 B 也可以结合到哺乳动物细胞的甾醇（如胆固醇）,与两性霉素 B 的大部分毒性反应或毒性降低（如循环胆固醇）有关[9]。病原体细胞膜脂质含量改变,可能与耐药性发生有关[9],尽管其他因素也很重要[10]。然而,两性霉素 B 的抗真菌杀菌效果,一方面与其结合麦角固醇引起的细胞渗漏有关,另一方面也与产生免疫刺激和氧依赖性杀伤有关[8,11]。

5-氟胞嘧啶,一种氟化胞嘧啶类似物,主要通过抑制核酸合成起作用。通过胞嘧啶通透酶,被主动转运进入易感细胞,脱氨基为毒性代谢物 5-氟尿嘧啶。氟尿嘧啶,当转化为 5-三磷酸氟脲苷,其具有抗代谢能力。其被整合到真菌 RNA,代替尿嘧啶,从而破坏蛋白质的合成。5-氟尿嘧啶也可转换为单磷酸氟脱氧尿苷,抑制胸苷酸合酶,从而破坏 DNA 合成[12]。

唑类抗真菌药和烯丙基胺（特比萘芬和萘替芬）干扰麦角固醇生物合成的关键酶,细胞色素（cytochrome,CYP）P450 依赖的羊毛甾醇 C14 脱甲基酶（唑类）或角鲨烯环氧（烯丙胺）,抑制甾醇生物合成[13,14]。相对哺乳动物,三唑类（氟康唑、伊曲康唑、泊沙康唑和伏立康唑）对真菌具有高亲和力,较之咪唑类（酮康唑和咪康唑）毒性更低和疗效更高[13]。甾醇生物合成抑制可导致细胞膜缺陷,而出现渗透性改变。一般而言,烯丙胺和较老的唑类是抑菌剂。较新的三唑类（伏立康唑和泊沙康唑）则表现出对一些真菌物种的杀菌活性。体外研究得出的杀菌剂与抑菌剂应用于临床是否有相关性,存在很多争议。不过,如果在体内也能达到同样效果,在免疫抑制宿主首选杀菌剂也属合理[15]。

脂肽类有较强的抗真菌效力,包括棘白菌素（卡泊芬净、米卡芬净和阿尼芬净）。作用机制相同:通过干扰 1,3-β-D-葡聚糖,阻止合成细胞壁多糖（细胞壁多糖具有保护细胞免受渗透和结构应力）,最后抑制真菌细胞壁的生物合成。靶向细胞壁（与细胞膜相反,细胞膜是多烯类、唑类和烯丙胺类抗真菌药的靶点）赋予真菌与哺乳动物细胞更大的选择性;因此,棘白菌素类比其他抗真菌药的毒性更少[16]。

抗菌谱及药敏试验

临床实验室标准化研究所（Clinical and Laboratory Standards Institute，CLSI）推荐标准肉汤稀释法（M27-A3）和纸片扩散（M44-A2，M44-S3，M51-A），用于确定体外酵母菌的抗真菌敏感性[17]。这些标准规定测试方法、接种量和准备过程、孵育时间和温度、终点解读及对两性霉素B、氟胞嘧啶、氟康唑、酮康唑、伊曲康唑的质量控制。最小抑菌浓度（minimum inhibitory concentration，MIC）值的临床解释，是特指氟康唑、伏立康唑、伊曲康唑、氟胞嘧啶和棘白菌素针对念珠菌属真菌培养24小时后的抗菌活性。对于唑类，剂量依赖性敏感（susceptible-dose-dependent，S-DD）折点是依据连续的趋势性数据支持而确定，即对于较高MIC菌株更高的药物浓度疗效会更好[18]。对于白色念珠菌、近平滑念珠菌和热带念珠菌，氟康唑S-DD范围为4~8mg/L，对于光滑念珠菌，氟康唑S-DD范围为≤32mg/L。对于白色念珠菌，伊曲康唑和伏立康唑S-DD范围为0.25~0.5mg/L。由于氟胞嘧啶耐药快速发展，单药治疗结果的MIC相关数据有限，该药的折点均基于历史数据和动物实验的结果。对于念珠菌分离株，认为氟胞嘧啶MIC≤4mg/L为敏感，MIC>16mg/L为耐药。M27-A标准有其局限性，既阻碍两性霉素B折点的进一步解释，也未提出酮康唑MIC解释标准。除了近平滑念珠菌和季也蒙念珠菌具有更高敏感值（<2mg/L）和耐药值（>8mg/L），常见念珠菌MIC<0.25mg/L敏感，>1mg/L耐药。商品化试剂盒同肉汤稀释法、比色法和琼脂平板技术一样均可用于抗真菌的敏感性检测[19-21]。得克萨斯大学健康科学真菌实验室历史性地开展真菌敏感性试验并制定出现用折点和流行病学界值。

E-test试剂盒（AB Biodisk；Piscataway，NJ）是市售的抗真菌梯度条带。由于真菌在琼脂培养基上常呈不均匀性生长，使用这种方法时确定折点常较困难；然而，如能正确使用，唑类抗真菌药对大多数念珠菌的药敏试验中，E-test和M27-A方法之间的关联一直较好[19]。其他正在研发的针对念珠菌药物敏感试验技术包括流式细胞术和直接测量麦角甾醇合成改变的方法[20]。流式细胞术是通过识别精细的剂量效应关系来检测某类抗真菌药物的活性，这种特殊细胞参数可由体外培养液中的细胞通过光束检测而得。测试结果仅耗时4小时即可得。实验室间的可重复性或实验结果与临床结果之间的相关性尚缺乏足够研究[21]。

M38-A2标准推荐用标准肉汤稀释法体外测定某些产孢子霉菌对抗真菌药物的敏感性，包括曲霉属、镰刀菌属、根霉属、假霉样真菌属、鲍氏和孢子丝菌属[15]。E-test（AB Biodisk）也可用于评估霉菌的敏感性，其与CLSI M38-A标准对两性霉素B和伊曲康唑有很好的相关性[22]。比色微量稀释法、流式细胞术和琼脂平板试验方法正在开发中。尽管体外敏感实验取得如此新进

展，但对临床实践的适用性有限，且许多机构目前并不能进行真菌检测。

因为敏感性通常可预测，对临床分离株不推荐常规进行药敏试验；不过，既往公开发表的鉴定到种的酵母菌或霉菌的药敏数据，可以指导临床医生的治疗选择。高剂量治疗失败的患者（如难治性口咽部念珠菌病）或伴发少见酵母菌感染的艾滋病患者的临床分离株可送药敏试验[20]。真菌药敏试验应在拥有接受过真菌培训的技术人员的实验室内进行。尽管有些限制，但某些特点具有共性。首先，两性霉素B对酵母菌和丝状真菌有广泛的体外活性和临床疗效。棘白菌素为念珠菌的杀菌剂，对静止期曲霉有杀菌活性；但其对隐球菌属和许多地方流行性真菌无体外抗菌活性[23]。吡咯类抗真菌药物一般对酵母菌和大多数双相型真菌有效。此外，伊曲康唑、伏立康唑和泊沙康唑对曲霉具有极好的体外活性和临床疗效。与其他唑类不同，泊沙康唑和艾沙康唑对接合菌在体外有抗真菌活性，且临床疗效有报道，而此前该菌治疗的选择只有两性霉素B[24,25]。

由于最近有棘白菌素和多重耐药菌的报道，特别是对来自血液、无菌液体、组织或脓肿的标本，推荐对光滑念珠菌常规进行氟康唑、伏立康唑和棘白菌素的药敏试验[26-28]。此外，有侵性疾病和初始临床治疗失败的患者应考虑进行药敏，接着请有经验微生物学家会诊。

抗真菌治疗的新领域

各项研究工作旨在提高已有抗真菌药物的疗效，并降低毒性反应，改善口服生物利用度。已经进行两性霉素B气雾剂、伊曲康唑、伏立康唑和卡泊芬净对预防免疫功能低下患者侵袭性肺曲霉病的研究。随机、安慰剂对照试验表明雾化吸入脂质体两性霉素B可减少侵袭性肺曲霉病发生[29]。另外，仍需良好设计的临床试验以进一步证实抗真菌药雾化给药的作用。相比传统胃肠道给药方案，通过雾化达到有效预防所需抗真菌药的最佳剂量和雾化方式尚未确定（表78-4）[29-31]。

新的抗真菌化合物选择一直颇具挑战性。明显阻碍之一是哺乳动物细胞和真菌细胞都是真核生物，许多生化代谢过程类似，有别于原核生物细菌。传统的药物发现过程，主要取决于备选化合物（天然产物或合成化合物）是否具有选择性抑制或破坏真菌细胞的能力。该过程需以下两种方法兼有或其中之一：（a）评估现有化合物（自然或合成的）潜在的抗真菌活性；（b）设计与合成新化合物以选择性地阻断真菌靶点。白念珠菌、光滑念珠菌、烟曲霉菌、稻根霉菌（delmar）和新生隐球菌等基因组测序的最新进展，可促进对新靶点的研究。其他不常规的药物发现方法包括针对已知的传统毒力因子（如黏附因子、分泌酶等），基于以下原理：有效的抗感染药不需杀死微生物。有前景的前驱化合物包括华光霉素、粪壳菌素、裂解肽、羟基吡啶酮类和抗菌肽[32-35]。

表 78-4

抗真菌预防疗程和大概费用

制剂	剂量	剂型	推荐方案	费用[a]
选择性消化道脱污染				
两性霉素 B	400mg/d	口服混悬剂	吞服 qid	9.75 $/d
制霉菌素	400~1 200 万 U/d	口服混悬剂	吞服 qid	38.50~115.25 $/d
全身性给药				
克霉唑	30~80mg/d	片剂	tid~qid	125~450 $/d
酮康唑	200~400mg/d	口服	每日	0.75~1.50 $/d
伊曲康唑	20~400mg/d	口服	每日	18~36.25 $/d
氟康唑	50~400mg/d	口服	每日	4.50~35.25 $/d
泊沙康唑	600~800mg/d 悬浮液 300mg/d 片剂 300mg/d 静脉注射	口服	每日	175 $/d 636 $/d

[a] 平均批发价格。

Qid,每日 4 次;tid,每日 3 次。

来源:*Red Book*. Montvale,NJ:PDR Network,LLC;2011.

表面和皮肤真菌病

足癣:治疗

案例 78-1

问题 1:C. W.,28 岁,男性,建筑工人,被初诊为慢性"足癣"。他全天穿靴工作,感觉整天双足奇痒。1 周前一直使用托萘酯粉治疗,但无明显疗效。体检发现所有趾间脚蹼皮肤发白、浸渍糜烂伴有裂纹。在足背和脚趾基底面散在水疱。病变部位的刮片进行氢氧化钾检查(KOH)提示分枝状、丝状菌丝,与皮肤癣菌感染一致。诊断足癣成立。可用于 C. W. 的治疗方案是什么呢?

抗真菌治疗的选择应基于感染的程度和类型。

浅表性或皮肤感染应首先考虑局部治疗。任何腺泡性、甲内或泛发的(>体表面积 20%)的感染,由于局部用药渗透性差,应在医生的指导下全身用药治疗。局部使用的抗真菌药必须由 FDA 非处方抗菌药物产品咨询审查小组进行评审,才能准予作为个人使用的新产品上市。要获得 I 类推荐,每个剂型(或组合)必须通过精心设计的临床试验,以证明该药物对皮肤癣菌病或念珠菌病的微生物学和临床疗效,且毒性(或刺激性)不大。I 类药剂列于表 78-3。II 类药剂(樟脑,克念菌素,煤焦油,薄荷醇,酚,间苯二酚,丹宁酸,麝香草酚,托林达酯)被认为具有与药物疗效相关更高的风险获益比。而 III 类药剂(苯甲酸、硼酸盐、辛酸、羟基喹啉、碘、丙酸、水杨酸、三醋精和龙胆紫)缺乏足够的科学数据以确定其功效。使用任何 I 类药剂局部治疗,应每日 2 次涂抹患处,2~6 周足疗程。治疗时应边治疗边

观察反应。

C. W. 可继续使用托萘酯粉 2~6 周,也可改用抗真菌乳剂或洗液(如咪康唑、特比萘芬),药品应该每日两次用于所有受感染的脚趾。C. W. 也尽量使用透气鞋袜(例如,相比合成纤维,棉袜更好,穿皮革制靴子而非乙烯基制靴子)。在他的鞋中使用吸收剂或抗真菌药粉也有帮助(见第 39 章)。

甲癣(甲真菌病):治疗

案例 78-1,问题 2:如果 C. W. 也遭受了趾甲感染(灰指甲),还需要什么其他的治疗?

甲癣通常由皮肤真菌,真菌菌丝或假丝酵母引起。

应进行指甲刮片和培养,以帮助制定初始治疗方案。一旦获得培养结果,即应开始治疗,特比萘芬 250mg/d 或伊曲康唑 200mg/d,6 周(指甲)至 12 周(趾甲)疗程。不过在某些情况下,成功治疗指甲的甲癣要求 3~6 个月,而趾甲的甲癣要求 6~12 个月。当几毫米的健康指甲出现在感染指甲边缘的甲襞时,或当被感染部位的尺寸已减少 25% 时,判定治疗成功。

若甲癣累及皮肤或甲沟感染,如果唑类或烯丙基胺有禁忌,可以使用灰黄霉素治疗。灰黄霉素(微型胶囊或超微胶囊)应有效,口服 10mg/(kg·d),边观察疗效边调整剂量[25]。由于长时间大剂量使用药物,C. W. 应密切监测是否出现不良反应相关的症状和体征。特比萘芬或伊曲康唑相关的最常见不良事件是头痛、皮疹和胃肠道不适。灰黄霉素毒性更大,往往会造成过敏反应(荨麻疹、血管神经性水肿和 II 型变态反应)、光敏性皮炎、胃肠道不适和神经系统并发症(头痛、感觉异常和神志改变)[25]。

抗真菌冲击疗法是治疗甲真菌病的一种新方法。FDA批准的一种替代疗法为,在连续 2 个月指甲感染者的常规疗程中,进行持续 1 周的伊曲康唑(200mg,每日 2 次)治疗。双盲、安慰剂对照试验表明,该方案临床有效率 77%、真菌学有效率 73%[36]。就总体反应和毒性而言,冲击疗法比传统方案更可取。伊曲康唑冲击治疗趾甲感染[37]和氟康唑冲击疗法(150~450mg,每周 1 次,持续 12 个月)治疗轻度疾病[38,39]等比较,显示结果满意。不过 4 个月的冲击(间歇)特比萘芬治疗仍有较高复发率,而长程疗法正在研究以期提高远期疗效[40]。我们正在评估较长疗程的效果。

不推荐将拔除指甲作为唯一治疗方案,因为若不同时全身治疗有较高复发率。但也不建议静脉用抗真菌药物。

案例 78-1,问题 3:对 C. W. 而言,描述一下除抗真菌之外,皮质激素、抗细菌药物或其他辅助药的作用。

许多有浅表、皮肤或指甲真菌感染的患者都会有局部炎症和继发性细菌感染。炎症主要是Ⅳ型变态反应。抗真菌药配合外用皮质类固醇可以减轻继发炎症引起的瘙痒和红斑。细菌(变形杆菌或假单胞菌)感染也可能发生在这些发炎或浸渍的区域,需要同时局部抗细菌治疗。药厂经常将干燥剂或收敛剂(如酒精、淀粉、滑石粉和樟脑)加入生产的非处方药制剂中,以增加角质层的脱落。添加的这些药物也可缓解多汗症。这种联合治疗不应常规使用,因可增加毒性风险,但不增加疗效。如需缓解症状,这类药物可只在治疗的最初几日内给予。

C. W. 患病的趾间蹼区呈现浸渍、裂纹和水疱,以脚趾根部为主。局部使用皮质类固醇霜将可能促进愈合过程,使其在抗真菌治疗的头几日更舒适。外用皮质类固醇剂型的选择在第 39 章中介绍。

皮下组织真菌病

孢子丝菌病

治疗方案

案例 78-2

问题 1:O. M. ,62 岁,男性,在近 4 个月,他的左手出现一个无痛的、缓慢扩大的溃疡。他是一个热心的园丁,但可以确定以前没有局部外伤。原发病灶开始为红色丘疹,缓慢扩大,然后溃烂。在溃疡发展同时,O. M. 也发现近期有无痛的红色结节蔓延到手臂。否认畏寒、发热、体重减轻或咳嗽。尽管已每日使用聚维酮碘软膏和头孢氨苄治疗 2 周,溃疡仍在慢慢扩大。体格检查O. M. 无发热。目前在左手手背上有一个 1.5cm² 的溃疡。从溃疡向近端延伸出一条明显的红线,在前臂、肘、臂和腋窝有多个无触痛的、线性分布的红斑结节。4 周前送的溃疡培养现长出申克孢子丝菌。应向 O. M. 推荐什么治疗方案呢?

申克孢子丝菌是双相型真菌,生长于土壤和众多植物中。通常可通过刺或植物的其他尖锐部分刺伤皮肤引起接种继发性感染。申克孢子丝菌感染最常引起皮肤淋巴性感染疾病(图 78-1),如该病例照片所示。皮肤以外的感染很少发生,有时可侵犯肺、骨或关节。

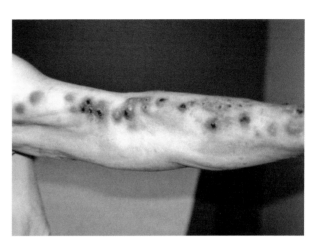

图 78-1　淋巴皮肤孢子丝菌病

热处理

在 20 世纪 30 和 40 年代,局部热敷常用于病情非常轻的斑块性或皮肤淋巴性感染。实际上,这个双相真菌的出芽率可通过升高环境温度而降低,在 90% 的斑块型(非常轻的疾病)患者,持续 3 个月每日 1 小时的热治疗是有效的[41]。当怀孕患者存在药物禁忌时,尤其适宜热处理。

伊曲康唑

在针对申克孢子丝菌的体外试验中,伊曲康唑比咪唑类或碘化钾饱和溶液抗菌力更强,对治疗孢子丝菌病有效。由于碘化钾饱和溶液使用后存在一定毒性,已很少用于治疗。使用伊曲康唑 100mg~200mg/d,3~6 个月,对孢子丝菌皮肤和皮肤淋巴管型疾病治愈率大于 90%。对于皮肤外的疾病,使用伊曲康唑较高剂量(200mg,每日 2 次)治疗1~2 年有效率可达 81%,但停药后易复发(27%)[41,42]。这些患者对伊曲康唑的耐受性良好。对于那些患有皮肤以外的病变,无法耐受较高剂量伊曲康唑或病情持续进展者,应使用两性霉素 B 或脂质体两性霉素 B 治疗。如果使用常规两性霉素 B,最常推荐的总剂量为 2.0~2.5g。虽然伏立康唑、泊沙康唑、雷夫康唑在体外试验对申克孢子丝菌有活性(尽管弱于伊曲康唑),但是它们在孢子丝菌病中的治疗作用尚未确定[43]。酮康唑和氟康唑对治疗孢子丝菌病均无效。

特比萘芬

盐酸特比萘芬对申克孢子丝菌具有良好的体外活性,且已成功用于临床[44]。一项未发表的临床试验,比较250mg 或 500mg(每日 2 次,持续 3 个月)治疗皮肤淋巴性孢子丝菌病,结果显示与伊曲康唑临床等效。不良反应包括胃肠道不适(味觉障碍、消化不良、腹泻),皮疹和体重增加。

表 78-5　全身使用活性非多烯类抗真菌药物的药代动力学特性

特性	咪唑类		三唑类					棘白菌素类			其他	
	MCZ[a]	KCZ[a]	ITZ[a]	FCZ[a]	PCZ[a] 混悬液/片剂	ICZ[a] (胶囊)	VCZ[a]	AFG[a]	CFG[a]	MFG[a]	5FC[a]	TBF[a]
吸收												
相对生物利用度	<10	75[b]	99.8(40)[b]	(85~92)[b]		>90	>90[d]	<10	<10	<10	75~90[b]	70
C_{max} /μg·ml^{-1}	1.9	3.29	0.63	1.4	0.851/2.76	7.50	2.3~4.7[d]	7.5	12	7.1	70~80	1.34~1.7
T_{max} /h	1.0	2.6	4.0	1.0~4.0	3/4	3	<2	1	1	1	<2	1.5
AUC[c] /μg·h^{-1}·ml^{-1}	ND	12.9(13.6)	1.9(0.7)	42	8.619/51.62	121.4	9~11(13)[d]	104.5	97.63~100.5	59.9	ND	4.74~10.48
分布												
蛋白结合/%	91~93	99	99.8	11	99	95	58	80	96.5	99.5	2~4	>99
CSF 或血清浓度/%	<10	<10	<10	60	ND	ND	~50	ND	ND	ND	60	<10
排泄												
$\beta\, t_{1/2}$ /h	2.1	8.1[d]	17[d]	23~45	31	130	6	25.6	10	13	2.5~6.0	36
尿中有效药物/%	1	2	<10	60~80	13	<1	<2	<1	2	1	0	80

[a] 估计的给定参数来源于目前使用的推荐剂量。咪康唑(MCZ),7.4~14.2mg/(kg·d)(500~1000mg);酮康唑(KTZ),2.8mg/(kg·d),非口服;伊曲康唑(ITZ),1.4~2.8mg/(kg·d),口服(100~200mg);氟康唑(FCZ),0.7~1.4mg/(kg·d),口服(200mg);伏立康唑(VCZ)和泊沙康唑(PCZ),400mg,每日2次,口服,或300mg,每日1次,然后300mg,200mg(艾沙康唑硫酸酯372mg),每日3次,持续48小时,然后300mg,每日1次;阿尼芬净(AFG)200mg,胃肠外给药;卡泊芬净(CFG),第1日70mg,第2~14日50mg,非口服;米卡芬净(MFG),70mg,非口服;氟胞嘧啶(5FC),150mg/d,非口服;特比萘芬(TBF),250mg/d,口服。

[b] 餐时(禁食),胃液酸度影响吸收。

[c] 剂量依赖性和/或输注依赖性。

[d] 进食高脂肪餐时吸收减少;C_{max} 和 AUC 分别减少34%和24%。

AUC,浓度时间曲线下面积;C_{max},最大浓度;ND,没有数据;T_{max},最大浓度时间;$t_{1/2}$,半衰期因此,关于皮肤淋巴性孢子丝菌病;治疗选择伊曲康唑 100mg/d,至少 3 个月。如果在前 6 周没有观察到显著改善,伊曲康唑剂量应增加至 200mg/d,并持续 6 个月,或直到溃疡和淋巴管炎完全好转。大多数患者会对这个剂量有反应,但偶尔有患者可能需要 300mg/d 或 400mg/d 的剂量。

伊曲康唑给药

案例 78-2,问题 2:O. M. 应按何种原则服用抗真菌药?

当伊曲康唑胶囊与食物一起服用时,其血清峰浓度可高出空腹服用时的 9 倍(与餐同服者血清峰浓度为 0.18μg/ml,而禁食者峰浓度仅为 0.02μg/ml)[45]。食物对药物吸收的影响似乎取决于食物种类。高碳水化合物膳食可减少伊曲康唑的吸收,而高脂饮食则增加伊曲康唑的吸收[46]。那些进食困难者(如艾滋病患者和接受抗肿瘤治疗的癌症患者),或胃酸过少者,在口服常规剂量胶囊后,极难达到治疗有效血浆浓度[47]。虽然伊曲康唑血清药代动力学呈现非线性(即总剂量分成两次给药比单次大剂量给药,有更高的血清峰浓度),临床如此分次服用益处不大。因此,O. M. 应按医嘱把伊曲康唑胶囊与高脂饮食搭配食用,或替代为伊曲康唑溶液以提高口服吸收率。

伊曲康唑口服溶液是环糊精制剂,其在进食患者有 55% 的口服生物利用度;空腹服用生物利用度可增加(表 78-5)。此外,这种制剂的生物利用度不受胃酸水平影响。在一项晚期 HIV 感染患者队列研究中,28 日每日两次给药方案后平均血清浓度为 2.7μg/ml[48]。如果选择这种制剂,O. M. 应该每日 2 次空腹服用伊曲康唑溶液。

案例 78-2,问题 3:如果由于用药或艾滋病胃病导致 O. M. 胃酸缺乏,如何修改服用伊曲康唑胶囊的医嘱? 我们是否应该监测唑类的血清浓度来评估疗效?

与酮康唑一样,伊曲康唑胶囊剂需要酸性环境来溶解和吸收。因此,无论是由于药物、手术还是基础疾病(如艾滋病胃病)导致胃酸缺乏的患者可能无法充分吸收伊曲康唑胶囊[47,49]。胃酸缺乏患者使用酮康唑按经验要求同时服用 0.2mol/L 盐酸溶液 4ml。但是酸会腐蚀牙釉质,因此其他替代方案仍在探索。使用酮康唑和伊曲康唑时,可与低 pH 液体(如 227~455ml 的碳酸可乐饮料或橙汁)同服,可以使 65.2% 的胃酸缺乏或服用 H_2 阻滞剂的健康患者的吸收情况改善[49]。有关联合治疗疑问的更多详细信息请参阅吡咯类药物相互作用部分。

伏立康唑的口服吸收不需要酸性环境,但伏立康唑应于饭前或饭后 1 小时服用,因为高脂饮食可能会降低伏立康唑血药浓度[50]。相反,泊沙康唑在与食物或高脂饮食同服后,血浆浓度会升高 4 倍。一种较新的泊沙康唑制剂,可以在十二指肠中以依赖 pH 的方式释放药物,而不依赖于低胃 pH 溶解药物,且不需要与食物一起服用以达到治疗浓度[51-53]。艾沙康唑在三唑类抗真菌药物中很独特,因为前体药物(硫酸艾沙康唑)静脉或口服给药后通过血浆酯酶快速裂解成活性抗真菌剂—艾沙康唑。前药的吸收相对完全(生物利用度>90%)并且不需要低胃 pH 或与食物共同给药。与伏立康唑或泊沙康唑肠胃外制剂不同,静脉用艾沙康唑是水溶性,不溶于羟丙基-β-环糊精。

由于血清酮康唑、伊曲康唑和伏立康唑浓度低于 0.25~ 1.0μg/ml 与中性粒细胞减少患者治疗失败的风险增加和病死率增加相关,因此对于治疗失败或疑似低血药浓度危险因素(如肠功能差、药物相互作用和儿科患者)的患者,应进行治疗药物监测;在伏立康唑谷浓度超过 5.5μg/ml 的患者中,可疑中枢神经系统毒性更常见[54]。同样,泊沙康唑血清浓度小于 0.7μg/ml 与预防用药期间突破性感染的风险增加相关,谷浓度或随机血清浓度达到 1.5μg/ml 与已记录的侵袭性曲霉菌病对治疗反应概率提高有关[54]。因为在护理单元(患者床旁或诊所)检测的可行性,未来可能更容易监测血清抗真菌药物浓度,能够更好地建立起药物浓度与疗效或毒性的相关性关系[55]。

系统性真菌病

念珠菌感染

案例 78-3

问题 1:L. K. ,21 岁,男性,身高 177cm,77kg,既往体健。16 日前因腹部枪伤入院。他经历了 3 次剖腹探查术修补和切除受损小肠。住院第 6 日,使用 TPN 让肠道休息并给予应激剂量的甲泼尼龙。3 日前,出现畏寒发热,体温 39.1℃;血压 100/70mmHg,已下降超过 30mmHg(收缩压)。在抽取血培养后立即开始万古霉素和美罗培南治疗。抗生素治疗 3 日后仍然发热。体格检查显示右锁骨下中心静脉导管通畅;穿刺点没有明显炎症表现。靠近左手腕发现一个约 0.5cm 宽的红斑结节。双眼眼底检查正常。胸片正常。血常规白细胞(WBC)计数 10 950/μl,肾功能正常。该病例有什么主观和客观的证据提示念珠菌感染可能?

流行病学

虽然 L. K. 有对万古霉素和美罗培南不敏感细菌感染的可能,但也应考虑念珠菌感染的可能性。念珠菌是最常见的院内感染真菌病原体。念珠菌在全国医院感染监控系统和疾病防治中心统计数据中占住院病例真菌感染的 72.2%,其中白色念珠菌占 55%。所有病例中播散念珠菌病相关的归因死亡率为 38%,在极低出生体重新生儿中也有约 12%[56]。由于系统性念珠菌病诊断困难,这些统计数据可能低估了真实情况。值得强调的是,在血液系统恶性肿瘤相关中性粒细胞减少患者的尸检中,系统性念珠菌感染率为 30%~50%[57]。因此,因系统性感染的诊断能力有限,全身性念珠菌病的发病率可能更高。

特征

因为系统性念珠菌感染不易被察觉,其诊断和疗效监测相对困难。主要临床特征包括全身症状（如发热、寒战、低血压）和终末器官播散的证据，如结节性红斑皮损、眼内炎、肝脓肿和脾脓肿。此外，不到一半的患者会有单次血培养念珠菌阳性。真菌病研究组利用无菌部位单次培养阳性和低血压（收缩期血压<100mmHg 或收缩压下降>30mmHg）或温度异常（一次<35.5℃或>38.6℃，或间隔超过4小时在两个不同部位>37.8℃），或感染部位炎症作为诊断标准。

危险因素

念珠菌血症的危险因素包括中心静脉导管、广谱抗生素的使用、大范围外科手术、念珠菌定植、TPN、胰腺炎、中性粒细胞减少或中性粒细胞功能障碍及免疫抑制（如早产儿、烧伤患者、甘露聚糖结合凝集素不足患者和艾滋病患者）[58]。

L. K. 有寒战，体温 39.1℃，低血压。导致他免疫抑制的因素可能是多次外科手术和使用糖皮质激素。锁骨下中心静脉导管可能是侵入门户，而且使用广谱抗生素万古霉素联合美罗培南治疗已能够覆盖大多数病原细菌。虽然L. K. 已经使用抗生素 3 日，但仍有感染表现，需进一步检查诊断。

诊断性检查

案例 78-3，问题 2：为评价可能的真菌感染，L. K. 需要进行什么诊断性检查？

真菌感染的诊断基于不同程度的确定性。确诊，例如从免疫功能低下患者的临床标本中分离出病原真菌，被称为临床确诊或微生物学确诊。拟诊，在其他情况下，如果临床判断感染的可能性很大时。例如，患者胸片显示结节性病变且荚膜组织胞浆菌补体结合试验滴度高，可初步拟诊组织胞浆菌病。这一方法可在不进行更多侵入性操作以获得肺组织的情况下拟定诊断。这种情况下，仅临床极似诊断时可进行诊断性药物治疗。临床医生可通过各种不同的实验室检查来进一步明确诊断和监测治疗反应。

直接检查

真菌感染患者标本直接涂片检查常可帮助诊断。常规将标本用 10%氢氧化钾（KOH）处理消化细胞和杂物，致使菌丝或酵母菌清晰可见。由于脑脊液本身清晰，这类标本无需用 KOH 处理。CSF 中也可以添加印度墨汁以增加对比度以更好显示病原体轮廓。植物细胞壁钙荧光白（Calcofluor white）可结合到真菌细胞壁，在紫外光显微镜下观察时可发出明亮荧光，也可用于协助识别真菌。

活检标本的组织病理学检查对于诊断和监测真菌感染也很重要，但难以确定真菌到种。这是因为镜下只能观察到其形态，且标本中真菌量也可能非常少。由于标本经苏木精或伊红染色后对于真菌的辨认较为困难，目前已经开发另外的特殊染色方法[58]。过碘酸-希夫染色结合于真菌细胞壁的糖基显示为明显洋红色，更易观察真菌形态。浓郁的洋红色染色使真菌形态更易见。同样，几种银沉淀染色（如 Gomori 六胺银）依靠真菌表面的电荷，将氧化银还原

为金属银。该过程使真菌表面呈现一层黑色涂层，勾勒出其形状[59]。粘蛋白胭脂红染色可把复合多糖蛋白染成深红色，例如新生隐球菌厚荚膜上的粘蛋白可被染色。由于没有其他酵母菌可出现粘蛋白胭脂红染色阳性，如有阳性真菌即明确为隐球菌[60]。另外病原体的大小、出芽方式和荚膜的存在与否，均有助诊断。

针对许多真菌的单克隆抗体已上市，使用血清免疫组化方法检测活检标本可鉴定许多真菌病原体[60]。原位寡核苷酸探针杂交检测组织中的真菌，相关试剂正在研发，也将有助于真菌病的诊断[61]。

培养

用于诊断或监测真菌感染的最准确的方法是病原学培养。标本应接种几种不同类型的培养基，其中一些含有抗细菌药物以抑制细菌过度生长。拭子标本培养阳性率非常低，特别是丝状真菌，应尽量少进行此类标本培养。念珠菌一般生长迅速并可在 24~48 小时内进行分离；但许多其他真菌生长缓慢，可能需要孵育 4~6 周，才能分离鉴定。培养成功后，鉴别酵母通常是通过在各种培养基上观察其代谢活动模式，而丝状真菌主要观察其产生的特有孢子和有特征的菌丝。偶尔，丝状真菌产生可识别孢子的过程较缓慢，同种抗原的特异性免疫检测有助于识别。肽核酸原位荧光杂交实验可从血培养瓶中更迅速地识别白色念珠菌[62]。相比传统的芽管形成试验，目前还不清楚此试验的成本效益如何。

抗原检测

真菌可合成不能被人体酶分解的多糖。这些多糖可在体内蓄积，并从尿中排出。通过能特异识别特定真菌物种的抗体可检测这些真菌抗原而协助诊断。最常用的抗原检测试验是隐球菌抗原乳胶凝集试验。该试验可测血清或脑脊液标本。目前 80%以上培养阳性的隐球菌脑膜炎患者可检测到该抗原。通过在患者治疗过程中确定阳性反应终点稀释度变化，该试验也可用于疗效监测，抗原滴度会随治疗成功而下降[63,64]。

目前针对其他真菌抗原的试验（定量聚合酶链式反应，酶联免疫吸附测定，乳胶凝集）尚未完全建立。乳胶凝集试验也可检测念珠菌抗原，但其实用性尚不清楚。针对血清和尿液中的荚膜组织胞浆菌抗原检测也有报道[65]。在系统性组织胞浆菌患者中，约 50%患者的血液和 80%~90%患者的尿液中可检测到抗原。另外芽生菌和副球孢子菌患者标本可出现抗原检测交叉阳性。用于检测曲霉半乳甘露聚糖抗原和念珠菌（1-3）-β-D-葡聚糖的 ELISA 报道，（1-3）-β-D-葡聚糖检测的敏感性和特异性分别为 63%和 96%，连续两次检测结果大于 7pg/ml，提示对临床有用。相对于其他检测诊断方法，使用这些检测可更快诊断，从而早期治疗以显著缩短病程。另外，最有价值的是 β-葡聚糖检测试验的阴性预测值[66]。不过由于考虑到该试验存在假阳性和假阴性，对于能否显著提高感染高危患者的诊断能力并不确定。假阳性可能由无数产品（IgG、白蛋白、纤维素过滤器或纱布绷带）引起，其结果与哌拉西林/他唑巴坦人造抗生素有关。但可以肯定的是试验结果值的增加和减少可用于监测抗真菌治疗的临床效果[62]。

抗体检测

抗体检测可用于某些真菌病,不适用于其他疾病。全身性念珠菌病的血清学诊断较为复杂,因为大部分人都有抗念珠菌抗体。其效价的升高并非感染的特异表现,而可能仅表示定植。此外,念珠菌播散最有可能发生在免疫功能低下人群,而此类人可能并不会产生抗原抗体反应[67]。另外,超过90%的系统性组织胞浆菌病患者可出现血清抗体阳性[68]。最重要的血清学试验使用补体结合、免疫扩散和酶免疫测定(enzyme immunoassay,EIA)技术。理解每种血清学检查方法的敏感性、特异性和预测值,才能对检查结果做出合适的评估。一般情况下,血清学实验只能拟诊真菌感染。

尽管可以给 L. K. 安排上述相关检测,但首先对其血液和尿液标本直接检查,并连同播散性念珠菌病的症状和体征一起进行评估,方为合理。L. K. 的血液标本也应该在不同真菌培养基上进行培养。因为怀疑念珠菌感染,可能在培养 24~48 小时内分离到念珠菌。皮肤病灶活检标本的培养和组织病理学检查,不仅在确定播散性念珠菌感染的诊断,而且在监测治疗反应方面也有帮助。前面所述的其他真菌试验不必立即安排,应等待直接涂片和培养的结果。

治疗必要性

案例 78-3,问题 3:来自 2 日前留取的单次血培养报告念珠菌属生长。为什么 L. K. 单次血培养阳性必须治疗?

念珠菌血症病例对照研究显示,相比在早期接受治疗患者 41.8% 的病死率,未经治疗的患者病死率高达 85.6%。一旦从患者血液中分离到念珠菌,需要立即启动抗真菌治疗。延迟治疗与死亡率的增加显著相关。事实上,如血培养阳性患者延迟治疗 24 小时或未遵循 IDSA 治疗指南,会增加近 50% 的病死率[69-71]。去除易感因素可能提高念珠菌血症的临床转归,例如拔除中心静脉导管可以减少发病率和病死率[72,73]。虽然中心静脉导管的去除有时可能会使患者用药不便,但仍需进行。另外,L. K. 的其他一些危险因素(如广谱抗菌药物使用)也许更加重要。

治疗方案和联合治疗

案例 78-3,问题 4:治疗念珠菌血症有哪些方案? L. K. 的最佳方案是什么?

念珠菌血症治疗方案因人而异,并需基于患者的免疫力。在免疫功能正常患者,两性霉素 B 制剂、棘白菌素或三唑类可降低发病率和病死率[74-78]。患者无论是否存在中性粒细胞减少,棘白菌素已被证明与两性霉素 B 制剂同样有效;不过,两性霉素 B 清除血流中病原体的速度更快[79,80]。在一项纳入病例最多,控制良好的对照试验中,206 例非中性粒细胞减少患者被随机分配到两性霉素 B 0.5~0.6mg/(kg·d)组和氟康唑 400mg/d 组,共治疗 14 日。两组病死率均小于 9%,治疗成功率(两性霉素 B,80%;氟康唑,72%)无显著差异。不过,试验显示氟康唑组毒性反应较少[75]。因此,治疗敏感念珠菌感染的非中性粒细胞减少患

者,氟康唑 400mg/d 与两性霉素 B 一样有效。如念珠菌血症(或本章讨论的其他真菌感染)患者临床情况稳定,且没有深部感染病灶,应使用三唑类或棘白菌素治疗至少 14日。不能使用棘白菌素或三唑类治疗的患者,可用两性霉素 B 0.5~1.0mg/(kg·d)或两性霉素 B 脂质体 3~5mg/(kg·d)。或者,米卡芬净(100mg 或 150mg)与卡泊芬净的比较显示,米卡芬净 100mg 和卡泊芬净治疗 10 日后临床无差异。然而,米卡芬净 150mg 似乎效果反而较弱[81]。

试验对于大剂量氟康唑[12mg/(kg·d)]单独使用,或氟康唑联合两性霉素 B 至少 3 日后单用氟康唑也进行了评价。结果两组有效率无差异且与以前报道的成功率一致。值得注意的是,氟康唑治疗组病例有较高的 APACHE II 评分,使比较评价较为困难[79]。与此相反的是,在另一项临床试验中,两性霉素 B 和氟胞嘧啶联合提示比单药治疗更有效[82,83]。对于 APACHE II 评分为 10~22 的患者,两性霉素 B 方案可能更有效[79]。

可给予 L. K. 棘白菌素类治疗,根据临床反应和真菌培养鉴定结果来确定总疗程(见案例 78-3,问题 6)。治疗通常应在最后一次血培养阴性后维持 14 日。有些医生每日进行培养以确定这个终点。疗效可通过念珠菌血症患者的症状和体征来监测。对于临床无效患者可考虑联合治疗。更重要的是,应该尽早去除可能的局部感染灶(感染性血栓或腹腔内脓肿)。

案例 78-3,问题 5:这种真菌已被确定为非白色念珠菌。是否会影响 L. K. 的治疗选择?

从历史上看,非白念珠菌在动物模型与非对照病例报告中由于体外耐药通常导致不良临床后果,因此对于非白色念珠菌血液感染治疗较为困难。原发耐药(例如,葡萄牙念珠菌对两性霉素 B 耐药,近平滑念珠菌对棘白菌素耐药,克柔氏念珠菌对氟康唑耐药)或获得性耐药(热带念珠菌或光滑念珠菌对氟康唑耐药)已有报道[76,82,83]。体外获得性氟康唑耐药可能与改变真菌细胞膜通透性、存在抗真菌药外排泵及 CYP450 酶的变化有关。在观察性研究中,氟康唑体外耐药率一直是 9%[76,82,83]。然而,纳入 232 例非中性粒细胞减少患者的大型、多中心临床研究发现酵母菌 MIC 和预后之间没有必然联系。造成这种结果的一个可能原因是对感染危险因素的认识不足或处理不当。例如,去除静脉留置导管可能是比酵母菌 MIC 更重要的预后因素。2008 年首次报道的光滑念珠菌通过 FKS 基因获得对棘白菌素的耐药性不断增加,在棘白菌素治疗失败病例应予怀疑[27,84]。

因此,对于获得性唑类耐药的发生率以及所引起的临床治疗失败率目前无从知晓。推荐对非白念珠菌引起的感染进行密切监测和积极治疗。如能进行真菌药敏试验,则 MIC 大于 16μg/ml 时,应避免给住院患者使用氟康唑。

两性霉素制剂

剂量

案例 78-3,问题 6:如何选择两性霉素 B 的剂型和剂量,L. K. 又如何使用?

两性霉素 B 治疗的剂量和治疗时间应根据感染严重程度和患者免疫功能个体化。一旦患者病情稳定,治疗应改为先前讨论的适用方案之一。两性霉素 B 制剂的剂量应基于去脂体重。不过,由于去脂体重不易测量,许多临床医生也可使用理想体重。大量两性霉素 B 药物被含有大量吞噬细胞的组织捕获(肝 17.5% ~ 40.3%;脾 0.7% ~ 15.6%;肾 0.6% ~ 4.1%;肺 0.4% ~ 13%)后,不能很好地渗透到脂肪组织中(<1.0%)[77,78]。事实上,与胆固醇结合的两性霉素 B 制剂已被证明与细胞上的网格蛋白小窝(低密度脂蛋白受体或内吞受体)结合,促进细胞内的结合,并可能降低肾毒性。因为 L. K. 有 1.72m 高,并不肥胖,他的理想体重应该是 70kg 左右[85]。因此,由于 L. K. 病情不稳定,普通两性霉素 B 初始剂量可达 35mg/d(0.5mg/kg),其后还需增加剂量。治疗的第一日可给予全剂量一半,其后几日给予全剂量。在疾病更严重的患者,可立即开始两性霉素 B 全剂量治疗。虽然普通两性霉素 B 的最佳的给药方案还未完全确立,大多数临床医师倾向逐步增加剂量,以尽量减少输液相关反应。静脉给两性霉素 B 血清峰浓度取决于剂量、给药频率和输液速度。当两性霉素 B 总剂量小于 50mg 时,血清浓度与剂量成正比;剂量大于 50mg 时与稳态血清浓度相关。给药后,两性霉素 B 经过双相消除:血药峰浓度迅速下降(初始 $t_{1/2}$ 为 24~48 小时),但较低浓度(0.5~1.0μg/ml)剂量在 2 周多仍可检测到(终末 $t_{1/2}$ 为 15 日)[86]。两性霉素 B 较长的终末半衰期已经成为目前常用隔日给药的依据,即隔日给予两倍单日剂量。虽然隔日给药治疗方案没有经过仔细评估,但基于有降低肾毒性的可能而存在合理性。使用两性霉素 B 每日 0.5mg/kg 或隔日 1.0mg/kg 的谷浓度可具有充分的抑制常见致病真菌的抗真菌后效应[87]。一旦 L. K. 的临床状况有所改善,由于潜在的肾毒性相比潜在的药效降低更应受到关注,可以考虑两性霉素 B 隔日治疗。

输液反应

案例 78-3,问题 7:最近 3 日,L. K. 在输入两性霉素 B 6~8 小时期间除了发热和寒战无其他不适。在两性霉素 B 输液前 30 分钟他已经接续服用了乙酰氨基酚 650mg,但今天他拒绝输入两性霉素 B。可以采取哪些措施以尽量减少输液相关反应?

两性霉素 B 制剂的不良反应比较常见,分为输液相关、剂量相关或特异质反应。输液相关反应包括发热、寒战、恶心、呕吐、头痛、低血压和血栓性静脉炎等急性综合征。剂量相关的反应可以是急性(如心律失常)或慢性(如肾功能不全继发电解质紊乱和贫血)。L. K. 不需要治疗前给药以防止两性霉素 B 制剂输液相关不良反应,也不用两性霉素 B 制剂试验性给药。大多进行治疗前给药的做法来源于惯例,而非取决于科学研究结果[88]。目前未在首剂使用前给予 1mg 增量试验法,因为过敏样反应发生率非常低。辅助治疗应局限于用乙酰氨基酚预防发烧或头痛,或适当时用肝素防止血栓性静脉炎,直至临床试验能阐明治疗前给药

做法的风险收益比。

许多输液相关的不良反应是由于两性霉素 B 会诱导单核细胞介导细胞因子(白细胞介素-1β、肿瘤坏死因子、前列腺素 E_2)表达[89,90]。氢化可的松是极其有效抑制细胞因子表达的药物[89],它减弱与两性霉素 B 制剂有关的发热和寒战[91]。然而,氢化可的松并不减少如肾功能不全等慢性的剂量相关毒性,而且糖皮质激素诱导的免疫抑制反应会降低两性霉素 B 抗真菌活性[92]。非甾体抗炎药(NSAIDs)也可防止发热,最有可能通过抑制前列腺素 E_2 表达发挥作用[93]。不过,非甾体抗炎药不被推荐常规使用,因为与两性霉素 B 制剂一起使用时可能增加肾毒性。

体温轻度至中度升高和其他输液相关症状通常在输液完毕时会消退,这些不良反应通常持续 3~5 日。开始治疗时应告知 L. K. 未来几日这些不良反应在没有干预时会逐渐减轻。如果不良反应严重到需要更积极的前驱用药,应开始短期使用氢化可的松 0.7mg/kg,在两性霉素 B 之前使用或加入输液袋内同时使用[91]。哌替啶 25~50mg 快速静脉注射也可减少两性霉素 B 引起的寒战,可以每隔 15 分钟重复,但同时需要监测鸦片中毒症状和体征。有报道平均剂量 45mg 的哌替啶比安慰剂快 3 倍缓解寒战[94]。

普通两性霉素 B 输液速度较快(<通常 4 小时~6 小时)与早发的输液反应有关,而不会引起更严重的输液反应[95,96]。因为输液相关反应随两性霉素 B 输液结束而迅速减弱,许多患者宁愿快速输注(1~2 小时)。1 小时输注后心电图评估表明,对无肾脏或心脏基础疾病的住院患者,这种多烯输液速度在目前推荐剂量下是安全的。然而,快速输注并非对所有患者都安全,因为心律失常出现与剂量和输液速度有关。如果输注太过迅速,两性霉素 B 的高血药浓度可诱发严重的心脏不良事件。报道心律失常最常见于无尿或以前有心脏病的患者[97]。基于该制剂的药效学和浓度依赖性,不建议连续输注。

肾毒性

案例 78-3,问题 8:在两性霉素 B 治疗第 4 日,L. K. 的血清肌酐(SCr)和血尿素氮(BUN)分别是 2.3mg/dl(SI 单位,203.32μmol/L)和 42mg/dl(SI 单位,14.99mmol/L)。两性霉素 B 如何加剧 L. K. 的肾功能不全,如何防止其恶化?

肾功能不全是最常限制两性霉素 B 制剂使用的不良事件。肾毒性起因于两性霉素 B 介导的肾小管损伤,导致电解质消耗和破坏肾小球反馈机制。两性霉素 B 诱导肾损害的临床表现包括氮质血症、肾小管酸中毒、低钾血症和低镁血症[88]。在血清胆固醇较高的患者中,肾脏损伤以及输液相关反应似乎不太严重。这可能与早期的网格蛋白结合有关。通常情况下,两性霉素 B 相关的肾毒性在停止治疗后 2 周内可逆。两性霉素 B 给药前直接输入生理盐水(250ml)可降低两性霉素 B 诱导肾毒性的风险[98],可应用于 L. K. 下一剂量开始之前。不过,两性霉素 B 不能与生理盐水混合,因为钠可导致两性霉素 B 沉淀,在配液时形成

非活动状态的微粒。其他肾毒性药物应避免（尤其是利尿剂），肾功能已经受损的患者应密切监测且应考虑替代疗法[99]。低钾血症和低镁血症也应密切监测。系统性念珠菌病患者应在使用防止进一步肾功能恶化措施的基础上小心翼翼地继续进行两性霉素 B 治疗。贫血，与肾脏促红细胞生成素产生减少有关，将在两性霉素 B 停止治疗后缓解，不需要特殊治疗[100]。

案例 78-3，问题 9：L. K. 因急性肾小管坏死已出现明显的肾功能障碍。他的全身性抗真菌药物的剂量应该如何调整？

抗真菌药的肾脏清除率个体差异很大。在全身施用两性霉素 B 的前 24 小时内，只有 5%~10% 的原形药物从尿和胆汁中清除[88]，并无任何证据表明已被明显代谢。因此，慢性肾功能或肝功能衰竭患者基本不需要调整剂量。虽然，在治疗期间如果发生急性肾功能障碍，许多临床医生将停止使用两性霉素 B。不过由于药物所致肾毒性是否给 L. K. 停药必须与深部感染患者不治疗的较高病死率相权衡[55,56]。此外也应考虑肾毒性较低的替代抗真菌治疗方案（即三唑类或棘白菌素）。除卡泊芬净以外，棘白菌素推荐剂量在肾功能不全或肝功能不全患者中不变。对于中度肝功能不全患者（Child-Turcotte-Pugh 评分 7~9），卡泊芬净维持剂量应降低到 35mg/d，即使预期较高的标准剂量通常也能很好地耐受。对于严重肝损害患者卡泊芬净没有可参考的数据，应考虑进一步减少用量。

酮康唑和伊曲康唑经过首过代谢后具有双相剂量依赖性的消除[45,46]。这些制剂广泛代谢后通过胆汁排泄；少量原形药物在尿中排泄，因此没有必要在肾功能障碍或透析患者中调整剂量[101]。伏立康唑被细胞色素 P450 2C19 广泛代谢，并在较小程度上被 CYP3A4 代谢为尿液中排泄的无活性代谢物。然而，伏立康唑和泊沙康唑的静脉制剂溶解于通过肾脏消除的磺丁基醚-β-环糊精中。环糊精载体的累积与包括肾功能不全患者中未报道的潜在肾毒性理论相关[102,103]。因此，对于需要广谱三唑类但肾功能受损的患者，首选口服治疗（或艾沙康唑）。与酮康唑和伊曲康唑不同，氟康唑和伏立康唑无广泛代谢。超过剂量 90% 的氟康唑经尿排泄，其中约 80% 为原型药物，约 20% 为代谢物[104]。因为氟康唑以原型在尿中排泄，肾功能不全患者（见表 78-5）应调整剂量[23,24,45-48,88,101-111]。氟康唑和伏立康唑是 L. K. 的合理的替代方案，但必须基于已公布的药物说明调整剂量[105]。

案例 78-3，问题 10：两性霉素 B 脂质体作用是什么？

两性霉素 B 脂质体已被 FDA 批准用于那些不能耐受普通两性霉素 B 的患者（表 78-6）。另外，两性霉素 B 与 10% 或 20% 脂肪乳剂的混合物也已被用于治疗全身性真菌感染。各种两性霉素制剂的脂质载体差异很大。脂质体制剂是球形载体，其在囊泡内外均含有两性霉素 B。试想一下，脂质复合体像雪花形状，胶体分散体系结构形状像一个

绑着两性霉素 B 的飞盘。结构上的差异似乎对治疗结果没有影响，但在体内显示出明显不同的药代动力学和两性霉素 B 释放速率，这可能是每种制剂[112] 观察到的不良反应发生率差异的原因，不推荐两性霉素 B 与脂质乳剂的混合物，直到制剂形式足够稳定[113]。然而，在概念上类似，一些临床医生使用两性霉素 B 制剂治疗同时参早餐（高胆固醇膳食）以模拟或增强"脂质"共同给药、巨噬细胞网格蛋白小窝结合，以期降低毒性。

有关两性霉素 B 制剂比较的有限数据可用于协助治疗该病例。一项大型对照试验评估两性霉素 B 脂质复合物治疗播散性念珠菌病。普通两性霉素 B 0.6~1.0mg/（kg·d）治疗 14 日略优于脂质复合制剂 5mg/（kg·d），对于真菌学疗效或生存率分别为 68% 和 63%，但无统计学差异[114]。试验将肾功能不全定义为血肌酐翻倍，却发现两性霉素 B 组相关肾功能不全发生率为 47%，而脂质制剂组仅为 28%。由于药物经济成本，一些卫生机构只提供脂质体制剂给那些已存在肾功能不全或使用普通两性霉素 B 制剂有严重不良反应的患者。然而，由于患者接受和两性霉素 B 相关肾功能不全所导致的医疗成本，大多数医疗中心也使用脂质制剂作为多烯类处方。脂质体制剂的适应证将在曲霉病、夹膜组织胞浆菌病和隐球菌病部分进一步评价讨论。

抗真菌预防

案例 78-3，问题 11：对 L. K. 可以采取什么措施预防侵袭性真菌感染？

2014 年，美国国家过敏和传染病研究所（National Institutes of Allergy and Infectious Diseases，NIAID）/真菌病研究小组完成一项随机、双盲、安慰剂对照试验，对于在重症监护病房（intensive care unit，ICU）环境中的高危患者，基于抗原诊断试验（β-D-葡聚糖）对侵袭性念珠菌病开始卡泊芬净抢先治疗[115]。该研究采用针对侵袭性念珠菌病的有效风险预测评分，确定 18% 入住 ICU 的受试者预测的侵袭性念珠菌病发病率大于 10%。预防使用卡泊芬净与已证实或可能的侵袭性念珠菌病或患者病死率的降低无关。因此，对于非中性粒细胞减少患者的预防应限于已证实受益的患者群体：胃肠道穿孔、重症胰腺炎、肝/胰腺或小肠移植受者以及极低出生体重新生儿[57]。

选择性消化道脱污染或全身性抗真菌药物预防可用于高危、免疫功能低下或外科手术患者，以预防可能的真菌感染。L. K. 也可参考上述方案。外科危重患者预防使用氟康唑可能减少 50% 以上侵袭性真菌感染风险，但不是病死率[116]。另外，消化道不能吸收的抗真菌药，如两性霉素 B 或制霉菌素也可选择。口服两性霉素 B 可减少 3~5 倍高危患者的系统性念珠菌病风险[117]。然而，两性霉素大便浓度[118] 不可靠的问题，唑类仿制药的成本降低，以及患者对两性霉素 B 依从性差，导致临床常优先使用唑类药物。与安慰剂相比，唑类预防口咽部念珠菌病更有效[119,120]。目前，没有精心设计的比较唑类与多烯类抗真菌药（如两性霉素 B）用于预防口咽部或系统性念珠菌病的研究。

表 78-6

两性霉素 B 制剂

种类	两性霉素 B（Fungizone）	两性霉素 B 脂质复合体（Abelcet）	两性霉素 B 胶体分散体（Am-photec）	两性霉素 B 脂质体（AmBisome）		两性霉素 B 脂质乳液
FDA 批准适应证	危及生命的真菌感染 内脏利什曼病	难治性或不能耐受两性霉素 B	侵袭性曲霉菌病患者 难治性或不能耐受两性霉素 B	FUO 中性粒细胞减少的经验治疗 难治性或不能耐受两性霉素 B 内脏利什曼病		无
剂型						
固醇	无	无	胆固醇硫酸盐	胆固醇硫酸盐(5)[a]		红花、大豆油脂
磷脂	无	DMPC 和 DMPG（7：3）[a]	无	EPC 和 DSPG（10：4）[a]		10~20g/100ml
						EPC>2.21g/100ml
						丙三醇>258g/100ml
两性霉素 B/mole%	34	33	50	10		变量
粒子大小／nm	<10	1 600~11 000	122(±48)	80~120		333~500
厂商	泛型	Enzon	Intermune	藤泽药品		不适用
稳定性	2~8℃ 1 周或 27℃ 24h 内	2~8℃ 15h 或 27℃ 6h	2~8℃ 24h	2~8℃ 24h		不稳定
剂量和速度	0.3 ~ 0.7mg/（kg · d）持续 1~6h[b]	5mg/（kg · d）以 2.5mg/kg/hr	3~4mg/（kg · d）持续 2h	3~5[c]mg/（kg · d）持续 2h		调查研究：1mg/（kg · d）持续 1~8h
半数致死量	3.3mg/kg	10~25mg/kg	68mg/kg	175mg/kg		不明
药物动力学参数						
剂量	0.5mg/kg	5mg/（kg×7d）	5mg/（kg×7d）	2.5mg/（kg×7d）	2.5mg/（kg×7d）	0.8mg/（kg · d）×13d
血清浓度						
峰值	1.2μg/ml	1.7μg/ml	3.1μg/ml	31.4μg/ml	83.0μg/ml	2.13μg/ml
谷浓度	0.5μg/ml	0.7μg/ml		4.0μg/ml		0.42μg/ml
半衰期	91.1h	173.4h	28.5h	6.3h	6.8h	7.75h
分布容积	5.0L/kg	131.0L/kg	4.3L/kg	0.16L/kg	0.10L/kg	0.45L/kg
清除率	38.0ml/（kg · h）	436.0ml/（kg · h）	0.117ml/（kg · h）	22.0ml/（kg · h）	11.0ml/（kg · h）	37.0ml/（kg · h）
AUC	14μg/（ml · h）	17μg/（ml · h）	43.0μg/（ml · h）	197μg/（kg · h）	555μg/（ml · h）	26.37μg/（ml · h）

[a] 各成分的摩尔比。

[b] 长期输入无益处。

[c] 剂量大于 10mg/kg 没有益处。

AmB，两性霉素 B；AUC，曲线下面积；DMPC，肉豆蔻溶脂；DMPG，肉豆蔻磷脂酰甘油；DSPG，distearolyphosphatidyglycerol；EPC，卵磷脂；FDA，美国食品药品管理局；FUO，不明原因发热；NA，不适用

L. K. 可以开始预防使用抗真菌药物，并持续到免疫功能不再低下。如果 L. K. 出院并在门诊治疗，与多烯类相比，每日一次唑类（咪唑或三唑）全身使用更为优选，以提高依从性。再次强调，全身预防用药将增加耐药性、不良反应、药物相互作用风险和潜在经济成本（见表 78-4）。在这些患者中可能需要进行治疗药物监测。

念珠菌尿

治疗

案例 78-4

问题 1：M. Y. ,24 岁,男性,因为机动车事故造成复合创伤在外科 ICU 住院。入院后不久,他由于脾脏破裂和肝裂伤接受剖腹探查术。随后出现呼吸和肾功能衰竭。M. Y. 目前已气管插管和机械通气。入院以来,他一直接受高营养支持及广谱抗生素（庆大霉素、氨苄西林和甲硝唑）治疗。已安置导尿管。最近两项尿液分析（urinalyses,UAs）发现出芽酵母菌,且培养显示白色念珠菌大于 100 000 个菌落单位。M. Y. 目前体温正常,眼底检查正常,并没有大结节性皮肤损害存在。白细胞计数为 8 900/μl（SI 单位,白细胞计数为 8.9×10^9/L）,过去两日抽取的三套血培养都阴性。M. Y. 的念珠菌尿应该如何治疗？

膀胱炎、尿道炎或由全身感染所致的真菌尿很难区分。同样,因为念珠菌尿患者通常无症状,也很难区分真菌是感染病还是定植。真菌尿不能用于确定部位或入侵的严重程度。系统性疾病的症状和体征应密切观察,直到确定是真菌定植、膀胱炎或尿道炎并排除播散的风险。

根除尿中真菌（特别是白色念珠菌）应先去除留置导尿管和减少真菌感染的危险因素。如果尿管去除后 48 小时内未能清除尿中真菌,应考虑药物治疗。如果预计 M. Y. 有泌尿生殖系统操作,应该接受全身治疗,因为念珠菌尿患者手术后念珠菌血症发生率较高（10.8%）。此外,任何有血液播散的高危患者也应考虑治疗（如使用免疫抑制剂患者）[121]。

在过去曾使用浓度 150μg/ml 的两性霉素 B 行膀胱冲洗,但目前临床已限制应用,且 IDSA 不作推荐[122]。两项比较研究,通过检测真菌清除率,发现使用两性霉素 B 50μg/ml 膀胱冲洗 5 日优于氟康唑 100mg/d。两组 2~4 周临床治愈率相当,然而,两性霉素 B 治疗组病死率更高。有人认为,两性霉素 B 膀胱冲洗治疗失败可能与尿路念珠菌的播散有关[123,124]。全身性抗真菌治疗使用氟胞嘧啶 [100~150mg/(kg·d),7 日][125] 与唑类 [氟康唑 0.6~1.4mg/(kg·d),7 日][126,127],也曾经在非对照或非随机研究中使用过。不推荐使用较新的三唑（伏立康唑、泊沙康唑和艾沙康唑）或棘白菌素治疗念珠菌尿,因为他们在尿液中的浓度较低,尽管有些病例组表明棘白菌素治疗可以清除阳性培养物[128]。

芽生菌病

病原学

案例 78-5

问题 1：C. P. ,17 岁,女性,因为抗生素治疗无效的慢性肺炎被收住院。3 个月前,她开始出现慢性咳嗽,最终发展到大量脓性痰,偶尔带血丝。2 个月前,她的下肢和背部开始出现"疖子",并有渗液。曾在另一家医院住院,但使用阿莫西林和克拉霉素无效。C. P. 否认发烧、寒战或夜间盗汗,但体重下降 5kg。体格检查发现体温 38.2℃,右下颌皮下有一个 2cm² 有波动感和触痛的肿块,在腰部还有一个大约 4cm 宽有波动感的肿块。此外,下肢有数个堆积在一起的 0.5~1cm² 溃疡,边缘过度角化（图 78-2）。右肺底可闻及啰音。C. P. 的白细胞计数略有升高 13 500/μl（SI 单位,白细胞计数,13.5×10^9/L）。胸片显示在右肺中叶有团块影（图 78-3）。溃疡碎屑和从皮下脓肿吸出物用湿法制备并涂片显示大量基底广泛的出芽酵母,细胞壁具有折光性,为多核细胞浸润的典型皮炎芽生菌。痰液、皮肤碎屑、脓液培养最终确诊。C. P. 的播散性皮炎芽生菌病的侵入门户可能是什么？要如何治疗？

作为典型的地方性真菌病,皮炎芽生菌的主要入侵部位是肺部。C. P. 感染多半来源于肺部,由于其先有咳嗽、咯脓痰及血丝痰病史,而一个月之后才在腿部和腰部出现皮肤病灶。急性肺部感染常无症状,即使有症状时通

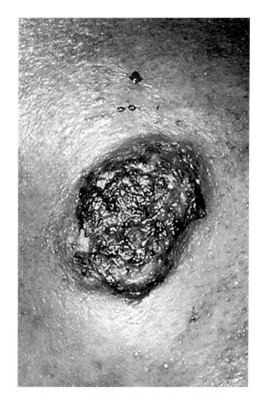

图 78-2　播散性皮炎芽生菌皮肤溃疡

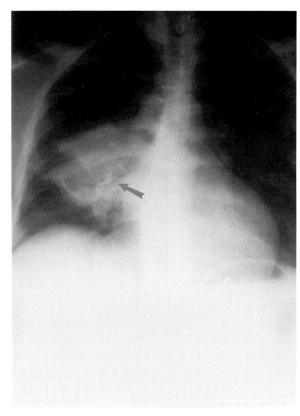

图 78-3　皮炎芽生菌的胸片

常也只需要观察。在这些患者中发展为慢性肺部或肺外芽生菌病数量未知。C. P. 右肺底的啰音和对抗菌药物无效并持续的肺炎提示慢性肺部感染,需要进行治疗。慢性肺炎病史与影像学异常常被误认为结核或肿瘤;胸片上她右肺肿块样浸润也符合慢性肺疾病。肺外感染可涉及皮肤(疣状或溃疡性病变)、骨、泌尿生殖系统(前列腺炎、附睾睾丸炎)或 CNS(脑膜炎或脑脓肿)。如果不及时治疗,至少 21% 的慢性肺部或肺外感染患者将有生命危险[129]。因为 C. P. 存在肺和皮肤皮炎芽生菌的证据,应及时治疗。

治疗

案例 78-5,问题 2: 对 C. P. 应开始什么具体的治疗?

纵观历史,两性霉素 B 制剂被认为是治疗芽生菌病的首选,总剂量超过 2g 的治愈率达 97%,且复发率低,但也会造成大量相关毒性[129]。酮康唑和伊曲康唑相对安全,在非危及生命、非中枢神经系统感染的患者可替代两性霉素 B。NIAID 真菌病研究小组[130]证实唑类可有效治疗与芽生菌和组织胞浆菌相关的慢性肺部和肺外疾病患者。非对照评价酮康唑剂量 400~800mg/d 慢性肺部和肺外感染(不包括危及生命或中枢神经系统)治愈率大约 89%,失败率约 6%,复发率约 5%[130]。类似的研究发现,伊曲康唑胶囊 200~400mg/d,治疗疗程中位数为 6.2 个月,治愈率达 88%~95%[131]。氟康唑剂量小于 400mg/d 则无效,而较高剂量(400~800mg/d)在治疗非危及生命的疾病时与酮康唑一样有效[132]。虽然这些临床试验既没有比较也没有对照,

可以观察到伊曲康唑相比酮康唑毒性更低,有更佳效益(疗效)风险(毒性)比。

C. P. 疾病程度轻到中度,初始可用伊曲康唑 200mg/d 进行治疗。如果 2 周内未见临床改善,或病情出现恶化,伊曲康唑的用量可以 100mg 的增量逐渐调整至最大剂量 400mg/d。治疗应至少继续 6 个月。如果 C. P. 出现严重并发症或脑膜疾病,应停伊曲康唑而同时换用两性霉素 B 或脂质体两性霉素 B。由于存在复发的风险,C. P. 应随访 12 个月。皮炎芽生菌的皮肤和血清学检测不像组织胞浆菌那样敏感,不用作诊断或评估疗效[130,133]。更应密切注意患者症状缓解(皮肤,肺)、微生物学转阴和影像学的改善情况。

孕妇抗真菌

案例 78-5,问题 3: C. P. 自述已停经 3 月,尿妊娠试验阳性。据此结果应如何改变她的治疗方案?

针对孕妇或哺乳期患者,抗真菌剂的安全性数据有限,可参考药物的致畸风险 FDA 分类(见第 49 章,产科药物治疗)[134,135]。唑类系统性使用被归类为 C 级。丹麦的最近一项注册研究发现孕早期的孕妇服用伊曲康唑没有出现出生缺陷的证据[136,137]。然而,在该注册分析的大多数女性接受过低累积剂量的三唑类治疗鹅口疮。但是,孕期或哺乳期的妇女应避免使用这些药物,因为它们对胎儿或新生儿有潜在的致畸性和内分泌毒性。和唑类一样,灰黄霉素和氟胞嘧啶也被归类为 C 级。C. P. 不应使用这些药物。因为风险明显大于益处。在母乳中这些药物分泌很少,部分缺乏临床数据。因此,在使用这些抗真菌药物时,妇女应停止母乳喂养。

两性霉素 B 和特比萘芬被归类为 B 级。基于动物研究,此类药物没有发现胎儿风险,或风险已经在动物身上发现但人类研究还没有确定的结果。关于妊娠期间使用特比萘芬的数据有限。因此,临床医生应尽量避免妊娠期间使用特比萘芬,直到公布数据支持其 B 级分类。此外,孕妇使用两性霉素 B 制剂的大量临床经验证明可成功治疗系统性真菌病,母亲或胎儿都没有发现过多的毒性。因此,两性霉素 B 制剂已是妊娠期抗真菌治疗的重要选择。

组织胞浆菌病

治疗

案例 78-6

问题 1: J. N. ,47 岁,男性,患有严重类风湿性关节炎,过去 6 年一直每日使用泼尼松,目前剂量是 20mg/d。在过去的 4 周,他每日发热到 38.4℃、盗汗明显、厌食、体重减轻 8.2kg。他将泼尼松剂量增加到 40mg/d 但临床无改善。入院时,J. N. 表现为慢性病容,呈长期类固醇治疗的表现。体温 37.8℃,心率 105 次/min。在硬腭上出现较浅口腔溃疡。肝脏长大斜径 18cm,脾在左肋缘下 3cm 可触及。大便隐血阳性。胸片示双肺间质性浸润(图 78-4A)。全血细胞减少,实验室结果如下:

红细胞比容:29%(正常值,39%~45%)(SI 单位,0.29)

白细胞计数:3 500/μl(正常值,4 000~11 000/μl)
(SI 单位,3.5×10⁹/L)

血小板计数:78 000/μl(正常值,130~400 000/μl)

UA:8~10 白细胞/高倍视野

SCr:1.9mg/dl(SI 单位,167.96μmol/L)

BUN:42mg/dl(SI 单位,14.99mmol/L 尿素)

胆红素正常,但转氨酶升高约 1.5 倍,血清乳酸脱氢酶比正常高 10 倍。骨髓穿刺和口腔溃疡的活检提示在巨噬细胞和多形核白细胞内多个小的酵母菌与组织荚膜胞浆菌一致(图 78-4B)。血液、尿液、骨髓和口腔溃疡活检培养均为荚膜组织胞浆菌生长。对本例系统性荚膜组织胞浆菌最佳的抗真菌治疗选择是什么?关于 J. N. 的治疗,应监测哪些临床参数以评价疗效和毒性?

系统性组织胞浆菌病进行抗真菌治疗的疗效尚未得到很好的研究。组织胞浆菌病的治疗方案概述在表 78-7[138]。因此,J. N. 应使用静脉用两性霉素制剂或伊曲康唑 2.8mg/(kg·d)进行治疗,治疗的过程中应监测疗效和毒性。最终决定给 J. N. 使用普通两性霉素 B 治疗。

血液和尿液培养,白细胞和血小板计数(组织胞浆菌感染可引起各类血细胞减少),全身症状,血清乳酸脱氢酶和肝脾肿大变化都可用作对 J. N. 的组织胞浆菌病抗真菌治疗结果的评估。不过贫血和胸片检查并不用来评价治疗反应。因为肺部慢性病可形成疤痕性的钙化肉芽肿,即使进行积极的治疗其也很少消退。所以,即使有效治疗后胸部影像学检查也可能出现恶化,而不是改善。此外,两性霉素 B 诱发肾脏疾病与继发性贫血也可以混淆疗效评价结果。因此无论两性霉素 B 剂量如何,如患者接受治疗 3 周以上,贫血都不作为预后判断指标[100]。

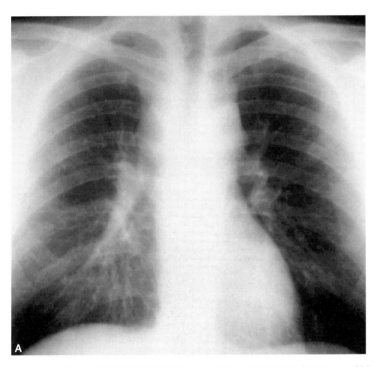
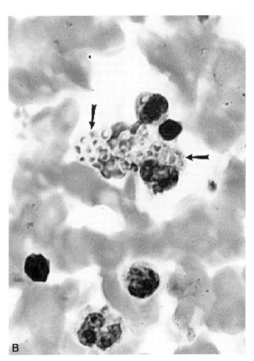

图 78-4　组织胞浆菌病感染。A.胸片显示双肺间质浸润。B.外周血革兰氏染色显示出与白细胞内的病原体

因为组织荚膜胞浆菌病经两性霉素 B 治疗后 3 年内约有 5%~15% 的复发率,患者仍需要密切随访。复发病例出现在那些普通两性霉素 B 总治疗剂量小于 30mg/kg 的患者,或伴随有未控制的艾迪生病、免疫抑制、心血管系统感染(心内膜炎、移植瓣和微动脉瘤)患者,以及脑膜炎患者[138]。即使足量两性霉素 B 治疗后,也有超过 90% 的 HIV 阳性患者出现组织胞浆菌病复发。在免疫功能低下患者(HIV)的双盲试验中发现,脂质体两性霉素 B 优于两性霉素 B 脱氧胆酸。尚缺乏伊曲康唑与脂质体两性霉素 B 治疗合并 HIV 感染者的比较数据。如果患者合并 HIV 感染,脂质体两性霉素是首选[139]。因为组织胞浆菌可能从休眠病灶—尤其是患者的残余肉芽肿中重新激活(复发)和播散,后续启动免疫抑制治疗特别令人关注。估计残余病灶就是导致慢性炎症反应和再次复发的原因[140]。

治疗过程中也应注意监测 J. N. 使用两性霉素 B 的潜在不良反应(如输液相关反应、肾毒性、贫血、低钾血症、神经毒性、血栓性静脉炎)。此外,由于长期糖皮质激素治疗和组织胞浆菌病的存在,应密切监测 J. N. 的肾上腺功能。那些继发于组织胞浆菌感染的艾迪生病患者似乎更易出现两性霉素 B 诱发的急性低血压发作。

吡咯类不良反应

案例 78-6,问题 2:使用两性霉素 B 总剂量达 750mg 后,主观和客观表现均证明 J. N. 的组织胞浆菌病临床病情改善。考虑患者的经济情况,医师选择酮康唑 400mg/d 口服作为两性霉素 B 替代方案。6 周后,J. N. 出现阳痿并且怀疑这是否可能是药物引起。酮康唑是 J. N. 阳痿的原因吗?可能性有多大?

与伊曲康唑和氟康唑相比,酮康唑有更多不良反应和更多潜在的药物相互作用。酮康唑最常见的副作用是恶心和呕吐。胃肠道不适与剂量相关,400mg/d 与 800mg/d 相比胃肠道的影响就会较少[138]。内分泌和肝脏毒性是酮康唑最显著的不良反应。若将每日剂量分为两次服用可减少恶心和呕吐。在酮康唑治疗期间已经观察到剂量

相关内分泌毒性(肾上腺功能减退、少精症和性欲减退),这是由于其可抑制哺乳动物的甾醇合成[13,141],且停药通常可以缓解。因此,J. N. 主诉阳痿很可能是由于酮康唑造成。他还应监测肝酶,因为转氨酶升高的不良反应发生率大约 10%,偶然情况下甚至可以发生重症肝炎和肝功能衰竭[13,141]。

表 78-7

组织胞浆菌病治疗

疾病	首选	备选
急性肺病		
长期症状(>2 周)	自然缓解	无
免疫功能低下[a]	ITZ 50~100(mg·d)(3~6 个月)[b]	AmB 0.3~0.5mg/(kg·d)[b]
呼吸窘迫(PaO$_2$<70mmHg)	AmB 0.5~1.0mg/(kg·d) ITZ 1.5~2.8mg/(kg·d)(≥6 个月)[b] (TD 250~500mg)±皮质类固醇(甲泼尼龙 0.5~1mg/kg)×1~2 周	ITZ 1.5~2.8mg/(kg·d)(≥6 个月)[b] ITZ(不在危及生命的情况下研究)
慢性肺病		
活动	ITZ[(1.5~2.8mg/(kg·d)(9 个月)][b,c]	AmB 0.5mg/(kg·d[c])
静止		或 KTZ 400mg/d(≈6 个月)
组织胞浆菌瘤	不治疗	无
纵隔纤维变性	手术[d]	无
系统性疾病		
	AmB(TD 推荐:35mg/kg)或脂质体 AmB 然后 ITZ 2.8mg/(kg·d)×直到 12 个月[b]	氟康唑 400~800mg/d[e]

[a] 两性霉素 B 脂质体制剂比普通两性霉素 B 优先选择用于 HIV 感染患者。

[b] 应继续治疗直到患者症状缓解和培养阴性 3 个月。基于 IDSA 2007 指南,推荐的治疗持续时间和总剂量只作为指导开始治疗的参考。

[c] 只说明严重的症状(如咯血)。

[d] 对大多数患者 ITZ 200mg 每日 1 次或每日 2 次持续 6~18 个月。

[e] 氟康唑只能用于那些不能耐受 ITZ 的患者。

AmB,两性霉素 B;ITZ,伊曲康唑;KTZ,酮康唑;TD,总剂量

三唑类——伊曲康唑、氟康唑、伏立康唑——比酮康唑有更好的耐受性,且更少需要监测。这一现象是由于三唑类与真菌细胞色素酶更强的亲和力,并且较少干扰哺乳动物酶[142]。伊曲康唑、氟康唑[6mg/(kg·d)]和伏立康唑没有抗雄激素作用,而且与咪唑类相比恶心和呕吐少见。在临床试验中,报道有 2.7% 使用伏立康唑患者出现肝功能异常。肝功能异常可能与较高三唑类剂量或血清浓度升高有关,解决方法可据临床情况要么继续治疗,要么剂量调整,包括停药。治疗前及整个唑类治疗期间均应定期监测肝功能,因为已有报道严重肝脏不良反应的病例[142]。与伏立康唑相关的独特的不良事件是光敏感,这可能与更高的血浆浓度或剂量相关。一般来说不需停药,如果治疗持续时间超过 28 日,建议监测视力、视野和色觉。使用泊沙康唑治疗不良反应报道有腹泻、乏力、腹胀及眼痛[53]。根据这些数据,应给予 J. N. 试

用伊曲康唑。

吡咯类药物相互作用

案例 78-6,问题 3:J. N. 选择继续酮康唑治疗。他现在回来伴随库欣综合征表现。对 J. N. 而言,可能是什么潜在的药物或疾病相互作用导致这个问题?

全身使用唑类和多烯类的药物相互作用程度不同,从轻度不适到危及生命的事件都有报道。从历史上看,唑类和非抑制性 H$_1$ 选择性抗组胺药物之间的相互作用一直很严重,可导致 QT 间期延长和室性心律失常[143]。虽然同时使用皮质类固醇可能减少抗真菌疗效,但没有临床试验提及这个重要问题。同时使用酮康唑时,皮质类固醇血清浓度可出现翻倍,故而建议使用酮康唑时激素剂量应减少

50%。已经证实糖皮质激素和其他唑类之间也有这种相互作用[144]。此外，还有研究发现地塞米松可增加卡泊芬净的清除率。

与唑类抗真菌药物的其他显著药物相互作用涉及其抑制细胞色素 P450 酶系统的能力。所有唑类药都抑制CYP3A4，只是效力不同：酮康唑是最强的抑制剂，其次是伊曲康唑和伏立康唑，然后是泊沙康唑和氟康唑。关于艾沙康唑相对抑制效力的数据仍在研究中。除了治疗相互作用，许多其他药物也是细胞色素 CYP3A4 的底物，尚待研究评价。由于唑类抗真菌药物血清浓度的增加可能与潜在毒性相关，选择合并用药时应谨慎。伏立康唑相互作用更加复杂，因为它通常可同时抑制 CYP2C9 和 CYP2C19，两种同工酶表现多态性，从而增加 CYP2C9 或 CYP2C19 底物浓度。相反，一些药物可以诱导或抑制细胞色素 P450 系统，分别可减少或增加抗真菌药物的血清浓度。泊沙康唑是P-糖蛋白外排底物，而且通过 UDP-葡糖醛酸化被代谢；因此，这些代谢通路的抑制剂或诱导剂就可能影响泊沙康唑的浓度[51-53]。

尽管已经记录了数百种药物与抗真菌药（特别是唑类）的相互作用，但理论相互作用的数量可能超过 2 000[145]。因此，在开始和停止抗真菌治疗之前，应仔细筛选患者的药物治疗情况，以评估严重药物相互作用的风险。最好是经常使用计算机更新交互数据库来筛选，该数据库可以商业获得（Lexicomp）或免费（www.fungalpharmacology.org），包括用于智能手机的软件。

球孢子菌病

血清学试验

案例 78-7

问题 1：F. W.，32 岁，菲律宾籍女性，加州中央谷地的终身居民，因为球孢子菌脑膜炎第 3 次复发被送往医院。大约 4 年前，她的两性霉素 B 治疗总剂量为 2.2g，临床反应良好。9 个月以后，出现复发并接受两性霉素 B 共计 1.6g 的第 2 个疗程。在其后 18 个月期间她情况良好，得以重返秘书工作岗位。然而，近 4 个月来 F. W. 出现慢性头痛，一直无法集中精力工作，且据家庭成员报告情绪非常不稳定。颅脑 CT 显示轻度脑积水。腰椎穿刺术发现初始压力 19mmHg（正常，10mmHg）。CSF 分析显示：

WBC：110/μl（正常，0/μl）

葡萄糖：18mg/dl（正常，血清葡萄糖的 60%）

蛋白质：190mg/dl（正常，<50mg/dl）

脑脊液球孢子菌 CF 抗体试验阳性，滴度 1∶32。如何解释球孢子菌血清学试验结果？

真菌感染最重要的血清学检测使用的技术包括补体结合（CF）、双向免疫扩散法和 EIA。针对双相型真菌（见表78-1）的补体结合抗体（如 CF）试验已建立，并使用多种抗原检测。球孢子菌素是粗球孢子菌菌丝相的抗原。61% 的

球孢子菌病患者球孢子菌素补体结合试验滴度可达至少1∶32，且 41% 的滴度可达 1∶64。较高的滴度是预后不良的标志，而滴度下降则表明临床改善。因此，F. W. 的脑脊液CF 滴度 1∶32 与球孢子菌病活跃一致。75% 原发性感染患者发病后 1~3 周即可出现血清试验阳性，若感染被控制，阳性结果通常在 4 个月内转阴[146]。利用组合抗原，酶免测定特异性 IgG 和特异性 IgM 诊断粗球孢子菌病的方法得以开发上市。这些试验针对血清和脑脊液有超过 92% 的敏感性和 98% 的特异性。而且从诊断时间上看 EIA 的反应似乎比 CF 的反应更早[147,148]。

抗真菌药物中枢神经系统渗透

案例 78-7，问题 2：对 F. W. 的治疗失败，药代动力学的解释是什么？怎样克服这个问题？

F. W. 已接受长期静脉两性霉素 B 治疗，而脑脊液中仍含有真菌。在这种情况下，治疗失败部分原因可能是游离两性霉素 B 渗透到脑脊液有限[88]。因为普通两性霉素 B 或脂质制剂-解离的两性霉素 B 高度结合脂质（90%~95%），CSF 浓度仅有血清浓度的 2%~4%[88,142]；腹膜、滑膜和胸水浓度都小于血清浓度的 50%（见表 78-5）。氟胞嘧啶蛋白结合不明显，并可穿透脑脊液、玻璃体和腹腔液；其分布容积近似于体内总水量[149]。氟胞嘧啶脑脊液浓度是血清浓度的 74%，已被广泛用于治疗中枢神经系统真菌病，特别是隐球菌性脑膜炎。但是，氟胞嘧啶对球孢子菌无抗菌活性，因此不能用于 F. W. 治疗。

氟康唑分布容积接近体内总水量[150]，氟康唑脑脊液浓度是同期血清浓度的大约 60%。酮康唑穿透脑脊液很差，因其高度结合血浆蛋白（>80%）和红细胞（15%）。伊曲康唑类似于酮康唑，蛋白质结合率大于 99%。伊曲康唑在宿主巨噬细胞内浓度较高，因此尽管其不能渗透到脑脊液，但可以解释其对一些中枢神经系统真菌感染有疗效[151]。棘白菌素的脑脊液渗透性也很差（<5%）。特比萘芬、艾沙康唑和泊沙康唑脑脊液渗透性目前缺乏可靠数据。因此，基于药物动力学的考虑，氟康唑可能是两性霉素 B 鞘内注射的替代方案[152,153]。

研究发现 400mg/d 的氟康唑对球孢子菌脑膜炎患者有效。但一旦停止治疗复发率也很高，类似两性霉素 B。在一项非脑膜炎疾病的对照研究中，口服伊曲康唑 200mg bid 并不优于氟康唑；但是，观察到更好的疗效趋势，特别是对骨感染病[154]。

两性霉素 B 鞘内注射

案例 78-7，问题 3：对 F. W. 进行鞘内注射抗真菌药，可能会观察到什么不良反应？

在全身使用脑脊液穿透力差的抗真菌药物的同时，给予脑室或鞘内注射可以改善治疗结果。成人鞘内注射普通两性霉素 B 剂量的通常范围为 0.25~0.5mg，注射时需同时使用 5% 葡萄糖 5ml 进行稀释[155,156]。几项研究表明，剂量

大于 0.7mg 可提高治愈率,减少复发。因为脑脊液具有在脑室和脊髓之间流动的特性,腰大池或脑室内给药均可推荐。当有必要鞘内注射用药时,药物需溶解于 10% 葡萄糖高渗溶液中使用,且患者应被置于头低脚高位置(trendelenburg position),以期提高脑底脊髓膜和脑室药物的分布并降低局部毒性。伏立康唑、卡泊芬净和脂质两性霉素制剂已有临床应用,但无对照试验进行评价。脑池内使用抗真菌药可能会出现头痛、恶心、呕吐、颅神经麻痹和与穿刺创伤相关的脑池出血等不良反应。使用 Ommaya 贮器可以方便两性霉素 B 脑室内给药。这类装置的常见并发症包括分流器阻塞、细菌定植或细菌性脑膜炎、帕金森症状和癫痫发作[156-158]。在过去,由于操作简单而常使用腰椎穿刺给药,但往往因为化学性蛛网膜炎、头痛、短暂神经根炎、感觉异常、神经冲动、排尿困难、视力障碍、眩晕和耳鸣而必须中断治疗。急性中毒性谵妄、脱髓鞘性周围神经病变、脊髓损伤也有报道[159-162]。不考虑这些众多和严重的不良反应,脑室内给药可有效治疗那些危重或常规给药无反应的脑膜炎患者。

曲霉病

经验治疗(宿主中性粒细胞减少)

案例 78-8

问题 1:M. Z. ,29 岁,男性,既往体健,12 天前接受异基因造血干细胞移植。在其等待移植的 7 个月中,他没有因氯喹引起的再生障碍性贫血相关的其他严重并发症。在移植前 2~5 日,开始用环磷酰胺(50mg/kg)和全身诱导照射治疗。然后在移植当日输入与他的人白细胞抗原匹配兄弟的骨髓。于移植后第 3 日出现中性粒细胞减少,白细胞计数为 50/μl。在第 5 日之前 M. Z. 唯一表现只有口腔炎和腹泻。而在第 5 日晨出现发热、胸痛和头痛。体格检查发现体温 37℃。给予经验性抗感染药物,但直至第 8 日临床仍无改善。胸部和鼻窦的 CT 扫描显示胸膜下结节影,右肺有磨玻璃影(晕征)。此病例应考虑什么治疗方案?

如使用适当的抗细菌感染药物的粒细胞减少发热患者仍持续发热超过 96 小时,应开始经验性抗真菌治疗。无深部感染依据患者常规经验治疗一直是普通两性霉素 B 0.3~0.6mg/(kg·d)或氟康唑 200~400mg/d,直到中性粒细胞绝对计数大于 500cell/ul[163]。症状和体征消失作为治疗终点的判断适用于 64% 的患者。

案例 78-8,问题 2:两性霉素 B 脂质体制剂的作用是什么?

因为这种中性粒细胞减少患者接受异基因造血干细胞移植后会引起真菌感染,因此应立即开始有效的抗真菌药物治疗。针对中性粒细胞减少发热患者的一项大型、良好对照、双盲研究,比较 0.6mg/(kg·d)的两性霉素 B 与

3.0mg/(kg·d)的两性霉素 B 脂质体治疗方案。两组治疗中性粒细胞减少(<500 个/μl)并发热超过 96h 患者的生存率和临床成功率均约为 50%[164]。使用其他制剂成功率相似,包括脂质体两性霉素 B(34%)、卡泊芬净(34%)[165]、伏立康唑或伊曲康唑[166,167]。但需注意,发热可能已代表感染进入晚期,所以并非感染的敏感判断标准。防治侵袭性真菌感染进一步加重可能才是判断药物有效性最重要的指标。利用这一判断标准比较各项试验,伏立康唑是最有效的药物:伏立康唑对脂质体两性霉素 B(1.9% vs 5%),两性霉素 B 对脂质体两性霉素 B(3.2% vs 7.8%),尽管两组患者粗死亡率相似(分别为 8% 和 6%)[164,167]。选择这些昂贵但毒性低的药物时,都应当权衡侵袭性真菌病的发病率和病死率情况。

曲霉病治疗

案例 78-8,问题 3:纤维支气管镜检查用于评估胸部 CT 中的结节病变,发现有坏死组织侵蚀细支气管,六胺银染色提示分支呈 45°、分隔状、间隔紧密的菌丝。标本同时送微生物学培养。支气管的灌洗液送半乳甘露聚糖试验指数为 1.1,提示阳性。此前所有的血和痰培养均阴性。此时的诊断很可能是曲霉病。应采取什么样的治疗措施?

在探讨药物治疗之前,首先需要确定感染是侵袭性还是非侵袭性(图 78-5)。大多数患者吸入曲霉后,从来没有出现症状或仅表现出轻度过敏性肺炎。辣椒可能是曲霉暴露的常见食物来源。侵袭性感染更常发生于免疫功能低下患者,尤其是那些长期中性粒细胞减少或接受高剂量[如超过 1mg/(kg·d)泼尼松]或皮质类固醇的患者,或那些使用其他 T 细胞免疫抑制治疗(即阿仑株单抗和抗胸腺细胞球蛋白)实体器官移植后干细胞移植或器官排斥后的急性移植物抗宿主病的患者。相比自体造血干细胞移植,异基因造血干细胞移植具有更高感染率和病死率[168]。CT 上出现"晕轮"征或"新月"征等经典图像则高度提示侵袭性曲霉感染。然而,晕轮征并非特异,因为其他细菌、病毒、恶性或自身免疫疾病也可以产生类似的影像学表现。晕轮征是短暂的,且在感染 1 周后不常见。通常这些结节性病变会扩大(即使采用有效的抗真菌治疗),然后当患者的中性粒细胞计数恢复时出现空洞,形成另一个明显的侵入性曲霉病 CT 异常表现-空气新月征[169]。

现在大多数侵袭性曲霉病病例是基于综合临床和上述放射图像以及针对曲霉细胞壁中半乳甘露聚多糖 ELISA 抗原检测结果做出诊断的。患有曲霉病的中性粒细胞减少患者,在肺部快速进展为浸润性血管疾病,血清半乳甘露聚糖试验的敏感度和特异度相当高(80%~90%)。最初表现为支气管侵袭性肺炎的非中性粒细胞减少患者,在血管浸润前或接受针对霉菌的抗真菌治疗后,该试验不太敏感[170]。在这些患者中,支气管肺泡灌洗液检测半乳甘露聚糖抗原的敏感性优于血清。假阳性检

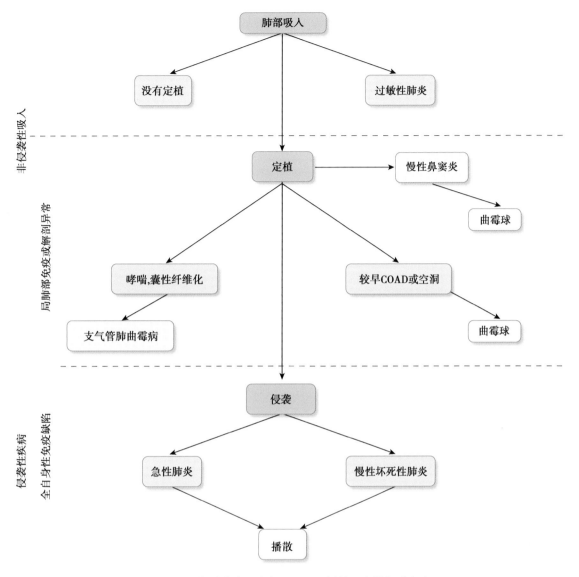

图 78-5　曲霉感染的分类。COAD,慢性阻塞性气道疾病

测结果与小儿胃肠道双歧杆菌定植、其他真核生物感染（即毛孢子菌、镰刀菌、酵母菌、组织胞浆菌或顶孢霉）或静脉使用哌拉西林/他唑巴坦或葡萄糖酸钙有关,临床医生需关注在低患病区域使用该检测进行筛查的假阳性情况。半乳甘露聚糖抗原检测方法是确诊病例中治疗结果观察指标,或作为高患病区域的筛选指标。在这个病例,主观和客观数据都清楚地提示存在侵侵袭性疾病,需要积极治疗。

　　曲霉病是一种典型的侵袭性真菌感染,其倾向侵入血管和组织。一旦诊断应迅速和积极地开始抗真菌治疗(见表 78-8),如有可能,应同时去除或逆转免疫缺陷状态。确诊或疑诊的侵袭性曲霉病应使用伏立康唑、艾沙康唑或脂质两性霉素 B 制剂［如脂质体两性霉素 B 3～5mg/(kg·d)］,甚或联合治疗[171-173]。在最近一个欧洲癌症研究和治疗组织(EORTC)/真菌研究组(MSG)在疑诊或确诊的曲霉病患者中进行试验,伏立康唑联合阿尼芬净治疗至少 2

周与伏立康唑单药治疗相比,6 周全因死亡率减少 8%,尽管这种差异在临床试验设计的背景下没有统计学差异[174]。因此,在侵袭性曲霉病中使用联合治疗的最佳方案仍不明确。尽管抢先治疗和强化治疗,侵袭性曲霉病的病死率仍大于 50%[175]。在初治无反应的患者中,应考虑脂质两性霉素 B 制剂联合治疗或尽可能考虑吡咯类[171-177]。重要的是,一些不常见的霉菌对几类抗真菌药(即毛霉菌、镰刀菌属、丝孢菌属)天然耐药,偶尔会出现感染或突破性感染,这些感染可能无法与侵袭性曲霉病鉴别。

　　轻度到中度曲霉病患者应使用伏立康唑或艾沙康唑治疗[166]。已报道伏立康唑或艾沙康唑治疗侵袭性曲霉病的临床和微生物治愈率为 50%～71%。在已确诊或很可能是曲霉病患者中进行了伏立康唑与艾沙康唑的治疗对照试验,随机接受艾沙康唑与伏立康唑治疗的患者具有相似的临床反应和病死率,眼、肝和皮肤不良反应发生率较低[178,179]。

表 78-8

曲霉病的治疗方案推荐

疾病	首选	次选
透明斯孢霉菌		
曲霉病		
过敏性支气管肺炎	泼尼松 1mg/(kg·d),此后 0.5mg/(kg·d) 或隔日×3~6 个月,无需抗真菌治疗	伊曲康唑 200mg bid×4 个月[a]
曲霉球	观察	手术[b]
全身性(侵袭性)感染	伏立康唑 6mg/(kg·d) 每 12 小时 1 次负荷剂量,此后 4mg/(kg·d) 每 12 小时 1 次,静脉用艾沙康唑 300mg,tid 持续 48 小时负荷剂量,此后 300mg 每日 1 次	AmB 脂质体制剂[c,d] 或伯沙康唑 300mg bid 负荷剂量,此后 300mg 每日 1 次或/和棘白菌素联合治疗[e]

[a] 应继续治疗直到患者症状缓解和培养阴性 3 个月。注意持续时间和总剂量用于仅作为参考指导治疗。

[b] 只说明严重的症状(如咯血)。

[c] 这些患者应优先用两性霉素 B 脂质体制剂。

[d] 脂质体两性霉素 B 剂量大于 3mg/(kg·d)~5mg/(kg·d) 与疗效无关,但具有更高的肾毒性风险[20]。

[e] 阿尼芬净(AFG)200mg 胃肠外药;卡泊芬净(CFG)70(50)mg 在第 1 日(2~14 日)胃肠外给药;米卡芬净(MFG)70mg 胃肠外给药;氟胞嘧啶(5FC)150mg/d 胃肠外给药。

AmB,两性霉素 B;bid,每日 2 次;ITZ,伊曲康唑;LD,负荷剂量;tid,每日 3 次

隐球菌病

案例 78-9

问题 1:D. W. ,48 岁,男性,因发热和头痛住院。既往患霍奇金淋巴瘤,完全缓解。腰椎穿刺显示以下内容:

初压:280mmHg(正常值,10mmHg)

白细胞计数:50/μl(正常值,0/μl)

印度墨汁染色:阳性

新生隐球菌抗原滴度:1:4 096

HIV 血清学检查阴性。脑脊液培养为新生隐球菌生长。初步诊断是新生隐球菌性脑膜炎。D. W. 治疗方案是什么?

目前,治疗隐球菌脑膜炎只有两种方案:两性霉素 B 联合或不联合氟胞嘧啶和氟康唑。因为极易产生耐药,氟胞嘧啶不能单独用于治疗或预防。另外,隐球菌对棘白菌素天然耐药。患者不论感染 HIV 与否,联合使用两性霉素 B 和氟胞嘧啶都可提高疗效[180,181]。此外,当联合使用氟胞嘧啶(每日 100~150mg/kg,分为 4 次使用)治疗时,两性霉素 B 的剂量可降低到 0.3~0.6mg/(kg·d),因此可降低剂量相关的两性霉素 B 毒性。不能使用氟胞嘧啶治疗的患者,两性霉素 B 的剂量必须增加到>0.6mg/(kg·d)。联合5-氟胞嘧啶时,两性霉素 B 1mg/(kg·d)比 0.7mg/(kg·d)有更高杀菌力。由于假定更好的安全性,脂质体两性霉素 B 3mg/(kg·d)也可能代替非脂质制剂用于治疗本病[182]。

氟康唑是合并 HIV 感染的隐球菌性脑膜炎患者中替代两性霉素 B 的选择。不过,以下事项需要注意:与氟康唑相比,治疗使用两性霉素 B 可更迅速杀灭患者脑脊液中真菌,并且在治疗前 2 周病死率更低。神志改变的患者使用氟康唑治疗,早期病死率尤其高[183-185]。因此,有神志改变的隐

球菌性脑膜炎患者,初始治疗应使用两性霉素 B 治疗至少2 周,或使用到直至患者临床症状稳定。

一项关于隐球菌性脑膜炎患者的具有里程碑意义的研究比较随机接受两性霉素 B 1mg/(kg·d)4 周或两性霉素B 1mg/(kg·d)加氟胞嘧啶[1mg/(kg·d)]或者氟康唑(400mg 每日 2 次)2 周诱导方案[185]。在随机第 70 日时,接受两性霉素 B 加氟胞嘧啶治疗的患者与单独使用两性霉素 B 的患者相比,病死率显著降低(风险比:0.61,95% CI:0.39~0.97,$P = 0.04$)。与两性霉素 B 单一疗法相比,与氟康唑的联合治疗对生存率没有显著影响。值得注意的是,与其他方案相比,两性霉素 B-氟胞嘧啶组合能更快速清除脑脊液中酵母。所有组的不良反应发生率相似,不过接受两性霉素 B-氟胞嘧啶或两性霉素 B-氟康唑方案与两性霉素 B 单药治疗相比,中性粒细胞减少症更常见(34% 和 32% vs 19%,$P = 0.04$)。

对病情不太严重的其他患者,氟康唑 400mg/d 可能是一个可接受的选择。另一选择是可以包含脂质体两性霉素B 4~6mg/(kg·d),持续 21 日。但是,直到有更多的相关临床研究完成前,一般不推荐普通两性霉素 B(参见第 77 章)(译者注:在中国,普通两性霉素 B 治疗有效,并作为隐球菌脑膜炎或脑膜脑炎患者的首选)[181]。

D. W. 的初始治疗应着眼于消除导致免疫抑制的所有因素。应立即开始抗真菌治疗,两性霉素 B 0.3~0.6mg/(kg·d)联合氟胞嘧啶 100~150mg/kg 至少 6 周,以提升治愈的机会,特别是对器官移植受者[185]。此外,脑脊液压力高通常表现为头痛,一般通过腰椎穿刺治疗。在这类患者中应避免使用乙酰唑胺[186]。消除免疫抑制的一个不良后果是免疫重建综合征(immune reconstitution syndrome,IRIS)。这种综合征最常见于开始抗逆转录治疗的 HIV 患者,这种并发症继发于白细胞再次升高后所引起的炎症反应。IRIS 可能会导致这些患者的抗真菌治疗失败。

案例 78-9,问题 2:D. W. 使用氟胞嘧啶治疗时应监测哪些参数?

氟胞嘧啶最常见的副作用是胃肠道不适(如恶心、呕吐和腹泻)。虽然哺乳动物细胞本身不代谢氟胞嘧啶,但肠道菌群可将氟胞嘧啶代谢为氟尿嘧啶。这种毒性代谢产物被推测与胃肠道不适和骨髓毒性的发生部分相关[187]。氟胞嘧啶其他不良反应还包括白细胞减少、血小板减少和肝毒性。剂量依赖性骨髓抑制可能致命,常见于血清氟胞嘧啶浓度大于 100μg/ml 的患者。因此,监测血药浓度并维持其低于此水平非常重要[181,183]。如果无法测定氟胞嘧啶血清浓度,骨髓抑制的症状和体征或肾功能出现恶化趋势提示应减量或停药。氟胞嘧啶通过肾小球滤过清除,用量的80%~95%以原型从尿中排泄。氟胞嘧啶的肾脏排泄直接与肌酐清除率有关,故应根据肌酐清除率调整剂量,以防止肾损害患者药物蓄积造成不良反应[101]。如患者肌酐清除率为 10~40ml/min,应将氟胞嘧啶剂量减少 50%(通常为37.5mg/kg,每 12 小时)。若患者肌酐清除率小于 10ml/min,则初始剂量就应为 37.5mg/(kg·d),同时频繁监测氟胞嘧啶血清药物浓度。接受血液透析的患者也需要密切监测血药浓度并调整剂量,推荐透析后给药。

案例 78-9,问题 3:何时建议开始联合抗真菌治疗?

针对许多常见真菌病的联合抗真菌方案,体外研究结果常不确定。这些不完整和不一致的结果源于培养时间不一致、抗真菌药物血药浓度不一致,以及药物的给药顺序不同。因此,应个体化考虑是否对患者进行抗真菌药物联合治疗。由于临床数据有限,联合抗真菌治疗应慎重选择。除隐球菌性脑膜炎和播散性曲霉病的治疗之外,联合治疗仅限用于治疗失败(播散性念珠菌)且没有其他既定治疗药物选择或病死率高的真菌感染。

(钟册俊 译,刘焱斌 校,吕晓菊 审)

参考文献

1. Anaissie E et al, eds. *Clinical Mycology*. New York, NY: Churchill Livingstone; 2009.
2. Rinaldi MG. Emerging opportunists. *Infect Dis Clin North Am*. 1989;3:65.
3. Vinh D et al. Refractory disseminated coccidioidomycosis and mycobacteriosis in interferon-gamma receptor 1 deficiency. *Clin Infect Dis*. 2009;49:e62.
4. Netea MG, Marodi L. Innate immune mechanisms for recognition and uptake of Candida species. *Trends Immunol*. 2010;31:346.
5. Khardori N et al. Cutaneous Rhizopus and Aspergillus infections in five patients with cancer. *Arch Dermatol*. 1989;125:952.
6. Wingard JR. Importance of Candida species other than *C. albicans* as pathogens in oncology patients. *Clin Infect Dis*. 1995;20:115.
7. Brajtburg J et al. Amphotericin B: current understanding of mechanisms of action. *Antimicrob Agents Chemother*. 1990;34:183.
8. Gruda I et al. Application of differential spectra in the ultraviolet-visible region to study the formation of amphotericin B-sterol complexes. *Biochem Biophys Acta*. 1980;602:260.
9. Hitchcock CA et al. The lipid composition and permeability to azole of an azole-and polyene-resistant mutant of Candida albicans. *J Med Vet Mycol*. 1987;25:29.
10. Pierce AM et al. Lipid composition and polyene antibiotic resistance of Candida albicans. *Can J Biochem*. 1978;56:135.
11. Brajtburg J et al. Stimulatory, permeabilizing, and toxic effects of amphotericin B on L cells. *Antimicrob Agents Chemother*. 1984;26:892.
12. Chouini-Lalanne N et al. Study of the metabolism of flucytosine in Aspergillus species by 19F nuclear magnetic resonance spectroscopy. *Antimicrob Agents Chemother*. 1989;33:1939.
13. Bodey GP. Azole antifungal agents. *Clin Infect Dis*. 1992;14(Suppl 1):S161.
14. Petranyi G et al. Allylamine derivatives: new class of synthetic antifungal agents inhibiting fungal squalene epoxi-dase. *Science*. 1984;244:1239.
15. Manavathu EK et al. Organism-dependent fungicidal activities of azoles. *Antimicrob Agents Chemother*. 1998;42:3018.
16. Walsh TJ et al. New targets and delivery systems for antifungal therapy. *Med Mycol*. 2000;38(Suppl 1):335.
17. Clinical Laboratory Standards Institute. Approved Standard CLSI Document M27-A3, M38A, M44-A2, M44-S3, andM51A. Wayne, PA: Clinical Laboratory Standards Institute; 2011.
18. Rex JH et al. Development of interpretive breakpoints for antifungal susceptibility testing: conceptual framework and analysis of in vitro-in vivo correlation data for fluconazole, itraconazole, and Candida infections. *Clin Infect Dis*. 1997;24:235.
19. Morace G et al. Multicenter comparative evaluation of six commercial systems and the national committee for Clinical Laboratory Standards M27-A broth microdilution method for fluconazole susceptibility testing of Candida species. *J Clin Microbiol*. 2002;40:2953.
20. Rex JH et al. Antifungal susceptibility testing: practical aspects and current challenges. *Clin Microbiol Rev*. 2001;14:643.
21. Vale-Silva LA, Buchta V. Antifungal susceptibility testing by flow cytometry: is it the future? *Mycoses*. 2006;49:261.
22. Lass-Florl C, Perkhofer S. In vitro susceptibility-testing in Aspergillus species. *Mycoses*. 2008;51:437.
23. Wagner C et al. The echinocandins: comparison of their pharmcokinetics, pharmcodynamics and clinical applications. *Pharmacology*. 2006;78:161.
24. [No authors listed]. Posaconazole (Noxafil) for invasive fungal infections. *Med Lett Drugs Ther*. 2006;48:93.
25. Fulvicin (griseofulvin) [package insert]. Liberty Corner, NJ: Schering-Plough Healthcare Products; 1994.
26. Alexander BD et al. Increasing echinocandin resistance in Candida glabrata: clinical failure correlates with presence of FKS mutations and elevated minimum inhibitory concentrations. *Clin Infect Dis*. 2013;56:1724.
27. Beyda ND et al. FKS mutant Candida glabrata; risk factors and outcomes in patients with candidemia. *Clin Infect Dis*. 2014;59:819.
28. Pham CD et al. The role of FKS mutations in *C. glabrata*: MIC values, echinocandin resistance and multidrug resistance. *Antimicrob Agents Chemother*. 2014;58:4690.
29. Rijnders BJ et al. Aerosolized Liposomal AmB for the prevention of pulmonary aspergillosis during prolonged neutropenia: a randomized, placebo-controlled trial. *Clin Infect Dis*. 2008;46:1401.
30. Drew RH et al. Comparative safety of amphotericin B lipid complex and amphotricin B deoxycholate as aerosolized antifungal prophylaxis in lung-transplant recipients. *Transplantation*. 2004;77:232.
31. Le J, Schiller DS. Aerosolized delivery of antifungal agents. *Curr Fungal Infect Rep*. 2010;4:96.
32. Nix DE et al. Pharmacokinetics of nikkomycin Z after single rising oral doses. *Antimicrob Agents Chemother*. 2009:2517.
33. Benincasa M et al. Fungicidal activity of five cathelicidin peptides against clinically isolated yeasts. *J Antimicrob Chemother*. 2006;58:950.
34. Lopez-Garcia B et al. Expression and potential function of cathelicidin antimicrobial peptides in dermatophytosis and tinea versicolor. *J Antimicrob Chemother*. 2006;57:877.
35. Pachl J et al. A randomized, blinded, multicenter trial of lipid-associated amphotericin B alone versus in combination with an antibody-based inhibitor of heat shock protein 90 in patients with invasive candidiasis. *Clin Infect Dis*. 2006;42:1404.
36. Odom RB et al. A multicenter, placebo-controlled, doubleblind study of intermittent therapy with itraconazole for the treatment of onychomycosis ofthe fingernail. *J Am Acad Dermatol*. 1997;36:231.
37. Havu V et al. A double-blind, randomized study comparing itraconazole pulse therapy with continuous dosing for the treatment of toenail onychomycosis. *Br J Dermatol*. 1997;36:230.
38. Scher RK et al. Once-weekly fluconazole (150, 300, or 450 mg) in the treatment of distal subungual onychomycosis of the toenail. *J Am Acad Dermatol*. 1998;38:S77.
39. Ling MR et al. Once-weekly fluconazole (450 mg) for 4, 6, or 9 months of treatment for distal subungual onychomycosis of the toenail. *J Am Acad Dermatol*. 1998;38:S95.

40. Gupta AK. Single-blind, randomized, prospective study of sequential itraconazole and terbinafine pulse compared with terbinafine pulse for the treatment of toenail ony chomycosis. *J Am Acad Dermatol.* 2001;44:485.

41. Kauffman CA. Endemic mycoses: blastomycosis, histoplasmosis, and sporotrichosis. *Infect Dis Clin North Am.* 2006;20:645.

42. Breeling JL, Weinstein L. Pulmonary sporotrichosis treated with itraconazole. *Chest.* 1993;103:313.

43. McGinnis MR et al. Sporothrix schenckii sensitivity to voriconazole, itraconazole, and amphotericin B. *Med Mycol.* 2001;39:369.

44. Chapman SW et al. Comparative evaluation of the efficacy and safety of two doses of terbinafine (500 and 1000 mg day(-1)) in the treatment of cutaneous or lymphocutaneous sporotrichosis. *Mycoses.* 2004;47:62.

45. Wishart JM. The influence of food on the pharmacokinetics of itraconazole in patients with superficial fungal infection. *J Am Acad Dermatol.* 1987;220.

46. Barone JA et al. Food interaction and steady state pharmacokinetics of itraconazole capsules in healthy male volunteers. *Antimicrob Agents Chemother.* 1993;37:778.

47. Smith D et al. The pharmacokinetics of oral itraconazole in AIDS patients. *J Pharm Pharmacol.* 1992;44:618.

48. Zhao Q et al. Pharmacokinetics of intravenous itraconazole followed by itraconazole oral solution in patients with human immunodeficiency virus infection. *J Clin Pharmacol.* 2001;41:1319.

49. Sporonox (itraconazole) oral suspension [package insert]. Piscataway, NJ: Janssen Pharmaceuticals; 1998.

50. Tatro DS, ed. *Drug Interaction Facts.* St. Louis, MO: Wolters Kluwer. http://www.wolterskluwercdi.com/. Accessed June 20, 2017.

51. Kraft WK et al. Posaconazole tablet pharmacokinetics: lack of effect of concomitant medications altering gastric pH and gastric motility in healthy subjects. *Antimicrob Agents Chemother.* 2014;58:4020.

52. Krishna G et al. A new solid oral tablet formulation of posaconazole: a randomized clinical trial to investigate rising single-and multiple-dose pharmacokinetics and safety in healthy volunteers. *J Antimicrob Chemother.* 2012:67;2725.

53. McKeage K. Posaconazole: a review of the gastro-resistant tablet and intravenous solution in invasive fungal infections. *Drugs.* 2015;75:397.

54. Ashbee HR et al. Therapeutic drug monitoring (TDM) of antifungal agents: guidelines from the British Society for Medical Mycology. *J Antimicrob Chemother.* 2014;69:1142.

55. Smith J, Andes D. Therapeutic drug monitoring of antifungals: pharmacokinetic and pharmacodynamic considerations. *Ther Drug Monit.* 2008;30:167.

56. Arendrup MC et al. Invasive fungal infections in the paediatric and neonatal population: diagnostics and management issues. *Clin Microbiol Infect.* 2009;15:613.

57. Pappas PG et al. Clinical practice guidelines for the management of candidiasis: 2009 update by the Infectious Diseases Society of America. *Clin Infect Dis.* 2009;48(5):503.

58. Woods GL, Gutierrez Y. *Diagnostic Pathology of Infectious Diseases.* Philadelphia, PA: Lea & Febiger; 1993.

59. Arrington JB. Bacteria, fungi, and other microorganisms. In: Prophet EB et al, eds. *Laboratory Methods in Histotechnology. Armed Forces Institute of Pathology.* Washington, DC: American Registry of Pathology; 1992:203.

60. Jensen HE et al. The use of immunohistochemistry to improve sensitivity and specificity in the diagnosis of systemic mycoses in patients with haematologic malignancies. *J Pathol.* 1997;181:100.

61. Lischewski A et al. Detection and identification of Candida species in experimentally infected tissue and human blood by rRNA-specific fluorescent in-situ hybridization. *J Clin Microbiol.* 1997;35:2943.

62. Shepard JR et al. Multicenter evaluation of the Candida albicans/Candida glabrata peptide nucleic acid fluorescent in situ hybridization method for simultaneous dual-color identification of *C. albicans* and *C. glabrata* directly from blood culture bottles. *J Clin Microbiol.* 2008;46:50.

63. Coovadia YJ, Solwa Z. Sensitivity and specificity of a latex agglutination test for detection of cryptococcal antigen in meningitis. *S Afr Med J.* 1987;71:510.

64. Koshi G et al. Coagglutination (CoA) test for the rapid diagnosis of cryptococcal meningitis. *J Med Microbiol.* 1989;29:189.

65. Wheat LJ et al. Diagnosis of disseminated histoplasmosis by detection of *Histoplasma capsulatum* antigen in serum and urine specimens. *N Engl J Med.* 1986;314:83.

66. Pasqualotto AC, Sukiennik TC. Beta-glucan in the diagnosis of invasive fungal disease. *Clin Infect Dis.* 2008;47:292.

67. Crislip MA, Edwards JE, Jr. Candidiasis [published correction appears in Infect Dis Clin North Am. 1989;3:ix]. *Infect Dis Clin North Am.* 1989;2:103.

68. Wheat LJ. Systemic fungal infections: diagnosis and treatment. I. Histoplasmosis. *Infect Dis Clin North Am.* 1988;2:841.

69. Gudiaugsson O et al. Attributable mortality of nosocomial candidemia, revisited. *Clin Infect Dis.* 2003;37:1172.

70. Patel M et al. Initial management of candidemia at an academic medical center: evaluation of the IDSA guidelines. *Diagn Microbiol Infect Dis.* 2005;52:26.

71. Morrell M et al. Delaying the empiric treatment of candida bloodstream infection until positive blood culture results are obtained: a potential risk factor for hospital mortality. *Antimicrob Agents Chemother.* 2005;49:3640.

72. Walsh TH et al. All catheter-related candidemia is not the same: assessment of the balance between the risks and benefit of removal of vascular catheters. *Clin Infect Dis.* 2002;34:600.

73. Nucci M, Anaissie E. Should vascular catheters be removed from all patients with candidemia? An evidence-based review. *Clin Infect Dis.* 2002;34:591.

74. Mora-Duarte J et al. Comparison of caspofungin and amphotericin B for invasive candidiasis. *N Engl J Med.* 2002;347:2020.

75. Rex JH et al. A randomized trial comparing fluconazole with amphotericin B for the treatment of candidemia in patients without neutropenia. *N Engl J Med.* 1994;331:1325.

76. Rex JH et al. Antifungal susceptibility testing of isolates from a randomized, multicenter trial of fluconazole versus amphotericin B as treatment of nonneutropenic patients with candidemia. NIAID Mycoses Study Group and the Candidemia Study Group. *Antimicrob Agents Chemother.* 1995;39:40.

77. Christiansen KJ et al. Distribution and activity of amphotericin B in humans. *J Infect Dis.* 1985;152:1037.

78. Collette N et al. Tissue concentrations and bioactivity of amphotericin B in cancer patients treated with amphotericin B-deoxycholate. *Antimicrob Agents Chemother.* 1989;33:362.

79. Rex JH et al. A randomized and blinded multicenter trial of high-dose fluconazole plus placebo vs. fluconazole plus amphotericin B as therapy of candidemia and its consequences in nonneutropenic patients. *Clin Infect Dis.* 2003;36:1221.

80. Cappelletty D, Eiselstein-McKitrick K. The echinocandins. *Pharmacotherapy.* 2007;27:369.

81. Pappas PG et al. Micafungin versus caspofungin for treatment of candidemia and other forms of invasive candidiasis [published correction appears in Clin Infect Dis. 2008;47:302]. *Clin Infect Dis.* 2007;45:883.

82. Abele-Horn M et al. A randomized study comparing fluconazole with amphotericin B/5-flucytosine for the treatment of systemic Candida infections in intensive care patients. *Infection.* 1996;2496:426.

83. Wingard JR. Infections due to resistant Candida species in patients with cancer who are receiving chromotherapy. *Clin Infect Dis.* 1994;19(Suppl.1):S49.

84. Cleary JD et al. Reduced Candida glabrata susceptibility secondary to an FKS1 mutation developed during candidemia treatment. *Antimicrob Agents Chemother.* 2008;52:2263.

85. Cleary JD, Wasan K. Amphotericin B: a new look at cellular binding. *Open Antimicrobial Agents.* 2011;3:30.

86. Daneshmend TK, Warnock DW. Clinical pharmacokinetics of systemic antifungal drugs. *Clin Pharmacokinet.* 1983;8:17.

87. Ernst EJ et al. Postantifungal effects of echinocandin, azole, and polyene antifungal agents against Candida albicans and Cryptococcusneoformans. *Antimicrob Agents Chemother.* 2000;44:1108.

88. Gallis HA et al. Amphotericin B: 30 years of clinical experience. *Rev Infect Dis.* 1990;12:308.

89. Cleary JD et al. Inhibition of interleukin 1 release from endotoxin- or amphotericin B-stimulated monocytes. *Antimicrob Agents Chemother.* 1992;36:977.

90. Cleary JD et al. Pharmacologic modulation of prostaglandin E2 (PGE2) production by bacterial endotoxin (LPSat 31st Annual Interscience Conference on Antimicrobial Agents and Chemotherapy Meeting); September 19, 1991; Chicago, IL.

91. Tynes BS et al. Reducing amphotericin B reactions. *Am Rev Respir Dis.* 1963;87:264.

92. Hoeprich PD. Clinical use of amphotericin B and derivative: lore, mystique, and fact. *Clin Infect Dis.* 1992;14:S114.

93. Gigliotti F et al. Induction of prostaglandin synthesis as the mechanism responsible for the chills and fever produced by infusing amphotericin B. *J Infect Dis.* 1987;156:784.

94. Burks LC et al. Meperidine for the treatment of shaking chills and fever. *Arch Intern Med.* 1980;140:483.

95. Cleary JD et al. Effect of infusion rate on amphotericin B-associated febrile reactions. *Drug Intell Clin Pharm.* 1988;22:769.

96. Oldfield EC III et al. Randomized, double-blind trial of 1- versus 4-hour amphotericin B infusion durations. *Antimicrob Agents Chemother.* 1990;34:1402.

97. Cleary JD et al. Amphotericin B overdose in pediatric patients with associated cardiac arrest. *Ann Pharmacother.* 1993;27:715.

98. Branch RA. Prevention of amphotericin B-induced renal impairment: a review on the use of sodium supplementation. *Arch Intern Med.* 1988;148:2389.

99. Fisher MA et al. Risk factors for amphotericin B-associated nephrotoxicity.

Am J Med. 1989;87:547.

100. Lin AC et al. Amphotericin B blunts erythropoietin response to anemia. *J Infect Dis.* 1990;161:348.

101. Bennett WM et al. Drug prescribing in renal failure: dosing guidelines for adults. *Am J Kidney Dis.* 1983;3:155.

102. Abel S et al. Pharmacokinetics, safety and tolerance of voriconazole in renally impaired subjects. *Clin Drug Investig.* 2008;28:409.

103. Oude Lashof AM et al. Safety and tolerability of voriconazole in patients with baseline renal insufficiency and candidemia. *Antimicrob Agents Chemother.* 2012;56:3133.

104. Grant SM, Clissold SP. Fluconazole: a review of its pharmacodynamic and pharmacokinetic properties and therapeutic potential in superficial and systemic mycoses [published correction appears in Drugs. 1990;40:862]. *Drugs.* 1990;39:877.

105. Graybill JR. New antifungal agents. *Eur J Clin Microbiol Infect Dis.* 1989;8:402.

106. Van Cauteren H et al. Itraconazole pharmacologic studies in animals and humans. *Rev Infect Dis.* 1987;9(Suppl 1):S43.

107. Hardin TC et al. Pharmacokinetics of itraconazole following oral administration to normal volunteers. *Antimicrob Agents Chemother.* 1988;32:1310.

108. Schwartz S et al. Successful treatment of cerebral aspergillosis with a novel triazole (voriconazole) in a patient with acute leukaemia. *Br J Haematol.* 1997;97:663.

109. Grasela DM et al. Ravuconazole: multiple ascending oral dose study in healthy subjects. Paper presented at 42nd Interscience Conference on Antimicrobial Agents Chemotherapy. San Diego, CA; September 27, 2002.

110. Ullmann AJ et al. Pharmacokinetics, safety, and efficacy of posaconazole in patients with persistent febrile neutropenia or refractory invasive fungal infection. *Antimicrob Agents Chemother.* 2006;50:658.

111. Theuretzbacher U et al. Pharmacokinetic/pharmacodynamic profile of voriconazole. *Clin Pharmacokinet.* 2006;45:649.

112. Wong-Beringer A et al. Lipid formulations of amphotericin B: clinical efficacy and toxicities. *Clin Infect Dis.* 1998;27:603.

113. Cleary JD. Amphotericin B formulated in a lipid emulsion. *Ann Pharmacother.* 1996;30:409.

114. Anaissie EJ et al. Amphotericin B lipid complex versus amphotericin B (AMB) for treatment of hematogenous and invasive candidiasis: a prospective, randomized, multicenter trial [abstract LM21]. In: Program and Abstracts of the 35th Interscience Conference on Antimicrobial Agents and Chemotherapy. Washington, DC: American Society for Microbiology; 1995:330.

115. Ostrosky-Zeichner L et al. MSG-01: a randomized, double-blind, placebo-controlled trial of caspofungin prophylaxis followed by preemptive therapy for invasive candidiasis in high-risk adults in the critical care setting. *Clin Infect Dis.* 2014;58:1219.

116. Pelz RK et al. Double-blind placebo-controlled trial of fluconazole to prevent candidal infections in critically ill surgical patients. *Ann Surg.* 2001;233:542.

117. Ezdinli EZ et al. Oral amphotericin for candidiasis in patients with hematologic neoplasms. *JAMA.* 1979;242:258.

118. DeGregorio MW et al. Candida infections in patients with acute leukemia: ineffectiveness of nystatin prophylaxis and relationship between oropharyngeal and systemic candidiasis. *Cancer.* 1982;50:2780.

119. Cuttner J et al. Clotrimazole treatment for prevention of oral candidiasis in patients with acute leukemia undergoing chemotherapy. *Am J Med.* 1986;81:771.

120. Yeo E et al. Prophylaxis of oropharyngeal candidiasis with clotrimazole. *J Clin Oncol.* 1985;3:1668.

121. Ang BS et al. Candidemia from a urinary tract source: microbiological aspects and clinical significance. *Clin Infect Dis.* 1993;17:662.

122. Fong IW et al. Fungicidal effect of amphotericin B in urine: in vitro study to assess feasibility of bladder washout for localization of site of candiduria. *Antimicrob Agents Chemother.* 1991;35:1856.

123. Vergis EN et al. A randomized controlled trial of oral fluconazole and local amphotericin B for treatment of Candida funguria in hospitalized patients. Paper presented at: Infectious Diseases Society Meeting; September 14, 1997; San Francisco, CA.

124. Jacobs LG et al. Oral fluconazole compared with bladder irrigation with amphotericin B for treatment of fungal urinary tract infections in elderly patients. *Clin Infect Dis.* 1996;22:30.

125. Fujihiro S et al. Flucytosine in the treatment of urinary fungal infections: clinical efficacy and background factors. *Jpn J Antibiot.* 1991;44:14.

126. Graybill JR et al. Ketoconazole therapy for fungal urinary tract infections. *J Urol.* 1983;29:68.

127. Ikemoto H. A clinical study of fluconazole for the treatment of deep mycoses. *Diag Microbiol Infect Dis.* 1989;12(Suppl 4):239S.

128. Lagrotteria D et al. Treatment of candiduria with micafungin: a case series. *Can J Infect Dis Med.* 2007;18:149.

129. Parker JD et al. A decade of experience with blastomycosis and its treatment with amphotericin B. *Am Rev Respir Dis.* 1969;99:895.

130. National Institute of Allergy and Infectious Diseases Mycoses Study Group. Treatment of blastomycosis and histoplasmosis with ketoconazole: results of a prospective, randomized clinical trial. *Ann Intern Med.* 1985;103:861.

131. Bradsher RW. Blastomycosis in systemic fungal infections: diagnosis and treatment I. *Infect Dis Clin North Am.* 1988;2:877.

132. Pappas PG. Treatment of blastomycosis with higher doses of fluconazole. *Clin Infect Dis.* 1997;25:200.

133. Chapman SW. *Blastomyces dermatitidis.* In: Mandell GL et al, eds. *Principles and Practice of Infectious Diseases.* New York, NY: Churchill Livingstone; 1990:1999.

134. US Food and Drug Administration. *Fed Reg.* 1980;44:37434.

135. King CT et al. Antifungal therapy during pregnancy. *Clin Infect Dis.* 1998;27:115.

136. Mølgaard-Nielsen D et al. Use of oral fluconazole during pregnancy and the risk of birth defects. *N Engl J Med.* 2013;369:830.

137. Pursley TJ. Fluconazole-induced congenital anomalies in three infants. *Clin Infect Dis.* 1996;22:336.

138. Wheat LJ. Clinical practice guidelines for the management of patients with histoplasmosis: 2007 update by the Infectious Diseases Society of America. *Clin Infect Dis.* 2007;45:807.

139. Johnson PC et al. Safety and efficacy of liposomal amphotericin B compared with conventional amphotericin B for induction therapy of histoplasmosis in patients with AIDS. *Ann Intern Med.* 2002;137:105.

140. Cleary JD et al. Association between Histoplasma exposure and stroke. *J Stroke Cerebrovasc Dis.* 2008;17:312.

141. Pont A et al. Ketoconazole blocks adrenal steroid synthesis. *Ann Intern Med.* 1982;97:370.

142. Lyman CA, Walsh TJ. Systemically administered antifungal agents. *Drugs.* 1992;44:9.

143. Honig PK et al. Terfenadine-ketoconazole interactions: pharmacokinetic and electrocardiographic consequences [published correction appears in JAMA. 1993;269:2088]. *JAMA.* 1993;269:1513.

144. Glynn AM et al. Effects of ketoconazole on methylprednisolone pharmacokinetics and cortisol secretion. *Clin Pharmacol Ther.* 1986;39:654.

145. Brüggemann RJ et al. Clinical relevance of the pharmacokinetic interactions of azole antifungal drugs with other coadministered agents. *Clin Infect Dis.* 2009;48:1441.

146. Saubolle MA et al. Epidemiologic, clinical, and diagnostic aspects of coccidioidomycosis. *J Clin Microbiol.* 2007;45:26.

147. Peter JB. *Use and Interpretation of Tests in Medical Microbiology.* 3rd ed. Santa Monica, CA: Specialty Laboratories; 1992.

148. Galgiani JN et al. New serologic tests for early detection of coccidioidomycosis. *J Infect Dis.* 1991;163:671.

149. Vermes A et al. Flucytosine: a review of its pharmacology, clinical indications, pharmacokinetics, toxicity and drug interactions. *J Antimicrob Chemother.* 2000;46:171.

150. Brammer KW et al. Pharmacokinetics and tissue penetration of fluconazole in humans. *Rev Infect Dis.* 1990;12(Suppl 3):S318.

151. Phillips P et al. Tolerance to and efficacy of itraconazole in treatment of systemic mycoses: preliminary results. *Rev Infect Dis.* 1987;9(Suppl1):S87.

152. Dodds AE et al. Comparative pharmacokinetics of voriconazole administered orally as either crushed or whole tablets. *Antimicrob Agents Chemother.* 2007;51:877.

153. Bowden R et al. A double-blind, randomized, controlled trial of amphotericin B colloidal dispersion versus amphotericin B for treatment of invasive aspergillosis in immunocompromised patients. *Clin Infect Dis.* 2002;35:359.

154. Galgiani JN et al. Comparison of oral fluconazole and itraconazole for progressive, nonmeningeal coccidioidomycosis. A randomized, double-blind trial. Mycoses Study Group. *Ann Intern Med.* 2000;133:676.

155. Ratcheson RA, Ommaya AK. Experience with the subcutaneous cerebrospinal fluid reservoir: a preliminary report of 60 cases. *N Engl J Med.* 1968;279:1.

156. Harrison HR et al. Amphotericin B and imidazole therapy for coccidioidal meningitis in children. *Pediatr Infect Dis.* 1983;2:216.

157. Witorsch P et al. Intraventricular administration of amphotericin B. *JAMA.* 1965;194:109.

158. Sung JP et al. Intravenous and intrathecal miconazole therapy for systemic mycoses. *West J Med.* 1977;126:5.

159. Fisher JF, Dewald J. Parkinsonism associated with intraventricular amphotericin B. *J Antimicrob Chemother.* 1983;12:97.

160. Winn RE et al. Acute toxic delirium: neurotoxicity of intrathecal administration of amphotericin B. *Arch Intern Med.* 1979;139:706.

161. Haber RW et al. Neurological manifestations after amphotericin B therapy. *BMJ.* 1962;1:230.

162. Carnevale NT et al. Amphotericin-induced myelopathy. *Arch Intern Med.* 1980;140:1189.

163. Anaissie EJ et al. Management of invasive candidal infections: results of a prospective, randomized, multicenterstudy of fluconazole versus amphotericin B and review of the literature. *Clin Infect Dis.* 1996;23:964.

164. Prentice HG et al. A randomized comparison of liposomal versus conventional amphotericin B for the treatment of pyrexia of unknown origin in neutropenic patients. *Br J Haematol.* 1997;98:711.

165. Walsh TJ et al. Caspofungin versus liposomal amphotericin B for empirical antifungal therapy inpatients with persistent fever and neutropenia. *N Engl J Med.* 2004;351:1391.

166. Boogaerts M et al. Intravenous and oral itraconazole versus intravenous amphotericin B deoxycholate as empirical antifungal therapy for persistent fever in neutropenic patients with cancer who are receiving broad-spectrum antibacterial therapy. A randomized, controlled trial. *Ann Intern Med.* 2001;135:412.

167. Walsh TJ et al. Voriconazole compared with liposomal amphotericin B for empirical antifungal therapy in patients with neutropenia and persistent fever [published correction appears in N Engl J Med. 2007;356:760]. *N Engl J Med.* 2002;346:225.

168. Pagano L et al. Fungal infections in recipients of hematopoietic stem cell transplants: results of the SEIFEM B-2004 study [—] Sorveglianza Epidemiologica Infezioni Fungine Nelle Emopatie Maligne. *Clin Infect Dis.* 2007;45:1161.

169. Caillot D et al. Improved management of invasive pulmonary aspergillosis in neutropenic patients using early thoracic computed tomographic scan and surgery. *J Clin Oncol.* 1997;15:139.

170. Nucci M et al. Early diagnosis of invasive pulmonary aspergillosis in hematologic patients: an opportunity to improve the outcome. *Haematologica.* 2013;98:1657.

171. Denning DW et al. Micafungin (FK463), alone or in combination with other systemic antifungal agents, for the treatment of acute invasive aspergillosis. *J Infect.* 2006;53:337.

172. Walsh TJ et al. Safety, tolerance, and pharmacokinetics of high-dose liposomal amphotericin B (AmBisome) in patients infected with Aspergillus species and other filamentous fungi: maximum tolerated dose study. *Antimicrob Agents Chemother.* 2001;45:3487.

173. Maertens J et al. Multicenter, noncomparative study of caspofungin in combination with other antifungals as salvage therapy in adults with invasive aspergillosis. *Cancer.* 2006;107:2888.

174. Marr KA et al. Combination antifungal therapy for invasive aspergillosis. *Clin Infect Dis.* 2004;39:797.

175. Ellis M et al. An EORTC international multicenter randomized trial (EORTC number 19923) comparing two dosages of liposomal amphotericin B for treatment of invasive aspergillosis. *Clin Infect Dis.* 1998;27:1406.

176. Herbrecht R et al. Voriconazole versus amphotericin B for primary therapy of invasive aspergillosis. *N Engl J Med.* 2002;347:408.

177. Segal BH et al. Prevention and early treatment of invasive fungal infection in patients with cancer and neutropenia and in stem cell transplant recipients in the era of newer broad-spectrum antifungal agents and diagnostic adjuncts. *Clin Infect Dis.* 2007;44:402.

178. Maertens J et al. A phase 3 randomized, double-blind trial evaluating isavuconazole versus voriconazole for the primary treatment of invasive fungal infections caused by *Aspergillus* spp. and other filamentous fungi. Barcelona, Spain: European Congress of Clinical Microbiology and Infectious Diseases (ECCMID); May 13, 2004.

179. Walsh TJ et al. Treatment of *Aspergillus*: clinical practice guidelines of the infectious diseases society of America. *Clin Infect Dis.* 2008;46:327.

180. Larsen RA et al. Fluconazole compared with amphotericin B plus flucytosine for cryptococcal meningitis in AIDS: a randomized trial. *Ann Intern Med.* 1990;113:183.

181. Bennett JE et al. A comparison of amphotericin B alone and combined with flucytosine in the treatment of cryptococcal meningitis. *N Engl J Med.* 1979;301:126.

182. Perfect JR et al. Clinical practice guidelines for the management of cryptococcal disease: 2010 update by the Infectious Diseases Society of America. *Clin Infect Dis.* 2010;50(3):291.

183. Saag MS et al. Comparison of amphotericin B with fluconazole in the treatment of acute AIDS associated cryptococcal meningitis. *N Engl J Med.* 1992;326:83.

184. Day JN et al. Combination antifungal therapy for cryptococcal meningitis. *N Engl J Med.* 2013;368:1291.

185. Hibberd PL, Rubin RH. Clinical aspects of fungal infection in organ transplant recipients. *Clin Infect Dis.* 1994;19:S33.

186. Newton PN et al. A randomized, double-blind, placebo controlled trial of acetazolamide for the treatment of elevated intracranial pressure in cryptococcal meningitis. *Clin Infect Dis.* 2002;35:769.

187. Kauffman CA, Frame PT. Bone marrow toxicity associated with 5-fluorocytosine therapy. *Antimicrob Agents Chemother.* 1977;11:244.

第79章 病毒感染

Milap C. Nahata，Neeta Bahal O'Mara，and Sandra Benavides

核心原则

		章节案例
①	单纯疱疹病毒性脑炎具有相当高的发病率和死亡率。治疗可选用阿昔洛韦静脉输注 21 日。	案例 79-1(问题 2 和 4)
②	新生儿疱疹可表现为皮肤黏膜、眼部感染、脑炎及播散性疱疹病毒感染。新生儿可在妊娠前 3 个月或经产道分娩时被感染母亲传染。	案例 79-2(问题 1 和 2)
③	唇疱疹是最常见的口面部单纯疱疹病毒(Herpes simplex virus，HSV) 感染，免疫功能正常的宿主通常为自限性。免疫功能不全患者需接受抗病毒治疗，主要为口服或静脉注射阿昔洛韦或口服伐昔洛韦。	案例 79-3(问题 1) 案例 79-4(问题 1 和 2)
④	进展性水痘患者并发皮肤外症状或存在并发症高风险时，可因抗病毒治疗获益。	案例 79-7(问题 1) 案例 79-8(问题 1)
⑤	带状疱疹药物治疗的目的为减少疼痛和缩短皮疹持续时间，防止出现带状疱疹继发神经痛(postherpetic neuralgia，PHN)。口服阿昔洛韦、泛昔洛韦或伐昔洛韦可以达到治疗效果。PHN 的治疗可局部用辣椒素凝胶、乳膏或贴剂或利多卡因贴剂，口服药物如加巴喷丁和普瑞巴林。	案例 79-9(问题 1)
⑥	神经氨酸酶抑制剂如扎那米韦、奥司他韦和帕拉米韦适用于症状发生 48 小时内流感的治疗。扎那米韦经口吸入给药最常见不良反应是支气管痉挛。奥司他韦口服给药，常见不良反应为恶心、呕吐和头痛。帕拉米韦为静脉给药，常见不良反应为超敏反应，如 Steven-Johnson 综合征。	案例 79-11(问题 2)
⑦	接种流感疫苗是预防流感最有效的方法。但某些高危人群还需要加用奥司他韦或扎那米韦进行预防。	案例 79-10(问题 2)
⑧	对于呼吸道合胞病毒(respiratory syncytial virus，RSV) 可能引发严重感染的高危婴幼儿，应在 RSV 易感季节应每月肌注帕利珠单抗，共 5 次进行预防。	案例 79-13(问题 1 和 2)
⑨	西尼罗病毒感染从单纯发热到脑炎，致病形式多样。主要采用支持治疗。利巴韦林和干扰素-α-2b 已尝试用于这些患者的治疗。免疫球蛋白、单克隆抗体和疫苗疗效评估的临床试验正在进行中。	案例 79-14(问题 1 和 2)
⑩	普通感冒最常见的是病毒感染，引起该呼吸道感染的病原体众多，包括鼻病毒、冠状病毒、副流感病毒、RSV、腺病毒和肠道病毒。目前尚无确切疗效预防或治疗的药物。	案例 79-15(问题 1)

病毒感染是人类疾病的常见病因。据估计在发达国家约 60% 的疾病由病毒引起，而细菌引起的疾病仅占 15%。病毒性疾病包括普通感冒、水痘、麻疹、腮腺炎、流感、支气管炎、胃肠炎、肝炎、脊髓灰质炎、狂犬病和由疱疹病毒引起的一系列疾病。上呼吸道感染如普通感冒或流感，是就医的最常见病因[1]。尽管大多数患者病毒感染为

自限性，但某些病毒感染如流感可导致很高的死亡率，尤其是老年患者。例如，1918—1920 年在世界范围内暴发的西班牙流感导致 2 000 万~1 亿人死亡[2]。虽然流感疫苗可以降低该病的发病率和死亡率，但包括疱疹病毒脑炎和新生儿疱疹在内的其他许多严重的病毒感染还没有疫苗问世。

随着分子病毒学和基因工程技术的进步,抗病毒化学疗法取得了实质性的进展。新研制的抗病毒制剂能够特异性抑制病毒功能,从而最大限度地加强了抗病毒药物的疗效并减少其副作用。

现代诊疗技术可快速诊断病毒性疾病。目前一些病毒性疾病的特异性诊断可在数小时到数日内完成,而以往则需数日甚至数月。诊疗技术的进步为急性病毒感染早期抗病毒药物的合理选择提供了可靠依据。这些改进的诊断技术有助于及时选择恰当的抗病毒药物进行治疗。

本章将介绍常见病毒感染的病因学、发病机制和相关治疗,同时用具体案例阐述抗病毒药物的合理使用。

单纯疱疹病毒感染

疱疹病毒(herpes viruses)可引起多种疾病,包括急性致死性疾病(如疱疹性脑炎、新生儿疱疹)和慢性复发性疾病(如生殖器疱疹)。抗病毒药物可显著降低这些感染的发病率和死亡率[3]。

疱疹性脑炎

单纯疱疹病毒性脑炎是中枢神经系统(central nervous system,CNS)最常见的散发性病毒感染。HSV 脑炎每年发生多达 50 万例,由于诊断困难这一数据可能有所低估。该病好发于 6 个月至 20 岁和 50 岁以上两个年龄段的人群。临床表现为急性发热、头痛、意识模糊及抽搐。儿童只要有发热及行为改变,即应仔细评估是否存在 HSV 脑炎。本病如不治疗病死率高达 70%,97% 的幸存者仍有可能复发,仅有 2.5% 患者能够恢复到正常生活状态[3]。

大多数患者疱疹病毒性脑炎的病原体为 1 型单纯疱疹病毒(herpes simplex virus-1,HSV-1),而 2 型单纯疱疹病毒(HSV-2)主要见于新生儿。感染可能局限于脑部或累及皮肤和黏膜。尽管感染可发生在脑部的任何部位,但最常累及额叶的视区和颞叶部分[4]。

疱疹性脑炎常诊断困难。电子计算机断层扫描(computed tomography,CT)可排除具有相似症状的其他病变,如脑脓肿或占位性病变。CT 和放射性核素扫描在疾病早期可能无显著性特征。

脑脊液(cerebrospinal fluid,CSF)检查常显示细胞增多(以淋巴细胞为主),白细胞(white blood cells,WBCs)计数可达 50~2 000/μl。有时可见多形核白细胞增多和红细胞(red blood cells,RBCs)。许多患者脑脊液中的蛋白水平增高(平均 80mg/dl;正常值因年龄而异,例如,如果≥6 个月,则为 15~45mg/dl)。

脑电图(electroencephalogram,EEG)检查敏感性最高,但特异性最差。CT 或脑扫描通常在发病后 1~2 日后才会出现异常。HSV 脑炎的 EEG、CT 和脑扫描表现可与其他脑部疾病相似,而明确诊断需行脑组织活检。大多数医疗中心采用聚合酶链反应(polymerase chain reaction,PCR)方

法检测脑脊液中单纯疱疹病毒 DNA,是具有高度敏感性和特异性快速诊断疱疹性脑炎的方法[5]。

临床表现

案例 79-1

问题 1:R. F.,男性,7 岁。体重 20kg,因抽搐就诊于急诊室。此前 3 日,R. F. 一直食欲缺乏、头痛并伴有发热(38.3~38.9℃)、嗜睡和定向障碍。实验室检查:白细胞为 13×10^6/L,伴核左移。初诊细菌性脑膜炎,静脉给予头孢曲松(50mg/kg,每 12 小时 1 次)、地塞米松(0.15mg/kg,每 6 小时 1 次)治疗,并予以苯巴比妥(5mg/kg,每 24 小时 1 次)控制癫痫。脑脊液检查结果正常,未见细菌。立即静脉给予阿昔洛韦,10mg/kg,每 8 小时 1 次。PCR 检测脑脊液中 HSV-1 DNA 阳性。R. F. 有哪些表现符合疱疹性脑炎?

发热、头痛、嗜睡和定向障碍是疱疹性脑炎的常见症状。一些患者的脑脊液检查可以是正常的,正如 R. F. 所所表现的那样。脑脊液细菌培养阴性排除了细菌感染[6],而脑脊液中 HSV-1 DNA PCR 检测结果阳性则明确了疱疹性脑炎的诊断。

治疗:阿昔洛韦

案例 79-1,问题 2:R. F. 的疱疹性脑炎治疗应选择何种药物?

两项比较阿昔洛韦(acyclovir)和阿糖腺苷(vidarabine)(已在美国撤市)的研究显示,静脉注射阿昔洛韦(10mg/kg,每 8 小时 1 次,共 10 日)可有效治疗疱疹性脑炎[7,8]。阿昔洛韦治疗组 12 个月的全因死亡率为 25%,阿糖腺苷治疗组为 59%;阿昔洛韦治疗组约有 1/3 的患者恢复正常生活,而阿糖腺苷治疗组仅为 12%[9]。

为 R. F. 选用阿昔洛韦治疗,是因其能减少疱疹性脑炎患者的发病。疑似 HSV 脑炎患者应尽早开始使用阿昔洛韦治疗以改善临床结局,疗程至少 21 日[10]。皮质类固醇治疗疱疹性脑炎的疗效尚不明确。一个小样本非随机临床试验发现,皮质类固醇联合静脉注射阿昔洛韦的治疗效果有所提高[11]。不过在皮质类固醇能被推荐常规使用前还需要前瞻性的随机临床试验证据[12]。大多数疱疹性脑炎患者的治疗并不需要特别考虑阿昔洛韦耐药的问题。

不良反应

案例 79-1,问题 3:R. F. 静脉给予阿昔洛韦可能发生哪些不良反应?该如何监护并使之最小化?

阿昔洛韦是一个相对安全的药物,但静脉给予时可发生相关的肾毒性(表 79-1)。约 5%~10% 患者的血尿素氮

（blood urea nitrogen，BUN）和血清肌酐（serum creatinine，SCr）水平升高，一般为可逆性。阿昔洛韦相对难溶，在37℃时尿中最大溶解度为1.3mg/ml。其相关肾损害的机制为高浓度导致的一过性的结晶性肾病[9]。

其他常见不良反应包括胃肠道反应如恶心呕吐，嗜睡、震颤、意识混乱、幻觉和抽搐等中枢神经系统不良反应少见[9,25]。肾功能受损的患者更易发生可逆性神经毒性。另

外，静脉输注阿昔洛韦还可引起注射部位的静脉炎和疼痛[9]，可控制输注浓度在5mg/ml（最大浓度7mg/ml）以减缓发生[25]。

使用阿昔洛韦期间必须严密监测肾功能，包括BUN、SCr和尿量。为降低肾毒性风险，R.F.应充分水化，且每次阿昔洛韦输注时间应大于1小时。另外应密切观察注射局部有无炎症和疼痛，询问R.F.注射局部有无疼痛。

表79-1

美国食品药品管理局（FDA）批准用于抗病毒治疗药物的不良反应

药物	不良反应
阿昔洛韦[9]	局部刺激和静脉炎；SCr和BUN升高；恶心、呕吐；瘙痒和皮疹；肝转氨酶升高；CNS毒性；血液学异常
金刚烷胺[13]	恶心、眩晕（头晕）、失眠（5%~10%）；抑郁、焦虑、易激惹、幻觉、意识混乱、口干；便秘、共济失调、头疼、末梢水肿和体位性低血压（1%~5%）；自杀意念或企图（<1%）
西多福韦[14]	肾毒性；中性粒细胞减少症；皮疹、头痛；脱发；贫血、腹痛；发烧，感染、眼部张力减退；恶心、呕吐；乏力；腹泻
泛昔洛韦[15]	头疼、恶心、腹泻
膦甲酸[16]	发烧、恶心、呕吐；肾脏功能障碍；贫血、腹泻、头痛；电解液异常；骨髓抑制；癫痫发作；厌食症；腹痛、精神状态改变、感觉异常、外周神经病变；咳嗽、呼吸困难；皮疹；一级AV阻断、EEG变化
更昔洛韦[17]	SCr升高；贫血；中性粒细胞减少症、全血细胞减少症、血小板减少、腹痛、厌食；腹泻、恶心、呕吐、视网膜脱离、玻璃体积血，白内障、角膜浑浊；神经病变；皮疹
奥司他韦[18]	恶心、呕吐、腹泻、腹痛；头晕、眩晕、失眠；自残和精神病
利巴韦林[19]	呼吸状态恶化、细菌性肺炎、气胸、呼吸暂停、呼吸机依赖；心脏骤停、低血压；皮疹、结膜炎
金刚乙胺[20]	CNS（失眠、眩晕、头疼、神经过敏、疲劳）和GI（恶心、呕吐、食欲缺乏和腹痛）（1%~3%）
曲氟尿苷[21]	滴注时烧灼感或刺痛感（4.6%）、眼睑水肿（2.8%）、角膜病变、反射亢进、间质水肿、充血、眼内压升高
伐昔洛韦[22]	头痛（14%）；恶心（15%）、呕吐（6%）；头晕（3%）；腹痛（3%）
缬更昔洛韦[23]	中性粒细胞减少症；血小板减少症；腹泻、恶心、呕吐、腹痛；SCr升高；失眠；外周神经病变；感觉异常；CNS（共济失调、头晕、癫痫、精神病、幻觉、困惑、嗜睡）；视网膜脱落（CMV视网膜炎的治疗过程中）；过敏症
扎那米韦[24]	支气管痉挛、呼吸功能下降、尤其是原有基础呼吸道疾病；鼻腔或咽喉疼痛或堵塞、头痛、咳嗽；腹泻、恶心、呕吐

AV，房室；BUN，血尿素氮；CMV，巨细胞病毒；CNS，中枢神经系统；ECG，心电图；GI，胃肠道；SCr，血清肌酐

口服替换治疗

案例79-1，问题4：经过静脉输注阿昔洛韦7日后，R.F.开始清醒，反应正常，并恢复了正常活动和饮食。住院实习医师建议将静脉给药替换为口服，这样处理是否合适？

口服阿昔洛韦治疗对R.F.不合适。根据对成人的研究，阿昔洛韦口服吸收不稳定、缓慢且不完全，相对生物利

用度较低（$F = 0.15 \sim 0.30$），并随剂量增加而减低[26]。阿昔洛韦200~800mg多剂给药后平均血浆峰浓度为0.83~1.60μg/ml[26]。由于只有50%阿昔洛韦能穿透血-脑屏障，口服给药不能使R.F.脑脊液中达到足够的药物浓度。有关口服伐昔洛韦治疗脑炎的数据非常有限。在一个HSV脑炎患者中口服伐昔洛韦的小型药代动力学试验中发现，当伐昔洛韦在CSF达到治疗浓度后，CSF浓度随时间逐渐下降，可能是因为血-脑屏障的炎症消退。因此，针对R.F.不建议当前改用口服治疗，应继续静脉输注阿昔洛韦以完成21日的疗程（表79-2）[27]。

表 79-2

治疗各种病毒感染的 FDA 推荐药物

疾病	药物	剂量	给药途径	疗程
疱疹性脑炎	阿昔洛韦(Zovirax)[a]	>12 岁:10mg/kg q8h	IV	21d
		3 个月~12 岁:20mg/kg q8h	IV	21d
新生儿疱疹	阿昔洛韦(Zovirax)	≤3 个月:10~20mg/kg q8h	IV	14~21d
口面疱疹(治疗复发性感染)	阿昔洛韦(Zovirax) 泛昔洛韦(Famvir) 伐昔洛韦(Valtrex)	成人:400mg 5 次/d 成人:1500mg 成人:2 000mg bid	PO PO PO	5d 给药 1 次 1d
口面疱疹[b](免疫功能低下患者)	阿昔洛韦(Zovirax)	>12 岁:5mg/kg q8h <12 岁:10mg/kg q8h	IV IV	7d 7d
	泛昔洛韦(Famvir)	成人:500mg bid	PO	7d
带状疱疹[b](免疫功能正常患者)	阿昔洛韦(Zovirax) 泛昔洛韦(Famvir) 伐昔洛韦(Valtrex)	成人:800mg 5 次/d 成人:500mg q8h 成人:1 000mg q8h	PO PO PO	7~10d 7d 7d
带状疱疹[b](免疫功能低下患者)	阿昔洛韦(Zovirax)	>12 岁:10mg/kg q8h <12 岁:20mg/kg q8h	IV IV	7d 7d
水痘(免疫功能正常患者)	阿昔洛韦(Zovirax)	>40kg:800mg qid >2 岁且<40kg:20mg/kg(最大剂量 800mg)qid	PO PO	5d 5~10d
水痘(免疫功能低下患者)	阿昔洛韦(Zovirax)	>12 岁:10mg/kg q8h <12 岁:500mg/m² q8h	IV IV	7~10d 7~10d
巨细胞病毒性视网膜炎(免疫功能低下患者)	更昔洛韦(Cytovene)	5mg/kg q12h,然后 5mg/(kg·d),7 日/周或 6mg/(kg·d),5 日/周	IV	诱导治疗 14~21d;维持治疗
	西多福韦(Vistide)	5mg/kg 前 2 周每周 1 次,然后每 2 周 1 次	IV	维持用药
	膦甲酸(Foscavir)	90mg/kg q12h,然后 90mg/(kg·d)	IV	诱导治疗 2 周;维持治疗
	缬更昔洛韦(Valcyte)	900mg bid,900mg qd	PO	诱导治疗 21d 后;维持治疗
A 型流感	金刚烷胺[c](Symmetrel)	>9 岁:100mg bid	PO	10d(治疗),14~28d(与疫苗联合预防),90d(无疫苗的预防)
		1~9 岁儿童:4.4~8.8mg/(kg·d),但须最大剂量<150mg/d	PO	
	金刚乙胺[c](Flumadine)	>14 岁:100mg bid	PO	7d(治疗,未批准用于儿童),预防 6 周
		1~13 岁儿童:100mg bid	PO	预防 6 周
		1~9 岁儿童 5mg/(kg·d),bid(最大剂量 150mg/d)	PO	
A 型和 B 型流感	奥司他韦(Tamiflu)	>13 岁(或者>40kg):75mg bid	PO	5d(治疗)
		>13 岁(或者>40kg):75mg/d	PO	10d(预防)
				社区暴发,预防 6 周
		24~40 kg:60mg bid	PO	5d(治疗)

表 79-2

治疗各种病毒感染的 FDA 推荐药物（续）

疾病	药物	剂量	给药途径	疗程
		16~23 kg:45mg bid		
		>1 岁且 0~15 kg:30mg bid		
		24~40 kg:60mg/d	PO	10d(预防)
		16~23 kg:45mg/d		
		>1 岁且 0~15 kg:30mg/d		
	扎那米韦(Relenza)	>7 岁:10mg(2 喷)bid	吸入	5d(治疗)
		成人和青少年:10mg(2 喷)qd	吸入	10d(预防) 28d(社区暴发)
		>5 岁:10mg(2 喷)qd	吸入	10d(预防)
呼吸道合胞体病毒	利巴韦林(Virazole)	6g 入 300ml 液中,每日持续 12~18h	吸入	3~7d

[a] FDA 批准剂量是 10mg/kg。虽然 15~20mg/kg 也有使用,但是这个剂量的安全性尚未评估。

[b] 膦甲酸 40mg/kg IV q8h 被推荐用于阿昔洛韦耐药的单纯疱疹病毒或带状疱疹病毒感染。

[c] 金刚烷胺和金刚乙胺不再是推荐预防或治疗甲型流感的首选药物。

qd,每日 1 次;bid,每日 2 次;qid,每日 4 次;IV,静脉注射;PO,口服

新生儿疱疹

大多数新生儿疱疹(neonatal herpes)感染来源于感染母亲分娩时的生殖器分泌物[28],多为 HSV-2 病毒。在美国年发病率为 1/5 000~1/3 000。感染可表现为以下 3 种形式之一:皮肤、眼睛和口腔(skin,eye,and mouth,SEM)局部感染(45%);脑炎(30%);或播散性疾病(25%)。很多患儿可导致灾难性的严重残疾[28]。采用目前可获得的抗病毒药物治疗,中枢神经系统感染的死亡率为 4%,而全身播散感染的死亡率可达 29%[28]。新生儿 HSV-1 感染可在出生后通过接触有或无症状家庭成员的口面部感染或医院传播获得。如果感染来自母亲,临床症状一般出现于出生后 5~17日。尽管皮肤出现小水疱是感染的特征性改变,但至少有 1/3~1/2 的新生儿无皮肤发生[29]。70%的新生儿患者,感染可由单纯皮损进展为涉及包括肺、肝、脾、CNS 和眼睛等其他脏器的疾病。

新生儿疱疹感染可通过对婴儿或母亲的上皮细胞进行直接荧光抗体检查诊断。水疱基底部位检查可发现 HSV 感染特征的巨细胞和核内包涵体。血清学检查结果也有助于诊断。

危险因素

案例 79-2

问题 1:S.P.,18 岁,妊娠 33 周。因胎膜早破待产入院。4 小时后,S.P. 经阴道分娩一 2.5kg 的男婴,R.P.。产后 24 小时患者报告外阴部出现水疱,她曾有生殖器疱疹史。她最近一次发作是在妊娠初 3 个月内。男婴 R.P. 是否有感染疱疹病毒的风险?

R.P. 有感染疱疹的风险,因为他母亲在妊娠初 3 个月内曾发生生殖器疱疹,他又是经阴道分娩而不是剖宫产[30]。若疱疹病毒来自原发感染母亲,新生儿感染疱疹的危险约为 35%;若来自感染复发的母亲其危险性为 3%[30]。

治疗:阿昔洛韦

案例 79-2,问题 2:出生后第 10 日,R.P. 出现食欲缺乏、易怒和呼吸窘迫。3 日之后开始出现皮损。R.P. 应该如何治疗?

R.P. 已表现出 HSV 感染的体征,必须给予抗病毒治疗(见表 79-2)。新生儿 HSV 感染应选择阿昔洛韦静脉注射治疗[28,29]。阿糖腺苷曾是治疗新生儿 HSV 的首选抗病毒制剂,因其能显著降低发病率,并是其他抗病毒制剂疗效对照的标准。阿糖腺苷与阿昔洛韦临床对照研究显示,阿昔洛韦在治疗婴幼儿 SEM 感染、脑炎和播散性 HSV 感染与阿糖腺苷等效[31]。由于阿昔洛韦使用更安全方便,因此已成为治疗新生儿 HSV 的标准治疗药物。

阿昔洛韦给药方法

案例 79-2,问题 3:R.P. 应该接受多大剂量的阿昔洛韦治疗?

尽管按 30mg/kg 剂量,分 3 次静脉给药,已被证明治疗新生儿疱疹有效,但 60mg/kg 的剂量分 3 次静脉给药在降低发病率和死亡率上更优。高剂量阿昔洛韦常导致血液系统异常,特别是中性粒细胞减少症[9,32,33]。新生儿仅累及

SEM 的最短疗程为 14 日，CNS 感染或播散性感染需疗程更长（如 21 日）[28]。

新生儿 SEM 感染长期口服阿昔洛韦抑制病毒的临床意义已有研究[34,35]，结果表明口服阿昔洛韦 300mg/m²，每日给药 3 次可以降低感染的再发率。但约一半患者发生了中性粒细胞减少症，其中还有一位患者出现了阿昔洛韦耐药[35]。由于抑制性阿昔洛韦应用的远期获益不肯定，不推荐应用于 SEM 感染患者[35]。

口面部疱疹

原发性和复发性口面部 HSV-1 感染可无任何症状。龈口炎和咽炎是 HSV-1 初次感染最常见的临床表现。复发性唇疱疹通常由 HSV 感染再活化导致，临床表现为发热、乏力、肌肉痛、食欲缺乏和易激惹。免疫功能低下的患者口面部疱疹（oral-facial herpes，herpes labialis）疼痛剧烈、损伤广泛、病毒分泌时间延长，因此宜进行抗病毒治疗。

唇疱疹（cold sores）是最为常见的口面部 HSV 感染。临床表现为疼痛或感觉异常和红斑以及水疱和水肿后丘疹。几日后形成痂皮并愈合。发病 2~3 日后病毒培养呈阳性，可通过电镜查见水疱液中的病毒颗粒或细胞荧光抗体染色而快速诊断。

抗病毒治疗的适应证

案例 79-3

问题 1：M. K.，男性，26 岁。在接触一位活动性疱疹患者后 2 日，出现口面部皮肤疼痛和红斑。接下来的 2 日发生明显水肿。M. K. 既往有过类似经历，无其他病史。他应进行抗病毒药物治疗吗？

大多数唇疱疹患者的病程为自限性，一般在 10 日内痊愈。抗病毒药物（如阿昔洛韦，伐昔洛韦，泛昔洛韦）仅适用于存在原发性感染、基础疾病或免疫功能低下的患者，因其可导致病程延长或播散。

M. K. 不应接受抗病毒治疗，但可考虑使用对乙酰氨基酚或非甾体抗炎药（NSAIDs）缓解症状。虽然冰敷、乙醚、赖氨酸、硝酸银及天花疫苗被用来治疗唇疱疹，但目前尚无证据支持它们的疗效。用冰或冰棒对改善症状也可能是有益的。

案例 79-4

问题 1：P. L.，男性，16 岁，8 个月前确诊为急性淋巴细胞白血病，为行骨髓移植入院。入院实验室检查显示其体内有 HSV-1 抗体。在 4 个月前的化疗期间，他曾患口面部疱疹。对即将骨髓移植的 P. L.，该病史及检查结果有什么意义？

免疫抑制的患者易患严重的皮肤黏膜 HSV 感染。因此应当考虑静脉给予阿昔洛韦抑制口面部 HSV 复发[36,37]。口服泛昔洛韦（famciclovir）已被批准用于治疗 HIV 感染患

者[38]，用于其他免疫功能低下患者的疗效如何仍缺乏证据。

抗病毒治疗

案例 79-4，问题 2：P. L. 未进行抗病毒治疗。两周后，他感到疲乏、口腔黏膜感到疼痛，且面部出现了皮损，皮损标本经免疫荧光查见 HSV。P. L. 应选择何种治疗？

应静脉给予阿昔洛韦 5mg/kg，每 8 小时 1 次，疗程 7 日[9]或直至皮损愈合。之后替换为口服阿昔洛韦 200mg，每日 3 次，疗程约 6 个月[26]。骨髓移植患者并且病毒培养证明存在复发性皮肤黏膜单纯疱疹感染，口服阿昔洛韦（400mg，每日 5 次，疗程 10 日），在减轻疼痛、减少病毒排放、新皮损形成和缩短愈合时间上均优于安慰剂[39]。伐昔洛韦和泛昔洛韦也常用于移植患者的治疗[40]。

案例 79-5

问题 1：N. B.，女性，43 岁。1 年来反复发作唇疱疹 8~10 次，每次于感冒或日晒后发作。她要求处方阿昔洛韦，以在感觉唇疱疹发作前服用。抗病毒药物治疗对免疫功能正常患者的复发性唇疱疹急性期的治疗和预防有什么意义？

FDA 批准用于治疗免疫功能正常患者复发性唇疱疹的局部外用药物，包括 5% 阿昔洛韦乳剂（Zovirax）、5% 阿昔洛韦和 1% 氢化可的松乳剂（Xerese）、10% 二十二烷醇（Abreva）以及 1% 喷昔洛韦（Denavir）乳剂。临床试验表明这些制剂在唇疱疹刚露出端倪时开始治疗，可适当缩短皮损的愈合时间[41-47]。虽然喷昔洛韦乳剂可能比阿昔洛韦乳剂更为有效，但优势不显著[44,45]。二十二烷醇相比于其他制剂的优势在于它是非处方药。外用制剂必须在唇疱疹发生后 1 小时内使用，之后每 2 小时 1 次（睡眠时除外），连续 4 日。

迄今已完成的口服抗病毒药物的疗效评价研究结果并不一致。一些研究表明，免疫功能正常患者应用口服抗病毒药物能够缩短病程，减轻疼痛。但一项采用口服阿昔洛韦 200mg，每日 5 次，共 5 日的研究并未显示任何获益[48]。而在唇疱疹发生后 1 小时内开始口服阿昔洛韦 400mg，每日 5 次，共 5 日，可明显减轻疼痛，缩短愈合时间[49]。在唇疱疹出现最初迹象时口服伐昔洛韦 2g，12 小时后再次服用 2g，或单次口服泛昔洛韦 1 500mg，可获同样疗效[50,51]。目前尚无直接比较不同口服抗病毒药物疗效的研究数据[52]。当选择一种药物时，应同时考虑它的给药频次和成本[9,15,22]。

对每年唇疱疹复发 6 次和以上、没有先兆的频繁感染或有严重症状的患者推荐长期抑制治疗方案。对于每年口唇疱疹复发 6 次及以上的免疫正常患者的口唇疱疹，口服阿昔洛韦 400mg，每日 2 次，疗程 4 个月，较安慰剂可明显减少唇疱疹复发次数[53]。每日口服伐昔洛韦 500mg 或 1 000mg 同样能有效减少复发次数[54]。泛昔洛韦用于长期

抑制治疗唇疱疹的对照临床试验尚未见报道。

N. B. 可选择外用制剂或口服抗病毒药物以治疗其唇疱疹的急性发作,应指导她在唇疱疹初露迹象或症状时即开始治疗。如果想进行抑制治疗,应该口服阿昔洛韦或伐昔洛韦。

耐药性

免疫功能低下的口唇疱疹患者,阿昔洛韦耐药的疱疹病毒的发生率明显高于免疫功能正常者。据估计目前免疫功能低下人群 HSV 耐药率约 5%,部分人群如骨髓移植患者耐药率可达 30%[55,56]。在应用阿昔洛韦静脉注射无效的皮肤黏膜疱疹 AIDS 患者,静脉注射膦甲酸 40mg/kg,每 8 小时 1 次较静脉注射阿糖腺苷 15mg/(kg·d)疗效更好而毒性更低[57]。但值得关注的是日益上升的 HSV 对膦甲酸的耐药性,尤其在骨髓移植人群[58,59],西多福韦(cidofovir)用于治疗这类患者具有一定的疗效。对于阿昔洛韦耐药复发性生殖器疱疹患者,仅有限的证据显示局部用 5% 咪喹莫特(imiquimod)乳剂治疗有效[60]。

水痘-带状疱疹病毒感染

水痘

水痘(chickenpox)过去是儿童常见的病毒感染,但自 1995 年应用水痘-带状疱疹病毒(varicella-zoster virus,VZV)疫苗后,在美国的发病率已降低了 84%[61]。该疫苗已被美国儿科学会(American Academy of Pediatrics)列为儿童的常规免疫之一。未接受免疫接种的青少年和没有得过水痘的成年人都应该接种疫苗。在该疫苗上市前,美国每年约有近 4 百万人发病,90% 的病例发生在 15 岁以下的儿童和青少年中,而这其中大多数病例发生在 1 至 4 岁之间[62]。随着水痘病例数量减少,并发症和死亡率也随之下降[63]。感染 VZV 的患者,包括免疫功能低下的个体和孕妇,是出现肺炎和脑炎等并发症的风险人群。感染艾滋病毒的 VZV 儿童死亡风险增加。[63]。

该病属传染性疾病,平均潜伏期 14~16 日。儿童从出疹前 1~2 日至水痘完全结痂均具有传染性(通常为出疹后 4~6 日)[63]。

超过 90% 的易感者在家庭接触后感染,因此接触史有助于诊断。从皮损上刮下的标本经涂片可查见多核巨细胞。水疱标本电镜观察可发现病毒,对流免疫电泳可检测到抗病毒抗原。水痘是水痘-带状疱疹初次感染的表现,而带状疱疹是 VZV 的再激发[63]。

临床表现

问题 1:A. V.,男性,10 岁。因可能复发水痘伴进展性皮损入院进行评估和治疗。据其母亲和家庭医生介绍,A. V. 曾于 4 岁时患轻微水痘且没有接种过疫苗。10 日前,颈部出现皮肤水疱和脓疱且呈进行性加重,逐渐扩

散至背部、躯干、四肢和面部,伴发热 3 日(口腔体温 40.5℃),入院时体温已降至 37℃,呕吐 4 日。入院查体显示:神清,查体合作,定向力良好,但有明显的共济失调和小脑异常体征。与 VZV 感染一致的皮损遍及面部、颈部、胸部和背部,融合成片。可见到红斑为基底的薄壁小水疱到脐样水疱不同阶段的皮损,少见结痂。血生化分析显示:

BUN:3.213mmol/L(正常值范围,1.8~6.4mmol/L)

SCr:15.25 μmol/L(正常值范围,44~71μmol/L)

AST:65IU/L(正常值范围,0~34IU/L)

ALT:122IU/L(正常值范围,0~34)

由于可能存在 VZV 感染相关的小脑病变,因此开始静脉注射阿昔洛韦 550mg,每 8 小时 1 次(每日 1500mg/m²)。同时给予苯海拉明(diphenhydramine)口服治疗瘙痒,但 A. V. 仅在入院第 1 日服用了两次。

阿昔洛韦治疗的第 2 日仍有新的皮疹出现。第 3 日皮损停止,且旧的皮损开始愈合,共济失调也逐日改善,A. V. 于治疗第 7 日出院,未再诉恶心和呕吐。出院后血清学随访显示,VZV 酶联免疫吸附测定(enzyme-linked immunosorbent assay,ELISA)滴度在第 20~60 日有 4 倍以上的升高,结果提示为初次 VZV 感染。为什么 A. V. 应用阿昔洛韦治疗是恰当的?

抗病毒治疗

新生儿、成人、免疫功能低下、进展性水痘和有皮外并发症的患者均可从阿昔洛韦治疗中获益。阿昔洛韦可有效地阻断 VZV 感染的全身播散,促进皮损愈合,缓解发热和疼痛并降低死亡率[64,65]。A. V. 水痘呈持续进展性,并有皮外并发症表现(如共济失调、小脑异常体征)。由于可能存在小脑受累,因此 A. V. 使用阿昔洛韦静脉注射治疗是恰当的。

问题 1:C. J.,男孩,8 岁。患水痘在家隔离观察。4 日后,他的 15 岁兄弟 K. J. 也出现了相同的症状。免疫功能正常患者使用阿昔洛韦治疗水痘的疗效如何? C. J. 或 K. J. 应使用阿昔洛韦治疗吗?

3 项关于儿童(2~18 岁)的临床研究表明:在发病初始 24 小时内开始口服阿昔洛韦 20mg/kg,每日 4 次,疗程 5~10 日可明显减轻发热、瘙痒,加速愈合,减少新的皮损发生。但获益并不明显(较安慰剂快 1 日愈合),且并不能减少并发症的发生[66]。因此美国儿科学会不推荐在健康儿童常规使用阿昔洛韦,所以 C. J. 无应用指征[67]。

青少年和成人较儿童更易发生并发症(如肺炎、脑炎等)。其他易导致并发症的高危人群包括慢性皮肤或肺部疾病、长期接受水杨酸治疗和接受短期、间隙性或雾化皮质类固醇治疗的患者[67]。青少年和成人在发病的初始 24 小时内给予阿昔洛韦口服治疗 800mg,每日 4 次,疗程 5

日,可明显减少皮损和缩短愈合时间,减轻发热和瘙痒症状。但阿昔洛韦能否预防严重并发症的发生尚不清楚[68-70]。因此对 K. J. 这样 14 岁以上的男孩或有慢性呼吸或皮肤疾病的具有发生重症水痘高风险的患者,应考虑用阿昔洛韦治疗[71]。目前尚无临床试验结果支持泛昔洛韦和伐昔洛韦用于治疗水痘。然而,对于有中重度并发症风险的青少年和成人,可能更推荐服用频次较少的伐昔洛韦或泛昔洛韦。

支持治疗

案例 79-7,问题 2:支持治疗对 C. J. 和 K. J. 的治疗有何意义?

冷浴和应用炉甘石(calamine)或其他外用止痒剂可减轻瘙痒症状。并修剪指甲以避免刮伤和继发细菌感染。重症患者因需要镇静,可能应用全身止痒剂和抗组胺药才能达到目的。C. J. 和 K. J. 应避免使用阿司匹林,因为水杨酸类药物可导致麻疹或流感样疾病的患儿发生瑞氏综合征(Reye syndrome)(参见第 102 章)。

带状疱疹

带状疱疹(shingles,herpes zoster)感染是因人体免疫力下降时潜伏于感觉神经元中 VZV 激活引起,在免疫功能低下的人群(HIV、肿瘤和接受免疫抑制剂治疗的患者)发病率较高。带状疱疹发病率随年龄增长而上升,老年患者一旦发病,一般病情较重[72]。

急性带状疱疹感染特征性临床表现是刺痛或灼痛感,可伴有感觉过敏。多数患者有皮疹,开始为红斑,逐渐进展为水疱,约 7~10 日后干燥结痂,约 1 个月后痊愈,可能会留有瘢痕[72]。

疱疹后神经痛(postherpetic neuralgia,PHN)是急性带状疱疹的常见并发症,可在皮疹后发生并持续 1 个月以上,估计约有 10%~70% 的患者存在 PHN。由于其治疗十分困难,因此带状疱疹的预防是十分重要的[72]。

急性带状疱疹药物治疗的目的是抑制病毒复制以减轻疼痛和缩短皮疹时间,最终目的是避免神经损害,降低 PHN 发生率和严重程度。但遗憾的是,治疗并不能完全避免 PHN 的发生。

带状疱疹疫苗(Zostavax)能显著降低发病率及其并发的 PHN(见第 64 章)。

免疫正常患者的抗病毒治疗

案例 79-8

问题 1:E. O.,男性,72 岁,既往健康。主诉左臂下面烧灼痛 2 日就诊。疼痛可放射至胸部,触摸局部疼痛加重。今晨发现手臂出现皮疹,并向中线蔓延。实验室检查发现:BUN 5.4mmol/L(正常值范围,2.88~6.48),SCr 177μmol/L(正常值范围,53.10~106.20),未接种过带状疱疹疫苗。确诊为带状疱疹。应开始何种治疗?

阿昔洛韦是所有新抗 VZV 治疗药物药效的标准对照制剂。免疫功能正常患者,口服阿昔洛韦 800mg,每日 5 次,疗程 10 日,能有效减轻初始 28 日的急性疼痛,治疗应在皮疹发生后的 72 小时内开始。阿昔洛韦减轻 PHN 及慢性疼痛的作用充其量为中等程度。大量的临床试验显示其不能减轻 PHN,虽然一项关于阿昔洛韦治疗带状疱疹的 Meta 分析显示有效,但 6.3 例患者需从 VZV 感染发生后开始治疗并持续 6 个月,才能防止 1 例 PHN 发生[73]。

泛昔洛韦已被批准用于急性带状疱疹感染的治疗。前药泛昔洛韦在肠道内可被迅速吸收并转化为活性形式喷昔洛韦(penciclovir)。泛昔洛韦的生物利用度较阿昔洛韦高,因而在感染细胞内具有较高的活性药物浓度。其半衰期(10 小时)也长于阿昔洛韦,可减少给药频次[74]。一项大样本的临床对照试验显示,口服泛昔洛韦 500mg 每日 3 次,缩短急性疼痛持续时间和促进皮疹愈合的疗效与口服阿昔洛韦 800mg 每日 5 次相当[75]。泛昔洛韦不能减少 PHN 的发生率,但能缩短 PHN 的病程[76]。

为克服阿昔洛韦生物利用度差的缺点,研发上市了阿昔洛韦的前体药物伐昔洛韦。口服给药经迅速和充分的吸收后转化成阿昔洛韦。临床试验表明,口服伐昔洛韦 1g 每日 3 次减轻皮疹进展和缩短皮疹愈合时间与口服阿昔洛韦 800mg 每日 5 次疗效相当,缓解带状疱疹相关疼痛的作用较阿昔洛韦更有效[77]。伐昔洛韦减少急性带状疱疹相关疼痛和 PHN 的疗效类似泛昔洛韦[78]。

E. O. 应选择以上 3 种药物中的一种开始治疗。泛昔洛韦或伐昔洛韦可能更合适,因为每日 3 次的给药方案依从性明显好于阿昔洛韦每日 5 次的给药方案。治疗应在皮疹发生 72 小时内给予,阿昔洛韦疗程 10 日,泛昔洛韦或伐昔洛韦的疗程为 7 日。虽然这些药物不能预防 PHN,但是可以缩短疼痛持续时间。因均在肾脏消除,故剂量的选择应基于 E. O. 的肌酐清除率(表 79-3)。

E. O. 处于急性期,可能还需要控制疼痛的药物治疗,如非甾体抗炎药、阿片类药物或曲马多(tramadol)[91,92]。另外,建议 E. O. 保持疱疹区域的清洁和干燥,避免局部用抗菌药物。如果皮疹加重或出现发热,应与家庭医生联系。

案例 79-8,问题 2:E. O. 是否应该使用皮质类固醇来治疗或预防带状疱疹相关疼痛?

是否使用皮质类固醇如泼尼松(prednisone)或泼尼松龙(prednisolone)仍存在争议[93],已有大量研究对类固醇治疗急性神经痛和 PHN 的疗效进行了评估。早期的研究显示,对急性疼痛和 PHN 均有效,但这些研究均为小样本非对照试验,所使用的皮质类固醇药物及给药方案也不相同。新近的绝大多数研究表明皮质类固醇能缓解急性疼痛,但对 PHN 无效[94-97]。考虑到阿昔洛韦、泛昔洛韦或伐昔洛韦等药物可有效治疗急性疼痛,E. O. 不应该使用皮质类固醇,因其对防止 PHN 无效并可能引起带状疱疹的播散及继发细菌感染。

表 79-3

抗病毒药物的临床药代动力学

药物	患者类型	峰浓度/μg·ml⁻¹	表观分布容积	药物消除			备注
				尿液原型药/%	清除率	消除半衰期/h	
阿昔洛韦[9,25,26,79-82]	成人	3.4~22.9(2.5~10mg/kg,IV) 0.83~1.61(200~800mg,PO)	59L/1.73m²	69~91	327ml/(min·1.73m²)	2.5~3.3	如果 ClCr 为 25~50ml 和 10~25ml/(min·1.73m²),可按100%推荐剂量,但应将给药间隔分别延长至 12h 和 24h;如 ClCr 为 0~10ml/(min·1.73m²),可用 50%推荐剂量,每 24 小时 1 次
	新生儿	N/A	24~30L/1.73m²	N/A	98~122ml/(min·1.73m²)	3.2~4.1	
金刚烷胺[13]	成人	0.2~0.5(100~200mg,PO)	3~8L/kg	52~88	2.5~10.5L/h	20~41	肾衰患者的剂量调整:ClCr 30~50ml/(min·1.73m²),第 1 日 200mg,之后 100mg/d;ClCr 15~29ml/(min·1.73m²),第 1 日 200mg,之后 100mg 每两日 1 次;ClCr < 15ml/(min·1.73m²),200mg 每周 1 次
泛昔洛韦[15,83,84]	成人	0.8~6.6(150~1 000mg,PO)	1.1L/kg	73~94[a]	0.37~0.48L/(h·kg)	2.2~3.0	如果 ClCr 40~59ml/min,100%推荐剂量,延长给药间隔至 12h;ClCr 20~39ml/min,100%推荐剂量,延长给药间隔至 24h;ClCr<20ml/min,250mg 每 24 小时 1 次
奥司他韦[18,85-87]	成人	0.6~3.5[b](75mg,PO)	23~26L	99[b]	18.8L/h	6.0~10	如果 ClCr 10~30ml/min,每日 75mg。肝功能损害的影响尚无评价证据
	小儿(1~12岁)	0.06~0.8[b](2mg/kg,PO)	N/A	N/A	0.63L/(h·kg)	3.2~7.8	根据体重和年龄推荐剂量。体重15kg 年龄 1~3 岁,30mg bid;15~23kg,4~7 岁,45mg bid;23~40kg,8~12 岁,60mg bid;>40kg,>13 岁,正常成人剂量
	青少年	N/A	N/A	N/A	0.32L/(h·kg)	8.1	

表 79-3

抗病毒药物的临床药代动力学（续）

药物	患者类型	峰浓度/μg·ml⁻¹	表观分布容积	药物消除			备注
				尿液原型药/%	清除率	消除半衰期/h	
金刚乙胺[20]	成人	0.2~0.7(100~200mg,PO)	17~25L/kg	20	20~48L/h	25~32	由于本药明显影响新陈代谢,严重肝脏疾病患者必须调整剂量。老年人和严重肾衰竭（ClCr<10ml/min）患者也需要调整剂量。生产商建议剂量减半
伐昔洛韦[22,88]	成人	5.7~6.7ᶜ(1 000mg,PO)	N/A	46~80ᶜ	N/A	2.5~3.3ᶜ	如果 ClCr 30~49ml/min,100%推荐剂量,延长给药间隔至 12h;ClCr 10~29ml/min²,100%推荐剂量,延长给药间隔至 24h;ClCr <10ml/min²,500mg,每 24 小时 1 次
扎那米韦[24,89,90]	成人	0.02~0.1(10mg,INH)	15.9L	7~17	2.5~10.9L/h	2.5~5.1	吸入剂量的 4%~17%可被机体吸收,虽然关于肝肾损害的研究非常有限,但可不调整剂量

ª 活性代谢物金刚烷胺的药代动力学特点。

ᵇ 活性代谢物奥司他韦酸盐。

ᶜ 活性代谢物阿昔洛韦的药代动力学特点。

Bid,每日 2 次;ClCr,肌酐清除率;INH,吸入法;IV,静脉;N/A,未检测到;PO,口服案例 79-8,问题 3:发疹后 2 个月,E.O. 仍诉疼痛。PHN 诊断已明确,E.O. 适用哪些 FDA 批准的 PHN 治疗方法?

尽管有多种药物得到研究,但 FDA 批准用于 PHN 的治疗药物包括外用辣椒素(capsaicin)乳膏、凝胶或 8% 辣椒素贴剂、5% 利多卡因贴剂(Lidoderm)和口服加巴喷丁和普瑞巴林。辣椒素可耗竭将疼痛从外周传递到中枢神经系统的神经递质 P 物质。最大规模的一项双盲安慰剂对照试验评估了 143 名 PHN≥6 个月患者的疗效,结果 0.075% 辣椒素乳膏治疗 6 周后,治疗组和对照组的疼痛积分分别下降 21% 和 6%[98]。在双盲试验阶段结束之后,继续用辣椒素乳膏治疗两年,绝大多数疼痛得到持续缓解[98]。辣椒素每日应用药 3~4 次。8% 辣椒素贴剂应由医护人员用药,用药时间约 1 小时,用药间隔不能短于 3 个月。5% 利多卡因贴剂仅与安慰剂进行过对照试验,且缓解疼痛的作用只持续至给药后 4 至 12 小时。辣椒素乳膏、凝胶或利多卡因贴剂均可作为 E.O. 的一线选择药物。辣椒素给药后常见的不良反应为烧灼感,有三分之一的患者无法耐受,随着使用持续烧灼感会逐渐减弱。

如果处方利多卡因贴剂,E.O. 应在医护人员指导下在疼痛区域贴最多 3 个贴剂,应告知患者每日贴药时间不能超过 12 小时,重点是正确处理使用过的贴剂。即使用过的贴剂也含有大量的利多卡因,小孩或宠物可能因咀嚼、吞咽使用过的贴剂导致严重的后果[99]。

普瑞巴林(pregabalin)已被批准用于治疗 PHN,但存在发生相关不良反应的较大风险。普瑞巴林通过与钙通道亚基结合,减少神经末梢钙流入,使谷氨酸、去甲肾上腺素和 P 物质等神经递质的释放减少[100]。临床研究显示,普瑞巴林治疗组有 29% 患者出现头晕,而安慰剂组只有 9%。普瑞巴林治疗组 22% 患者出现嗜睡,而安慰剂组仅 8%。头晕和嗜睡在普瑞巴林给药后迅速出现,并呈剂量依赖性[100]。

其他用于治疗 PHN 的药物包括三环类抗抑郁药物(如阿米替林(amitriptyline)]、地昔帕明(desipramine)和阿片类制剂[101]。

免疫功能低下患者的抗病毒治疗

案例 79-9

问题 1:R.F.,女性,68 岁,主诉"面部疱疹并伴随剧烈疼痛"。她有风湿性多发性肌痛和疑似颞动脉炎引起头痛的病史,通常给予类固醇有效。入院 5 日前开始出现右前额头痛并进行性加重,2 日前家庭医生调整其泼尼松剂量,从 30mg/d 改为 60mg/d。1 日前,面部出现疱疹。诊断为带状疱疹病毒感染以控制疼痛收治入院。入院 6 小时后,R.F. 开始出现幻视、耳鸣以及自言自语。行腰穿脑脊液检查结果显示:

白细胞计数:3 个(2 个淋巴细胞和 1 个单核细胞)
红细胞计数:3 个
蛋白质:84mg/dl
葡萄糖:86mg/dl

分离出带状疱疹病毒。即行静脉注射阿昔洛韦 10mg/kg,每 8 小时 1 次治疗。抗病毒治疗为什么适用于 R.F.?她应继续还是停用泼尼松?

R.F. 长期使用大剂量的皮质类固醇,有抗病毒治疗的适应证。阿昔洛韦可以阻止类似 R.F. 的免疫功能低下患者带状疱疹病毒急性感染的进展[102]。

静脉注射阿昔洛韦 10mg/kg,每 8 小时 1 次,是治疗严重免疫功能不全患者有效的方案。对病情较轻的免疫功能不全患者,在密切监护下,可以口服阿昔洛韦 800mg,每日 5 次;或伐昔洛韦 1 000mg,每日 3 次;或泛昔洛韦 500mg,每日 3 次[103]。抗病毒治疗能快速清除皮肤囊泡中的带状疱疹病毒。阿昔洛韦缓解疼痛或预防 PHN 的作用近乎没有[102]。初步的研究表明伐昔洛韦或泛昔洛韦对免疫功能低下患者的严重带状疱疹有效[104,105]。

全身应用皮质类固醇尚未证实其有效性,并可能延缓皮损愈合。因此如果可能,R.F. 的泼尼松应缓慢减量。

阿昔洛韦的不良反应

案例 79-9,问题 2:在阿昔洛韦治疗的第 4 日,R.F. 出现严重恶心并呕吐 3 次。实验室检查显示:BUN 16.07mmol/L,SCr282.88μmol/L(基线值:BUN 3.57mmol/L,SCr 88.40μmol/L)。为什么 R.F. 必须调整阿昔洛韦剂量?

接受阿昔洛韦治疗的带状疱疹病毒感染患者出现恶心呕吐的不良反应已有报道[9],同样 SCr 与 BUN 升高也与阿昔洛韦治疗有关,其发生可能继发于阿昔洛韦在肾小管中的结晶,摄入液体量不足时尤为明显(见表 79-1)。由于 R.F. 肌酐清除率在 10~25ml/(min·1.73m²),阿昔洛韦剂量给药间隔应延长至 24 小时,并应在治疗期间尽力维持水化(参见表 79-3 和第 2 章)。

流行性感冒

流行性感冒(influenza)是由正黏液病毒科病毒导致的急性感染。A 型病毒常引起流感的流行,而 B 型病毒通常引起散发感染。感染通过吸入流感患者喷嚏射出含有病毒的空气飞沫传播,也可因直接接触被含病毒飞沫和被鼻咽分泌物污染的物品传播,典型的潜伏期为 2 日(1~4 日)。

流感 A 型病毒根据表面抗原分为血凝素(H)和神经酰胺酶(N)型。有 3 个血凝素亚型(H1,H2,H3)和 2 个神经酰胺酶亚型(N1,N2)可引起人流感。一种亚类病毒感染后对其他亚类的病毒几乎没有或根本没有免疫力。此外,同一亚型病毒随时会发生明显的抗原变异(抗原漂移)。因此,感染或疫苗接种不能提供对同一亚型但亲缘关系较远病毒感染的免疫保护,这是流感持续发生大规模流行的根本原因。为最大限度地提高免疫效率,疫苗应根据当年最可能流行的病毒株抗原重新制备[106]。

6个月以上的个体均可接种流感疫苗。接种流感疫苗对于部分人群至关重要,具有最高风险的人群(表79-4)应每年接种流感疫苗。目前有两种流感病毒疫苗,一种包含两种A型病毒株和一种B型病毒株的三价疫苗,以及一种含有两种A型和B型病毒株的四价疫苗[107]。目前,没有关于哪种疫苗更适用于特殊人群的建议。但是,高剂量疫苗制剂是其他流感疫苗制剂中含有抗原量的4倍,适用于65岁及以上的患者。老年人对已知标准剂量的流感疫苗反应不理想,较高剂量的疫苗旨在提高老年人的免疫反应。使用高强度疫苗的早期试验发现,与标准剂量疫苗相比,高剂量疫苗在65岁及以上成人预防流感的效率提高了24.2%[108]。最后,皮内注射的流感疫苗应改皮下注射,而不是肌内注射。皮内疫苗需要较小规格的针给药,并且较少的抗原与常规流感疫苗一样有效,它适用于18~64岁的成年人[109]。

疫苗的效果取决于疫苗与流行病毒的相似性和宿主的免疫力。如疫苗与流行病毒抗原匹配,疫苗对健康成人及儿童的保护约为70%~90%。可预防30%社区老年人入院及发生肺炎,对居住于养老院的老年人预防率为40%[110]。尽管疫苗的效能较低,但仍可降低发病的严重程度及减少并发症的出现。

表79-4

需接种流感疫苗的人群[97]

- 所有年龄≥6个月的人
- 居住于护理之家或长期护理机构的人
- 有慢性肺病或心血管疾病的成人和儿童
- 因慢性代谢性疾病(如糖尿病)、肾功能不全、血红蛋白病或免疫抑制(药物治疗或HIV感染导致)需医学随访的成人和儿童
- 有误吸风险的儿童和成人(如认知障碍、脊髓损伤、癫痫)
- 接受长程阿司匹林治疗的儿童(6个月至18岁)
- 流感季节有受孕计划的妇女
- 医护工作者
- 高危人群的家庭成员(包括有接触的婴儿和0~59个月儿童)

易被患者传播流感的高风险个体包括:医院和诊所的医师、护士和其他工作人员;养老院和慢性病护理机构雇员;提供家庭保健服务人员及其包括儿童的家庭成员,每年均需要接种疫苗。考虑到流感的高发病率和死亡率,所有人均应每年接种流感疫苗。

疫苗的最佳接种时间为10月中旬到11月中旬,因为在美国流感活跃的高峰期为12月下旬至次年3月上旬。接种太早将导致所需的抗体滴度在流感季节结束前即发生衰减。流感疫苗应该在整个流感季节都可使用,即使在已确定有流感疫情暴发的社区[107]。

因为注射用流感疫苗为灭活疫苗,不含有传染性的病毒,不会引起流感。最常见不良反应是接种部位疼痛,持续约2日[111]。发热、不适、肌痛和其他全身反应不常发生,一般在疫苗接种后6~12小时发生,持续约1~3日[110,111]。卵蛋白引起的速发型过敏反应(荨麻疹、血管神经性水肿、变应性哮喘或全身性过敏反应)罕见。高过敏体质者和正患急性发热疾病者不能接种。但伴或不伴发热的轻微疾病不是流感疫苗接种的禁忌证,特别对患轻微上呼吸道感染或过敏性鼻炎的儿童。当存在疫苗接种禁忌时,应预防性使用神经氨酸酶抑制剂[奥司他韦(oseltamivir)或扎那米韦(zanamivir)][107]。在美国因金刚烷胺(amantadine)和金刚乙胺(rimantadine)广泛耐药已不再推荐用于预防流感[107]。

依靠临床表现不能鉴别A型和B型流感。必须从咽喉冲洗液或痰液中分离出病毒和恢复期抗体滴度显著升高才能确诊。

临床表现

案例 79-10

问题1:K.B.,女性,40岁。来到药房声称患"流感"。她最近刚找到一份工作,担心生病需要休息的时间过长会失去岗位。为鉴别普通感冒与流感,你应如何进行问诊?

要鉴别普通感冒与流感很困难,但有一些线索可以初步区分。在美国流感发病流行的典型季节是从12月至次年3月,流感患者一般更多具有全身症状,如发热可>38.9℃伴头痛、肌痛和咳嗽。而普通感冒更常见流鼻涕、鼻塞和打喷嚏。咽喉痛两者均可发生。细菌性咽喉炎(如化脓性咽喉炎)与病毒性咽喉炎的不同之处在于后者发病缓且疼痛轻,淋巴结轻微增大无压痛[112]。

应询问K.B.的症状表现和疾病接触史,并深入了解其所在社区是否确定有流感流行,这些将有助于鉴别流感与普通感冒。

治疗

案例79-10,问题2:K.B.陈述过去24小时的症状符合流感的表现。治疗流感都有哪些选择?为什么她应考虑使用神经氨酸酶抑制剂如扎那米韦或奥司他韦进行治疗?

疑似或确诊流感并伴有并发症高风险(如先天性心脏或肺部疾病者、未接种疫苗的婴儿和儿童、老年人、免疫功能低下者)的患者,在出现症状后48小时内开始抗病毒治疗可获较好疗效。无论是否接种过疫苗、疾病是否严重以及是否要求住院均应给予治疗。发病已超过48小时的患者也可考虑治疗,但治疗效果较差[113]。治疗可缩短病程,减少传播的可能,降低并发症的发生。

神经氨酸酶抑制剂扎那米韦(Relenza)和奥司他韦

（Tamiflu）能有效抑制流感 A 和 B。其机制是选择性抑制病毒复制及传播所必需的酶——神经氨酸酶。目前口服奥司他韦适用于 1 岁或以上的患者的预防和治疗，口服扎那米韦用于 7 岁以上患者流感的预防和 5 岁及以上患者的治疗[18,24]。帕拉米韦是一种肠外制剂，适用于 18 岁以上的成人，以及不能耐受或口服奥司他韦不吸收或吸入扎那米韦的患者[114]。

扎那米韦目前可用的为吸入性粉剂，用于成人流感治疗，10mg（2 吸），每日 2 次，共用 5 日。第 1 日 2 次吸入间隔至少 2 小时，第 2~5 日，2 次吸入间隔至少 12 小时[24]。用药后可能会发生支气管痉挛，如果要使用支气管扩张剂，应在扎那米韦给药前使用[24]。给药系统（Rotadisk/Diskhaler）的正确使用很重要，临床药师应培训患者掌握使用给药系统的技巧。

奥司他韦与扎那米韦有相似的药理学特点，但口服生物利用度明显优于扎那米韦。奥司他韦已被批准用于 1 岁及以上儿童和成人。成人治疗流感采用剂量 75mg，每日 2 次，共 5 日[18]。奥司他韦对于儿童推荐使用混悬液。与扎那米韦类似，奥司他韦也必须在症状发作 48 小时内用药。常见不良反应为恶心、呕吐和头痛[18]。值得重视的是已发现奥司他韦耐药的流感病毒[115]。此外已有多起服用奥司他韦后，发生自残和兴奋谵妄的报告，并以儿童多见[116]。

帕拉米韦的剂量为一次 600mg，肌内注射或 15 至 30 分钟内静脉给药。由于该药物主要用于中度甲型流感患者，因此感染乙型流感的患者或需要住院治疗的严重感染患者的疗效尚不清楚。最常见的不良反应是腹泻；然而，有报道在使用过程中出现严重的皮肤病反应和异常行为。

近年来，流感病毒对金刚烷胺和金刚乙胺耐药率性已急剧上升。因此已不再常规推荐用于流感的预防或治疗[117]。

流感发病 48 小时内服用扎那米韦和奥司他韦后，症状约在可以在 1 日左右缓解[118-120]。有关神经氨酸酶抑制剂可否预防肺炎等严重流感并发症或使慢性疾病加重的证据仍不充分[107]。考虑到 K. B. 出现症状仅 24 小时且致病原不确定，神经氨酸酶抑制剂可使其获益。口服奥司他韦较吸入扎那米韦用药更方便，使患者用药依从性更好。虽然奥司他韦不能治愈流感，但可在 1 日内缓解症状。因此她应使用奥司他韦治疗，疗程 5 日。

案例 79-11

问题 1：J. T.，男性，74 岁。从一个养老院被带到急救部就诊，主诉"发热伴寒战、咳嗽、头痛、不适、厌食和畏光"。已发病 48 小时，并于当晚病情加重。查体显示：面色潮红，皮肤发热且潮湿，呼吸困难。生命体征血压 150/90mm Hg，脉搏 108 次/min，呼吸 22 次/min，体温 39.4℃；双肺听诊可闻及啰音；胸部 X 片显示双肺浸润改变，但无实变影。动脉血气分析显示明显的低氧血症，PaO_2 和 $PaCO_2$ 均为 6.665kPa。J. T. 有明确的慢性支气管炎病史，并在 16 个月前发生过一次脑卒中。

留取血、痰和尿培养标本后，J. T. 开始抗菌药物治疗（静脉注射头孢曲松钠 1g，每 24 小时 1 次和阿奇霉素 500mg，每 24 小时 1 次）。痰标本革兰氏染色查见很多白细胞，但未见细菌。经鼻管进行氧疗 4L/min。

24 小时后，呼吸困难加重，动脉血气进一步恶化（PaO_2 5.332kPa，$PaCO_2$ 7.332kPa）。行气管插管并取痰标本并进行病毒学检查。3 日后，从痰液分离出流感病毒 A；血、尿及痰细菌培养均阴性。为什么其表现指向流感病毒感染？J. T. 具有抗病毒治疗指征吗？

尽管流感症状会随年龄有所不同，但绝大多数 A 型流感表现为突起高热、寒战、咳嗽和头痛。如 J. T. 这样的老年和有基础疾病的患者多需要住院治疗，因病情可能迅速恶化。

J. T. 进行抗病毒治疗不合适。目前尚无在症状出现 48 小时后治疗有效的抗病毒药物。此外抗病毒药物只对没有并发症的流感有效[107]。

预防

流行性感冒疫苗

案例 79-11，问题 2：在接下来的 3 周内，另外 2 家养老院也出现了多例 A 型流感患者。应采取什么措施以防止流感在其他居住者中进一步暴发？

居住于护理之家的人与工作人员应同时接种疫苗和采用奥司他韦或扎那米韦进行化学预防。美国疾病控制预防中心（Centers for Disease Control and Prevention，CDC）推荐所有 6 个月及以上的人进行免疫接种，特别是高危人群（见表 79-4）[107]。首先是具有发生流感并发症高风险人群及其家庭接触者，其次是 50 岁及以上健康成年人和上一年度需定期随访的慢性代谢性疾病儿童患者。任何小于 9 岁的儿童都需要接种两次以保证获得最佳效果。第一次接种应在可获取疫苗时尽早进行，如果可能最好在 10 月结束前。第二次应在社区出现流感前。疫苗接种应贯穿整个流感季节，根据流感持续时间，可以延续至次年 2 月或 3 月。但流感疫苗并不能完全的达到预防效果（70%）[120]，因此可能产生抗体不足的高危人群（如晚期 HIV 感染患者，居住护理之家者）应使用奥司他韦或扎那米韦作为疫苗保护的补充[108,113]。

减毒活流感疫苗适用于 2~49 岁非妊娠健康个体。临床研究显示，对于匹配的流感病毒株，流感减毒活疫苗在儿童的保护率约为 87%，而成人约 85%[121,122]。与肌内注射接种相比，经鼻途径更方便，依从性更好。但因为是活疫苗，接种后 2 日或更长时间可能发生病毒复制和分泌。因此免疫抑制的患者及其密切接触者（包括医护工作者）不可接受活疫苗。其他不应接种活疫苗的人包括哮喘患者、慢性肺部或心血管系统疾病患者、慢性代谢疾病如糖尿病、肾脏功能障碍或血红蛋白病患者，正接受阿司匹林或其他水杨酸盐类药物治疗的儿童和青少年等[107]。

奥司他韦和扎那米韦

奥司他韦预防流感的临床试验研究显示,安慰剂组和治疗组经实验室确诊的流感发生率分别为 4.8% 和 1.2%[123],而在一家专业护理机构,安慰剂组和奥司他韦治疗组的流感发生率分别为 4.4% 和 0.4%。此外,奥司他韦可将在家中暴露于流感的患者感染率从 12% 降至 1%。扎那米韦也被证实能有效预防流感[124,125]。

比较两种神经氨酸酶抑制剂效果的研究结果尚无公开报道。考虑到奥司他韦为口服制剂,对于养老院患者应用更方便,而扎那米韦需要采用特殊的给药装置并配合正确的吸入方式。

呼吸道合胞病毒感染

呼吸道合胞病毒(respiratory syncytial virus,RSV)导致 2 岁以下婴幼儿细支气管炎和支气管肺炎。有一半以上的婴幼儿在 2 岁内被感染过,其中约 1%~2% 需要住院治疗[126]。严重早产儿、免疫力低下、先天性心脏病或肺部疾病儿童因 RSV 感染存在死亡高风险[127]。3 岁前感染过 RSV 的患者在其童年时期患哮喘的风险增加[128]。

RSV 感染通常发生在冬季,患者多有胸部 X 片和血气分析结果异常,鼻咽分泌物中可分离出病毒。

临床表现和利巴韦林治疗

案例 79-12

问题 1:J. R. ,男婴,6 月龄,因"昏睡、呼吸急促和发绀"送入急诊。J. R. 为先天性 HIV 患儿。查体发热(38.9℃)、呼吸急促、呼气时可闻及喘鸣音。胸部 X 片显示有扁平的横膈膜和肺实质过度充气。由于低氧血症和高碳酸血症,J. R. 被放置于充氧箱以维持肺泡氧分压>7.999kPa。其呼吸道分泌物中可分离出 RSV。J. R. 适用什么治疗?

J. R. 这样的 RSV 患者,治疗目的是为了增加血氧饱和度,减轻气道阻塞[129]。RSV 的治疗应根据临床症状体征和相关并发症制定个体化方案。首要治疗是给氧。尽管支气管扩张剂或皮质类固醇有可能缓解如哮喘等疾病的气道阻塞,但它们尚未证实在治疗毛细支气管炎方面有效[130,131]。作为雾化给药的高渗盐水有利于增加黏液纤毛清除率[130]。患有中度至重度毛细支气管炎的婴儿和儿童,预期住院时间(length of stay,LOS)至少 3 日,当使用 3% 生理盐水雾化时,可能使 LOS 缩短 1 日[131]。不良反应包括喘息和分泌物过多。

利巴韦林(ribavirin)对包括 RSV 病毒在内的 DNA 和 RNA 病毒均有抗病毒活性。早期安慰剂对照的研究显示,无论是健康或是具有基础疾病的患儿利巴韦林治疗均能显著改善临床症状,并可促进临床康复和改善动脉血氧饱和度[132]。但后续的研究发现,利巴韦林对于有多种危险因素的患者无效[133,134]。因此,前述健康婴幼儿常规使用利巴

韦林治疗仍无证据。而其是否能减少远期后遗症和高危人群(包括早产儿、支气管肺发育不良、先心病、囊性纤维化和免疫缺陷的患者)感染的严重程度也尚未证实[135]。目前推荐存在严重并危及生命的高危婴幼儿感染患者可考虑使用利巴韦林治疗[135]。因为 J. R. 存在免疫缺陷,如果病情恶化可以考虑使用利巴韦林。

利巴韦林用法

案例 79-12,问题 2:利巴韦林应如何使用? 在 J. R. 给药期间应注意什么?

利巴韦林通过一个喷雾装置以气雾剂方式给药,喷雾时产生的颗粒足够小(直径 1~2μm)以能达到下呼吸道。利巴韦林在储存器的溶解浓度为 20mg/ml(6g 加入 300ml 灭菌水),给药需持续 12~18 小时。虽然在非机械通气的患者,2 小时内给药 2g,每日 3 次(采用 60mg/ml 溶液)已得到成功应用[132]。利巴韦林疗程需 3~7 日[19]。

利巴韦林被批准用于需要机械通气的患者。但利巴韦林具有吸湿性,其气溶颗粒可沉淀于管壁和呼吸器的呼气膜,可能阻塞呼气膜并且改变呼气末峰压[19]。虽然利巴韦林一直安全的用于这类患者[136,137],仍建议密切监测这些患者的呼吸治疗以防止这类问题。除检查管道之外,应对标准换气循环进行调整[19]。

不良反应

案例 79-12,问题 3:利巴韦林都有哪些重要的不良反应?

利巴韦林最常见的不良反应是皮疹、轻微支气管痉挛和可逆性皮肤刺激[138]。尽管长期随访的资料仍有限,一项对应用利巴韦林后一年的患者的评估研究显示,发生反应性气道疾病的严重程度和需要住院的呼吸相关病的发生率均有所降低[139],其远期效应仍有待评估。

利巴韦林禁用于孕妇和将受孕的妇女[19]。尽管没有人体试验数据,但利巴韦林几乎对所有测试过的动物均有致畸作用和/或致胚胎死亡。仓鼠灌服单剂量 2.5mg/kg、大鼠每日灌服剂量 10mg/kg,均已证实其致畸作用,头颅、腭、眼、颌、骨骼和胃肠道畸形均有报道。利巴韦林降低动物胚胎和子代的成活率。家兔每日口服剂量低至 1mg/kg,就可发生死胎。

利巴韦林对实施治疗涉及人员的环境作用值得重视。一项对 19 个护士的研究未在血或尿中检测到利巴韦林,但另一研究报道在一个对经氧罩给予利巴韦林患者进行护理的护士红细胞中发现了利巴韦林[140]。空气中利巴韦林浓度以用氧罩给药时最高,其次是面罩,经机械通气气管插管给药时浓度最低。因此建议:①利巴韦林气雾剂应单独经由机械通气患者的气管插管给药[126];②儿童接受利巴韦林治疗时应在一间独立的负压房间内用一配有高效空气过滤器的密封容器给药[19];③应为实施治疗的医护人员定制一次性隔离衣和一次性空气净化呼吸器或一次性防药尘呼

吸器[140];④有生育计划的男性和女性不能护理经氧罩给予利巴韦林治疗的患者[140]。Valeant 制药公司上市有供氧和利巴韦林的气雾给药系统,可减少利巴韦林向环境的逸散[19]。

预防

案例 79-13

问题 1:S. N.,男婴,7 月龄。孕 31 周时早产。因早产慢性肺病(chronic lung disease,CLD)在家氧疗。下月为呼吸道合胞病毒流行开始季节。可用何种措施预防呼吸道合胞病毒感染?为什么 S. N. 可用这些治疗?

帕利珠单抗(palivizumab),采用重组 DNA 所得的人源单克隆抗体,能有效抗 RSV 并适用于有 RSV 呼吸道感染的高危儿童(如 CLD 婴儿或不足 29 孕周的早产儿),其作用已在这些儿童中得到验证[141]。在 RSV 流行季节每月肌注帕利珠单抗一次共 5 个月的儿童因 RSV 感染的住院和入住重症监护病房率降低,因 RSV 感染的住院时间缩短。帕利珠单抗因易于给药(肌内注射)已取代 RSV-免疫球蛋白(静脉注射)在婴儿的使用,并与接种的麻疹-腮腺炎-风疹活疫苗和水痘活疫苗无相互作用。由于是人工合成产品,不是来源于人血,也不会传播血源性疾病[142]。结合 S. N. 的年龄和 CLD 史,他适用帕利珠单抗治疗[130]。

帕利珠单抗剂量和使用方法

案例 79-13,问题 2:如何计算帕利珠单抗的给药剂量以及如何使用?

帕利珠单抗的肌注剂量是 15mg/kg。首剂应在 RSV 季节开始之前给予,以后每月给 1 次,共 5 个月。在北半球,典型的 RSV 流行季节为当年 11 月到次年 4 月。

汉坦病毒

感染

啮齿类动物是汉坦病毒(Hantavirus)的主要储存宿主,在美国其主要是鹿鼠(Peromyscus maniculatus)。这些病毒不会导致储存宿主疾病,人类吸入含病毒的动物唾液、尿、粪等微尘时发生感染。大多数患者能回忆起在发病前 6 周内接触过啮齿类动物或其排泄物[143]。尚未发现存在人和人之间的传播。

疾病定义包括临床证据:①成人不明原因的发热性 ARDS 或急性双侧肺间质浸润性为特征的发热;或②尸检发现因不明原因的呼吸系统疾病导致的非心源性肺水肿。此外,存在以下实验室证据:①血清学阳性(有特异性的汉坦病毒 IgM 抗体,或者 IgG 滴度升高);②组织标本中汉坦病毒抗原免疫组化阳性;或③在组织标本汉坦病毒 PCR 检测阳性[144]。

汉坦病毒感染能引起 3 种不同的疾病:肾综合征出血热、流行性出血热,汉坦病毒肺综合征(hantavirus pulmonary syndrome,HPS)。肾综合征出血热和流行性出血热主要发生在亚洲和欧洲国家。而汉坦病毒肺综合征仅发生在西半球,包括北美洲[145]。从 1993 年到 2013 年,美国报告了 606 例 HPS 病例,其中 36% 死亡[146]。大多数病例发生在美国西南部地区的春季和夏季。

临床表现

汉坦病毒肺综合征患者的临床特征包括发热、肌痛、头痛和咳嗽,可伴发腹痛、恶心或呕吐。体格检查通常不可靠,实验室异常包括白细胞增多、血小板减少和低白蛋白血症。X 线胸片初期可正常,但迅速出现双肺浸润和 ARDS。其他病毒性肺炎很少像汉坦病毒感染这样迅速进展为 ARDS。由于没有特异性症状和体征,一些患者可能被误诊为流感[147]。

治疗

支持治疗很重要,氧疗和机械通气也许是必需的。低血压可用血管收缩药物加上审慎地静脉输注晶体液(如 0.9% NaCl 溶液)以防止肺水肿加重。应当制定全面的预防和呼吸道隔离措施[145]。

目前尚无 FDA 批准的抗汉坦病毒药物。根据一项 242 例患者的研究表明,静脉给予利巴韦林较安慰剂明显降低发病率(少尿和出血)和病死率。给药方案为先给予利巴韦林负荷剂量 33mg/kg,以后按 16mg/kg,每 6 小时 1 次,4 日后按 8mg/kg,每 8 小时 1 次,维持 3 日[148]。

然而,另外两个治疗 HPS 的临床试验却没有获得相同疗效的结果。由 CDC 进行的一项开放试验中,接受和不用利巴韦林治疗患者的病死率分别为 47% 和 50%[147]。此外,美国国立卫生研究院(National Institutes of Health,NIH)进行的一个小样本试验则发现利巴韦林治疗患者无任何获益[149]。

西尼罗病毒

西尼罗病毒(West Nile virus,WNV)于 1999 年首次在美国纽约出现。此后迅速传播,美国大陆各州均有感染发生[150]。西尼罗病毒感染正常发生在热带地区,但国际旅行的增加及气候模式变化导致向其他地方传播。

WNV 属于黄病毒科,其传播媒介为库蚊(包括尖音库蚊、Culex retuans 和致倦库蚊)。人类和鸟类可因经传染的库蚊直接叮咬感染[151],鸟类是病毒的贮存宿主。WNV 还可感染马等各种脊椎动物。WNV 通常经感染蚊子直接叮咬传染,但已有经输血、器官移植、胎盘垂直传播和哺乳等传染的报道[152]。由于蚊子的生物周期受季节变化影响,WNV 感染在夏季及早秋季节最常见。

诊断通常需要综合临床表现和实验室检查结果。WNV 感染表现多样,包括无症状感染、西尼罗热、脑炎和脑膜炎等,其中累及神经系统的感染死亡率较高。老年患者死亡率高,70 岁以上死亡率为普通人群的 9 倍[153]。CDC 制定的 WNV 感染诊断的实验室标准包括:①从组织、血液、脑脊液或其他体液中分离出 WNV 抗原或基因序列;②脑脊液中 WNV IgM 抗体阳性;③WNV 抗体滴度 4 倍升高;④一次血清标本中发现 WNV IgM 或 IgG 滴度升高[154]。

临床表现

案例 79-14

问题 1:A. G.,女性,84 岁。平素体健,是社区年度鲜花节的组织者。孙女去她家发现她意识不清,诉头疼、乏力和进行性肌无力,遂来急诊就诊。体温 39.4℃,精神状态检查评分为 21(总分 30)。肌张力降低,手臂和腿上可见红斑和丘疹。除了轻微的低钠,血细胞计数和电解质正常。脑脊液中白细胞数和蛋白增多,糖正常,抗 WNV IgM 抗体阳性,CT 扫描未见异常。哪些症状和体征指向 WNV 脑炎?

WNV 急性期症状和体征包括突起发热、厌食、虚弱、恶心、呕吐、头疼、精神状态改变和颈项强直。手臂、腿、颈部、躯干可出现皮疹,典型的皮疹为红斑和斑丘疹,可呈麻疹样出疹[155]。实验室检查白细胞数可正常或升高。脑炎患者可有低钠血症;脑脊液中常见细胞增多,多为淋巴细胞增多,蛋白水平升高,糖水平正常[155]。除约 1/3 患者的磁共振成像(magnetic resonance imaging,MRI)显示脑膜或脑室周边区域信号增强外,急性期无论 CT 还是 MRI 检查均无其他异常[155]。

随着疾病的进展,患者肌无力加重和反射减弱,可出现类似于格林-巴利综合征一样的弥漫性松弛性麻痹,也可出现共济失调、锥体束征、脑神经异常、脊髓炎、视神经炎和抽搐。

治疗

案例 79-14,问题 2:什么样的治疗适用于 A. G.?

目前 WNV 感染的治疗主要为支持性治疗。仅有发热的感染患者通常为自限性。但有肌无力及脑炎表现的重症患者应入住重症监护病房(intensive care unit,ICU),多数患者需要机械通气。现有的抗病毒药物在体内均无抗 WNV 作用,虽然利巴韦林在体外可抑制 WNV 的复制[155]。重症患者采用大剂量的利巴韦林和干扰素-α-2b 联合治疗已取得一定成功。虽然尚未明确最佳剂量,但干扰素每日剂量应为 200 万~300 万单位和利巴韦林每日 2 400mg 才可能发挥抑制病毒作用[156-158]。目前的临床试验研究了静脉注射免疫球蛋白,人源化单克隆抗体治疗和预防 WNV 疫苗的有效性和安全性。

严重急性呼吸窘迫综合征

严重急性呼吸窘迫综合征(severe acute respiratory distress syndrome,SARS)是一种烈性传染性疾病,于 2003 年初首次在中国报道。此后在东亚、北美(尤其是加拿大)、南美和欧洲数国均有发生。在 2003 年疾病暴发期间,有近 8 000 例报告,死亡率约 10%[159,160]。自 2004 年后全球再无 SARS 病例报道。亚洲和加拿大 2004 年以前报告的许多病例均来源于一个单发病例,引起公寓、宾馆和医疗机构等聚集人群的感染暴发。有证据表明超过 60 岁的老年患者,随年龄增大死亡风险增高[161]。

该病通过空气飞沫易于传播。地域性和近期的疫区旅行史对于评估感染该病的风险非常重要。在美国 100 名疑似病例中,94% 在发病前 10 日到过 SARS 疫区[162]。SARS 被认为主要通过与感染者密切接触传播(如分享餐具、见面交谈的间隔距离<1m)。

SARS 冠状病毒(SARS coronavirus,SARS-CoV),是从患者体内分离出来的一种新型冠状病毒,经鉴定为 SARS 的病原体。用明确诊断为 SARS 患者的咽拭子标本接种 Vero E6 细胞株,细胞发生特征性病理学改变[163]。目前尚未确定 SARS-CoV 自然储存宿主,但在喜马拉雅果子狸、中国白鼬獾和貉身上都曾发现过病毒。

临床表现

CDC 定义的 SARS 包括临床表现、流行病学特征、实验室检查和排除标准[164]。早期症状包括发烧、寒战、强直、肌痛、头痛、腹泻、咽喉痛或流鼻涕。轻中度病情包括体温高于 38℃ 和咳嗽或呼吸短促等下呼吸道疾病症状。重症 SARS 除上述症状外,还有肺炎影像学表现和急性呼吸窘迫综合征。

SARS 病例的确诊中,可能或很可能接触 SARS-CoV 是关键的依据之一。可能接触是指旅行到一个有 SARS 病例记录或最近有疑似 SARS-CoV 传播的地方,并在病发前 10 日与有轻中度或严重呼吸道疾病的患者密切接触。很可能接触是指密切接触过确诊患者或有 SARS 症状的人[165]。

在美国有疑似 SARS 病例时,可应用酶联免疫分析法检测血清抗 SARS-CoV 抗体、从临床标本中分离 SARS-CoV 或逆转录 PCR 检测 SARS-CoV RNA 等进行确诊。其中酶联免疫分析法和逆转录 PCR 法都是 CDC 认可的方法[163]。最新的实验室诊断标准及相关信息可通过美国 CDC 网站检索。

虽然大多数感染患者都呈自限性,但 SARS 在刚出现症状时即可发生低氧血症,根据病情进展可能需要气管插管或机械通气。SARS 患者通常不会出现神经系统或胃肠道症状。

治疗

在 2002—2003 年 SARS 暴发期间用于治疗的药物包括广谱抗菌药物、利巴韦林、洛匹那韦(lopinavir)/利托那韦(ritonavir)、皮质类固醇、干扰素和免疫球蛋白(immunoglobulin)等[165]。广谱抗菌药物被推荐用于覆盖其他潜在的病原体直到 SARS-CoV 的病原体被确定。利巴韦林的给药方案包括静脉给予 400mg/d,或首剂 2g 后 1g 静脉注射,每 6 小时 1 次,疗程 4 ~ 14 日[166]。有趣的是,利巴韦林在体外并不能抑制 SARS-CoV,而且经利巴韦林治疗死亡的患者,其病毒载量仍在上升[167,168]。此外,常见不良药物反应包括溶血性贫血(61%)、低钙血症(58%)和低镁血症(46%)。

洛匹那韦和利托那韦在 3 项体外实验研究中有 2 项显示能抑制 SARS-CoV。口服洛匹那韦 400mg 与利托那韦 100mg 每日 2 次可能对治疗 SARS 有效,但证据仍不足[165]。各种皮质类固醇、干扰素和免疫球蛋白的应用仍存有争议。由于缺乏前瞻性随机对照试验,目前尚无可用的治疗指南。

中东呼吸综合征

中东呼吸综合征(middle east respiratory syndrome,MERS)于 2012 年在沙特阿拉伯首次报道。截至 2015 年 6 月,共报告了 1 130 例,主要发生在阿拉伯半岛,最近一次发生在韩国[196,170]。迄今为止,美国仅报告了两例,为居住在沙特阿拉伯并前往美国的医护人员。两人都在医院接受了支持治疗,并已经出院[171]。

MERS 的致病微生物是中东呼吸综合征冠状病毒(MERS-CoV)。MERS 的症状包括发烧,咳嗽和呼吸急促。在一些患者中,报道了如恶心,腹泻和呕吐的胃肠道症状。感染进展为包括肺炎和肾衰竭在内的并发症。伴有合并症的患者死亡风险最高,如糖尿病,癌症,心脏病,肺病或慢性肾病。有潜在免疫缺陷的患者可能死亡风险最大[169]。

MERS-CoV 通过与受感染个体的密切接触传播,可能通过呼吸道飞沫传播。报告的大多数感染发生在医院或照顾感染者,或者跟感染者一起生活的个体[166]。MERS 的治疗是针对症状和并发症的支持性治疗。

寨卡病毒

2007 年,太平洋岛屿首次报道了寨卡病毒(Zika virus),非洲和东南亚也有罕见的病毒暴发。2015 年,在巴西检测到它,截至 2016 年 5 月,报告的播散区域包括太平洋岛屿,加勒比海地区以及南美洲和中美洲。截至 2016 年 5 月,美国报告了 503 起与旅行有关的感染案例[172]。

寨卡病毒属于黄病毒科(Flaviviridae)的 RNA 病毒。最常见的感染症状包括发热,斑丘疹,关节痛和结膜炎[173]。感染是轻微的,自限性的,通常在 1 周内消退。在一些个体中,已经报道了神经和自身免疫并发症,如格林-巴利综合征。已发生感染寨卡病毒的孕妇传染给新生儿,导致婴儿出现小头畸形并在某些情况下丧失胎儿[173]。通过 RT-PCR,免疫球蛋白 M 和中和抗体检测确认诊断。

寨卡通过蚊子传播,可以通过性传播[174]。妇女,特别是孕妇,与前往活动寨卡地区的男性进行性活动时应该使用乳胶安全套,或者避免进行性活动。暴露后,在精液中检测到病毒长达 60 日[175]。目前还没有从女性到男性的传播记录[174]。目前尚无疫苗或药物来预防寨卡病毒感染。所有前往寨卡病毒传播区域的旅行者或居民都应遵循避免蚊虫叮咬的步骤,以避免感染寨卡病毒。如果前往报告 Zika 的地区,防止寨卡病毒感染的保护措施包括穿着长袖衬衫和裤子,留在窗户上的空调区域有屏风,使用含有 N,N-二乙基间甲苯酰胺的驱蚊剂,并在蚊帐中睡觉[176]。寨卡病毒的治疗是支持性治疗[177]。正在开发针对寨卡病毒的疫苗。

普通感冒

普通感冒是最常见的病毒感染。美国年发病约 6 200 万例[178],据统计导致缺工和缺课分别约为 2 000 万和 2 200 万日次。幼儿发生频率较高,随着年龄增长而逐渐降低。虽然普通感冒为自限性疾病,但仍有约 20% 感冒儿童因此发生中耳炎[179]。

呼吸道感染患者可分离出许多病毒,其中鼻病毒是最常见的病原体[180]。鼻病毒所致感染约占所有呼吸道疾病的 34%。鼻病毒的血清型超过 100 种,且每种血清型的流行都随时间和地域变化。其他病原体包括冠状病毒、副流感病毒、RSV、腺病毒和肠病毒。由于多种病原体均可导致普通感冒,要研制一种有效的疫苗非常困难。

普通感冒的治疗是采用药物对症治疗。非甾体抗炎药、减轻口腔或鼻内充血的药物、抗组胺药及止咳药都可用于治疗。但是这些药物仅能缓解很少一部分症状,也不能缩短自然病程[181-183]。FDA 不推荐 4 岁以下的儿童患者使用止咳和抗感冒药,因为存在致死风险[184-186]。目前尚无针对普通感冒的特异性抗病毒药物。

预防

案例 79-15

问题 1:J. C. 来药房询问一种天然草药制品,希望能在即将来临的寒冷季节里预防感冒。自述在去年感冒了 3 次而其邻居一次都没有。邻居曾提到服用过一种草药制品。J. C. 忘记了药名,但他想购买能有助于预防感冒的任何制品。

锌

锌是一种食品补充成分,其预防和治疗的作用已得到较多研究。其作用机制可能是抑制鼻病毒 3C 蛋白酶,从而阻止病毒复制。锌在体外具有抗病毒活性。过去几十年里有关锌减轻感冒症状、缩短病程的临床研究结果并不一致。如果在症状出现后 24 小时内开始使用,锌可能会缩短症状,但不会减轻感冒的严重程度。在感冒症状持续时间内建议使用锌含片,每日至少服用 75mg[187]。服用锌含片的感冒患者有口腔刺激感、口感差、恶心和腹泻的不良体验。现在已不推荐锌用于普通感冒的治疗或预防。

紫锥花

紫锥花是从菊科紫锥花属植物中萃取出来的一种草本产品,被认为能刺激免疫系统,尤其是促进吞噬作用。一些应用紫锥花的临床试验结果显示,相比于安慰剂能降低感染的发生率,但是该结果并不是结论性的,因其较之于安慰剂,并未在减轻普通感冒严重程度和缩短病程上显示获益[188]。其中一项研究显示紫锥花并不优于安慰剂,反而治疗组皮疹的发生率增加[189]。鉴于目前证据尚无明确结论,有可能是因使用的紫锥花产品浓度差异所致,不推荐其用于普通感冒的治疗或预防[190]。

（邱学文、靳迺诗 译，孙凤军 校，夏培元 审）

参考文献

1. Hing E et al. National Hospital Ambulatory Medical Care Survey: 2007 Outpatient Department Summary. Hyattsville, MD: National Center for Health Statistics; 2010. National Health Statistics Reports; no 28.

2. Murray CJ et al. Estimation of potential global pandemic influenza mortality on the basis of vital registry data from the 1918–20 pandemic: a quantitative analysis. *Lancet*. 2006;368:2211.

3. Whitley RJ et al. Herpes simplex virus. *Clin Infect Dis*. 1998;26:541.

4. Schleede L et al. Pediatric herpes simplex virus encephalitis: a retrospective multicenter experience. *J Child Neurol*. 2013;28(3):321–331.

5. Aurelius E et al. Rapid diagnosis of herpes simplex encephalitis by nested polymerase chain reaction assay of cerebrospinal fluid. *Lancet*. 1991; 337:189.

6. Whitley RJ. Herpes simplex encephalitis; adolescents and adults. *Antiviral Res*. 2006;71:141.

7. Whitley RJ et al. Vidarabine versus acyclovir therapy in herpes simplex encephalitis. *N Engl J Med*. 1986;314:144.

8. Skoldenberg B et al. Acyclovir versus vidarabine in herpes simplex encephalitis. *Lancet*. 1984;2:707.

9. Zovirax (acyclovir) [product information]. Mississauga, Ontario: Glaxo Smith Kline; 2014.

10. James SH et al. Antiviral therapy for herpesvirus central nervous system infections: neonatal herpes simplex virus infection, herpes simplex encephalitis, and congenital cytomegalovirus infection. *Antiviral Res*. 2009;83:207.

11. Kamei S et al. Evaluation of combination therapy using aciclovir and corticosteroid in adult patients with herpes simplex virus encephalitis. *J Neurol Neurosurg Psychiatry*. 2005;76:1544.

12. Oppenshaw H, Cantin EM. Corticosteroids in herpes simplex virus encephalitis. *J Neurol Neurosurg Psychiatry*. 2005;76:1469.

13. Symmetrel [product information]. Chadds Ford, PA: Endo Pharmaceuticals; 2009.

14. Vistide (cidofovir inection) [product information]. Foster City, CA: Gilead Sciences; 2010.

15. Famvir [product information]. East Hanover, NJ: Novartis Pharmaceutical Corporation; 2013.

16. Foscavir [product information]. Lake Forest, IL: Hospira; 2012.

17. Cytovene IV [product information]. South San Francisco, CA: Genentech; 2010.

18. Tamiflu [product information]. South San Francisco, CA: Genentech USA; 2014.

19. Virazole (ribavirin for inhalation solution) [product information]. Costa Mesa, CA: Valeant Pharmaceuticals; 2007.

20. Flumadine [product information]. St. Louis, MO: Forest Pharmaceuticals; 2010.

21. Trifluridine Ophthalmic Solution, 1% [product information]. Fort Worth, TX: Falcon Pharmaceuticals, Ltd.; 2011.

22. Valtrex [product information]. Mississauga, Ontario: Glaxo Smith Kline; 2015.

23. Valcyte [product information]. South San Francisco, CA: Genentech USA; 2015.

24. Relenza [product information]. Research Triangle Park, NC: Glaxo Smith Kline; 2011.

25. Wagstaff AJ et al. Aciclovir: a reappraisal of its antiviral activity, pharmacokinetic properties and therapeutic efficacy. *Drugs*. 1994;47:153.

26. Zovirax (oral) [product information]. Mississauga, Ontario: Glaxo Smith Kline; 2014.

27. Pouplin T et al. Valacyclovir for herpes simplex encephalitis. *Antimicrob Agents Chemother*. 2011;55:36.

28. Kimberlin DW. Herpes simplex virus infections in neonates and early childhood. *Semin Pediatr Infect Dis*. 2005;16:271.

29. Kohl S. The diagnosis and treatment of neonatal herpes simplex virus infection. *Pediatr Ann*. 2002;31:726.

30. [No authors listed]. Management of herpes in pregnancy. ACOG practice bulletin No. 82. *Obstet Gynecol*. 2007;109:1489–1498.

31. Whitley R et al. A controlled trial comparing vidarabine with acyclovir in neonatal herpes simplex virus infection. Infectious Diseases Collaborative Antiviral Study Group. *N Engl J Med*. 1991;324:444.

32. Kimberlin DW. Neonatal herpes simplex infection. *Clin Microbiol Rev*. 2004;17:1.

33. Kimberlin DW, Whitley RJ. Neonatal herpes: what have we learned. *Semin Pediatr Infect Dis*. 2005;16:7.

34. Kimberlin DW et al. Administration of oral acyclovir suppressive therapy after neonatal herpes simplex virus disease limited to the skin, eyes, and mouth: results of a phase I/II trial. *Pediatr Infect Dis J*. 1996;15:247.

35. Gutierrez K, Arvin AM. Long term antiviral suppression after treatment for neonatal herpes infection. *Pediatr Infect Dis J*. 2003;22:371.

36. Ljungman P. Prophylaxis against herpesvirus infections in transplant recipients. *Drugs*. 2001;61:187.

37. Slifkin M et al. Viral prophylaxis in organ transplant patients. *Drugs*. 2004;64:2763.

38. Schacker T et al. Famciclovir for the suppression of symptomatic and asymptomatic herpes simplex virus reactivation in HIV-infected persons. *Ann Intern Med*. 1998;128:21.

39. Shepp DH et al. Oral acyclovir therapy for mucocutaneous herpes simplex virus infections in immunocompromised marrow transplant recipients. *Ann Intern Med*. 1985;102:783.

40. Shiley K, Blumberg E. Herpes viruses in transplant recipients: HSV VZV human herpes viruses, and EBV. *Infect Dis Clin North Am*. 2010;24:373.

41. Spruance SL et al. Acyclovir cream for treatment of herpes simplex labialis: results of two randomized, doubleblind, vehicle-controlled, multicenter clinical trials. *Antimicrob Agents Chemother*. 2002;46:2238.

42. Raborn GW et al. Effective treatment of herpes simplex labialis with penciclovir cream: combined results of two trials. *J Am Dent Assoc*. 2002;133:303.

43. Sacks SL et al. Clinical efficacy of topical docosanol 10% cream for herpes simplex labialis: a multicenter, randomized, placebo-controlled trial. *J Am Acad Dermatol*. 2001;45:222.

44. Lin L et al. Topical application of penciclovir cream for the treatment of herpes simplex facialis/labialis: a randomized, double-blind, multicentre, aciclovir-controlled trial. *J Dermatolog Treat*. 2002;13:67.

45. Femiano F et al. Recurrent herpes labialis: efficacy of topical therapy with penciclovir compared with acyclovir (aciclovir). *Oral Dis*. 2001;7:31.

46. Spruance SL et al. Penciclovir cream for the treatment of herpes simplex labialis. A randomized, multicenter, doubleblind, placebo-controlled trial. Topical Penciclovir Collaborative Study Group. *JAMA*. 1997;277:1374.

47. Raborn GW. Penciclovir cream for recurrent herpes simplex labialis: an effective new treatment [abstract]. *Antimicrob Agents Chemother*. 1996;36:178.

48. Rabom GW et al. Oral acyclovir and herpes labialis: a randomized, double-blind, placebo-controlled study. *J Am Dent Assoc*. 1987;115:38.

49. Spruance SL et al. Treatment of recurrent herpes simplex labialis with oral acyclovir. *J Infect Dis*. 1990;161:185.

50. Spruance SL et al. Single-dose, patient-initiated famciclovir: a randomized, double-blind, placebo-controlled trial for episodic treatment of herpes labialis. *J Am Acad Dermatol*. 2006;55:47.

51. Spruance SL et al. Clinical significance of antiviral therapy for episodic treatment of herpes labialis: exploratory analyses of the combined data from two valacyclovir trials. *J Antimicrob Chemother*. 2004;53:703.

52. Jensen LA et al. Oral antivirals for the acute treatment of recurrent herpes labialis. *Ann Pharmacother*. 2004;38:705.

53. Rooney JF et al. Oral acyclovir to suppress frequently recurrent herpes labialis: a double-blind, placebo-controlled trial. *Ann Intern Med*. 1993;118:268.

54. Baker D, Eisen D. Valacyclovir for prevention of recurrent herpes labialis: 2 double-blind, placebo-controlled studies. *Cutis*. 2003;71:239.

55. Morfin F, Thouvenot D. Herpes simplex virus resistance to antiviral drugs. *J Clin Virol*. 2003;26:29.

56. Rabella N et al. Antiviral susceptibility of herpes simplex viruses and its clinical correlates: a single center's experience. *Clin Infect Dis*. 2002;34:1055.

57. Safrin S et al. A controlled trial comparing foscarnet with vidarabine for acyclovir-resistant mucocutaneous herpes simplex in the acquired immunodeficiency syndrome. The AIDS Clinical Trials Group. *N Engl J Med*. 1991;325:551.

58. Chen Y et al. Resistant herpes simplex virus type 1 infection: an emerging concern after allogeneic stem cell transplantation. *Clin Infect Dis*. 2000;31:927.

59. Bryant P et al. Successful treatment of foscarnet-resistant herpes simplex stomatitis with intravenous cidofovir in a child. *Pediatr Infect Dis J*. 2001;20:1083.

60. Brummitt CF. Imiquimod 5% cream for the treatment of recurrent, acyclovir-resistant genital herpes. *Clin Infect Dis*. 2006;42:575.

61. Seward JF et al. Varicella disease after introduction of varicella vaccine in the United States, 1995–2000. *JAMA*. 2002;287:606.

62. Marin M et al. Varicella prevention in the United States: a review of successes and challenges. *Pediatrics*. 2008;122:e744.

63. Centers for Disease Control and Prevention. Varicella. In: Hamborsky J et al, eds. *Epidemiology and Prevention of Vaccine-Preventable Diseases*. 13th ed. Washington, D.C.: Public Health Foundation; 2015.

64. Carcao MD et al. Sequential use of intravenous and oral acyclovir therapy of varicella in immunocompromised children. *Pediatr Infect Dis J*. 1998;17:626.

65. Masaoka T et al. Varicella-zoster virus infection in immunocompromised patients. *J Med Virol*. 1993;(Suppl 1):82.

66. Klassen TP et al. Acyclovir for treating otherwise healthy children and adolescents. *Cochrane Database Syst Rev*. 2005;(4):CD002980.

67. Marin M et al. Prevention of varicella: recommendations of the Advisory Com-

mittee on Immunization Practices (ACIP). *MMWR Recomm Rep*. 2007;56(RR-4):1.

68. Wallace MR et al. Treatment of adult varicella with oral acyclovir: a randomized placebo-controlled trial. *Ann Intern Med*. 1992;117:358.

69. Whitley RJ. Therapeutic approaches to varicella-zoster virus infections. *J Infect Dis*. 1992;166(Suppl 1):S51.

70. Feder HM, Jr. Treatment of adult chickenpox with oral acyclovir. *Arch Intern Med*. 1990;150:2061.

71. [No authors listed]. American Academy of Pediatrics Committee on Infectious Diseases: the use of acyclovir in otherwise healthy children with varicella. *Pediatrics*. 1993;91:674.

72. Adams EN et al. Herpes zoster and vaccination: a clinical review. *Am J Health Syst Pharm*. 2010;67:724.

73. Jackson JL et al. The effect of treating herpes zoster with oral acyclovir in preventing postherpetic neuralgia: a metaanalysis. *Arch Intern Med*. 1997;157:909.

74. Diaz-Mitoma F et al. Oral famciclovir for the suppression of recurrent genital herpes: a randomized controlled trial. *JAMA*. 1998;280:887.

75. deGreef H; Famciclovir Herpes Zoster Clinical Study Group. Famciclovir, a new oral antiherpes drug; results of the first controlled clinical study demonstrating its efficacy and safety in the treatment of uncomplicated herpes zoster in immunocompetent patients. *Int J Antimicrob Agents*. 1995;4:241.

76. Tyring S et al. Famciclovir for the treatment of acute herpes zoster: effects on acute disease and postherpetic neuralgia: a randomized, double-blind placebo-controlled trial. Collaborative Famciclovir Herpes Zoster Study Group. *Ann Intern Med*. 1995;123:89.

77. Beutner KR et al. Valaciclovir compared with acyclovir for improved therapy for herpes zoster in immunocompetent adults. *Antimicrob Agents Chemother*. 1995;39:1546.

78. Tyring SK et al. Antiviral therapy for herpes zoster: randomized, controlled trial of valacyclovir and famciclovir therapy in immunocompetent patients 50 years and older. *Arch Fam Med*. 2000;9:863.

79. Whitley RJ et al. Pharmacokinetics of acyclovir in humans following intravenous administration. A model for the development of parenteral antivirals. *Am J Med*. 1982;73(1A):165.

80. Blum MR et al. Overview of acyclovir pharmacokinetic disposition in adults and children. *Am J Med*. 1982;73(1A):186.

81. Hintz M et al. Neonatal acyclovir pharmacokinetics in patients with herpes virus infections. *Am J Med*. 1982;73:210.

82. de Miranda P et al. Acyclovir kinetics after intravenous infusion. *Clin Pharmacol Ther*. 1979;26:718.

83. Filer CW et al. Metabolic and pharmacokinetic studies following oral administration of 14C-famciclovir to healthy subjects. *Xenobiotica*. 1994;24:357.

84. Pue MA et al. Linear pharmacokinetics of penciclovir following administration of single oral doses of famciclovir 125, 250, 500, and 750 mg to healthy volunteers. *J Antimicrob Chemother*. 1994;33:119.

85. He G et al. Clinical pharmacokinetics of the prodrug oseltamivir and its active metabolite Ro 64–0802. *Clin Pharmacokinet*. 1999;37:471.

86. Bardsley-Elliot A, Noble S. Oseltamivir. *Drugs*. 1999;58:851.

87. Oo C et al. Pharmacokinetics of anti-influenza prodrug oseltamivir in children aged 1–5 years. *Eur J Clin Pharmacol*. 2003;59:411.

88. Soul-Lawton J et al. Absolute bioavailability and metabolic disposition of valaciclovir, the L-valyl ester of acyclovir, following oral administration to humans. *Antimicrob Agents Chemother*. 1995;39:2759.

89. Dunn CJ, Goa KL. Zanamivir: a review of its use in influenza. *Drugs*. 1999;58:761.

90. Cass LMR et al. Pharmacokinetics of zanamivir after intravenous, oral, inhaled, or intranasal administration to healthy volunteers. *Clin Pharmacokinet*. 1999;36(Suppl 1):1.

91. Whitley RJ et al. Management of herpes zoster and postherpetic neuralgia now and in the future. *J Clin Virol*. 2010;48(Suppl 1):S20.

92. Levin MJ et al. Prevention strategies for herpes zoster and post-herpetic neuralgia. *J Clin Virol*. 2010;48(Suppl 1):S14.

93. Ernst ME et al. Oral corticosteroids for herpes zoster pain. *Ann Pharmacother*. 1998;32:1099.

94. Harpaz R et al. Prevention of herpes zoster. Recommendations of the Advisory Committee on Immunization Practices (ACIP). *MMWR Recomm Rep*. 2008;57(RR-5):1.

95. Chen N et al. Corticosteroids for preventing postherpetic neuralgia. *Cochrane Database Syst Rev*. 2010;(12):CD005582.

96. Wood MJ et al. A randomized trial of acyclovir for 7 days or 21 days with and without prednisolone for treatment of acute herpes zoster. *N Engl J Med*. 1994;330:896.

97. Santee JA. Corticosteroids for herpes zoster: what do they accomplish? *Am J Clin Dermatol*. 2002;3:517.

98. Watson CP et al. A randomized vehicle-controlled trial of topical capsaicin in the treatment of postherpetic neuralgia. *Clin Ther*. 1993;15:510.

99. Lidoderm [product information]. Chadds Ford, PA: Endo Pharmaceuticals; 2010.

100. Lyrica [product information]. Vega Baja, PR: Pfizer Pharmaceuitcals LLC; 2006.

101. Volpi A et al. Current management of herpes zoster. *Am J Clin Dermatol*. 2005;6:317.

102. Balfour HH, Jr et al. Acyclovir halts progression of herpes zoster in immunocompromised patients. *N Engl J Med*. 1983;308:1448.

103. Dworkin RH et al. Recommendations for the management of herpes zoster. *Clin Infect Dis*. 2007;44(Suppl 1):S1.

104. Tyring S et al. A randomized, double-blind trial of famciclovir versus acyclovir for the treatment of localized dermatomal herpes zoster in immunocompromised patients. *Cancer Invest*. 2001;19:13.

105. Arora A et al. Double-blind study comparing 2 dosages of valacyclovir hydrochloride for the treatment of uncomplicated herpes zoster in immunocompromised patients 18 years of age and older. *J Infect Dis*. 2008;197:1289.

106. Centers for Disease Control and Prevention. Influenza. In: Hamborsky J et al, eds. *Epidemiology and Prevention of Vaccine-Preventable Diseases*. 13th ed. Washington, D.C.: Public Health Foundation; 2015.

107. Grohskopf LA et al. Prevention and control of seasonal influenza with vaccines: recommendations of the advisory committee on immunization practices (ACIP) – United States, 2015–16 influenza season. *MMWR Morb Mortal Wkly Rep*. 2015;64:818.

108. Diaz-Granados CA et al. Efficacy of high-dose versus standard dose influenza vaccine in older adults. *N Engl J Med*. 2014;371:635–645.

109. Fluzone Intradermal [product information]. Swiftwater, PA: Sanofi Pasteur; 2014.

110. Nichol KL et al. Side effects associated with influenza vaccination in healthy working adults. A randomized, placebo controlled trial. *Arch Intern Med*. 1996;156:1546.

111. Margolis KL et al. Frequency of adverse reactions after influenza vaccination. *Am J Med*. 1990;88:27.

112. Scolaro KL. Colds and allergy. In: Krinsky DL et al, eds. *Handbook of Nonprescription Drugs: An Interactive Approach to Self-Care*. 18th ed. Washington, DC: American Pharmacists Association; 2015.

113. Harper SA et al. Seasonal influenza in adults and children—diagnosis, treatment, chemoprophylaxis, and institutional outbreak management: clinical practice guidelines of the Infectious Diseases Society of America. *Clin Infect Dis*. 2009;48:1003.

114. Rapivab [product information]. Durham NC: BioCryst Pharmaceuticals; 2014.

115. Centers for Disease Control and Prevention (CDC). Oseltamivir-resistant 2009 pandemic influenza A (H1N1) virus infection in two summer campers receiving prophylaxis—North Carolina, 2009. *MMWR Morb Mortal Wkly Rep*. 2009;58:969.

116. Centers for Disease Control and Prevention. Children and flu antiviral drugs. Updated January 25, 2017. http://www.cdc.gov/flu/children/antiviral.htm. Accessed August 1, 2017.

117. Centers for Disease Control and Prevention. Antiviral agents for the Treatment and Chemoprophylaxis of influenza. Recommendations of the Advisory Committee on Immunization Practices (ACIP). *MMWR Morb Mortal Wkly Rep*. 2011;60:1–26.

118. Hayden FG et al. Use of oral neuraminidase inhibitor oseltamivir in experimental influenza: randomized controlled trials for prevention and treatment. *JAMA*. 1999;282:1240.

119. [No authors listed]. Randomised trial of efficacy and safety of inhaled zanamivir in treatment of influenza A and B virus infections. The MIST (Management of Influenza in the Southern Hemisphere Trialists) Study Group [published corrections appear in Lancet. 1999;353:504; Lancet. 1999;353:1104]. *Lancet*. 1998;352:1877.

120. Jefferson T et al. Neuraminidase inhibitors for preventing and treating influenza in healthy adults. *Cochrane Database Syst Rev*. 2010;(2):CD001265.

121. Allison MA et al. Influenza vaccine effectiveness in healthy 6- to 21-month-old children during the 2003–2004 season. *J Pediatr*. 2006;149:755.

122. FluMist [product information]. Gaithersburg, MD: Med Immune LLC; 2012.

123. Hayden FG et al. Use of selective oral neuraminidase inhibitor oseltamivir to prevent influenza. *N Engl J Med*. 1999;341:1336.

124. Hayden FG et al. Inhaled zanamivir for the prevention of influenza in families. Zanamivir Family Study Group. *N Engl J Med*. 2000;343:1282.

125. Monto AS et al. Zanamivir in the prevention of influenza in healthy adults: a randomized controlled trial. *JAMA*. 1999;282:31.

126. Lugo RA, Nahata MC. Pathogenesis and treatment of bronchiolitis. *Clin Pharm*. 1993;12:95.

127. Shay DK et al. Bronchiolitis-associated mortality and estimates of respiratory syncytial virus-associated deaths among US children 1979–1997. *J Infect Dis*. 2001;183:16.

128. Perez-Yarza EG et al. The association between respiratory syncytial virus

infection and the development of childhood asthma: a systematic review of the literature. *Pediatr Infect Dis J*. 2007;26:733.

129. Panitch HB. Respiratory syncytial virus bronchiolitis: supportive care and therapies designed to overcome airway obstruction. *Pediatr Infect Dis J*. 2003;22(2 Suppl):S83.

130. Ralston SL et al. Clinical Practice Guideline: the diagnosis, management, and prevention of bronchiolitis. *Pediatrics*. 2014;134;e1474.

131. Gadomski AM et al. Bronchodilators for bronchiolitis. *Cochrane Database Syst Rev*. 2010;(12):CD001266.

132. [No authors listed]. American Academy of Pediatrics Committee on Infectious Diseases: use of ribavirin in the treatment of respiratory syncytial virus infection. *Pediatrics*. 1993;92:501.

133. Englund JA et al. High-dose, short-duration ribavirin aerosol therapy compared with standard ribavirin therapy in children with suspected respiratory syncytial virus infection. *J Pediatr*. 1994;125:635.

134. Wheeler JG et al. Historical cohort evaluation of ribavirin efficacy in respiratory syncytial virus infection. *Pediatr Infect Dis J*. 1993;12:209.

135. Ventre K, Randolph AG. Ribavirin for respiratory syncytial virus infection of the lower respiratory tract in infants and young children. *Cochrane Database Syst Rev*. 2007;(1):CD000181.

136. Meert KL et al. Aerosolized ribavirin in mechanically ventilated children with respiratory syncytial virus lower respiratory tract disease: a prospective, double-blind, randomized trial. *Crit Care Med*. 1994;22:566.

137. Smith DW et al. A controlled trial of aerosolized ribavirin in infants receiving mechanical ventilation for severe respiratory syncytial virus infection. *N Engl J Med*. 1991;325:24.

138. Janai HK et al. Ribavirin: adverse drug reactions, 1986 to 1988. *Pediatr Infect Dis J*. 1990;9:209.

139. Edell D et al. Early ribavirin treatment of bronchiolitis: effect on long-term respiratory morbidity. *Chest*. 2002;122:935.

140. Krilov LR. Safety issues related to the administration of ribavirin. *Pediatr Infect Dis J*. 2002;21:479.

141. [No authors listed]. Palivizumab, a humanized respiratory syncytial virus monoclonal antibody, reduces hospitalizations from respiratory syncytial virus infection in high-risk infants. The IMpact-RSV Study Group. *Pediatrics*. 1998;102(3, pt 1):531.

142. [No authors listed]. Prevention of respiratory syncytial virus infections: indications for the use of palivizumab and update on the use of RSV-IGIV American Academy of Pediatrics Committee on Infectious Diseases and Committee of Fetus and Newborn. *Pediatrics*. 1998;102:1211.

143. Khan AS et al. Hantavirus pulmonary syndrome: the first 100 US cases. *J Infect Dis*. 1996;173:1297.

144. Centers for Disease Control and Prevention (CDC). Hantavirus. Hantavirus Pulmonary Syndrome (HPS) Case Definition. http://www.cdc.gov/hantavirus/health-care-workers/hps-case-definition.html. Accessed August 3, 2015.

145. Mertz GJ et al. Hantavirus infection. *Dis Mon*. 1998;44:85.

146. Centers for Disease Control and Prevention (CDC). Hantavirus. Annual U.S. HPS Cases and Case-fatality, 1993–2013. www.cdc.gov/hantavirus/surveillance/annual-cases.html. Accessed August 3, 2015.

147. Mertz GJ, Chapman L. Hantavirus infections in the United States: diagnosis and treatment. *Adv Exp Med Biol*. 1996;394:153.

148. Huggins JW et al. Prospective, double-blind, concurrent, placebo-controlled clinical trial of intravenous ribavirin therapy of hemorrhagic fever with renal syndrome. *J Infect Dis*. 1991;164:1119.

149. Mertz GJ et al. Placebo-controlled, double-blind trial of intravenous ribavirin for the treatment of hantavirus cardiopulmonary syndrome in North America. *Clin Infect Dis*. 2004;39:1307.

150. Centers for Disease Control and Prevention (CDC). West Nile virus. West Nile virus disease cases reported to CDC by state and year, 1999–2014. http://www.cdc.gov/westnile/resources/pdfs/data/2-west-nile-virus-disease-cases-reported-to-cdc-by-state_1999-2014_06042015.pdf. Accessed August 1, 2015.

151. Centers for Disease Control and Prevention. All About Hantaviruses. Hantavirus Pulmonary Syndrome (HPS). http://www.cdc.gov/ncidod/diseases/hanta/hps/. Accessed January 21, 2011.

152. Diamond MS. Progress on the development of therapeutics against West Nile virus. *Antiviral Res*. 2009;83:214.

153. Nash D et al. The outbreak of West Nile virus infection in the New York City area in 1999. *N Engl J Med*. 2001;344:1807.

154. Centers for Disease Control and Prevention. Neuroinvasive and Non-Neuroinvasive Domestic Arboviral Diseases. 2004 Case Definition. CSTE Position Statement Number 09-ID-28. http://www.cdc.gov/osels/ph_surveillance/nndss/casedef/arboviral-2004.htm. Accessed November 24, 2010.

155. Petersen LR, Marfin AA. West Nile virus: a primer for the clinician. *Ann Intern Med*. 2002;137:173.

156. Lewis M, Amsden JR. Successful treatment of West Nile virus infection after approximately 3 weeks into the disease course. *Pharmacotherapy*. 2007;27:455.

157. Anderson JF, Rahal JJ. Efficacy of interferon alpha-2b and ribavirin against West Nile Virus in vitro. *Emerg Infect Dis*. 2002;8:107.

158. Kalil AC et al. Use of interferon-alpha in patients with West Nile encephalitis: report of 2 cases. *Clin Infect Dis*. 2005;40:764.

159. Centers for Disease Control and Prevention (CDC). SARS basic fact sheet. Updated July 2, 2012. http://www.cdc.gov/sars/about/fs-sars.html. Accessed August 1, 2017.

160. World Health Organization. Global Alert and Response (GAR). Summary of probable SARS cases with onset of illness from 1 November 2002 to 31 July 2003. http://www.who.int/csr/sars/country/table2004_04_21/en/index.html. Accessed December 17, 2010.

161. Donnelly CA et al. Epidemiological determinants of spread of causal agent of severe acute respiratory syndrome in Hong Kong [published correction appears in Lancet. 2003;361:1832]. *Lancet*. 2003;361:1761.

162. Centers for Disease Control and Prevention (CDC). Update: outbreak of severe acute respiratory syndrome—worldwide, 2003. *MMWR Morb Mortal Wkly Rep*. 2003;52:269.

163. Ksiazek TG et al. A novel coronavirus associated with severe acute respiratory syndrome. *N Engl J Med*. 2003;348:1953.

164. Centers for Disease Control and Prevention (CDC). Revised U.S. surveillance case definition for severe acute respiratory syndrome (SARS) and update on SARS cases—United States and worldwide, December 2003. *MMWR Morb Mortal Wkly Rep*. 2003;52:1202.

165. Christian MD et al. Severe acute respiratory syndrome. *Clin Infect Dis*. 2004;38:1420.

166. Stockman LJ et al. SARS: systematic review of treatment effects. *PLoS Med*. 2006;3:e343.

167. Centers for Disease Control and Prevention (CDC). Severe acute respiratory syndrome (SARS) and coronavirus testing—United States 2003 [published correction appears in MMWR Morb Mortal Wkly Rep. 2003;52:345]. *MMWR Morb Mortal Wkly Rep*. 2003;52:297.

168. Mazulli T et al. Severe acute respiratory syndrome associated coronavirus in lung tissue. *Emerg Infect Dis*. 2004;10:20.

169. Centers for Disease Control and Prevention (CDC). Update on the Epidemiology of Middle East Respiratory Syndrome Coronavirus (MERS-CoV) Infection, and Guidance for the Public, Clinicians, and Public Health Authorities—January 2015. *MMWR Morb Mortal Wkly Rep*. 2015;64:61

170. Centers for Disease Control and Prevention (CDC). MERS in the Republic of Korea. Available at: http://wwwnc.cdc.gov/travel/notices/watch/mers-republic-of-korea. Accessed August 6, 2015.

171. Centers for Disease Control and Prevention (CDC). MERS in the US. http://www.cdc.gov/coronavirus/mers/us.html. Accessed August 6, 2015.

172. Centers for Disease Control and Prevention (CDC) Zika Virus. http://www.cdc.gov/zika/geo/index.html. Accessed May 18, 2016.

173. Centers for Disease Control and Prevention (CDC). Recognizing, Managing, and Reporting Zika Virus Infections in Travelers Returning from Central America, South America, the Caribbean, and Mexico. http://emergency.cdc.gov/han/han00385.asp. Accessed May 18, 2016.

174. Oster AM et al. Update: Interim Guidance for Prevention of Sexual Transmission of Zika Virus—United States, 2016. *MMWR Morb Mortal Wkly Rep*. 2016;65:323.

175. Atkinson B et al. Detection of Zika virus in semen [letter]. *Emerg Infect Dis*. 2016;22:940.

176. Centers for Disease Control and Prevention (CDC). Zika Virus, Prevention. http://www.cdc.gov/zika/prevention/. Accessed May 18, 2016.

177. Chen LH et al. Zika virus: rapid spread in the western hemisphere. *Ann Intern Med*. 2016;164:613.

178. Centers for Disease Control and Prevention (CDC), National Center for Health Statistics. Vital and Health Statistics: Current Estimates From the National Health Interview Survey, 1996. October 1999. http://www.cdc.gov/nchs/data/series/sr_10/sr10_200.pdf. Accessed December 17, 2010.

179. Heikkinen T, Järvinen A. The common cold. *Lancet*. 2003;361:51.

180. Monto AS. Epidemiology of viral respiratory infections. *Am J Med*. 2002;112(Suppl 6A):4S.

181. Eccles R. Efficacy and safety of over-the-counter analgesics in the treatment of common cold and flu. *J Clin Pharm Ther*. 2006;31:309.

182. Arroll B. Non-antibiotic treatments for upper-respiratory tract infections (common cold). *Respir Med*. 2005;99:1477.

183. Kim SY et al. Non-steroidal anti-inflammatory drugs for the common cold. *Cochrane Database Syst Rev*. 2009;(3):CD006362.

184. Centers for Disease Control and Prevention (CDC). Revised product labels for pediatric over-the-counter cough and cold medicines. *MMWR Morb Mortal Wkly Rep*. 2008;57:1180.

185. Vassilev ZP et al. Safety and efficacy of over-the-counter cough and cold medicines for use in children. *Expert Opin Drug Saf.* 2010;9:233.

186. Centers for Disease Control and Prevention (CDC). Infant deaths associated with cough and cold medications—two states, 2005. *MMWR Morb Mortal Wkly Rep.* 2007;56:1.

187. Singh M et al. Zinc for the common cold. *Cochrane Database Syst Rev.* 2013;6:CD001364.

188. Karsch-Volk M et al. Echinacea for preventing and treating the common cold. *Cochrane Database Syst Rev.* 104;2:DC000530.

189. Taylor JA et al. Efficacy and safety of echinacea in treating upper respiratory tract infections in children: a randomized controlled trial. *JAMA.* 2003;290:2824.

190. Caruso TJ, Gwaltney JM, Jr. Treatment of the common cold with echinacea: a structured review. *Clin Infect Dis.* 2005;40:807.

第 79 章 病毒感染

第 80 章　病毒性肝炎

Jerika T. Lam and Curtis D. Holt

核心原则

		章节案例
①	甲型肝炎病毒(hepatitis A virus, HAV)感染是一种世界流行的急性自限性疾病,经粪-口途径传播。HAV 引起肝细胞损伤与细胞病变和免疫反应有关,可导致黄疸、肝酶升高。治疗上一般给予支持治疗,以及通过接种疫苗进行有目的的预防(暴露前后)。	案例 80-1(问题 1~3) 案例 80-2(问题 1) 案例 80-3(问题 1)
②	乙型肝炎病毒(hepatitis B virus, HBV)是一种血源性病原体,通过破损的皮肤、围产期暴露、血液及其制品或性接触传播。HBV 感染分为可缓解的急性期和慢性期。慢性病程可持续数十年,发展为肝硬化和死亡。慢性感染患者可给予聚乙二醇干扰素、核苷或核苷酸逆转录酶抑制剂治疗。一些策略(免疫球蛋白、核苷或核苷酸逆转录酶抑制剂)可有效预防 HBV 感染。	案例 80-4(问题 1~4) 案例 80-5(问题 1 和 2) 案例 80-6(问题 1~3) 案例 80-7(问题 1) 案例 80-8(问题 1) 案例 80-9(问题 1) 案例 80-10(问题 1 和 2) 案例 80-11(问题 1) 案例 80-12(问题 1~14)
③	丙型肝炎病毒(hepatitis C virus, HCV)是一种血源性病原体,通过破损的皮肤、围产期暴露、血液及其制品或性接触传播。HCV 分急性期和随后的慢性期,慢性感染可发展为肝硬化、肝功能失代偿、肝细胞癌,甚至死亡。急性期临床表现与 HAV、HBV 类似。慢性丙型肝炎可使用直接抗病毒(direct-acting antiviral, DAA)药物治疗。	案例 80-13(问题 1) 案例 80-14(问题 1~3) 案例 80-15(问题 1~4)
④	丁型肝炎病毒(hepatitis D virus, HDV)是一种小 RNA 病毒,需要和 HBV 共同感染才能复制。HDV 最有可能经皮暴露后感染。HDV 与 HBV 同时感染可导致更高的急性肝衰竭风险。其预防依赖于对 HBV 的成功免疫。	
⑤	戊型肝炎病毒(hepatitis E virus, HEV)与 HAV 类似,均经粪口途径传播,尤其是污水传播。其在发展中国家更为常见。急性感染通常都能康复。	

有 5 种不同的肝炎病毒可导致肝脏疾病。第 6 种病毒也已经被确定,但是否为肝脏疾病的起因还有待明确。这 5 种肝炎病毒中包括 4 种 RNA 病毒和一种 DNA 病毒[1]。每种病毒的类型可用血清学检查来确定,有时需要用基因分型。尽管在病毒性肝炎预防方面已取得很大进展,但因病毒的高复制和高突变率如每日丙型肝炎病毒复制约 10^{12} 个病毒体,乙型肝炎病毒复制 10^{11} 个病毒体,人类免疫缺陷病毒(human immunodeficiency virus, HIV)复制 10^{10} 个病毒体[11,12],因此,病毒感染后的治疗仍进展有限。本章将介绍甲~戊型病毒性肝炎的病毒学、流行病学、发病机制、临床表现、诊断、自然病程、预防及治疗策略。

病因和特性

在美国,病毒性肝炎是导致人们患病和死亡的主要原因之一[1-3]。至少 5 种明确的病毒可导致病毒性肝炎:①甲型肝炎病毒(hepatitis A virus, HAV)引起甲型肝炎;②乙型肝炎病毒(hepatitis B virus, HBV)引起乙型肝炎;③丙型肝炎病毒(hepatitis C virus, HCV)引起丙型肝炎;④乙型肝炎病毒相关的丁型肝炎病毒(hepatitis D virus, HDV)引起丁型肝炎;⑤戊型肝炎病毒(hepatitis E virus, HEV)引起戊型肝炎(表 80-1)。这些病毒的免疫学特征和流行方式各不相同(见表80-1)[4,5]。HAV 和 HEV 感染主要通过粪-口途径传播,而 HBV、HCV 和 HDV 感染主要是经血液传播[1-3]。其他一些病毒主要累及肝外器官和系统,并可继发类肝炎样综合征(hepatitislike syndrome),包括 EB 病毒(单核细胞增多症)、巨细胞病毒、单纯性疱疹病毒、水痘带状疱疹病毒、风疹病毒、麻疹病毒和腮腺炎病毒。

表 80-1

病毒性肝炎的特点[4,5]

病毒	核酸	传播途径	慢性疾病风险	死亡率
HAV	非包膜的单链 RNA	粪-口途径	无	低
HBV	包膜的双链 DNA	注射、性接触、围生期	高	中~高
HCV	包膜的单链 RNA	注射、性接触、围生期	高	中~高
HDV	包膜的单链 RNA	注射、性接触、围生期	高	高
HEV	非包膜的单链 RNA	粪-口途径	无	低~中

HAV,甲型肝炎病毒;HBV,乙型肝炎病毒;HCV,丙型肝炎病毒;HDV,丁型肝炎病毒;HEV,戊型肝炎病毒;RNA,核糖核酸;DNA,脱氧核糖核酸

急性和慢性肝炎的定义

病毒性肝炎可表现为急性或慢性肝炎。急性肝炎定义为一种伴或不伴黄疸或血清转氨酶升高大于正常值上限10倍的疾病,且病程不超过 6 个月[1-3,5]。慢性肝炎是一种长期的肝脏炎症状态,在急性起病后持续肝细胞坏死≥6个月[4,5]。HBV、HCV 感染是慢性病毒性肝炎最常见的病因[3]。药物性和自身免疫性慢性肝炎发病率较低,而代谢紊乱和 HDV 造成的慢性肝炎相对少见[6,7]。HAV 及 HEV 为自限性感染,很少发展为慢性肝炎。

疑似慢性肝炎的血清学评估

血清学检测有助于病毒性肝炎的诊断。甲型肝炎病毒抗体(抗-HAV)、乙型肝炎病毒表面抗原(HBsAg)和丙型肝炎病毒抗体(抗-HCV)是有助于诊断的血清标志物。急性 HAV 感染的诊断需甲型肝炎抗体 IgM 阳性。如果 HBsAg 阳性,还需进一步检测 HBeAg 和乙型肝炎病毒定量(HBV-DNA),以明确乙型肝炎病毒复制是否活跃和评估病毒载量。HBV 感染的患者还应检测丁型肝炎抗体(抗-HDV)以判断是否合并丁型肝炎。如果肝炎的血清学检测阴性,应进一步除外其他少见但可治疗的导致慢性肝炎的疾病,包括酒精性肝炎、Wilson 病、α-抗胰蛋白酶缺乏症和药源性慢性活动性肝炎。与可逆性慢性活动性肝炎综合征相关的药物包括甲基多巴[8]、呋喃妥因[9]和异烟肼[10],磺胺类药物[11]及丙硫氧嘧啶[12]也罕有发生。

甲型肝炎病毒

病毒学和流行病学

甲型肝炎病毒(hepatitis A virus)是一种直径 28nm、二十面体、非包膜的病毒。它属于微小 RNA 病毒科中的一种单链、正向、线性 RNA 肠病毒(见表 80-1)[2,4,5]。

HAV 在世界范围内分布[13,14]。感染的流行与供水的质量、公共卫生水平和年龄有关[14,15]。由于甲型肝炎病情常表现轻微而未被发现,造成数据漏报,因此发病率数据并不准确。HAV 主要通过粪-口途径在人与人之间传播[15,16]。HAV 较顽固,可抵抗各种外界因素包括干燥、环境因素(气温高达 56℃ 和低至 -20℃)、胃酸(pH 3.0)和上消化道消化酶对其的降解,所以容易在人群中流行。被排泄物污染的水和食物是 HAV 传播的一个重要途径[16,17]。儿童被认为是重要的传染源[17,18]。

2014 年美国的甲型肝炎的总体发病率为 4/100 万[19]。食用粪便污染的食物和水以及未烹煮的被 HAV 污染的食物可引起 HAV 感染同源暴发。在卫生和供水维护良好的发达国家,HAV 水源传播并不常见[19]。在美国,起初仅推荐感染高风险的人群和生活在高风险社区的儿童进行 HAV 疫苗接种,但由于美国仍有大量 HAV 病例发生,目前已经扩大了 HAV 疫苗接种的人群范围。2006 年,美国免疫接种实践咨询委员会(Advisory Committee on Immunization Practices,ACIP)建议为所有 12~23 个月的儿童常规接种疫苗[20]。

极罕见的 HAV 感染病因包括输注处于病毒血症期患者的血液或血液制品、接触 HAV 感染的灵长类动物模型[16,21]。因为 HAV 感染不存在无症状的携带状态,且潜伏期很短,所以经皮肤传播很少见[16]。有 HAV 感染风险的职业包括污水清洁工人、医院的清洁工、日间护理人员和儿科护士[18,19]。对于到卫生条件差的地区旅行的人群而言,HAV 是最常见的可预防(如接种疫苗)的传染病[22]。

发病机制

虽然 HAV 引起肝脏损伤的确切机制尚不明确[17,23,24],但病毒是在肝脏或肝细胞中进行复制。随后肝细胞坏死导致病毒清除,并最终临床治愈[18]。

自然史

接触 HAV 后(一般通过食用被粪便污染的食物获得),病毒在感染后数小时或数日内在肝细胞中驻留并复制。HAV 经翻译和复制后被释放到胆小管中,再被转运到肠道,随后通过粪便排泄,每克粪便中高达 10^9 个感染性病毒体[17]。这一过程发生在感染的亚临床阶段(潜伏期)或无

黄疸前驱期(14~21 日),先于丙氨酸氨基转移酶(alanine aminotransferase, ALT)水平升高、出现临床症状或黄疸之前[18]。这期间病毒的接触传染性最高,在出现症状或黄疸后传染性明显降低。HAV 感染可能发生在两个临床过程中,亚临床肝炎(无症状)常见于儿童患者,而无黄疸型肝炎(有症状但无黄疸)或黄疸型肝炎发生在成人患者,并可能导致暴发性肝炎和死亡,特别 50 岁以上患者[18]。由于强烈的体液和细胞免疫反应,尤其是自然杀伤细胞、CD4+ 和 CD8+ 细胞毒性 T 细胞,慢性 HAV 感染通常不会出现[25]。最重要的是,体液免疫在病毒清除过程中发挥关键作用,在出现中和抗体后导致病毒血症下降。HAV 的病程包括潜伏期、急性肝炎期和恢复期。在 HAV 感染后 6 个月内,通常所有患者可完全临床恢复。

临床表现

案例 80-1

问题 1:E.T.,34 岁,男性,职业为医药销售代表,因急性黄疸伴"尿色加深"来急诊室就医。患者既往体健,2 周前始感疲乏无力,自认为与工作劳累有关。追问病史还曾有轻微头痛、食欲下降、肌肉痛、腹泻和低热,体温在 37.2~38.3℃。自认为这些是感冒症状,服用对乙酰氨基酚和大量饮水。症状持续到昨日自行缓解,然后发现其尿液颜色呈可乐色。今晨注意到眼睛和皮肤黄染,遂到医院就诊。

既往史:近期有过呼吸道感染,经左氧氟沙星治疗后好转。个人史:经常去当地的牡蛎餐馆吃生牡蛎。否认吸烟及近期出国旅行史,偶有饮酒。否认性接触史、注射毒品史及输血史。近期用药史:因"肌肉疼挛"必要时口服安定 5mg,但已停用几个月。两年前因摩托车事故留下癫痫发作病史,为此每日口服苯妥英钠 400mg 治疗。

体格检查:患者发育正常,营养良好,无急性病容,神志清楚,定向力正常,体温 37.2℃。皮肤巩膜黄染,腹部检查肝脏增大,质软,右上腹有压痛。实验室检查示:血红蛋白(Hgb)16g/l;红细胞比容(Hct)44%;白细胞(WBC)5 500/μl;谷草转氨酶(AST)120U/L;谷丙转氨酶(ALT)240U/L;碱性磷酸酶 86U/L;总胆红素 3.2mg/dl;直接胆红素 1.5mg/dl;苯妥英钠血药浓度 12mg/l(正常10~20mg/l)。白蛋白、凝血酶原时间、血糖和电解质均正常。抗-HCV、HBeAg、HBsAg 和乙型肝炎核心抗体(抗-HBc)均为阴性,但抗-HAV IgM 为阳性。E.T. 有哪些临床特征和血清学标志物符合病毒性肝炎的诊断?

HAV 感染后的潜伏期一般为 15~50 日(平均 28 日),期间宿主通常没有症状。因此 E.T. 已经过了这一时期。因为 HAV 滴度在急性期的粪便样本中最高,所以自黄疸出现前14~21 日至黄疸出现后 7~8 日这期间为传染期,因此 E.T. 正处于传染期。在 HAV 感染急性期,患者的血清和唾液的传染性比粪便要小,而尿液和精液则没有传染性。应将 E.T. 的病情告知其家人和最近与他有直接接触的人,

避免被传染[26]。

HAV、HBV、HCV、HDV 和 HEV 感染的急性期症状都相似。但 HAV 感染的症状较 HBV 和 HCV 的急性感染更加明显[5]。通常 HAV 感染的症状发生在黄疸出现前一周或更早。临床症状是否出现与年龄有关。6 岁以下患儿,70% 没有症状,但年龄更大的儿童及成人会有症状,且 70% 伴有黄疸[18]。E.T. 有 HAV 急性感染的症状和体征,包括不典型的前驱症状如乏力、虚弱、厌食、恶心和呕吐。腹痛和肝脏肿大也是急性感染的常见症状,发热、头痛、关节痛、肌痛和腹泻症状较少见。在出现前驱症状 1~2 周后,患者可进入黄疸期,出现陶土色便、深色尿、巩膜及皮肤黄染症状。尿色加深是由于胆红素升高的缘故,一般发生在黄疸出现前不久。需询问 E.T. 是否有大便颜色变浅(浅灰或浅黄色),这通常在黄疸期出现。E.T. 巩膜黄染强烈提示其为病毒性肝炎。黄疸型肝炎多发生于成年人,比无黄疸型肝炎多出 3.5 倍,后者常见于儿童[16,26]。

E.T. 的肝功能检查结果(如 AST、ALT 和总胆红素升高)也提示病毒性肝炎。血清转氨酶在 HAV 感染的前驱期就开始升高(通常 ALT>AST),在黄疸出现前达峰值。转氨酶大于500U/L,最初每周可降低 75%,之后以较慢的速度下降。血清胆红素的浓度高峰出现在转氨酶高峰之后,很少大于 10mg/dl。胆红素的降低较转氨酶慢,通常在 3 个月内降至正常。在HAV 感染急性期也可出现右上腹压痛、轻度肝大及脾大[5,26]。

肝外表现

案例 80-1,问题 2:E.T. 急性 HAV 感染还可发生哪些其他症状?

随着黄疸的出现,可出现瘙痒等前驱症状及肝外表现,多见于病程较长的患者。因此,需要监测 E.T. 感染 HAV 的其他临床表现,包括免疫复合物相关的皮疹、白细胞破碎性脉管炎、肾小球肾炎、冷球蛋白血症(比 HCV 感染时少见)和关节炎[26]。

诊断及血清学

检测 HAV 抗原和抗-HAV 的方法见图 80-1。有肝炎临床表现或无症状但有血清转氨酶升高的患者,检测 HAV IgM 可判断是否为急性 HAV 感染。HAV IgG 出现在 IgM 之后,它提示既往有过 HAV 暴露和免疫,而 IgG 水平持续升高则提示近期有暴露[5,26]。抗-HAV IgM 一般存在于整个病程(16~40 周),通常较早达峰值,并在最初感染后的3~4 个月逐渐下降至不能检测[26]。有四分之一的 HAV 感染患者 IgM 持续存在超过 6 个月,偶尔更长。HAV IgG 最早出现在恢复期,并在急性感染恢复后持续存在数十年,其滴度下降很缓慢[16,26]。酶联免疫吸附测定(enzyme-linked immunosorbent assay, ELISA)和放射免疫分析法(radioimmunoassay methods)检测甲型肝炎抗体的敏感性和特异性都很高,是诊断急性 HAV 感染的可靠方法。E.T. 的抗-HAV IgM 阳性,符合急性 HAV 感染,而抗-HBc IgM 阴性,可排除急性 HBV 感染[16,26]。

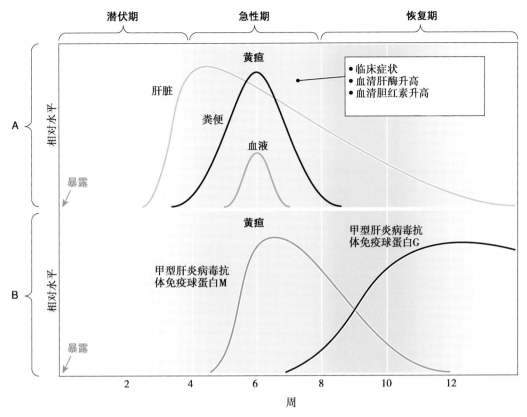

图 80-1　甲型病毒性肝炎的典型病程。A. 肝脏、粪便、血液中甲型肝炎病毒水平；B. 血中甲型肝炎病毒标志物。（来源：Adapted from Thomas H. McConnell，*The Nature of Disease Pathology for the Health Professions*，Philadelphia：Lippincott Williams & Wilkins，2007. with permission）

治疗

一般治疗

HAV 感染一般为自限性疾病,很少引起暴发性肝衰竭和死亡等严重并发症[27]。其治疗包括支持治疗和严重并发症的治疗。一些患者可能需要静脉补充液体和电解质、营养支持以及使用止吐药物。退热药物（对乙酰氨基酚）可增加发生暴发性肝衰竭的风险,应尽量避免使用。考虑到可能发生溶血反应及急性肾损伤,还需定期评估肾脏功能和全血细胞计数。患者在急性期应忌酒。待症状缓解和血生化指标恢复正常后,可适量饮酒。总之,HAV 感染的预后良好。HAV 感染伴有长期免疫,通常不会复发或发展为慢性肝炎。

药物剂量的调整

案例 80-1,问题 3：E. T. 的其他用药在 HAV 感染急性期是否需要调整？

在肝脏疾病时,经肝脏消除的药物的剂量调整很难预测。这是因为肝脏的代谢功能很复杂,肝脏疾病时对许多氧化和结合代谢过程都有不同程度的影响。在肾脏疾病时,肌酐水平可作为内源性标志物来预测药物的

肾脏清除率。但是,肝脏疾病没有这样一个内源性标志物来预测药物经肝脏的清除率。实验室检查中,粗略估计肝脏合成功能的指标（白蛋白、凝血酶原时间）及胆汁清除的指标（胆红素）,曾被用来估计肝脏的损伤程度,但将其用于预测经肝代谢药物的药代动力学参数变化并不可靠。在肝脏疾病急性期,应尽量避免使用不必要的或有潜在肝毒性的药物。如果必须使用经肝脏清除的药物,应谨慎地采用尽可能小的剂量来达到理想的治疗效果。

应建议 E. T. 停用地西泮,因为该药需在肝脏中进行生物转化,且有资料表明在急性肝炎时该药可在体内蓄积[28]。如果 E. T. 需要用药物来治疗肌肉抽搐,可以减少地西泮的用量或改用其他在急性肝炎时不会蓄积的药物（如劳拉西泮）[29]。急性肝炎患者使用苯妥英钠无需调整剂量[30]。因 E. T. 的苯妥英钠血药浓度在预期治疗范围内,所以目前无需调整剂量。

甲型肝炎的预防

甲型肝炎可通过免疫接种来预防。免疫接种可以是被动的、主动的或两种方法同时应用。被动免疫就是给予免疫球蛋白以提供暂时性的保护性抗体。主动免疫是接种疫苗以刺激机体产生保护性抗体[20,31]。预防可在暴露之前（暴露前预防）或暴露之后（暴露后预防）进行。

暴露前的预防

案例 80-2

问题 1：M. D. 是一个 22 岁的学生，准备在泰国度假 2 周。他计划 3 个月后去度假，想知道自己是否需要进行 HAV 的预防。

免疫球蛋白

在甲型肝炎疫苗没有上市应用之前，注射免疫球蛋白是唯一用于甲型肝炎暴露前的预防方法。尽管单独应用免疫球蛋白产生被动免疫可有效预防甲型肝炎病毒的感染[20]，但其保护期很短。使用免疫球蛋白进行暴露前预防（如旅行者对疫苗成分过敏或不愿接种），肌注 0.02ml/kg 可获得不足 3 个月的保护期，肌注 0.06ml/kg 可获得 5 个月或更长时间的保护[19,20,26]。

疫苗

接种甲型肝炎疫苗进行主动免疫在很大程度上代替了用免疫球蛋白进行的甲型肝炎暴露前预防。在美国和其他国家有两种灭活的单价甲型肝炎疫苗：贺福立适（Havrix）和维康特（Vaqta）。这两种疫苗都是经甲醛灭活处理的 HAV 减毒株[32]。厂商用不同的单位来标示其疫苗中抗原的含量，Havrix 的剂量以酶联免疫吸附测定单位（ELISA units，EU）表示，而 Vaqta 的剂量则以甲型肝炎抗原单位（U）来表示。这些疫苗可提供长期的免疫。它们不含硫柳汞和汞防腐剂，对儿童和成人安全、有效[33]。

接种方案

根据不同的年龄，Havrix 疫苗有两种剂型：对 12 个月至 18 岁的患者，每次 720EU（0.5ml/剂），注射两次；年龄大于 19 岁的患者，每次 1 440EU（1.0ml/剂），注射两次（表 80-2）[27,31,32]。Havrix 疫苗用法为三角肌注射，6~12 个月后再加强注射一次。Havrix 儿童剂型（三剂给药方案）不再应用。而 Vaqta 根据年龄也有两种剂型，对 12 个月至 18 岁的患者，每次 25U（0.5ml），注射两次；大于 19 岁的患者，每次 50U（1.0ml），注射两次（表 80-2）[27,31,32]。用法同样为三角肌注射，6~18 个月后再加强注射 1 次[20,31,32]。

表 80-2

甲型肝炎疫苗的推荐剂量[27,31,32]

接种年龄	剂量ᵃ	时间表/月ᵇ
Havrix		
儿童 12 个月~18 岁	720EU（0.5ml）	0,6~12
成人≥19 岁	1 440EU（1.0ml）	0,6~12
Vaqta		
儿童 12 个月~18 岁	25U（0.5ml）	0,6~18
成人≥19 岁	50U（1.0ml）	0,6

ᵃ 酶联免疫吸附试验单位。

ᵇ 0 代表首次接种时间，后面的数字代表首次接种后的月数

组合疫苗

美国食品药品监督管理局（The US Food and Drug Administration，FDA）还批准了一个 HAV 和 HBV 的组合疫苗（双福立适，Twinrix），可用于 18 岁及以上成人[17,22,54]。Twinrix 具有与 Havrix 和 Engerix-B 相同的抗原成分。每一剂量的 Twinrix 包含至少 720 EU 灭活的甲型肝炎病毒和 20μg 重组 HBsAg[34,35]。Twinrix 不含有硫柳汞和汞防腐剂，其对儿童和成人是安全和有效的[33]。

基础免疫接种包含 3 剂疫苗，分别在第 0、1、6 个月给予，这和单独接种乙型肝炎疫苗相同[34,35]。18 岁及以上成人，只要有 HAV 和 HBV 疫苗使用指征均可给予 Twinrix，包括慢性肝脏疾病患者、注射毒品者、男男性行为者、有职业感染风险的人群（饲养感染了 HAV 的灵长类动物的人）和凝血因子紊乱而需要输注血液制品的患者[34,35]。国际旅游者推荐接种 HAV 疫苗；旅游者去到乙型肝炎高发或中等发病的地区，并计划在该地停留大于 6 个月且与当地人密切接触，建议接种乙型肝炎疫苗[36]。

效果、安全性和应答的持续时间

甲型肝炎疫苗的保护效力为 94%~100%，这很好的验证了疫苗的有效性[34]。疫苗的耐受性良好，其最常见不良反应包括注射部位疼痛、头痛、肌痛和乏力。

成功免疫接种后，这种保护性的维持时间究竟多长，目前还缺乏充分的研究。但疫苗产生的保护性抗体的有效滴度可以在儿童中维持至少 14~20 年，在成人中维持至少 25 年[32,34]。此时是否需要加强接种，美国免疫接种顾问委员会（US Advisory Committee on Immunization Practices，ACIP）尚无推荐。HAV 疫苗在孕期的安全性尚未确立。但由于疫苗来自于灭活的 HAV，理论上对胎儿的风险较低。可能面临较高感染风险的女性，应该与其保健医生和产科医生讨论接种疫苗的获益与风险[19]。

适应证

ACIP 推荐以下高危人群接受甲型肝炎疫苗接种：计划到甲型肝炎高度流行地区（南美和中美洲、南亚和东南亚、加勒比地区及中东）[37-39] 及中度流行地区（欧洲东南部和前苏联地区）的旅行者；居住在甲型肝炎高发和周期性甲型肝炎暴发流行社区的儿童（阿拉斯加土著人村落、美国印第安人保留地）、男男性行为者、注射毒品者、有 HAV 感染职业风险的研究人员或医务人员、有凝血因子障碍的患者和慢性肝脏疾病患者，其发生暴发性甲型肝炎风险增加[20,27,31,32]。因此，M. D. 应该接种 Havrix 1 440EU 或 Vaqta 50U，初次接种可在其旅游期间提供足够的保护以防止 HAV 感染，并可在旅行回来后进行加强接种，加强接种时间至少在初次接种 6 个月后。如果 M. D. 决定近 2 周内旅行，那他应该在出发前接种疫苗和免疫球蛋白[36]。

暴露后预防

问题 1：L.W.，26 岁，男性，最近诊断 HAV 感染。他在上大学期间兼职做售货员。他和妻子及刚出生不久的女儿住在一起。哪些与 L.W. 接触的人需要给予 HAV 暴露后预防？

　　尽管以往推荐免疫球蛋白用于未接种疫苗但近期有 HAV 暴露的患者，但甲型肝炎疫苗也可有效预防健康人群继发 HAV 感染[19]。HAV 暴露后 2 周以内，年龄在 12 个月~40 岁的健康人群，均可注射疫苗，但年龄不在此范围或有其他严重的合并症者应接受免疫球蛋白而非疫苗[31,36]。因此，L.W. 的妻子应该注射 HAV 疫苗预防，他的 10 个月大的女儿应该接受 0.02ml/kg 的免疫球蛋白预防，在暴露后尽快给予肌内注射，最迟不超过暴露后 2 周。如果接触者在暴露前至少 1 个月接种过一剂甲型肝炎疫苗则不需要给予免疫球蛋白，因为在疫苗接种 1 个月后，超过 95% 的患者可获得保护性抗体滴度[20]。在工作场所或学校偶然接触人群不推荐预防治疗。

　　在 HAV 暴露 2 周内应用免疫球蛋白预防急性 HAV 感染的有效率为 80%~90%[20,26]。大多数患者如早期及时给予免疫球蛋白治疗，可预防临床和亚临床 HAV 感染。注射免疫球蛋白后产生的保护作用迅速且完全，但维持时间较短。其他需要使用免疫球蛋白预防的情况包括在日托中心发生的 HAV 感染，以及某些情况下负责准备和保存食物的人是感染甲型肝炎的患者。当日托中心有一名员工或被看护者被诊断为 HAV 感染，那么所有员工和儿童都应使用免疫球蛋白来预防[15,19,20]。如果一个从事食品行业工作的人患有甲型肝炎，那么同一工作场所的其他食品工作者也要应用免疫球蛋白预防。因为食品消费者从患有甲型肝炎的食品工作人员处感染 HAV 的可能性很小，所以对他们不推荐常规应用免疫球蛋白[15,20]。

　　婴儿和孕妇应使用不添加硫柳汞的免疫球蛋白制剂[15]。尽管免疫球蛋白不会阻碍灭活疫苗、口服脊髓灰质炎病毒疫苗及黄热病疫苗的免疫反应[22]。但是，它会对那些经肝脏代谢的疫苗，如麻疹、腮腺炎、风疹和水痘疫苗的免疫反应有所干扰。因此，风疹和水痘疫苗应在使用甲型肝炎免疫球蛋白后至少 3 个月再进行接种。在接种风疹和水痘疫苗 2 周内不应使用甲型肝炎免疫球蛋白。如果在风疹疫苗接种 2 周内应用甲型肝炎免疫球蛋白，那么需在 3 个月后重新接种疫苗[15,19,20]。在应用甲型肝炎免疫球蛋白 3 个月后应行水痘血清学检查，以确定是否需要重新接种水痘疫苗。

乙型肝炎病毒

病毒学

　　乙型肝炎病毒是一种二十面体的有包膜的病毒，直径 42nm，属于嗜肝病毒科[40-43]。病毒基因组为部分双链，环状 DNA 与 DNA 多聚酶相连。与 HAV 不同，HBV 的抗原性复杂，可导致急性疾病，伴或不伴慢性疾病状态。HBV 感染可有症状或无症状。从暴露到出现黄疸的平均潜伏期为 90 日（60~150 日），从暴露到出现血清 ALT 水平异常的平均潜伏期为 60 日（40~90 日）[42-43]。

　　HBV 的生命周期见图 80-2。对 HBV 生命周期的阐明促进了药物的研发。HBV 的 DNA 聚合酶有很重要的作用，它既可以作为反转录酶从基因组 RNA 反转录（RT）合成

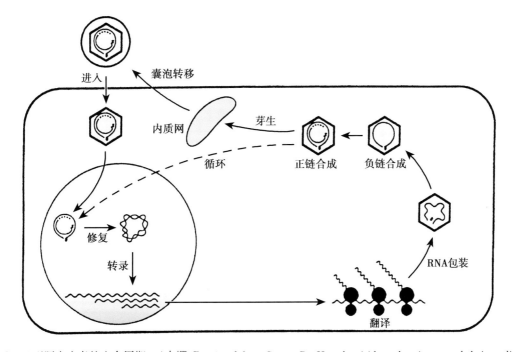

图 80-2　乙型肝炎病毒的生命周期。（来源：Reprinted from Ganem D. Hepadnaviridae：the viruses and their replication. In：Fields BN，ed. *FundamentalVirology*. 3rd ed. Philadelphia，PA：Lippincott-Raven；1996：1199. with permission）

DNA 负链,又可以作为内源性的 DNA 聚合酶。因为 HBV 聚合酶与反转录病毒(如 HIV)的反转录酶有一点同源关系,所以一些 HIV 聚合酶或反转录酶的抑制剂也可以抑制 HBV 聚合酶的活性。因此,反转录酶抑制剂被用来治疗和预防 HBV 感染,但是多数这类药物已出现了快速耐药。

流行病学

全球约有 20 亿人口感染 HBV,有 3.5 亿~4 亿人患有慢性 HBV 感染[44,45]。HBV 导致约一百万人死于肝硬化、肝衰竭和肝细胞癌[46-48]。在 2002 年,超过 60 万人死于 HBV 相关的急性或慢性肝脏疾病[44,45]。在美国,每年估计有 220 万人感染 HBV,约 5 500 人死于感染[47,48]。

婴儿和 5 岁以下儿童发生急性 HBV 感染通常无症状,而 5 岁以上儿童和成人有 30%~50% 可能出现临床症状和体征[49]。临床症状和体征包括厌食、恶心、呕吐、腹痛、不适和黄疸。乙型肝炎的肝外表现可能包括皮疹、关节痛和关节炎[50]。在免疫功能正常的成人中,约 95% 的初次感染是自限性的,病毒从血液中消除,随后对再感染持续免疫。从急性到慢性 HBV 感染的进展受到感染者年龄的影响。约 30% 的 5 岁以下儿童感染者和少于 5% 的 5 岁以上的感染者会发展为慢性 HBV 感染[49]。免疫抑制的患者(如糖尿病患者、艾滋病患者或血液透析患者)感染 HBV 后,有较高的风险发展为慢性 HBV 感染[50]。

在世界某些地区如亚洲,HBV 感染在围产期获得。由于与急性肝炎相关的肝细胞膜 HBV 蛋白不会发生细胞免疫应答,在亚洲 90% 以上的感染者会发展为慢性终身感染[51]。另一方面,在西方国家,急性 HBV 感染大多发生在青春期和青年期人群,原因是存在利于血源传播的行为和环境,如性活动、静脉注射毒品和职业暴露。急性 HBV 没有特异性治疗方法,支持治疗是主要的治疗手段[51,52]。

与 HAV 相似,慢性 HBV 感染定义为患者 HBsAg 阳性 >6 个月(图 80-3)。自 1991 年至今,在美国急性 HBV 感染的发生率已下降了 82%[45,52-54]。所有年龄段和种族及高危人群均有下降,尤其是儿童、卫生保健工作者及疫苗接种率最高的人群下降最为明显。高风险行为的减少也使得感染传播减少。在美国,感染乙型肝炎的高危人群包括某些种族人群(如阿拉斯加土著人,太平洋岛民)、来自乙型肝炎高发区(如印度、中亚和东南亚)的第一代移民、静脉吸毒者、男同性恋、非洲裔美国人和男性(较女性发病率高)[52-54]。与急性乙型肝炎感染关系最为密切的危险因素包括异性性行为(42%)、男男性行为(15%)和静脉吸毒(21%)[52-54]。适合接种乙型肝炎疫苗的场所包括性病诊所(sexually transmitted disease,STD)、监狱和监禁中心。

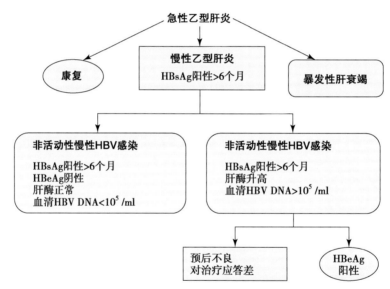

图 80-3　急性乙型肝炎病毒感染。[来源:美国肝病研究学会(AASLD)/ 美国感染病学会(IDSA)指南]

传播途径

HBV 通过接触感染了 HBV 的血液、精液和其他体液进行传播。此外,未接种疫苗的成年人在从事一些危险行为时可发生 HBV 传播,包括性接触、皮肤穿刺或围产期暴露于感染的血液或体液。HBV 在血清中浓度较高,在精液和唾液中的浓度较低[49]。HBV 传播方式包括性传播、输血、围产期传播和注射毒品等,具体总结如下。

性传播

在包括北美的 HBV 非高发地区,性行为特别是无保护的性行为以及具有多名性伴侣,是乙型肝炎传播最重要的途径[52-54]。异性性行为是美国 HBV 感染的主要途径(占 26%),感染的风险与性行为的持续时间、性伴侣的数量及性传播疾病病史正相关。性伴侣是静脉吸毒者、卖淫者或嫖娼者,感染 HBV 的风险性较大。如果性伴侣是 HBV 感染者,即使没有高风险行为,感染的风险也较大。因为大部分 HBV 慢性感染的患者为"隐匿携带者",他们并不知道自己已经感染,所以性传播可能是全世界最主要的 HBV 传播方式。许多 HBV 感染可以通过普遍的疫苗接种来预防。使用避孕套可以减少经性传播的危险性[52-54]。

1980—1985 年期间,发现男男性行为者感染 HBV 的比率很高,占所有报道的 HBV 感染病例的 20%[52-54]。该人群感染 HBV 的最常见相关因素包括同时存在多个性伴侣、肛交、及性活动持续时间长等。目前该人群的 HBV 感染率有所下降,估计约 8%。这可能与害怕感染 HIV 而改变性行为有关。与异性性行为一样,应用避孕套同样可以减少传染的危险性。

血液和血制品

虽然通过检测血液(HBsAg 和抗-HBc)和筛除 HBV 感染高风险者献血使得输血相关的 HBV 感染风险明显减少,但据估计,在 50 000 人中仍有 1 人通过该途径感染[52-54]。

围产期传播

幼儿期暴露和围产期暴露是 HBV 感染的另一个传播途径。血清中 HBV 高浓度可增加垂直传播途径(和针刺暴露传播途径)感染的概率。HBeAg 阳性且病毒复制水平高(大于 80pg/ml)的母亲,婴儿感染 HBV 的可能性为 70%~90%,而感染 HBV 但 HBeAg 阴性的母亲,其婴儿只有 10%~40%的可能感染 HBV[52-54]。感染通常发生在婴儿出生和刚出生后不久,10%~15%的婴儿在出生时感染 HBV。

在高出生率的发展中国家及美国 HBV 高发地区,HBsAg 阳性的母亲所生的婴儿在围产期有可能感染 HBV,据报道感染率约 7%~13%[48-50]。另外,HBsAg 阳性母亲,即便其婴儿在出生时未感染 HBV,在幼儿期被感染的危险性仍很高,有 60%在出生后 5 年内感染了 HBV。出生后发生感染的机制仍不清楚,既不是围产期传播也不是性传播。尽管在母乳中可检测到 HBsAg,但是母乳喂养并不被认为是 HBV 的传播途径。

静脉吸毒

在美国和全球其他国家,吸食毒品是一个重要的 HBV 传播途径,占所有乙型肝炎患者的 23%[52-54]。感染 HBV 的危险性与吸毒的时间长短有关。因此,无论是当前感染还是既往感染过 HBV,在吸毒 5 年后,其血清标志物通常为阳性。

其他传播途径

感染 HBV 的其他危险因素包括:在医疗机构工作、接受输血和透析、接受污染针头的针灸和纹身、前往乙型肝炎流行的国家旅行和在收容机构或监狱生活[52-54]。散发的 HBV 传播病例可通过非经皮穿刺途径传播,如经皮肤、粘膜小破口或咬伤所致。尽管在唾液、痰液、汗液、精液、阴道分泌液、乳汁、脑脊液、腹水、胸膜液、滑膜液、胃液和尿液中可发现 HBsAg,但只有精液、唾液和血清的 HBV 有传染性[55-58]。

发病机制

与甲型肝炎相似,临床研究表明,乙型肝炎引起肝脏损伤的发病机制中,宿主免疫反应较病毒因素更为重要。宿主的细胞和体液免疫与 T 淋巴细胞有关,可使病毒从肝脏清除增加,但同时会导致肝细胞损伤[55,56]。

诊断

血清中出现 HBsAg 即可诊断为 HBV 感染。约 5%~10%的急性感染患者血清 HBsAg 水平很快降低到目前采用的分析方法的检测限以下,但血清中抗-HBc IgM 阳性可证明其近期曾发生 HBV 急性感染。另一个是通过定性或定量测定血清 HBV DNA,它是反映病毒复制活跃和诊断的较可靠指标,在急性感染的病程早期即可在血清中检测到[57-59]。HBV DNA 持续阳性则表明感染在持续、病毒复制活跃和高传染性。

血清学

与 HBV 感染相关的抗原和抗体包括 HBsAg 和 HBsAg 抗体(抗-HBs)、乙型肝炎核心抗原(HBcAg)、HBcAg 抗体(抗-HBc)、乙型肝炎 e 抗原(HBeAg)、HBeAg 抗体(抗-HBe)。血清学标志物 HBsAg、抗 HBc 和抗 HBs 可用于区分急性期、恢复期和慢性期感染。筛查 HBeAg 和抗-HBe 则用于慢性感染患者的管理[49]。

HBV 感染的血清学模式、定义及诊断标准见表 80-3。在感染的最初几周(2~10 周),血中 HBsAg 即可阳性,并在血清转氨酶升高和出现临床症状前几周内持续存在(图 80-4)[57-58]。通常在 HBV 暴露 1~3 个月后可出现临床症状。HBsAg 阳性可持续至病情康复后 4~6 周方能不被检出。如果 HBsAg 阳性持续 6 个月以上,则意味着进展为慢性感染。HBsAg 的抗体(抗-HBs)通常在一个短的窗口期后出现,这个窗口期内检测不到 HBsAg 和抗-HBs。大多数患者抗-HBs 在 HBV 感染后仍将持续存在多年,其存在表明对再感染有免疫力(图 80-4)。

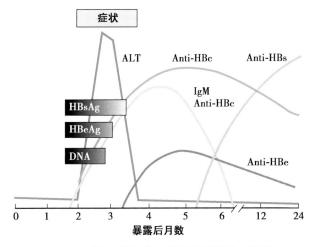

图 80-4　急性乙型肝炎病毒感染消退后时间发生顺序。ALT,谷丙转氨酶;Anti-HBc,乙型肝炎病毒核心抗体;Anti-HBe,乙型肝炎病毒 e 抗体;Anti-HBs,乙型肝炎病毒表面抗体;HBeAg,乙型肝炎病毒 e 抗原;HBsAg,乙型肝炎病毒表面抗原;HBV DNA,乙型肝炎病毒 DNA;IgM Anti-HBc,乙型肝炎病毒核心抗体免疫球蛋白 M。(来源:Adapted from Perrillo RP, Regenstein FG. Viral and immune hepatitis. In Kelley WN,cd. *Textbook of Internal Medicine.* 3rd ed. Philadelphia,PA:J. B. Lippincott;1996. with permission)

表 80-3

乙型肝炎病毒的实验室标志物及解释[55,56]

实验室标志物	解释
乙型肝炎表面抗原(hepatitis B surface antigen,HBsAg)	感染的标志;阳性提示具有传染性
乙型肝炎表面抗体(hepatitis B surface antibody,anti-HBs)	既往感染或已接种过疫苗
乙型肝炎核心抗体(hepatitis B core antibody,anti-HBc)	既往感染或正在感染的标志
乙型肝炎核心抗体 IgM(IgM antibody to hepatitis B core antigen,IgM anti-HBc)	提示急性感染;机体对 HBV 最早的免疫反应
乙型肝炎 e 抗原(hepatitis B e antigen,HBeAg)	病毒正在复制,具有传染性
乙型肝炎 e 抗原(hepatitis B e antibody,HBeAb or anti-HBe)	病毒不再复制;接受抗病毒治疗的患者,HBV 长期清除的预测
乙型肝炎病毒 DNA(hepatitis B virus DNA,HBV-DNA)	提示病毒的复制活跃;比 HBeAg 更精确;主要用于监测治疗反应

表 80-4

乙型肝炎病毒:实验室结果的解释[45]

实验室标志物	实验室结果	临床解释
HBsAg anti-HBc anti-HBs	阴性 阴性 阴性	易感人群
HBsAg anti-HBc anti-HBs	阴性 阳性 阳性	自然感染而获得免疫
HBsAg anti-HBc anti-HBs	阴性 阴性 阳性	注射乙型肝炎疫苗而获得免疫
HBsAg anti-HBc IgM anti-HBc anti-HBs	阳性 阳性 阳性 阴性	急性感染
HBsAg anti-HBc anti-HBs	阴性 阳性 阴性	解释不清楚;4 种可能性: (1)感染康复(最常见) (2)抗-HBc 假阳性,因此易感 (3)"低水平"的慢性感染 (4)急性感染康复中

Anti-HBc,乙型肝炎病毒核心抗体;Anti-HBs,乙型肝炎病毒表面抗体;HBsAg,乙型肝炎病毒表面抗原;IgM Anti-HBc,乙型肝炎病毒核心抗体免疫球蛋白 M

血清学标志物的解释见表 80-4。HBeAg 是一种可溶性的病毒蛋白,在急性感染期可检测到,并在慢性乙型肝炎感染时持续存在。HBeAg 是 HBV 复制活跃的标志,它的存在与血液循环中的 HBV 病毒颗粒相关。HBsAg 和 HBeAg 同时存在表明病毒复制活跃且具有很强的传染性,这时需要给予抗病毒治疗。一般来说,从 HBeAg 到乙型肝炎 e 抗体(抗-HBe)的血清学转换可导致 HBV DNA 水平下降,表明感染开始缓解。但一些患者由于感染野生型病毒或存在前 C 区或启动子变异,使得 HBeAg 分泌减少(HBeAg 阴性患者),而可能导致持续的活动性肝脏疾病及血清 HBV DNA 阳性。

乙型肝炎病毒的核心抗原一般不游离于血循环中,因此无法检测。抗-HBc 是 HBcAg 的抗体,一般可在 HBsAg 出现后 1~2 周及临床症状出来前被检测出,并终身存在。检测抗-HBc IgM 是诊断急性 HBV 感染最敏感的试验。在疾病的恢复期,抗-HBc 主要是 IgG。这种抗体的出现说明 HBV 的既往或现症感染。此外,在非 HBV 流行地区,单独的抗-HBc 检测阳性可能与低水平的 HBV DNA 相关。HBV DNA 的存在可能会增加 HBV 的传播以及进展为肝硬化和肝癌的风险。接种 HBV 疫苗的个体并不出现抗-HBc,所以出现该抗体说明患者曾感染过 HBV,而非接种疫苗的结果。

自然史

急性 HBV 感染的患者中,只有 1% 发展成暴发性肝炎,表现为凝血障碍、肝性脑病和脑水肿[66,61]。在无 HDV 或 HCV 合并感染时,造成暴发性肝炎的原因是对病毒的高免疫应答。急性肝衰竭的患者,其 HBsAg 常被早期清除,导致诊断困难,但抗-HBc IgM 阳性可明确诊断。

HBV 感染有 4 个阶段:免疫耐受、免疫清除、低水平复制或无复制(静息携带者)和再激活阶段。有最高达 12%(平均 5%)的免疫功能正常患者在感染 HBV 后变为慢性感染(血清中可检测到 HBsAg≥6 个月)[59,60]。这些患者的 HBsAg 持续存在而抗-HBs 未产生。新生儿感染后发展为慢性感染的危险性很高(大于 90%),可能因为其免疫系统尚未发育完善。50% 感染的新生儿有病毒复制活跃的证据。此外,那些清除病毒能力减弱的患者,包括接受长期血液透析者、器官移植后服用免疫抑制剂者、接受化疗者和 HIV 感染患者,发展成为慢性 HBV 感染的危险性更高[40,62]。患者的预后与是否存在病毒复制及肝脏损伤的程度有关。约 50% 慢性病毒携带者持续存在病毒复制,并伴有转氨酶升高,这些患者中约 15%~20% 在 5 年内可发展成肝硬化[40-43,62]。据报道,HBeAg 可自发转阴(7%~20%/年),可能是抗病毒药物治疗的结果之一,而 HBsAg 转阴少见(1%~2%/年)。一般慢性病毒携带者会终身携带病毒[40-43,62]。患者的 5 年生存率取决于疾病的严重程度(55% 的幸存者存在肝硬化)。无症状的乙型肝炎携带者往往临床表现轻微,并发症较少,即使进行一段较长时间的随访也是如此。病毒复制活跃的慢性携带者(HBeAg 阳性)

发生肝细胞癌（hepatocellular carcinoma，HCC）的危险性较无症状乙型肝炎携带者高 300 倍[62,63]。

临床表现

案例 80-4

问题 1：W. H.，35 岁，男性，近 1 个月出现进行性的恶心、呕吐、厌食和皮肤巩膜黄染。在过去的 1 周内开始出现进行性嗜睡、意识模糊、定向力障碍，最后陷入Ⅳ度昏迷。收入急诊科后行气管插管，并转入重症监护室。其个人史有 10 年的注射毒品史，酗酒史（已戒 5 年）。体格检查：外貌显老、高血压（血压为 158/99mmHg）、心动过缓（心率 58 次/min）、呼吸困难（呼吸频率 26 次/min）、严重皮肤和巩膜黄染、叩诊肝浊音区缩小（肝体积缩小）。瞳孔反应迟钝，肌张力增高；神经系统检查表现神志不清，不能唤醒。实验室检查示：

红细胞比容：42%

血红蛋白：14g/dl

血小板：85 000/µl

凝血酶原时间：25.8s

INR：3.8

AST：555U/L

ALT：495U/L

ALP：101U/ml

总胆红素：8.4mg/dl

HBV DNA：6×10⁶IU/ml

肝炎血清学检查：HBsAg、HBeAg、抗-HBc IgM 和 HBV DNA 阳性。抗-HAV IgM、抗-HDV IgM 和抗-HCV 均阴性。血气分析显示代谢性酸中毒合并呼吸性碱中毒。W. H. 的血肌酐为 1.8mg/dl，且近期尿量减少。

W. H. 哪些临床表现支持急性肝炎和急性肝功能衰竭的诊断？

急性乙型肝炎的临床表现和急性甲型肝炎相似。W. H. 的初期临床症状如恶心、呕吐、厌食、巩膜黄染和皮肤黄疸，符合急性乙型肝炎的诊断。其血清学检查显示抗-HBc IgM 阳性和 HBV DNA 阳性也支持诊断。

急性肝衰竭

急性 HBV 感染最重要的并发症是急性肝衰竭（acute liver failure，ALF），广义上是指患者在感染后 26 周内出现凝血异常（INR>1. 5）和不同程度的神志改变（脑病）[61,64]。W. H. 存在肝性脑病、嗜睡、神志不清、昏迷、凝血障碍、血流动力学不稳定、进行性肝功能下降和酸中毒。ALF 患者多有脑水肿（80% 死亡率），这是由于血-脑屏障受损使得富含蛋白质的液体进入脑组织细胞间隙，造成脑水肿和颅内压（intracaranial pressure，ICP）升高。当 ICP 大于 30mmHg 时，即会出现临床症状（瞳孔反应迟钝，肌张力增高）[61,65-67]。脑水肿可导致 ICP 升高，降低脑灌注。如果脑灌注压（血压减去颅内压）不能维持在 40mmHg 以上，

就会引起脑缺血。值得注意的是，ALF 患者颅内压升高与脑病的严重程度相关。Ⅰ级或Ⅱ级脑病罕有发生脑水肿的报道，但Ⅳ级昏迷发生脑水肿比例可达 75%[68]。此时，头颅影像学检查（计算机断层扫描）、抬高床头和气管插管（及随后的过度通气）都是必要的医疗干预措施。

W. H. 有脑水肿的症状，使用 100~200ml 20% 甘露醇注射液（0.5~1.0g/kg）快速静脉滴注，通过渗透性利尿以降低其 ICP 可能获益，如果血清渗透压几个小时后仍未超过 320mOsm/L，可以再次应用[67,68]。由于 W. H. 血压 158/99mmHg，心率 58 次/min，有脑出血的危险，故应安置 ICP 监测装置[67,68]。尽管放置 ICP 监测装置是有创性的，且有潜在的出血并发症，但它能提供重要的预后信息。如果患者脑灌注压大于 40mmHg，且使用甘露醇难以控制，则不适宜行肝移植治疗。W. H. 还有 ALF 常见的严重凝血障碍表现。由于肝脏合成凝血因子Ⅱ、Ⅴ、Ⅶ、Ⅸ 和 Ⅹ 减少，使得 PT 延长和 INR 升高[64-66]。重组活化凝血因子Ⅶ常作为实施侵入性操作前的备用药，也可选择性用于 ALF 患者。另外，ALF 常存在轻度弥散性血管内凝血，可导致凝血因子消耗。W. H. 还有血小板减少，存在发生消化性溃疡的危险[68,69]。如果他的血小板计数低于 10 000/µl，则需要输注血小板。由于 W. H. 并没有活动性出血，所以此时没有输注新鲜冰冻血浆的指征[28,69,75-80]。

W. H. 还需要监测心血管和肾功能的异常情况。尽管 W. H. 有高血压，但大部分 ALF 患者会出现低血压和低血容量，发生胶体蛋白降低所致的间质性水肿[64,67]。据报道，43%~55% 的 ALF 患者可发生功能性肾衰，即肝肾综合征或急性肾小管坏死[69,70]。患者发生 HRS 时，可出现肾血流减少，肾素和醛固酮水平升高，但心房利钠肽水平没有改变[70]。

与 W. H. 被观察到的一样，ALF 患者可以出现各种酸碱平衡紊乱，包括中枢性通气过度造成的呼吸性碱中毒或乳酸堆积导致的代谢性酸中毒[66,69]。另外，还可发生低钠血症、低钾血症、低钙血症、低镁血症、低血糖、感染（细菌或真菌）和胰腺炎。因此，要密切监测 W. H. 的钠、钾、钙、镁、血糖和淀粉酶[66,69]。ALF 患者预防性使用抗菌药物可降低感染的发生率，但未证实能提高患者生存率。因此，初始治疗未使用抗菌药物者，需严密监测是否发生感染（通过检查胸部 X 片，血液、尿液、痰液培养），一旦疑似感染应立即给予恰当的抗细菌或真菌治疗。此外，ALF 患者还可出现肺部的并发症如低氧血症、误吸、成人呼吸窘迫综合征和肺水肿[69,70]。

预后

案例 80-4，问题 2：W. H. 的预后会怎样？

尽管 ALF 的发生率不到 1%，但是一旦发展为肝性脑病，患者的预后很差[70,71]。ALF 患者存活与否，主要取决于病因、肝脏损伤的程度和残存肝细胞的再生能力，以及在

病程中出现的并发症的处理。存活率多取决于 ALF 的病因。非甲非乙型肝炎(non-A,non-B hepatitis,NANB)、氟烷或药物性肝损害患者较甲型肝炎、乙型肝炎和对乙酰氨基酚过量患者的生存率更低[71]。年龄小于 14 岁、重度肝性脑病、肝脏变小和肝功能检查值(如血清胆红素、转氨酶、碱性磷酸酶、PT 和血清白蛋白)明显异常也是 ALF 患者预后不良的指标[70,71]。由于 W. H. 有严重的肝性脑病、脑水肿和肝功能检查异常,故其预后不良。

治疗

案例 80-4,问题 3:为 W. H. 的急性肝衰竭制定一个恰当的治疗方案?

急性肝衰竭的首要治疗是对昏迷患者进行支持治疗。现已证实给予肝素、前列腺素、胰岛素及胰高血糖素全身治疗的效果是有限的[66]。如果肝实质容量不能有效恢复的话,全血或血浆置换、血液透析,以及其他去除血浆毒素、改善肝性脑病级别的疗法的长期效果并不理想。硫喷妥纳可能对降低 ICP 有效,但应用糖皮质激素和长时间过度通气没有价值[66,69]。给予 W. H. 预防性应用 H_2 受体拮抗剂可获益,因为有证据表明这类药物可以降低上消化道出血的风险[66]。尽管有限的数据也支持使用质子泵抑制剂,但其确切效果尚未明确。如果 W. H. 出现活动性出血,可使用血制品(红细胞、新鲜冰冻血浆、血小板),亦可行肺动脉监测以指导血容量及气体交换的管理。还应密切监测 W. H. 其他并发症,特别是心律失常、血流动力学改变、肾功能不全、酸中毒、肺部并发症以及脓毒症。

如果患者的预后信息提示,若不进行肝移植其存活的概率小于20%,则应行肝移植。对乙酰氨基酚中毒导致的急性肝衰竭患者,若 PH<7.3,凝血酶原时间延长(PT>100秒),血肌酐升高(>3.4mg/dl)、伴 III 或 IV 级肝性脑病,通常也需要进行肝移植[71]。其他原因所致的急性肝衰竭、PT>50秒,或符合下列指标中的三个(不论肝性脑病级别)则需要进行肝移植:年龄小于 10 岁或大于 40 岁;非甲非乙型肝炎(NANB)导致的急性肝衰竭;氟烷所致的肝炎或特异质药物反应;肝性脑病前黄疸持续时间>7 日;血清胆红素>17.5mg/dl[70,71]。虽然这些标准在全球被广泛采用,但对于中等程度疾病的患者并不可靠,其灵敏度尚可,但特异性较差。为此,目前开发了一些其他模型和替代标志物来预测生存率,如终末期肝病模型、急性生理学和慢性健康评估 II 评分系统、Gc 蛋白(即维生素 D_3 结合蛋白)、甲胎蛋白和肌钙蛋白等,迄今为止,这些方法均不能精确地预测 ALF 的结局。

合并艾滋病毒(HIV)感染

案例 80-4,问题 4:W. H. 同时感染 HIV 及 HBV 的可能性多大?

目前已有 HBV 感染患者合并其他病毒感染的报道。例如 80%以上的 AIDS 患者可检测到既往或活动性 HBV 感染的标志物,其中约10%的人血清 HBsAg 阳性[42,43]。也有报道慢性 HBV 感染者合并 HIV 感染高达13%[42,43]。与单独感染 HBV 者相比,同时感染 HBV 及 HIV 的患者病毒复制水平高、谷丙转氨酶水平低、肝脏病理改变较轻。虽然 HBV 感染并不降低 HIV 阳性患者的生存率,但由于这些患者的存活期更长,就可能出现肝功失代偿及 HBV 感染的临床表现[50,52]。

乙型肝炎的预防

改变性行为,监控高危险人群或场所(如性病诊所、HIV 检测及治疗机构、戒毒机构、针对静脉吸毒者的卫生保健机构、针对男同性恋的卫生保健机构和监狱)及血液制品,开展针具免费换用项目,加强宣传教育等措施对控制 HBV 传播可能有一定的作用。预防性治疗的目标是识别所有需要免疫接种的人,通过接种疫苗使其获得长期保护,从而降低发生慢性 HBV 感染及并发症的风险,同时也降低治疗的副作用和费用。

暴露前预防

案例 80-5

问题 1:P. G.,实习护士,55 岁,准备临床轮转。她没有肝炎病史也没有进行过免疫接种。她身高 157cm,体重80kg,她应该采取什么措施来预防 HBV 感染?

Recombivax HB(10mg HBsAg/ml)和 Engerix-B(20mg HBsAg/ml)是使用重组 DNA 技术生产的酵母源 HBV 疫苗,可诱导产生免疫反应。由于 P. G. 在临床轮转中可能接触到有传染性的体液,所以她需要接种重组乙型肝炎疫苗 Recombivax HB 或 Engerix-B 进行乙型肝炎预防[72,73]。

剂量方案

HBV 疫苗之间相对效能的比较临床意义不大,因为对照试验显示,使用推荐剂量的 Recombivax HB 和 Engerix-B 接种,结果两者具有相同的免疫原性和耐受性。故 P. G. 可以选用任何一种产品,但要根据厂家所推荐的剂量注射。成人和儿童应在三角肌肌内注射乙型肝炎疫苗,新生儿和婴儿可于大腿前外侧注射。臀部注射疫苗免疫原性明显降低,这可能是因为臀部大量的脂肪组织阻止了疫苗与抗原识别白细胞的结合。一项关于疫苗接种的小型系列研究结果显示,健康人在臀部注射 HBV 疫苗不产生抗体,而在上臂注射有良好的应答。P. G. 可以选用 Recombivax HB(10μg)或 Engerix-B(20μg),在三角肌肌内注射 1ml 药物[74,76]。

效果

两种重组酵母 HBV 疫苗(Recombivax HB 或 Engerix-

B)可以产生相似的效果[71-73]。目前保护性抗体水平定义为抗-HBs≥10IU/ml[63,67]。这一阈值得自于早期在同性恋受试者中进行的 HBV 疫苗接种试验，该研究发现接受疫苗并且抗体浓度≥10 个样本比例单位(sample ratio units, SRU)即可免受 HBV 感染[74,75]。如果用国际标准单位，10 SRU 血清抗体水平大致相当于 10IU/ml。鉴于此，抗-HBs 滴度≥10IU/ml 被认为是保护性抗体滴度，美国 ACIP 也采用了这个标准。尽管有些人接种疫苗并产生了可检测到的免疫应答，但仍可能感染 HBV，并且几乎所有的感染都是无症状性的，仅通过检测到核心抗体才发现有过感染。发生这种感染主要限于对疫苗接种无应答或应答不良的患者[53]。

无应答者

案例 80-5,问题 2：P. G. 已经完成了乙型肝炎疫苗(Engerix-B)的三次接种，她自愿参加了一项药物临床试验，试验前常规肝炎血清学检测显示其抗-HBs 为阴性。为什么 P. G. 对乙型肝炎疫苗接种无应答，对她应采取什么样的措施？

两个重要因素决定疫苗接种的有效性：接种时的年龄和基础免疫功能。在健康接种者中，免疫应答随年龄增长而降低。一项研究显示，经过 3 次乙型肝炎疫苗接种后，不同年龄段获得保护性抗-HBs 水平(≥10SRU)的比率：0~19 岁为 99%，20~49 岁为 93%，50 岁以上仅为 73%。免疫功能低下的患者如接受血液透析者、感染 HIV 者及接受过化疗的儿童，他们对 HBV 接种应答不佳[61,84,85,87]。吸烟和肥胖患者对疫苗的应答也不佳[74,75]。P. G. 存在两个危险因素：年龄大于 50 岁并且中度肥胖(她的理想体重应为 50kg)。

乙型肝炎疫苗接种应答差的受试者分为两类，应答低下者和真正无应答者，应答低下者可能在追加一剂疫苗后才产生保护性抗体。对于第一次接种程序应答不佳者应重新接种。对于第一次接种程序应答低下者(anti-HBs<10IU/ml)，可再次给予一剂加强注射或重复完整接种三剂后有 50%~90% 可以达到保护水平的抗-HBs[76,77]。对于初次接种 Engerix-B 乙型肝炎疫苗后无应答者，再次注射 3 个剂量的 HBVax II 乙型肝炎疫苗(Recombivax HB)后有 60% 出现免疫应答，提示某些应答不满意的患者，换用另一品牌的乙型肝炎疫苗再进行接种也是可行的[76,77]。对无应答者(检测不到抗-HBS)进行重复接种的成功率不高，即使抗体达到保护性水平，一般也难以维持[53]。免疫功能健全的人对乙型肝炎疫苗真正无应答非常少见，这些人可能存在对接种无应答的遗传易感性[76,78]。所以，应该让 P. G. 再次注射乙型肝炎疫苗。1 个月后再检测抗-HBs 水平，如果仍然无应答，可再注射两剂以完成第二个接种程序。

乙型肝炎疫苗间的互换性

> **案例 80-6**
>
> 问题 1：T. M. ,32 岁，是一名医院检验科技师。他已注射了 2 次 Recombivax HB 乙型肝炎疫苗，最近应该行第 3 次接种。而他新工作单位的职工保健室只有 Engerix-B 乙型肝炎疫苗。不同厂家生产的乙型肝炎疫苗可以相互换用吗？

一般推荐使用同一个品牌的乙型肝炎疫苗完成全程接种，但有资料表明这对于产生保护水平的抗体并非必需。为弄清初始使用 Recombivax HB 乙型肝炎疫苗者，后续是否可用 Engerix-B 乙型肝炎疫苗来完成全程接种。有试验让健康成人在基线期及第 1 个月后注射 Recombivax HB 疫苗 10μg，在第 6 个月时将受试者随机分为两组：一组注射 Engerix-B 疫苗 20μg；另一组接受 Recombivax HB 疫苗 10μg。在第 3 次给药后 1 个月检测抗体水平发现：注射 Engerix-B 疫苗组 100% 出现保护性抗体水平，而 Recombivax HB 疫苗组为 92%[72,73]。

Chan 及其同事对最初使用血源疫苗(Heptavax-B)全程接种的儿童，再用重组疫苗或血源疫苗加强注射的应答情况进行了研究[78]。他们将儿童随机分为两组：一组仍注射血源疫苗 5μg，另一组使用 Engerix-B 重组疫苗 20μg。1 个月后所有儿童的抗-HBs 滴度均显著性升高，这一结果提示，对最初接种血源疫苗者给予重组乙型肝炎疫苗加强注射能够产生足够的免疫应答。根据美国 ACIP 接种指南，第 1 针或前 2 针注射某厂家生产的疫苗，之后换用另一个厂家的疫苗所产生的免疫应答与全部应用同一个厂家的疫苗所产生的免疫应答相当[53]。

T. M. 可以使用 Engerix-B 疫苗来完成其乙型肝炎疫苗的全程接种。可使用该药推荐的剂量 20μg/ml 三角肌肌内注射。

应答的持续时间

案例 80-6,问题 2：T. M. 是否需要另一次加强注射来维持对 HBV 感染的保护性？

许多长期随访研究对疫苗诱导的免疫力的持续时间进行了评估[79-82]。抗-HBs 的持续时间与接种后抗体的峰值成正比，对接种血源疫苗者随访 6~12 年，有 68%~85% 的患者抗-HBs 仍维持在保护性水平[79-82]。重要的是，这些试验发现乙型肝炎疫苗的保护效能很高，即使血清抗-HBs<10IU/ml 时也是如此。HBsAg 很难被检测到，大多数 HBV 感染事件主要是无症状性的血清转换成抗-HBc 阳性。这些研究表明，乙型肝炎疫苗成功接种后可获得长期的保护，至少在 12 年之内不需要加强注射。

即使抗-HBs 浓度降低甚至检测不到，仍可保护机体不被 HBV 入侵，其机制可能与此前致敏的 B 淋巴细胞的免疫记忆现象有关。这种免疫记忆,再加上 HBV 的潜伏期较长,使得再次接触到 HBV 的患者能够快速且充分地合成保护性抗体以阻止 HBV 感染[77]。

总之,对于免疫功能健全的人群,在成功接种后不需要常规加强注射,而免疫功能不全者则需要维持最低保护水平的抗体。ACIP 推荐长期血液透析的患者应每年检测抗体水平,如果抗体水平低于 10IU/ml,则给予加强注射[53]。基于现有的资料,T. M. 不需要乙型肝炎疫苗加强注射。

指征

案例 80-6,问题 3:为什么 T. M. 适合接种乙型肝炎疫苗,还有哪些人应该接种?

ACIP 推荐以下高危人群进行暴露前乙型肝炎疫苗接种:接触血液的医护人员,残障机构工作人员,血液透析的患者,接受血液制品者,HBV 携带者的家庭成员和性接触者,到 HBV 流行地区出国旅游者,注射毒品者,性行为频繁的男性同性恋者,双性恋者,长期监禁的囚犯[53,83,84]。由于 T. M. 是一名医院检验科技师,属于 HBV 感染的高危人员,所以他应该接种乙型肝炎疫苗。

乙型肝炎疫苗的普遍接种

除了上述列举的高危人群外,所有婴儿都应该接受乙型肝炎疫苗接种。仅对高危人群接种并没有使乙型肝炎发病率明显下降。HBV 感染的高危人群(注射毒品者,多个性伙伴者)在从事高危行为之前一般没有接种疫苗。另外,有许多人先前由于没有确切的危险因素而没有接种疫苗,后来却被感染了。如果在儿童开始危险行为前即接种乙型肝炎疫苗可能会显著降低 HBV 感染的发生率。为达到这一目标,现在已将乙型肝炎疫苗纳入现行的儿童计划免疫接种。在新生儿期接受首剂注射(最好在新生婴儿出院之前),最晚不超过 2 个月[52,53]。推荐的接种程序见表 80-5。

表 80-5

HBsAg 阴性的母亲的婴儿接种乙型肝炎疫苗的推荐程序[52,53]

乙型肝炎疫苗	婴儿的年龄
选择 1	
第一剂	出生(出院前)
第二剂	1~2 个月 [a]
第三剂	6~18 个月 [a]
选择 2	
第一剂	1~2 个月 [a]
第二剂	4 个月 [a]
第三剂	6~18 个月 [a]

[a] 乙型肝炎疫苗可以与白喉-破伤风-百日咳疫苗、乙型流感嗜血杆菌偶联疫苗、麻疹-腮腺炎-风疹疫苗、口服脊髓灰质炎疫苗同时使用

案例 80-7

问题 1:R. M. 有 2 个小孩,年龄分别为 11 岁和 2 个月。2 个月大的女儿刚注射了第 2 剂乙型肝炎疫苗,而她的儿子在儿童期免疫接种时没有接种过乙型肝炎疫苗。她想知道现在他儿子是否需要接种?

美国疾病预防控制中心(Centers for Disease Control and Prevention,CDC)已对 1991 年以前出生的有潜在乙型肝炎感染风险的儿童和青少年的免疫接种问题做了说明。目前的推荐意见认为没有接种 3 针乙型肝炎疫苗的青少年,应该在 11~15 岁期间开始或完成接种方案。推荐 0、1、2 月或 0、4、6 月方案[52,53]。人们期望通过对所有婴儿和先前未接种的 11~12 岁青少年普遍接种疫苗,以及继续对高危人群免疫接种,降低急性乙型肝炎感染、乙型肝炎相关的慢性肝病及肝细胞癌的发生率。R. M. 的大儿子应接种乙型肝炎疫苗,可采用 Recombivax HB 5μg 或 Engerix-B 10μg 三角肌注射,首次注射后间隔 1~2 个月和 4~6 个月再分别注射第 2、3 针。

副作用

接种乙型肝炎疫苗通常耐受性良好。注射部位疼痛是最常见的副作用,可在 3%~29% 的接种者发生。小于 6% 的接种者可出现短暂的发热(体温>37.7℃),其他不良反应还有恶心、皮疹、头痛、肌痛或关节痛,发生率均小于 1%。美国 FDA 及 CDC 通过疫苗安全数据链项目和疫苗不良事件报告系统,对疫苗的安全性进行监测[52,53]。基于这些报告系统,其他与药物相关的不良反应还包括过敏反应(1 例/110 万剂疫苗)、格林巴利综合征和多发性硬化。其他罕见的不良事件还有慢性疲劳综合征、神经系统障碍(脑白质炎、视神经炎及横向脊髓炎)、类风湿关节炎、1 型糖尿病和自身免疫性疾病,但这些不良反应与疫苗的相关性还有待确认。

暴露后预防

皮肤暴露

案例 80-8

问题 1:K. N. ,26 岁,医学生,在给一个 HBsAg 阳性的患者采血时被污染的针头意外扎伤。K. N. 以前没有接种过疫苗,否认肝炎或肝病史。她目前处于破伤风免疫保护状态。体重 56kg。她在经皮接触 HBV 后该如何治疗?

HBV 暴露后,可接种乙型肝炎疫苗预防性治疗,还可考虑注射乙型肝炎免疫球蛋白(hepatitis B immunoglobulin,HBIG)进行被动免疫治疗[53]。ACIP 推荐在 HBV 暴露后给予免疫预防。K. N. 皮肤暴露于 HBV,故应该采用主动免疫和 HBIG 被动免疫。K. N. 接触的是 HBsAg 阳性

的患者,而且之前没有接种过疫苗。她应该尽早(最好在 24 小时之内)接受一剂 HBIG 0.06ml/kg(3.4ml),臀部或三角肌肌内注射。HBIG 是由含有滴度较高的乙型肝炎表面抗体(抗-HBs)的健康人的血浆制成。美国 HBIG 的抗-HBs 滴度为 1:100 000,这个滴度由放射免疫法确定。在预防经皮暴露后乙型肝炎感染方面,HBIG 的效果优于普通免疫球蛋白。K. N. 在注射 HBIG 的同时,还应该肌内注射乙型肝炎疫苗进行主动免疫(在不同的部位注射)。第 2 和第 3 剂应分别在 1 个月和 6 个月后给予。从 HBIG 或普通免疫球蛋白被动获得的抗乙型肝炎病毒抗体不会干扰乙型肝炎疫苗产生的主动免疫[83]。

如果经皮接触的人的 HBsAg 状态不详,那么预防 HBV 感染的推荐措施取决于对方是否为 HBsAg 阳性的高危人群。高危人群包括男同性恋者、注射毒品者、血液透析患者、精神病院患者、来自 HBV 流行地区的移民、HBV 携带者的家庭成员。

性接触暴露

案例 80-9

问题 1:G. G. ,20 岁,建筑工人,他的性伴侣近期查出 HBsAg 阳性。目前对于与 HBsAg 阳性患者有过性接触的人有哪些建议?

性接触传播是 HBV 感染的重要原因,每年大约 30% ~ 60% 的新增病例通过性接触感染[42,43,62]。在性接触暴露后乙型肝炎感染的预防方面,与无抗-HBs 活性的普通免疫球蛋白相比,使用单剂 HBIG(5ml)产生被动免疫能获得较好的预防效果[63,83]。美国 CDC 建议与急性或慢性 HBV 感染者有过性接触的易感者,应在最近一次性接触后 14 日内肌肉注射一剂 HBIG 0.06ml/kg。在注射 HBIG 后,还应接受标准的三针乙型肝炎疫苗免疫接种[53]。

围生期暴露

案例 80-10

问题 1:S. L. ,新生儿,体重 3.2kg,其母亲 HBsAg 阳性。S. L. 有感染 HBV 的危险吗? 应该如何预防?

在许多亚洲国家及其他发展中国家,围产期(垂直)传播是 HBV 感染的主要途径。HBV 感染的母亲在分娩时,其婴儿感染 HBV 的风险高于 85%。感染婴儿中,有 80% ~ 90% 成为慢性 HBsAg 携带者。虽然有暴发性病例的报道,但大多数新生儿感染 HBV 时是无症状的[62,84]。尽管新生儿在疾病早期通常没有肝脏损害,但慢性 HBsAg 携带会产生严重的不良后果。慢性乙型肝炎感染可导致慢性肝病,并且已被证明是导致原发性肝细胞癌的一个主要危险因素[62,63]。

母亲为慢性乙型肝炎携带者,可将病毒传染给自己的孩子。新生儿被感染的风险与孕妇的 HBsAg 和 HBeAg 状态有关。S. L. 发生 HBV 感染的可能性很高,需要立即注射 HBIG(使血循环立即产生高滴度的抗-HBs)和接种乙型肝炎疫苗(获得长期的免疫保护)。对怀孕妇女普查 HBsAg 并给予 HBIG 和乙型肝炎疫苗接种,对预防 HBV 感染和慢性携带状态的有效率为 85% ~ 98%[63,77,83]。而单用 HBIG 有效率为 71%。两者同时应用不会影响新生儿抗-HBs 的产生[52,53,63,83]。

HBsAg 阳性的孕妇,新生儿应在出生后 12 小时内不同部位同时肌内注射适量的乙型肝炎疫苗(见表 80-5)及 HBIG(0.5ml)。S. L. 应在出生后尽快肌内注射 HBIG 0.5ml,同时在另一肌内部位注射乙型肝炎疫苗 Recombivax HB 5μg 或 Engerix-B 10μg。

案例 80-10,问题 2:如果 S. L. 母亲的 HBsAg 状况不明怎么办?

ACIP 对围产期 HBV 感染的预防做出了推荐,包括对所有怀孕妇女在早期产前检查时常规检测 HBsAg。对于 HBsAg 阴性但存在 HBV 感染高危因素或者有明显肝炎表现的孕妇,应当重复做 HBsAg 检测。对于产前未检测 HBsAg,准备住院分娩的孕妇也应该采集血样。当检测结果待定时,新生儿应在出生后 12 小时内注射乙型肝炎疫苗。如果母亲随后被查出 HBsAg 阳性,新生儿应在出生后 7 日内尽快注射 HBIG,然后间隔 1 月、6 月再分别接种第 2 和第 3 剂疫苗。如果母亲查出 HBsAg 阴性,新生儿也要按常规程序完成疫苗接种[63]。

慢性乙型肝炎的评估和处理

案例 80-11

问题 1:E. A. ,55 岁,女性,因近期出现轻度黄疸到肝病科就诊。她既往在 1988 年分娩时有输血史,余不详。为评估 E. A 乙型肝炎感染的程度,应该行哪些检查?

首先,需详细询问病史和全身体格检查,重点询问有无合并感染的风险因素、饮酒史、乙型肝炎及肝癌家族史。其次,还应行实验室检查评估肝脏疾病,如 HBV 复制标志物、HCV、HDV、HIV 筛查检验。甲型肝炎疫苗接种情况也需要了解。对于是否行肝组织活检应基于患者的年龄、ALT 水平、HBeAg 状态和 HBV-DNA 水平,以及其他的临床特征提示存在慢性肝脏疾病或门脉高压症。对不考虑治疗的患者(非活动期 HBV 携带者),基于 HBeAg 状态的随访指南如图 80-5 所示。对于以下高危人群还应定期筛查 HCC,如年龄大于 40 岁的亚洲男性,年龄大于 50 岁的亚洲女性、肝硬化患者、有 HCC 家族史者、20 岁以上黑人、年龄大于 40 岁且持续或间歇性出现 ALT 或 HBV-DNA 水平升高的病毒携带者。

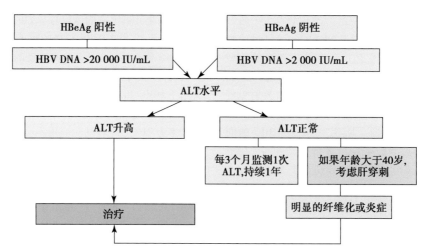

图 80-5　乙型肝炎病毒治疗决策概览。ALT,谷丙转氨酶；HBeAg,乙型肝炎病毒 e
抗原；HBV,乙型肝炎病毒

案例 80-12

问题 1：C. R. ,48 岁,男性,因出现黄疸,伴乏力倦怠和
间歇性腹痛 1 月,就诊于急诊科。C. R. 有乙型肝炎病
史 12 年。既往有静脉吸毒史(已戒 2 年)、酗酒史(已戒
2 年)。几周前,C. R. 发现尿色逐渐变深、眼睛逐渐变
黄。另外,C. R. 有重度抑郁病史,服用艾司西酞普兰
治疗。

体格检查:消瘦,表情自然,无发热,血压、心率、呼
吸频率均正常。巩膜中度黄染。腹软无膨隆。肝增
大,无触痛,肋缘下 5cm 可触及,肝边缘光滑,跨度
15cm。脾肋下可扪及。心脏、肺、神经系统和四肢检查
均正常。

实验室检查:

红细胞压积(Hct):39%

血红蛋白(Hgb):11g/dl

白细胞(WBC):8.8/μl

血小板(PLT):75 000/μl

凝血酶原时间(PT):15.4s

国际标准化比值(INR):2.1

谷草转氨酶(AST):326U/L

谷丙转氨酶(ALT):382U/L

碱性磷酸酶(ALP):142U/ml

总胆红素:4.2mg/dl

白蛋白:2.8g/dl

肝炎血清学检测:HBsAg(+),HBeAg(+),抗-HBc
(+),抗-HBcIgM(-),抗 HAV IgM(-),抗-HCV(-)。
HBV DNA 大于 20 000IU/ml。肝活检显示:汇管区周围
炎症,有碎屑样坏死和桥接坏死。哪些临床资料支持
C. R. 的慢性乙型肝炎的诊断?

像 C. R. 这样年龄的人,如果出现慢性黄疸和肝脾肿
大伴有明显的 AST、ALT 升高,则提示慢性肝炎可能。虽然
长期酗酒所致的酒精性肝炎也会出现上述的临床特征,但
是 C. R. 的 HBV 血清学检测为阳性。其 HBsAg 及 HBeAg

阳性提示病毒复制活跃,并有较强的传染性。

血清转氨酶可轻度或明显升高,ALT 常高于 AST。
血清胆红素一般大于 3.0mg/dl,ALP 通常升高,PT 可能
延长。类似 C. R. 这样的患者,有 PT 延长、血小板减少
及白蛋白降低等表现,多为严重慢性肝炎并考虑肝病失
代偿。

肝组织活检对慢性肝炎患者的诊断、治疗和预后非常
重要。C. R. 的肝活检显示典型的三联征:汇管区周围炎、
碎屑样坏死和桥接坏死。其肝活检和肝炎血清学检测结果
均符合慢性乙型肝炎的诊断。

治疗慢性乙型肝炎,需要了解治疗前肝炎的自然史以
及干预后的潜在益处。目前已有 6 种药物被美国 FDA 批
准用于慢性乙型肝炎的治疗。

案例 80-12,问题 2：C. R. 的慢性乙型肝炎是否需要
治疗?

应根据 C. R. 的症状严重程度、血清生化和肝穿刺的
结果决定是否对其治疗。C. R. 为重症慢性乙型肝炎患
者,其临床症状如黄疸、重度乏力、腹痛,以及肝功能检测
和 HBV DNA 水平提示疾病为进展期(白蛋白下降,PT 延
长、血小板低)。因此,C. R. 应接受治疗以抑制 HBV 复
制、缓解肝细胞的损伤和预防远期肝脏不良后果的
出现[62,84]。

治疗目的

案例 80-12,问题 3：慢性乙型肝炎的治疗目的是什么?

目前认为慢性肝炎发展至肝硬化可能与持续的乙型
肝炎病毒复制有关。病毒复制减弱通常会使传染性减低、
肝脏内炎性细胞减少以及血清转氨酶水平降至正常。
HBeAg 和 HBV DNA 的转阴被认为是病毒复制停止的
指标。

慢性乙型肝炎治疗目的是持续抑制病毒复制和缓解肝

脏疾病,从而缓解肝细胞持续损伤,延缓和减轻肝硬化及HCC的发生[84,85]。在慢性乙型肝炎的临床研究中,通常用以下指标作为治疗有效的终点指标:发生血清学转换,即HBeAg 阳性转变为 HBeAg 阴性(伴有抗-HBe 出现);血清转氨酶水平下降;体循环中的 HBV DNA 被清除;肝脏组织学改善。临床试验中很难做到清除 HBsAg(HBV 携带状态的终止)。另外,慢性乙型肝炎抗病毒治疗的应答可分为生化应答、病毒学应答、组织学应答,以及治疗中应答或治疗结束后持续应答。

药物治疗

案例 80-12,问题 4:在 HBV 感染的急性期开始治疗是否对 C. R. 有利?

急性乙型肝炎药物治疗的效果并不令人满意。早期研究表明糖皮质激素治疗可使血清转氨酶和胆红素水平短暂下降。但近年来更多研究表明,糖皮质激素治疗可导致更高的疾病复发率及死亡率[85-88]。其他治疗包括乙型肝炎免疫球蛋白(HBIG)和干扰素-α(interferons alpha)均对急性乙型病毒性肝炎无效[63,84]。核苷类似物和核酸反转录酶抑制剂可降低慢性乙型肝炎患者 HBV DNA 水平,但对急性乙型肝炎患者的疗效还有待进一步研究[88,92]。因此,对 C. R. 而言,不建议在乙型肝炎急性感染阶段行抗病毒治疗。

干扰素

案例 80-12,问题 5:C. R. 应该接受何种药物治疗慢性乙型肝炎?

以往认为,干扰素(interferons,IFNs)是治疗慢性乙型肝炎最有效的药物[89,90],其机制是通过与靶细胞表面特异性受体结合而活化细胞,从而诱导效应蛋白的合成[89,91]。这些细胞内的蛋白质再诱导启动 IFNs 的抗病毒、抗增殖活性以及免疫调节功能。其抗病毒活性可能是通过抑制病毒进入宿主细胞,调节病毒复制环节的某些步骤(如病毒脱壳,抑制 mRNA 和蛋白合成)而实现。唯一经 FDA 批准且市售的用于 HBV 感染治疗的 IFN 为聚乙二醇干扰素-α2a(pegylated interferon-α2a, PegIFN-α2a)(Pegasys)。该制剂为聚乙二醇修饰的 IFN,使得血清半衰期延长,抗病毒作用更为持久。给药频次从每周 3 次延长至每周 1 次。

疗效

聚乙二醇干扰素

PegIFN-α2a 比普通干扰素给药更为方便,对 HBV 抑制作用更强。临床试验表明,聚乙二醇干扰素(pegylated interferon,PegIFN)较普通的干扰素制剂疗效稍好。对 PegIFN-α2a 皮下注射每周 180μg、PegIFN-α2a 皮下注射每周 180μg +拉米夫定(lamivudine)口服 100mg/d、单用拉米夫定口服 100mg/d 3 种方案的疗效比较的临床研究显示[90],在 24 周随访结束后,接受 PegIFN 单药或联合治疗较拉米

夫定单药治疗的 HBsAg 血清转换率更为显著。PegIFN-α2a(单用或联合)组有 16 名患者发生 HBsAg 血清转换,而拉米夫定单药治疗组均没有发生血清转换(P = 0.001)[91]。另外,在治疗结束后,联合治疗组的病毒抑制程度最为显著。PegIFN-α2b 治疗 HBeAg 阳性患者也取得了相似的结果。唯一发表的针对 HBeAg 阴性患者的治疗试验,将 PegIFN-α2a 每周 180μg(n = 177)、PegIFN-α2a 每周 180μg +拉米夫定 100mg/d(n = 179)、拉米夫定 100mg/d 单药治疗(n = 181)3 种方案的治疗效果进行了比较。结果显示联合治疗组的病毒抑制程度更高,但持续应答(72 周时 HBV DNA 及 ALT 水平)与 PegIFN-α2a 单药治疗相当,优于拉米夫定单药治疗。PegIFN 组中有 12 人发生 HBsAg 转阴而拉米夫定组均未转阴。而且,在 PegIFN 基础上加用拉米夫定并没有提高治疗后的应答率[92]。

给药注意事项

PegIFN-α2a 是唯一被美国 FDA 批准用于治疗 HBV 感染的聚乙二醇干扰素,推荐剂量为每周 180μg,皮下注射,疗程 48 周[90-92]。每周 3 次给药较每日给药更容易发生严重流感样症状和头痛等不良反应,但发生严重的骨髓抑制更少见[90,91]。

治疗应答预测指标

案例 80-12,问题 6:PegIFN-α2a 对 C. R. 治疗有效吗?

某些指标量可以预测 PegIFN-α2a 的疗效,其中最可靠的指标是治疗前的 ALT 和 HBV DNA 水平[90-92]。治疗前 ALT 高水平(>2 倍正常值上限)和 HBV DNA 水平<20IU/ml 的患者,可能会取得较好的疗效[90-93]。PegIFN 治疗后 HBeAg 血清转换可改善生存率、降低并发症。其他可能有效的应答预测指标还包括病史较短、HIV 阴性、肝穿刺或其他诊断工具显示组织学活性指数高等[56-60,109]。HBeAg 阴性患者尚无相应的预测持续应答的指标。C. R. 肝穿刺表明其为慢性肝病,治疗前转氨酶水平较高,HBV DNA 水平>20 000IU/ml,慢性肝病病史较长,故不宜使用 PegIFN-α治疗。

不良反应

案例 80-12,问题 7:C. R. 不宜使用 PegIFN-α 还有其他原因吗?

PegIFN 的不良反应可分为早发不良反应和迟发不良反应,早发不良反应很少影响 PegIFN 的使用,而迟发不良反应则需要降低剂量或中断治疗[90-92]。PegIFN 的早发不良反应通常在给药后数小时内出现,类似于流感样综合征,表现为发热、寒战、腹泻、恶心、肌肉痛、乏力和头痛等。几乎所有接受 PegIFN 治疗的患者均可出现,多次用药后症状可缓解。睡前注射 PegIFN 可减轻不良反应的程度。对乙酰氨基酚可用于治疗 PegIFN 产生的早发不良反应,但剂量应控制在每日 2g 内,以减少发生肝毒性的风险。迟发不良反应通常在给药后 2~4 周出现且较严重,包括流感样症状加重、脱发、骨髓抑制、细菌感染、甲状腺功能异常(甲减或甲亢)以及精神异常(情绪不稳、易怒、抑郁、焦虑、谵妄及

自杀意念）。这些不良反应限制了 PegIFN 的应用。使用 PegIFN 还可导致 30%～40% 的患者 ALT 升高，ALT 的反应被认为是预后有利的指标，但也有报道其可导致肝功失代偿，尤其是肝硬化患者。C. R. 有严重抑郁症病史，是使用 PegIFN 的禁忌证，而且失代偿肝病使用 PegIFN 可能导致暴发性肝衰竭。因此，虽然 IFNs 被批准用于治疗 HBV，但对 C. R. 不是最佳选择[90-92]。

核苷/核苷酸类似物

案例 80-12,问题 8：其他哪种抗病毒治疗适用于 C. R. 的慢性乙型肝炎？

尽管 PegIFN-α2a 是治疗慢性乙型肝炎重要的药物，但大多数临床试验中纳入的人群均为特定的慢性乙型肝炎患者。特别是试验未纳入失代偿期肝病的患者，由于这些患者脾脏肿大伴有白细胞和血小板减少，PegIFN 的应用剂量受到限制。除 PegIFN-α2a 外，FDA 还批准了几种抗病毒药物用于慢性乙型肝炎的治疗，包括拉米夫定（lamivudine）、阿德福韦酯（adefovir dipivoxil）、恩替卡韦（entecavir）、富马酸替诺福韦二吡呋酯（tenofovir dipivoxil fumarate）和替诺福韦艾拉酚胺（tenofovir alafenamide）。

拉米夫定

拉米夫定（Epivir-HB）是第一个被 FDA 批准用于治疗病毒复制活跃、肝脏炎症的代偿期慢性乙型肝炎患者的口服核苷类似物。核苷类似物也可作为肝功失代偿患者的治疗选择[85-87]。拉米夫定是 3'-硫胞嘧啶的(-)对映异构体，是一种口服的 2'-,3'-双脱氧核苷类似物，通过终止前病毒 DNA 新链的形成和干扰 HBV 反转录酶的活性而抑制 DNA 的合成[93-95]。对于慢性乙型肝炎的治疗，拉米夫定的剂量为口服每日 100mg。拉米夫定耐受性良好，可降低血清 HBV DNA 水平[85-87,93,95]。拉米夫定也可作为 HIV 治疗的替代核苷类似物，与抗逆转录病毒药物联合给药，高剂量 600mg 口服，每日 1 次。

拉米夫定耐药

案例 80-12,问题 9：拉米夫定发生耐药对 C. R. 有哪些风险？

鉴于病毒反转率高及聚合酶（特别是反转录酶）易错配的特性，病毒发生耐药突变常见。导致拉米夫定耐药的最常见突变是在 HBV 聚合酶高度保守的蛋氨酸密码子的特定点突变，导致蛋氨酸残基变成了缬氨酸或异亮氨酸[96,97]。拉米夫定长期治疗后（如 52 周），这些在 YMDD 核心区的基因突变致使对拉米夫定的敏感性降低。该模序突变区与 HIV 反转录酶的突变部位类似，被认为是酶的活性中心，可导致拉米夫定耐药[96,97]。在持续治疗 6 个月或更长时间后，通常能够检测到对拉米夫定耐药的 HBV 突变株。综合 4 项研究的数据显示，治疗 1 年突变发生率为 16%～32%，2 年增加至 47%～56%，3 年达 69%～75%[96,97]。YMDD 突变的发生可使临床反应降低，ALT 水平升高，肝脏

组织学恶化。另有报道表明，尽管拉米夫定耐药，继续应用仍可改善患者的病情，但是一定会出现病毒耐药的长期结果（包括肝功失代偿及肝病恶化）。因此，拉米夫定对慢性乙型肝炎患者的临床应用有限，目前已被作为二线治疗药物。

案例 80-12,问题 10：还有哪些核苷或核苷酸类似物可用于治疗 C. R. 的慢性乙型肝炎？

阿德福韦

阿德福韦酯（Hepsera）被批准用于口服治疗有 HBV 病毒活动复制证据，并伴有血清转氨酶（ALT 或 AST）持续升高或肝脏组织学活动性病变的成人慢性乙型肝炎患者[98-100]。阿德福韦酯为口服前体药物，活性药物为单磷酸腺苷的无环核苷酸类似物，是一种选择性病毒核酸多聚酶和反转录酶抑制剂。较早的 2 项试验报告了阿德福韦治疗 HBeAg 阴性[99]和 HBeAg 阳性乙型肝炎患者的疗效[100]。阿德福韦的不良反应包括腹痛、腹泻、消化不良、头痛、恶心和肾毒性。

阿德福韦耐药发生率远低于拉米夫定。HBeAg 阴性患者的临床试验显示，阿德福韦治疗后 1、2、3、4 和 5 年的累计耐药率分别为 0、3%、1%、18% 和 29%[99]。而 HBeAg 阳性患者的 5 年累计耐药率为 20%[100]。也有其他报道显示阿德福韦治疗 2 年后的耐药率高达 20%[98]。阿德福韦发生耐药的危险因素与病毒抑制不佳和连续的单药治疗有关。因此，阿德福韦对于 C. R. 也应该作为二线治疗。

恩替卡韦

恩替卡韦（Baraclude）为口服的无环鸟嘌呤核苷类似物，抗 HBV 活性强[100-103]。药物从 3 个不同的环节抑制 HBV 的复制：①HBV DNA 多聚酶的启动；②前基因组 mRNA 逆转录负链的形成；③HBV DNA 正链的合成。体外研究显示恩替卡韦较拉米夫定和阿德福韦具有更强的抗病毒活性，并对拉米夫定耐药的 HBV 突变株也有很好的疗效。

两项已发表的 III 期临床试验报告了恩替卡韦治疗 HBeAg 阳性[102]及 HBeAg 阴性[103]乙型肝炎患者的疗效。研究纳入了既往没有使用过核苷类似物治疗的代偿期肝病患者，随机接受恩替卡韦 0.5mg/d 或拉米夫定 100mg/d 治疗 52 周。在治疗第 48 周，HBeAg 阳性患者恩替卡韦治疗组较拉米夫定组有更高的组织学改善（72% vs 62%）、病毒学改善（HBV DNA 低于检测限比率，67% vs 36%）和生化指标改善（ALT 恢复正常，68% vs 60%）[102]。值得注意的是，两组的血清转化率相似（21% vs 18%）。研究期间没有检测到恩替卡韦耐药，但随访数据显示有较低的耐药率（治疗 96 周耐药率为 3%）[102]。研究者的结论认为，HBeAg 阳性患者使用恩替卡韦与拉米夫定的安全性相似，而在组织学、病毒学和生化应答率方面显著优于拉米夫定。那些治疗后 HBeAg 仍为阳性且 HBV DNA 复制处于低水平的患者，继续使用恩替卡韦和拉米夫定治疗 1 年，在第 2 年分别有 11% 和 13% 的患者发生血清学转换[101,102]。

在另一项 HBeAg 阴性乙型肝炎感染的试验中,患者随机接受恩替卡韦 0.5mg/d 或拉米夫定 100mg/d 治疗 52 周。在第 48 周时,恩替卡韦治疗组较拉米夫定组有更高的组织学应答(70% vs 61%;P<0.01),病毒学应答(90% vs 72%)和生物化学应答(78% vs 71%)[103]。接受恩替卡韦治疗的患者没有检测到耐药。两组的安全性和不良事件相似。因此,C. R. 可以使用恩替卡韦 0.5mg/d 治疗。对于所有核苷类似物,药物剂量应根据肾功能进行调整。而且,恩替卡韦可以用于拉米夫定难治或耐药的患者。这些患者应停用拉米夫定以减少与恩替卡韦交叉耐药的风险。对于拉米夫定耐药的患者,恩替卡韦的药物剂量为 1.0mg/d,但有研究显示,这些患者使用恩替卡韦治疗 5 年后的耐药率为 51%。因此,这些患者可能还需要其他替代药物治疗[104-108]。在组织学改善方面,恩替卡韦优于富马酸替诺福韦酯[109]。

富马酸替诺福韦二吡呋酯

富马酸替诺福韦二吡呋酯(Viread)已被批准用于口服治疗慢性乙型肝炎。该药是一种强效的核苷酸类似物,与阿德福韦结构相似、疗效相当,但肾毒性更小[110-112]。临床试验已证明了富马酸替诺福韦二吡呋酯治疗 HBeAg 阳性和阴性的慢性乙型肝炎患者的疗效[137]。在第一个 HBeAg 阳性的代偿期肝病患者的 III 期临床试验中,富马酸替诺福韦二吡呋酯治疗组与对照组相比,在治疗结束后替诺福韦组 HBV DNA 检测不出的比率(76% vs 13%)、ALT 恢复正常率(68% vs 54%)及 HBsAg 转阴率(3% vs 0%)均高于对照组。两组的组织学应答率及 HBeAg 转阴率相似。值得注意的是,在治疗结束时,将阿德福韦治疗组的患者转为富马酸替诺福韦二吡呋酯继续治疗以及 72 周所有能检测出 HBV DNA 的患者在其原治疗方案基础上加用恩曲他滨继续治疗,随后都获得了血清学改善。

在第二个试验中,HBeAg 阴性代偿期肝病患者给予了与上述相似的治疗方案(富马酸替诺福韦二吡呋酯 300mg/d 或阿德福韦 10mg/d,治疗 48 周)[111]。治疗 48 周时,富马酸替诺福韦二吡呋酯组比阿德福韦组的血清 HBV DNA 检测不出的比率更高(93% vs 63%)。两组的 ALT 恢复正常率(76% vs 77%)及组织学应答率(72% vs 69%)相似。该研究中没有患者的 HBsAg 转为阴性。与第一个试验相同,在治疗 48 周时,将阿德福韦治疗的患者转为富马酸替诺福韦二吡呋酯继续治疗,两组在 72 周仍能检测出 HBV DNA 的患者加用恩曲他滨。与 HBeAg 阳性组类似,初始接受阿德福韦治疗而后转为富马酸替诺福韦二吡呋酯治疗,可进一步抑制病毒复制。在这两项试验中,只观察到 7 例患者在 96 周治疗期内发生病毒学突破,但没有检测到替诺福韦耐药的 HBV 突变。目前指南和临床数据均支持替诺福韦(300mg,口服,每日 1 次)作为治疗 C. R. 肝病的一线药物[112]。富马酸替诺福韦二吡呋酯通常耐受性良好,但也有报道其可引起范可尼综合征、肾功能不全、骨软化和骨密度减少[110]。与同类药物相似,富马酸替诺福韦二吡呋酯的剂量应根据肾功能情况进行调整[110-112]。慢性乙型肝炎的治疗推荐见表80-6。

表 80-6
慢性乙型肝炎的治疗推荐[113,116]

药物	首选治疗	评论
恩替卡韦	是(除非有拉米夫定耐药史)	高效能,高耐药基因屏障
富马酸替诺福韦二吡呋酯	是	高效能,高耐药基因屏障
替诺福韦艾拉酚胺	是	高效能,高耐药基因屏障
聚乙二醇干扰素	是	肝硬化患者的安全性差
阿德福韦	否	低耐药基因屏障;肾毒性
拉米夫定	否	低耐药基因屏障

替诺福韦艾拉酚胺

替诺福韦艾拉酚胺(TAF,Vemlidy)是最新批准用于治疗慢性 HBV 感染的口服抗病毒药。它是一种核苷酸前药,经过两步转化为替诺福韦二磷酸盐,可抑制 HBV 的复制[113]。TAF 与富马酸替诺福韦二吡呋酯为同类药物,具有相似的抗病毒作用,但单次剂量不到后者的十分之一。该药每次口服 25mg,每日 1 次,较富马酸替诺福韦二吡呋酯的血浆稳定性更高,能更有效地将替诺福韦输送至肝细胞,这使得血液中的替诺福韦减少,从而具有更好的肾脏安全性(eGFR 和肾小管功能)和骨骼安全性(脊柱和髋骨骨密度降低更小)[113-115]。两项关键的国际 III 期临床研究("108 研究"和"110 研究")显示了 TAF 在 1 298 例初治和经治的成人 HBV 感染患者中的治疗效果。"108 研究"是一项随机、双盲、阳性对照试验,结果显示在初治和经治的 HBeAg 阴性的慢性 HBV 感染的患者中,TAF 的疗效不劣于富马酸替诺福韦二吡呋酯[114]。"110 研究"纳入了 873 例 HBeAg 阳性患者,随机给予 TAF 或富马酸替诺福韦二吡呋酯治疗,研究结果同样显示,TAF 组受试者在 48 周和 96 周时 HBV DNA 降至 29IU/ml 以下的比例不劣于富马酸替诺福韦二吡呋酯组[115]。对 96 周的数据进一步分析显示,TAF 组与富马酸替诺福韦二吡呋酯组相比,受试者 ALT 恢复正常的比率更高。在研究中没有发现病毒对 TAF 或富马酸替诺福韦二吡呋酯耐药[114,115]。

研究受试者通常能很好地耐受 TAF,因不良事件停药的比率为 1%,而富马酸替诺福韦二吡呋酯组为 1.2%。TAF 最常见不良事件(发生率≥5%)包括头痛、疲劳、腹痛、咳嗽、恶心和背痛。与富马酸替诺福韦二吡呋酯类似,TAF 的安全风险警示包括乳酸性酸中毒、严重肝大伴脂肪变性、治疗结束后(特别在停药时)严重的乙型肝炎急性加重。目前还没有 TAF 导致 Fanconi 综合征或近端肾小管病的报道[114,115]。然而,临床上推荐在 TAF 治疗前和治疗期间监测血肌酐、血磷、肌酐清除率、尿糖和尿蛋白。抗病毒药物也被批准用于 HIV-1 治疗,作为抗逆转录病毒与整合酶链转移抑制剂联合治疗方案的一部分。然而，在 HBV 和 HIV 合并感染患者中，TAF 的安全性和有效性尚未确立。TAF 的肾毒性低于富马酸替诺福韦二吡呋酯，但不推荐用于 CrCl<15ml/min 的患者，肝功能损害失代偿（Child-Pugh B 或 C）的患者也不推荐使用[131-115]。

在药物相互作用方面，不推荐 TAF 与抗惊厥药（如奥卡西平、苯巴比妥和苯妥英）、抗结核病药（如利福布汀、利福平和利福喷汀）或圣约翰草合用。与这些药物合用可导致 TAF 的血药浓度降低，而降低治疗效果。TAF 也是 P-糖蛋白（P-glycoprotein，P-gp）和乳腺癌耐药蛋白（breast cancer resistance protein，BCRP）的底物，所以显著影响 P-gp 和 BCRP 活性的药物可能影响 TAF 的吸收[113]。PegIFN 与口服抗病毒药物的比较见表 80-7。

表 80-7

HBV 治疗药物比较[85,86,96,97]

	聚乙二醇干扰素 α-2a	核苷（酸）类似物
优点	有限的疗程 无或几乎没有耐药 12 个月内 HBeAg 血清转化率较高	强有力的抗病毒效果 耐受性良好 口服给药
缺点	适度的抗病毒效果 耐受性差 麻烦的副作用 皮下注射	疗程不确定 耐药风险 长期安全性未知

联合治疗

案例 80-12，问题 11：如果 C. R. 使用恩替卡韦或替诺福韦治疗失败，可否采用联合治疗？

对于 HIV 和 HCV，联合治疗比单药治疗疗效更好。联合治疗对 HBV 感染可能也会产生潜在的相加或协同抗病毒作用，降低或延缓病毒耐药。现已评估了几种联合治疗方案的疗效（PegIFN+拉米夫定，拉米夫定+阿德福韦，拉米夫定+替比夫定），但结果并不优于单药治疗[116]。在降低患者耐药率方面，联合治疗优于拉米夫定单药治疗。可是恩替卡韦或富马酸替诺福韦二吡呋酯的组合疗法并没有比单药治疗耐药率更低。因此，目前联合治疗并不适合 C. R.。

肝移植

案例 80-12，问题 12：如果 C. R. 药物治疗失败，肝脏继续失代偿，由慢性肝炎进展至肝硬化，可采用哪些非药物治疗措施？

在大多数移植中心，胆汁淤积或酒精性肝病的患者在肝移植术后的 1 年生存率均超过 90%[117]。慢性乙型肝炎患者肝移植的历史数据表明，移植肝脏发生 HBV 再感染的风险约为 80%[117-120]。再感染率与原发的肝病及移植时的

乙型肝炎病毒载量相关，移植肝再感染可造成移植失败、再次移植或死亡。但通过恰当的移植后 HBV 预防管理，乙型肝炎肝硬化患者在肝移植后的 1 年总体生存率现已超过 85%，5 年总体生存率超过 75%。综上，肝移植对于 C. R. 是一种可行的治疗措施。

案例 80-12，问题 13：当前防止肝移植后乙型肝炎复发的建议有哪些？

预防移植后 HBV 复发最有效的措施是在术中无肝期和术后给予高剂量的注射用乙型肝炎免疫球蛋白（HBIG）。在术后早期，每日静脉注射 HBIG 以保持患者血清抗 HBs 抗体水平≥100IU/L，患者的总体生存率（84%）与非 HBV 感染患者移植后的生存率相当[119,120]。而且，长期注射 HBIG 的患者（>6 个月）较短期注射 HBIG（<6 个月）的患者 HBV 感染复发率更低（35% vs 75%），3 年以上存活率更高（78% vs 48%）[119,120]。

乙型肝炎免疫球蛋白的剂量、用法和不良反应

许多肝移植中心常规在无肝期（受体的肝脏被切除）给予输注 HBIG 10 000IU（10 瓶，50ml 溶于 250ml 生理盐水中），术后 6 日每日给予 10 000IU（50ml，输注 4～6 小时）。肝移植患者通常每月注射 1 次 HBIG（10 000IU），终生使用；如果 HBsAg 转为阳性，表明治疗失败，则可停止使用[119,120]。该方案可使抗 HBs 抗体滴度维持在 500～2 000IU/L，能保护多数移植后患者免于 HBV 再感染。接受 HBIG 治疗的患者常发生血清病样综合征（发热、肌痛），可在给药前使用对乙酰氨基酚或苯海拉明等，并延长输注时间（>6 小时），如患者不能耐受则需暂停 HBIG 治疗[119,120]。

长期应用 HBIG 需关注的问题包括治疗失败（尽管抗-HBs 抗体滴度足够高，也可能从肝外部位感染 HBV）、病毒变异以及高昂的治疗费用（>60 000 美元/年）[119,120]。一些药代动力学模型数据表明在给予一个减量的诱导剂量（无肝期给药 10 000IU，随后 2 000IU 静注×6 个剂量）后，继以肌内注射 HBIG 维持治疗（每 2～3 周 2.5～10ml），能达到相似的治疗效果，并能降低静脉用药的费用[119,120]。

案例 80-12，问题 14：对肝移植的受肝者 HBV 感染，口服抗病毒药物有何作用？

核苷及核苷酸类似物，如拉米夫定、阿德福韦、恩替卡韦、富马酸替诺福韦二吡呋酯以及最新的替诺福韦艾拉酚胺，可用于预防因慢性 HBV 感染而行肝移植的患者再次感染 HBV[120,121]。在肝移植前后使用拉米夫定单药治疗，可使 HBV DNA 阳性患者成功转阴。在移植和非移植患者中也观察到药物耐药[120,121]。美国 FDA 尚未批准核苷类似物用于预防移植后 HBV 感染。但一些移植中心已经实施了临床方案，在移植前给予阿德福韦、恩替卡韦或替诺福韦，使移植时的病毒载量（HBV DNA）低于检测限以下，然后在术后选择一种上述药物与 HBIG 联合应用[120,121]。由于这些治疗策略有效且耐药率低，现已成为术前和术后早期的

临床标准程序。今后,可考虑联合核苷类似物(恩替卡韦)及核苷酸类似物(富马酸替诺福韦二吡呋酯、阿德福韦)预防移植后 HBV 再感染,也许可以避免联用 HBIG[121]。目前 TAF 在肝移植患者中应用的安全性和有效性数据非常有限。

丙型肝炎病毒

病毒学

目前认为丙型肝炎病毒(HCV)是慢性非甲非乙型

(NANB)输血相关性肝炎最常见的病因[122,123]。HCV 属于黄病毒科,为正向单链 RNA 病毒,直径为 50~65nm(见表 80-1)。它可引起人类和黑猩猩急性和慢性 HCV 感染。如果不治疗,慢性 HCV 可以在一部分患者中发展为肝硬化和肝细胞癌[124]。传染性病毒结构由包含病毒核心蛋白和 RNA 的磷脂双分子层中的包膜糖蛋白组成[125]。进入肝细胞后,病毒 RNA 通过宿主细胞器翻译成多聚蛋白,其在翻译期间和之后被宿主和病毒编码蛋白裂解为成熟的病毒蛋白和非结构蛋白(图 80-6)。

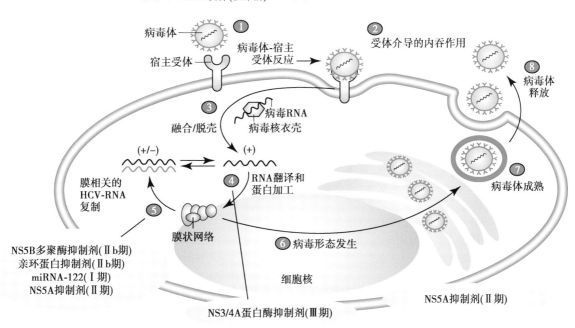

图 80-6 丙型肝炎病毒的生命周期。(来源:Ciesek S,Manns MP. Hepatitis in 2010:the dawn of a new era in HCV therapy. *Nat Rev Gastroenterol Hepatol.* 2011;8(2):69-71.)

流行病学

估计全球感染慢性丙型肝炎的人群超过 1.8 亿,其中包括高危人群如注射毒品者、血液透析患者、癌症患者和有偿献血者。如以抗-HCV 来筛查感染,那么除高危人群外,全球 HCV 的感染率为 1.6%(1.3%~2.1%),相当于有 1.15(0.92~1.49)亿人经历过病毒血症感染[126-128]。这一患病率为保守估计,因为不包括高危人群(如血液透析患者,癌症患者,有偿献血者和注射吸毒者)。感染患者中大多数(1.04 亿)为成人,抗-HCV 阳性率为 2.0%。全球报告的 HCV 有 6 种基因型。在全球范围内,基因 1 型最为常见,占所有感染的 46%,其次是基因 3 型(22%),基因 2 型和 4 型(各占 13%)。1b 亚型占所有感染的 22%[129]。对全球基因型分布进一步分析显示,基因 1 型普遍分布于澳大利亚、欧洲、拉丁美洲和北美洲(占所有病例的 53%~71%),基因 3 型占亚洲所有感染的 40%[130-133],基因 4 型则

在北美、埃及和中东地区最为常见(71%)[132]。

HCV 感染可发生于任何年龄,20~39 岁年龄组发病率最高,且男性占比更多。急性 HCV 在感染黑人和白人中的发病率相似,西班牙人有较高的发病率。在患病人群中,30~49 岁人群及男性患者慢性 HCV 感染的患病率最高[124,134,135]。在发病种族或民族上,慢性 HCV 感染与急性感染不同,黑人慢性感染的发病率显著高于白人。在美国,流行的 HCV 基因型主要是 1 型,70% 为 1a 和 1b 亚型[134,136]。了解 HCV 的基因型与血清型(基因型特异抗体)有助于对治疗做出推荐和建议。病毒基因型一旦确定则无需复查,因为感染过程中基因型恒定不变。由于 HCV 病毒复制有较高的突变率,在感染个体中可能存在紧密相关的 HCV 病毒分离株的异质种群,也就是所谓的准种[134,136]。准种的数量在感染过程中会不断增加,使得 HCV 病毒可以逃逸宿主的免疫系统,从而导致感染持续存在。2012 年,美国疾病预防控制中心发布了一项新建议,

对所有 1945 年至 1965 年出生的成年人（"婴儿潮"出生人群）都应进行一次丙型肝炎检测，无需事先确定 HCV 风险状况[137]。这一特定群体的选择是基于常规筛查的 HCV 患病率、疾病负担和成本效益分析数据报告[138]。该人群的抗-HCV 的阳性率约为 3.5%[138,139]。此外，据估计与丙型肝炎相关的所有死亡中有 70% 来自于这一人群。对该出生队列进行筛查并给予有效的抗丙型肝炎治疗，预计可以显著减少失代偿性肝硬化、HCC、肝移植和 HCV 相关死亡的人数。美国疾病预防控制中心对该队列进行筛查的建议也得到了美国预防服务工作组和美国肝病研究协会的支持，特别是对于那些具有高危行为、风险暴露和与 HCV 获得相关的医疗条件的人群[140,141]。

与其他肝炎病毒感染类似，急性 HCV 感染定义为在获得 HCV 后 6 个月内发生感染。无论是否出现急性肝炎的临床症状或体征，都可能发生急性 HCV 感染。有证据表明大多数人在 6 个月内清除 HCV，所以急性感染的时间窗通常为 6 个月。通常，患有急性 HCV 感染的患者没有明显的症状，并且大多数人都不知道他们最近接触了丙型肝炎。如果出现急性感染症状，通常在感染后的最初 4~12 周内发生，并可能持续存在 2~12 周[142,143]。急性 HCV 感染的临床表现与其他类型的病毒性肝炎相似（如黄疸、流感症状、深色尿和白色大便、恶心、腹痛和不适）[144]。据报道，在美国约 15%~20% 有症状的急性肝病是由急性 HCV 引起[145]。有许多潜在的 HCV 接触源，如经皮传播（如输血、注射毒品、可能重复使用的针头的手术、纹身、身体穿孔和针灸）和非经皮传播（如性接触、高风险性行为和与医院内污染的设备接触）。

经皮途径传播

在静脉吸毒人群中，HCV 感染的发生率为 48%~90%，这类人群中获得感染的风险高达 90%[124,125,134]。静脉吸毒者急性 NANB 肝炎中有 75% 为抗 HCV 抗体阳性，并且与输血相关性肝炎不同的是，静脉吸毒相关的 HCV 感染发生率一直高居不下[124,125,134]。其他 HCV 感染的高危因素还包括 HBV 或 HIV 感染。HCV 感染的高危人群还包括长期接受血液透析的患者（45% 以上）及卫生保健工作者（针刺后血清转化发生率为 0~4%）[124,125,134]。

非经皮及散发传播

非经皮途径传播包括性伴侣之间的相互传播及母婴之间的垂直传播。HCV 性传播的数据分析显示，性传播途径的传播效率低于经皮途径。男男性接触的性传播风险似乎最高，尤其是有身体创伤或粗暴性行为时[142,143]。

案例 80-13

问题 1：一名 30 岁女性在诊断为慢性丙型肝炎后 3 个月到诊所就诊。她既往间断注射甲基苯丙胺 6 年，但否认在近 3 个月内未服用过任何药物。陪同她的男友 HCV 阴性，他们询问你关于她的丙型肝炎及向其他人传播的风险。他们在一起同居了两年。她将丙型肝炎传染给男友的风险如何？

这对情侣无需改变他们的性行为。美国疾病预防控制中心发布了丙型肝炎患者的咨询建议。建议患者不要共用针头或任何注射材料，如炊具、棉花、水或药物。HCV 传播的风险在长期、单一、不和谐的伴侣中非常低。因此，建议情侣在这种情况下无需要改变他们的性行为。在男男性接触者人群中 HCV 的传播风险可能很大，特别是在粗暴性活动的情况下。HCV 可能通过剃须刀或牙刷在家庭传播，但分享食物、水或餐具并不构成风险[141]。

与围产期 HBV 母婴传播的高发生率相比，围产期 HCV 的母婴传播概率相对较小。一般来说，HCV 感染的妇女对婴儿进行母乳喂养被认为是安全的，但如果母亲的乳头（或周围区域）破裂和出血，多数专家建议停止母乳喂养。母亲可以暂时挤出母乳（并将其丢弃），待乳头区域愈合后再恢复母乳喂养[141]。HCV 母婴传播的研究热点还包括传播的时机（宫内、生产时）和围产期获得性感染的自然过程等。

自然史和发病机制

获得 HCV 的人中有 75%~85% 会发展成慢性感染[146]。病毒增殖迅速，每日可产生 10^{10}~10^{12} 个病毒粒子，由于缺乏病毒聚合酶的校对，导致广泛的遗传多样性。在慢性 HCV 感染的人群中，大约 20%~25% 的患者在获得 HCV 后 20~30 年发展为肝硬化[147-149]。因此，宿主免疫系统在其根除病毒的机制中面临重大挑战[150]。然而，小部分 HCV 感染者能自发清除感染。与较低的慢性病发生率相关的宿主因素或特征包括年龄较小（<20 岁）、女性、非黑人、免疫状态和 IL28B CC 基因型[151,152]。值得注意的是，具有 IL28B 基因型的 CC 等位基因的个体较具有 CT 或 TT 等位基因的个体更可能发生 HCV 自发清除。

HCV 感染导致肝损伤可能是由病毒引发的直接和间接的免疫介导反应所引起。在一些研究中，感染 HCV 基因 3a 型的患者具有更高的脂肪肝患病率，这与肝纤维化进展有关[147,153,154]。肝纤维化是一种动态瘢痕形成过程，在此过程中，慢性炎症刺激胶原蛋白和细胞外基质蛋白的产生和积累。HCV 慢性感染，随着时间的推移，肝内总胶原蛋白含量增加，纤维化进展，可能发展为肝硬化。纤维化是肝硬化的前兆[153,154]。对于 HCV 感染的人，影响肝纤维化进展速度的因素包括获得 HCV 时年龄较大（>40 岁）、男性、酗酒、大量使用大麻、合并 HIV 或 HBV 感以及代谢因素（如脂肪肝和胰岛素抵抗）[155-160]。对于丙型肝炎相关肝硬化患者，每年发生 HCC 的风险估计为 1%~4%[149,161]。

诊断和筛查

目前诊断 HCV 主要采用两套检测系统，包括检测 HCV 特异性抗体（抗-HCV）的血清学检查及检测病毒核酸的分子学检测方法。但这两套检测手段都不能用以评估 HCV 感染患者疾病的严重程度或预测疾病的预后情况。

肝病的诊断还应进一步筛查其他导致肝病和肝功能检查异常的原因，包括非病毒所致的肝脏炎症、遗传和获得的情况。肝病的其他病因可能包括酒精性肝病、非酒精性脂肪性肝病、α-1 抗胰蛋白酶缺乏症、血色素沉着病（肝内铁过量积聚）和自身免疫性肝炎。

实验室检查与血清学检查

常用于评估 HCV 感染的实验室检查包括 HCV RNA、HCV 抗体(抗-HCV)和 ALT。HCV 感染者可能会依次出现以下异常实验室检查结果:最初可检测出 HCV RNA,继而 ALT 升高,然后出现抗-HCV[162-163]。

案例 80-14

问题 1:N. P. 是一名 27 岁的法学院学生,他到诊所进行常规体检。他向初级保健医生抱怨他最近有类似流感的症状和恶心。他还注意到尿液颜色加深,他的朋友告诉他面色发黄、苍白。N. P. 在很久前有静脉注射毒品和饮酒史。

最近的实验室检查结果如下:

ALT:350IU/L

血清抗 HCV:阳性

HCV RNA 水平:1.1×10^6 IU/ml

N. P. 急性 HCV 感染的临床和血清学特征是什么?

N. P. 的临床表现与急性 HCV 感染一致,包括疲劳、头痛和尿色深等症状。他的实验室检查显示 ALT 升高、抗-HCV 阳性和 HCV RNA 可检测出。

通常在感染后 1~2 周内通过核酸测试(NAT)可在血液中检测到 HCV RNA。还应对 HCV RNA 进行定性、定量和基因型测试。从感染到血浆中可检测出 HCV RNA(市面上可获得的检测方法),这一时间段被称为"隐蔽期"或"前病毒血症期"。在此期间,易感肝细胞发生 HCV 感染的可能性最大。隐蔽期后 8~10 日为"上升期",期间 HCV 复制呈指数增加并且容易在血浆中检测到。随后进入"平台期",HCV RNA 病毒载量水平在注射后 6~10 周达到峰值,并在峰值水平附近保持约 40~60 日[163,164]。在急性感染期,HCV RNA 的检测结果不是很可靠,因为 RNA 水平可能会显著波动。而在患者出现症状后,HCV RNA 可检测出且水平更稳定[142,165]。

在感染后 4~12 周,患者可能出现肝细胞损伤,导致血清 ALT 水平升高。在 HCV RNA 能检测后 1~2 周可发生 ALT 升高(先于抗-HCV 前出现)。通常,在急性感染后,ALT 平均可增加至 800IU/L。美国 CDC 使用 ALT>200IU/L 作为急性疾病的诊断标准之一[162]。

与 HCV 感染相关的第三项异常实验室检查结果为血液中出现 HCV 抗体。通常在感染 8~12 周可检测到抗-HCV。大约 12 周后,90%以上的患者会出现抗-HCV 阳性。从最初感染到血清转化这段时间被称为"血清窗口期"[143]。可检测出抗-HCV 并不能明确区分急性和慢性感染期。此外,抗-HCV 不是诊断急性 HCV 的可靠标志物,因为只有约 50%~70% 的患者在症状出现时才可检测出抗-HCV[164,165]。

案例 80-14,问题 2:在 N. P. 或任何其他人感染 HCV 之后,实验室检查结果的一般顺序是什么?

首先检测到 HCV RNA,随后氨基转移酶水平升高,然后抗-HCV 阳性。

急性 HCV 感染实验室诊断的金标准是抗-HCV 血清转换(疑似 HCV 暴露前抗-HCV 阴性而暴露后抗-HCV 阳性)和 HCV RNA 病毒载量检测阳性[145,164]。但是,因为很少患者知道自己暴露或存在感染风险,可能不会及早就医进行评估和诊断。通常,与基线时阴性实验室结果相比,HCV 的诊断是基于首次检测到 HCV RNA 和新近 ALT 升高。建议对高风险暴露的患者进行密切随访,以确定其诊断和治疗。已知暴露于 HCV 的患者,建议进行如下实验室检测[162,166]:

- 初次就诊时:抗-HCV、HCV RNA 和 ALT
- 在怀疑接触后 4 周:抗-HCV、HCV RNA 和 ALT
- 在怀疑接触后 12 周:抗-HCV、HCV RNA 和 ALT

案例 80-14,问题 3:根据 2016 年美国 CDC 的急性丙型肝炎的诊断标准,作为临床表现之一,ALT 水平需要升高多少?

ALT>200IU/L。N. P. 的 ALT 结果为 350IU/L。

急性 HCV 感染很少会导致危及生命的疾病。2016 年美国 CDC 定义的急性丙型肝炎包括临床和实验室的诊断标准,分为疑诊或确诊,诊断标准可区分新发感染和现行感染[162]。急性丙型肝炎的临床标准为具有与急性病毒性肝炎一致的任何症状或体征(如发烧、头痛、腹痛、不适、厌食、恶心、呕吐和腹泻),并伴有黄疸,或急性期血清 ALT 水平升高>200IU/L 的疾病[162,165,166]。

作为患者病情全面检查的一部分,对慢性 HCV 感染患者的完整实验室评估包括[152,165,167]:

- 常规检查:全血细胞计数、血小板计数、血肌酐和甲状腺功能检查(thyroid function tests,TSH)。由于一些研究表明维生素 D 缺乏的患者对丙型肝炎的治疗反应会降低,一些专家建议检测基线维生素 D 水平(1,25-OH 维生素 D)。
- 肝脏炎症和功能:ALT 或天冬氨酸氨基转移酶(aspartate aminotransferase,AST)、总胆红素、直接胆红素、碱性磷酸酶、血清白蛋白和 INR。
- 合并其他病毒感染的检测:甲型肝炎抗体、乙型肝炎表面抗原、乙型肝炎核心抗体、乙型肝炎表面抗体和 HIV 抗体。
- HCV RNA 水平(病毒载量):定量 HCV RNA 病毒载量,以确认患者慢性 HCV 感染,并确定治疗前基线水平。在没有治疗的情况下,没有必要重复评估 HCV RNA 水平,因为随着时间的推移,检测值不能提供有用的预后信息。
- HCV 基因型:HCV 存在 6 种不同的基因型,具有显著不同的临床特征,主要在治疗反应率方面显著不同。在美国,HCV 基因 1 型最常见,占感染病例的 70%~74%。了解 HCV 基因型非常重要,因为不同基因型的患者对抗病毒治疗的反应有很大差异,并且治疗方案也明显不同。

■ IL-28B 检测:IL-28B 基因位点编码干扰素 λ 且与 HCV 治疗应答强烈相关,尤其是以干扰素为基础的疗法。该项检查可检测 IL-28B 基因位点上的单核苷酸多态性(single-nucleotide polymorphism,SNP)。自直接抗病毒(direct-acting antiviral,DAA)药物问世以来,由于其较高的治愈率或持续病毒学应答(sustained virologic response,SVR),以干扰素为基础的疗法不再推荐用于慢性 HCV 的治疗。所以该项检查目前仅为备选。

非侵入性血清标志物在预测是否存在显著肝纤维化或肝硬化方面有一定的临床价值,但不能用于区分肝纤维化的中间阶段。间接标志物包括天冬氨酸氨基转移酶与血小板比率指数(aspartate aminotransferase-to-platelet ratio index,APRI)、FIB-4、FibroIndex、Forns 指数、HepaScore(FibroScore)、FibroSure 和 FibroTest-ActiTest。

APRI 模型是一种易于计算的方法,可以预测显著和严重的肝纤维化或肝硬化。通过使用患者的天冬氨酸氨基转移酶(AST)水平和血小板计数以及 AST 正常的上限值进行计算。一项纳入 40 项研究的荟萃分析发现,APRI 截点值 ≥0.7 诊断显著肝纤维化(METAVIR 评分为 F2)的敏感性和特异性分别为 77% 和 72%。截点值在 1.0 以上诊断严重肝纤维化/肝硬化(METAVIR 评分为 F3~F4)的敏感性和特异性 61%~76% 和 64%~72%。截点值在 2.0 以上对于诊断肝硬化具有较好的特异性(91%),但敏感性较差(46%)[168-171]。APRI 具有良好的诊断效用,可用于预测严重纤维化或肝硬化,但不能将中度纤维化从轻度或重度纤维化中准确区分开来。肝脏指南建议将 APRI 与其他非侵入性纤维化标志物一起使用。

FIB-4 是一种简单、快速和廉价的检测,可立即提供结果。通过使用年龄、AST、ALT 和血小板计数计算结果。截点值<1.45 排除显著肝纤维化的敏感性为 74% 和特异性为 80%。截止值>3.25 诊断肝硬化的特异性达 98%。FIB-4 在排除或诊断肝硬化方面具有临床应用价值,但截点值在 1.45~3.25 之间不能明确区分纤维化[172]。因此,建议采用其他方法预测肝纤维化。

FibroIndex 是一种简单的评分方法,包括 3 项生化指标:AST、血小板计数和 γ 球蛋白。截止值≤1.25 诊断轻度纤维化(METOIR 评分 F0 或 F1)的敏感性和特异性分别为 40% 和 94%。而截止值≥2.25 诊断显著纤维化(METAVIR 评分 F2 或 F3)的灵敏度和特异性分别为 36% 和 97%。METAVIR 评分 F4 的纤维化患者未纳入研究[173]。

Forns 指数的计算方法较为复杂,包含的参数有年龄、γ 谷氨酰转移酶(GGT)、胆固醇和血小板计数。截止值<4.25 对于排除显著纤维化(F2、F3 或 F4)具有 96% 的阴性预测值,而截止值>6.9 对于显著纤维化(F2、F3 或 F4)的阳性预测值只有 66%。Forns 指数是有用的,在选择低纤维化风险的患者方面具有良好的预测价值,但不能可靠预测更严重的纤维化或肝硬化[174]。HCV 感染基因 3 型的患者可能具有不同的胆固醇水平,故 Forns 指数不应用于这些患者。

HepaScore 或 FibroScore 公式比其他间接标志物更复杂。公式中还包括其他纤维化标志物(如年龄、性别、总胆红素、GGT、α-2-巨球蛋白和透明质酸水平)。截止值≤0.2 在排除纤维化方面具有 98% 的阴性预测值,而截止值≥0.8 对预测肝硬化只有 62% 的阳性预测值[175]。HepaScore 在排除显著纤维化方面具有良好的效用,但在预测肝硬化方面效果不佳。

在美国和欧洲市售的 FibroSure 和 FibroTest-ActiTest 为同一检查。在美国可获得 FibroSure 检查。这些检查可用于评估肝脏炎症和纤维化。FibroSure 可对肝纤维化等级和分期进行估计。它包括的参数有患者年龄、性别、六项与肝纤维化相关的生化标志物如 a-2-巨球蛋白、触珠蛋白、GGT、载脂蛋白 A1、总胆红素和 ALT。临界值<0.31 对于没有临床显著纤维化的患者具有 91% 的阴性预测值。截止值>0.48 时预测显著纤维化的阳性预测值为 61%,截止值为 0.72 时阳性预测值为 76%[176]。FibroSure 检测禁用于 Gilbert 病、急性溶血、肝外胆汁淤积、器官移植后及肾功能不全的患者,这可能导致定量计算和预测不准确。

预测肝纤维化或肝硬化除了侵入性间接标志物外,还有纤维化的直接标志物。纤维化的直接标志物包括前胶原(Ⅱ、Ⅲ、Ⅳ型)、基质金属蛋白酶、细胞因子和趋化因子。这些标志物预测肝纤维化的效能不同。FIBROSpect Ⅱ是唯一市售的检测,其将透明质酸、金属蛋白酶-1 组织抑制剂(TIMP-1)和 α-1-巨球蛋白结合起来预测纤维化阶段(F2~F4)。指数评分>0.42 表明为 F2~F4 期纤维化,该截点值的敏感性和特异性分别为 80.6% 和 71.4%[176,177]。对于存在肝活检禁忌或拒绝行肝活检的患者,FIBROSpect Ⅱ检测是一种很好的工具,可用于确定患者是否存在肝硬化。对于不适合肝活检的患者,这些标志物也是可靠临床替代检查。如果非侵入性方法可以明确评估肝纤维化,则可能不需要进行肝脏活检。

肝脏影像学检查是一种有效的无创诊断技术,可鉴别肝硬化并对肝纤维化进行分层。目前使用的几种影像学检查包括肝脏超声、瞬时超声弹性成像和磁共振弹性成像。

组织活检

肝活检和组织学分析仍然是诊断其他肝病原因和确立纤维化严重程度的金标准。它能提供关于等级(当前肝脏损伤的炎症程度)和阶段(当前肝纤维化的量)的信息。一些因素(如饮酒、肝脏铁浓度增加和脂肪变性)与肝纤维化进展加速相关,可能引起对进展期纤维化的关注[178-180]。肝组织活检具有一定的局限性,它是一种侵入性操作,有出血和并发症风险,而且大约 20% 的患者纤维化分期不正确[178-180]。由于这些局限性以及评估肝纤维化的无创性检测的开发,现在肝活检的已较少使用。

免疫抑制患者

接受肾移植的患者发生 HCV 感染的风险较高(6%~28%),因为他们可能在移植前接受血液透析时获得感染,或者移植后从供体或输注血液制品获得感染[181,182]。肾移植术后，抗-HCV 阳性的患者较抗-HCV 阴性的患者更常出现转氨酶升高（分别为 48% 和 14%），且前者尚有发生肝硬化的病例报道[181,182]。

临床和肝外表现

大多数急性 HCV 感染患者没有症状[126,134,135]，而大约 40% 的慢性 HCV 感染患者至少会出现一种肝外表现。具体的肝外表现各异，且发生率的数据均来自观察性研究。肝外临床表现包括冷球蛋白血症性血管炎、伴或不伴有冷球蛋白血症的肾脏疾病，皮肤临床表现包括皮肤白细胞碎屑性血管炎、迟发性皮肤卟啉症，糖尿病和代谢综合征和淋巴瘤[183-190]。成功根治 HCV 可降低某些肝外表现（如淋巴瘤和糖尿病）和病症（如冷球蛋白血管炎和肾病）的风险。

丙型肝炎的预防

暴露前预防

目前尚无有效预防 HCV 感染的疫苗，因此预防丙型肝炎感染的重点主要是明确那些尚未被感染的高危人群，指导他们采取措施减少感染。美国 CDC 及国家卫生研究院发布了一系列的预防建议[120,162]。其主要措施包括：在卫生保健机构应采取初级预防措施，并坚持执行通用的（标准的）预防策略保护医护人员及患者；HCV 感染患者应避免献血及捐献器官组织或精子。但在某些特殊情况下，也可能会考虑使用 HCV 感染阳性患者的器官组织。如在紧急情况下，经充分告知及知情同意之后，HCV 阴性的患者可能需要接受来自 HCV 阳性或感染情况不明的供体捐献的器官。对有意愿献血的人员，应采取措施明确其有无毒品静脉注射史，否则不得献血。

此外，对于有多个性伴侣的个体，应大力倡导安全性行为，包括使用乳胶安全套。而长期的单一配偶之间的传播很少见[126-128]。虽然 HCV 阳性者与其性伴侣之间可能存在潜在的传播可能，但目前并没有充分的数据说明有固定性伴侣者应该改变其性行为，但建议 HCV 感染患者的性伴侣应检测有无 HCV 抗体。

如果家庭成员中有 HCV 阳性者，应避免共用剃须刀及牙刷，有伤口应及时包扎[126-128]。注射针头要依据标准的预防措施小心谨慎处理，不必刻意避免家庭成员之间的密切接触、共餐或共用餐具。而且也不应在社会活动、教育及就业等方面排斥 HCV 阳性的儿童或成人。

另外，HCV 感染也不是怀孕的禁忌，围产期母婴传播率不足 6%[126-128]。而且也没有证据表明哺乳会造成母婴传播，因此哺乳是安全可行的。HCV 阳性母亲的婴儿在 1 岁时应检测 HCV 抗体。

最后，免费更换注射针头及其他安全静脉吸毒项目可有效减少注射引起的 HCV 传播，这些项目作为丙型肝炎的传播的重要措施应大力推广[126-128]。为患者和医师提供清楚的、证据明确的关于丙型肝炎自然史、预防及治疗措施的信息资料也非常重要。

治疗目标

案例 80-15

问题 1：K. C.，一名 20 岁的女性，因肝酶升高就诊。近期她看过妇科医生，实验室检查显示 ALT/AST 显著升高。除几月前患过流感，她否认近期有任何症状或健康问题。她目前在丹尼餐厅担任服务员。她否认既往疾病史，否认服用任何处方药、草药及非处方药。K. C. 自 15 岁在商场工作以来，一直使用注射用海洛因，并且她最好的朋友因过量使用毒品而去世。K. C. 在她朋友去世后继续放纵自己，而且对共用针头不够小心。大约 1 年前，她的医生给她检测过 HCV 和 HIV，结果均为阴性。

体格检查发现她有多处文身和身体穿孔，手臂上有一些痕迹。她的体格检查无明显异常。肝脏无肿大，没有扑翼样震颤（没有肝病所致的皮肤红斑）、腹水和黄疸。腹部超声正常。

ALT：45IU/L

AST：64IU/L

血清抗-HCV：阳性

HCV RNA 水平：6.1×10^6 IU/mL

HCV 基因型：1a 型

FibroSure：F1（轻度纤维化；没有肝硬化）

K. C. 和她的父母希望她得到治疗。他们同意继续提供支持。K. C. 同意去戒毒所和心理咨询。K. C. 的治疗目标是什么？持续病毒学应答 12 周（sustained virologic response 12，SVR12）的定义是什么？

K. C. 的临床表现包括流感样症状、ALT 升高、抗-HCV 阳性和 HCV RNA 可检出，符合慢性 HCV 感染。SVR12 定义为治疗结束后 12 周仍检测不出 HCV RNA。HCV 治疗的主要目标是实现病毒学治愈，或 SVR24，定义为在治疗结束后 24 周仍检测不出 HCV RNA。使用敏感的检测方法检测 HCV RNA，如低于最低检测限 25IU/mL 即为阴性。

HCV 治疗的主要目标是实现 SVR，即在治疗结束后 12 周，使用灵敏的检测方法仍检测不到 HCV RNA（<25IU/ml），这被称为 SVR12[126]。达到 SVR12 的患者中，超过 99% 的患者也达到 SVR24[191]。对达到 SVR24 的患者长期随访，发现几乎所有的患者在治疗结束后数年检测 HCV RNA 仍为阴性[192-194]。在临床方面，实现 SVR24 相当于实现病毒学治愈或完全根除 HCV。

SVR 的影响是非常积极的，因为与没有达到 SVR 的患者相比，实现 SVR 的患者的肝脏炎症和纤维化有所改善。在一项汇总分析中，患者在使用普通干扰素单药治疗、PegIFN 单药治疗或 PegIFN 联合利巴韦林治疗前和治疗后（1 月至 6 月）取肝组织活检分析，结果实现 SVR 的患者与感染复发的患者相比，治疗后的坏死性炎症评分更低（前后降幅分别为 67% 和 32%）[195]。其他研究也证实了实现 SVR 患者的长期组织学益处[192-194,196]。一项研究纳入了进展期肝纤维化的患者，给予抗病毒治疗后，获得 SVR 的患者与没有获得 SVR 的患者相比，全因死亡、肝脏相关死亡、肝功衰竭和肝细胞癌的发生率更低[197]。成功治疗反应的大部分生存获益与改善的临床结果相关,主要是因为肝功能衰竭的发生率较低。一项纳入了 35 项研究的荟萃分析显示,HCV 治疗能明显提高 5 年总生存率,包括肝硬化和合并 HIV 感染的患者[198]。关于肝外临床表现,成功治疗 HCV 可改善或缓解胰岛素抵抗和糖尿病[199,200]。总体而言,SVR 与肝脏炎症和纤维化的逆转相关,并且可使丙型肝炎的死亡率降低至少 60%[201]。

预测治疗反应的因素

案例 80-15,问题 2:K. C. 的父母已经了解了 HCV 感染,并且知道基因型可能会影响治疗反应。他们询问 K. C. 的基因型是否会影响她对 HCV 治疗的反应?

在 DAA 治疗时代,K. C. 的基因型应该不会影响她对治疗的反应。如果根据基因型使用了恰当的 DAA 组合药物,那么所有基因型的治疗反应都很高。一些病毒和宿主因素可以预测患者的治疗反应,如 HCV 基因型、HCV RNA 水平、IL28B 基因型、种族、年龄、性别和肝纤维化程度。HCV 有 6 种主要基因型,编号 1~6 型。在 DAA 药物问世前,即干扰素治疗时代,基因型是获得 SVR 的预测因子[202-204]。而目前,由于 DAA 对所有基因型的治疗都非常有效,HCV 基因型在预测治疗反应方面的作用有所减弱。

在干扰素治疗时代,HCV RNA 水平对治疗成功率有所影响。高 RNA 水平和基因 1 型的患者实现 SVR 的比率降低了 27%[205]。而在目前的 DAA 时代,基线 HCV RNA 对实现 SVR 几乎没有影响。值得注意的是,一项雷迪帕韦/索非布韦(ledipasvir-sofosbuvir)短期治疗(8 周)丙型肝炎的临床试验的事后分析显示,非常高的基线 RNA 水平(>6× 10^6 IU/ml)可能降低 SVR[206]。

对于接受干扰素为基础治疗方案的患者,IL28B 基因的多态性与治疗应答率的差异相关。与具有 CC 等位基因的患者相比,具有 CT 或 TT 等位基因的患者,其 SVR 率降低 40%[207]。大多数非裔美国人具有不太有利的基因型(CT 或 TT)。另一方面,亚洲人携带 CC 基因型比例最高,可能对干扰素治疗的反应更好。在 DAA 时代,IL28B 基因型似乎不影响治疗反应。同样,在 DAA 时代,种族、年龄和性别似乎对 HCV 感染的治疗反应没有显著影响。

肝纤维化程度仍可能影响接受 DAA 治疗患者的 SVR 率。进展期肝纤维化定义为肝纤维化评分 F3(肝硬化前期或桥接纤维化)和 F4(肝硬化),此期所有基因型的患者使用干扰素治疗的病毒学治愈率均明显降低(低 10%~20%)[202-204]。在接受 DAA 治疗的患者中也观察到类似的降低。给予依帕西韦/索非布韦(edipasvir/sofosbuvir)12 周治疗的失代偿期肝硬化(Child-Pugh B 级或 C 级)患者的 SVR 率(86%~87%)低于给予相同治疗的非肝硬化患者(>95%)[208]。在 DAA 联合治疗中添加利巴韦林及延长治疗时间是目前提高肝硬化患者 SVR 率的策略。

目前慢性丙型肝炎的治疗策略

曾经,丙型肝炎基因 1 型被认为是最难治疗的丙型肝炎基因型。从 1998 年到 2013 年,其治疗从最初干扰素单药治疗,到 PegIFN 单药治疗,再到 PegIFN 联合利巴韦林治疗,再到 PegIFN 联合利巴韦林和 NS3/4A 蛋白酶抑制剂的三联疗法。目前的研究主要集中在基因 1 型感染,包括增强 HCV 的治疗效果、改善病毒学治愈或 SVR。这些探索中最有希望的是 DAA 药物的研发。这些口服化合物的研发直接针对丙型肝炎病毒复制基因组中的特定步骤。2013 年底至 2014 年大部分时间,基因 1 型的标准初始治疗为 PegIFN 联合利巴韦林再加上索非布韦(sofosbuvir)或西美瑞韦(simeprevir)。自 2015 年以来,基因 1 型(包括其余 6 种基因型)的标准治疗由不含干扰素的全口服 DAA 联合方案组成,因为该方案 SVR 率更高,耐受性更好。随着标准治疗从 PegIFN 变为 DAA,疗程也从传统的 48 周缩短至 24 周再到 12 周。这些口服化合物的研发直接针对丙型肝炎病毒复制基因组中的特定步骤。根据作用机制和治疗靶点将 DAA 分为四类,包括非结构蛋白(non-structural protein,NS)3/4A 丝氨酸蛋白酶抑制剂、NS5B 核苷聚合酶抑制剂、NS5B 非核苷聚合酶抑制剂和 NS5A 抑制剂[209]。

根据美国肝脏病学会和美国感染病学会的 HCV 指南,应向所有慢性 HCV 感染者提供治疗,因为 DAA 更安全,耐受性更好,实现病毒学治愈更有效[210]。DAA 治疗的绝对禁忌证为预期寿命短的患者(<12 个月);利巴韦林禁用于孕妇、计划怀孕的女性及其男性伴侣[211,212]。育龄期的慢性丙型肝炎患者接受包含利巴韦林的治疗时,强烈建议在治疗期间和治疗结束后 6 个月内使用两种形式的避孕措施。同样,在开始 HCV 治疗时还需注意有无相对禁忌证,包括严重的药物滥用、不受控或不稳定的精神问题,以及可能对患者治疗、实验室检查和定期随访的依从性造成负面影响的社会问题。

直接抗病毒药物

案例 80-15,问题 3:K. C. 的 HCV 感染的基因分型为基因 1a 型。什么药物是慢性 HCV 感染基因 1a 型患者的有效治疗方法?

可供 K. C. 选择的 DAA 药物联合治疗方案有很多。她没有肝硬化体征,也没有脾肿大、腹水、凝血功能障碍和食管静脉曲张等失代偿临床表现。此外,她没有合并 HIV 或 HBV 感染,如果合并感染可能会加速其丙型肝炎的进展。对于 HCV 基因 1 型(1a 和 1b)感染者,DAA 联合治疗非常有效,SVR 率可达 90% 以上(表 80-8)。

NS3/4A 蛋白酶抑制剂

NS3/4A 丝氨酸蛋白酶参与了 HCV 翻译后加工和复制,NS3/4A 蛋白酶抑制剂通过两种机制发挥作用。首先,通过阻断 NS3 催化位点或 NS3/NS4A 相互作用来破坏病毒复制过程[213]。其次,NS3/NS4A 蛋白酶抑制剂也阻断 TRIF 介导的 Toll 样受体信号传导和 Cardif 介导的视黄酸诱导基因 1(retinoic acid-inducible gene 1,RIG-1)信号传导,从而导致干扰素的诱导受损并阻止病毒消除(见表 80-8)。

表 80-8
用于 HCV 感染治疗的直接抗病毒药物的比较[243]

	蛋白酶抑制剂	NS5B 多聚酶抑制剂	NNPIs	NS5A 抑制剂
DAA 药物	格佐普韦 帕利瑞韦 西美瑞韦	索非布韦	达塞布韦	达卡他韦 依巴司韦 雷迪帕韦 奥比他韦 维帕他韦
作用机制	阻断 NS3/NS4A 丝氨酸蛋白酶的功能	阻断 NS5B 多聚酶的功能	阻断 NS5B 多聚酶的功能	阻断复制复合体和调控作用
基因型	格佐普韦:1,4,6ᵃ 型 帕利瑞韦:1 型 西美瑞韦:1 型	1~4 型	1 型	达卡他韦:1~3 型 依巴司韦:1,4,6 型 雷迪帕韦:1,4,5,6 型 奥比他韦:1 型 维帕他韦:1~6 型
效能	高(不同基因型各异)	中~高(各种基因型一致)	不同基因型各异	高(对多种基因型有效)
耐药屏障	低(基因 1a 型<基因 1b 型)	高(基因 1a 型 = 基因 1b 型)	非常低(1a 型<1b 型)	低(基因 1a 型<1b 型)
药物相互作用的可能性	高	低	各异	低~中
不良反应	皮疹、贫血、胆红素增高	线粒体毒性、与 HIV 药物(NRTIs)和利巴韦林存在药物相互作用	各异	各异
剂量	每日 1 次到每日 3 次	每日 1 次到每日 2 次	每日 1 次到每日 3 次	每日 1 次
备注	未来一代的蛋白酶抑制剂对更广泛的基因型具有活性,并且具有更高的耐药屏障	在病毒复制的活跃位点单靶点的结合	在变构位点多靶点结合	多种抗病毒机制

DAA,直接抗病毒;NS5B,非结构蛋白 5B;NNPIs,非核苷聚合酶抑制剂;NS5A,非结构蛋白 5A;HIV,人类免疫缺陷病毒;NRTIs,核苷(酸)逆转录酶抑制剂。

ᵃ 依巴司韦/格佐普韦对 HCV 基因 6 型具有抗病毒活性,但 FDA 尚未批准用于该基因型的治疗

特拉匹韦(telaprevir)和波普瑞韦(boceprevir)是第一代 NS3/4A 蛋白酶抑制剂用于治疗 HCV,可与 PegIFN-α2a 和利巴韦林联用来治疗基因 1 型感染。但由于给药繁琐、副作用明显、药物相互作用和耐药屏障低,两药的临床重要性显著减小。随着更有效和耐受性更好的蛋白酶抑制剂问世且无需联合 PegIFN-α2a 和利巴韦林治疗丙型肝炎,特拉匹韦和波普瑞韦逐渐被临床淘汰。新一代的蛋白酶抑制剂的药物相互作用更少,给药方案进行了改良和严重不良反应较少。尽管这些新的蛋白酶抑制剂对基因 1 型感染的效果有所提高,但对其他基因型的疗效有限,耐药屏障低[214]。在美国新上市的蛋白酶抑制剂包括西美瑞韦(simeprevir)、格佐普韦(grazoprevir)和帕利瑞韦(paritaprevir)。日本还上市了阿拉匹韦(asunaprevir)。

西美瑞韦(simeprevir)是首个第二代蛋白酶抑制剂,为大环类蛋白酶抑制剂。该药胶囊剂型用量 150mg,被批准

与 PegIFN-a2a 和利巴韦林联合使用,或与索非布韦联用±利巴韦林,用于治疗慢性基因 1 型 HCV 感染的患者[215]。西美瑞韦口服给药,每日 1 次,随食物同服,不应单药治疗。肾功能不全患者无需调整剂量。西美瑞韦不宜用于中度(Child-Pugh B 级)或严重(Child-Pugh C 级)肝功能损害的患者,因为这类患者中药物的暴露增加 2~5 倍。据报道,东亚人种应用西美瑞韦暴露量更高,因此,这类患者应谨慎使用西美瑞韦[216]。

尽管有报告西美瑞韦可导致瘙痒和恶心,但西美瑞韦的总体耐受性良好。在临床试验中,因不良反应停止治疗并不常见[217,218]。然而,在临床试验中,一些患者发生光敏反应和皮疹导致严重不良反应而需要住院治疗。应提醒患者注意光敏反应和皮疹的风险,并在治疗过程中采取防晒措施和/或减少阳光照射。如发生严重的皮疹或光敏反应,应停用西美瑞韦。另外还有短暂的胆红素轻度升高的报

告,这可能是由于抑制肝转运蛋白 OATP1B1 和 MRP2 而使胆红素消除减少,但这并不表明肝功能恶化。

在药物相互作用方面,西美瑞韦主要经 CYP3A 同工酶氧化代谢[219]。与强诱导剂和 CYP3A4 抑制剂合用可影响西美瑞韦的血药浓度。西美瑞韦还可抑制 OATP1B1/3 转运蛋白,故可能增加 OATP1B1/3 底物(阿托伐他汀和瑞舒伐他汀)的血清水平[215]。

西美瑞韦的疗效受到 NS3/4A 蛋白酶的耐药突变或多态性的影响。特别是,Q80K 多态性的存在与较低的 SVR 率(58%)相关(如果不存在 Q80K,SVR 率为 84%)[216]。然而,有数据表明,当西美瑞韦与 NS5B 聚合酶抑制剂索非布韦合用时,Q80K 突变不会显著影响 SVR 率[220]。有研究报道,在使用特拉匹韦或波普瑞韦治疗失败时,出现其他耐药突变(如 R155K 和 A156T/V)会影响西美瑞韦的临床反应[215]。

格佐普韦(grazoprevir)是一种强效的第二代蛋白酶抑制剂,只能与 NS5A 抑制剂依巴司韦(elbasvir)联合使用。格佐普韦对 HCV 基因 1、4 和 6 型均有活性,但 FDA 只批准其用于基因 1 型和 4 型的治疗(参见"固定剂量组合"章节)。

帕利瑞韦(paritaprevir)是 FDA 批准用于治疗基因 1 型 HCV 感染的第 3 个第二代蛋白酶抑制剂,与低剂量利托那韦(一种 HIV 蛋白酶抑制剂)联合使用。利托那韦没有任何抗 HCV 活性,但它通过抑制 CYP3A 介导的代谢,而从药代动力学上增强帕利瑞韦的作用。帕利瑞韦和利托那韦与奥比他韦(一种 NS5A 抑制剂)共同组成固定剂量组合。(参见"固定剂量组合"章节)

NS5A 抑制剂

NS5A 抑制剂通过阻断 HCV 复制和组装过程中的蛋白质而发挥作用(见表 80-8)[221-222]。NS5A 抑制剂的相对强效,并对所有基因型有效,但其耐药屏障较低且具有多种毒性反应。当与 PegIFN 和利巴韦林合用时,NS5A 抑制剂可以显著降低 HCV RNA 水平,提高 SVR[223]。可与其他 DAA 固定剂量组合的 NS5A 抑制剂包括雷迪帕韦、奥比他韦和依巴司韦。达卡他韦(Daclatasvir)是目前唯一可单独获得的 NS5A 抑制剂。

达卡他韦(daclatasvir,Daklinza)是一种 NS5A 抑制剂,主要与 NS5B 聚合酶抑制剂索非布韦联合使用。其对 HCV 基因 1、2 和 3 型均有活性。该药剂量为 60mg 口服,每日 1 次,可与或不与食物同服。达卡他韦不能单药治疗,其被批准与索非布韦±利巴韦林联合给药。如果停用索非布韦,也应停用达卡他韦。肝肾功能不全的患者无需调整剂量。达卡他韦具有良好的耐受性,临床试验中常见的副作用有头痛、疲劳和恶心[224,225]。

达卡他韦通过 CYP3A 途径代谢,与强诱导剂如利福平、苯妥英、卡马西平和圣约翰草等合用会显著降低达卡他韦的血药浓度,故应避免合用。当与中度 CYP3A 诱导剂(如依法韦仑、依曲韦林、地塞米松和萘夫西林)合用时,达卡他韦的剂量应增至每日 90mg。另一方面,当与 CYP3A 抑制剂(如 HIV 蛋白酶抑制剂、一些唑类抗真菌药物和克拉霉素)合用时,达卡他韦的剂量应减少至每日 30mg。除

CYP450 肝药酶系统外,达卡他韦还抑制 P-糖蛋白(P-glycoprotein,P-gp)、有机阴离子转运多肽(organic anion transporting polypeptide,OATP)1B1、1B3 和 BCRP。当地高辛与达卡他韦合用时,可能需要调整地高辛的剂量。

达卡他韦相关的体外耐药突变包括 M28、A30、L31 和 Y93 的基因多态性,这些基因多态性与临床疗效密切相关。根据临床试验数据,Y93H 多态性的出现与 SVR 率减低相关,并可导致几种病毒学失败[225]。

依巴司韦(elbasvir)是一种 NS5A 抑制剂,仅与格佐普韦(一种 NS3/4A 丝氨酸蛋白酶抑制剂)固定剂量组合使用(参见"固定剂量组合"章节)。

雷迪帕韦(ledipasvir)是一种 NS5A 抑制剂,仅与索非布韦(一种 NS5B 聚合酶抑制剂)固定剂量组合使用(参见"固定剂量组合"章节)。

奥比他韦(ombitasvir)是一种 NS5A 抑制剂,仅与蛋白酶抑制剂帕利瑞韦和利托那韦组成固定剂量组合,并与达塞布韦(一种 NS5B 非核苷酸抑制剂)联合使用(参见"固定剂量组合"章节)。

维帕他韦(velpatasvir)是一种 NS5A 抑制剂,对基因 1~6 型均有抗病毒活性。该药仅与索非布韦固定剂量组合使用(参见"固定剂量组合"章节)。

NS5B RNA 依赖的 RNA 聚合酶抑制剂

NS5B 是一种 RNA 依赖性 RNA 聚合酶,参与翻译后加工,对于 HCV 复制是必需的。聚合酶有一个与核苷结合的催化位点和四个与非核苷结合的其他位点,结合后可产生变构效应。所有 6 种基因型的酶结构都是高度保守的。NS5B 聚合酶抑制剂有两类:核苷/核苷酸类似物(nucleoside/nucleotide analogues,NPI)和非核苷类似物(non-nucleoside analogues,NNPI)。NPI 与 NS5B 的催化位点结合,而 NNPIs 起到变构抑制剂的作用[213,214]。

索非布韦(sofosbuvir,Sovaldi)是第一个用于 HCV 治疗的 NS5B NPI。该药不宜单药治疗,与其他抗病毒药物组合使用可对不同基因型发挥更好的疗效。索非布韦片每日 400mg,口服,可与或不与食物同服。该药主要经肾清除,但药代动力学研究表明,轻度或中度肾功能不全患者[eGFR>30ml/(min·1.73m²)]无需调整剂量[226]。然而,在严重肾功能不全和接受血液透析的患者中索非布韦的血药浓度升高。目前这类患者的剂量调整数据有限。索非布韦可用于中度(Child-Pugh B 级)或严重(Child-Pugh C 级)肝功能不全和肝硬化的患者,无需调整剂量。

索非布韦耐受性良好。当与 PegIFN 和利巴韦林合用时,索非布韦和利巴韦林(有或没有 PegIFN)的常见不良反应有疲劳、头痛、恶心、失眠和贫血[227,228]。使用索非布韦或含索非布韦方案时禁止合用胺碘酮,因为可能导致严重心动过缓和致命性心脏骤停[229,230]。

索非布韦也是 P-gp 药物转运蛋白的底物,与强效肠道 P-gp 诱导剂具有显著的药物相互作用,可降低索非布韦其血药浓度。索非布韦禁止与抗惊厥药(如卡马西平、苯妥英、苯巴妥和奥卡西平)、抗结核药物(如利福平、利福布汀和利福喷汀)和圣约翰草合用。值得注意的是,索非布韦也禁止与胺碘酮合用[222,230]。索非布韦的体外耐药性多态

性已有报道,但其临床意义尚不清楚。

达塞布韦(dasabuvir)与索非布韦不同,是一种 NS5B NNPI,其与帕利瑞韦/利托那韦/奥比他韦组合包装使用(参见"固定剂量组合"章节)。NNPI 类的效力低于 NPI 类,对基因 1 型更具特异性,具有低至中度的耐药屏障,毒性反应多变[231]。

案例 80-15,问题 4:根据 2016 年美国肝病学会指南,K. C. 可选择哪种固定剂量 DAA 联合疗法,治疗疗程多长?

目前 FDA 批准了 4 种的固定剂量组合药物,对 HCV 基因 1 型(和其他基因型)有效。K. C. 可以选择以下任何一种方案:

(1)依巴司韦 50mg/格佐普韦 100mg(Zepatier)1 片,每日 1 次,口服,疗程 12 周;

(2)雷迪帕韦 90mg/索非布韦 400mg(Harvoni)1 片,每日 1 次,口服,疗程 12 周;

(3)索非布韦 400mg/维帕他韦 100mg(Epclusa)1 片,每日 1 次,口服,疗程 12 周;

(4)帕利瑞韦 50mg/利托那韦 33.33mg/奥比他韦 8.33mg+达塞布韦 200mg(PrOD 或 Viekira XR)3 片,每日 1 次,食物同服;同时加用利巴韦林(剂量基于体重),分两次给药,疗程 12 周。

固定剂量组合

依巴司韦/格佐普韦

作为一复方制剂,依巴司韦 50mg + 格佐普韦 100mg(Zepatier)口服,每日 1 次,疗程 12~16 周[232]。根据患者的具体病情,该方案联合或不联合利巴韦林(剂量基于体重)。依巴司韦/格佐普韦已被研究和批准用于治疗 HCV 和 HIV 合并感染。用药前应记录患者基线转氨酶水平,并检测当前或既往 HBV 感染(HBsAg 和抗 HBc),以确保在 HCV 治疗期间不会有 HBV 急性发作的风险。该方案是第一种新型 DAA 疗法,可用于肾功能不全患者(包括血液透析患者),无需调整剂量。但该方案禁用于 Child-Pugh B 级或 C 级的肝硬化患者。在使用依巴司韦/格佐普韦前,基因 1a 型感染的患者应检测是否存在 NS5A 耐药相关变异(resistance-associated substitutions, RAS)和 NS3 蛋白多态性。NS5A 多态性位于 M28、Q30、L31 和 Y93 位点,在基因 1a 型的患者中,先前存在 NS5A 多态性与依巴司韦耐药和方案的 SVR 率减低相关[233]。在服用依巴司韦/格佐普韦前,估计大约 11% 的基因 1a 型病毒具有这些多态性中的一种。对于存在 NS5A 多态性的患者,可通过加用利巴韦林(剂量基于体重)并延长治疗疗程来提高 SVR 率。值得注意的是,多态性不影响基因 1b 型病毒感染者的 SVR 率。NS3 蛋白的多态性,尤其是基因 1a 型病毒的 Q80L 多态性,似乎不影响治疗应答和 SVR 率。在治疗后的患者中 NS5A 耐药突变长期持续存在似乎是 NS5A 与 NS3 多态性的其他不同之处。

依巴司韦/格佐普韦总体耐受性良好。在大型临床试

验中,最常见的不良反应是头痛、疲劳和恶心[233,234]。大约 1% 的患者在治疗后期发生转氨酶升高大于正常上限的 5 倍,但不伴胆红素升高,停用药物后能逐渐恢复。因此建议在治疗前和第 8 周检测氨基转移酶(如疗程为 16 周,则在第 12 周进行检测)。如果转氨酶升高并伴有其他肝损伤症状或体征,如黄疸、胆红素或 INR 升高,则应停用药物。该方案主要通过 CYP3A 代谢,其中格佐普韦还是 OATP1B1/3 转运蛋白的底物。因此,依巴司韦/格佐普韦禁止与强效诱导剂(如利福平、苯妥英、卡马西平、圣约翰草和环孢菌素)、依法韦仑和 HIV 蛋白酶抑制剂合用。此外,该方案也不推荐与酮康唑、萘夫西林、莫达非尼和抗逆转录病毒药物(依曲韦林或可比司他)合用。

雷迪帕韦/索非布韦

索非布韦(400mg)与一种 NS5A 抑制剂雷迪帕韦(90mg),两药作为固定剂量组合(Harvoni),单片服用,可与或不与食物同服[213]。根据患者人群,在该方案基础上联合或不联合利巴韦林(剂量基于体重)。该方案对 HCV 基因 1、4、5 和 6 型均有抗病毒活性。严重肾功能不全[eGFR> 30ml/(min·1.73m²)]时,索非布韦及其代谢物可能会发生蓄积,因此,在获得进一步的数据支持前,该固定组合方案不宜用于此类患者。轻度或中度肾功能不全,以及中度(Child-Pugh B 级)或严重(Child-Pugh C 级)肝功能损害患者,无需调整剂量。

Harvoni 耐受性良好,常见的不良反应包括疲劳、头痛、恶心和失眠。药物相互作用方面,雷迪帕韦也是 P-gp 药物转运蛋白的底物,与强效的肠道 P-gp 诱导剂合用可显著降低血药浓度,因此,雷迪帕韦与索非布韦一样,不应与强效的肠道 P-gp 诱导剂合用。雷迪帕韦的吸收受胃内 pH 的影响。合用抑酸剂可以提高胃内 pH 值,使雷迪帕韦的吸收降低。如需要使用质子泵抑制剂,质子泵抑制剂的剂量不应超过相当于奥美拉唑每日 20mg 的剂量。如果同时给予 H₂ 受体拮抗剂(如法莫替丁 40mg 或同等剂量),则两药应间隔 12 小时[226]。

Harvoni 的耐药性与几个 NS5A 突变点相关,如病毒 1a 亚型中的 Q30R,Y93H/N 和 L31M 及病毒 1b 亚型中的 Y93H[235],突变可降低雷迪帕韦的敏感性。存在 NS5A 突变并不需要调整组合方案的疗程或剂量。进行任何临床调整尚需要进一步的研究数据。

索非布韦/维帕他韦

另一种固定剂量组合方案(Epclusa)由索非布韦(400mg)和一种 NS5A 抑制剂维帕他韦(100mg)组成。该复方片剂,每日服用一片,联合或不联合利巴韦林,疗程 12 周。该方案对所有 HCV 基因型都有效。轻度至中度肾功能损害,或中度(Child-Pugh B 级)或严重(Child-Pugh C 级)肝功能损害的患者需要调整剂量。由于该方案中包含索非布韦,所以肾脏方面的注意事项也同样适用于该组合方案。常见的不良反应包括头痛、疲劳、恶心、鼻咽炎和失眠[236]。

与索非布韦类似,维帕他韦也是 P-gp 药物转运蛋白的底物,因此,与强效肠道 P-gp 诱导剂合用可降低索非布韦和维帕他韦两药的血药浓度。Epclusa 禁止与抗惊厥药、抗结核药和圣约翰草合用。依法韦仑也可显著降低维帕他韦

的血药浓度,应避免合用。维帕他韦也是 P-gp 的抑制剂,可增加 P-gp 底物的吸收。与雷迪帕韦相似,维帕他韦需要酸性的胃内环境以获得最佳吸收。质子泵抑制剂和 H_2 受体拮抗剂可提高胃内 pH 水平,导致维帕他韦的吸收减少。如与质子泵抑制剂合用,索非布韦/维帕他韦应空腹服用,在服用奥美拉唑 20mg(或等效剂量的同类药物)前 4 小时服用。胺碘酮与索非布韦/维帕他韦的联用可引起严重的心动过缓和心脏骤停,故应禁止合用[226]。

帕利瑞韦/利托那韦/奥比他韦 +达塞布韦

帕利瑞韦/利托那韦/奥比他韦的组合制剂与达塞布韦(一种 NS5B 非核苷聚合酶抑制剂)联用。该方案通常被称为 PrOD(Viekira Pak,Viekira XR)。根据患者群体,PrOD 可联合或不联合利巴韦林(剂量基于体重)用于基因 1a 型和 1b 型的无肝硬化或代偿期肝硬化患者的治疗。只要肝功能正常且纤维化程度轻微(Metavir 评分≤2),PrOD 联合利巴韦林也适用于任何 HCV 基因 1 型亚型的肝移植患者[237]。而由帕利瑞韦/利托那韦/奥比他韦组合的制剂(Technivie)与 PROD 不同,方案中不含达塞布韦,被批准用于基因 4 型 HCV 感染的无肝硬化患者的治疗。帕利瑞韦/利托那韦/奥比他韦±达塞布韦可用于肾功能不全的 HCV 感染患者,而对于严重肾功能不全的患者[eGFR<30ml/(min·1.73m²)]尚缺乏研究[237]。对于轻度(Child-Pugh A 级)肝功能不全的患者,使用该方案无需调整剂量,但中度至重度(Child-Pugh B 级和 C 级)肝功能损害的患者则应禁用该方案。肝硬化的患者使用该方案(有或没有达塞布韦)有发生肝硬化失代偿的案例报道[238]。大多数的肝硬化失代偿案例发生在用药后 1~4 周,导致一些患者需要行肝移植或致死。

PrOD 有速释和缓释两种口服剂型。对于速释剂型(Viekira Pak),每日 1 次,每次 2 片组合片剂(每片含有 12.5mg 奥比他韦、75mg 帕利瑞韦和 50mg 利托那韦)。达塞布韦与该方案同时使用,每日 2 次,每次 1 片(250mg)。对于缓释剂型(Viekira XR),每日 1 次,每次 3 片(每片含有 8.33mg 奥比他韦、50mg 帕利瑞韦、33.33mg 利托那韦和 200mg 达塞布韦),同时联合利巴韦林(剂量基于体重),分 2 次给药,与食物同服。PrOD 方案应与食物同服,其耐受性通常良好。在 PrOD 方案联用利巴韦林的试验中,最常见的副作用包括恶心、瘙痒、失眠、腹泻和虚弱[239,240]。疲劳和头痛是最常见的副作用,可能与利巴韦林有关。联用利巴韦林的患者中还观察到血红蛋白水平降低(降低 2~2.5g/dl)。该方案引起严重贫血(血红蛋白<8g/dl)不常见[239,240]。

PrOD 的组分既是 CYP450 酶的底物又是酶的抑制剂。帕利瑞韦/利托那韦/奥比他韦和达塞布韦的联合方案应禁止与抗惊厥药、利福平、圣约翰草、含有炔雌醇的口服避孕药和沙美特罗合用[237]。某些药物(如 HMG-CoAs、环孢菌素、他克莫司和抗心律失常药物)与 PrOD 方案合用时,应密切监测并调整这些药物的剂量。

使用帕利瑞韦、奥比他韦和达塞布韦可分别选择出 NS3、NS5A 和 NS5B 中的耐药突变,从而降低这些抗病毒药物的活性。在临床试验中,基因 1a 型感染患者中常见的耐药突变有 NS3 中的 D168V、NS5A 中的 M28A/T/V 和 Q30E/K/R,以及 NS5B 中的 S556G/R[239-242]。这些耐药突变可引起疾病复发。基因 1b 型感染患者的病毒学失败并不多。

未来的治疗选择[243]

目前,几种治疗 HCV 基因 1 型感染的药物包括 voxilaprevir、ABT-493 联合 ABT-530、MK-3682 和 MK-8408 正在研究中。Voxilaprevir 是一种在研的 NS3/4A 蛋白酶抑制剂,目前与索非布韦、维帕他韦组成复方制剂进行研究。该三联组合药片拟用于短期治疗及 DAA 治疗失败的补救治疗。

ABT-493(NS3/4A 蛋白酶抑制剂)联合 ABT-530(NS5A 抑制剂)的组合剂型对各种基因型均有抗病毒活性,该组合方案的 8 周疗法用于肝硬化的基因 1 型患者,以及 12 周疗法用于有 DAA 治疗史患者的挽救治疗正在研究中。

MK-3682(NS5B 抑制剂)联合 MK-8408(第二代 NS5A 抑制剂),再与格佐普韦或依巴司韦组合成三联方案,这些方案的 8 周疗法正被研究用于基因 1、2 或 3 型感染的治疗。

丁型肝炎病毒

病毒学和流行病学

丁型肝炎病毒(HDV)是一种小的单链环状 RNA 动物病毒(36nm),与有缺陷的 RNA 植物病毒相似(表 80-1)[244-246]。

全球共有 1 500 万~2 000 万人感染 HDV,其中以地中海盆地、中东、中亚和亚洲北部、非洲西部和中部、亚马孙流域、哥伦比亚、委内瑞拉、西亚和南太平洋为高发区[244-246]。接种疫苗可以显著降低 HDV 的感染率。然而,流行地区移民、静脉吸毒者的增加、性行为和整形等导致 HDV 在某些地区发病率上升。美国每年大约有 7 500 人感染 HDV[247,248]。HDV 在有针刺史(如静脉吸毒者)和血友病患者中发病率最高(分别为 20%~53% 和 48%~80%),并可能受感染的持续时间等其他因素影响[247,248]。HDV 的传播途径与 HBV 相似,因此,HBV 易感人群和慢性 HBV 携带者,存在感染 HDV 的风险。HDV 与 HBV 感染主要有两种模式:同时感染(coinfection)和重叠感染(superinfection)。由于 HDV 感染需要 HBV 的存在,所以在易感人群中控制 HBV 感染则可控制 HDV 感染[248,249]。

发病机制

有限的资料显示 HDV 抗原和 HDV RNA 对肝细胞有直接毒性作用,但免疫反应可能同样重要[248,249]。此外,与慢性 HDV 感染相关的几种自身抗体可能在疾病的发展中发挥了作用,这可部分解释 HDV 合并 HBV 感染者与 HBV 单独感染者的疾病严重程度不同。

诊断与血清学

通过反转录聚合酶链反应(reverse transcription-polymerase chain reaction,RT-PCR)方法检测 HDV RNA 来确认

HDV 的存在,是目前最准确的诊断工具。检测抗 HDV IgM 的 ELISA 和放射免疫试验试剂盒已有市售[248,249]。检测抗-HDV 对早期诊断帮助不大,因为抗体阳性通常已经到了病程的晚期。急性 HDV 感染时,抗-HDV IgM 通常早于抗-HDV IgG 出现,因此可用于急性 HDV 感染的诊断。抗-HDV IgM 在自限性 HDV 感染时不持续,但在慢性 HDV 感染患者中可能持续存在。另外,抗-HDV IgM 检测不能鉴别是同时感染(HDV 和 HBV 感染同时发生)还是重叠感染(慢性 HBV 携带者)。

同时感染和重叠感染的区别在于是否存在抗-HBc IgM。在急性同时感染,血清抗-HDV IgM、HDV RNA 与抗-HBc IgM 同时出现;而重叠感染不能检测到抗-HBc IgM。在持续感染时,抗-HDV 的存在及其滴度的水平与疾病严重程度相关。抗-HDV IgG 的滴度超过 1:1 000 表明病毒复制活跃。

有 20% 以上的患者在急性感染的潜伏期后期可出现 HDV 抗原并持续至症状期。由于该抗原易消逝,所以需要重复检测才能发现。HDV RNA 是急性或慢性 HDV 感染的早期指标[248,249]。HDV 感染出现症状时,90% 的患者可检测到 HDV RNA。HDV RNA 在症状缓解后可检测不到,但慢性感染时仍有升高。

自然史

HDV 和 HBV 同时感染时发生严重和暴发性肝炎的风险更高[249,250],但感染发展为慢性肝病的概率与 HBV 单独感染相似;而重叠感染发展为慢性疾病的比例较高,临床病程可能也不尽相同。大约有 15% 的 HDV 重叠感染患者在感染后 12 个月内很快发展为肝脏失代偿(如肝硬化),另有 15% 的患者呈良性病程,大多数患者(70%)则缓慢发展至肝硬化,这与患者年龄、静脉吸毒和病毒复制水平有关[249]。此外,HBsAg 及 HBeAg 阳性的 HDV 重叠感染者,较 HBsAg 及抗-HBe 阳性的重叠感染者更易发生暴发性肝病,且更易发展为慢性肝病[249,250]。

预防

HDV 的复制依赖于 HBV 的复制,因此接种 HBV 疫苗并成功获得免疫也可防止 HDV 感染[244-246]。目前,对于具有 HDV 重叠感染危险的慢性 HBV 感染同时者尚无有效的免疫预防措施。HDV 重叠感染的预防应以行为矫正为基础,如使用安全套以防止性接触传播、实施免费换用针头计划以减少静脉吸毒传播。

治疗

治疗的目标是根除伴随 HBV 的 HDV。当血清 HDV RNA 和 HDV 抗原不能被持续检出,则表明 HDV 已根除。值得注意的是,只有当 HBsAg 被清除,才会出现完全的临床缓解。支持疗法是 HDV 感染的一般治疗措施。由于 HDV 感染常发生暴发性肝衰竭,所以应密切监测肝衰竭的征象。HDV 感染致暴发性或终末期肝病的患者可选择肝移植。慢性 HDV 感染的患者抗病毒治疗效果不理想[251-254]。

对于 HDV 导致的肝硬化失代偿期患者,肝移植是治疗的最佳选择,因为 IFN 治疗可加重肝脏的失代偿[251-254]。移植前 HBV DNA 水平是影响预后的最重要因素,并可预测移植后的再感染率。因慢性 HDV 感染接受肝移植的患者与 HBV 单独感染接受肝移植的患者相比,术后发生 HBV 再感染的比率较低,分别为 67% 和 32%[253,254],其原因可能与 HDV 抑制 HBV 的复制有关。此外,HDV 肝硬化患者肝移植后的 3 年生存率高于仅 HBV 感染的肝硬化者(88% vs 44%),与因其他原因行肝移植的患者相当[117-119]。

戊型肝炎病毒

病毒学、流行病学、传播和发病机制

戊型肝炎病毒(hepatitis E virus,HEV)为二十面体无包膜病毒(见表 80-1)。HEV 的基因组为单链的多聚腺苷酸 RNA。与 HAV 不同,HEV 含有一个 RNA 基因组,能通过重叠开放读码框(open reading frames,ORF)编码非结构蛋白[255,256]。HEV 序列可分为四个基因型(1~4 型)。基因 1 型由发展中国家的流行株组成;基因 2 型分布于墨西哥;基因 3 型分布于美国、欧洲、日本,可导致急性肝炎且与家猪有关;基因 4 型分布于亚洲国家[257-260]。

HEV 在非洲、东南亚和中亚、墨西哥、中美洲和南美洲等地区流行,既可出现大规模流行也可散发感染[258,259,261,262]。在非流行区也有散发感染,通常与到流行区旅游有关。HEV 发病率(暴露后的患者被感染的比率)较 HAV 低(分别为 1% 和 10%)。在流行区,通常每 5~10 年暴发一次感染,常发生在暴雨季节,洪水或季风季节之后,或洪水消退之后[260-262]。流行地区 HEV 感染的总死亡率约 0.5%~4%,而妊娠妇女的死亡率高达 20%[263],其原因尚不清楚。妊娠期,尤其是在怀孕前 3 个月,胎儿发生并发症的概率增加。与其他原因所致的急性肝炎相比,HEV 导致宫内死胎或出生后立即死亡的概率也更高[263]。

HEV 经粪-口途径传播,最常见的传播途径是饮用了被粪便污染的水[261,262]。恶劣的条件加上不良的个人卫生及公共卫生可导致戊型肝炎的流行。其他传播途径包括食用生的或未煮熟的被感染动物的肉,如野猪、鹿和家畜(如家猪),还有垂直传播及血液传播[258,259]。

HEV 造成肝损伤的机制可能为干扰细胞内大分子的产生,引起细胞膜和溶酶体的通透性改变[257,259]。此外,免疫介导机制也被认为参与了肝损伤,可能通过直接淋巴细胞毒性反应和抗体介导的细胞毒性反应破坏肝细胞。

诊断

早期对 HEV 抗体的检测是使用电镜观察粪便或血清中 HEV 颗粒表面的 HEVAg 及采用免疫组化方法检测肝组织内的抗原来实现的[257,259,260]。目前采用荧光抗体阻断法检测血清中 HEV 抗体,尽管这种方法特异性较高,但对急性 HEV 感染检测的敏感性较差(敏感率为 50%)[257,259,260]。随着 HEV 的克隆及其序列测定的成功,利用病毒结构区的重组表达蛋白来进行 Western blot 和 ELISA 法检测抗-HEV 成为可能。反转录聚合酶链反应(RT-PCR)也可检测血清、肝脏或粪便中的 HEV RNA 而用于 HEV 的诊断[257,259,260]。而临床上主要通过排除法来诊断 HEV。

临床表现和自然史

戊型病毒性肝炎典型的临床症状包括黄疸、尿色深、肝脏肿大、肝酶升高、腹痛、恶心、呕吐及发热。重症患者可出现凝血时间延长和胆汁淤积,可能与基因 4 型有关[257-259]。疾病病程有前驱期和黄疸期两个阶段。血清转氨酶的高峰提示黄疸期的到来,通常需要 6 周才恢复至基线水平[257-259]。在黄疸期粪便中通常能检测出 HEV RNA,并能持续至该期结束后 10 日。出现黄疸后,粪便排出病毒可持续 52 日。在黄疸前期血清中即可检测到病毒,早于在粪便中检出,但在转氨酶水平达高峰时血清病毒开始检测不到。由于出现症状时血清中 HEV RNA 阴性,所以检测 HEV RNA 进行诊断的作用有限,而且 PCR 检测结果与感染性之间的关系也尚未阐明。在 ALT 达高峰之前,HEV IgM 即开始出现,抗体滴度随着 ALT 的升高而升高,达高峰后逐渐下降。大多数患者 HEV IgM 可在发病后存在 5~6 个月。HEV IgG 在 HEV IgM 之后出现,在急性感染后可存在 14 年以上,但免疫保护作用持续的时间尚未明确[257-260]。

对于未死亡病例,急性戊型肝炎通常可完全恢复,而不会产生任何慢性并发症。感染后可获得免疫保护以防止再感染,但这种保护作用持续的时间尚不确定。

预防和治疗

目前尚无针对 HEV 感染的免疫保护措施,有效的预防措施主要靠改善流行区的卫生条件。应教育前往流行区的旅游者注意饮用水、食用冰的卫生,不要食用未加工的贝类以及未加工的带皮水果和蔬菜。饮用水应煮沸以灭活 HEV。目前还没有防止 HEV 感染的疫苗或接触后的预防措施。

总结

病毒性肝炎仍然是一个重要的全球流行的传染病。迄今为止,通过普遍接种疫苗的预防策略是减少 HAV、HBV、HDV 感染最有效的方法。对大众宣教肝炎病毒常见的传播途径可能会改变人们的行为,从而全面减少感染的发生。一旦 HBV 和 HCV 进展为慢性感染,则需要使用更有效且耐受良好的抗病毒药物治疗。有效的治疗可延缓疾病进展,防止终末期肝病和其他并发症(如肝性脑病、顽固性腹水、凝血功能紊乱和肝细胞癌)的发生。随着对病毒复制的了解不断加深以及适当的研究模型的建立,新的药物将会陆续出现。此外,运用病毒动力学和基因组学的方法可以优化药物治疗的应答,尤其是 HCV 感染患者。病毒性肝炎对患者的经济和生活质量的影响还有待充分阐明。

(詹世鹏 译,唐敏 校,夏培元 审)

参考文献

1. Alter MJ, Mast EE. The epidemiology of viral hepatitis in the United States. *Gastroenterol Clin North Am*. 1994;23:437–455.
2. Kudo M. Viral Hepatitis A to E: an update in 2010. *Intervirology*. 2010;53:5–9.
3. Te HS, Jensen DM. Epidemiology of hepatitis B and C viruses: a global overview. *Clin Liver Dis*. 2010;14:1–21.
4. Davis S. Chronic hepatitis. In: Kaplowitz N, ed. *Liver and Biliary Diseases*. 2nd ed. Baltimore, MD: Williams & Wilkins; 1996:327.
5. Nelson KE, Thomas DL. *Viral Hepatitis. In Infectious Disease Epidemiology*. 2nd ed. Sudbury, MA: Jones and Bartlett; 2007.
6. Døssing M, Sonne J. Drug-induced hepatic disorders. Incidence, management and avoidance. *Drug Saf*. 1993;9:441–449.
7. Hoofnagle JH, Di Bisceglie AM. Therapy of chronic delta hepatitis: overview. *Prog Clin Biol Res*. 1993;382:337–343.
8. Maddrey WC, Boitnott JK. Severe hepatitis from methyldopa. *Gastroenterology*. 1975;68:351–360.
9. Black M et al. Nitrofurantoin-induced chronic active hepatitis. *Ann Intern Med*. 1980;92:62–64.
10. Maddrey WC, Boitnott JK. Isoniazid hepatitis. *Ann Intern Med*. 1973;79:1–12.
11. Tönder M, Nordoy A, Elgio K. Sulfonamide-induced chronic liver disease. *Scand J Gastroenterol*. 1974;9:93–96.
12. Weiss M, Hassin D, Bank H. Propylthiouracil-induced hepatic damage. *Arch Intern Med*. 1980;140:1184–1185.
13. Shapiro CN, Margolis HS. Worldwide epidemiology of hepatitis A infection. *J Hepatol*. 1993;18 Suppl 2:S11–S14.
14. Melnick J. History and epidemiology of hepatitis A virus. *J Infect Dis*. 1995;171(Suppl 1):S2–S8.
15. Gilroy RK. Hepatitis A. *Medscape*, 2016. www.emedicine.medscape.com/article/177484-overview#a3. Accessed on July 12, 2017.
16. Cuthbert JA. Hepatitis A: old and new. *Clin Microbiol Rev*. 2001;14:38–58.
17. Hollinger FB, Martin A. Hepatitis A virus. In: Knipe DM, Howley PM, eds. *Fields Virology*. 6th ed. Philadelphia, PA: Lippincott Williams & Wilkins; 2013:550–581.
18. Phan C, Hollinger B. Hepatitis A: Natural History, Immunopathogenesis, and Outcome. *Clin Liver Dis*. 2013;2:231–234.
19. CDC. www.cdc.gov/hepatitis/hav/havfaq.htm#general. Accessed July 13, 2017.
20. Advisory Committee on Immunization Practices et al. Prevention of hepatitis A through active or passive immunization: recommendations of the Advisory Committee on Immunization Practices (ACIP). *MMWR Recomm Rep*. 2006;55:1–23.
21. Sheretz RJ et al. Transmission of hepatitis A by transfusion of blood products. *Arch Intern Med*. 1984;144:1579–1580.
22. Steffen R et al. Epidemiology and prevention of hepatitis A in travelers. *JAMA*. 1994;272:885–889.
23. Terrault NA et al. AASLD guidelines for treatment of chronic hepatitis B. *Hepatology*. 2016;63:261–283.
24. McMahon BJ. The natural history of chronic hepatitis B virus infection. *Hepatology*. 2009;49(5, Suppl):S45–S55.
25. Lemon SM et al. Immunoprecipitation and virus neutralization assays demonstrate qualitative differences between protective antibody responses to inactivated hepatitis A vaccine and passive immunization with immune globulin. *J Infect Dis*. 1997;176:9–19.
26. Brundage SC, Fitzpatrick AN. Hepatitis A. *Am Fam Physician*. 2006;73:2162–2168.
27. Craig AS, Schaffner W. Prevention of hepatitis A with the hepatitis A vaccine. *N Engl J Med*. 2004;350:476–481.
28. Klotz U et al. The effects of age and liver disease on the disposition and elimination of diazepam in adult man. *J Clin Invest*. 1975;55:347–359.
29. Kraus JW et al. Effects of aging and liver disease on disposition of lorazepam. *Clin Pharmacol Ther*. 1978;24:411–419.
30. Blascke TF et al. Influence of acute viral hepatitis on phenytoin kinetics and protein binding. *Clin Pharmacol Ther*. 1975;17:685–691.
31. Lu PJ et al. Hepatitis A vaccination coverage among adults aged 18–49 years in the United States. *Vaccine*. 2009;27:1301–1305.
32. American Academy of Pediatrics Committee on Infectious Diseases. Hepatitis A vaccine recommendations. *Pediatrics*. 2007;120:89.
33. CDC. Pinkbook. Thimersol; 2013.
34. Van Damme P, Van Herck K. A review of the long term protection after hepatitis A and B vaccination. *Travel Med Infect Dis*. 2007;5:79.
35. Centers for Disease Control and Prevention. FDA approval for a combined hepatitis A and B vaccine. *MMWR Morb Mortal Wkly Rep*. 2001;50(37):806.
36. Advisory Committee on Immunization Practices, Centers for Disease

Control and Prevention. Update: prevention of hepatitis A after exposure to hepatitis A virus and in international travelers. Updated recommendations of the Advisory Committee on Immunization Practices (ACIP). *MMWR Morb Mortal Wkly Rep*. 2007;56:1080.

37. Chobe LP, Arankalle VA. Investigation of a hepatitis A outbreak from Shimla Himachal Pradesh. *Indian J Med Res*. 2009;130:179–184.

38. Cao J et al. Hepatitis A outbreaks in China during 2006: application of molecular epidemiology. *Hepatol Int*. 2009;3:356–363.

39. Fischer GE et al. The epidemiology of hepatitis A virus infections in four Pacific Island nations, 1995–2008. *Trans R Soc Trop Med Hyg*. 2009;103:906–910.

40. Dienstag JL. Hepatitis B virus infection. *N Engl J Med*. 2008;363:298.

41. Liang TJ. Hepatitis B: the virus and disease. *Hepatology*. 2009;49(5, Suppl):S13.

42. Lok A, McMahon BJ. Chronic hepatitis B: update 2009. *Hepatology*. 2009;50:661.

43. Doo EC, Ghany MG. Hepatitis B virology for clinicians. *Clin Liver Dis*. 2010;14:397.

44. CDC. Pinkbook: HBV, July 16, 2017. https://www.cdc.gov/vaccines/pubs/pinkbook/hepb.html

45. CDC. Recommendations for identification and public health management of persons with chronic hepatitis B virus infection. *MMWR Morb Mortal Wkly Rep*. 2008;57(RR-8):9–11.

46. Ganem D, Prince AM. Hepatitis B virus infection—natural history and clinical consequences. *N Engl J Med*. 2004;351:351.

47. Lok AS, McMahon BJ. Chronic hepatitis B. *Hepatology*. 2007;45:507–539.

48. Hoofnagle JH et al. Management of hepatitis B: summary of a clinical research workshop. *Hepatology*. 2007;45:1056–1075.

49. CDC, 2006. https://www.cdc.gov/mmwr/preview/mmwrhtml/rr5516a1.htm?s_cid=rr5516a1_e

50. Dienstag JL. Hepatitis B virus infection. *N Engl J Med*. 2008;359:1486–1500.

51. Dienstag JL, Isselbacher KJ. Acute viral hepatitis. In: Kasper DL et al, eds. *Harrison's Principles of Internal Medicine*. 16th ed. Vol. 2. New York, NY: McGraw-Hill, 2005:1822–1838.

52. Sorrell MF et al. National Institutes of Health consensus development conference statement: management of hepatitis B. *Hepatology*. 2009;49(5, Suppl):S4.

53. A comprehensive immunization strategy to eliminate transmission of hepatitis B virus infection in the United States: recommendations of the Immunization Practices Advisory Committee (ACIP) Part II: immunization of adults [published correction appears in *MMWR Morb Mortal Wkly Rep*. 2007;56:1114].

54. Kim WR. Epidemiology of hepatitis B in the United States. *Hepatology*. 2009;49(5, Suppl):S28.

55. Chang JJ, Lewin SR. Immunopathogenesis of hepatitis B infection. *Immunol Cell Biol*. 2007;85:16.

56. Bertoletti A, Gehring AJ. The immune response during hepatitis B infection. *J Gen Virol*. 2006;87(Pt 6):1439.

57. Valsamakis A. Molecular testing in the diagnosis and management of hepatitis B. *Clin Microbiol Rev*. 2007;20:426.

58. Vivekanandan P, Singh OV. Molecular methods in the diagnosis and management of chronic hepatitis B. *Expert Rev Mol Diagn*. 2010;10:921.

59. Deny P, Zoulim F. Hepatitis B virus: from diagnosis to treatment. *Pathol Biol (Paris)*. 2010;58:245.

60. Bowden S. Serological and molecular diagnosis. *Semin Liver Dis*. 2006;26:97.

61. Lee WM. Etiologies of acute liver failure. *Semin Liver Dis*. 2008;28:142.

62. Chan HL, Sung JJ. Hepatocellular carcinoma and hepatitis B virus. *Semin Liver Dis*. 2006;26:153.

63. Lai M, Liaw YF. Chronic hepatitis B: past present and future. *Clin Liver Dis*. 2010;14:531.

64. Polson J et al. AASLD position paper: the management of acute liver failure. *Hepatology*. 2005;41:1179.

65. Ichai P, Samuel D. Etiology and prognosis of fulminant hepatitis in adults. *Liver Transpl*. 2008;14(Suppl 2):S67.

66. Craig DG et al. Review article: the current management of acute live failure. *Aliment Pharmacol Ther*. 2010;31:345.

67. Lidofsky SD et al. Intracranial pressure monitoring and liver transplantation for fulminant hepatic failure. *Hepatology*. 1992;16:1.

68. Larsen FS, Wendon J. Brain edema in liver failure: basic physiologic principles and management. *Liver Transpl*. 2002;8:983.

69. Bernal W et al. Acute liver failure. *Lancet*. 2010;376:190.

70. Munoz SJ. The hepatorenal syndrome. *Med Clin North Am*. 2008;92:813.

71. Dhiman RK et al. Early indicators of prognosis in fulminant hepatic failure: an assessment of the Model for End-Stage Liver Disease (MELD) and King's College Hospital criteria. *Liver Transplant*. 2007;13:814.

72. Recombivax HB (hepatitis B vaccine) [package insert]. West Point, PA: Merck and Company; 1998.

73. Engerix-B (hepatitis B vaccinc) [package insert]. Philadelphia, PA: Smith Kline Beecham Pharmaceuticals; 1998.

74. Szmuness W et al. Hepatitis B vaccine: demonstration of efficacy in a controlled clinical trial in a high-risk population in the United States. *N Engl J Med*. 1980;303:833.

75. Hadler SC et al. Long-term immunogenicity and efficacy of hepatitis B vaccine in homosexual men. *N Engl J Med*. 1986;315:209.

76. Goldwater PN. Randomized, comparative trial of 20 micrograms vs 40 micrograms Engerix B vaccine in hepatitis B vaccine non-responders. *Vaccine*. 1997;15:353.

77. West DJ, Calandra GB. Vaccine induced immunologic memory for hepatitis B surface antigen: implications for policy on booster vaccination. *Vaccine*. 1996;14:1019.

78. Chan CY et al. Booster response to recombinant yeast derived hepatitis B vaccine in vaccinees whose anti-HBs responses were initially elicited by a plasma-derived vaccine. *Vaccine*. 1991;9:765.

79. Wainwright RB et al. Protection provided by hepatitis B vaccine in a Yupik Eskimo population—results of a 10-year study. *J Infect Dis*. 1997;175:674.

80. Resti M et al. Ten-year follow-up study of neonatal hepatitis B immunization: are booster injections indicated? *Vaccine*. 1997;15:1338.

81. Yuen MF et al. Twelve-year follow-up of a prospective randomized trial of hepatitis B recombinant DNA yeast vaccine versus plasma-derived vaccine without booster doses in children. *Hepatology*. 1999;29:924.

82. Huang LM et al. Long-term response to hepatitis B vaccination and response to booster in children born to mothers with hepatitis B e antigen. *Hepatology*. 1999;29:954.

83. Redeker AG et al. Hepatitis B immune globulin as a prophylactic measure for spouses exposed to acute type B hepatitis. *N Engl J Med*. 1975;293:1055.

84. Hollinger F, Lau DT. Hepatitis B: the pathway to recovery through treatment. *Gastroenterol Clin North Am*. 2006;35:895.

85. Bhattachararya D, Thio CL. Review of hepatitis B therapeutics. *Clin Infect Dis*. 2010;51:1201.

86. Hynicka LM et al. A review of oral antiretroviral therapy for the treatment of chronic hepatitis B. *Ann Pharmacother*. 2010;44:1271.

87. Rijckborst V et al. Review article: chronic hepatitis B— antiviral or immunomodulatory therapy? *Aliment Pharmacol Ther*. 2011;33:501.

88. Lau GK. Current treatments for patients with HBeAg- positive chronic hepatitis B virus infection: a comparison focusing on HBeAg seroconversion. *Liver Int*. 2010;30: 512.

89. Perrillo R. Benefits and risks of interferon therapy for hepatitis B. *Hepatology*. 2009;49(5, Suppl):S103.

90. Lau GKK et al. Peginterferon Alfa-2a, lamivudine, and the combination for HBeAg-positive chronic hepatitis B. *N Engl J Med*. 2005;352:2682.

91. Janssen HLA et al. Pegylated interferon alfa-2b alone or in combination with lamivudine for HBeAg-positive chronic hepatitis B: a randomised trial. *Lancet*. 2005;365:123.

92. Marcellin P et al. Peginterferon alfa-2a alone, lamivudine alone, and the two in combination in patients with HBeAgnegative chronic hepatitis B. *N Engl J Med*. 2004;351:1206.

93. Doong SL et al. Inhibition of the replication of hepatitis B virus in vitro by 2′,3′-dideoxy-3′-thiacytidine and related analogues. *Proc Natl Acad Sci USA*. 1991;88:8495.

94. Dienstag JL et al. Histological outcome during long-term lamivudine therapy. *Gastroenterology*. 2003;124:105.

95. Dienstag JL et al. Lamivudine as initial treatment for chronic hepatitis B in the United States. *N Engl J Med*. 1999;341:1256.

96. Ghany MG, Doo EC. Antiviral resistance and hepatitis B therapy. *Hepatology*. 2009;49(5, Suppl):S174.

97. Zoulim F, Locarnini S. Hepatitis B virus resistance to nucleos(t)ide analogues. *Gastroenterology*. 2009;137:1593.

98. Dando TM, Plosker G. Adefovir dipivoxil: a review of its use in chronic hepatitis B. *Drugs*. 2003;63:2215.

99. Hadziyannis SJ et al. Adefovir dipivoxil for the treatment of hepatitis Be antigen-negative chronic hepatitis B. *N Engl J Med*. 2003;348:1192.

100. Marcellin P et al. Adefovir dipivoxil for the treatment of hepatitis Be antigen-positive chronic hepatitis B. *N Engl J Med*. 2003;348:808.

101. Scott LJ, Keating GM. Entecavir: a review of its use in chronic hepatitis B. *Drugs*. 2009;69:1003.

102. Chang TT et al. A comparison of entecavir and lamivudine for HBeAg-positive chronic hepatitis B. *N Engl J Med*. 2006;354:1001.

103. Lai CL et al. Entecavir versus lamivudine for patients with HBeAg-negative chronic hepatitis B. *N Engl J Med*. 2006;354:1863.

104. Colonno RJ et al. Entecavir resistance is rare in nucleoside naive patients with hepatitis B. *Hepatology*. 2006;45:1656.

105. Tenney DJ et al. Long-term monitoring shows hepatitis B virus resistance to entecavir in nucleoside-naïve patients is rare through 5 years of therapy. *Hepatology*. 2009;49:1503.

106. Gish RG et al. Entecavir therapy for up to 96 weeks in patients with

HBeAg-positive chronic hepatitis B. *Gastroenterology*. 2007;133:1437.

107. Chang TT et al. Entecavir treatment for up to 5 years in patients with hepatitis B e antigen-positive chronic hepatitis B. *Hepatology*. 2010;51:422.

108. Shim JH et al. Efficacy of entecavir in patients with chronic hepatitis B resistant to both lamivudine and adefovir or to lamivudine alone. *Hepatology*. 2009;50:1064.

109. Govan L et al. Comparative effectiveness of antiviral treatment for hepatitis B: a systematic review and Bayesian network meta-analysis. *Eur J Gastroenterol Hepatol*. 2015; 27(8):882–894.

110. Perry CM, Simpson D. Tenofovir disoproxil fumarate in chronic hepatitis B. *Drugs*. 2009;69:2245.

111. Marcellin P et al. Tenofovir disoproxil fumarate versus adefovir dipivoxil for chronic hepatitis B. *N Engl J Med*. 2008;359:2442.

112. Woo G et al. Tenofovir and entecavir are the most effective antiviral agents for chronic hepatitis B: a systematic review and Bayesian meta-analyses. *Gastroenterology*. 2010;139:1218.

113. VEMLIDY(R) oral tablets, tenofovir alafenamide oral tablets [Product Information]. Foster City, CA: Gilead Sciences, Inc (per manufacturer); 2016.

114. Buti M et al. Tenofovir alafenamide versus tenofovir disoproxil fumarate for the treatment of patients with HBeAg-negative chronic hepatitis B virus infection: a randomised, double-blind, phase 3, non-inferiority trial. *Lancet Gastroenterol Hepatol*. 2016;1:196–206.

115. Chan HL et al. Tenofovir alafenamide versus tenofovir disoproxil fumarate for the treatment of HBeAg-positive chronic hepatitis B virus infection: a randomised, double-blind, phase 3, non-inferiority trial. *Lancet Gastroenterol Hepatol*. 2016;1:185–195.

116. Terrault NA. Benefits and risks of combination therapy for hepatitis B. *Hepatology*. 2009;49(5, Suppl):S122.

117. Beckebaum S et al. Hepatitis B and liver transplantation: 2008 update. *Rev Med Virol*. 2009;19:7.

118. Samuel D. The option of liver transplantation for hepatitis B: where are we? *Dig Liver Dis*. 2009;41(Suppl 2):S185.

119. Katz LH et al. Prevention of recurrent hepatitis B virus infection after liver transplantation: hepatitis B immunoglobulin, antiviral drugs, or both? Systematic review and metaanalysis. *Transplant Infect Dis*. 2010;12:292.

120. Angus PW, Patterson SJ. Liver transplantation for hepatitis B: what is the best hepatitis B immune globulin/antiviral regimen? *Liver Transpl*. 2008;14(Suppl 2):S15.

121. Saab S et al. Posttransplantation hepatitis B prophylaxis with combination oral nucleoside and nucleotide analogtherapy. *Am J Transplant*. 2011;11:511.

122. Choo QL et al. Isolation of a cDNA clone derived from a blood-borne non-A, non-B viral hepatitis genome. *Science*. 1989;244:359–362.

123. Bartenschlager R et al. Assembly of infectious hepatitis C virus particles. *Trends Microbiol*. 2011;19:95–103.

124. Alter HJ, Seeff LB. Recovery, persistence, and sequelae in hepatitis C virus infection: a perspective on long-term outcome. *Semin Liver Dis*. 2000;20:17–35.

125. Scheel TK, Rice CM. Understanding the hepatitis C virus life cycle paves the way for highly effective therapies. *Nat Med*. 2013;19:837–849.

126. Ghany MG et al. Diagnosis, management and treatment of hepatitis C: an update. *Hepatology*. 2009;49:1335–1374.

127. Seeff LB. The history of the "natural history" of hepatitis C (1968–2009). *Liver Int*. 2009;29(Suppl 1):89.

128. Chavaliez S, Pawlotsky JM. Hepatitis C virus: virology, diagnosis, and management of antiviral therapy. *World J Gastroenterol*. 2007;13:2641.

129. Gower E et al. Global epidemiology and genotype distribution of the hepatitis C virus infection. *J Hepatol*. 2014;61:S45–S57.

130. Kershenobich D et al. Trends and projections of hepatitis C virus epidemiology in Latin America. *Liver Int*. 2011;31:18–29.

131. Cornberg M et al. A systematic review of hepatitis C virus epidemiology in Europe, Canada, and Israel. *Liver Int*. 2011;31:30–60.

132. Sievert W et al. A systematic review of hepatitis C virus epidemiology in Asia, Australia, and Egypt. *Liver Int*. 2011;31:61–80.

133. Hope VD et al. Prevalence and estimation of hepatitis B and C infections in the WHO European Region: a review of data focusing on the countries outside the European Union and the European Free Trade Association. *Epidemiol Infect*. 2014;142:270–286.

134. Williams IT et al. Incidence and transmission patterns of acute hepatitis C in the United States, 1982–2006. *Arch Intern Med*. 2011;171:242.

135. Wilkins T et al. Hepatitis C: diagnosis and treatment. *Am Fam Physician*. 2010;81:1351.

136. Bartenschlager R et al. Hepatitis C virus replication cycle. *J Hepatol*. 2010;53:583.

137. Smith BD et al. Hepatitis C virus antibody prevalence, correlates and predictors among persons born from 1945 through 1965, United States, 1999–2008 [Abstract]. American Association for the Study of Liver Disease, November 6, 2011. San Francisco, CA 2011.

138. Rein DB et al. The cost-effectiveness of birth-cohort screening for hepatitis C antibody in U.S. primary care settings. *Ann Intern Med*. 2012;156:263–270.

139. Armstrong GL et al. The prevalence of hepatitis C virus infection in the United States, 1999 through 2002. *Ann Intern Med*. 2006;144:705–714.

140. AASLD/IDSA/IAS-USA. Recommendations for testing, managing, and treating hepatitis C. HCV testing and linkage to care. Accessed July 15, 2017.

141. Hepatitis C: Screening. U.S. Preventive Services Task Force. September 2016. https://www.uspreventiveservicestaskforce.org/Page/Document/UpdateSummaryFinal/hepatitis-c-screening.

142. Chung RT. Acute hepatitis C virus infection. *Clin Infect Dis*. 2005;41 Suppl 1:S14–S17.

143. Maheshwari A et al. Acute hepatitis C. *Lancet*. 2008;372:321–332.

144. Gerlach JT et al. Acute hepatitis C: high rate of both spontaneous and treatment-induced viral clearance. *Gastroenterology*. 2003;125:80–88.

145. Hajarizadeh B et al. Case definitions for acute hepatitis C virus infection: a systematic review. *J Hepatol*. 2012;57:1349–1360.

146. Thomas DL et al. The natural history of hepatitis C virus infection: host, viral, and environmental factors. *JAMA*. 2000;284:450–456.

147. Missiha SB et al. Disease progression in chronic hepatitis C: modifiable and nonmodifiable factors. *Gastroenterology*. 2008;134;1699–1714.

148. Poynard T et al. Rates and risk factors of liver fibrosis progression in patients with chronic hepatitis C. *J Hepatol*. 2001;34:730–739.

149. Ryder SD et al. Trent Hepatitis C Study Group. Progression of hepatic fibrosis in patients with hepatitis C: a prospective repeat liver biopsy study. *Gut*. 2004;53:451–455.

150. Thomas DL, Seeff LB. Natural history of hepatitis C. *Clin Liver Dis*. 2005;9:383–398.

151. Micallef JM et al. Spontaneous viral clearance following acute hepatitis C infection: a systematic review of longitudinal studies. *J Viral Hepat*. 2006;13:34–41.

152. Thomas DL et al. Genetic variation in IL28B and spontaneous clearance of hepatitis C virus. *Nature*. 2009;461:798–801.

153. Friedman SL. Evolving challenges in hepatic fibrosis. *Nat Rev Gastroenterol Hepatol*. 2010;425–436.

154. Hernandez-Gea V, Friedman SL. Pathogenesis of liver fibrosis. *Annu Rev Pathol*. 2011;6:425–456.

155. Hui JM et al. Insulin resistance is associated with chronic hepatitis C virus infection and fibrosis progression. *Gastroenterology*. 2003;125:1695–1704.

156. Ishida JH et al. Influence of cannabis use on severity of hepatitis C disease. *Clin Gastroenterol Hepatol*. 2008;6:69–75.

157. Jamma S et al. Current concepts of HBV/HCV coinfection: Coexistence, but not necessarily in harmony. *Curr Hepat Rep*. 2010;9:260–269.

158. Hezode C et al. Daily cannabis use: a novel risk factor of steatosis severity in patietns with chronic hepatitis C. *Gastroenterology*. 2008;134:432–439.

159. Chen CM et al. Alcohol and hepatitis C mortality among males and females in the United States: a life table analysis. *Alcohol Clin Exp Res*. 2007;31:285–292.

160. Fartoux L et al. Impact of steatosis on progression of fibrosis in patients with mild hepatitis C. *Hepatology*. 2005;41:82–87.

161. Benvegnu L et al. Natural history of compensated viral cirrhosis: a prospective study on the incidence and hierarchy of major complications. *Gut*. 2004;53:744–749.

162. Centers for Disease Control and Prevention. National Notifiable Diseases Surveillance System (NNDSS). Hepatitis C, acute: 2012 case definition.

163. Dustin LB. Too low to measure, infectious nonetheless. *Blood*. 2012;119:6181–6182.

164. McGovern BH et al. Improving the diagnosis of acute hepatitis C virus infection with expanded viral load criteria. *Clin Infect Dis*. 2009;49:1051–1060.

165. Glynn SA et al. Dynamics of viremia in early hepatitis C virus infection. *Transfusion*. 2005;45:994–1002.

166. Mondelli MU et al. Acute hepatitis C: diagnosis and management. *J Hepatol*. 2005;42(Suppl 1):S108–S114.

167. Ghany MG et al. American Association for the Study of Liver Diseases. An update on treatment of genotype 1 chronic hepatitis C virus infection: 2011 practice guideline by the American Associaton for the Study of Liver Diseases. *Hepatology*. 2011;54:1433–1444.

168. Boursier J et al. Comparison of eight diagnostic algorithms for liver fibrosis in hepatitis C: new algorithms are more precise and entirely noninvasive. *Hepatology*. 2012;55:58–67.

169. Castera L. Noninvasive methods to assess liver disease in patients with hepatitis B or C. *Gastroenterology*. 2012;142:1293–1302.e4.

170. Duarte-Rojo A et al. Noninvasive markers of fibrosis: key concepts for improving accuracy in daily clinical practice. *Ann Hepatol*. 2012;11:426–439.

171. Holmberg SD et al. Non-invasive serum fibrosis markers for screening and staging chronic hepatitis C virus (HCV) patients in a large U.S. cohort. *Clin Infect Dis*. 2013;57:240–246.

172. Vallet-Pichard A et al. FIB-4: an inexpensive and accurate marker of fibrosis in HCV infection. Comparison with liver biopsy and fibrotest. *Hepatology*.

2007;46:32–36.

173. Koda M et al. FibroIndex, a practical index for predicting significant fibrosis in patients with chronic hepatitis C. *Hepatology*. 2007;45:297–306.

174. Forns X et al. Identification of chronic hepatitis C patietns without hepatic fibrosis by a simple predictive model. *Hepatology*. 2002;36:986–992.

175. Becker L et al. Validation of hepascore, compared with simple indices of fibrosis, in patients with chronic hepatitis C virus infection in United States. *Clin Gastroenterol Hepatol*. 2009;7:696–701.

176. Patel K et al. An independent and prospective comparison of two commercial fibrosis marker panels (HCV FibroSURE and FIBROSpect II) during interferon alfa-2b combination therapy for chronic hepatitis C. *J Viral Hepat*. 2009;16:178–186.

177. Zaman A et al. Assessment of FIBROSpect II to detect hepatic fibrosis in chronic hepatitis C patients. *Am J Med*. 2007;120:280.e9–e14.

178. Rockey DC et al. American Association for the Study of Liver Diseases. Liver biopsy. *Hepatology*. 2009;49:1017–1044.

179. Lefkowitch JH. Liver biopsy assessment in chronic hepatitis. *Arch Med Res*. 2007;38:634–643.

180. Theise ND. Liver biopsy assessment in chronic viral hepatitis: a personal, practical approach. *Mod Pathol*. 2007;20(Suppl 1):S3–S14.

181. Moghaddam SM et al. Hepatitis C and renal transplantation: a review on historical aspects and current issues. *Rev Med Virol*. 2008;18:375.

182. Gane E, Pilmore H. Management of chronic viral hepatitis before and after renal transplantation. *Transplantation*. 2002;74:427.

183. Dal Maso L, Franceschi S. Hepatitis C virus and risk of lymphoma and other lymphoid neoplasms: a meta-analysis of epidemiologic studies. *Cancer Epidemiol Biomarkers Prev*. 2006;15:2078–2085.

184. Dalrymple LS et al. Hepatitis C virus infection and the prevalence of renal insufficiency. *Clin J Am Soc Nephrol*. 2007;2:715–721.

185. Gisbert JP et al. Prevalence of hepatitis C virus infection in porphyria cutanea tarda: systematic review and meta-analysis. *J Hepatol*. 2003;39:620–627.

186. Hanouneh IA et al. Clinical significance of metabolic syndrome in the setting of chronic hepatitis C virus infection. *Clin Gastroenterol Hepatol*. 2008;6584–6589.

187. Hartridge-Lambert SK et al. Hepatitis C and non-Hodgkin lymphoma: the clinical perspective. *Hepatology*. 2012;55:634–641.

188. Iannuzella F et al. Management of hepatitis C virus-related mixed cryoglobulinemia. *Am J Med*. 2010;123:400–408.

189. Kamar N et al. Treatment of hepatitis C virus-related glomerulonephritis. *Kidney Int*. 2006;69:436–439.

190. Zignego AL et al. Italian Association of the Study of Liver Commission on Extrahepatic Manifestations of HCV infection. Extrahepatic manifestations of hepatitis C virus infection: a general overview and guidelines for a clinical approach. *Dig Liver Dis*. 2007;39:2–17.

191. Burgess SV et al. Concordance of sustained virologic response at weeks 4, 12 and 24 post-treatment of hepatitis C in the era of new oral direct-acting antivirals: a concise review. *Ann Hepatol*. 2016;15:154–159.

192. George SL et al. Clinical, virologic, histologic, and biochemical outcomes after successful HCV therapy: a 5-year follow-up of 150 patients. *Hepatology*. 2009;49:729–738.

193. Maylin S et al. Eradication of hepatitis C virus in patients successfully treated for chronic hepatitis C. *Gastroenterology*. 2008;135:821–829.

194. Morisco F et al. Sustained virological response: a milestone in the treatment of chronic hepatitis C. *World J Gastroenterol*. 2013;19:2793–2798.

195. Pockros PJ et al. Histologic outcomes in hepatitis C-infected patients with varying degrees of virologic response to interferon-based treatments. *Hepatology*. 2010;52:1193–1200.

196. Toccaceli F et al. Long-term liver histology improvement in patients with chronic hepatitis C and sustained response to interferon. *J Viral Hepat*. 2003;10:126–133.

197. Veldt BJ et al. Sustained virologic response and clinical outcomes in patients with chronic hepatitis C and advanced fibrosis. *Ann Intern Med*. 2007;147:677–684.

198. Simmons B et al. Long-term treatment outcomes of patients infected with hepatitis C virus: a systematic review and meta-analysis of the survival benefit of achieving a sustained virological response. *Clin Infect Dis*. 2015;61:730–740.

199. Arase Y et al. Sustained virological response reduces incidence of onset of type 2 diabetes in chronic hepatitis C. *Hepatology*. 2009;49:739–744.

200. Conjeevaram HS et al. Changes in insulin sensitivity and body weight during and after peginterferon and ribavirin therapy for hepatitis C. *Gastroenterology*. 2010;140:469–477.

201. Butt AA et al. Effect of hepatitis C virus and its treatment on survival. *Hepatology*. 2009;50:387–392.

202. Fried MW et al. Peginterferon alfa-2a plus ribavirin for chronic hepatitis C virus infection. *N Engl J Med*. 2002;347:975–982.

203. Hadziyannis SJ et al. Peginterferon alfa-2a and ribavirin combination therapy in chronic hepatitis C: a randomized study of treatment duration and ribavirin dose. *Ann Intern Med*. 2004;140:346–355.

204. Manns MP et al. Peginterferon alfa-2b plus ribavirin compared with interferon alfa-2b plus ribavirin for initial treatment of chronic hepatitis C: a randomised trial. *Lancet*. 2001;358:958–965.

205. Zeuzem S et al. Optimized threshold for serum HCV RNA to predict treatment outcomes in hepatitis C patients receiving peginterferon alfa-2a/ribavirin. *J Viral Hepat*. 2012;19:766–774.

206. Kowdley KV et al. Ledipasvir and sofosbuvir for 8 or 12 weeks for chronic HCV without cirrhosis. *N Engl J Med*. 2014;370:1879–1888.

207. Ge D et al. Genetic variation in IL28B predicts hepatitis C treatment-induced viral clearance. *Nature*. 2009;462:399–401.

208. Charlton M et al. Ledipasvir and sofosbuvir plus ribavirin for treatment of HCV infection in patients with advanced liver disease. *Gastroenterology*. 2015;149:649–659.

209. Poordad F, Dieterich D. Treating hepatitis C: current standard of care and emerging direct-acting antiviral agents. *J Viral Hepat*. 2012;19:449–464.

210. American Association for the Study of Liver Diseases and the Infectious Diseases Society of America. Recommendations for testing, management, and treating hepatitis C. When and in whom to initiate HCV therapy. AASLD/IDSA; 2016

211. Feld JJ et al. Ribavirin revisited in the era of direct-acting antiviral therapy for hepatitis C virus infection. *Liver Int*. 2017;37:5–18.

212. Roberts SS et al. The ribavirin pregnancy registry: Findings after 5 years of enrollment, 2003–2009. *Birth Defects Res A Clin Mol Teratol*. 2010;88:551–559.

213. Pockros PJ. New direct-acting antivirals in the development for hepatitis C virus infection. *Therap Adv Gastroenterol*. 2010;3:191–202.

214. Hunt D, Pockros P. What are the promising new therapies in the field of chronic hepatitis C after the first-generation direct-acting antivirals? *Curr Gastroenterol Rep*. 2013;15:303–313.

215. Olysio (simeprevir). US FDA approved [product information]. Titusville, NJ: Janssen Therapeutics, Division of Janssen Products, LP,; November 2013.

216. Lenz O et al. Resistance analyses of HCV isolates from patients treated with simeprevir in phase 2b/3 studies. Presented at the 64th annual meeting of the American Association for the Study of Liver Diseases, Washington, DC, November 1–5, 2013. Abstract #1101.

217. Jacobson IM et al. Simeprevir (TMC435) with peginterferon/ribavirin for chronic HCV genotype 1 infection in treatment-naïve patients: results from QUEST-1, a phase III trial. Presented at the 48th annual meeting of the European Association for the Study of the Liver, Amsterdam, The Netherlands, April 24–28, 2013. Abstract 1425.

218. Manns M et al. Simeprevir (TMC435) with peginterferon/ribavirin for treatment of chronic HCV genotype 1 infection in treatment-naïve patients: results from QUEST-2, a phase III trial. Presented at the 48th annual meeting of the European Association for the Study of the Liver, Amsterdam, The Netherlands, April 24–28, 2013. Abstract 1413.

219. Williams JA et al. Comparative metabolic capabilities of CYP3A4, CYP3A5, and CYP3A7. *Drug Metab Dispos*. 2002;30:883–891.

220. Lawitz E et al. Simeprevir plus sofosbuvir, with or without ribavirin, to treat chronic infection with hepatitis C virus genotype 1 in non-responders to pegylated interferon and ribavirin and treatment-naïve patients: the COSMOS randomized study. *Lancet*. 2014;384:1756–1765.

221. Evans MJ et al. Phosphorylation of hepatitis C virus nonstructural protein 5A modulates its protein interactions and viral RNA replication. *Proc Natl Acad Sci USA*. 2004;101:13038–13043.

222. Tellinghuisen TL et al. Regulation of hepatitis C virion production via phosphorylation of the NS5A protein. *PLoS Pathol*. 2008;4:e1000032.

223. Gao M et al. Chemical genetics strategy identifies an HCV NS5A inhibitor with a potent clinical effect. *Nature*. 2010;465:96–100.

224. Sulkowski MS et al. Daclatasvir plus sofosbuvir for previously treated or untreated chronic HCV infection. *N Engl J Med*. 2014;370:211–221.

225. Nelson DR et al. All-oral 12-week treatment with daclatasvir plus sofosbuvir in patients with hepatitis C virus genotype 3 infection: ALLY-3 phase III study. *Hepatology*. 2015;61:1127–1135.

226. Sovaldi (sofosbuvir). US FDA approved product information; Foster City, CA: Gilead Sciences; December 2013.

227. Lawitz E et al. Sofosbuvir for previously untreated chronic hepatitis C infection. *N Engl J Med*. 2013;368:1878–1887.

228. Lawitz E et al. Sofosbuvir in combination with peginterferon alfa-2a and ribavirin for non-cirrhotic, treatment-naïve patients with genotypes 1, 2, and 3 hepatitis C infection: a randomised, double-blind, phase 2 trial. *Lancet Infect Dis*. 2013;13:401–408.

229. FDA Hepatitis Update—Important safety information: Harvoni and Sovaldi. March 21, 2015. http://content.govdelivery.com/accounts/USFDA/bulletins/f97c71. Accessed on July 16, 2017.

230. Renet S et al. Extreme bradycardia after first doses of sofosbuvir and da-

clatasvir in patients receiving amiodarone: 2 cases including a rechallenge. *Gastroenterology*. 2015;149:1378–1380.

231. Au JS, Pockros PJ. Novel therapeutic approaches for hepatitis C. *Clin Pharmacol Ther*. 2014;95:78–88.

232. Zepatier (elbasvir and grazoprevir). US FDA approved product information; Whitehouse Station, NJ: Merck and Co, Inc; January 2016.

233. Zeuzem S et al. Grazoprevir-elbasvir combination therapy for treatment-naïve cirrhotic and noncirrhotic patients with chronic hepatitis C virus genotype 1, 4, or 6 infection: a randomized trial. *Ann Intern Med*. 2015;163:1–13.

234. Lawitz E et al. Efficacy and safety of 12 weeks versus 18 weeks of treatment with grazoprevir (MK–5172) and elbasvir (MK-8742) with or without ribavirin for hepatitis C virus genotype 1 infection in previously untreated patients with cirrhosis and patients with previous null response with or without cirrhosis (C-WORTHY): a randomized, open-label phase 2 trial. *Lancet*. 2015;185:1075–1086.

235. Wyles D et al. Post-treatment resistance analysis of hepatitis C virus from phase II and III clinical trials of ledipasvir/sofosbuvir. *J Hepatol*. 2017;66:703–710.

236. Jacobson IM et al. The tolerability of sofosbuvir/velpatasvir for 12 Weeks in > 1000 patients treated in the ASTRAL-1, ASTRAL-2, and ASTRAL-3 studies: An integrated safety analysis. Presented at the 51st Annual Meeting of the European Association for the Study of the Liver (EASL), Barcelona, Spain, April 13–17, 2016.

237. Viekira Pak Product Information: oral extended-release tablets, dasabuvir, ombitasvir, paritaprevir, ritonavir oral extended-release tablets. AbbVie Inc (per FDA), North Chicago, IL, 2016.

238. FDA Drug Safety Communication: FDA warns of serious liver injury risk with hepatitis C treatments Viekira Pak and Technivie. October 22, 2015. http://www.fda.gov/Drugs/DrugSafety/ucm468634.htm. Accessed on July 16, 2017.

239. Feld JJ et al. Treatment of HCV with ABT-450/r-ombitasvir and dasabuvir with ribavirin. *N Engl J Med*. 2014;370:1594–1603.

240. Zeuzem S et al. Retreatment of HCV with ABT-450/r-ombitasvir and dasabuvir with ribavirin. *N Engl J Med*. 2014;370:1604–1614.

241. Ferenci P et al. ABT-450/r-ombitasvir and dasabuvir with or without ribavirin for HCV. *N Engl J Med*. 2014;370:1983–1992.

242. Andreone P et al. ABT-450, ritonavir, ombitasvir, and dasabuvir achieves 97% and 100% sustained virologic response with or without ribavirin in treatment-experienced patients with HCV genotype 1b infection. *Gastroenterology*. 2014;147:359–365.

243. Schaefer EA, Chung RT. Anti-hepatitis C virus drugs in development. *Gastroenterology*. 2012;142:1340.

244. Taylor JM. Hepatitis delta virus. *Virology*. 2006;344:71.

245. Rizzetto M. Hepatitis D: thirty years after. *J Heptol*. 2009;50:1043.

246. Pascarella S, Negro F. Hepatitis D virus: an update. *Liver Int*. 2011;31:7.

247. Rizzetto M. Hepatitis D: clinical features and therapy. *Dig Dis*. 2010;28:139.

248. Grabowski J, Wedemeyer H. Hepatitis delta: immunopathogenesis and clinical challenges. *Dig Dis*. 2010;28:133.

249. Yurdaydin C et al. Natural history and treatment of chronic delta hepatitis. *J Viral Hepat*. 2010;17:749.

250. Farci P et al. Treatment of chronic hepatitis D. *J Viral Hepat*. 2007;14(Suppl 1):58.

251. Castelnau C et al. Efficacy of peginterferon alpha-2b in chronic hepatitis delta: relevance of quantitative RT-PCR for follow-up. *Hepatology*. 2006;44:728.

252. Niro GA et al. Pegylated interferon alpha-2b as monotherapy or in combination with ribavirin in chronic hepatitis delta. *Hepatology*. 2006;44:713.

253. Wedemeyer H et al. Peginteferon plus adefovir versus either drug alone for hepatitis delta. *N Engl J Med*. 2011;264:322.

254. Mansour W et al. Resolution of chronic hepatitis delta after 1 year of combined therapy with pegylated interferon, tenofovir and emtricitabin. *J Clin Virol* 2010;47:97.

255. Aggarwal R. Hepatitis E: historical, contemporary and future perspectives. *J Gastroenterol Hepatol*. 2011;26(Suppl 1):72.

256. Aggarwal R, Naik S. Epidemiology of hepatitis E: current status. *J Gastroenterol Hepatol*. 2009;24:1484.

257. Khuroo MS. Hepatitis E virus. *Curr Opin Infect Dis*. 2008;21:539.

258. Bihl F, Negro F. Hepatitis E virus: a zoonosis adapting to humans. *J Antimicrob Chemother*. 2010;65:817.

259. Mushahwar IK. Hepatitis E virus: molecular virology, clinical features, diagnosis, transmission, epidemiology, and prevention. *J Med Virol*. 2008;80:646.

260. Teshale EH et al. The two faces of hepatitis E virus. *Clin Infect Dis*. 2010;51:328.

261. Mahtab MA et al. Hepatitis E virus is a leading cause of acute and chronic liver disease: experience from a tertiary centre in Bangladesh. *Hepatobiliary Pancreat Dis Ing*. 2009;8:50.

262. Mahtab MA et al. HEV infection as an etiologic factor for acute hepatitis: experience from a tertiary hospital in Bangladesh. *J Health Popul Nutr*. 2009;27:14.

263. Navaneethan U et al. Hepatitis E and pregnancy: understanding the pathogenesis. *Liver Int*. 2008;28:1190.

第81章 寄生虫感染

Sheila Seed, Larry Goodyer, and Caroline S. Zeind

核心原则	章节案例

疟疾

① 致人感染的疟原虫有：恶性疟原虫、间日疟原虫、卵形疟原虫和三日疟原虫。
大部分患者早期表现为非特异性的发热，其中约 2/3 的患者可能出现头痛、肌痛和全身乏力。

案例 81-1（问题 1）

② 有疟疾症状的旅行者应尽早就医。恶性疟是最严重的疟疾，死亡率最高。对疟疾没有免疫力的人群，如来自非疟疾流行地区的旅行者，死亡率更高，而长期生活在流行地区并接触疟疾的成人确实会产生半免疫力。疑似或确诊疟疾，特别是恶性疟，需要在早期进行医学干预。例如当患者出现类似疟疾早期的发热，且就医不便时，可自行服用抗疟药物作为临时处理措施。

案例 81-1（问题 1~3 和 5）

③ 前往疟疾流行地区的旅行者应了解感染疟疾的风险，并知道如何通过防蚊措施和药物来预防疟疾。妊娠妇女是疟疾感染和发生并发症的高危人群。妊娠妇女和计划怀孕的女性应避免前往疟疾流行地区。如必须前往，应给予有效的药物预防。

案例 81-1（问题 4）
案例 81-2（问题 1~3）
案例 81-3（问题 1）
表 81-1 和表 81-2

④ 选择药物方案时必须考虑药物耐受性、患者个体因素、不良反应、注意事项和禁忌证等因素。

案例 81-1（问题 4）
案例 81-2（问题 1~3）
案例 81-3（问题 1）
表 81-1 和表 81-2

阿米巴病

① 阿米巴病由溶组织内阿米巴引起，常见于阿米巴痢疾和阿米巴肝脓肿。结合患者的旅行史、粪便检查、组织活检及超声检查排除肝脓肿后，可对阿米巴痢疾做出诊断。阿米巴病的治疗需联用对肠内和肠外阿米巴均有效的药物。应对所有阿米巴包囊携带者和妊娠妇女予以治疗，以防止发生侵袭性感染及传播。

案例 81-4（问题 1 和 2）
案例 81-5（问题 1 和 2）
案例 81-6（问题 1）
案例 81-7（问题 1）
表 81-3

蓝氏贾第鞭毛虫病

① 蓝氏贾第鞭毛虫病的体征和症状较隐匿和模糊，但患者常表现为腹泻和大量恶臭便，大便蓝氏贾第鞭毛虫阳性。

案例 81-8（问题 1）

② 蓝氏贾第鞭毛虫病的主要治疗药物为甲硝唑、替硝唑和硝唑尼特。

案例 81-8（问题 2）
表 81-3

蛲虫病

① 蛲虫感染的体征和症状可能较轻微，使用透明胶纸粘贴法可确诊本病。治疗蛲虫的驱虫药包括阿苯达唑、噻嘧啶、或苯咪唑（美国未批准上市）。需要特别强调家庭措施对根除蛲虫感染的重要性。

案例 81-9（问题 1 和 2）
表 81-3

绦虫病

 绦虫主要包括牛肉绦虫和猪肉绦虫,其感染症状无特异性。将这两种绦虫感染同其他绦虫感染进行区分非常重要。吡喹酮对所有绦虫感染均有效。猪囊尾蚴病是由猪肉绦虫幼虫包囊引起的并发症,可致严重中枢神经系统感染(神经囊尾蚴病),该病需要特殊的检查才能确诊,其治疗方案尚有争议。吡喹酮适用于大多数绦虫病,且耐受良好。

案例 81-10(问题 1 和 2)

表 81-3

虱病

 头虱和体虱与皮肤反应相关,可用扑灭司林、除虫菊酯、马拉硫磷和伊维菌素等许多药物治疗。需要特别注意药物的使用方法、药物的耐药性和除虱措施。

案例 81-11(问题 1 和 2)

表 81-3 和表 81-4

疥疮

 疥疮引起瘙痒性皮疹和上下肢指/趾间区的抓痕。治疗药物包括林旦、扑灭司林和克罗米通。感染者及其家庭成员的衣物和个人物品需要高温(>50℃)洗涤以避免再感染。

案例 81-12(问题 1)

表 81-3

疟疾

流行病学

据世界卫生组织(World Health Organization,WHO)估计,2015 年全球约有 2.14 亿疟疾患者,其中 43.8 万人死亡,人数较 2 000 年减少了 60%[1]。全球约 89% 的疟疾患者和 91% 的死亡病例来自撒哈拉以南的非洲国家。在疟疾高发地区,5 岁以下儿童极易感染,死亡人数大于总死亡人数的 2/3(70%)[1]。2 000—2015 年,全球 5 岁以下儿童的疟疾致死率降低了 65%。虽然在北美、欧洲、澳大利亚、新西兰、日本等发达国家,疟疾不再是一种地方性传染病,但是人们前往疟疾流行地区,以及从流行地区移民或难民迁徙至非流行地区,导致输入发达国家的疟疾病例数增加[2,3]。美国每年有数百万的旅行者前往疟疾流行地区,每年约 1 500 名患者被诊断为疟疾,其中大部分是从疟疾流行地区返回的旅行者[4]。

疟疾种类分布

致人感染的疟原虫有恶性疟原虫、间日疟原虫、卵形疟原虫和三日疟原虫[5]。4 种疟原虫在全球的分布具有地区差异[2]。但绝大部分输入病例是由恶性疟和间日疟引起[2],其比例很大程度由旅行者的目的地和移民社区的性质决定[2]。在大多数国家,只有 5% 或更少比例的疟疾病例由卵形疟和三日疟引起[2]。此外,诺氏疟原虫,一种在猴子体内发现的疟原虫,也在东南亚边境丛林地区的死亡患者体内有发现[5]。

疟原虫的生命周期和传播

疟原虫在人类宿主体内的生命周期复杂。所有种类疟原虫的传播均由携带致疟寄生虫的雌性按蚊叮咬并将无性

子孢子注入人体血液所致。在 5~16 日内(取决于疟原虫的种类)子孢子经过生长繁殖,将在肝细胞内产生子细胞或裂殖子。间日疟和卵形疟可在肝内经历长时间的潜伏期(休眠子),并在数月或数年后释放入血引起感染再燃。裂殖子离开肝细胞并重新进入血液开始入侵红细胞和无性繁殖的循环,从红细胞中产生和释放新生裂殖子。通过这一过程,被感染的蚊子叮咬后 1 周即可出现症状,但在恶性疟感染中,出现症状需 3 个月甚至更长时间。疟疾发作时特征性的寒战和发热通常与血液中裂殖子和其他致热源周期性地释放同时发生。恶性疟感染时,这种周期性可能并不明显。一部分裂殖子会分化为有性子孢子,形成在血流中循环传播的雄性和雌性配子体(图 81-1)。宿主血液中的配子体如被雌性按蚊在吸血时摄取,将在按蚊肠内受精和无性分裂并形成卵囊。每个卵囊经生长繁殖会产生数以千计的活性单倍体,称为子孢子。成熟的卵囊一旦破裂将释放子孢子,并大量涌入按蚊的唾液腺。按蚊再次叮人时注入的子孢子将使疟原虫的生命周期延续。

大部分疟疾病例是因具有感染性的雌性按蚊叮咬所致,少量由输血、共用针头、器官移植或母婴传播引起[2]。

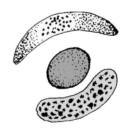

图 81-1　恶性疟原虫配子体

耐药性

药物的耐药性已成为控制疟疾最大的难题之一[1,2]。已经明确恶性疟和间日疟对抗疟药耐药,但尚不明确三日疟和

卵形疟是否对抗疟药耐药。值得注意的是，印尼报道了 2 例氯喹耐药的三日疟原虫的病例，但其临床意义尚不明确[6]。

氯喹耐药的恶性疟原虫（chloroquine-resistant *P. falciparum*，CRPF）分布广泛，在所有疟疾流行地区均有发现，包括撒哈拉以南非洲、南美洲、印度次大陆、东南亚和大洋洲。目前墨西哥、加勒比海地区、中美洲、阿根廷和部分中东地区尚未发现 CRPF[7]。恶性疟除了在东南亚部分地区对青蒿素耐药之外，还对目前市售的其他抗疟药，如磺胺多辛/乙胺嘧啶、甲氟喹、卤泛群和奎宁耐药。全球某些地区大量存在多重耐药的疟原虫。

氯喹耐药的间日疟也已成为全球性的公共卫生问题。自 1989 年首次在澳洲居民或前往巴布亚新几内亚的旅行者体内发现之后，氯喹耐药的间日疟原虫目前在东南亚、印度次大陆和南非也有发现。由于上述地区同时也是 CRPF 的流行地区，同时这些地区不选择氯喹作为抗疟药，所以这对药物预防推荐几乎没有影响[3]。

美国疾病预防控制中心（Centers for Disease Control and Prevention，CDC）和世界卫生组织（WHO）可在线检索多种来源的疟疾更新资讯和特定国家风险[1,3]。

急性疟疾

体征和症状

案例 81-1

问题 1：M. T.，男性，27 岁，大学生，主诉全身乏力、肌痛、头痛和持续发热 5 天，急诊入院。患者是西非加纳原住民，最近回国探望了父母，4 周前回到美国。入院前两日，患者突发寒战，1 小时后出现高热、头痛、恶心、呕吐。寒战和发热持续约 24 小时后恢复正常。住院当日下午，他再次发生寒战和高热，体温 40℃。

医师询问病史和旅游经历时，他提及他没有服用药物预防疟疾，因为他认为他从小便生活在加纳，直到青年时期才前往美国与亲友团聚并上学，理应获得免疫力；同时回加纳期间，他也没有采取避蚊措施。

体检显示，患者为黑人男性，消瘦，急性病容，诉剧烈腹痛。腹部检查发现脾轻度肿大、软有触痛。血压 110/70mmHg，心率 120 次/min，呼吸 32 次/min，肺部听诊有湿啰音，体温 40℃。血常规检查结果如下：

血红蛋白（Hgb）：11g/dl

血细胞比容（Hct）：34%

白细胞（WBC）计数：5 300/μl，中性粒细胞 76%（正常 45%~65%），淋巴细胞 23%（正常 15%~35%），单核细胞 1%。血小板 26 000/μl

肌酐：1.5mg/dl

CRP：228.9mg/dl

胆红素：1.0mg/dl

尿常规显示痕量白蛋白和尿胆原阳性。制备厚和薄血涂片显示感染红细胞占 20%，薄血涂片吉姆萨染色发现恶性疟原虫配子体。描述为何 M. L. 的表现符合恶性疟感染，并解释他的风险因素。

M. T. 近期去过西非的加纳，那里是恶性疟的流行地区。潜伏期一般为 1 周~3 个月，罕有病例时间更长[8,9]。疟疾的早期症状不具特异性，大部分患者有发热并伴寒战，就如同 M. T. 表现一样。大约 2/3 感染者常出现头痛、肌痛和乏力症状，约 1/3 患者可出现干咳但无其他呼吸道症状、腹泻及其他胃肠道症状[6]。M. T. 的表现与大部分感染疟疾的旅行者一致，约 90% 的疟疾感染者直到返程前均不出现症状[10-12]。由于疟疾的症状没有特异性，所以详细询问旅行史对疾病评估非常重要。M. T. 有疫区旅行史，周期性寒战和高热，有血小板减少、腹痛、脾大，血液中见恶性疟原虫的配子体，故可以确诊疟疾。

由于 M. T. 早年在加纳长大，但目前已在美国（非疟疾流行国家）居住十多年，他这类人群被称为"探访亲友的旅行者（travelers visiting friends and relatives，VFR travelers）"，是一类高风险人群[13]。当他返回加纳（疟疾流行国家）看望父母时，其对疟疾的免疫力已缺失一段时间，这使得他感染的风险增大。不幸的是，M. T. 认为自己感染风险低而忽视了药物预防。卫生保健医师应向 VFR 旅行者告知药物预防和其他预防措施的重要性。

治疗

案例 81-1,问题 2：M. T. 所患恶性疟应如何治疗？

不幸的是，M. T. 所患的恶性疟是最严重的一种疟疾，死亡率也最高。因此，应对 M. T. 进行紧急救治，因为诊断和治疗的延迟会增加死亡率[8]。M. T. 将被分类为伴并发症的重度疟疾，可能导致包括脑型疟在内的器官损伤。恶性疟原虫使红细胞黏附血管壁，导致局部损伤和终末器官缺血，这是恶性疟原虫有别于其他类型疟原虫的特征之处。他的临床症状和 20% 的红细胞感染率支持重度恶性疟的诊断。

美国针对疟疾的治疗指南由疾控中心[14]和世界卫生组织[15]提供，可分别登录网址 http://www.cdc.gov/malaria/diagnosis_treatment/treatment.html 和 http://www.who.int/malaria/publications/atoz/9789241549127/en/ 查询。

由于 M. T. 病情凶险，他应立即转入监护病房并开始静脉滴注青蒿琥酯，持续至少 24 小时。根据世界卫生组织对重度疟疾的治疗指南，应选择静脉滴注或肌内注射青蒿琥酯，因其较肠外给予奎宁可大幅降低死亡率[15]。许多医院/医疗机构不再储备静脉用葡糖酸奎尼丁用于疟疾治疗，如果使用该药物，需密切监测其心脏毒性。青蒿琥酯注射液是一种尚处于临床研究阶段的新药，它可从美国 CDC 获得。如果没有青蒿琥酯注射液，可肌内注射蒿甲醚代替，后者对成人和儿童患者来说是较奎宁更优的选择。

一旦 M. T. 接受至少 24 小时的静脉药物治疗且能够耐受口服治疗，他将接受为期 3 日的以青蒿素为基础的联合治疗（artemisinin-based combination therapy，ACT），如蒿甲醚-本芴醇（复方蒿甲醚）。该青蒿素复方将快速有效地将疟原虫从血中清除。如果没有市售的 ACT，替代选择有：青蒿琥酯+克林霉素,青蒿琥酯+多西环素,奎宁+克林霉素或奎宁+多西环素,尽管奎宁的耐受性和副作用问题重重。在治疗的前 24 小时死亡风险最高,需严密监护以防治并发症,并给予支持治疗。

治疗其他类型的疟疾

案例 81-1,问题 3:如果 M. T. 感染的是其他类型疟疾,将如何治疗?

如果 M. T. 感染了其他类型的疟疾(间日疟、卵形疟或三日疟),持续 3 日使用 ACT 药物被认为是所有种类疟疾的一线治疗方案[15]。该方案对疟疾有充分的疗效、良好的药物依从性和较低的耐药风险。对无合并症的疟疾有如下 5 种 ACT 组合药物:

■ 蒿甲醚+本芴醇
■ 青蒿琥酯+阿莫地喹
■ 青蒿琥酯+甲氟喹
■ 青蒿琥酯+SP(sulfadoxine-pyrimethamine,磺胺多辛-乙胺嘧啶)
■ 二氢青蒿素+哌喹

应核实对氯喹耐药的地区,如曾报道过氯喹耐药间日疟的国家:巴布亚新几内亚、印度尼西亚、巴西、哥伦比亚、埃塞俄比亚、危地马拉、圭亚那、印度、缅甸、秘鲁、大韩民国、所罗门群岛、泰国和土耳其[8,16]。

感染卵形疟和间日疟的患者应给予伯氨喹治疗,以防止肝中潜伏的红外期疟原虫导致的再燃[2]。在服用伯氨喹之前,应开展实验室检查以排除葡萄糖-6-磷酸脱氢酶(G6PD)缺乏综合征,因为 G6PD 缺乏可引起溶血,足以致人死亡。

疟疾预防

案例 81-1,问题 4:在 M. T. 前往加纳看望父母之前,应推荐什么药物预防疟疾?为 M. T. 提供关于抗疟药选择、药物不良反应、咨询和防蚊措施的建议。

前往疟疾流行区域的旅行者,如 M. T.,应采取药物预防和防蚊措施[7]。疟疾预防的目标不但要预防恶性疟原虫引起的疟疾,而且要预防所有种类疟原虫引起的疟疾。重要的是,需根据目的国、详细行程、特定的活动(如在荒野中背包徒步旅行)、酒店的类型、旅行的方式等评估个人患疟疾的风险。妊娠、哺乳和其他情况、艾滋病、其他免疫功能低下疾病以及目的地内疟原虫对药物的耐药性都将影响对风险的评估。

M. T. 是居住在非流行国家的第一代移民,并且他即将返回他的祖国加纳,因此他被认为是具有高感染风险的 VFR 旅行者。美国 CDC[17] 推荐的防疟药可登录网址 https://wwwnc.cdc.gov/travel/yellowbook/2018/infectious-diseases-related-to-travel/malaria#3-10-chlor 查询。

考虑到 M. T. 即将前往加纳,那里的恶性疟占所有类型疟疾的 90%,防疟药应选择阿托伐醌-氯胍、多西环素或甲氟喹。M. T. 应了解这些药物之间的差异,包括用法、不良反应概况和潜在的药物相互作用。表 81-1 对各种防疟药物进行了总结,并重点标注了不良反应、禁忌证、注意事项和潜在的药物相互作用[5,17,18]。应重点强调在旅行开始前药物预防的重要性。虽然目的地可能销售防疟药物,但这些药物的质量未知,因此不建议在当地购买。当地出售的防疟药物可能是伪劣产品或不符合生产标准,也可能含有杂质[19,20]。

表 81-1

用于疟疾预防的抗疟药

药物	用法	不良反应	禁忌证和注意事项	药物相互作用
阿托伐醌-氯胍(复方制剂)	在所有地区均服药 在前往疟疾疫区前 1~2 日开始使用,持续用药至离开疫区后 7 日,每日 1 次(每日固定同一时间服药) 与食物或乳饮料同服 在美国和欧盟,有市售的儿童用制剂(1/4 片 = 62.5mg 阿托伐醌和 25mg 氯胍)。美国 CDC 批准该药可用于体重>5kg 的婴幼儿,而世界卫生组织允许该药用于体重>11kg 的婴幼儿 分药需由药剂师操作,并置于胶囊内	恶心、呕吐、腹痛、转氨酶升高、癫痫和皮疹	严重肾损伤患者禁用(肌酐清除率<30ml/min) 妊娠和哺乳期妇女慎用(只在治疗获益大于风险时才可使用)	四环素、利福平和利福平会显著降低阿托伐醌的血药浓度(避免合用) 可能与逆转录蛋白酶抑制剂(利托那韦、达芦那韦、阿扎那韦、茚地那韦和洛匹那韦)和非核苷类逆转录酶抑制剂(奈韦拉平、依曲韦林和依法韦仑)发生相互作用,使用时需密切监控 甲氧氯普胺会降低阿托伐醌的生物利用度,服用治疗剂量的阿托伐醌时,应避免使用甲氧氯普胺止吐 由于西咪替丁和氟伏沙明会影响氯胍的代谢,应避免合用

表 81-1

用于疟疾预防的抗疟药(续)

药物	用法	不良反应	禁忌证和注意事项	药物相互作用
磷酸氯喹	只在对氯喹敏感的疟原虫流行地区服用 在前往疫区前 1~2 周开始使用,持续用药至离开疫区后 4 周,每周 1 次(固定在每周的同一日服药) 美国和加拿大没有市售的磺酸氯喹,但该药在绝大部分疫区有市售的片剂和糖浆制剂	可能加重银屑病;黑人出现瘙痒;恶心、头痛、皮疹、可逆性角膜混浊、指甲和黏膜变色、神经性耳聋、畏光、肌病、每日使用会出现视网膜病变、恶血质、精神病、癫痫发作和脱发	以下患者禁用: 对含 4-氨基喹啉结构的药物过敏和 G6PD 缺乏综合征的患者(使用预防和治疗剂量时,溶血罕有发生),自身有原发性视网膜病变、中枢神经系统疾病、重症肌无力、造血器官疾病、有癫痫或精神病史的患者 肝功能受损时需要减量	与其他致 QT 延长药物(索他洛尔、胺碘酮和本芴醇、抗逆转录病毒药物利匹韦林)合用可能增加 QT 间期延长的风险,因此应避免氯喹与上述药物合用 氯喹可抑制 CYP2D6,当与 CYP2D6 底物(美托洛尔、普萘洛尔、氟西汀、帕罗西汀和氟卡尼)合用时,可增加其不良反应 抗酸剂或高岭土可减少氯喹的吸收,服药间隔应≥4 小时 由于西咪替丁会抑制氯喹的代谢,应避免同时服用西咪替丁和氯喹;应避免同时服用氯喹和 CYP3A4 抑制剂(利托那韦、酮康唑和红霉素),因其会升高氯喹的血药浓度 氯喹可能增加地高辛和钙调磷酸酶抑制剂的血药浓度,合用时需密切监测 氯喹会降低氨苄西林的生物利用度,服药间隔应≥2 小时 氯喹可能降低环丙沙星和甲氨蝶呤的生物利用度
多西环素	在所有地区均服药 在前往疟疾疫区前 1~2 日开始使用,持续用药至离开疫区后 4 周,每日 1 次,每日同一时间服药	胃肠道不适(恶心、呕吐、腹痛和腹泻,频率低于其他四环素类药物);食管溃疡、阴道念珠菌病、光过敏、过敏性反应、恶血质、氮质血症和肝炎	8 岁以下儿童和妊娠妇女禁用 会通过乳汁排泄,可引起牙齿永久变色、牙釉质损伤、骨骼生长受损和光过敏	苯妥英钠、卡马西平和巴比妥类药物会减少多西环素的半衰期 抗凝药物与多西环素联用时需减量,并密切观察凝血酶原时间 水杨酸铋和含铁、钙、镁、铝制剂可减少其吸收,服药时间应间隔 3 小时以上 多西环素可能影响青霉素的杀菌活性,应避免同服
硫酸羟氯喹	只在对氯喹敏感的疟原虫流行地区服用,是氯喹的替代药			

表 81-1

用于疟疾预防的抗疟药（续）

药物	用法	不良反应	禁忌证和注意事项	药物相互作用
甲氟喹	在对甲氟喹敏感的疟原虫流行地区服用 在前往疫区前 2 周（以上）开始使用，持续用药至离开疫区后 4 周，固定在每周的同一日服药 1 次 在给旅行者开具甲氟喹处方时，还应附带一份美国食品药品管理局的药物指南	头晕、腹泻、恶心、梦境清晰、梦魇、易激怒、情绪善变、头痛、失眠、焦虑、癫痫和精神病	对甲氟喹及其相关药物（奎宁、奎尼丁）过敏、抑郁频繁发作、近期有抑郁病史、广泛性焦虑、精神失常、精神分裂、其他重大的精神疾病或癫痫发作的患者禁用 有精神疾病或抑郁病史患者慎用 不推荐心脏传导异常患者使用 服用抗心律失常药、β 受体阻滞剂、钙通道阻滞剂、抗组胺药、H_1 受体拮抗剂、三环类抗抑郁药和吩噻嗪类药物的患者应慎用或避免使用 生产厂家、美国 CDC 和世界卫生组织批准该药用于无法推迟必须前往高风险地区的中期妊娠和晚期妊娠妇女 少量药物经乳汁排泄，对母乳喂养的婴儿的影响未知	可与能改变心脏传导功能的抗疟药发生相互作用，增加本芬醇（在美国有市售的复方制剂，用于治疗无合并症的疟疾）QT 间期延长的致死风险，因此应避免使用或慎用 可能降低抗惊厥药（丙戊酸、卡马西平、苯巴比妥和苯妥英钠）的血药浓度，应避免同服 可能升高钙调磷酸酶抑制剂和 mTOR 抑制剂（他克莫司、环孢菌素 A 和西罗莫司）的血药浓度 潜在的 CYP3A4 抑制剂（如克拉霉素、红霉素、酮康唑、伏立康唑、伊曲康唑、利托那韦，洛匹那韦、达芦那韦、阿扎那韦和可比司他）可能增加甲氟喹的血药浓度和 QT 间期延长的风险 CYP3A4 诱导剂（如依法韦仑、奈韦拉平、依他维林、利福平和利福布汀）可能降低甲氟喹的血药浓度，应避免合用 避免波普瑞韦、特拉匹韦（抗丙肝药）与甲氟喹合用
伯氨喹	短期前往间日疟主要流行地区服用 可减少间日疟和卵形疟感染复燃的风险 在前往疟疾疫区前 1~2 日开始使用，持续用药至离开疫区后 7 日，每日 1 次，每日固定同一时间服药 治疗前应确保 G6PD 水平正常	胃肠道不适、G6PD 缺乏综合征的患者出现溶血、高铁血红蛋白症	以下患者禁用： G6PD 缺乏综合征的患者（治疗开始前，应检测 G6PD 水平以排除 G6PD 缺乏），妊娠期和哺乳期妇女（除非婴儿的 G6PD 水平正常）	

来源：Arguin PM，Tan KR. Malaria. In：Centers for Disease Control and Prevention. CDC Health Information for International Travel 2016. New York，NY：Oxford University Press；2016:242-255；Youngster I，Barnett ED. Interactions among travel vaccine & drugs. In：Centers for Disease Control and Prevention. CDC Health Information for International Travel 2016. New York，NY：Oxford University Press；2016:54-57；Schlagenhauf P，Kain KC. Malaria prophylaxis. In：Keystone JS et al，eds. *Travel Medicine*. 3rd ed. Philadelphia，PA：Saunders Elsevier；2013:146-147.

应告知 M. T. 采取避蚊措施，不仅能预防疟疾，还可预防伊蚊传播的登革热、奇昆古尼亚和寨卡病毒。由于蚊子主要在黄昏至拂晓期间叮咬，可使用防蚊帐（最好喷过杀虫剂）和杀虫喷雾剂，穿覆盖全身大部分躯体的长衣裤，衣服上喷除虫菊酯。表 81-2 总结了各种防蚊措施，旅游者可酌情参考[21-22]。除了防蚊措施之外，还应重点告知旅游者，如 M. T.，在户外活动和傍晚时检查自己的身体和随身衣服（参考第 82 章获取更多信息）。

备用应急治疗

考虑到治疗延迟带来的并发症和死亡风险，在 20 世纪 80 年代末引入了备用应急治疗（standby emergency treatment，SBET）这一概念，并在之后进行了更新，是指让旅行者携带适当的治疗剂量的抗疟药，当旅行者出现发热症状，但 24 小时内无法及时就医时，可自行服用[23-25]。SBET 的主要问题是旅行者很难根据临床症状自我判断是否感染疟疾。在旅行者出现类似疟疾发热的症状但又无法就医时，应自行服药直至医院就诊。

案例 81-1，问题 5：M. T. 在前往加纳之前，需要 SBET 作为备选吗？

美国有两种市售的非处方抗疟药：阿托伐醌-氯胍和蒿甲醚-本芴醇。由于 M. T. 即将前往加纳的一个偏远地区旅行，行程开始前应与旅行健康咨询师仔细沟通。M. T. 应将 SBET 作为备选，在旅途中携带适量全程用的抗疟药。值得

注意的是，相同或相近的药物不能既用于预防又用于治疗。因此，如果 M. T. 携带足够量的阿托伐醌-氯胍作为 SBET，那么不能使用阿托伐醌-氯胍用于药物预防。甲氟喹和多西环素都可用于疟疾预防。

基于免疫层析检测疟原虫蛋白的快速诊断试验（rapid diagnostic tests，RDT）和恶性疟流行地区使用的 ACTs 已成为当前全球疟疾控制策略的重要组成。正在评估 RDT 作为辅助旅行者自行判断是否应使用 SBET 的工具[23]。未来将继续评估 RDT 的可行性与实用性，为旅行者是否应使用 SBET 提供帮助。

表 81-2

防蚊措施

保护措施		备注
服装	穿长袖衬衫、长裤和袜子 在启程前 24~48 小时内，向衣服上喷洒除虫菊酯并晾干或购买提前处理过的衣服	除虫菊酯处理过的衣服经多次洗涤后仍具有驱虫能力 皮肤用的驱虫剂也可用于衣服，衣服洗过之后必须重新喷洒 喷过其他驱虫剂（如 DEET）的衣服可避免节肢动物叮咬，但清洗之后效果不佳，需要另外多次喷洒
杀虫剂	除虫菊酯：高效杀虫剂、杀螨剂和驱虫剂	
用于衣服和皮肤的驱虫剂	淋洗或喷洒驱虫剂至外露的皮肤 确保在蚊子最活跃时有充足的防护（蚊子主要在黄昏至拂晓期间叮咬） 防护减少和蚊子叮咬时需重新喷洒 旅行前购买驱虫剂	驱虫剂可与防晒霜合用。一般建议分开使用，先用防晒霜，再用驱虫剂。防晒霜的使用频次和每次用量均超过了驱虫剂，因此不推荐二者同时用 旅行者可能更经常用到防晒霜。有限的证据显示，使用防晒霜之后再喷含 DEET 的驱虫剂会使防晒因子降低 1/3
	DEET（化学名：N，N-二乙基-m-甲苯酰胺或 N，N-二乙基-3-甲基-苯甲酰胺） 全球 DEET 制剂的浓度范围在 5%~100% 之间 对于大多数户外活动，10%~35% DEET 将提供充足的保护	美国驱虫剂的金标准，自 1957 年批准以来已使用多年 可用于皮肤、衣服、蚊帐或避难所、玻璃窗、帐篷或睡袋
	派卡瑞丁［KBR 3-23（Bayrepel）］和美国以外的派卡瑞丁；化学名：21-（2-羟基乙基）-1-哌啶甲酸-1-甲基丙酯	
	柠檬桉叶油（oil of lemon eucalyptus，OLE）或 PML（化学名：对薄荷烷-3,8-二醇） 人工合成的 OLE	需注意的是，在 EPA 注册的驱虫剂均含有 OLE（或 PML）的活性成分。不推荐柠檬桉树的"纯"油（挥发油未制成驱虫剂制剂），因其未经过有效性和安全性实验验证，也未在 EPA 注册
	IR3535［化学名：3-（正丁基-N-乙酰基）-氨基丙酸，乙酯］	

EPA，美国环境保护署。

来源：Fradin MS. Insect protection. In：Keystone JS et al，eds. *Travel Medicine*. 3rd ed. Philadelphia，PA：Saunders Elsevier；2013：51-61；
Nasci RS et al. Protection against mosquitoes，ticks，& other arthropods. In：Centers for Disease Control and Prevention. CDC Health Information for International Travel 2016. New York，NY：Oxford University Press；2016：94-99；Schlagenhauf P，Kain KC. Malaria prophylaxis. In：Keystone JS et al，eds. *Travel Medicine*. 3rd ed. Philadelphia，PA：Saunders Elsevier；2013：143-144.

问题 1：J. P. ，男性，35 岁，在美国拥有小企业，准备去印度尼西亚东部地区看望他病重的祖母。J. P. 在 20 岁时便移民至美国，之后未曾回国。考虑到他祖母的健康状况，他 24 周孕龄的妻子 R. T. 准备带 6 岁的女儿一同前往。R. T. 也来自印度尼西亚，在 8 年前移民至美国。评估该家庭每名成员患疟疾的风险。

短期和长期旅行者的防疟策略是防蚊措施和药物预防联合使用。评估每名旅行者的感染风险很重要，包括具体城市的详细行程路线、酒店的类型和活动（如背包徒步旅行和探险旅行）。

与上文中 VFR 旅行者 M. T.（案例 81-1）一样，J. P. 和 R. T. 是居住在非流行国家的第一代移民并即将返回祖国，因此患病风险高。他们自认为从小便生活在疟疾流行国家（印度尼西亚），理应获得免疫力而没有患病风险。应向他们告知，任何获得性免疫力可迅速丧失，他们的患病风险与不具免疫的旅行者一致。由于 R. T. 是一名妊娠妇女，应向其告知妊娠疟疾感染可能比未妊娠妇女更严重，且会增加不良妊娠风险，尤其是妊娠期感染恶性疟与流产、死产、宫内发育迟缓及其他并发症和孕产妇死亡风险增加有关[7]。由于印度尼西亚东部是恶性疟流行地区，应建议她不跟随前往。他们 6 岁的女儿也需遵循防疟措施，因为婴儿、儿童和不同年龄段的成人前往疟疾流行地区均可能被感染。

案例 81-2，问题 2：J. P. 和他妻子 R. T. 尚未决定是否带女儿一起去看望 J. P. 的祖母。他们想更多了解关于疟疾的信息和防疟措施，以便权衡此次旅行的利弊。

在印度尼西亚东部，包括巴布亚新几内亚，推荐 J. P. 和他的家人采用药物预防以防止 CRPF 感染。美国 CDC 的国际旅行健康咨询[26]（一般指黄皮书）可为旅行者和医师提供最新的关于寄生虫病与免疫需求的信息。此外，像 J. P. 和他妻子这样的旅行者以及医师在程序菜单里可选择旅行者的类型，像他们这样的情况，可以选择"与儿童一起前往""看望朋友或家人"和"妊娠妇女"类别，这将为他们提供额外的信息以满足他们特殊的需求。此外，上文提及的美国 CDC"疟疾热线"也可提供防疟帮助。《发病与死亡周报》（*Morbidity and Mortality Weekly Reports*）和世界卫生组织还提供了其他有用的资源。

非恶性疟的药物预防

值得注意的是，几乎所有恶性疟都对氯喹耐药，前往印度尼西亚东部的旅行者最常遇到间日疟和恶性疟（参考恶性疟药物预防的部分）。有报道证实巴布亚新几内亚或印度尼西亚氯喹耐药的间日疟流行率很高[14]。因此推荐阿托伐醌-氯胍、多西环素和甲氟喹用于普通患者的治疗，甲氟喹用于妊娠妇女的治疗。在排除 G6PD 缺陷之后，感染卵形疟和间日疟的患者还应连续 14 日服用伯氨喹，以防止肝中潜伏的红外期疟原虫导致的再燃。妊娠妇女应避免使用伯氨喹。

恶性疟的药物预防

恶性疟流行地区可选择 3 种大体等效的预防药物阿托伐醌-氯胍、多西环素和甲氟喹。应基于个体因素、患者对方案的偏好、不良反应和禁忌证选择药物（参考表 81-1）。阿托伐醌和氯胍复方制剂的用法是：在前往疟疾疫区前 1~2 日开始使用，每日 1 次，持续用药至离疫区后 1 周。甲氟喹的用法是：在前往疟疾疫区前 1 周（以上）开始使用，持续用药至离开疫区后 4 周。第三选择多西环素的用法是：在前往疟疾疫区前 1 日开始使用，持续用药至离开疫区后 4 周。

像 R. T. 那样前往 CRPF 流行地区的妊娠妇女，只推荐甲氟喹用于预防。没有证据支持妊娠期使用阿托伐醌-氯胍的安全性，因此不予推荐，而多西环素则是禁用。考虑到印尼东部普遍流行的恶性疟和间日疟，应推荐甲氟喹而不是氯喹作为 R. T.（正处于中期妊娠）的预防药物。综上所述，前往印尼东部之前应关注间日疟的耐药性问题，甲氟喹将是正确的选择。

考虑到妊娠期间感染疟疾的风险，J. P. 和 R. T. 应重新评估他们一同旅行的计划。由于 8 岁以下儿童禁用多西环素，他们 6 岁的女儿可选择甲氟喹和阿托伐醌-氯胍。应给予他们可行的建议，如使用物理屏障（衣物、蚊帐）、驱蚊剂等，尽量缩短停留时间也可减少疟疾感染的可能性。表 81-2 总结了各种防蚊措施，旅游者可酌情参考[21-22]。可登录美国 CDC 官网 http://wwwnc.cdc.gov/travel/yellowbook/2018/infectious-diseases-related-to-travel/malaria 查询预防药物。

疟疾疫苗

案例 81-2，问题 3：J. P. 能以接受疫苗免疫替代药物预防吗？

由于疫苗研制过程中遇到的技术难题和缺乏市场，目前尚无有效的抗疟疫苗可用[27]。随着恶性疟原虫成功离体培养、基因工程和单克隆抗体研究的进展，疫苗的研究已取得一些突破，但离批准上市还有很长的时间。疟原虫在其生命周期中经历了多相改变，每一阶段的虫体基因组均有明显差异，所表达的大量抗原也不同。疟疾疫苗的开发依赖于识别和鉴定这些抗原以及根据这些抗原产生的单克隆抗体。目前有十几种疟疾疫苗处于临床试验阶段。疟疾疫苗技术路线图（Malaria Vaccine Technology Roadmap）已由全球领先的卫生组织设计完成，旨在加速高效疫苗的研制。

问题 1：C. S.，29 岁，女性，携带当地旅游诊所开具的处方来到社区药房购买甲氟喹。她自诉她将与一群女性朋友前往撒哈拉以南非洲旅游 6 周，由于有 1 个月要在户外活动，她很担心甲氟喹的不良反应。同时她也想知道关于疟疾预防的建议。她目前正在服用口服避孕药和复合维生素，并不了解药物的过敏反应。向 C. S. 提供关于甲氟喹和疟疾预防的指导。

应重点考虑患者的个体差异和药物的相关因素。基于C.S.的诉求,可建议她在旅行前2.5～3周开始服用甲氟喹,每周1次,每次服药时间相同[7]。甲氟喹在前3次服药期间便会出现主要的不良反应,这将有助于考察她对药物的耐受性。如不能耐受,可立即换药。

因为C.S.在旅行前便开始服用甲氟喹,持续用药至离开疫区后4周,所以任何的防疟策略都应强调药物预防依从性的重要性。应向C.S.告知个人防护措施包括住宿防护、驱虫剂的使用、保护性的衣服和蚊帐(参考表81-2)。例如说,如果C.S.选择了含DEET的驱虫剂,应建议她将防晒霜和驱虫剂分开使用(而不是合用)。防晒霜的使用频次和每次用量均超过驱虫剂。有限的证据显示,在使用防晒霜之后再喷含DEET的驱虫剂会使防晒因子降低1/3[22]。

阿米巴病

流行病学和死亡率

阿米巴病是肠道内原生动物溶组织内阿米巴引起的感染,可引起腹泻和阿米巴痢疾(图81-2)。当寄生虫侵犯其他器官时会发生肠外感染,侵犯最多的器官是肝脏,常引起肝脓肿[29,29]。阿米巴病全球分布广泛,有超过5 000万患者,年死亡人数超过10万[30]。大多数患者均居住、前往或近期从阿米巴病流行地区移民过来,这些地区卫生条件差,主要是热带和亚热带的发展中国家。阿米巴病通过粪-口途径传播,包括人与人之间直接接触和摄入污染的食物和水[31]。危险因素包括卫生条件差、肛交性暴露和家庭成员与患者接触。绝大部分患者感染的是迪斯帕内阿米巴(E. dispar)(80%)或莫氏内阿米巴(E. moshkovskii),它们与溶组织内阿米巴(10%)的抗原不同,不会引起侵袭性疾病症状[32,33]。阿米巴病患者可无症状,或表现为结肠炎或痢疾。肠外损伤包括肝、肺、皮肤脓肿以及罕见的脑脓肿[28,29,31-33]。

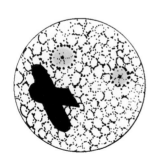

图81-2 溶组织内阿米巴

生命周期

宿主摄入污染了阿米巴成熟包囊的水或食物可致感染。摄入的包囊在小肠腔内脱囊,产生八核滋养体,并移行至大肠(图81-3)。滋养体以二元式分裂法生长繁殖。在非侵袭性感染中,滋养体停留在肠腔内。在侵袭性感染中,滋养体入侵肠黏膜并产生溃疡,引起阿米巴痢疾。滋养体可通过血流进入肝脏,罕有形成脑、肺和生殖器脓肿的病

例。滋养体和包囊可通过感染者的粪便排出。滋养体在宿主体外不能生存,如果经口摄入会被胃液消化。包囊在室外可存活数日至数周,只有当温度超过55℃或含高浓度氯的水才能杀灭[32,33,35]。

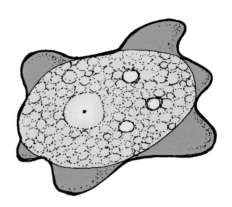

图81-3 溶组织内阿米巴滋养体

阿米巴痢疾

诊断

案例81-4

问题1:B.W.,39岁,近期从印度农村移民过来。因水样便14日,偶有便中带血,伴腹痛和发热送往急诊室。体格检查:体型消瘦男性,诉腹部不适,偶有恶心,血压150/90mmHg,脉搏90次/min,体温37.6℃。无黄疸或淋巴结肿大;腹部轻微膨隆,右下腹压痛;肝功能正常;大便隐血阳性;光镜检查发现大便有滋养体和包囊;结肠镜在肠黏膜上查见烧瓶形溃疡;溃疡组织活检显示为滋养体。大便标本的抗原检测证实存在溶组织内阿米巴。B.M.有哪些临床表现支持阿米巴结肠炎的诊断?

阿米巴急性结肠炎患者可能出现潜血或水样便、腹痛、便秘、胃痛、发热、直肠出血(特别是儿童)、恶心和厌食[36-39]。患者体格检查显示为与重症结肠炎表现相一致的体温升高、心动过速与高血压。当患者出现潜血或水样便、腹痛、发热时,可疑诊为阿米巴痢疾。若腹泻超过10日,应进一步明确是否为肠外寄生虫感染[40]。几乎所有阿米巴结肠炎患者的大便血红素阳性。显微镜检查大便样本只能鉴别滋养体或包囊,并不能区分是否为溶组织内阿米巴还是其他阿米巴感染。需检测不同时期的3份大便样本,因为如果只检1份,可能漏检包囊。血清学检查无法确定是现症感染还是既往感染。目前有多种市售抗原检测试剂盒可用于区分大便中阿米巴原虫的类型,其特异性和灵敏度各不相同。B.W.近期从流行国家移民过来,症状与阿米巴结肠炎相一致。B.W.的大便抗原检查证实了阿米巴感染,可确诊为阿米巴病。

案例81-4,问题2:治疗B.W.的市售药物有那些?何种治疗方案是首选?

如果明确鉴定出溶组织内阿米巴,需进行治疗。迪斯帕内阿米巴感染无需治疗[36-38]。治疗围绕清除肠腔内滋养体和包囊进行。有两类药物可治疗 B.W. 的阿米巴病,一类为组织内杀阿米巴药,另一类为肠内抗阿米巴药。轻-中度、重度肠道或肠外症状的患者需先服用组织内杀阿米巴药,再服一定疗程的肠内抗阿米巴药。治疗 B.W. 的症状性阿米巴结肠炎需联用组织内杀阿米巴药和肠内抗阿米巴药。组织内杀阿米巴药包括硝基咪唑、硝唑尼特和氯喹。治愈率达 90% 的药物有 5-硝基咪唑、甲硝唑(Flagyl)和替硝唑(Tindamax)[29,39]。硝唑尼特有治疗效果但研究数据有限;氯喹对肠道感染无效。甲硝唑可清除肠道和组织的滋养体,但对肠内包囊无效。为根除定植,应序贯使用肠内抗

阿米巴药巴龙霉素、糠酸(在美国和加拿大未批准上市)和双碘喹啉。

B.W. 的阿米巴痢疾需每日 3 次口服或静脉滴注甲硝唑 750mg,连续 5~10 日[34]。替代方案为每日 1 次口服替硝唑 2g,其治疗持续时间更短,耐受性更好。甲硝唑常见的不良反应是恶心、金属味觉和腹部不适。应警示患者,在治疗期间及其后 72 小时内饮酒可能出现双硫仑样反应[42]。组织内杀阿米巴药治疗结束后,应序贯使用肠内抗阿米巴药,首选药物是巴龙霉素,需分 3 次口服 25~35mg/(kg·d),连续 5~10 日。二线药物是二氯尼特和双碘喹啉(参考表 81-3)[28]。巴龙霉素最常见的不良反应是腹痛/痉挛、恶心和腹泻。不能同时使用巴龙霉素和甲硝唑。

表 81-3

各型寄生虫感染的药物治疗[a]

药物的选择	剂量	不良反应	警示
阿米巴病			
无症状包括包囊携带者			
肠内抗阿米巴药			
巴龙霉素(首选药物)	成人和儿童:25~35mg/(kg·d)PO tid×5~10 日	恶心、呕吐、腹泻和痉挛	胃肠道梗阻患者禁用 肾功能损伤患者慎用
双碘喹啉	成人:650mg PO tid×20 日 儿童:30~40mg/(kg·d)PO tid×20 日(最大剂量 2g/d)	恶心、呕吐和头痛	可致视神经损伤,老年患者应避免使用
糠酸二氯尼特(未在美国上市)	成人:500mg PO tid×10 日 儿童:20mg/(kg·d)PO tid×10 日	腹部胀气、恶心和腹痛	
有症状或侵袭性肠道感染			
组织内杀阿米巴药			
甲硝唑	成人:750mg PO tid×5~10 日 儿童:35~50mg/(kg·d)PO tid×7~10 日	恶心、头痛、金属味觉、与酒精合用发生双硫仑样反应和腹部不适	早期妊娠妇女应避免使用
替硝唑	成人:2g PO qd×3 日 儿童:50mg/kg(最大剂量 2g)×3 日	金属味或苦味、厌食、恶心、呕吐、上腹部不适和疲劳	早期妊娠和哺乳期妇女禁用
序贯使用肠内抗阿米巴药:参考上述剂量			
阿米巴肝脓肿			
甲硝唑	成人:750mg PO/IV tid×5~10 日 儿童:35~50mg/(kg·d)tid×5~10 日	恶心、头痛、金属味觉、与酒精合用发生双硫仑反应、感觉异常	早期妊娠妇女应避免使用
替硝唑	成人:2g PO qd×3~5 日 儿童:50mg/kg(最大剂量 2g)×5 日	金属味或苦味、厌食、恶心、呕吐、上腹部不适和疲劳	早期妊娠和哺乳期妇女禁用

表 81-3

各型寄生虫感染的药物治疗[a]（续）

药物的选择	剂量	不良反应	警示
序贯使用肠内抗阿米巴药以根除肠道定植：参考上述剂量			
蛔虫病（蛔虫）			
阿苯达唑	成人和儿童：单次 400mg	恶心、呕吐、头痛、肝功能异常	妊娠期避免使用
甲苯达唑（已从美国退市）	成人和儿童：100mg bid PO×3 日 或 500mg PO 顿服 如需要可重复 3 周	头痛、腹泻、腹痛和头晕	妊娠期避免使用 肝病和炎症性肠病患者慎用
蛲虫病（蛲虫）			
甲苯达唑（已从美国退市）	成人和儿童：单次 100mg PO，2 周内重复	腹泻和腹痛	妊娠期避免使用 肝病和炎症性肠病患者慎用
噻嘧啶双羟萘酸盐	成人和儿童：单次 11mg/kg PO（最大剂量 1g），2 周内重复	恶心、呕吐、头痛、头晕、腹泻和腹部绞痛	妊娠期避免使用 肝病患者慎用
阿苯达唑	成人和儿童：单次 400mg PO；2 周内重复	恶心、呕吐、头痛和肝功能异常	妊娠期避免使用
丝虫病			
乙胺嗪	成人：第 1 日，50mg PO；第 2 日，50mg tid；第 3 日，100mg tid；第 4～14 日，6mg/（kg·d），分 3 次服用 儿童：第 1 日，25～50mg；第 2 日，25～50mg tid；第 3 日，50～100mg tid；第 4～14 日，6mg/（kg·d），分 3 次服用	严重的过敏或发热反应、胃肠道紊乱、罕有脑病	
阿苯达唑	400mg PO qd×10 日	恶心、呕吐、头痛和肝功能异常	妊娠期避免使用
吸虫病（吸虫）[b]			
吡喹酮	成人和儿童：40mg/（kg·d）PO 分 2 次，间隔 4 小时（埃及血吸虫，曼森氏裂体吸虫和刚果裂体吸虫） 60mg/（kg·d）PO 分 3 次，间隔 4 小时或分 2 次，间隔 6 小时（日本血吸虫和湄公河裂体吸虫）	不适、头痛、头晕、镇静状态、发热、腹痛	禁止与其他强效 CYP 酶诱导药（利福平）合用 眼囊尾蚴病患者禁用
蓝氏贾第鞭毛虫病			
甲硝唑	成人：250mg PO tid×5～7 日（与三餐同服） 儿童：15mg/（kg·d）PO tid×5～7 日	恶心、头痛、金属味觉、与酒精合用发生双硫仑反应	早期妊娠妇女应避免使用
替硝唑	成人：单次 2g PO 儿童：单次 50mg/kg	金属味或苦味、厌食、恶心、呕吐、上腹部不适和疲劳	早期妊娠和哺乳期妇女禁用

表 81-3

各型寄生虫感染的药物治疗[a]（续）

药物的选择	剂量	不良反应	警示
硝唑尼特	成人和儿童：>12 岁：500mg PO bid×3 日 儿童：<12 岁：7.5mg/kg bid×3 日	腹痛、腹泻、呕吐和头痛	肝和肾功能损伤患者慎用
巴龙霉素（早期妊娠首选）	成人：500mg PO tid×10 日 儿童：25mg/(kg·d)tid×10 日	恶心、呕吐、腹泻和痉挛	胃肠道梗阻患者禁用 肾功能损伤患者慎用
阿苯达唑	400mg PO qd×5 日	恶心、呕吐、头痛和肝功能异常	妊娠期避免使用
甲苯咪唑	200mg PO tid×5 日	头痛、腹泻、腹痛和头晕	妊娠期避免使用 肝病和炎症性肠病患者慎用
钩虫病			
甲苯达唑	成人和儿童：100mg PO bid×3 日 或单次 500mg PO	头痛、腹泻、腹痛和头晕	妊娠期避免使用 肝病和炎症性肠病患者慎用
阿苯达唑	单次 400mg PO	恶心、呕吐、头痛和肝功能异常	妊娠期避免使用
虱			
1%扑灭司林	使用指南参考表格 81-4	偶见过敏反应、轻微刺痛、红斑	对菊花过敏患者慎用 不推荐用于眉毛或睫毛
伊维菌素	成人和儿童：200μg/kg×3 日，第 1、2、10 日	发热、瘙痒、淋巴结痛、头痛、关节痛、罕有低血压	严重哮喘患者慎用
利什曼病			
葡萄糖酸锑钠	成人：20mg/kg IV 或 IM×20~28 日 儿童：同成人	胃肠道症状、不适、头痛、关节痛、肌痛、贫血、中性粒细胞减少、血小板减少，心电图异常（ST 段及 T 波改变）	心脏病患者慎用 肾或肝功能损伤患者慎用
两性霉素 B 脂质体	免疫功能正常患者：3mg/(kg·d)（第 1~5、14 和 21 日）。如需要可重复 免疫缺陷患者：4mg/(kg·d)（第 1~5、10、17、24、31 和 38 日）。如果需要进一步治疗，请寻求建议	低血压、寒战、头痛、贫血、血小板减少、发热，血清肌酐升高	
疥疮			
5%扑灭司林	外用涂布全身 作用 8~14 小时后洗净药物（淋浴或坐浴）	皮疹、水肿、红斑	对菊花过敏患者慎用
疥疮的替代药物			
伊维菌素	成人：20μg/kg PO；2 周内重复	恶心、腹泻、头晕、眩晕、瘙痒	严重哮喘患者慎用
林旦	外部给药一次	不推荐用于妊娠妇女、婴儿以及大量皮肤破损的患者。当其他药物无效时作为二线治疗药物	美国儿科学会不推荐 只是二线治疗药物 因神经毒性被标注"黑框警告" 加州、英国和澳大利亚禁用

表 81-3

各型寄生虫感染的药物治疗ᵃ（续）

药物的选择	剂量	不良反应	警示
克罗米通（10%）	外用涂布全身，特别是褶皱处。可在 24 小时内重复涂抹。最后一次用药后 48 小时淋浴洗净	局部皮肤刺激	不能用于新生的渗出性皮肤。不可吞咽
绦虫ᶜ,ᵈ			
吡喹酮	成人和儿童：单次 5~10mg/kg PO	不适、头疼、眩晕、镇静状态、嗜酸粒细胞增多、发热	禁止与其他强效 CYP 酶诱导药（利福平）合用 眼囊尾蚴病患者禁用
棘球蚴囊ᵉ			
阿苯达唑	成人：400mg bid×8~30 日，如必要可重复 儿童：15mg/（kg·d）×28 日，如必要可重复（外科切除术可先于药物治疗）	腹泻、腹痛、罕有肝毒性、白细胞减少	妊娠期避免使用
滴虫病			
甲硝唑	成人：2g PO×1 日或 250mg PO tid×7 日 儿童：15mg/（kg·d）PO tid×7 日	恶心、头痛、金属味觉、与酒精产生双硫仑反应、感觉异常	早期妊娠妇女应避免使用

ᵃ 未列出疟疾的治疗和预防药物（可通过表 81-1 查询美国 CDC 和世界卫生组织提供的疟疾治疗指南以及治疗和预防药物）。
ᵇ埃及血吸虫，曼森氏裂体吸虫，日本血吸虫，中华枝睾吸虫，卫氏肺吸虫。
ᶜ超适应证使用治疗绦虫感染。治疗微小膜壳绦虫的剂量为单次 25mg/kg。
ᵈ阔节裂头绦虫的替代治疗：成人，单次口服氯硝柳胺 2g；儿童，单次口服 50mg/kg（最大剂量 2g）。
ᵉ细粒棘球绦虫、多房棘球绦虫。
Bid，每日 2 次；IM，肌内注射；IV，静脉滴注；PO，口服；qd，每日 1 次；tid，每日 3 次。
来源：Drug Facts and Comparisons. https://fco-factsandcomparisons-com. ezproxymcp. flo. org/action/home? siteid = 5&reauth. St. Louis, MO: Wolters Kluwer Health, Inc. Accessed July 31, 2017.

　　一项对阿米巴病确诊患者的研究表明，与单用甲硝唑相比，加用布拉氏酵母菌可减少患者的血性腹泻和增加对包囊的清除[43]。

　　应在治疗期间和治疗结束后 3 个月内密切关注 B. W. 的腹泻和腹痛是否改善。需检测不同时期的 3 份大便样本以确保包囊被完全清除[44]。

阿米巴包囊的携带者

案例 81-5

问题 1：M. A. ，男性，56 岁，在多次前往东南亚以后，到家庭医师那里做常规检查。M. A. 目前无症状，但大便常规查见溶组织阿米巴包囊，M. A. 需要接受治疗吗？

　　M. A. 是无症状包囊携带者。包囊携带者通常不进展为侵袭性阿米巴病，感染有时可自愈[29]。非致病性的迪斯帕内阿米巴包囊携带者无需治疗，无症状的溶组织内阿米巴阳性患者需接受治疗以防止传染给他人[28,29]。

案例 81-5，问题 2：应使用何种药物治疗 M. A. ？

　　推荐肠内抗阿米巴药治疗无症状阿米巴病患者。首选

药物是巴龙霉素，需分 3 次口服 25~35mg/（kg·d），连续 5~10 日，并与食物同服。也可推荐糠酸二氯尼特（未在美国上市）或双碘喹啉，但巴龙霉素有效率高于双碘喹啉[45]。为确认阿米巴感染得到根除，应当连续 3 个月每月检查 M. A. 的大便标本[44]。

肠外感染

案例 81-6

问题 1：M. M. ，男性，26 岁，主诉右上腹痛、发热和寒战，急诊入院。体格检查显示，患者吸气困难伴有肩背部疼痛及腹部压痛。右肺底可闻及湿啰音。实验室检查显示，嗜中性白细胞增多、轻度贫血、碱性磷酸酶和丙氨酸氨基转移酶升高。血清学检查显示，内阿米巴属抗体滴度高。计算机断层扫描（computed tomography，CT）证实肝右叶脓肿。应如何治疗 M. M. ？

　　少于 1% 的阿米巴病患者会发生肠外感染，其中肝脓肿最为常见。由于肠肝循环的存在，肝右叶是最常感染部位[38]。M. M. 的临床表现和实验室检查结果与肝脓肿一致。据报道大约只有 50% 的阿米巴肝脓肿患者会出现腹泻。阿米巴肝脓肿的首选治疗方案是连续 5~10 日使用甲

硝唑,并序贯使用肠内抗阿米巴药如巴龙霉素[37]。不推荐抽吸引流脓肿,除非药物治疗4~5日后仍无效,或出现继发性感染以及有迫近心包破裂的证据。治疗结束后,需使用超声密切监控 M. M. 的脓肿进展,病灶可能需长达12个月才会消退。肝脓肿的并发症包括腹腔穿孔、脓毒性休克或二重感染。肠和肝以外的感染非常罕见(<0.1%),感染累及脑或皮肤通常与阿米巴肝脓肿相关。由于这些感染的罕见性,目前无明确的治疗指南[36,37]。

妊娠妇女的治疗

案例81-7

问题1:S. W. ,女性,26 岁,来自苏丹的难民。因水样便、便中带血、腹部绞痛和发热5日入院。她目前妊娠12周,在到达美国的4周前未做产前保健。体格检查显示,体温38℃,心率80次/min,血压140/85mmHg。新鲜大便隐血和滋养体阳性。抗原检测证实存在溶组织内阿米巴。弯曲菌、沙门菌和志贺菌培养阴性。超声和CT扫描未见肝脓肿。医师诊断为肠阿米巴病。

应如何治疗 S. W. 的感染?基于她目前的情况,需要如何考虑?

S. W. 需接受肠内抗阿米巴药治疗。首选药物是甲硝唑,但她妊娠不足3个月。妊娠初期三个月应避免使用硝基咪唑类药物如甲硝唑和替硝唑。甲硝唑极易透过胎盘屏障,对胎儿的影响尚不明确[42]。S. W. 应使用巴龙霉素,每日25~35mg/kg,分3次服用,连续5~10日。巴龙霉素是一种口服不吸收的氨基糖苷类药物,安全性极佳。该药最常见的不良反应是恶心、呕吐和腹部绞痛。为确保清除感染,应连续3个月检查 S. W. 的大便标本[36,37]。

如果 S. W. 的感染未被清除或进展为暴发性结肠炎或阿米巴肝脓肿,妊娠超过3个月后应使用组织内杀阿米巴药如甲硝唑,并序贯使用肠内抗阿米巴药如巴龙霉素或二线药物如双碘喹啉或糠酸二氯尼特。若选择双碘喹啉,其最常见的不良反应为头痛、恶心和呕吐。老年患者应特别关注视神经损伤,应当避免使用双碘喹啉。曾有超剂量使用出现周围神经病的报道。应选择糠酸二氯尼特,其最常见的不良反应是气胀,但它在美国未获批准上市[36]。

蓝氏贾第鞭毛虫病

流行率与传播

蓝氏贾第鞭毛虫病是由原生生物蓝氏贾第鞭毛虫(G. lamblia)引起的疾病,在全球多个地区流行。一般高发于卫生条件差、食用受污染的水或食物的发展中国家。虽然此病流行于亚洲、非洲或南美洲,但在美国是最常见的肠道寄生虫病[34,47]。生活在卫生条件差、经济落后的农村、与感染者接触或出国旅行的人群感染风险最高。该病好发于儿童和免疫功能低下的患者。患者临床表现多样,轻则出现自限性腹泻,重则出现慢性腹泻、腹部绞痛、排泄漂浮的疏松灰白色油状大便、疲劳、体重减轻和脂肪、乳糖、维 A

和维 B₁₂ 吸收不良[48]。严重感染可致小肠黏膜损伤。

生命周期

感染通过摄食被包囊污染的水和食物或通过粪-口途径传播。包囊在小肠内释放滋养体(每个包囊产生2个滋养体)[46]。滋养体在近端小肠腔内复制,并以自然状态存在或依靠腹吸盘附着于黏膜。滋养体移行至结肠时形成包囊,随粪便一并排出。包囊质地坚硬,在冷水或含氯环境中可存活数周(图 81-4)[47,49]。

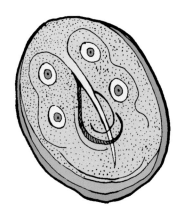

图 81-4 蓝氏贾第鞭毛虫包囊

诊断

体征和症状

案例81-8

问题1:P. C. ,女性,23 岁,参加完赞比亚一个传教旅行后于1周前返回美国,主诉腹泻、大便恶臭呈灰白色油状、腹部绞痛和疲劳就诊。P. C. 自诉腹泻、偶有便秘2个月。她在过去长达1年的旅行中曾偶发腹泻,但很快自愈,腹泻通常发生在湖里游完泳之后。出现腹泻后,她的体重减少了约7.7kg。她否认大便内有血或黏液,且未出现发热。实验室检查结果如下:大便脂肪含量>12g(正常值7g),全血细胞计数(complete blood counts,CBC)显示贫血伴血小板减少,维生素 B₁₂ 水平低。3 份不同的大便样本检查结果均显示蓝氏贾第鞭毛虫包囊阳性,抗原检测证实存在蓝氏贾第鞭毛虫。

P. C. 的哪些临床表现支持对蓝氏贾第鞭毛虫病的诊断?

感染蓝氏贾第鞭毛虫的患者可能无临床症状,表现为自限性腹泻,也可能出现慢性腹泻伴腹痛、黄色油状恶臭大便、腹胀、体重减少或气胀。慢性腹泻可能由脱水和脂肪、乳糖、维生素 A 和维生素 B₁₂ 吸收不良引起[47-50]。通常的潜伏期为摄入包囊后6~15 日。即便只有10 个包囊也会引起感染[51]。患者的体征和症状以及在大便内查见包囊或滋养体可确诊感染。因为只检测1份大便样本可能漏检包囊,所以推荐多次检测大便样本(至少3次)。ELISA 或直接荧光法检测大便样本的抗原较传统湿镜显微术更灵敏,可用于出现蓝氏贾第鞭毛虫病症状但多种检测包囊阴性的患者。由于症状表现相似,应排除细菌(沙门菌、志贺菌、弯曲菌)和病毒(轮状病毒、诺如病毒)感染的可能。蓝氏贾第鞭毛虫病和上述感染不同之处在于病程的时长(首次发病前隐匿 7~10 日)和体重的减轻[49]。

P. C. 曾在赞比亚进行传教工作,因此具有高感染风险。她可能摄食了受污染的食物和水,特别是她可能误饮了湖水。她的症状和慢性蓝氏贾第鞭毛虫病一致:恶臭油状大便、阵发性腹泻和便秘、疲劳和腹部绞痛。部分患者也会出现气胀。实验室检查结果符合吸收不良:大便脂肪含量大于 12g(正常大便脂肪含量<7g)[50];结果大于 7 意味着脂肪吸收不良导致脂肪泻[52]。慢性感染也可表现为贫血和低维生素 B_{12} 水平。P. C. 的 3 次大便样本检测均查见蓝氏贾第鞭毛虫包囊,抗原检测也证实存在蓝氏贾第鞭毛虫,因此确诊为蓝氏贾第鞭毛虫病。

案例 81-8,问题 2:P. C. 应如何治疗?

硝基咪唑类药物是 P. C. 贾第鞭毛虫病的首选治疗。甲硝唑 250mg,每日 3 次,连续 5~7 日,有效率为 52%~100%[53]。单剂替硝唑 2g,耐受性可能更好,因其疗程更短,有效率与甲硝唑相似。替代药物包括:硝唑尼特 500mg 口服每日 2 次,巴龙霉素 500mg 每日 3 次×10 日(早期妊娠首选),阿苯达唑 400mg 口服每日 1 次×5 日。奎纳克林[54]和呋喃唑酮[55]均有治疗效果,但美国尚未批准上市。

应建议 P. C. 养成良好的卫生习惯,花至少 20 秒的时间用肥皂和水洗手,以控制疾病传播[56]。腹泻通常在 1~2 日内缓解,10 日左右完全消退。吸收不良可能持续 4~8 周[53,25-60]。如果治疗失败,必须额外增加一个疗程。更高给药剂量或更长治疗时间可有效清除耐药株[49]。

蛲虫病

流行率

蛲虫病是由蛲虫引起的肠道感染,同时也是全球最常见的蠕虫感染。蛲虫病高发于学龄儿童(5~10 岁)、失去自理能力的人和家庭成员或保姆已患病的家庭。与其他蠕虫感染不同,各社会阶层群体均可患病。该病通过粪-口传播,儿童感染的主要原因是吮吸手指。当某一家庭成员感染蛲虫病后,该家庭所有成员均应给予治疗[61-63]。

生命周期

人类是蛲虫唯一的宿主。蛲虫在人肠道内只能存活约 4 周。蛲虫卵通过脏手抓挠肛周、接触污染的食物或水入口。共用污染的衣服或床单可在人与人之间传播。蛲虫卵被摄入后,在小肠(十二指肠)孵育成幼虫,幼虫迁行至大肠并经 2 次蜕皮后发育为成虫(图 81-5)。蛲虫在回肠交配,其后雄虫死亡并随大便排出。雌虫受孕后定植于大肠和盲肠。因虫卵成熟依赖于氧,雌虫会在夜间迁行至直肠和肛门,并释放约 11 000 个虫卵。虫卵沉积于肛周皮肤后可出现剧烈的瘙痒[64,65]。

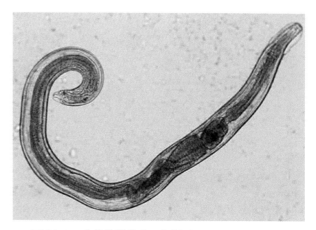

图 81-5 成熟雄性蛲虫。[来源:Centers for Disease Control and Prevention(CDC)-DpDx-Laboratory Identification of Parasitic Diseases of Public Concern. *Taeniasis* Image Gallery. https://www.cdc.gov/dpdx/enterobiasis/index.html. Accessed July 31,2017.]

体征和症状

案例 81-9

问题 1:N. D.,5 岁,男孩,被他妈妈带去看儿科医师。他妈妈告诉医师 N. D. 已连续多日抓挠肛周。剧烈的瘙痒让他整夜无眠,并且很容易被激怒。N. D. 身高约 114cm,体重 19kg。利用透明胶纸粘贴法发现肛周有蛲虫卵。N. D. 的那些体征和症状可用于确诊蛲虫病?

蛲虫感染患者可无症状或只出现轻微的症状;最常见的症状是虫卵沉积于肛周引起的夜间肛周瘙痒和抓挠。抓挠皮肤可导致继发性细菌感染和睡眠障碍。重症感染者可出现腹痛、食欲减退和失眠。蛲虫感染罕有严重的并发症,但可引起排尿困难、阑尾炎或阴道感染[66,67]。

N. D. 表现为肛周瘙痒、失眠,"透明胶纸粘贴法"也显示蛲虫卵阳性,提示蛲虫感染。

案例 81-9,问题 2:N. D. 应该如何治疗? 他的父母有必要治疗吗?

治疗蛲虫感染有 3 种不同的药物——阿苯达唑、双羟萘酸噻吩嘧啶(非处方药)和甲苯达唑(美国尚未批准上市)。N. D. 可接受单次阿苯达唑 400mg 或双羟萘酸噻吩嘧啶 11mg/kg(最大剂量 1g),并在 2 周内重复一剂。甲苯达唑目前未在美国上市,但可从国外购买。甲苯达唑可单次给药 100mg,并在 2 周内重复一剂。

阿苯达唑和甲苯达唑是广谱抗蠕虫药物,可选择性作用于蛲虫肠细胞的微管,通过耗竭糖原而杀灭蛲虫[68,69]。阿苯达唑是治疗蛲虫病的首选药物,治愈率超过 90%。阿苯达唑和甲苯达唑的人体耐受性较好,最常见不良反应为腹痛。双羟萘酸噻吩嘧啶作为去极化的神经肌肉阻滞剂,可使成虫瘫痪并在排卵前随大便排出[69]。它最常见的不良反应是恶心和呕吐。液体制剂在使用前需震摇,可与果汁或牛奶同服。

N. D. 家庭内所有成员均需同时治疗。其他预防方法包括餐前便后认真洗手、勤剪指甲、用热水勤洗床单和内衣[66]。

绦虫病

概述

肠绦虫(绦虫)属于环节动物;成虫主要寄生于胃肠道,而幼虫可寄生于任何器官[70]。致人感染的种类有:牛肉绦虫、猪肉绦虫、阔节裂头绦虫、亚洲带绦虫和微小膜壳绦虫。人因食用生的或未煮熟的肉(猪肉或牛肉)或鱼肉而感染绦虫[71]。

绦虫依靠其前段,即头节,附着于肠黏膜[70-72]。头节的顶部称为顶突,部分长有小钩。绦虫颈节较短,后方长有节片。节片成熟后形成链状体节,使绦虫外形呈带状。体节的长度因绦虫的种类而异(牛肉绦虫共有节片 2 000 多片)。通过肉眼无法区分不同种类绦虫的妊娠节片。明确绦虫的种类需检查头节、节片和卵。

绦虫通过吸盘直接从宿主摄取营养物质,但不侵犯组织黏膜或吸血;因此通常无症状或症状轻微[71]。典型症状包括胃肠道症状、轻度嗜酸性粒细胞增多和 IgE 水平升高。猪肉绦虫感染可致囊尾蚴病;神经囊尾蚴病是其中最严重的一种类型,常累及中枢神经系统。因此,积极治疗所有种类的绦虫感染至关重要。

生命周期

人是牛肉绦虫和猪肉绦虫唯一的终宿主。牛或猪因食用被虫卵污染的植物或含孕节的大便而感染。虫卵孵出后将侵犯肠壁,最终在肌肉组织中发育为囊尾蚴。人因食用生的或未煮熟的肉而感染。囊尾蚴在人体内能够存活数年,可在小肠内经 2 个月发育为成虫。成虫不断地长出节片,节片成熟后变得质地坚硬,并从虫体脱落。脱落的节片随后移行至肛门或随大便排出[73]。

流行病学

据估计全球约 1.7 亿~2 亿人感染绦虫[71]。猪肉绦虫感染遍及全球所有养猪的国家,但最常流行于拉丁美洲、撒哈拉以南非洲、中国、印度和东南亚[70-71]。牛肉绦虫感染常见于食用生的或未煮熟牛肉的国家,最常流行于欧洲东部、俄罗斯、东非、拉丁美洲、印度尼西亚和中国[73]。发展中国家的农村和卫生条件差、经济落后的地区发病风险最高[74]。工业国家的绝大部分神经囊尾蚴病例主要见于来自绦虫病流行国家的难民、移民或旅行者。

囊尾蚴病

囊尾蚴病由猪肉绦虫的幼虫包囊引起。幼虫会迁行至体内各处,如肌肉、脑、皮下组织或眼。神经囊尾蚴病是发生在中枢神经系统的感染,它引起了全球 1/3 的获得性癫痫[75]。患者的体征和症状因包囊所处的位置而异。寄生在肌肉的包囊除了引起皮下包块,可能不会引起其他临床表现。沉积于眼部的包囊会引起飞蚊症或视力模糊[76]。神经囊尾蚴病的临床表现取决于包囊的位置和数量;症状包括癫痫发作、局灶性神经功能缺损、认知能力下降和颅内压升高[76,77]。

临床表现和影像学手段如 MRI 和 CT 可用于对神经囊尾蚴病的诊断[74]。治疗因人而异,应基于囊尾蚴的大小、位置和分期调整治疗方案。治疗药物包括驱虫剂如吡喹酮和/或阿苯达唑。经常联用皮质类固醇和抗癫痫药以控制癫痫发作和虫体死亡引起的炎症反应。许多患者可能需要手术治疗[77-80]。

牛肉绦虫和猪肉绦虫

体征和症状

案例 81-10

问题 1:L. D. ,28 岁的传教士,在埃塞俄比亚生活了 12 周后于近期返回美国,他因肛周瘙痒和弥漫性腹部不适(主要是绞痛)就诊。他没有发热和轻度腹泻的症状,但他自述曾看见大便中有"活动的大米状物体"。实验室检查显示嗜酸性粒细胞计数和 IgE 水平轻度升高。肛周透明胶纸法检查和几日内 3 次大便化验结果均查见牛肉绦虫。

L. D. 的症状符合牛肉绦虫感染吗? 如何区分感染的类型?

绦虫感染患者可表现出一系列的症状。许多患者没有症状,但如果有,通常都较轻。症状包括腹痛、痉挛、气胀、便秘、恶心、呕吐、头痛、维生素缺乏或体重减轻。更严重的症状包括阑尾炎和胰腺炎。病人可能报告大便中有绦虫节片。由于成虫具有免疫原性,部分患者可能出现嗜酸性粒细胞计数和 IgE 水平升高[72]。

无法通过肉眼区分牛肉绦虫和猪肉绦虫的虫卵。检查头节(罕有病例)和孕节可明确绦虫的种类。感染 2~3 个月之后,才能从大便检测出虫卵和节片。美国 CDC 推荐检测不同时期的 3 份大便样本以明确诊断。猪肉绦虫头节的特点是头节张有 4 个吸盘,顶突张有 2 排小钩(图 81-6)[72,81,82]。牛肉绦虫头节张有 4 个吸盘但无顶突或小钩(图 81-7)[81]。生物分子分析较大便镜检可更准确地区分绦虫的种类,但前者仅在研究型实验室才有[82]。

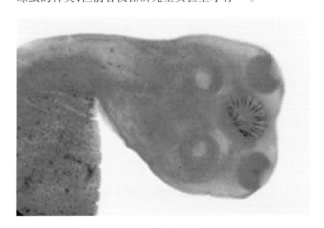

图 81-6 猪肉绦虫头节。[来源:Centers for Disease Control and Prevention(CDC)-DpDx-Laboratory Identification of Parasitic Diseases of Public Concern. *Taeniasis* Image Gallery. https://www. cdc. gov/dpdx/enterobiasis/index. html. Accessed July 31,2017.]

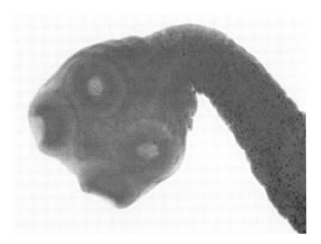

图 81-7　牛肉绦虫头节。[来源：Centers for Disease Control and Prevention(CDC)-DpDx-Laboratory Identification of Parasitic Diseases of Public Concern. *Taeniasis* Image Gallery. https://www.cdc.gov/dpdx/enterobiasis/index.html. Accessed July 31, 2017.]

案例 81-10，问题 2：L. D. 应怎样治疗和进行疗效评价？

牛肉绦虫和猪肉绦虫感染的治疗均首选吡喹酮 5～10mg/kg，一次顿服[83]。吡喹酮可以杀灭成虫，但对虫卵无作用。典型的不良反应包括全身乏力、头痛、眩晕、腹部不适和罕见的荨麻疹。L. D. 应被告知在进食时整片以水和食物一起吞服。药物的苦味可引起 L. D. 作呕或呕吐，因此建议整片迅速吞服。由于不能达到足够的血药浓度，禁止吡喹酮与强效 CYP 450 酶诱导药如利福平同服。L. D. 应被告知在服药当日和第二日不能驾驶汽车或操作重型机械。吡喹酮对牛肉绦虫和猪肉绦虫感染的治愈率高（高达 98%）[84]。

替代药物可用氯硝柳胺，成人单次口服 2g，儿童 50mg/kg。氯硝柳胺在美国没有市售的人用制剂。硝唑尼特曾成功治愈感染牛肉绦虫，同时对吡喹酮和氯硝柳胺耐药的患者[71]。无论何种治疗方案，均需在治疗后第 1 和第 3 个月检测大便中的虫卵以确认感染得到根除。

推荐通过清肠获取头节来鉴别绦虫的种类[71]。目前有 2 种方案供选择：一种是在治疗前服用聚乙二醇电解质，另一种是服用驱虫剂 2 个小时内给予蓖麻油或硫酸镁溶液。绦虫及其节片会在 6～12 小时内随粪便排出。应告知患者收集 72 小时内的大便以获取绦虫的节片。

虱病

流行率

虱病（虱感染）可由头虱（图 81-8）、体虱或者阴虱引起。虱感染仍然是全球面临的主要问题，社会各阶层群体均可发生虱病[85]。据估计在美国治疗头虱的花费可能超过 10 亿美元[86]。

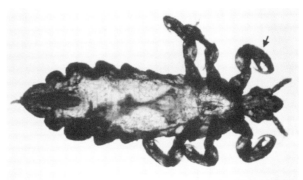

图 81-8　头虱

生命周期

头虱和体虱具有相似的生命周期，只是寄殖地不同。虱的生命周期分为 3 个阶段：虫卵、幼虫和成虫。雌虱受精后产卵（长达 10 日），卵黏附在头发或者衣服的缝隙中。卵（图 81-9）经 7～10 日的发育成幼虫，再经过 3 次蜕皮进化为成虫。虱通过向宿主注入少量唾液吸食人血为生；不吸血虱将死亡。虱用头部中间的口锥刺破宿主皮肤，并利用吻突上的环状牙齿吸附。虽然在眉毛、睫毛和腋毛均可发现阴虱，但它们主要寄生在阴毛[85,87-89]。

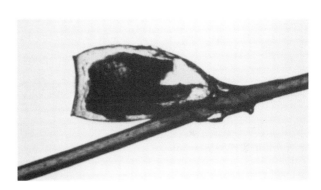

图 81-9　发丝上的虱卵

流行病学

头虱高发于 3～12 岁学龄儿童及其家人。由于毛发质地不同，非洲裔美国人少有感染。据估计美国头虱感染的总人数高达 1 200 万[90]。体虱在衣服上产卵，头虱和阴虱则在发根处产卵。头虱和体虱通过身体和衣物的接触在宿主间传播，但阴虱通过性接触传播。

体征和症状

案例 81-11

问题 1：W. L.，男性，30 岁，流落街头的无家可归者，因全身剧烈瘙痒就诊。体格检查显示脓疱型皮损遍及全身。皮肤增厚，且躯干中部脱色。分诊护士诉 W. L. "全身长满了虱子"。

W. L. 的症状为什么与虱感染一致？

头虱和体虱感染的患者最常见的症状是头皮、耳、颈和身体其他部位的瘙痒。慢性虱病可能引起色素过度沉着和皮肤增厚，常见于腰、腹股沟和大腿上部区域（"流浪者病"）。重度虱病引起的顽固性瘙痒和抓挠可致毛囊炎、出血性斑疹或丘疹、继发性细菌感染[85-91]。而在校儿童多为头虱感染，可能仅有头皮、耳和颈部的轻度瘙痒[92]。

治疗

案例 81-11，问题 2：应如何治疗 W.L. 头部、身体和生殖器区域的虱感染？

W.L. 应同时治疗细菌性脓疱和虱病。治疗成人和儿童头虱的一线药物是 1%扑灭司林液。替代药物可用 0.5%马拉硫磷洗液和 0.33%除虫菊酯加 4%胡椒基丁醚。近来有研究表明不同的外用药物效果可能不同。英国已有对 0.5%马拉硫磷洗液耐药的头虱报道。美国上市的洗液配方中含有松油醇、双戊烯和松针油，这可能是造成美国耐药性迟发的原因[86,93]。林旦因神经毒性而被美国食品药品管理局（FDA）批准为二线药物，只有当其他替代药物治疗失败时才可使用（表 81-4）[86]。

用热水洗浴或洗衣服可清除体虱。因 W.L. 感染严重，应同时外用灭虱药。治疗头虱的药物也可用于体虱，治疗应在 7~10 日内重复一次[85,94]。口服药物如伊维菌素虽未经 FDA 批准，但有证据显示其对难治性虱病更有效[95]。阴虱的一线治疗药物是 1%扑灭司林液或除虫菊酯加胡椒基丁醚。替代治疗方案包括 0.5%马拉硫磷洗液作用 8~12 小时或伊维菌素 250μg/kg，并在 14 日内重复一次[96]。W.L. 的瘙痒可使用抗组胺药和外用低效激素对症治疗。

"天然产物"如白千层属灌木加薰衣草油、椰子油加茴香油、茶树油、凡士林洗发水、蛋黄酱和丝塔芙都曾用于虱感染的治疗[97,98]，但均未被 FDA 批准，且未被证明效果更佳。使用细齿梳人工去虱虽然繁琐但很有必要，因为不是所有的灭虱药都能 100%杀灭虱卵。据报道，在梳头前应用醋制品 3 分钟，可使"除虱"更容易[86]。

表 81-4

治疗头虱的非处方和处方药

非处方药[a,b]	
药物	**使用说明**
1%扑灭司林	先用不含护发素的洗发水洗头，趁头发未干时使用扑灭司林。作用 10 分钟后再用水洗净 如查见活虱，需在 7~10 天内重复一次（在第 9 天重复用药最佳） 替代治疗时间表：0、7 和 13~15 天 护发素和含硅制品可减少扑灭司林残留
除虫菊酯加胡椒基丁醚 （有市售的摩丝和洗发水）	用于干燥的头发，持续作用 10 分钟再用水洗净 重复治疗的时间表与扑灭司林相同 因发生明显的耐药，治疗效果下降
处方药	
0.5%马拉硫磷洗液	用于干燥的头发，让其自由风干，作用 8~12 小时后再用水洗净 如查见活虱，需在 7~9 天内重复一次 因含有酒精而高度易燃。应告知患者裸露头发自由风干-当头发还潮湿时，不能使用吹风机、卷发熨斗或平板熨斗 英国已发现耐药。目前美国的制剂处方不同于英国，耐药率少于英国
5%苄醇	用足够量的洗液至干燥的头发以饱和头皮和所有头发 需作用 10 分钟再用水洗净 重复治疗过程与扑灭司林相同
0.9%多杀菌素悬浮液	用于干燥的头发以饱和头皮和发根（可能需要整瓶洗液）。需作用 10 分钟再用水洗净 如查见活虱，需在 7 天内重复一次
0.5%伊维菌素洗液	用于干燥的头发和头皮，作用 10 分钟再用水洗净。只需使用一次

[a] 所有外用药均需在水槽用热水洗净-而不能淋浴或在浴缸洗浴以减少皮肤暴露。
[b] 使用坚硬的细齿梳可除去头发上的虱。
有多种治疗头虱的药物。未持续使用或未遵照指南使用可能引起耐药或治疗失败。

来源：Devore CD，Schutze GE. The Council on school health and committee on infectious diseases. Head lice. *Pediatrics*. 2015；135（5）：e1355-e1365；Centers for Disease Control and Prevention（CDC）Head Lice Treatment. http://www.cdc.gov/parasites/lice/head/treatment.html. Accessed July 31，2015.

凡士林

为清除 W. L. 眼睑和睫毛上的虱,可使用眼科用凡士林软膏[89]。每日 2~4 次用棉签将凡士林涂在睫毛和眼睑上。这种方法可使虱窒息或者将它们从体表清除。普通的凡士林会刺激 W. L. 的眼睛。

去污染措施

虱病的治疗应当包括彻底的去污染以避免再感染。衣服、床单等私人物品应使用温度高于 50.4°C 的热水烫洗,并在此温度下干燥[86]。不能水洗的物品可干洗或置于塑料袋内存放 2 周。应使用吸尘器清扫家具和地毯;不推荐喷洒灭虱药。应使用热水浸泡发刷、梳子和其他塑料制品[99]。虱在单位和学校的出没仍是问题,在每日开始新的工作和学习前将个人外层衣饰(外套、帽子、领带)放置于自己的塑料袋内隔离,该措施可显著减少虱的再感染。

疥疮

流行率

疥疮是由雌性疥螨引起的传染性皮肤病。疥螨感染遍及全球,社会各阶层群体均可发生。疥疮通过皮肤密切接触传播[96]。结痂性疥疮常见于免疫功能缺陷者,是更严重的一种疥疮,具有高度传染性。养老院和监狱等机构常有疥疮感染暴发[100]。典型临床表现为丘疹样皮疹伴剧烈瘙痒。具有厚痂皮的结痂性疥疮含有大量的疥螨和虫卵。

生命周期

成年雌虫在宿主的皮肤上挖洞并存放虫卵和粪便。卵经孵育后长成幼虫,最终发育为成虫。雌虫可存活长达 6 周,每日可产 2~4 个虫卵。皮损的典型表现是由于疥螨挖洞和排泄物引起的超敏反应。皮损部位通常见于手指间隙、手腕、肘部、臀部和生殖器[101-103]。

治疗

案例 81-12

问题 1:G. P.,26 岁,疗养院工作的护士。因双手掌跖部瘙痒性丘疹伴有抓痕,去看家庭医师。疗养院的几名患者和护士,以及她 5 岁的儿子都有与她相似的症状。皮肤刮片法查见她手指间隙有洞穴。显微镜检查发现疥螨虫卵及其粪便。

G. P. 和她的家人应如何治疗? 治疗同时应进行哪些特别的说明和指导?

目前有多种疥疮治疗药物。2 个月及以上的患儿首选 5% 扑灭司林乳膏[102]。将其涂布于从颈部到脚趾的全身皮肤,只需薄薄一层,8~14 小时后再用水洗净。虽然伊维菌素未被 FDA 批准,但可作为一线药物,可单次口服伊维菌素 200mg/kg,并在 2 周内重复一次。因其杀螨效果有限,需

重复给药一次[104]。不推荐伊维菌素用于 5 岁以下、体重低于 15kg 的儿童、妊娠妇女或哺乳期妇女[102]。鉴于已经报道的毒副作用,林旦只作为二线药物[105]。如果一线药物耐药或治疗失败,才可使用林旦。

疥螨首次感染几个星期后才会出现症状。应治疗患者的性伴侣或与患者长期接触的个体[96]。家庭内的所有成员均需同时治疗以防止再感染。症状可持续 2 周,如果超过 2 周,则需评估是否治疗失败。

应对 G. P. 进行除药物之外的其他治疗措施教育。所有床单和衣服均需使用 60°C 的热水烫洗,并高温干燥干洗。因疥螨离开人皮肤超过 72 小时会死亡,可将不能水洗的物品,如毛绒玩具,置于密封的塑料袋内存放 48~72 小时[96,106]。不推荐对居住区域进行熏蒸。

(刘职瑞 译,刘芳 校,夏培元 审)

参考文献

1. World Health Organization (WHO). International travel and health. Geneva, Switzerland: World Health Organization; 2015.
2. Deye GA, Magill AJ. Malaria: epidemiology and risk to the traveler. In: Keystone JS et al, eds. Travel Medicine 3rd ed. Philadelphia, PA: Saunders Elsevier; 2013:135–142.
3. World Tourism Organization. UNWTO World Tourism Barometer. January 2011. http://www2.unwto.org/publication/unwto-annual-report-2011
4. Centers for Disease Control and Prevention (CDC). Malaria and Travelers. http://www.cdc.gov/malaria/travelers/index.html. Accessed December 29, 2015.
5. Arguin PM, Tan KR. Malaria. In: Centers for Disease Control and Prevention. Health Information for international travel; 2016:236–255.
6. Maguire JD et al. Chloroquine-resistant Plasmodium malariae in south Sumatra, Indonesia. Lancet. 2002;360(9326):58–60.
7. Schlagenhauf P, Kain KC. Malaria chemoprophylaxis. In: Keystone JS et al, eds. Travel Medicine. 3rd ed. Philadelphia, PA: Saunders Elsevier; 2013:143–162.
8. Mendelson M. Approach to the patient with malaria. In: Keystone JS et al, eds. Travel Medicine. 3rd ed. Philadelphia, PA: Saunders Elsevier; 2013:173–177.
9. Genton B, D'Acremont V. Clinical features of malaria in returning travelers and migrants. In: Schlagenhauf-Lawlor P, ed. Travellers' Malaria. Hamilton, Ontario: Decker; 2001:371–402.
10. Kain KC, Keystone JS. Malaria in travelers. Epidemiology, disease and prevention. Infect Dis Clin North Am. 1998;12:267–284.
11. Baird JK, Hoffman SL. Prevention of malaria in travelers. Med Clin North Am. 1999;83:923–944.
12. Mali S et al. Malaria surveillance-United States, 2010. MMWR Surveill Summ. 2012;61(2):1–17.
13. Leder K et al. Illness in travelers visiting friends and relatives: a review of the GeoSentinel Surveillance Network. Clin Infect Dis. 2006;43(9):1185–1193.
14. Centers for Disease Control and Prevention Treatment Guidelines. Guidelines for Treatment of Malaria in the United States. http://www.cdc.gov/malaria/resources/pdf/treatmenttable.pdf. Accessed December 29, 2015.
15. World Health Organization (WHO). Guidelines for the Treatment of Malaria. 3rd ed. 2015. http://apps.who.int/iris/bitstream/10665/162441/1/9789241549127_eng.pdf?ua=1&ua=1pdf. Accessed March 13, 2016.
16. International Travel and Health. Geneva, Switzerland: WHO; 2010.
17. Centers for Disease Control and Prevention (CDC). Drugs used in the prophylaxis of malaria. http://wwwnc.cdc.gov/travel/yellowbook/2016/infectious-diseases-related-to-travel/malaria#4661. Accessed December 29, 2015.
18. Youngster I, Barnett ED. Interactions Among Travel Vaccine & Drugs. In: Centers for Disease Control and Prevention. CDC Health Information for International Travel 2016. New York, NY: Oxford University Press; 2016:54–57.
19. Goodyer LI, Gibbs J. Medical supplies for travellers to developing countries. J Travel Med. 2004;11:208–212.
20. Centers for Disease Control and Prevention (CDC). Counterfeit and Substandard Antimalarial drugs: Information for Travelers: http://www.cdc.gov/malaria/travelers/counterfeit_drugs.html. Accessed December 29, 2015.
21. Fradin MS. Insect protection. In: Keystone JS et al, eds. Travel Medicine. 3rd ed. Philadelphia, PA: Saunders Elsevier; 2013:51–61.

22. Nasci RS et al. Protection against mosquitoes, ticks, & other arthropods. In: Centers for Disease Control and Prevention. CDC Health Information for International Travel 2016. New York, NY: Oxford University Press; 2016:94–99.

23. Grobusch MP. Self-Diagnosis and Self-Treatment of Malaria by the Traveler. In: Keystone JS et al, eds. *Travel Medicine*. 3rd ed. Philadelphia, PA: Elsevier Saunders; 2013.

24. World Health Organization (WHO). Development of recommendations for the protection of short-stay travellers to malaria-endemic areas: memorandum from two WHO Meetings. *Bull World Health Organ*. 1988;66:177–196.

25. World Health Organization (WHO). Malaria. In: World Health Organization. International travel and health: situation as on 1 January 2002. Geneva, Switzerland: World Health Organization; 2002:130–148.

26. Centers for Disease Control and Prevention (CDC). CDC Health Information for International Travel 2016. New York, NY: Oxford University Press; 2016.

27. Centers for Disease Control and Prevention (CDC). Malaria Vaccine. http://www.cdc.gov/malaria/malaria_worldwide/reduction/vaccine.html. Accessed December 29, 2015.

28. Bercu TE et al. Amebic colitis: new insights into pathogenesis and treatment. *Curr Gastroenterol Rep*. 2007;9(5):429–433.

29. Choudhuri G, Rangan M. Ambeic infections in humans. *Indian J Gastroenterol*. 2012;31(4):153–162.

30. Gunther J et al. Amebiasis-related mortality among United States residents, 1990–2007. *Am J Trop Med Hyg*. 2011;85(6):1038–1040.

31. World Health Organization (WHO). International Travel and Health. Amoebiasis. www.who.int/ith/diseases/amoebiasis/en. Accessed May 7, 2015.

32. Petri WA, Jr, Haque R. Entamoeba species, including amebiasis. In: Mandell GL et al, eds. *Mandell, Douglas, and Bennett's Principles and Practice of Infectious Diseases*. 7th ed. Philadelphia, PA: Churchill Livingstone; 2010:3411.

33. Petri WA Jr, Singh U. Enteric amebiasis. In: Guerrant RL et al, eds. *Tropical Infectious Diseases: Principles, Pathogens, & Practice*. 2nd ed. Philadelphia, PA: Churchill Livingstone; 2006:967.

34. Ross AG et al. Enteropathogens and chronic illness in returning travelers. *N Engl J Med*. 2013;368:1817–1825.

35. Centers for Disease Control and Prevention (CDC). DPDx-Amebiasis Life Cycle. www.cdc.gov/dpdx/amebiasis. Accessed June 17, 2015.

36. Stanley S. Amebiasis. *Lancet*. 2003;361(9362):1025–1034.

37. Pritt BS, Clark CG. Amebiasis. *Mayo Clinic Proc*. 2008;83(10):1154–1159.

38. Ximenez C et al. Noveleities in amebiasis: a neglected tropical disease. *J Global Infect Dis*. 2011;3(2):166–174.

39. Haque R et al. Amebisis. *N Engl J Med*. 2003;348(16):1565–1573.

40. Ryan ET et al. Case 20-2011: a 30-year-old man with diarrhea after trip to the Dominican Republic. *N Engl J Med*. 2011;364(26):2536–2541.

41. Amebiasis (Amebic Dysentery). Disease Management and Investigative Guidelines. Kansas Disease Investigation Guidelines; 2009. http://www.kdheks.gov/epi/Investigation_Guidelines/Amebiasis_Investigation_Guideline.pdf. Accessed June 18, 2015.

42. *Product Information: FLAGYL(R) Oral Tablets, Metronidazole Oral Tablets*. New York, NY: G.D. Searle (per FDA); 2013.

43. Dinleyici EC et al. Clinical efficacy of Saccharomyces boulardii and metronidazole compared to metronidazole in children with acute bloody diarrhea caused by amebiasis: a prospective, randomized open-label study. *Am J Trop Med Hyg*. 2009;80(6):953–955.

44. Wolfe MS. Nondysenteric intestinal amebiasis. Treatment with diloxanide furoate. *JAMA*. 1973;224(12):1601–1604.

45. Blessmann J, Tannich E. Treatment of asymptomatic intestinal *Entamoeba histolytica* infection. *N Engl J Med*. 2002;347(17):1384.

46. Centers for Disease Control and Prevention (CDC). Giardia. Pathogen and Environment. http://www.cdc.gov/parasites/giardia/pathogen.html. Accessed June 30, 2015.

47. Escobeda AA et al. Giardiasis: the ever present threat of a neglected tropical disease. *Infect Disord Drug Targets*. 2010;10(5):329–348.

48. Centers for Disease Control and Prevention (CDC). Giardia. Illness and Symptoms. www.cdc.gov/parasites/giardia/illness.html. Accessed May 7, 2015.

49. Gardner TB, Hill DR. Treatment of giardia. *Clin Microbiol Rev*. 2001;14(1):114–128.

50. Ryan ET et al. Case 38-2011: a 34-year-old man with diarrhea and weakness. *N Engl J Med*. 2011;365(24):2306–2316.

51. Hawrelak J. Giardiasis: pathophysiology and management. *Altern Med Rev*. 2003;8(2):129–142.

52. MedLine Plus. US National Library of Medicine. Fecal Fat. http://www.nlm.nih.gov/medlineplus/ency/article/003588.htm. Accessed July 6, 2015.

53. Escobedo AA, Cimerman S. Giardisasis: a pharmacotherapy review. *Expert Opin Pharmacother*. 2007;8(12):1885–1902.

54. Quinacrine. FDA Uses. Micromedex 2015. Greenwood Village, CO: Truven Health Analytics. http://www.micromedexsolutions.com.ezproxymcp.flo.org/micromedex2/librarian/PFDefaultActionId/evidencexpert.DoIntegratedSearch#. Accessed August 1, 2017.

55. Furazolidone. FDA Uses. Micromedex 2015. Greenwood Village, CO: Truven Health Analytics. http://www.micromedexsolutions.com.ezproxymcp.flo.org/micromedex2/librarian/PFDefaultActionId/evidencexpert.DoIntegratedSearch#. Accessed August 1, 2017.

56. Centers for Disease Control and Prevention (CDC). Parasites-Giardia. Prevention and Control. http://www.cdc.gov/parasites/giardia/prevention-control.html. Accessed July 10, 2015.

57. Hill DR, Nash TE. Intestinal flagellate and ciliate infections. In: Guerrant RL et al, eds. *Tropical Infectious Diseases: Principles, Pathogens, & Practice*. 2nd ed. Philadelphia, PA: Churchill Livingstone; 2006:984.

58. Hill DR. Giardia lamblia. In: Mandell GL et al, eds. *Mandell, Douglas, and Bennett's Principles and Practice of Infectious Diseases*. 7th ed. Philadelphia, PA: Churchill Livingstone; 2010:3527.

59. Farthing MJ. Treatment options for eradication of intestinal protozoa. *Nat Clin Pract Gastroenterol Hepatol*. 2006;3:436.

60. Ratanapo S et al. Multiple modes of transmission of giardiasis in primary schoolchildren of a rural community, Thailand. *Am J Trop Med Hyg*. 2008;78:611.

61. Centers for Disease Control and Prevention (CDC). Enterobiasis. http://www.cdc.gov/parasites/pinworm. Accessed June 26, 2015.

62. Wang L, Hwang K, Chen E. Enterobius vermicularis infection in schoolchildren: a large-scale survey 6 years after a populatin-based control. *Epidemiol Infect*. 2010;138(1):28–36.

63. Stermer E, Sukhotnic I, Shaoul R. Pruritus ani: an approach to an itching condition. *J Pediatr Gastroenterol Nutr*. 2009;48(5):513–516.

64. Centers for Disease Control and Prevention (CDC). Enterobiasis. Biology. http://www.cdc.gov/parasites/pinworm/biology.html. Accessed June 26, 2015.

65. Cappello M, Hotez P. Intestinal nematodes In: Long S, ed. *Principles and Practice of Pediatric Infectious Diseases*. 4th ed. New York, NY: Churchill Livingstone; 2012.

66. Centers for Disease Control and Prevention (CDC). Enterobiasis. Prevention and Control. https://www.cdc.gov/parasites/pinworm/prevent.html. Accessed August 1, 2017.

67. Kucik CJ et al. Common intestinal parasites. *Am Fam Physician*. 2004;69(5):1161–1168.

68. Maguire J. Nematodes (Roundworm). In: Bennett J, Blaser M, eds. *Mandell, Douglas and Bennett's Principles and Practice of Infectious Diseases*. 8th ed. New York, NY: Saunders; 2015:3199–3207.

69. Anthelmintics. In: McEvoy GK, Snow KE, eds. *AHFS Drug Handbook*. *STAT!Ref Online Electronic Medical Library*. Bethesda, MD: American Society of Health-System Pharmacists; 2015.

70. White A Jr, Weller PF. Cestode infections. In: Kasper D et al, eds. *Harrison's Principles of Internal Medicine*. 19 ed. New York, NY: McGraw-Hill; 2014. http://accesspharmacy.mhmedical.com.ezproxymcp.flo.org/content.aspx?bookid=1130&sectionid=79741152. Accessed July 31, 2017.

71. Craig P, Ito A. Intestinal cestodes. *Curr Opin Infect Dis*. 2007;20:524–532.

72. Centers for Diseases Control and Prevention (CDC). Taeniasis FAQs (Tapeworm). http://www.cdc.gov/parasites/taeniasis/gen_info/faqs.html. Accessed July 21, 2015.

73. Centers for Disease Control and Prevention (CDC). Parasites-Taeniasis. Biology. http://www.cdc.gov/parasites/taeniasis/biology.html. Accessed July 21, 2015.

74. Ito A et al. The present situation of human taeniases and cysticercosis in Asia. *Recent Pat Antiinfect Drug Discov*. 2014:9(3):173–185.

75. Coral-Almeida M et al. Taenis solium human cysticercosis: a systematic review of sero-epidemiological data from endemic zones around the world. *PLoS Negl Trop Dis*. 2015;9(7):e0003919.

76. Centers for Disease Control and Prevention (CDC). Cysticercosis FAQs. http://www.cdc.gov/parasites/cysticercosis/gen_info/faqs.html. Accessed July 27, 2015.

77. Jun-Cook H. Pharmacokinetic variability of anthelmintic: implications for the treatment of neurocysticercosis. *Expert Rev Clin Pharmacol*. 2012;5(1):21–30.

78. World Health Organization (WHO). Taeniasis/cysticercosis. http://www.who.int/mediacentre/factsheets/fs376/en/. Updated May 2015. Accessed July 30, 2015.

79. Garcia HH et al. Efficacy of combined antiparasitic therapy with praziquantel and albendazole for neurocysticercosis: a double-blind, randomized controlled trial. *Lancet Infect Dis*. 2014;14(8):687–695.

80. Romo ML et al. Routine drug and food interactions during anthelminthic treatment of neurocysticercosis: a reason for the variable efficacy of albendazole and praziquantel? *J Clin Pharmacol*. 2014;54(4):361–367.

81. Centers for Disease Control (CDC). Parasites-Taeniasis. http://www.cdc.gov/parasites/taeniasis/index.html. Accessed July 21, 2015.

82. Centers for Disease Control (CDC). Parasites-Taeniasis. Resources for Health

professionals. http://www.cdc.gov/parasites/taeniasis/health_professionals/index.html Accessed July 30, 2015.

83. Biltricide (praziquantel) [prescribing information]. Wayne, NJ: Schering; March 2014.

84. Chai JY. Praziquantel treatment in trematode and cestode infections: an update. *Infect Chemother*. 2013;45(1):32–43.

85. Pollack RJ et al. Ectoparasite infestations and arthropod injuries. In: Kasper D et al, eds. *Harrison's Principles of Internal Medicine*. 19th ed. New York, NY: McGraw-Hill; 2015. http://accesspharmacy.mhmedical.com.ezproxy.mcphs.edu/content.aspx?bookid=1130&Sectionid=79757711. Accessed July 31, 2015.

86. Devore CD, Schutze GE. The Council on school health and committee on infectious diseases. Head lice. *Pediatrics*. 2015;135(5):e1355–e1365.

87. Centers for Disease Control and Prevention (CDC). Lice-Body Lice. Biology. www.cdc.gov/parasites/lice/body/biology.html. Accessed July 31, 2015.

88. Centers for Disease Control and Prevention (CDC). Lice-Pubic "Crab" Lice. www.cdc.gov/parasites/lice/pubic/biology.html. Accessed July 31, 2015.

89. Centers for Disease Control and Prevention (CDC). Lice-Pubic "Crab" Lice-Treatment. http://www.cdc.gov/parasites/lice/pubic/treatment.html. Accessed July 31, 2015.

90. Centers for Disease Control and Prevention (CDC). Lice-Head Lice General Information. http://www.cdc.gov/parasites/lice/head/gen_info/faqs.html. Accessed July 31, 2015.

91. Centers for Disease Control and Prevention (CDC). Lice-Body Lice-Frequently asked questions. http://www.cdc.gov/parasites/lice/head/gen_info/faqs.html. Accessed July 31, 2015.

92. Yetman RJ. The child with pediculosis capitis. *J Pedi Health Care*. 2014;29(1):118–120.

93. Ovide 0.5% Lotion [package insert]. Hawthrone, NY; TaroPharmaceutical; 2014.

94. Centers for Disease Control and Prevention (CDC). Head Lice Treatment. http://www.cdc.gov/parasites/lice/head/treatment.html. Accessed July 31, 2015.

95. Chosidow O et al. Oral ivermectin versus malathion lotion for difficult to treat head lice. *N Engl J Med*. 2010;362:896–905.

96. Centers for Disease Control and Prevention (CDC). 2015 Sexually Transmitted Diseases Treatment Guideline. Ectoparasitic Infections – Pediculosis Pubis. http://www.cdc.gov/std/tg2015/ectoparasitic.htm. Accessed July 31, 2015.

97. Centers for Disease Control and Prevention (CDC). Parasites-Lice-Head-Lice. Prevention & Control. https://www.cdc.gov/parasites/lice/head/prevent.html. Accessed August 1, 2017.

98. Diamantis SA et al. Treatment of head lice. *Dermatol Ther*. 2009;22:273–278.

99. National Pediculosis Association. Alternative treatment. http://www.headlice.org/faq/treatments/alternatives.htm. Accessed July 31, 2015.

100. Centers for Disease Control and Prevention (CDC). Scabies. Epidemiology & Risk Factors. www.cdc.gov/parasites/scabies/epi.html. Accessed June 29, 2015.

101. Centers for Disease Control and Prevention (CDC). Scabies. Biology. http://www.cdc.gov/parasites/scabies/biology.html. Accessed June 29, 2015.

102. Currie BJ, McCarthy JS. Permethrin and ivermectin for scabies. *N Engl J Med*. 2010;362(8):717–725.

103. Chouela E et al. Diagnosis and treatment of scabies: a practical guide. *Am J Clin Dermatol*. 2002;3(1):9–18.

104. Mohebbipour A et al. Comparison of oral ivermectin vs. lindane lotion 1% for the treatment of scabies. *Clin Exp Dermtalo*. 2013;38:719–723.

105. Nolan K et al. Lindane toxicity: a comprehensive review of the medical literature. *Pediatr Dermatol*. 2012;29:141–146.

106. Centers for Disease Control and Prevention (CDC). Scabies. Prevention and Control. www.cdc.gov/parasites/scabies/prevent.html. Accessed June 29, 2015.

第 82 章　蜱传播疾病

Caroline S. Zeind，Michelle L. Ceresia，and Lin H. Chen

核心原则	章节案例
莱姆病	
① 莱姆病是伯氏疏螺旋体引起的多系统螺旋体病,通过已感染的黑腿蜱虫叮咬传播给人。可根据发病地区、蜱的种类和附着时间长短指导临床用药。	案例 82-1(问题 1)
② 莱姆病随分期和感染时间不同而临床表现多样,最常见的特征为皮肤游走性红斑疹(erythema migrans,EM)。	案例 82-2(问题 1 和 2)
③ 连续几周(10~21 日)的抗菌药物可有效治疗大部分的局限性(早期)莱姆病;但如果不治疗,感染会扩散至关节、心脏和神经系统。	案例 82-2(问题 3 和 4) 案例 82-3(问题 1) 案例 82-4(问题 1)
回归热	
① 回归热是由疏螺旋体属引起的细菌感染。回归热有两种类型,蜱传播回归热(tick-borne relapsing fever,TBRF)发生于美国西部,虱传播回归热(louse-borne relapsing fever,LBRF)通常发生于发展中国家的难民安置点。	案例 82-6(问题 1)
宫本疏螺旋体病	
① 宫本疏螺旋体病是新近发现的由硬蜱属传播的蜱传播疾病,其与莱姆病、无形体病和巴贝虫病流行地区相同。	案例 82-6(问题 2)
南方蜱相关皮疹	
① 南方蜱相关皮疹(southern tick-associated rash illness,STARI)是通过孤星蜱传播的蜱传播疾病,病因尚未明确。被叮咬的患者偶尔出现与莱姆病相似的皮疹。	案例 82-7(问题 1)
无形体病	
① 无形体病是嗜吞噬细胞无形体引起的蜱传播疾病,在 20 世纪 90 年代中期的美国首次确认可致人患病。如果治疗不当,可使病情加重,并危及生命。	案例 82-8(问题 1)
巴贝虫病	
① 巴贝虫病是一种嗜红细胞寄生虫病,通过某种蜱传播,可表现为无症状到危及生命,尤其是免疫缺陷患者。	案例 82-9(问题 1 和 2)
科罗拉多蜱传热、蜱传播脑炎和其他病毒介导的蜱传播疾病	
① 科罗拉多蜱传热(Colorado tick fever,CTF)是病毒介导的蜱传播疾病,儿童的病情较成人更严重。其他介导蜱传播疾病的病毒包括波瓦森病毒、波本病毒和腹地病毒。	案例 82-10(问题 1)
蜱麻痹	
① 蜱麻痹在全球均有发生,可影响人和牲畜。除去蜱后可逆转病情。	案例 82-11(问题 1)
蜱传播疾病的预防	
① 蜱传播疾病的预防非常重要。个人防护等措施可辅助预防。	案例 82-5(问题 1)

概述

目前大部分新发传染病均由节肢动物蜱和蚊传播[1]。遗憾的是,除了少数例外情况,这些新发疾病不能通过疫苗预防。蜱属于蛛形纲昆虫,蛛形纲还包括蝎、蜘蛛和螨[2]。蜱传播疾病可致人和动物患病,已逐渐成为一个全球性的问题[3]。作为人类疾病的传播媒介,蜱通过传播病原体或通过叮咬将蜱毒素注入宿主体内传播疾病。细菌、立克次体、原虫和病毒等病原体都可通过蜱传播给人类(表 82-1)[4,5]。

蜱属昆虫

蜱家族共有 3 科,但仅有 2 科具有人类致病的临床意义,即软体蜱(软蜱科)和硬体蜱(硬蜱科)[2]。美国硬蜱科 13 属中有 4 属革蜱、硬蜱、钝眼蜱和扇头蜱传播疾病。软蜱科 5 属中向人传播病原体的只有钝缘蜱。大多数硬体蜱的生命周期为 2~3 年,分幼虫、若虫和成虫期 3 个阶段[2]。从幼体开始,每发育到下一阶段前都需要吸 1 次血,通常需在宿主体内持续附着数小时或数日。软体蜱可有多个若虫期,若虫和成虫需要多次吸血维持生命,一次通常要 30 分钟。但软蜱科昆虫在不吸血的情况下仍能存活数年[2]。人类对于几乎所有种属的蜱和蜱传播疾病来说只是偶然的宿主。

表 82-1

蜱传播疾病

疾病	病原体	蜱媒介	宿主	流行地区	注释
细菌引起的					
无形体病 人粒细胞无形体病	嗜吞噬细胞无形体	肩突硬蜱、太平洋硬蜱	鹿、麋鹿、野生啮齿动物	北美洲(美国中西部北部和东北部)	以前被认为是人粒细胞埃立克体病(human granulocytic ehrlichiosis, HGE) 在莱姆病流行地区有发病报道;与埃立克体病和落基山斑疹热一致
埃立克体病	查菲埃立克体、尤因埃立克体和 muris-like 埃立克体(Ehrlichia muris-like,EML)	美洲钝眼蜱	鹿、狗	北美洲(美国东南部和中南部,从东部海岸线往西延伸至得克萨斯州)	临床表现与无形体病相似,但由 2 种不同的蜱传播,美国的流行地区与无形体病不同。 新种类 EML 于 2009 年在美国中西部的北部地区患者体内被发现 治疗:与无形体病和落基山斑疹热一致
莱姆病	伯氏疏螺旋体、梅奥型疏螺旋体	肩突硬蜱、太平洋硬蜱	野生啮齿动物	北美洲:伯氏疏螺旋体;梅奥型疏螺旋体(美国中西部新发现的种类,基因序列有别于伯氏疏螺旋体、阿弗西尼疏螺旋体和伽氏疏螺旋体) 欧洲:欧洲东部和中部更常见 亚洲:北亚 阿弗西尼疏螺旋体和伽氏疏螺旋体	全球有 3 种致病的种类:伯氏疏螺旋体(北美洲)、欧洲和亚洲:阿弗西尼疏螺旋体、伽氏疏螺旋体
宫本疏螺旋体病	宫本疏螺旋体	肩突硬蜱、太平洋硬蜱			首例患者于 2013 年在北美洲被发现

表 82-1

蜱传播疾病（续）

疾病	病原体	蜱媒介	宿主	流行地区	注释
蜱传播回归热	疏螺旋体属 赫氏疏螺旋体、派氏疏螺旋体或墨西哥疏螺旋体	赫氏钝缘蜱、派氏钝缘蜱和墨西哥钝缘蜱	啮齿动物	北美洲（美国西部各州）、中美洲、南美洲、地中海地区、中亚和非洲大部分地区	大部分病例发生在夏季,病例发生在啮齿动物出没的小木屋;也可发生在冬季,由生火取暖激活在墙壁或木制品中休眠的蜱
蜱传播斑疹热立克次体感染,广义分为"斑疹热立克次体"[a]	立克次体属 派氏立克次体 全球:立克次体属包括康氏立克次体和非洲立克次体	不同的立克次体,蜱种类不同		北美洲: 美国: 派氏立克次体（美国东部和南部）和 364D 立克次体属（加利福尼亚州北部和太平洋海岸） 全球: 除南极洲外所有的大洲,多种立克次体属包括康氏立克次体和非洲立克次体	
落基山斑疹热	立氏立克次体	变异革蜱、安德逊革蜱、血红扇头蜱	野生啮齿动物、蜱	北美洲: 美国>60%的病例发生于北卡罗来纳州、俄克拉荷马州、阿肯色州、田纳西州和密苏里州;亚利桑那州中部报道的病例增加	美国:除夏威夷和阿拉斯加外的 48 个州均有报道 治疗:与无形体病和埃立克体病一致
兔热病	土拉热弗朗西斯菌	变异革蜱、安氏革蜱、美洲钝眼蜱	兔、野兔、啮齿动物、家猫	最常见于美国中南部、太平洋西北岸和马萨诸塞州部分地区	美国:除夏威夷外所有的州均有报道 其他传播路径:吸入与直接接种
寄生虫引起的					
巴贝虫病	巴贝虫种（大部分是微小巴贝虫）	肩突硬蜱	小鼠、田鼠	北美洲（美国东北部和中西部北部,这些地区微小巴贝虫流行）;西海岸也有散发病例	巴贝虫可通过输血传播
病毒引起的					
科罗拉多蜱传热	科蜱病毒种	安氏革蜱	野生啮齿动物、哺乳动物	北美洲: 美国西部和加拿大西南部（海拔 1 219~3 048m）	在人与人之间传播（罕见）
腹地病毒	白蛉病毒	美洲钝眼蜱		美国: 密苏里州和田纳西州	全球
蜱传播脑炎	黄病毒家族成员	蓖子硬蜱、全沟硬蜱	啮齿动物	欧洲: 温带地区、林区 亚洲: 亚洲北部（温带地区、林区）	摄入未经巴氏消毒的乳制品（来自感染的奶牛、山羊和绵羊）也可感染

表 82-1

蜱传播疾病(续)

疾病	病原体	蜱媒介	宿主	流行地区	注释
波瓦森病毒	黄病毒家族成员	肩突硬蜱、考克硬蜱		北美洲: 美国(东北部各州和五大湖区) 加拿大 欧洲:俄罗斯	
克里米亚-刚果出血热	内罗病毒。布尼亚病毒家族	硬蜱		亚洲、非洲和欧洲	与受污染的血液、唾液接触或吸入也可感染
鄂木斯克出血热	黄病毒家族成员	网纹革蜱、边缘革蜱和全沟硬蜱		欧洲:俄罗斯西南部	
基萨诺尔森林病	黄病毒家族成员	距刺血蜱(硬蜱)		亚洲:印度南部 沙特阿拉伯(aka Alkhurma 病)	与收割时暴露有关
其他					
南方蜱相关皮疹		美洲钝眼蜱		美国东部、东南部和中南部	

ª 通过美国疾病预防控制中心(CDC)可获得更多国外蜱传播斑疹热立克次体的信息:http://www.cdc.gov/otherspottedfever/。

来源:Centers for Disease Control and Prevention. Tickborne diseases of the US:http://www.cdc.gov/ticks/diseases/. Accessed July 23,2017.

莱姆病

莱姆病,或者更准确地称为莱姆疏螺旋体病,是多种不同基因种的广义伯氏疏螺旋体引起的多系统螺旋体病[5,6]。莱姆病由蜱叮咬传染。在 20 世纪 70 年代中期,美国康涅狄格州莱姆附近地区出现了不合常理的关节炎暴发流行,被首次确认为莱姆病[6]。但与莱姆病晚期表现相同的疾病早在一个多世纪以前的欧洲已有记载。在欧洲和北美洲,莱姆病目前被公认为是最常见的蜱传播疾病[6]。

病原体

伯氏疏螺旋体在全球有 3 种基因亚型可致人感染,即阿弗西尼疏螺旋体(Borrelia afzelii)、伽氏疏螺旋体(Borrelia garinii)和狭义的伯氏疏螺旋体(后文均指伯氏疏螺旋体)[6,7]。虽然欧洲发现了所有的 3 个亚型,但大部分分离株为伽氏疏螺旋体或阿弗西尼疏螺旋体,已鉴定的北美株属于伯氏疏螺旋体,是莱姆病的病原体。

蜱传播媒介

常叮人的硬蜱有 4 种。蓖子硬蜱和全沟硬蜱分别是欧洲和亚洲的主要传播媒介。在美国,黑腿蜱或鹿蜱,即肩突硬蜱是东北部、大西洋中部、中北部各州主要的传播媒介;而太平洋硬蜱,即西部黑腿蜱,是美国西部主要的传播媒介[6,7]。

蜱从已感染的储存宿主吸血获得伯氏疏螺旋体,存储宿主包括小鼠、鼩鼱、小型哺乳动物和鸟类。吸入的螺旋体休眠于蜱中肠。当蜱叮咬新的宿主时,螺旋体通过其唾液管注入宿主皮肤[6,8,9]。在附着最初的 24~36 小时期间,通过蜱传播入宿主的螺旋体极少,但感染若虫蜱附着超过 72 小时一定会传播螺旋体。

大部分人被感染都是在春夏两季被蜱虫叮咬所致。幼虫和若虫期蜱体积小于 3mm,因此常被忽略。能够回忆起曾被蜱叮咬过莱姆病患者不到一半。不成熟期的蜱寄生于小型、中型和大型的哺乳动物、蜥蜴或鸟类[2]。虽然幼蜱吸了感染者的血后会传播疏螺旋体,但因罕有发生,因此幼蜱不是莱姆病的传播媒介[3]。成年蜱只寄生于大中型的哺乳动物[2]。虽然成年也可传播莱姆病的病原体,但因其体积较大,在传染之前即更容易被发现并清除。

对于各时期的蜱来说,人都只是意外的宿主。虽然蜱能寄生于多种动物,但每种蜱都有各自的偏好。螺旋体、宿主和媒介间复杂的相互作用影响了蜱叮咬后莱姆病的发病风险。莱姆病不在人类之间直接传播,没有明确证据表明通过性接触、精液、尿或乳汁在人与人之间传播[6]。

临床特征和诊断

局限(早)期

虽然莱姆病随分期和感染时间不同而临床表现多样,皮肤游走性红斑丘疹是其最常见的特征,60%~90%的北美患者会出现该症状[6]。对于北美大部分患者,蜱叮咬部位出现的游走性红斑是感染早期首发的标志性症状[8]。游走性红斑是人体固有免疫应答的表现,在 3~30 日(平均是 7 日)内出现。发热、头痛、疲劳、肌肉和关节痛、淋巴结肿大和特异性的皮肤游走性红斑丘疹通常是常见的早期症状和体征(叮咬后 3~30 日内出现)[4]。

莱姆病的诊断常依据患者症状、体格检查结果(如游走性红斑)和可能的蜱暴露史。因其是多系统疾病,如果不治疗,感染会扩散至关节、心脏和神经系统。正确使用实验室方法可辅助诊断,但在感染前几周血清学试验灵敏度较差。虽然没有必要,但在某些病例中,急性和恢复期测定滴度可能有助于诊断。在感染的前几周,具有游走性红斑、全身性症状和可能的蜱暴露史的患者可临床拟诊为莱姆病。在莱姆病早期应使用适当的抗菌药物。

弥散期

在弥散期,血清学检测的灵敏度尚可,推荐使用标准化的血清两步检测法[4,8,11]。莱姆病的临床表现和检测复杂,读者可通过美国疾病预防控制中心(Disease Control and Prevention,CDC)和其他资源获取更多信息[4]。在此阶段,莱姆病具有多种不同的临床表现(表82-2)。

表 82-2

莱姆病的临床表现

局限早期
■ 皮肤游走性红斑丘疹:红色环状或均匀的扩张性皮疹
■ 流感样症状-全身乏力、头痛、发热、肌痛和关节痛
■ 淋巴结病
弥散期
■ 流感样症状
■ 淋巴结病
■ 多个继发性环形皮疹
心脏
■ 心肌炎或心包炎
■ 传导缺陷、不同程度的房室或束支传导阻滞,但无持续异搏点
神经系统
■ 贝尔麻痹或其他脑神经病
■ 脑膜炎
■ 神经根神经炎,脊髓炎
■ 感觉性或运动性周围神经病
风湿病
■ 在 1 个或多个关节出现瞬时的游走性关节炎
■ 肌腱、囊、肌肉和骨骼的游走性疼痛
■ 腘窝囊肿
■ 关节炎可在相同或不同的关节复发(如果不治疗)
其他
■ 结膜炎、角膜炎、葡萄膜炎
■ 轻度肝炎
■ 脾大

来源:Centers for Disease Control and Prevention. *Tickborne Diseases of the United States. A Reference Manual for Health Care Providers.* 3rd ed. 2015.

治疗

应根据临床表现制定莱姆病的治疗策略[4,11]。在感染早期便接受正确治疗的莱姆病患者可迅速完全康复。感染

早期通常使用的口服药物包括多西环素、阿莫西林或头孢呋辛酯(表82-3)[5]。弥散(晚)期莱姆病患者需评价病情的严重程度,可能需要静脉给药[4,11]。

表 82-3

局限(早)期莱姆病的推荐治疗措施

成人:多西环素 100mg PO BID×14 日(14~21 日)
或
阿莫西林 500mg PO TID×14 日(14~21 日)
或
头孢呋辛酯 500mg PO BID×14 日(14~21 日)
儿童:阿莫西林 50mg/(kg·d)分三次 PO(单次最大量为 500mg)×14 日(14~21 日)
儿童:头孢呋辛 30mg/(kg·d)分两次 PO(单次最大量为 500mg)×14 日(14~21 日)
儿童(>8 岁):可以用多西环素 4mg/(kg·d)分两次 PO(单次最大量为 100mg)×14 日(14~21 日)

来源:Centers for Disease Control and Prevention. *Tickborne Diseases of the United States. A Reference Manual for Health Care Providers.* 3rd ed. 2015；Wormser GP et al. The clinical assessment, treatment, and prevention of Lyme Disease, Human Granulocytic Anaplasmosis, and Babesiosis: clinical practice guidelines by the Infectious Diseases Society of America. [published correction appears in *Clin Infect Dis.* 2007；45 (7):941]. *Clin Infect Dis.* 2006；43:1089-1134.

案例 82-1

问题 1:C. J.,男性,32 岁,在 8 月前往马萨诸塞州西部露营,因持续低热和肌痛 2 日到家庭医师那里就诊。他自诉曾玩皮划艇,并和家人在森林里徒步旅行,在旅行的最后 1 日,他发现有一只小蜱附着在他的大腿上,他立即将其打死。当时他察觉到在蜱叮咬的部位有一个小且痒的斑点,但无其他症状。询问医师是否需要实验室检查和/或给予预防性治疗。基于他的临床表现和蜱暴露史,应采取何种正确的方法处理?

在意识到被蜱叮咬后,不推荐常规使用血清学检测和抗菌药物预防[4,11]。在蜱叮咬后的最初几周内检测不到伯氏疏螺旋体抗体,因此不推荐进行血清学检测。因 C. J. 的咬伤仅仅发生在 2 日前,针对伯氏疏螺旋体的抗体检测不可能呈阳性[8,10,11]。

发展成为莱姆病受下列因素影响:螺旋体从感染蜱到人的传播速率,蜱叮咬的时间,蜱充血的程度("盾形指数"),该地区感染螺旋体蜱的流行程度(与蜱的种类有关)和该地区宿主动物的储存能力[3]。

虽然被感染蜱叮咬患莱姆病的概率大约为 10%,如果在附着后 24 小时内除去蜱将大幅减少感染的风险。C. J. 身上痒的小斑点可能是对咬伤的超敏反应。在除去蜱 48 小时内或蜱仍附着时,会形成这种非传染性的皮肤损伤性红斑。它们的直径通常小于 5cm,并且可能表现为荨麻疹

并在 1 或 2 日内消失[4,6]。

抗菌药物预防用药可采用多西环素 200mg(8 岁和以上年龄的儿童剂量为 4mg/kg,最大剂量不超过 200mg),单剂口服,但必须满足下列条件:(a)对多西环素无禁忌;(b)能够在除去蜱 72 小时内用药;(c)能够确定为肩突硬蜱若虫或成虫并附着 36 小时以上,或根据充血程度或暴露时间推断叮咬超过 36 小时;(d)根据当地生态学证据,感染伯氏疏螺旋体蜱的比例为 20%或更高[3]。不推荐因蜱传播疾病而常规检测蜱[3]。

因太平洋硬蜱感染伯氏疏螺旋体的比例相对较低,因此太平洋硬蜱叮咬后不需要抗菌药物预防用药[11]。而 C. J. 曾前往肩突硬蜱流行地区,该地区肩突硬蜱感染伯氏疏螺旋体的比例高。如果不能确定蜱附着的时间,可预防性给予多西环素。

游走性红斑

体征、症状和病程

案例 82-2

问题 1:M. K.,女性,37 岁。因右膝痛和多发性大而散的皮丘疹 10 日就诊。3 个月前,即 7 月,她去缅因州拜访朋友,大多数时间都在户外活动。2 个月前,她丈夫发现她左腋下有大约 9cm 的环形红斑疹。在接下来两周,皮疹明显扩大呈红圈。M. K. 认为皮疹扩大是因其轻度瘙痒抓挠造成。此后皮疹逐渐消失。在 8 月末,M. K. 感觉疲劳、恶心和头痛 1 周,自认为是"夏季流感"。9 月初她出现右膝痛,服用布洛芬有所缓解。

体检显示无发热,右膝轻度软组织肿胀,血白细胞计数正常。ELSA 抗体滴定 IgM 和 IgG Western blot 检测发现血清伯氏疏螺旋体抗体阳性。梅毒和妊娠试验结果呈阴性。

M. K. 开始口服多西环素 100mg,每日 2 次 4 周疗程的治疗。M. K. 皮疹的哪些特征与莱姆病游走性红斑相符?

莱姆病游走性红斑一般在 30 日(平均 7~14 日)内在感染蜱叮咬的部位出现。典型的皮疹为红色斑疹或丘疹,出现在大腿、背、肩、小腿、腹股沟、腘窝、腰窝、腋窝、臀部或上臂[4,6,11]。儿童游走性红斑通常出现在头部发际线、颈、臂或腿部。其直径以每日 2~3cm 的速度扩展至 5~70cm(平均 16cm),红斑的中央区域有时会正常[5,10]。但美国部分患者游走性红斑的中央区域不会正常。皮疹触之可温热、通常无痛,部分患者有轻微的灼伤感或瘙痒。高达 50% 的游走性红斑患者会继发多种皮损,其机制最可能是螺旋体经血循环播散到皮肤其他部位而不是由蜱多处叮咬导致[5]。如不治疗,游走性红斑一般在几周内消退;如给予治疗通常在数日内消退[4,6,11]。

游走性红斑可能伴有低热和其他非特异性症状(如全身乏力、头痛、肌痛或关节痛)[4,6,11]。部分患者可无症状。

莱姆病通常没有咳嗽、鼻炎、鼻窦炎和其他呼吸系统症状[4]。游走性红斑的诊断存在误区,其皮损有时候容易误诊。M. K. 的皮疹大(>9cm),呈红色,且有红圈出现,并在数周内消退,这些特征与游走性红斑相符。

血清学检测

案例 82-2,问题 2:对 M. K. 进行的实验室检测的可能原理是什么?

现行指南推荐 ELISA 初筛和 Western blot 确诊的两步检测法[8,10,11]。该检测对莱姆病关节炎的灵敏度是 97%~100%[9,11]。但目前不推荐对早期游走性红斑患者常规进行常规血清学检查。同时应当排除梅毒和其他可致假阳性的已知生理学原因(牙周密螺旋体)。莱姆病患者的风湿因子或抗核抗体检测通常呈阴性。这些检测有助于鉴别莱姆病、风湿性关节炎和系统性红斑狼疮。莱姆病患者的白细胞计数正常或轻微升高。M. K. 的白细胞计数正常。多西环素为四环素类药物,使用前应排除妊娠。M. K. 最值得关注的是存在继发的游走性红斑,表明感染已播散。

游走性红斑是莱姆病患者的早期特征,可使医师能早期诊断和治疗[4,11]。在美国,当患者出现游走性红斑(莱姆病的唯一表现)时,医师无需确切的实验室检测结果即可给予临床诊断[4,11]。尽早治疗可防止播散性感染导致的后遗症。

莱姆病治疗

抗菌药物

案例 82-2,问题 3:为什么选择多西环素治疗 M. K.?

伯氏疏螺旋体对阿莫西林、四环素和部分二代和三代头孢菌素敏感,对青霉素 G 中度敏感,对一代头孢菌素、利福平、复方新诺明、氨基糖苷类、氯霉素和氟喹诺酮类药物耐药[4,11]。

由于可口服、相对便宜和体外活性好的优点,青霉素、四环素和红霉素曾一度是莱姆病治疗的首选药物。但是体外活性并不等同于体内活性。多西环素目前是莱姆病治疗的首选药物。阿莫西林和头孢呋辛酯同为一线药物。但在欧洲,仍在继续成功使用青霉素治疗。对孕妇、哺乳妇和小于 8 岁的儿童推荐使用非多西环素类药物治疗[4,11]。

与三代头孢菌素相比较,二代口服头孢呋辛酯具有良好的体外活性和效能。但它较口服阿莫西林和多西环素费用高。三代头孢菌素中,头孢曲松具有最强的体外活性和半衰期长的优点,每日服药 1 次适用于门诊患者,但价格昂贵,且主要通过胆汁代谢,腹泻发生率远高于其他 β 内酰胺类药物。

大环内酯类药物克拉霉素和阿奇霉素的体外活性尚不明[4,11],与红霉素相似,治疗莱姆病时效果较差。大环内酯类药物与趋溶酶体药物尤其是羟氯喹联用能够显著减轻症状,这可能与联用的抗炎活性而不是直接的抗菌效应有关[3]。多西环素口服吸收良好,较胃肠外给药的头孢曲松和头孢噻肟便宜。其半衰期长达 18~22 小时,脑脊液通透性好,即使脑膜未发生炎症,也能达到血清浓度的 10% 以上。虽然没有四环素那么明显,多西环素在肠道内也可与2,3 价阳离子形成螯合物,从而减少口服吸收。此外,推荐将多西环素与食物同服以减少恶心[3]。与其他四环素类药物相比,多西环素对 2 价钙离子亲和力最小,如果与牛奶同服,仅减少 20% 的口服吸收。多西环素主要的不良反应是光毒性,这一点尤其需要关注,因为莱姆病通常在阳光充足的季节发病。较易忽略的不良反应是食管溃疡。应告知患者不要临睡前服用多西环素或其他四环素类药物,特别是胶囊制剂,应至少用 240ml 清洁液体站立吞服。虽然多西环素的体外活性不如部分 β 内酰胺类抗菌药物,但伯氏疏螺旋体对其非常敏感,临床疗效已得到充分肯定。综上所述,多西环素适用于对 M. K. 的治疗。

慢性莱姆关节炎

案例 82-2,问题 4:M. K. 在完成第 2 个疗程的抗菌药物治疗后,膝关节炎症已持续 3 个月,现在考虑为莱姆关节炎。应重复使用抗菌药物治疗 M. K. 的关节炎吗?

急性莱姆关节炎是由螺旋体引发的中性白细胞、细胞因子、免疫复合物、补体和单核细胞蓄积所导致[12],正确给予抗菌药物总能成功治愈。在无神经系统疾病的临床表现时,推荐类似 M. K. 的成人患者使用阿莫西林、多西环素或头孢呋辛酯[11]。莱姆病的治疗通常需要 28 日[11]。极少数患者的莱姆关节炎可持续存在[12],原因是患者体内持续的炎症反应或自身免疫所引起,并不是因伯氏疏螺旋体在关节内持续存在的后果[12]。可考虑对关节液进行 PCR 检测,如果结果呈阴性,可以对症治疗而不用再次给予抗菌药物。滑膜切除术对这些患者常有良好效果,也表明其滑膜炎不是因感染持续所致。可以给予非甾体抗炎药、抗风湿药、关节内皮质醇注射液或者滑膜切除治疗[3,11]。但需要指出的是,在抗菌药物未用于莱姆病治疗的年代,那些长达数月或数年持续存在莱姆关节炎的患者即使不治疗仍会最终得到改善[12]。

神经莱姆病

案例 82-3

问题 1:E. T. ,女性,57 岁,因出现轻微认知和记忆障碍等神经莱姆病的早期症状到家庭医师处就诊。血清两步检测法确认其 IgG 呈阳性。是否应给予 E. C. 抗菌药物治疗?如果给予,疗程要多长?

晚期莱姆病神经并发症非常罕见,可表现为脑病、周围神经病或脑脊髓炎[4,11]。虽然欧洲发现的致病疏螺旋体种类与美国的没有完全重叠,但没有证据显示抗菌药物的治疗效果不同[10]。基于这些研究,口服多西环素可作为欧洲神经莱姆病和美国早期莱姆病门诊患者的一线药物。早期神经系统疾病患者采用口服抗菌药物就足够了,但病情严重者应静脉给药[13]。综上,E. T. 应口服多西环素,并在治疗后重新评估病情。

莱姆病后综合征

案例 82-4

问题 1:一个因莱姆病连续 4 周使用抗菌药物的朋友主诉她的病情迁延,她认为这是"慢性莱姆病"。她需要更多的关于莱姆病的信息。你将如何回答?

慢性莱姆病是一个令人迷惑的术语,大多数学术权威认为"莱姆病后综合征"可能真实存在[4]。虽然具体病因不明,大部分医学专家相信莱姆病对组织和免疫系统的残留损伤导致了症状迁延。患者可表现为疲劳、浑身肌肉痛、认知障碍或这些主观症状导致生活质量大幅下降。主观症状必须在初诊为莱姆病的 6 个月之内发作,并持续到抗菌药物治疗结束后至少 6 个月。如果依从推荐的方案进行莱姆病治疗,这些症状难以确认是由伯氏疏螺旋体慢性感染所致。因为早期莱姆病采用针对性的抗菌药物治疗几无失败,病原体从未发现产生耐药[3]。对这些有慢性主观症状并超过半年的患者,不推荐重复或延长抗菌药物治疗[4,11]。

应当鼓励你朋友去尝试做一下其他疾病的检查。即使是确诊莱姆病的患者,其每日生活中感到的疼痛似乎更多与治疗后综合征相关,而不是莱姆病本身[4]。

莱姆病预防

案例 82-5

问题 1:一个居住在莱姆病流行地区的家庭担心他们有感染此病的风险。针对莱姆病和蜱传播疾病的预防,你将给予他们什么建议?

虽然某些媒介传播疾病的预防是控制媒介,但由于缺乏有效的手段而杀虫剂可能污染环境,要以控制蜱来预防蜱传播疾病已被证明困难重重。已评估过的预防方法包括用火破坏蜱的巢穴、用化学喷雾剂如杀螨剂清除蜱、驱赶蜱的宿主鹿和让小鼠免受蜱感染等[13]。

目前预防蜱传播和蚊传播疾病的疫苗种类有限[14]。莱姆病的人用疫苗不再市售。由于需求量太低,美国的制药企业早在 2002 年就停止了生产。目前预防莱姆疏螺旋体病的疫苗正在研发中[15]。

预防莱姆病的首要步骤是个人防护和避免蜱附着[16,17]。蜱驱除剂可用在皮肤或衣服上。一类常用的驱虫剂是化学合成药物,如避蚊胺(N, N-diethyl-*m*-toluamide,DEET)、派卡瑞丁(在欧洲又称为埃卡瑞丁)和驱蚊酯(IR3535)。第二类驱虫剂是植物来源的挥发油及其化学合成物,如柠檬桉叶油或 PMD(对甲基萘-3,8-二醇),后者是柠檬桉树叶的提取物柠檬桉的化学合成物。

DEET 皮肤驱虫剂已逐渐成为预防蚊和蜱传播疾病的

首选驱虫剂,与苄氯菊酯衣服驱虫剂联合使用可提供充足的防护。DEET 已被测试证明驱除硬蜱的效果明显好于邻苯二甲酸二丁酯、苯二甲酸二甲酯和除虫菊及其任意两种驱虫剂的组合[16,17]。DEET 总体上是安全的[17],虽然过度使用可致儿童癫痫发作,但极为罕见[17,18]。根据说明书使用,即使是对 2 月龄以上的儿童,不良反应的风险很小[3]。不推荐长期和过度使用。使用含最低有效浓度(20%~30%)的 DEET 产品是恰当的。使用时宜尽可能减少用量以降低毒性,应避免将其吸入肺或进到眼睛里,进入室内后应清洗净皮肤上的驱虫剂,避免用在小孩子的手上(可能接触其眼睛和嘴),并且只应用在未破损的皮肤或衣服上。

派卡瑞丁是欧洲在 20 世纪 90 年代研发的驱虫剂,大约 10 年前在美国上市。相较 DEET,它具有无化学气味和不具黏性或油腻感等优势。它也可用在塑料上,不会像 DEET 那样破坏眼镜架等合成塑料。IR3535 最初在美国作为润肤剂和保湿霜上市,随后被作为驱虫剂使用。植物来源的驱虫剂,如柠檬桉叶油或 PMD,对莱姆病(肩突硬蜱,太平洋硬蜱)和落基山斑疹热(安氏革蜱)的蜱媒介具有驱除效果[1]。

2000—2012 年有关驱虫剂对蚊和蜱驱除效果研究进展的综述发现只有少量对硬蜱行为和驱除效果研究的文献[18,19]。应用派卡瑞丁、IR3535 和 PMD 的文献也纳入了综述。研究结果显示 IR3535 驱除肩突硬蜱的时间最长,而 DEET 和含派卡瑞丁或 PMD 的制剂驱除蓖子硬蜱的效果好于 IR3535[18]。当暴露于可传播疾病的蜱、蚊、白蛉或蚋时,外用 IR3535、派卡瑞丁或柠檬桉油(或 PMD)的防护效果好于只用 DEET[1](参考第 81 章,表 81-2,防蚊措施)。

防护蜱的物理屏障是保护性着装长裤和长袖衬衫,将衬衫扎于裤子,裤子压进靴子,不穿露趾的鞋[1]。蜱易于附着于亮色衣服。推荐定期对身体进行检查,一旦发现即迅速除去。防护蜱传播病最佳的措施是破坏蜱的栖息环境。在莱姆病流行地区,蜱叮咬后可给予抗菌药物预防。

回归热

回归热由疏螺旋体种感染引起,可引起阵发性发热、恶心、头痛、肌肉和关节痛。回归热有两种类型,蜱传播回归热(tick-borne relapsing fever,TBRF)发生在美国西部,虱传播回归热(louse-borne relapsing fever,LBRF)通常只发生在发展中国家的难民安置点[5]。

蜱传播媒介

传播回归热的蜱媒介主要是软体蜱中的钝缘蜱,寄生于野生啮齿动物和家畜,仍可寄生于人。在北美,携带地区回归热的病原体的蜱是存在明显差异的,3 种蜱:赫氏钝缘蜱(Ornithodoros hermsii)、派氏钝缘蜱(Ornithodoros parkeri)和墨西哥钝缘蜱(Ornithodoros turicata)[20]。虽然蜱本身也是疏螺旋体的储存宿主,但疏螺旋体通常辗转存于野生啮齿动物、蜱和鸟[5]。与莱姆病类似,全球蜱传播回归热的流行周期和媒介的变异性较北美更大。

蜱的地理分布

在北美,回归热不是一种常见病,大都限于在携带疏螺旋体蜱的分布地区。美国绝大部分 TBRF 感染病例发生在西部 14 个州,由赫氏疏螺旋体引起[5]。这些蜱生存于西部边境和墨西哥的山区和半干旱平原。当去到蜱或啮齿动物出没的小屋或避暑地时,即可能传染上 TBRF。TBRF 可通过多种蜱传播。赫氏钝缘蜱引起了美国绝大部分病例,通常生存于海拔 457.2~548.6m 的地区。西南部低纬度地区的派氏和墨西哥钝缘蜱可传播致病的疏螺旋体,它们寄居于木屋和地松鼠、草原犬鼠、穴居猫头鹰的皮毛间。

螺旋体行为

蜱通过从寄生的小型野生啮齿动物吸血获得螺旋体。如果动物血中存在高浓度的疏螺旋体,那么大量的螺旋体将被蜱摄入,并停留在蜱的中肠内。在接下来的几日,螺旋体侵入中肠壁,穿越血淋巴系统,并在几周内感染其唾液腺及其他组织和器官。一些雌性钝缘蜱可能发生卵巢感染,并将疏螺旋体传给后代,但这在赫氏钝缘蜱(O. hermsii)很少发生[20]。疏螺旋体一旦侵入蜱唾液腺,就必将侵入到蜱的下一个宿主体内。

蜱行为

与硬体蜱不同,这些蜱吸血很快,通常在 30~90 分钟后脱离人体[20,21]。它们通常在人们入睡时吸血,叮咬时无痛,因此绝大部分人都不知道已被叮咬[18]。

疾病特征

地方性回归热的特征是在经过 4~18 日的潜伏期后突发高热(通常 >39℃)[20]。患者可并发恶寒战栗、严重头痛、腹痛、肌痛、关节痛、恶心、呕吐和全身乏力。近年有报道极少数患者可出现呼吸窘迫综合征[20]。未经治疗 3 日(范围从 12 小时至 17 日)热退[20],紧随 3~36 日(通常 7日)不定的不发热期,然后再次发生发热和全身症状,呈周期性反复发作,每发作一次,发热程度逐渐减轻。未经治疗患者一般会有 3~5 次典型发作。

常规实验室检测几无意义。常见中度贫血和红细胞沉降率(erythrocyte sedimentation rate,ESR)升高。白细胞计数可能正常,常见中度到重度的血小板减少,但不具特异性。回归热确诊需在发热患者外周血涂片直接查见螺旋体[20],血片瑞氏染色和吉姆萨染色有助于查找。很少有诊断实验室开展缺乏特异性的血清抗体检测[20]。通过皮疹部位活检来检测螺旋体是不可靠的。用特定的培养基直接培养血中的螺旋体是最特异的检测方式,但过程漫长,仅用于实验室研究。

治疗

没有证据表明这些疏螺旋体有抗菌药物耐药性。成功的治疗方案通常包括给予 7~10 日的抗菌药物[5,20]。推荐使用四环素类药物(500mg,每 6 小时 1 次,连续 10 日)。可替代使用红霉素 500mg(或 12.5mg/kg),每 6 小时 1 次,连续 10 日。有中枢神经症状的患者推荐头孢曲松(每日 2g,连续 10~14 日)。病情严重者可能需要住院静脉给予抗菌药物治疗。

案例 82-6

问题 1:T.J.,男性,49 岁,突发高热、严重头痛、全身乏力、恶心、呕吐和肌痛就诊于家庭医师。1 周前,即 8 月末,他刚从大峡谷北缘的乡村小屋返回。医师要求做人工全血计数(complete blood count,CBC)、血生化检查和吉姆萨染色血涂片观察。T.J. 近期曾前往回归热暴发的地区。血涂片确认有疏螺旋体存在,医师处方了 10 日疗程的四环素。在服用首次剂量 2 小时后,T.J. 的妻子给医师电话报告病情加重。T.J. 出现了体温升高、眩晕和寒战,并且呼吸和脉搏频率加快。这些症状意味着什么?是药物的不良作用吗?

应用首剂抗菌药物后有高达 54% 的回归热患者发生赫克斯-海默尔反应(Jarisch-Herxheimer reaction)(参考第 72 章)[21]。该反应可发生于 LBRF、TBRF 和梅毒或莱姆病等其他螺旋体病[3]。典型的反应包括体温升高、寒战、肌痛、心动过速、低血压、呼吸频率加快和血管扩张[20]。治疗应采取支持监护。反应严重者可能需要住院以监护生命体征和纠正低血容量。虽然该反应是因抗菌药物的应用而发生,但不是药物过敏,应当继续完成抗菌药物治疗。

宫本疏螺旋体

案例 82-6,问题 2:T.J. 继续完成抗菌药物治疗后症状消失。基于他的临床表现和检查结果,对他的诊断和治疗是正确的。宫本疏螺旋体是怎么出现的?应选择什么治疗药物?

宫本疏螺旋体与 TBRF 感染的病原体亲缘关系较近,与致莱姆病的伯氏疏螺旋体关系较远。宫本疏螺旋体于 1995 年在日本被首次鉴别后,已在北美两种蜱体内检测到,即黑腿蜱或鹿蜱(肩突硬蜱)和西部黑腿蜱(太平洋硬蜱)。俄罗斯于 2011 年发现和描述了首个人感染病例,随后美国东北部于 2013 年也发现了首个病例[22]。到目前为止,美国已有少于 60 例记录良好的宫本疏螺旋体感染病例。由于蜱可传播莱姆病、无形体病和巴贝虫病,研究人员和医师需更多地了解此类感染的传播途径和症状体征。

宫本疏螺旋体感染的患者无特异性症状,通常出现发热、寒战、头痛、肌痛和关节痛等[22,23]。宫本疏螺旋体感染不常出现莱姆病常见的皮疹,51 例感染患者只有 4 例出现皮疹。用于莱姆病的血清学检查无助于对宫本疏螺旋体感染的诊断。目前确诊需要进行 PCR 实验检测病原体的 DNA 或基于抗体的实验。连续 2~4 周使用多西环素已成功治疗宫本疏螺旋体感染的患者,也可使用阿莫西林和头孢曲松。宫本疏螺旋体病需持续研究评估,该病可能是美国东北部新发的蜱传播疾病。

南部蜱相关皮疹

案例 82-7

问题 1:G.T.,47 岁,男性,南密苏里州居民,最近被孤星蜱(lone star tick)叮咬后出现了类似游走性红斑的皮疹。由于这种蜱不是莱姆病的传播媒介,那么发病原因会是什么,应如何治疗?

美洲钝眼蜱(孤星蜱)遍布美国的东南部和中南部,从大西洋海岸向北远至缅因州,目前其分布区域正不断扩大[4]。不同于肩突硬蜱,南部各州美洲钝眼蜱会主动叮咬人[5,24]。显微镜和培养发现 1%~5% 的美洲钝眼蜱有螺旋体,并将其命名为孤星包柔式螺旋体(B. lonestari)[2,5,24]。密苏里州的一项调查研究发现,南部蜱相关皮疹(southern tick-associated rash illness,STARI)的游走性红斑样皮损的病原体既不是孤星包柔式螺旋体,也不是伯氏疏螺旋体[5,24]。人们已竭尽全力尝试培养这种莱姆病样的螺旋体均未获成功[24]。STARI 的病因尚未查明。STARI 皮疹的外观和内容物与莱姆病的游走性红斑有很多不同之处,如莱姆病游走性红斑有大量的血细胞,而 STARI 主要为淋巴细胞渗出[24]。

对 G.T. 的诊断常依据症状、地理分布和蜱叮咬的信息。由于 STARI 的病因未知,目前尚无有效的检测手段,也不清楚使用抗菌药物是否必要或对患者有益[24]。例如可给予多西环素治疗 10~30 日,存在皮疹以外症状表现发热、严重头痛、淋巴结病或多处皮损时疗程宜更长[22]。

其他细菌感染疾病:兔热病

兔热病

病因学和流行病学

1911 年,美国公共卫生署的 George W. McCoy 和 Charles W. Chapin 调查了发生于加利福尼亚州 Tulare 县野生地松鼠的瘟疫性疾病,并发现了兔热病的病原体[25]。致病菌是多形性过氧化氢酶阳性需氧无包膜革兰氏阴性不动小球杆菌,现在命名为土拉热弗朗西斯菌,以纪念 Edward Francis 在兔热病研究中野外工作及贡献。鉴于此病与菌血症有关,他建议术语兔热病[25]。

虽然兔热病在全球各地都有发现,但主要集中于北半球[22]。土拉热弗朗西斯菌最重要的储存宿主是野生兔子、蜱和虻蝇[25]。北美的传播媒介主要是美洲狗蜱、美洲钝眼蜱和安氏革蜱。蜱传播兔热病主要发生在春节和夏季,这与身体可能暴露的程度相符[4]。1950 年以前,绝大部分患者都因与被感染动物(通常是野兔或家兔)直接接触发病,发生在秋季或冬季的兔热病与狩猎季有关。但现在蜱叮咬传播是密西西比河以西一半以上兔热病的致病原因。在夏季的数月中,蜱或苍蝇叮咬似乎是兔热病传给人的主要途径。其他动物,如家养猫,容易被感染,可将兔热病传给人[4]。从宠物店购买的仓鼠也易患兔热病,因此在触摸患病或死亡的动物时需小心。其他途径包括食用或接触感染的肉类、水或泥土，吸入气溶胶中细菌和或被感染的动物、蚊、斑虻叮咬[25]。罕有在人与人间直接传播。

临床表现

兔热病的临床表现与传播途径、患者个体情况和感染的细菌亚种有关[25]。兔热病的 6 种经典表现为溃疡淋巴结型、淋巴结型、伤寒型、眼腺型、口咽型和肺炎型。后 3 种据认为可能不由蜱传播，而另有传播途径。目前将其临床表现分为两大类：溃疡淋巴结型和伤寒型[25]。

溃疡淋巴结型是兔热病最常见的类型，约占总发病数 75%[25]。60% 的溃疡淋巴结型发生在下肢、会阴、臀部或躯干易于节肢动物叮咬的部位。开始是坚硬的红斑性丘疹，后破溃形成溃疡并在数周内痊愈[22]。伴有局部疼痛性淋巴结病，以腹股沟或大腿多见。伤寒型约占总发病的 25%，特征是发热、寒战、头痛、虚弱、腹痛和虚脱。发热和寒战是所有类型兔热病的常见表现[25]。

感染细菌后，经过 4~5 日的潜伏期，患者会突然出现发热、寒战、头痛、咳嗽、关节痛、肌痛、疲惫和不适。症状的严重程度差异较大，从轻度的自限性疾病（可能是 B 型兔热病）到罕见的脓毒性休克（可能是 A 型兔热病）。特异性的临床表现是高热无脉搏加快或脉搏体温不一致[22]。常见并发轻度肝炎、继发性肺炎和咽炎。使用抗菌药物治疗无并发症的兔热病，死亡率只有 1%~3%。伤寒型兔热病的发病率和死亡率正逐渐上升。源自肺部感染的兔热病死亡率最高[25]。兔热病感染患者不会传播给他人，因此医疗机构仅需进行标准护理即可。但应当报告和调查任何可疑的暴发[25]。

诊断

兔热病的实验室诊断仅靠对细菌反应的抗体检测，常规实验室检查无助于诊断。抗体检查阳性需要 10~14 日，因此通常需经验治疗。诊断常依据流行病学史和相应的临床表现进行疑诊。疑似患者的血清土拉热弗朗西斯菌抗体凝集反应检测滴度为 1∶160 或更高（微量凝集反应滴度为 1∶128 或更高）就强烈提示兔热病，但在急性期和康复阶段的 2 周内，滴度增高 4 倍或以上才有诊断价值[26]。兔热病每发作一次，可被检测的抗体能在体内存在很多年[25]。

治疗

兔热病的治疗药物包括链霉素、庆大霉素、多西环素和环丙沙星。链霉素曾一直是治疗兔热病的首选药物，但目前市场上常断货。部分医师认为庆大霉素是氨基糖苷类药物中治疗非脑膜炎兔热病的最佳替代药物。与链霉素相比，庆大霉素 MIC 更低、前庭毒性更小、可及性更好。虽然与链霉素效果相似，但庆大霉素治疗失败和复发率较高。妥布霉素的效果次于庆大霉素和链霉素，不应使用。

许多兔热病抗菌药物治疗的报道均为短疗程。为了防止兔热病加重或复发，应进行长疗程治疗（10~14 日），尤其是病情较重者。使用抗菌药物治疗兔热病时，可发生赫克斯海默尔反应。抗菌药物预防不推荐用于与兔热病患者

接触的人群，但可用于疑似被兔热病生物恐怖袭击的人群。在暴露于生物武器经空气传播的兔热病病菌后 3~5 日内，会发生肺炎和其他感染症状的急性热病。美国尚无可用的兔热病疫苗。前苏联曾经研发了具有部分保护功能的疫苗，但这只针对进行实验工作的特定高危人群[23]。如同莱姆病节中讨论，应在流行区域户外活动时采取个人防护措施[25]。

立克次体病：落基山斑疹热、派式立克次体感染、埃立克体病和无形体病

落基山斑疹热

落基山斑疹热（Rocky Mountain spotted fever，RMSF）是美国最普遍和最致命的立克次体病。早在 1872 年，美国西北部的白人定居者就有感染落基山斑疹热的病例，而在此之前，该病就可能在这一地区的原住民中流行。在 18 世纪末，发生于蒙大拿州和爱达荷州 Bitterroot、Snake 和 Boise 河谷居民落基山斑疹热首次得到描述。Howard Ricketts 在 1908 年发现了病原体，即立氏立克次体[26]。立克次体是多形性弱革兰氏阴性小球杆菌（0.3μm×1μm），专性细胞内寄生，它离开宿主后只能短暂生存[25]。

流行病学

落基山斑疹热遍布北美，包括美国、加拿大和墨西哥以及中南美洲部分地区[26]。在西半球以外尚未有记录。"落基山斑疹热"的命名属用词不当，因该病是从落基山脉诸州往东迁移而来，且目前发病率最高的是北卡罗来纳州、南卡罗来纳州、弗吉尼亚州、俄克拉荷马州、阿肯色州和田纳西州[26,27]。绝大部分感染是在偏远的农村或郊外因蜱传播，在城市罕有暴发。

落基山斑疹热在 5~9 岁儿童发病率最高[28]。另外一个高发病人群是大于 60 岁的男性。危险因素包括男性、居住在林区和暴露于感染蜱的狗。与其他蜱传播疾病一样，落基山斑疹热与季节高度相关，多发于春末夏初[26]。

蜱媒介和宿主

在美国东部、南部和西部海岸，落基山斑疹热的传播媒介为犬蜱，即变异革蜱[2]；而在落基山脉诸州为安德逊革蜱[24]；在墨西哥则是血红扇头蜱和卡宴花蜱，后者也是中南美洲的传播媒介[24]。血红扇头蜱为褐色的犬蜱，是新鉴定的亚利桑那州特定区域内落基山斑疹热的传播媒介[26-28]。

革蜱只在成年期才寄生于人[26]。幼年期革蜱在含立克次体血症的小型哺乳动物身上寄生时可能被感染，这些动物包括花鼠、地松鼠、棉鼠、白靴兔和草地田鼠。狗尚未被认为是立氏立克次体的储存宿主，但狗对落基山斑疹热易感，从而将感染的蜱引入家中[26,27]。成年蜱将立克次体高效地传递给后代建立起新的感染蜱链。如果成年蜱中立克次体量太大，可引起蜱死亡导致感染蜱链减少。因此一定有蜱意外的储存宿主，才能如上述形成新的感染蜱的生成链，否则落基山斑疹热将逐渐消失。综上，蜱是立氏立克次体的传播媒介和宿主[26]。人类只是其生命终端的偶然宿主[26]。

病程、症状和死亡率

人感染立克次体通常由被感染的蜱经叮咬传播[26]。用手指压碎蜱后，蜱内病原体也可经破损皮肤进入或形成气溶胶被吸入人体。另一感染途径是眼结膜接触到感染的蜱组织或粪便，输入被污染的血和污染针头穿刺也可传播立氏立克次体[26]。

立克次体进入体内后通过血行迅速播散，它更偏好分布于血管内皮，特别是微血管和中型血管[27]。在 2~14 日的孵育期内，诱导吞噬使立克次体进入内皮细胞，并在细胞质和胞核内以二分裂方式复制，导致全身性血管炎，激活凝血因子、毛细血管通透性增加和多器官发生微栓塞[26]。立克次体不分泌外毒素，但可引起宿主细胞膜氧化和过氧化损伤，最终导致细胞坏死[26]。严重感染病例可同时出现低血压和血管内凝血，导致细胞、组织或器官衰竭。

脱水是落基山斑疹热的早期症状，接着发生血管通透性增加、水肿、血容量减少、低蛋白血症、血清胶体渗透压降低和肾前性氮质血症。落基山斑疹热是累及多系统的疾病，但可主要表现为某一特定器官受损。如果脑或肺严重感染，将导致死亡。病情进展的严重程度与水肿（特别是儿童）和低蛋白血症密切相关。17% 患者会出现低血压，而56% 患者有低钠血症。肺部微血管内皮的广泛感染会引起非心源性的肺水肿。

落基山斑疹热通常伴有肌痛（72%~83%）或肌肉压痛，这是骨骼肌坏死的表现，肌酸激酶会显著增高。35%~52% 患者因血管内凝血过度消耗血小板表现血小板减少。弥散性血管内凝血以及伴随的血纤维蛋白原减少罕有发生，即使在严重和死亡病例中也少见[27]。30% 患者因血管严重损伤导致失血或溶血发生贫血。如果不给予治疗或治疗不及时，起病后 8~15 日内会死亡。病情严重者远期后遗症包括下肢的部分瘫痪、肢端坏疽并需要截肢、耳聋或听力受损、尿失禁、活动或语言障碍，但及时予以抗菌药物治疗的患者中少见[26]。

"暴发型"落基山斑疹热是指起病迅速，患者约在病后 5 日内死亡。其临床特点是发病初仅有神经系统症状或稍晚再出现皮疹。该病与葡萄糖-6-磷酸脱氢酶缺乏、高龄、男性和酗酒高度相关[26,27]。在没有抗菌药物的时代，落基山斑疹热的死亡率高达 30%，如今使用抗菌药物治疗后降至 5%[2,27]。

落基山斑疹热初期的 3 个典型症状是：发热、皮疹和头痛，在病程的前 3 日仅 5% 患者出现症状，而约 60% 患者在感染 2 周后才出现以上症状[26,28]。落基山斑疹热的皮疹通常出现在发热后 2~4 日，开始为 1~5 毫米大小的指压可褪色的粉红色斑疹，之后变成丘疹[27]。它首先出现在踝、腕和前臂，之后很快就出现在掌或足底，然后扩散到手臂、大腿和躯干，通常会转化为瘀斑。但皮疹表现对鉴别诊断的价值有限，因皮疹也可能不出现或呈一过性或延迟发生，皮疹可能根本不转成瘀斑或不呈典型分布。

诊断

就绝大部分蜱传播疾病而言，血清学检测用于早期诊断不是特别可靠。可依据临床体征和症状以及病史进行初次诊断。落基山斑疹热的病情进展迅速，可危及生命，应尽早立即给予抗立克次体药治疗以防止发病或死亡[26,27]。

立氏立克次体难于培养。皮疹部位活检标本免疫组化检测是唯一能及时确诊的方法，但这种方法仅限于出现皮疹的患者，此外多数实验室开展不了此检测项目[26]。

落基山斑疹热最具诊断价值的血清学检测是抗体间接免疫荧光测定（indirect immunofluorescence assay，IFA），但是抗体通常在感染 10~14 日后才出现[26]。落基山斑疹热更显著的实验室异常包括白细胞计数正常但核左移、低钠血症、血小板减少、血清转氨酶或肌酸激酶升高和脑脊液细胞增多，这些表现出现在病程晚期，对疾病的早期诊断没有帮助。

临床症状和病史对于早期诊断和成功治疗极其重要。治疗必须先于实验室确诊[26]。对于发热、皮疹和有蜱暴露史的患者，应考虑落基山斑疹热。如果是居住大西洋南部或美国中南部或曾于 5~9 月在当地旅行过的发热儿童、青壮年和超过 60 岁的老年男性应重点考虑对落基山斑疹热的诊断。出现症状 5 日后才开始治疗的患者，死亡率将从 5% 升至 22%。

治疗

当疑诊为落基山斑疹热时，成人和儿童均应立即使用一线药物多西环素。体重 45kg 以下儿童的推荐治疗方案是多西环素 100mg，每日 2 次；或按 2.2mg/kg 给药，每日 2 次。标准疗程为 7~14 日，其中包括在体温恢复正常后至少 3 日[4,5]。因使用其他抗菌药物可增加死亡的风险，美国疾病预防控制中心和美国儿科学会推荐多西环素作为儿童疑诊为落基山斑疹热的标准治疗药物。有严重四环素过敏史的患者应禁用多西环素，某些症状轻微的孕期妇女也应禁用，此时可选用氯霉素作为替代药物[26]。但美国目前没有氯霉素的口服制剂，且氯霉素有严重的不良反应，包括灰婴综合征和再生障碍性贫血[26]。红霉素、青霉素、磺胺类、氨基糖苷类和头孢类药物对落基山斑疹热无效，且磺胺类药物可加重病情。

在落基山斑疹热的治疗中，正确的支持治疗是重要内容[4]。重度患者应住院，必须对其血流动力学、肾和呼吸系统功能进行监护，并及时补液[4]。

预防

除采用与莱姆病相同的预防指导原则外，保持宠物不寄生蜱可减少暴露风险。决不要压碎蜱，因可使立克次体通过皮损、黏膜或结膜进入人体。目前尚无可用的疫苗[26]。不推荐在蜱叮咬后进行抗菌药物预防，因为没有证据表明该方法有效并且该方法可能延缓疾病的发作。

斑疹热立克次体

引起落基山斑疹热的立氏立克次体，和许多已鉴别的其他立克次体病原体，被广义定义为"斑疹热立克次体"（spotted fever group Rickettsia，SFGR）[29]。在美国，这些病原体包括派氏立克次体和 Rickettsia 364D。在全球范围内，致人感染的蜱传播斑疹热立克次体的数量逐年增加[4,30]。多西环素能有效治疗斑疹热立克次体感染，可作为该病的首选抗菌药物[4]。

埃立克体病和无形体病

种属鉴别、蜱媒介和疾病宿主

虽然埃立克体病和无形体病由 2 种不同的蜱传播，且分布于美国的不同地区,但患者的临床表现相似[4,5]。"埃立克体病"可泛指各种不同的埃立克体感染疾病,包括查菲埃立克体和尤因埃立克体,它们均由美国东南部和中南部的孤星蜱传播,该病流行于东海岸线往西至得克萨斯州。第3种埃立克体被暂时称为 muris-like 埃立克体(Ehrlichia muris-like,EML),它在美国中西部北部地区患者体内被发现,但尚不能明确何种蜱传播 EML,其临床表现也与其他埃立克体感染没有差别。

无形体病是由嗜吞噬细胞无形体引起的细菌感染性疾病,它于1994年作为病原体在人体内被首次发现[4]。虽然之前被认为是人粒细胞埃立克体病(human granulocytic ehr-lichiosis,HGE),但2001年发现其病原体属于无形体属,因此改称为人粒细胞无形体病(human granulocytic anaplasmosis,HGA)。迄今为止,美国报道最多的病例分布于中西部北部和东北部各州,由黑腿蜱(肩突硬蜱)传播。西部海岸的病例由西部黑腿蜱(太平洋硬蜱)传播。

临床和实验室发现

人埃立克体病和无形体病临床表现无特异性,类似于落基山斑疹热的发热和流感样症状。感染引起的症状在蜱叮咬后1~2周内出现,且各不相同。免疫缺陷(如使用皮质类固醇、肿瘤化疗、器官移植后长期使用免疫抑制剂)、HIV 感染或脾切除的患者病情可能更重,死亡风险也更高。

诊断应注意如下体征:血转氨酶升高、白细胞(伴核左移)和血小板均减少。皮疹不是埃立克体病常见的特征,也少见于无形体病,但高达60%查菲埃立克体感染的儿童会出现皮疹。埃立克体病和无形体病的诊断必须依据临床发现,同时应立即治疗,无需等待实验室检查结果,即使实验室初步检查结果阴性也不应停止治疗。有蜱暴露史,出现发热、血小板减少、肝功异常的患者应进行外周血涂片检查。外周血涂片见中性粒细胞内桑椹胚可初步诊断,但此特征在大多数感染患者中并不存在。明确诊断仍需进行血清学检查、PCR 实验或直接培养[31]。与许多其他蜱传播疾病类似,血清学检测埃立克体和无形体抗体仅能用于回顾性确诊。

治疗和预防

> **案例 82-8**
>
> 问题1:G. C.,男性,68岁,居住在威斯康星州西北部,5月末出现流感样症状。以发热、寒战、头痛、肌痛、恶心和食欲消退2日入院。查体显示体温39.4℃,无皮疹和其他明显异常。问诊时,诉1周前在打猎时曾多次被蜱叮咬。医生疑诊为无形体病。采集血液用于血清学检测、全血细胞分类计数、血生化和瑞氏染色显微镜检查,即刻就得异常发现包括中性粒细胞内桑椹胚、白细胞计数2 500/μl、血小板计数80×10³/μl、C 反应蛋白136mg/L(正常值,4~8mg/L),天冬氨酸氨基转移酶150IU/L 和乳酸脱氢酶700IU/L。血清学结果尚无回报。早期应使用何种抗菌药物治疗?

G. C. 的病史符合 HGA,他处于疫区,又在疾病高发的季节有过户外活动,绝大部分 HGA 患者均发生在5~8月,

他的发病史刚好符合蜱叮咬到发病1~2周的潜伏期。

他的症状也指向 HGA。几乎所有的 HGA 患者均有高于37.6℃的发热。G. C. 其他症状也与此病相符,包括僵直(寒战)、头痛、肌痛、恶心和食欲减退。实验室查见特征性的中性粒细胞桑椹胚,白细胞减少和红细胞减少也强烈支持 HGA 的诊断。肝酶升高提示轻中度肝损伤也支持 HGA 的诊断。

多西环素是治疗 G. C. 的一线药物,可用于疑诊为埃立克体病或无形体病的成人和所有年龄段的儿童[4,5]。类似 G. C. 的患者在起病5日内使用多西环素,可在2日内退热,具有较好的治疗效果[32]。如果多西环素治疗后发热持续2日,则提示诊断不正确。

原虫:巴贝虫病

巴贝虫、蜱和宿主

全球分布有超过100种巴贝虫[4]。但可导致人类感染只有4种:微小巴贝虫、分歧巴贝虫、邓肯巴贝虫和没有命名的 MO1[4,32],其中微小巴贝虫是最常见致病原,其传播媒介为主要流行于美国东北部和中西部北部的肩突硬蜱,但包括西海岸在内的其他地区也有散发的病例。除了硬蜱,巴贝虫还可通过革蜱、血蜱和扇头蜱传播。由于巴贝虫一般由肩突硬蜱的若虫(大小相当于罂粟籽)传播,患者常常不能回忆起曾被蜱叮咬过。

症状和诊断

> **案例 82-9**
>
> 问题1:H. W. ,男性,68岁,马萨诸塞州马撒葡萄园岛(Martha's Vineyard)居民,7月曾划船、钓鱼及在湖边徒步旅行。大约1周后感觉疲惫和食欲缺乏。8月中旬因发热、头痛、大汗淋漓、全身不定位疼痛和偶见黑色尿就诊于家庭医生。无确切蜱叮咬史。体格检查发现肝脾肿大。实验室检查示红细胞性贫血、血红蛋白降低、血红蛋白尿、血小板减少和肝酶增加。体温40℃。吉姆萨薄血涂片发现超过5%的红细胞内有未着色的环形寄生虫。医生制定了阿托伐醌和阿奇霉素联合治疗方案。哪些线索指向巴贝虫病的诊断?

只有直接观测到红细胞内存在原虫,才可确诊巴贝虫病。虽然吉姆萨染色是通常使用的检测手段,但寄生虫数量低,存在假阴性结果。绝大部分患者就诊时处于疾病早期,红细胞感染率低于1%,因此需要制备多个血涂片检查[3,32]。由于血涂片检查成功率低或只能检出少数患者的寄生虫,因此应同时进行其他辅助性检测,如使用间接免疫荧光检测血清中抗巴贝虫抗体 IgM 和 IgG,或 PCR 检测血中巴贝虫 DNA[3]。

巴贝虫病患者的临床表现与疟疾相似,轻则无症状,重则出现严重并发症和死亡[11]。虽然绝大多数感染微小巴贝虫的患者没有症状,但某些患者可出现流感样症状,如发

热、寒战、大汗淋漓、头痛、肌痛和恶心。此型巴贝虫病被视为是特殊的、隐性无症状疾病，几无后遗表现[32]。已有大量通过输血感染的病例，表明在献血者中有无症状巴贝虫病患者。

第二型巴贝虫病被称为"轻中度病毒样疾病"[33]。表现为逐渐加重的疲惫和全身不适，后期出现发热并伴有一个或多个下列症状：寒战、发汗、头痛、关节痛或肌痛、食欲消退或咳嗽[30]，罕有皮疹。病情可持续数周至数月，一些患者可长达 1 年或更久[33]。

第三型巴贝虫病是潜在致命的溶血性病，它发生于高龄、HIV 感染或免疫抑制剂治疗所致免疫低下、恶性肿瘤或脾切除等易致严重感染的患者[32]。虽然巴贝虫感染的发病率在成人和儿童并无差异，但在 50 岁以上患者感染更为严重。严重巴贝虫病的并发症包括急性呼吸衰竭、弥散性血管内凝血、充血性心力衰竭、昏迷和肾衰竭，死亡率 5%~9%[3,32]。

同 H. W. 一样，美国东北部的病例通常为有脾患者。症状明显的病例常见于 50~60 岁患者，许多人均不能准确回忆起曾被蜱叮咬。巴贝虫病绝大部分症状是溶血或寄生虫血症引起的系统性炎症反应[30]。有限的证据显示其潜伏期一般在蜱叮咬后 1~6 周[34]。正如 H. W. 的表现一样，首发症状后非特异性的病毒样症状陆续在数日后出现，特征为不同程度的溶血性贫血。任何曾在 7~8 月间居住在或前往过感染流行区域的不明原因发热患者，应高度怀疑是否为巴贝虫感染，特别是有蜱叮咬史患者更应如此。

治疗

案例 82-9，问题 2：选择阿托伐醌和阿奇霉素治疗 H. W. 是否正确？还有哪些药物可用于巴贝虫病的治疗？

最初联用克林霉素和奎宁治疗巴贝虫病的方案完全出于偶然发现。在 1982 年，一名 8 个月龄婴儿因疑似输血感染症疾给予氯喹治疗，无效后改用奎宁和克林霉素患者热退，此后该患者被确诊为巴贝虫病。虽然该药物联用方案仍在使用，但不良反应（如耳鸣、眩晕和腹泻）频发，常因剂量减少和停药而出现[3,32]，并在用于脾切除、HIV 感染和正接受皮质激素患者治疗时可出现失败[3]。

轻中度巴贝虫病就如 H. W. 的治疗，应首选阿托伐醌联用阿奇霉素方案。该方案也成功地治疗了儿童患者，虽然至今也无治疗对照研究证实[32]。免疫缺陷的巴贝虫病患者采用该方案存在疾病复发并发生巴贝虫耐药[33,35]，常规 7~10 日的疗程对这些患者可能是不够的[35]。阿奇霉素联用阿托伐醌方案较联用克林霉素和奎宁的耐受性更好。给药方案是阿托伐醌 750mg，每 12 小时口服 1 次，阿奇霉素是第 1 日口服 500mg~1 000mg，后续 7~10 日口服 250~1 000mg[32]。免疫缺陷患者可增加阿奇霉素剂量至每日 600mg~1 000mg[3,36]。儿童患者阿托伐醌按 20mg/kg（最大剂 750mg），每 12 小时口服 1 次，阿奇霉素第 1 日口服 10mg/kg

（最大剂量 500mg），之后 7~10 日每日 5mg/kg[3,32]。

严重的巴贝虫病患者应静脉给予克林霉素并口服奎宁治疗[32]。成人患者推荐克林霉素 300~600mg，每 6 小时 1 次；同时口服奎宁 650mg，每 6~8 小时 1 次，疗程 7~10 日。儿童推荐克林霉素 7~10mg/kg（最大剂量 600mg），每 6~8 小时 1 次；同时口服奎宁 8mg/kg（最大剂量 650mg），每 8 小时 1 次，疗程 7~10 日[3,32]。

由于有并发症的风险，应使用抗菌药物治疗所有出现症状并经 PCR 或血涂片确认为巴贝虫病的患者[34]。血清抗体阳性同时有症状，但血涂片或 PCR 没有发现寄生虫的患者，应予治疗。无症状患者无论血清学检测、血涂片和 PCR 结果如何，同样不应予以治疗。但无症状患者如果这些检测结果均为阳性且重复检测确定寄生虫血症超过 3 个月的应给予治疗[3,32]。

严重巴贝虫病患者发生高载量寄生虫血症（感染红细胞超过 10%），溶血明显或肺、肾和肝功能受损时，给予成分或全血输注是挽救生命的措施。血中快速增加的寄生虫会引起大量的血管内溶血和肾衰竭，必须立即给予治疗。

巴贝虫病患者应接受抗菌药物治疗，特别是具有严重或持续症状的患者，应评估是否合并感染伯氏疏螺旋体和嗜吞噬细胞无形体。

巴贝虫病的预防方法和其他蜱传播疾病相同。无脾患者应避免前往巴贝虫病流行地区。迄今没有证据表明蜱叮咬后使用抗菌药物可以预防巴贝虫感染[32]。虽然牛用疫苗已投入使用，但尚无人用疫苗上市。

病毒：科罗拉多蜱传热、蜱传播脑炎和其他病毒介导的蜱传播疾病

科罗拉多蜱传热

病毒鉴定、蜱和储存宿主

自从第一批移民到达落基山后，就有了"高山热"的记载。后来因病原体被鉴定为科罗拉多蜱传热病毒，被重新命名为科罗拉多蜱传热病毒（Colorado tick fever virus，CTFV）。

CTF 是由双链 RNA 科蜱病毒引起，它是寄生于红细胞内的病毒。已知至少有 22 株科罗拉多蜱传热病毒，但致人感染病毒株之间的抗原变异性很小[33]。由于病毒在蜱内复制，因此它是虫媒病毒。其原发感染被认为是因病毒侵入造血干细胞，因此存活至成熟的红细胞内[37,38]。

CTF 是经感染蜱叮咬传播的病毒性疾病[37]。虽然已发现至少有 8 种蜱感染有病毒，但成年安氏革蜱是将 CTF 传播给人的主要媒介[37,38]。安氏革蜱寄生于多种哺乳动物，但地松鼠、豪猪、金花鼠与蜱一样，均是科罗拉多蜱传热病毒的原始储存宿主[37,38]。在蜱内跨生命周期传播保证了科罗拉多蜱传热病毒在蜱的终身感染[37]。

流行性

CTF 主要发生在美国和加拿大交界的西部黑山和落基

山脉的高海拔山林区域,特别是朝南的丛林曲和大陆分界线东面的干燥岩山地区[37,38]。虽然 CTF 在 3~10 月均有流行,但 5~7 月是发病的高峰期[4,5]。

症状

案例 82-10

问题 1: T. P. ,27 岁,美国佐治亚州亚特兰大人。她从科罗拉多落基山东部为期一周的春末野营后返回 4 日后,出现发热、寒战、头痛、肌痛、结膜炎和嗜睡等。否认蜱叮咬史和皮疹史。医师怀疑是落基山斑疹热,处方多西环素治疗,症状和发热开始缓解,但 2 日后症状再次出现。体格检查显示体温为 39℃。实验室检查白细胞计数 2 400/μL,其他正常。解释为什么 T. P. 的临床表现提示 CTF 的诊断?

CTF 的症状通常于蜱叮咬后 3~5 日出现,虽然有超过一半患者记不起曾被蜱叮咬[37,38]。最常见的初始症状是突然发热、头痛、寒战但无肌强直和肌痛[37]。5%~15% 患者可能发生皮肤瘀斑、斑丘疹或斑疹[38]。大约一半的发热患者会出现"双相"型发热和其他症状,这意味着他们连续多日发热,其后的几日热退,接着再出现第二个周期的发热和其他症状[37,38]。虽然疲劳和全身乏力可能持续数月,但本病罕有后遗症[38],一般在 1~3 周恢复。儿童较成人更易有并发症。由于病毒可在红细胞内存活数月并通过输血传播给他人,疑诊为 CTF 的患者应推迟献血和捐献骨髓至患病后 6 个月。

实验室检查

中到重度白细胞减少是 CTF 最重要的实验室检查异常。起病第 1 日白细胞计数通常正常,但在第 5~6 日减少至 2 000~4 000/μl,分类以淋巴细胞为主[38]。但约有 1/3 CTF 确诊病例的白细胞计数在 4 500/μl 左右。绝大部分患者热退 1 周内白细胞计数恢复正常。患者还可能出现血小板减少[37,38]。虽然脑脊液可能出现淋巴细胞增多,但并不能据此鉴别于其他原因的脑膜脑炎[38]。

诊断和治疗

CTF 诊断可依据间接免疫荧光红细胞染色,补体结合试验或 ELISA 等血清学检测结果[37,38]。将疑似感染的血注射入乳鼠脑内是最灵敏的分离方法[37,38]。在起病 5 日内 RT-PCR 检测病毒有助于诊断,而在出现症状 2 周后,血清学检测更具诊断意义[38]。CTF 无特定的治疗药物,本病通常为自限性。应提供支持治疗。最佳防护措施仍是避免被蜱叮咬[38]。

蜱传播脑炎

蜱传播脑炎(Tick-Borne encephalitis,TBE)是一种危及生命的神经系统疾病,因患病人数在过去 10 年显著增加[4,34],该病在亚洲和欧洲已逐渐成为公众卫生问题。TBE 病毒分为 3 个亚型——中欧(西方型)、西伯利亚型和

远东型(俄罗斯春夏或东方型),蜱传播脑炎流行于欧洲中部和东部、俄罗斯和远东地区,不同亚型在地理分布上有部分重叠[4,34]。

病原体为黄病毒属脂质包被的球状 RNA 病毒[4,39]。西方型通过蓖子硬蜱传播,西伯利亚和远东型通过全沟硬蜱传播,在日本通过卵形硬蜱传播[40]。少部分蜱传播脑炎是食用未经高温消毒的污染牛奶或乳酪导致,与蜱无直接关系[39]。病毒主要的储存宿主是小型啮齿类动物[39]。蜱是传播媒介,人是病毒的偶然宿主。蜱在生命各阶段均可感染病毒,也能通过交配获得病毒,病毒可经卵传播和跨生命周期传播[39]。在蜱叮咬的数分钟内,病毒即通过蜱唾液迅速传入人体,即使尽早移除蜱可能都无法阻止脑炎发生。

本病临床症状顾名思义最终表现为中枢神经系统受累,进展为无菌性髓膜炎、脑膜脑炎和脑脊膜脑脊髓炎。起始为发热性头痛,继之中枢神经系统症状。目前没有可用的抗病毒药物,对各种并发症应采取支持治疗。欧洲有 2 种针对成人和儿童的市售灭活疫苗(FSME-IMMUN 和 Encepur)[4]。FSME-IMMUN 的成人型在加拿大也获批上市。俄罗斯有两种市售灭活疫苗(TBE-Moscow 和 Enc-Vir)。读者可以通过 CDC 查阅有关流行国家接种疫苗的信息[4]。

波瓦森病毒

波瓦森病毒为黄病毒属的 RNA 病毒,与圣路易斯市西尼罗河脑炎和蜱传脑炎病毒具有亲缘关系[4]。美国、加拿大和俄罗斯均发现有波瓦森。美国在过去 10 年报道了大约 60 例病例,大部分分布在东北部各州和五大湖区。潜伏期一般在 1 周~1 个月。许多感染的患者无症状。此病的体征和症状包括发热、头痛、呕吐和萎靡。由于波瓦森病毒能感染中枢神经系统,疾病可进展为脑膜脑炎伴意识错乱、癫痫发作和记忆缺失。尚无波瓦森病的疫苗或治疗药物。疑诊患者应采取支持治疗。

毒素:蜱麻痹

蜱麻痹

案例 82-11

问题 1: C. M. ,女孩,7 岁,居住在华盛顿州 Spokane 市,向其父母诉说双腿无力。第 2 日她妈妈发现她的病情加重,迅速带她到儿科医师那里就诊。医师发现 C. M. 出现双下肢和下部躯干弛缓性瘫痪,但感觉和定向力正常。医师在其头皮上发现有一只蜱并进行了移除,2 日后 A. M. 恢复正常。发生了什么情况?

蜱麻痹(蜱中毒)在全球范围的人类和多种动物均有发生,由探险家 Hovell 于 1824 年在澳大利亚首次发现[40],全球对人和动物致病蜱有 60 种,但致人疾病的在北美主要为安氏革蜱和变异革蜱[40],在澳大利亚为全环硬蜱[40]。

在澳大利亚和北美绝大部分病例发生于春夏两季。美国高发区域包括太平洋西北地区、邻近加拿大西南部和落基山脉诸州[40]。儿童中女性更易感染;而成人中男性更易感染[40]。流行病学分析发现,女孩儿的长发为蜱寄生提供了隐蔽场所[40]。

蜱麻痹由雌性蜱的大唾液腺分泌的神经毒素所引起,通常需要吸附于宿主身上4~5日才会出现症状[40]。毒素作用于运动神经元减少乙酰胆碱的释放,其机制与肉毒毒素相似[40]。在几小时或者几日内,从下肢感觉异常和对称性肌力减弱伴运动困难,进展至弛缓性麻痹。中枢感觉一般正常,无疼痛,血和脑脊液检查正常[40]。如果没有及时除去蜱,将发展为呼吸麻痹和死亡[40]。早期报道的死亡率为10%,目前经ICU治疗和呼吸支持,死亡率已显著降低[40]。华盛顿州50年间连续33个患者死亡率为6%,且最后两名死者的时间为20世纪40年代[40]。儿童与成人比较,每千克体重的毒素剂量更高,因此更易发生蜱麻痹[39]。诊断应包括全身皮肤检查是否有附着的充血蜱证据[39]。

在北美,患者通常在除去蜱后数小时或数日内可完全康复。在澳大利亚,起病更急,在除去蜱后症状仍可持续2日,完全恢复约需数周。主要进行支持治疗,来源于狗的抗毒血清仅用于动物治疗,但在澳大利亚也偶尔用于严重蜱麻痹患者[40]。应用狗的抗毒血清存在血清病和急性过敏反应的风险,当地专家必须根据病例的具体情况决定是否使用[39]。

混合感染

在美国西北部,由于巴贝虫病、无形体病和莱姆病的蜱媒介和哺乳动物宿主是相同的,理论上1次蜱叮咬可将3种疾病传染给人类。特别是在流行地区,患者可发生莱姆病、巴贝虫病或无形体病[5]。存在共感染的患者,每种疾病的自然病程可能改变或表现加重的临床症状,特别流感样症状。在欧洲和俄罗斯,由于相同的蜱媒介可传播莱姆病和蜱传播脑炎,合并感染时可能使病情更严重[39]。

合并感染还可能影响初始治疗抗菌药物的选择。如阿莫西林可用于治疗早期莱姆病,但对HGA无效,而多西环素对这两种病都有效。事实上,一些治疗失败的莱姆病病例即因合并感染所致。同时罹患莱姆病和巴贝虫病的患者比单一感染患者症状更多,病程更长。在两种疾病同时流行的地区,当患者被诊断中度到重度莱姆病时,应当考虑存在同时感染巴贝虫病和无形体病的可能性。无形体病患者会出现中性粒细胞减少和血小板减少,巴贝虫病患者会出现贫血和血小板减少,而莱姆病患者不会出现这些症状[5]。对于流行区的那些流感样症状持续且恰当治疗无效的莱姆病患者,医师应对其进行巴贝虫病和无形体病的相关检查[5]。

总结

对人患蜱传播疾病深入研究的绝大多数结果表明,各种致病原均与蜱-鹿-啮齿动物循环紧密相关。蜱传播疾病已成为全球性的问题,且越来越具有挑战性。科学家们不断完善蜱传播疾病的诊断、治疗和预防措施,并寻找能控制可传播疾病蜱种群的方法。未来我们可能将面临持续上升的已知病原或未知病原的蜱传播疾病。由于绝大部分患者的体征和症状不具特异性,对于高度怀疑蜱传播疾病的患者,与其他类似临床表现的疾病区分开来至关重要。当考虑为蜱传播疾病时,应获得确切的蜱暴露史和当地的流行病学资料。对于蜱传播疾病,增强个人防护意识和避免蜱接触非常重要。

（刘职瑞 译,孙凤军 校,夏培元 审）

参考文献

1. Diaz JH. Chemical and plant-based insect repellents: efficacy, safety, and toxicity. *Wilderness Environ Med*. 2016;27:153.
2. Anderson JF, Magnarelli LA. Biology of ticks. *Infect Dis Clin N Am*. 2008;22(2):195, v.
3. De la Fuente J et al. Overview: Ticks as vectors of pathogens that cause diseases in humans and animals. *Front Biosci*. 2008;13:6938–6946.
4. Centers for Disease Control and Prevention. Ticks. http://www.cdc.gov/ticks/diseases/. Accessed January 17, 2017.
5. Centers for Disease Control and Prevention. Tickborne Diseases of the United States. A Reference Manual for Health Care Providers, 3rd ed. 2015. https://www.cdc.gov/lyme/resources/tickbornediseases.pdf. Accessed January 17, 2017.
6. Mead PS. Epidemiology of Lyme disease. *Infect Dis Clin N Am*. 2015(29):187–210.
7. Maraspin V, Ruzic-Sablijic E, Strele F. Lyme borreliosis and *Borrelia spielmanii*. *Emerg Infect Dis*. 2006;12:1177.
8. Schriefer ME. Lyme disease diagnosis. *Clin Lab Med*. 2015;35:797–814.
9. Theel ES. The past, present, and (possible) future of serologic testing for Lyme disease. *J Clin Microbiol*. 2016;54(5):1191–1196.
10. Sanchez E et al. Diagnosis, treatment, and prevention of Lyme disease, Human Granulocytic Anaplasmosis, and Babesiosis. A review. *JAMA*. 2016;315(16):1767–1777.
11. Wormser GP et al. The clinical assessment, treatment, and prevention of Lyme Disease, Human Granulocytic Anaplosmosis, and Babesiosis: clinical practice guidelines by the Infectious Diseases Society of America. *Clin Infect Dis*. 2006;43:1089–1134.
12. Rivera Rivera KB, Blais CM. Tick-borne infections. *Hosp Med Clin*. 2015;4:489–499.
13. Hinckley AF et al. Effectiveness of residential acaricides to prevent Lyme and other tick-borne diseases in humans. *J Infect Dis*. 2016(214):183–188.
14. De la Fuente J, Contreras M. Tick vaccines: current status and future directions. *Expert Rev Vaccines*. 2015;14(10):1367–1376.
15. Plotkin SA. Need for a new Lyme disease vaccine. *N Engl J Med*. 2016;375:911–913.
16. Alpern JD et al. Personal protection measures against mosquitoes, ticks, and other arthropods. *Med Clin N Am*. 2016(100):303–313.
17. Dantas-Torres F, Otranto D. Best practices for preventing vector-borne diseases in dogs and humans. *Trends Parasitol*. 2016;32(1):43–55.
18. Lupi E et al. The efficacy of repellents against Aedes, Anopheles, Culex and Ixodes spp.—A literature review. *Travel Med Infect Dis*. 2013;11(6):374–411.
19. Bissinger BW, Roe RM. Tick repellents: past, present, and future. *Pestic Biochm Physiol*. 2010;96:63–79.
20. Dworkin MS et al. Tick-borne relapsing fever. *Infect Dis Clin N Am*. 2008;22(3):449, viii.
21. Schwan TG et al. Diversity and distribution of Borrelia hermsii. *Emerg Infect Dis*. 2007;13(3):436.
22. Malloy PJ et al. Borrelia miyamotoi disease in the northeastern United States. *Ann Intern Med*. 2015;163: 91–98.
23. Hu LT et al. Case 24-2015-A 28-year-old pregnant woman with fever, chills, headache, and fatigue. *N Engl J Med*. 2015;373:468–475.
24. Masters EJ et al. STARI, or Masters disease: lone star tickvectored Lyme-like illness. *Infect Dis Clin N Am*. 2008;22(2):361, viii.
25. Nigrovic LE, Wingerter SL. Tularemia. *Infect Dis Clin N Am*. 2008;22(3):489, ix.
26. Chen LF, Sexton DJ. What's new in Rocky Mountain spotted fever? *Infect Dis Clin N Am*. 2008;22(3):415, vii.
27. Chapman AS et al; Tickborne Rickettsial Diseases Working Group, CDC. Diagnosis and management of tickborne rickettsial diseases: Rocky Mountain spotted fever, ehrlichioses, and anaplasmosis—United States: a practical guide for physicians and other health-care and public health officials. *MMWR*

Recomm Rep. 2006;55(RR-4):1.

28. Buckingham SC et al; Tick-borne Infections in Children Study Group. Clinical and laboratory features, hospital course, and outcome of Rocky Mountain spotted fever in children. *J Pediatr.* 2007;150(2):180–184.

29. Demma LJ et al. Rocky mountain spotted fever from an unexpected tick vector in Arizona. *N Engl J Med.* 2005;353(6): 587.

30. Raoult D. Emerging rickettsioses reach the United States. *Clin Infect Dis.* 2010;51(1):121.

31. Shapiro MR et al. Rickettsia 364D: a newly recognized cause of eschar-associated illness in California. *Clin Infect Dis.* 2010;50(4):541.

32. Bakken JS, Dumler S. Human granulocytic anaplasmosis. *Infect Dis Clin N Am.* 2008;22(3):433, viii.

33. Vannier E et al. Human babesiosis. *Infect Dis Clin N Am.* 2008;22(3):469, viii.

34. Ergunay K et al. A review of methods for detecting tick-borne encephalitis virus infection in tick, animal, and human specimens. *Vector Borne Zoonotic Dis.* 2016;16(1):4–12.

35. Krause PJ et al. Persistent and relapsing babesiosis in immunocompromised patients. *Clin Infect Dis.* 2008;46(3):370.

36. Wormser GP et al. Emergence of resistance to azithromycin-atovaquone in immunocompromised patients with Babesia microti infection. *Clin Infect Dis.* 2010;50(3):381.

37. Attoui H, et al. Coltiviruses and seadornarviruses in North America, Europe, and Asia. *Emerg Infect Dis.* 2005;11(11):1673.

38. Romero JR, Simonsen KA. Powassan encephalitis and Colorado tick fever. *Infect Dis Clin N Am.* 2008;22(3):545, x.

39. Kaiser R. Tick-borne encephalitis. *Infect Dis Clin N Am.* 2008;22(3):561, x.

40. Edlow JA, McGillicuddy DC. Tick paralysis. *Infect Dis Clin N Am.* 2008;22(3):397, vii.

药物索引